LEÇONS

DE

CLINIQUE THÉRAPEUTIQUE

SOUS PRESSE :

LEÇONS DE CLINIQUE THÉRAPEUTIQUE, troisième et dernière série, comprenant le *traitement des maladies du système nerveux*, le *traitement des maladies générales* et le *traitement des fièvres*.

PARIS. — TYPOGRAPHIE A. HENNUYER, RUE DARCET, 7.

LEÇONS

DE

CLINIQUE THÉRAPEUTIQUE

PROFESSÉES A L'HOPITAL SAINT-ANTOINE

PAR

LE DOCTEUR DUJARDIN-BEAUMETZ

MÉDECIN DE L'HÔPITAL SAINT-ANTOINE
MEMBRE DE L'ACADÉMIE DE MÉDECINE ET DU CONSEIL D'HYGIÈNE ET DE SALUBRITÉ
DE LA SEINE.

RECUEILLIES

PAR

LE DOCTEUR EUG. CARPENTIER-MÉRICOURT

ET REVUES PAR L'AUTEUR

TRAITEMENT DES MALADIES DU FOIE, DES REINS, DU POUMON
DE LA PLÈVRE, DU LARYNX ET DU PHARYNX

Avec deux planches en chromo-lithographie.

PARIS
OCTAVE DOIN, ÉDITEUR
8, PLACE DE L'ODÉON

1882

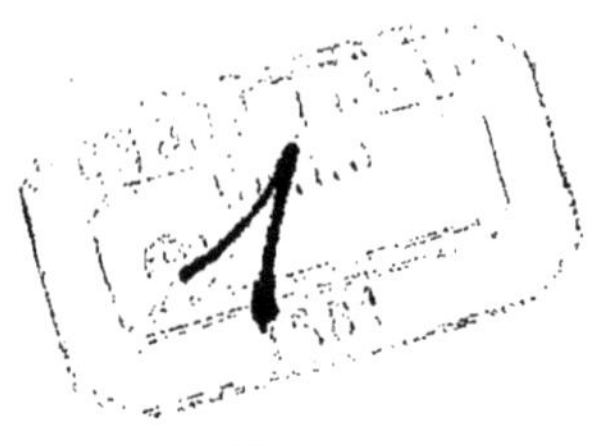

LEÇONS

DE

CLINIQUE THÉRAPEUTIQUE

PARIS. — TYPOGRAPHIE A. HENNUYER, RUE D'ARCET, 7.

LEÇONS

DE

CLINIQUE THÉRAPEUTIQUE

PROFESSÉES A L'HOPITAL SAINT-ANTOINE

PAR

LE DOCTEUR DUJARDIN-BEAUMETZ

MÉDECIN DE L'HÔPITAL SAINT-ANTOINE

MEMBRE DE L'ACADÉMIE DE MÉDECINE.

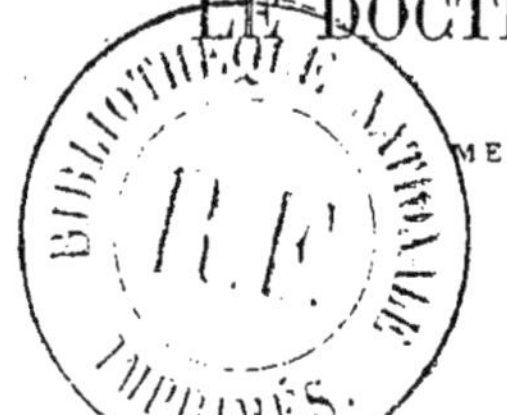

RECUEILLIES

PAR

LE DOCTEUR EUG. CARPENTIER-MÉRICOURT

ET REVUES PAR L'AUTEUR

DEUXIÈME SÉRIE. — PREMIER FASCICULE

TRAITEMENT DES MALADIES DU FOIE ET DES REINS

PARIS

OCTAVE DOIN, ÉDITEUR

8, PLACE DE L'ODÉON

1881

SOMMAIRES

DES LEÇONS DU PREMIER FASCICULE DU DEUXIÈME VOLUME

TRAITEMENT DES MALADIES DU FOIE

PREMIÈRE LEÇON.

DU FOIE AU POINT DE VUE THÉRAPEUTIQUE.

DEUXIÈME LEÇON.

DES MÉDICAMENTS CHOLAGOGUES.

TROISIÈME LEÇON.

DU TRAITEMENT DE LA LITHIASE BILIAIRE.

QUATRIÈME LEÇON.

DU TRAITEMENT DE L'ICTÈRE.

CINQUIÈME LEÇON.

TRAITEMENT DES ENGORGEMENTS DU FOIE.

SIXIÈME LEÇON.

TRAITEMENT DES INFLAMMATIONS DU FOIE.

TRAITEMENT DES MALADIES DES REINS

PREMIERE LEÇON.

CONSIDÉRATIONS GÉNÉRALES.

DEUXIÈME LEÇON.

TRAITEMENT DE LA LITHIASE URINAIRE.

TROISIÈME LEÇON.

TRAITEMENT DES COMPLICATIONS DE LA LITHIASE.

QUATRIÈME LEÇON.

TRAITEMENT DES NÉPHRITES.

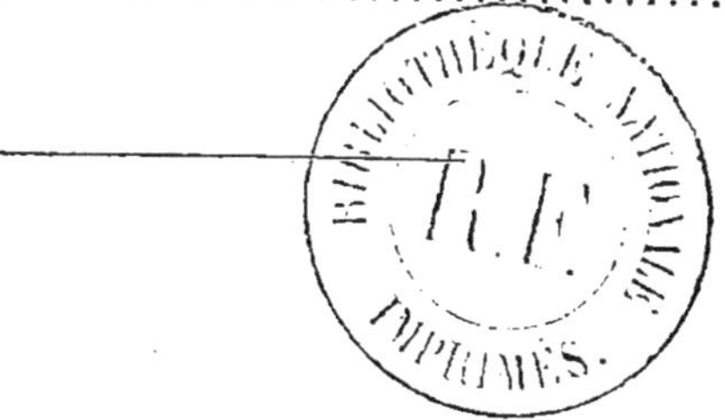

LEÇONS

DE

CLINIQUE THÉRAPEUTIQUE

PARIS. — TYPOGRAPHIE A. HENNUYER, RUE DARCET, 7.

LEÇONS

DE

CLINIQUE THÉRAPEUTIQUE

PROFESSÉES A L'HOPITAL SAINT-ANTOINE

PAR

LE DOCTEUR DUJARDIN-BEAUMETZ

MÉDECIN DE L'HÔPITAL SAINT-ANTOINE
MEMBRE DE L'ACADÉMIE DE MÉDECINE ET DU CONSEIL D'HYGIÈNE ET DE SALUBRITÉ
DE LA SEINE.

RECUEILLIES

PAR

LE DOCTEUR EUG. CARPENTIER-MÉRICOURT

ET REVUES PAR L'AUTEUR

DEUXIÈME SÉRIE. — DEUXIÈME FASCICULE

TRAITEMENT DES MALADIES DU POUMON

Avec deux planches en chromolithographie.

PARIS
OCTAVE DOIN, ÉDITEUR
8, PLACE DE L'ODÉON
1882

SOMMAIRES

DES LEÇONS DU DEUXIÈME FASCICULE

TRAITEMENT DES MALADIES DU POUMON

PREMIÈRE LEÇON.

DU POUMON AU POINT DE VUE THÉRAPEUTIQUE.

DEUXIÈME LEÇON.

DE L'AÉROTHÉRAPIE.

TROISIÈME LEÇON.

DU TRAITEMENT DE LA PNEUMONIE.

QUATRIÈME LEÇON.

DES INDICATIONS DANS LE TRAITEMENT DES PNEUMONIES.

CINQUIÈME LEÇON.

TRAITEMENT DES BRONCHITES AIGUES.

SIXIÈME LEÇON.

TRAITEMENT DU CATARRHE PULMONAIRE.

SEPTIÈME LEÇON.

TRAITEMENT DE LA COQUELUCHE.

HUITIÈME LEÇON.

TRAITEMENT DE L'ASTHME.

NEUVIÈME LEÇON.

TRAITEMENT PHARMACEUTIQUE DE LA PHTHISIE.

DIXIÈME LEÇON.

TRAITEMENT HYGIÉNIQUE DE LA PHTHISIE.

SOMMAIRES

DES LEÇONS DU DEUXIÈME VOLUME

TRAITEMENT DES MALADIES DU FOIE

PREMIÈRE LEÇON.

DU FOIE AU POINT DE VUE THÉRAPEUTIQUE.

DEUXIÈME LEÇON.

DES MÉDICAMENTS CHOLAGOGUES.

TROISIÈME LEÇON.

DU TRAITEMENT DE LA LITHIASE BILIAIRE.

QUATRIÈME LEÇON.

DU TRAITEMENT DE L'ICTÈRE.

CINQUIÈME LEÇON.

TRAITEMENT DES ENGORGEMENTS DU FOIE.

SIXIÈME LEÇON.

TRAITEMENT DES INFLAMMATIONS DU FOIE.

TRAITEMENT DES MALADIES DES REINS

PREMIÈRE LEÇON.

CONSIDÉRATIONS GÉNÉRALES.

DEUXIÈME LEÇON.

TRAITEMENT DE LA LITHIASE URINAIRE.

TROISIÈME LEÇON.

TRAITEMENT DES COMPLICATIONS DE LA LITHIASE.

QUATRIÈME LEÇON.

TRAITEMENT DES NÉPHRITES.

TRAITEMENT DES MALADIES DU POUMON

PREMIÈRE LEÇON.

DU POUMON AU POINT DE VUE THÉRAPEUTIQUE.

DEUXIÈME LEÇON.

DE L'AÉROTHÉRAPIE.

TROISIÈME LEÇON.

DU TRAITEMENT DE LA PNEUMONIE.

QUATRIÈME LEÇON.

DES INDICATIONS DANS LE TRAITEMENT DES PNEUMONIES.

CINQUIÈME LEÇON.

TRAITEMENT DES BRONCHITES AIGUES.

SIXIÈME LEÇON.

TRAITEMENT DU CATARRHE PULMONAIRE.

SEPTIÈME LEÇON.

TRAITEMENT DE LA COQUELUCHE.

HUITIÈME LEÇON.

TRAITEMENT DE L'ASTHME.

NEUVIÈME LEÇON.

TRAITEMENT PHARMACEUTIQUE DE LA PHTHISIE.

DIXIÈME LEÇON.

TRAITEMENT HYGIÉNIQUE DE LA TUBERCULOSE.

TRAITEMENT DES MALADIES DE LA PLÈVRE

PREMIÈRE LEÇON.

TRAITEMENT DE LA PLEURÉSIE.

DEUXIÈME LEÇON.

TRAITEMENT DES ÉPANCHEMENTS PLEURÉTIQUES.

TRAITEMENT DES MALADIES DU LARYNX ET DU PHARYNX

PREMIÈRE LEÇON.

TRAITEMENT DE L'ANGINE COUENNEUSE.

DEUXIÈME LEÇON.

TRAITEMENT DU CROUP.

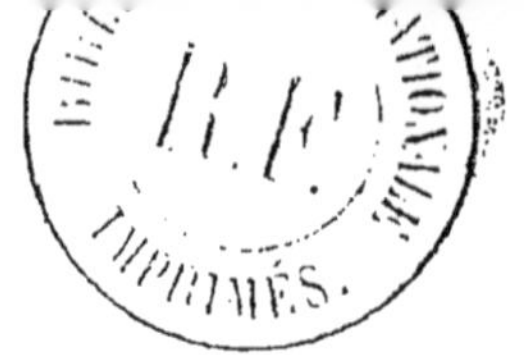

LEÇONS

DE

CLINIQUE THÉRAPEUTIQUE

TRAITEMENT

DES

MALADIES DU FOIE

PREMIÈRE LEÇON

DU FOIE AU POINT DE VUE THÉRAPEUTIQUE.

SOMMAIRE : Considérations générales sur le foie. — De l'anatomie du foie. — Du lobule hépatique. — Des espaces interlobulaires. — De la physiologie du foie. — Du foie, organe glycogène. — Du foie, producteur de l'urée. — De l'accumulation des substances médicamenteuses. — De la destruction des alcaloïdes dans le foie. — De la destruction et de l'élimination tardive des alcaloïdes par le foie. — De la différence d'action des médicaments introduits par la bouche et par la peau. — De l'accumulation des doses. — Du foie, organe sécréteur de la bile. — De la cholestérine. — Du pigment biliaire. — Des sels biliaires. — De la sécrétion de la bile. — Action de la circulation et du système nerveux sur cette sécrétion.

Messieurs, je me propose de consacrer, cette année, mes leçons de clinique thérapeutique à l'étude du traitement des maladies du foie et des reins, maladies fréquentes et qui réclameront souvent de vous une thérapeutique active. Je commencerai par l'étude des affections du foie, mais avant d'entrer dans le cœur même de mon sujet, permettez-moi de vous exposer dans cette leçon quelques considérations générales sur le foie envisagé au point de vue thérapeutique.

Vous savez l'importance que j'attache à la connaissance, aussi exacte que possible, de l'anatomie et de la physiologie de l'organe à traiter; c'est là une base indispensable à une thérapeutique scientifique et raisonnée; je vais donc vous résumer brièvement ce que nous savons sur cet organe.

De l'anatomie du foie.

Je serai court sur l'anatomie du foie, et cela parce que vous connaissez bien ce sujet, grâce aux travaux de Kiernan d'Hering, et surtout aux leçons du professeur Charcot (*a*); vous connaissez le lobule hépatique (1) que Kiernan a comparé à la feuille de chêne, feuille dont le pétiole et la nervure principale représentent la veine intra-lobulaire, tandis que les nervures latérales formées par des vaisseaux et du tissu cellulaire constituent ainsi une charpente dans laquelle se logent les cellules hépatiques, découvertes par Purkinge et Henle. Vous connaissez aussi la disposition pour ainsi dire géomé-

Du lobule hépatique.

(1) Le lobule hépatique est constitué par la réunion de cellules, autour desquelles se trouvent des vaisseaux sanguins, des canalicules biliaires, des lacunes lymphatiques ainsi que des fibrilles conjonctives. Réunies ensemble, ces cellules forment de petites masses prismatiques à cinq ou six faces dont la base repose sur les rameaux de la veine hépatique (veines sublobulaires). Au centre du lobule se trouve une veine (veine intra-lobulaire) ; chaque lobule est enveloppé par une gaine conjonctive dépendant de la capsule de Glisson et supportant la ramification de la veine porte (les veines interlobulaires) qui, selon la comparaison de Hering, s'unissent dans les espaces interlobulaires à la manière d'un arbre qui plonge ses racines dans les interstices d'un sol pierreux ; avec ces veines cheminent de petites artérioles provenant de l'artère hépatique, des canalicules biliaires et des lymphatiques.

(*a*) Kiernan, *Philosophical Transactions*, 1833. — Hering, *Archives de Schultze*, 1867, t. III. — Charcot, *Leçons sur les maladies du foie, des voies biliaires et des reins*. Paris, 1877. — Asp., *Zür Anatomie und Physiologie der Leber*. Travaux du laboratoire de Leipzig, 1877. *Arbeit. aus der Physiol. aus Leipzig*. D. 136. — Chrétien, Article FOIE (anatomie et physiologie) du *Dictionnaire des sciences médicales*.

trique, décrite par Hering, de ces cellules hépatiques ; vous connaissez enfin la constitution de ces cellules contenant des granulations pigmentaires et des nucléoles à noyaux arrondis (1).

La gangue qui renferme les cellules est donc constituée par une trame conjonctive qui sera le point de départ, par son hyperplasie, de la cirrhose vraie (2) ; puis les vaisseaux sanguins, lymphatiques et hépatiques, forment un réseau capillaire multiple entourant chacune de ces cellules.

Des espaces interlobulaires

Je vous signalerai les espaces interlobulaires (3), sur lesquels a insisté Kiernan avec tant de raison, puisque ces espaces sont le point de départ des abcès, des tubercules, des syphilomes et des lymphomes du foie ; la cirrhose, maladie que vous voyez si fréquemment dans nos salles, sur laquelle je reviendrai lorsque nous nous occuperons de son traitement, a pour origine ces espaces, et surtout une inflammation périvasculaire portant sur les ramifications de la veine porte, comme l'ont bien démontré les recherches de Solowieff (*a*) et de Charcot.

Si l'anatomie du foie a fait, ces dernières années, des pro-

(1) La cellule hépatique a en moyenne un diamètre de 16 μ (Henle) à 18 μ (Kölliker) ; elle possède un ou plusieurs noyaux de 9 μ de diamètre et pourvu d'un nucléole : quelques cellules ont même quelquefois trois à cinq noyaux (Henle). Le contenu de la cellule consiste en : 1° des granulations pigmentaires biliaires ; 2° granulations à bords pâles, qui n'ont pas la réaction de la graisse, et qui remplissent pour ainsi dire la cellule ; 3° des granulations à bords sombres, brillants, offrant avec l'éther et l'acide osmique la réaction de la graisse. Le docteur Charcot, à qui nous empruntons ces notions sur la cellule, fait remarquer que ces granulations graisseuses se trouvent à un certain degré chez l'animal et chez l'homme dans une foule de conditions physiologiques, par exemple la lactation et la digestion.

(2) Voir t. Ier, leçon sur le traitement local des *Hydropisies*.

(3) Les espaces interlobulaires (*Spaces*, Kiernan) sont formés par l'espace polygonale que laissent entre eux plusieurs lobules voisins adossés ; ils contiennent des ramuscules de la veine porte, des branches de l'artère hépatique, des canalicules biliaires, et des lymphatiques : tous envoient de petites ramifications entre les lobules voisins et tous les éléments sont entourés par la capsule de Glisson.

(*a*) Solowieff, *Virchow's Archiv*, t. XII, et *Gaz. médicale*, 1875.

grès manifestes et paraît aujourd'hui presque complète, il faut reconnaître que l'étude de la physiologie de cet organe n'a point marché d'un pas égal, et il est encore certaines fonctions du foie sur lesquelles on n'est pas complètement fixé.

De la physiologie du foie.

Rien d'ailleurs de plus intéressant que d'embrasser d'un coup d'œil général cette étude des fonctions du foie. Pendant des siècles, on vécut sur la doctrine de Galien, qui plaçait dans la glande hépatique le foyer de la chaleur animale et l'organe qui présidait à la sanguinification ; puis arrive, au dix-septième siècle, la découverte de la bile, toutes les anciennes doctrines disparaissent alors, et le foie se trouve réduit aux simples fonctions d'émonctoire, chassant de l'économie un liquide excrémentitiel, la bile. Mais la physiologie expérimentale moderne devait rendre à l'organe les hautes fonctions que lui avaient dévolues Galien et son école. En effet, c'est, vous le savez, dans le foie, dans la cellule hépatique elle-même que Cl. Bernard (*a*) place la fonction glycogénique ; c'est aussi dans ce même organe qui, suivant Murchison, Brouardel, Charcot, qu'est le siège de l'acte le plus manifeste des combustions de l'économie, la production de l'urée. Comme vous le voyez, la glande hépatique a repris de nos jours son ancienne splendeur.

Du foie glycogène.

Au point de vue thérapeutique, l'étude des fonctions du foie est, il faut le reconnaître, beaucoup plus limitée ; nous n'avons véritablement observé que l'action de certaines substances sur la sécrétion biliaire, nous ignorons, et cela est fâcheux et regrettable, l'action des médicaments sur le foie comme organe glycogène ; d'ailleurs je reviendrai plus complètement sur ce point lorsque je vous parlerai du traitement du diabète et je vous exposerai alors ce que nous savons à ce sujet.

(1) Claude Bernard, *Nouvelle fonction du foie chez l'homme et les animaux*, Paris, 1853. — *Leçons de physiologie faites au collège de France*, 1er volume, 1854-1855.

Quant au foie considéré comme producteur de l'urée, l'accord est loin d'être unanime ; aux travaux de Murchison et de Brouardel, on a opposé d'autres expériences et d'autres recherches, en particulier celles de Sinety (1) et celles de Martin, qui tendent à montrer que peut-être on a été trop loin dans cette voie, et que l'urée n'a pas pour siège exclusif de production la glande hépatique, mais qu'elle se forme dans toutes les glandes et tous les tissus de l'économie (2).

(1) De Sinety a fait observer que, chez les grenouilles qui survivent pendant quelque temps à l'ablation totale du foie, l'urine continue à renfermer de l'urée.

(2) Cette question de la formation de l'urée dans le foie est une des plus débattues de la physiologie ; on s'est basé, pour admettre cette formation, sur deux ordres de preuves, les unes physiologiques, les autres pathologiques.

Meissner, Kuhn, Lehmann, ont montré que tandis que les muscles ne contiennent pas d'urée, le foie, au contraire, en renferme de notables quantités. Cyon a montré, de son côté, que 100 centimètres cubes de sang qui n'ont pas encore traversé le foie contiennent neuf centièmes d'urée, et quatorze centièmes d'urée après l'avoir traversé. Gaethgens et Hensius ont soutenu que les matières albumineuses se dédoublent dans le foie en matière glycogène et en urée.

Au point de vue pathologique, Murchison, Charcot, Brouardel ont vu que dans les maladies du foie, qui détruisent plus ou moins complètement cet organe, la quantité d'urée diminue d'une façon notable. Aussi Brouardel a-t-il conclu que la quantité d'urée, formée et éliminée en vingt-quatre heures, est sous la dépendance de deux influences principales : 1° l'état d'intégrité ou d'altération des cellules hépatiques ; 2° l'activité plus ou moins grande de la circulation hépatique.

Murchison a même été plus loin et a soutenu que le foie faisait de l'acide urique.

Mais à ces faits on a objecté d'autres expériences et d'autres analyses, et en particulier celles de Sinety et de Martin, qui tendent à infirmer l'opinion précédente ; on a fait ressortir le rôle prépondérant de l'alimentation, la quantité d'urée variant suivant la nourriture absorbée par le malade ; il est donc probable que l'urée n'est pas formée exclusivement dans le foie, mais bien dans tout l'organisme (*a*).

(*a*) Charcot, *Cours d'anatomie pathologique sur les maladies du foie*. — Brouardel, *l'Urée et le Foie, variation de la quantité d'urée éliminée dans les maladies* (*Archives de physiologie*, 1876). — Lécorché, *Traité du diabète*. — De Sinety, *le Foie n'est pas le seul producteur de l'urée* (Société de biologie, 1878). — Valmont, *Etude sur les causes des variations de l'urée dans quelques maladies du foie* (Thèse de Paris, 1879, n° 80). — Reuflet, *Contribution à l'étude du rôle du foie dans la production de l'urée* (Thèse de Paris, 1879). — Gennevay, *Essai*

Mais il est un point de cette étude qui doit nous arrêter plus longtemps ; je veux parler du passage des substances médicales à travers le foie, lorsqu'elles sont introduites par le tube digestif, et de leur séjour plus ou moins prolongé dans cette glande. C'est là une question des plus intéressantes, et vous allez voir que, grâce aux expériences de Lussana, d'Héger, de Schiff et de Jacques, nous pouvons en tirer des applications fort intéressantes à la thérapeutique.

De l'accumulation des substances dans le foie.

Vous savez que, depuis longtemps, on connaissait la possibilité de l'accumulation de certaines substances toxiques dans le foie ; et il est de règle en médecine légale d'analyser le foie pour y trouver les traces de l'arsenic, du cuivre, du plomb (1) et des autres substances qui peuvent être soupçonnées comme ayant déterminé les phénomènes toxiques.

Paganuzzi (de Padoue) montra le premier la différence qui existait entre l'administration de certains sels de fer, lorsqu'ils sont introduits par les veines de la circulation générale ou par les veines mésentériques ; dans le premier cas, le sel serait éliminé par les reins ; dans le second, par la bile.

Lussana, se basant sur des expériences antérieures de Schiff, vérifiées depuis par Rosenkranz (*a*), qui ont montré que la

(1) Annuschat a fait des expériences intéressantes sur l'élimination du plomb par la bile dans l'empoisonnement saturnin. C'est ainsi qu'il a montré, chez les animaux, que plus l'ingestion du plomb était considérable, plus son élimination par la bile était abondante et inversement, que le plomb contenu dans l'intestin provenait en grande partie de la sécrétion biliaire et que les quantités de plomb contenues dans la bile et dans le foie sont indépendantes l'une de l'autre (*b*).

des variations d'urée et d'acide urique dans les maladies du foie. — A. Martin, *Réflexions sur le rapport de l'urée avec le foie.* — Rendu, *Analyse* dans la *Revue des sciences médicales*, 1878, t. XI, p. 122.

(*a*) Rosenkranz, *Ueber das Schicksal und die Betenting einiger Gallenbesandtheile* (*Verhandlungen der Physikal-Medicin-Gesellschaft, in Wursburg*, t. XIII, p. 218).

(*b*) Annuschat, *Die Bleiausscheedung durch die Galle bei Bleivergiftung* (*Arch. f. experiment. Path. und Pharmak.*, 22 mars 1877).

bile sécrétée dans l'intestin retournait au foie pour être éliminée de nouveau (*a*), compléta l'expérience de Paganuzzi et soutint que l'action reconstituante et surtout hématopoïétique des préparations ferrugineuses était due à l'action intime, sur les cellules hépatiques, des sels de fer qui, introduits par la digestion dans le foie, seraient ensuite éliminés par la bile et repasseraient ensuite, grâce à la circulation entéro-hépatique décrite par Schiff, dans le foie.

De la destruction des alcaloïdes dans le foie.

En 1873, Héger (de Bruxelles) (*b*), appliquant à cette question la méthode si ingénieuse de Ludwig sur les circulations artificielles faites dans les organes isolés, découvrit que, lorsque l'on fait passer à travers la glande hépatique du sang contenant une forte dose de nicotine, cet alcaloïde disparaît complètement dans le foie, de telle sorte qu'on n'en trouve plus trace dans les veines sushépatiques (1).

(1) Voici comment, d'après la méthode de Ludwig, Paul Héger pratique la circulation artificielle du foie : on prend un chien que l'on sacrifie par l'artériotomie et la section de la moelle ; puis on ouvre la cavité abdominale, on pratique la double ligature de la veine cave inférieure, au-dessus de l'embouchure des veines rénales et on la sectionne entre les deux nœuds. On applique ensuite, au tronc de la veine porte, à un centimètre avant son entrée dans le foie, une serre-fine, qui interrompt la circulation hépatique ; on incise le tronc du vaisseau, puis on introduit une canule de verre emmanchée d'un tube de caoutchouc, qui est en communication avec le flacon de sang défibriné ; après s'être assuré de l'absence de bulles d'air, on enlève la serre-fine, et, aussitôt, la surface du foie, qui était d'un fauve pâle, se strie de ramifications sanguines.

La circulation étant établie, on isole l'organe ; voici comment on y procède :

Après avoir compris dans une ligature commune le canal cholédoque et l'artère hépatique, on les incise au-dessous de la ligature, puis on divise l'épiploon gastro-hépatique ; on enlève les reins et, mettant à découvert la colonne vertébrale au niveau des piliers du diaphragme, on la sectionne avec de fortes cisailles

(*a*) Lussana, *Sullo piccola Circolazione entero-epatica* (*lo Sperimentale*, année XXIV, 1872). — *De l'action dépuratrice du foie* (*Giornale internazionale delle scienze mediche*, nuova serie, A° 1, n° 6, 1879).

(*b*) Héger, *Expériences sur la circulation du sang dans les organes isolés* (Thèse d'agrégation, 1873). — *Sur l'absorption des alcaloïdes dans le foie, les poumons et les muscles* (*Journal de médecine*, publié par la Société royale de Bruxelles, octobre 1877, p. 505).

En 1877, Schiff (*a*) découvrit que non seulement la nicotine perdait en traversant le foie ses propriétés toxiques, mais que d'autres alcaloïdes étaient aussi détruits presque complètement par cette glande et il signala, parmi ces derniers, l'hyoscyamine (1).

De la destruction et de l'élimination tardives des alcaloïdes par le foie.

Enfin, en 1880, un médecin belge, le docteur Victor Jacques (*b*), compléta ces recherches, en montrant qu'un certain nombre d'alcaloïdes introduits par les voies digestives séjournent dans le foie pendant un temps plus ou moins long, et que les uns sont détruits en partie dans la glande hépatique et que d'autres, au contraire, peuvent être éliminés après un temps variable, soit par la bile, soit par les lymphatiques.

entre la quatrième et la cinquième vertèbre lombaire ; puis on incise, dans toute son étendue le septième espace intercostal, on divise transversalement le sternum et l'on assujettit dans la veine cave, au-dessus du diaphragme, une canule de verre par laquelle le sang, qui a traversé le foie, s'écoule lentement. La veine cave étant coupée, il ne reste qu'à sectionner la colonne vertébrale au niveau de l'espace intercostal divisé ; on a ainsi un plateau circulaire formé par le diaphragme, dont toutes les insertions ont été conservées. Lorsqu'on retourne la portion enlevée de la colonne vertébrale, de manière que les vertèbres lombaires soient en haut, le foie repose de son propre poids sur ce plateau circulaire. On le place alors sur un support convenable, qui se compose d'une tige de fer sur laquelle s'engagent par plissement deux branches horizontales. La première, terminée par une forte pince, embrasse les vertèbres lombaires et immobilise les insertions vertébrales. La seconde a la forme d'un anneau, qui fournit un point d'appui circulaire aux insertions costales.

Toutes les parties du diaphragme sont ainsi maintenues à un niveau tel, que le foie repose horizontalement (*c*).

(1) Lautenbach a même été plus loin : il a soutenu, en se basant sur les expériences de Schiff, que le foie non seulement détruisait les poisons introduits dans l'économie, mais encore qu'à l'état physiologique l'organisme produisait un poison qui est détruit par le foie à mesure qu'il se produit (*d*).

(*a*) Schiff, *Archives des sciences physiques et naturelles de la bibliothèque universelle* et *Revue suisse*, mars 1877, p. 293.

(*b*) Jacques, *Essai sur la localisation des alcaloïdes dans le foie* (Thèse d'agrégation. Bruxelles, 1880).

(*c*) Paul Héger, *Expériences sur la circulation du sang dans les organes isolés*. Bruxelles, 1873, p. 12.

(*d*) Lautenbach, *On a New Fonction of this Liver* (*Philadelphia Medical Times*, 26 mai 1877).

Quelle est l'action intime de ces substances sur la cellule hépatique ? Se forme-t-il là des combinaisons plus ou moins stables avec ces alcaloïdes, combinaisons ou qui détruiraient leurs propriétés, ou bien qui, dissociés lentement par un excès d'albumine, seraient ensuite éliminés de nouveau ? Nous l'ignorons; mais il n'en est pas moins certain que ces recherches nous permettent d'expliquer des faits jusqu'ici fort obscurs.

De la différence d'action des médicaments introduits par la bouche ou par la peau.

D'abord, la différence si marquée qui existe entre l'effet des médicaments et en particulier des alcaloïdes, lorsqu'ils sont introduits par la bouche ou lorsqu'ils sont administrés par la voie hypodermique. L'action si prompte et si énergique des injections sous-cutanées s'explique facilement : le médicament passe de suite dans la circulation générale et va porter son action thérapeutique ou toxique dans les différents points de l'économie, puis est éliminé par les reins. Par la voie stomacale, au contraire, l'alcaloïde passera en entier dans le foie, et là il peut y être détruit presque complètement ou bien être éliminé tardivement par la glande hépatique; de là l'avantage incontesté des injections hypodermiques qui nous rendent chaque jour des services si marqués, et l'on devra toujours garder à Wood et à mon regretté maître Béhier une profonde reconnaissance pour avoir introduit et vulgarisé cette méthode.

De l'accumulation des doses.

Cette destruction complète ou cette élimination tardive des alcaloïdes par sa glande hépatique, nous donne de plus l'explication physiologique de deux autres ordres de faits ; d'abord l'innocuité de certains poisons introduits par la bouche, comme le curare, par exemple, dont Claude Bernard a signalé l'inefficacité absolue, lorsqu'il est administré par l'estomac; puis ce phénomène si fréquent lorsqu'on use de certains alcaloïdes et en particulier de ceux des solanées : je veux parler des effets tardifs de ces alcaloïdes et de ce que Gubler a décrit sous le nom d'*accumulation des doses.*

Vous connaissez tous ces faits ; vous savez que, lorsque nous donnons à doses très minimes l'atropine ou la duboisine pendant plusieurs jours de suite, on voit se produire des phénomènes toxiques, quoique la dose journalière soit restée toujours la même. Aujourd'hui, grâce aux expériences que je viens de vous signaler, nous avons une explication très nette, très logique, très scientifique de ces faits. L'alcaloïde absorbé par le tube digestif se fixe dans le foie, puis, au bout d'un temps variable, il est éliminé dans l'intestin par la bile ou passe dans la circulation générale par les lymphatiques, et sa présence vient augmenter la dose journalière que vous avez administrée.

Permettez-moi d'ajouter un mot ; je vous ai dit tout à l'heure que les médicaments introduits sous la peau et passant directement dans la circulation générale étaient éliminés par les reins. Je vous montrerai, par la suite de ces leçons, que, si cette élimination fait défaut, les effets thérapeutiques de l'alcaloïde cessent pour faire place à des accidents toxiques. Il serait important d'étudier à son tour l'influence des maladies du foie, et en particulier de celles qui détruisent complètement la cellule hépatique, comme la cirrhose, sur l'action des alcaloïdes introduits par la bouche. Il y aurait là une série de recherches importantes à faire, et sur laquelle j'appelle votre attention.

Foie, organe sécréteur de la bile.

Le foie est l'organe sécréteur de la bile, et à cet égard il nous intéresse au point de vue thérapeutique, car il existe un certain nombre de substances qui modifient cette sécrétion biliaire : ce sont les cholagogues. Mais avant de vous exposer les expériences physiologiques qui démontrent cette action, je vais, si vous le voulez bien, vous donner d'abord quelques détails sur la bile et sa sécrétion à l'état physiologique.

Considérée d'une manière générale, la bile (1) est constituée par trois éléments : la cholestérine, le pigment biliaire, les acides et les sels biliaires. De la bile.

La *cholestérine* (2), que les recherches de Berthelot ont fait rentrer dans le groupe des alcools monoatomiques, est De la cholestérine

(1) D'après Ch. Robin, voici quelle serait la composition de la bile :

Eau	915,00 à 819,90
Chlorure de sodium	2,77 à 3,50
Phosphate de soude	1,00 à 2,50
— de potasse	0,75 à 1,50
— de chaux	0,50 à 1,35
— de magnés.	0,45 à 0,80
Sels de fer	0,15 à 0,30
— de manganèse	traces. 0,12
Silice	0,03 à 0,66
Taurocholate ou cholate de soude	56,50 à 106,60
Glycocholate ou cholate de soude	traces.
Leucine, tyrosine, urée (traces)	non dosées.
Cholène	traces.
Cholestérine	1,60 à 2,66
Lécithine, Margarine, oléine et traces de savons	3,20 à 31,00
Biliverdine	14,00 à 30,00
Mucosine (traces)	non dosées.

Frerichs, donne de la bile l'analyse suivante :

Eau	859,2
Résidu solide	140,8
Glycocholate, Taurocholate de soude	91,4
Pigment et mucus	29,8
Graisse	9,3
Cholestérine	2,6
Sels	7,7
	140,8

Voici, d'autre part, une autre analyse faite par Gorup-Besanez (*a*) sur un supplicié âgé de quarante-neuf ans.

Eau		822,7
Glycocholates et taurocholates alcalins	107,9	177,3
Cholestérine et matières grasses	37,3	
Matières colorantes mucus	21,1	
Sels inorganiques	10,8	

Trifanowski est arrivé, de son côté, à des résultats analogues en examinant la bile contenue dans la vésicule chez les hommes sains ; il a trouvé, dans une première série, pour 1000 grammes de bile, 908,70 d'eau, 91,22 de matières fixes dont 28,56 de glycocholates et de taurocolates, et dans la deuxième série : 910,78 d'eau, 89,21 de matières fixes dont 23,62 de glycocholates et de taurocholates.

(2) La cholestérine $C^{26}H^{44}O$, découverte par Poulletier de la Salle (*b*), dans les calculs biliaires, puis par Fourcroy dans un foie desséché, a été étudiée par Chevreul en 1824, qui lui a donné le nom qu'elle porte aujourd'hui.

C'est une graisse non saponifiable, blanche, cristallisable, insoluble dans l'eau, soluble dans l'eau de savon, l'éther, l'esprit de bois, l'alcool bouil-

(*a*) Gorup-Besanez, *Chemische Untersuchung der Galle zweier bingerichteten*, dans *Vierteljahrschrift*, 1851.

(*b*) Poulletier de la Salle, *Annales de chimie*, t. III, p. 242, 1879. — Fourcroy, *Observations sur un changement singulier opéré dans un foie humain par la*

une substance grasse qui se présente au microscope sous l'aspect de tablettes rhomboïdales. Vous savez aussi que ces tablettes ont une réaction caractéristique qui consiste dans la coloration rouge qu'elles prennent si on les met au contact de l'acide sulfurique.

Aujourd'hui tout le monde est d'accord pour admettre l'opinion de Flint (*a*) au point de vue de l'origine de cette substance, et Vulpian (*b*), dans ses remarquables leçons sur la bile, paraît avoir adopté cette opinion qui consiste à considérer la cholestérine comme un produit de désassimilation de la substance nerveuse. Feltz et Ritter (*c*) ont montré, d'autre part, que cette substance, en s'accumulant dans le sang, ne produisait pas d'accident toxique grave.

Du pigment biliaire.

Quant au pigment biliaire, la *bilirubine* (1), c'est un prin-

lant, l'acide acétique cristallisable et dans les solutions d'acide taurocholique et de taurocholates ; elle contient près de 84 pour 100 de carbone et près de 12 centièmes d'hydrogène ; les cristaux se présentent sous forme de lames rhomboïdales, minces et brillantes, fusibles à 145 degrés.

On rencontre la cholestérine dans diverses régions de l'organisme, dans le sang ; elle est très abondante dans les centres nerveux, mais en plus grande quantité dans la substance blanche.

Depuis les travaux de A. Flint (1868), pour la majorité des physiologistes la cholestérine est considérée comme un produit de désassimilation éliminé par le foie, et passant dans l'intestin avec la bile ; pour Beneke seul, elle se fait dans le foie et serait un produit de la sécrétion hépatique, qui contribuerait à la résorption des graisses dans l'intestin.

(1) La bilirubine, principe azoté, non albuminoïde, se présente sous forme, soit de poudre rouge amorphe, soit de concrétions, d'aiguilles, de cristaux. Elle est tenue en dissolution dans la bile par les acides biliaires.

Pour la reconnaître, on emploie deux procédés : celui de Gmelin et celui de Schwanda.

Dans celui de Gmelin, procédé qui lui est commun avec celui qui permet de reconnaître l'hématoïdine, on se sert de l'acide nitrique nitreux qui,

putréfaction (*Ann. de chimie*, 1789). — Chevreul, *Note sur la présence de la cholestérine dans la bile de l'homme* (in *Journal de phys.* de Magendie, t. IV, 1824).

(*a*) A. Flint, *Recherches expérimentales sur une nouvelle fonction du foie* (Paris, 1868, et New-York, *Medical Record*, septembre, 1876).

(*b*) Vulpian, *Leçons professées à la Faculté de médecine de Paris en* 1874.

(*c*) Feltz et Ritter, *Journal de l'anatomie et de la physiologie*, 1874.

cipe azoté non albumineux, provenant de la décomposition des matières colorantes des globules, et dont Tarchanoff et Vossius (1) ont bien étudié la sécrétion. En effet, il existe, au point de vue chimique, une grande analogie entre l'hématine et la bilirubine, et vous verrez, lorsque nous étudierons l'ictère, que cette transformation possible a été le point de départ d'une

versé goutte à goutte dans une solution, fait passer la bilirubine successivement par les teintes verte, bleue, violette, rouge et brune. Lorsque l'hématoïne domine, c'est la coloration violette qui est la plus accentuée ; c'est la coloration verte qui prédomine et persiste davantage dans les cas de prédominance de bilirubine. Pour le procédé de Schwanda, on fait usage de l'acide acétique qui, chauffé avec la bilirubine, donne une coloration verte.

La bilirubine et l'hématoïne ont beaucoup d'analogie : elles ne diffèrent que parce que, dans l'hématine, il y a un demi-atome de fer qui est remplacé par un atome d'hydrogène dans la bilirubine.

Les autres pigments biliaires, qui, du reste, paraissent n'être que des dérivés de la bilirubine, sont : la biliverdine, la bilifulvine, la bilifuscine, la biliprasine et la bilihomine.

Stüdeler a donné à la bilirubine la formule $C^{16}H^{18}AzO^{3}$. Cet auteur considère la biliverdine comme de la bilirubine plus de l'eau et de l'oxygène. Thudicum avait prétendu au contraire que la biliverdine était de la bilirubine plus de l'oxygène, moins de l'acide carbonique ; mais Maly a repris toutes ces expériences et a démontré d'une façon décisive que la biliverdine prend naissance par une simple action de l'oxygène sur la biliverdine, comme l'indique la formule suivante :

$$\underset{\text{Bilirubine.}}{C^{16}H^{18}AzO^{3}} + O = \underset{\text{Biliverdine.}}{C^{16}H^{18}AzO^{4}}$$ (a).

(1) Vossius a fait récemment des expériences sur la sécrétion biliaire et sur la quantité de matière colorante sécrétée en vingt-quatre heures. Il a montré que, chez un chien de 25 kilogrammes, la quantité de bile variait de 60 à 150 centimètres cubes en douze heures, et que la matière colorante de la bile variait entre 0,0487 et 0,056. La moyenne fournie par huit expériences a été, pour la richesse en matière colorante, de 0,056. Cette richesse en matière colorante est peu modifiée par l'alimentation ; elle augmente cependant lorsqu'on soumet l'animal à un régime exclusivement hydrocarboné. Lorsqu'on injecte dans le sang des quantités plus ou moins considérables d'hémoglobine, on n'augmente pas la matière colorante de la bile. Au contraire, lorsqu'on injecte dans les veines de l'eau distillée ou une solution à 5 et demi pour 100 de chlorure de sodium, on augmente d'une quantité notable la matière colorante. Il en est de même lorsqu'on introduit dans le sang de la matière colorante. Cela démontre, comme l'a dit Tar-

(a) Maly, *Untersuchungen uber die Gallenfarbstoffe* (*Annalen der Chemie und Pharmacie*, t. CLXXV, p. 76).

doctrine spéciale : l'ictère sanguin. Nous verrons aussi que cette bilirubine a une réaction caractéristique, et que la plus importante et la plus connue est celle que détermine l'acide nitrique vitreux qui fait passer la bilirubine par des teintes variées, vertes, bleues, violettes, rouges, jaunes et brunes (1).

Des sels biliaires.

Mais la partie véritablement essentielle de la bile sont les sels biliaires, glycocholates et taurocholates de soude (2). Vous savez que ces deux acides se dédoublent, l'un en acide cholique

chanoff, que le foie a la propriété de recueillir la matière colorante de la bile contenue dans le sang pour la faire passer dans sa propre sécrétion (a).

(1) Pour reconnaître la présence de la matière colorante de la bile dans l'urine, Rosenbach propose le procédé suivant : on passe l'urine sur un papier à filtre blanc, et, quand le filtre est sec ; on verse dessus une goutte d'acide nitrique on voit alors apparaître les zones concentriques : verte, bleue, violette, jaune (b).

(2) Les glycocholates et taurocholates de soude sont obtenus sous forme cristalline. Ils forment de 55 à 61 pour 100 de résidu solide chez l'homme.

Leurs acides sont l'acide glycocholique ou cholique, découvert en 1825 par Tiedemann et Gmelin, et l'acide taurocholique ou choléïque.

L'acide glycocholique $C^{26}H^{13}AzO^{6}$ est peu soluble dans l'eau et dans l'éther, plus soluble dans l'alcool ; on l'obtient sous forme d'aiguilles fines. Sous l'influence de l'acide chlorhydrique, il se dédouble en acide cholalique et en glycocolle (sucre de gélatine, glycène).

L'acide cholalique, obtenu pour la première fois par Demarquay, se présente soit à l'état amorphe, soit cristallisé en prismes à quatre pans terminés en biseaux ; par l'action de la chaleur prolongée, il se convertit en dyslysine. De même les acides sulfurique ou chlorhydrique étendus le transforment aussi d'abord en acide choloïdique, puis en dyslysine.

L'acide taurocholique $C^{26}H^{45}AzO^{7}S$ n'a pas encore été obtenu à l'état cristallisé. Sous l'influence de la chaleur et des alcalis caustiques, il se dédouble en acide cholalique et en taurine.

La taurine, découverte par Gmelin, cristallise en prismes à quatre ou six pans, terminés par des pyramides à quatre faces ; elle contient du soufre en proportion assez considérable. Comme l'acide glycocholique, l'acide taurocholique exerce le pouvoir rotatoire à droite (c).

(a) Vossius, *Bestimmungen des Gallenfarbstoff's in der Galle* (*Archiv für experiment. Pathologie und Pharmak.*, Bd XI et 6, p. 427, 1879).

(b) Rosenbach, *Zur Untersuchung des Hans auf Gallenfarbstoff* (*Centralblatt für die medicinischen Wissenschaften*, n° 1, p. 5, 1876).

(c) Demarquay, *De la nature de la bile* (*Ann. de chimie et de physique*, 1838). — Tiedemann et Gmelin, *Recherches expérimentales sur la digestion.*

et cholalique, et l'autre en taurine et en glycocolle. (1) Pentenkopfer a donné un moyen de reconnaître facilement ces acides, il suffit de les mettre en contact avec un mélange d'acide sulfurique et de sucre pour les voir se colorer en violet pourpré.

Ces acides sont la caractéristique de la sécrétion biliaire, et, en effet, tandis que nous avons vu la cholestérine provenir des actes de désassimilation de l'axe cérébro-spinal, tandis que nous avons constaté que la matière colorante de la bile avait pour origine l'hématine des globules du sang, les sels biliaires au contraire se forment uniquement dans le foie et sont un produit de sécrétion appartenant exclusivement à cette glande; c'est là, il faut le reconnaître, un fait capital qui sépare nettement le rein du foie, et tandis que l'un ne servira qu'à séparer de l'économie les substances qui s'y sont accumulées, l'autre, au contraire, produira de toutes pièces des substances spéciales caractéristiques. Les expériences de Muller, Lehmann et Kunde, et surtout la belle expérience de Moleschott, qui enlève le foie des grenouilles et n'a jamais vu s'accumuler les acides biliaires dans le sang, sont absolument démonstratives à cet égard.

De la sécrétion de la bile.

Où s'élabore cette bile? Faut-il admettre, comme le veut Robin, que c'est dans les glandes des canaux hépatiques que se fait la sécrétion des acides biliaires, tandis que, au contraire, à la cellule hépatique serait réservée la fonction glycogène?

(1) Nous donnons ci après le tableau des transformations que subissent les acides biliaires sous l'influence des divers réactifs :

Acides biliaires.	Réactifs.	Produits de transformations.
Acide taurocholique	chaleur et alcalis	acide cholalique et taurine.
A. taurocholique	acides énergiques	a. cholalique et a. choloïdique.
A. cholalique	chaleur	a. choloïdique et dyslysine.
A. glycocholique	alcalis et chaleur	a. cholalique et glycocolle.
»	alcalis et chaleur prolongée	dyslysine.
»	acides concentrés	a. cholonique.
»	acides étendus	a. choloïdique et dyslysine.

Faut-il placer dans la cellule hépatique elle-même cette sécrétion? C'est là une question que les recherches de Kölliker paraissent avoir tranchée, parce qu'il a retrouvé dans les cellules hépatiques les acides biliaires eux-mêmes. C'est donc bien dans la cellule que se fait la sécrétion de la bile. Il nous reste maintenant à étudier quelles sont les influences qui font varier cette sécrétion.

A l'état physiologique la bile, comme l'a montré Colin, s'écoule d'une façon continue dans l'intestin (1), mais les digestions, les émotions, les mouvements, etc., augmentent la sécrétion d'une façon fort notable. Nous étudierons plus longuement toutes ces modifications sur la sécrétion biliaire dans une leçon prochaine, lorsque nous parlerons de la lithiase biliaire.

Action de la circulation.

Vous savez que lorsqu'on lie l'artère hépatique on ne fait pas cesser la sécrétion de la bile: il en est de même lorsque la ligature embrasse la veine porte, laissant l'artère hépatique libre (2). Que montre cette expérience? c'est que, grâce à des

(1) A l'état normal, la bile coule incessamment dans le tube digestif, mais cet écoulement présente des intermittences, par exemple, dans la période de digestion et sous l'influence de certaines émotions, comme l'a montré Mossius, l'écoulement devient très abondant.

La quantité de bile sécrétée en vingt-quatre heures (pour un chien de 10 kilogrammes) serait, d'après Nasse et Plater, de 150 grammes ; pour le chat, d'après Stackman, la quantité, par kilogramme du poids du corps serait, en vingt-quatre heures, de 16 grammes. Cette proportion aurait aussi été trouvée par Scott et Ritter ; ainsi donc, un homme du poids moyen de 65 kilogrammes sécréterait 1 kilogramme de bile en vingt-quatre heures.

Le chiffre serait supérieur à celui fourni par des expériences directes faites sur des malades porteurs de fistules biliaires. De Witch et Westphalen, sur deux cas, l'un observé chez un homme, l'autre chez une femme, ont constaté que la quantité de bile éliminée en vingt-quatre heures s'élevait à 500 grammes (*a*).

(2) De nombreux expérimentateurs ont recherché le mode de sécrétion de la bile. Des expériences ont été entreprises par Malpighi, Bichat, Oré, Kottmeier, Chassagne, Kuthe, Moos, Schiff, etc. Malpighi a constaté qu'après la ligature de l'artère hépatique,

(*a*) Nasse, *De bile quotidie a cane secreta*, Marburg, 1851. — Witch, *Zur Physiologie der Gall.* (*Pflüger's Archiv*, 1870). — Westphalen, *Ein Fall von Gallenfest.* (*Deutsch. Archiv f. klin. Medic.*, 1873).

anastomoses nombreuses, il suffit que la cellule hépatique soit en rapport avec le sang, quelle que soit son origine, pour accomplir ses fonctions de sécrétion. Ceci est tellement vrai, que lorsqu'on saigne les animaux, on voit la sécrétion de la bile diminuer notablement; en revanche, si l'on fait une injection intra-veineuse d'eau, la sécrétion biliaire est augmentée.

Mais il est un acte qui accroît notablement cette sécrétion: c'est la digestion, ou bien encore l'irritation produite sur la muqueuse intestinale. Il y a dans ces cas une double action: d'abord augmentation de la production de la bile, puis augmentation de l'excrétion, provoquée par l'exagération des mouvements contractiles dont la vésicule biliaire et ses conduits sont le siège.

A cet égard, il est un fait signalé par Röhrig (*a*) et par Vulpian, qui présente un grand intérêt, c'est que lorsqu'on

la sécrétion biliaire s'opérait. Oré (de Bordeaux) fit de nombreuses expériences sur des chiens et des chats; et il a constaté que, malgré l'oblitération de la veine porte, la sécrétion biliaire continuait, à condition cependant que l'oblitération ne fût pas faite brusquement. Schiff entreprit plusieurs séries de recherches. Dans une première série, il liait les branches du tronc cœliaque et l'artère diaphragmatique inférieure : la bile ne diminua pas.

Dans une deuxième série d'expériences, il fit la ligature de la veine porte et des petites branches qui se rendent au foie, il isola l'arbre hépatique et lia en bloc le ligament hépato-duodénal, y compris le canal cholédoque : les animaux moururent, une heure et demie après l'opération, dans des convulsions.

Dans une troisième série enfin, comme l'avait fait Oré (de Bordeaux), il interrompt graduellement la circulation de la veine porte et il constate que la sécrétion biliaire continue.

Pour expliquer ce fait, Schiff dit que la sécrétion se continue par suite de la persistance de la circulation porte due aux veines portes accessoires para-ombilicales (*b*).

(*a*) Röhrig, *Archiv der Heilkunde*, 1863. — Vulpian, *Cours professés à la Faculté de médecine de Paris*, 1874.

(*b*) Malpighi, *De viscerum structura* (*Opera omnia*, t. II). — Simon (de Metz), *Expériences sur la sécrétion de la bile* (*Journal du progrès des sciences médicales*, 1828, t. VII). — C. Robin, *Compte rendu du mémoire de M. Oré sur les fonctions de la veine porte* (in *Journal de l'anatomie et de la physiologie normales et pathologiques de l'homme et des animaux*, t. I). — Schiff, *Ueber das Verhältniss der Lebercirculation zur Gallenbildung* (in *Schweizerische Zeitschrift für Heilkunde*, 1862).

injecte de l'eau dans l'intestin des animaux en expérience, on voit augmenter la sécrétion de la bile. Quant à l'influence du système nerveux sur cette sécrétion, elle n'est pas douteuse, mais cependant les expériences à cet égard sont peu décisives.

Action du système nerveux.

A coup sûr les nerfs vaso-moteurs, vaso-constricteurs, vaso-dilatateurs y subissent, comme partout ailleurs, des impressions qui ont pour origine des actes réflexes; mais, je le répète, et je me fonde sur l'opinion de Vulpian, que nous n'avons rien de précis à cet égard.

Telles sont, messieurs, les courtes considérations générales que je voulais vous présenter à propos du foie. Maintenant que nous connaissons cet organe au point de vue anatomique et physiologique, maintenant que nous savons les conditions qui président à la sécrétion de la bile, nous pouvons étudier l'action de certaines substances sur cette sécrétion et passer en revue ce groupe si important des médicaments qui joue dans la cure des maladies du foie un rôle prépondérant: je veux parler des cholagogues; c'est ce que je ferai dans ma prochaine leçon.

DEUXIÈME LEÇON

DES MÉDICAMENTS CHOLAGOGUES.

SOMMAIRE : Des médicaments cholagogues. — Expériences physiologiques sur les cholagogues. — Procédé de Röhrig. — Procédé de Rutherford et Vignal. — Des purgatifs cholagogues. — De l'action cholagogue du calomel. — Des nouveaux cholagogues d'origine végétale. — De l'évonymin. — De l'iridin. — Du baptisin. — De l'hydrastin. — Du juglandin. — Du sanguinarin. — Du phytolaccin. — Des cholagogues d'origine minérale. — De l'action des alcalins comme cholagogues.

Déjà, lorsque je vous ai fait l'histoire des purgatifs, je vous ai montré certains d'entre eux qui agissaient en augmentant la sécrétion de la bile : c'est à ce groupe qu'on donne le nom de purgatifs *cholagogues* (1) ; je vous ai dit aussi que je me réservais d'étudier plus complètement ces purgatifs en m'occupant des maladies du foie : je le fais aujourd'hui. Mais avant d'énumérer les différentes substances rentrant dans ce groupe, permettez-moi d'examiner sur quelles bases expérimentales s'appuie cette étude des cholagogues.

Expériences physiologiques sur les cholagogues.

Tout d'abord ce fut l'examen des garde-robes qui permit de grouper ces médicaments, et selon que les selles étaient plus ou moins bilieuses, le médicament était considéré comme ayant une action plus ou moins active sur le foie et classé parmi les purgatifs cholagogues. Cette méthode peu scientifique a fait place à des expériences plus précises, dues presque toutes à des étrangers (*a*).

(1) Χολή, bile, et ἄγω, je chasse.

(*a*) Arthur Gamgee, Rutherford, Hughes Bennet, *British Med. Journ.*, 1860, t. II, p. 78, 176, 191. — Röhrig, *Experimental Untersuchungen uber die physiologie der Gallenatsonffderung* (*Medizinich Jahrbucher*, 1873, 2e partie, p. 210),

En 1863, Handfield Jones entre le premier dans cette voie expérimentale ; il donne certaines substances à des animaux qu'il sacrifie ensuite, et examine alors l'état du foie et des intestins ; selon qu'il trouve la glande hépatique plus ou moins congestionnée, il en conclut à une action plus ou moins active des médicaments sur la sécrétion biliaire. C'était là, il faut le reconnaître, encore un procédé bien primitif, qui fut mis cependant en usage par quelques expérimentateurs et en particulier par Pécholier (1), pour étudier l'action du calomel.

En 1867 et 1868, l'Association britannique, qui a déjà élucidé tant de questions importantes en thérapeutique et en particulier celle de l'action des médicaments alexipharmaques et de l'antagonisme en thérapeutique, mit cette question à l'ordre du jour et nomma une commission composée d'Arthur Gamgee, Rutherford et Hughes Bennet, pour instituer à ce sujet des expériences décisives. Ce dernier fit sur l'action des cholagogues un rapport important, basé sur une série de recherches entreprises sur des chiens qui, soumis à un régime identique, subirent l'action de certains médicaments, et dont on eut soin ensuite d'analyser la bile.

Procédé de Rohrig.

En 1873, en Allemagne, Röhrig compléta et perfectionna ce mode de recherches. Il curarisait des chiens, les soumettait à la respiration artificielle ; puis, après avoir eu le soin de vider la vésicule biliaire et de lier le canal cystique, il introduisait dans l'extrémité du canal cholédoque un tube terminé par une pointe effilée, véritable compte-gouttes. Alors, à l'aide d'un métronome battant la seconde, il comptait le nombre de

(1) Pécholier avait noté en 1865 que chez les lapins auxquels il administrait du calomel le foie était très congestionné (a).

— Rutherford et Vignal, *British Med. Journ.* oct., 1875. — Ernest Labbée, *Des cholagogues* (*Journ. de thérap.*, 1876, p. 660 et 703.)

(a) Pécholier, *Indication de l'emploi du calomel pour le traitement de la dysenterie.*

gouttes de bile s'écoulant en un temps donné par le tube et étudiait ainsi l'action des différentes substances introduites dans l'estomac ou le tube digestif des animaux en expérience (1).

Les procédés, comme vous le voyez, se perfectionnaient de plus en plus et vous voyez la distance qui sépare la méthode de Jones de celle de Röhrig. Mais le progrès ne devait pas s'arrêter là.

Procédé de Rutherford.

Rutherford et Vignal en 1875 complètent le procédé de Röhrig : ils procèdent d'abord comme cet expérimentateur, c'est-à-dire qu'ils curarisent l'animal, vident la vésicule, appliquent une ligature sur le canal cystique; mais, au lieu d'introduire dans le canal cholédoque un simple tube effilé, ils font pénétrer un tube de verre adapté à un tube de caoutchouc, terminé lui-même à son extrémité par un tube de verre qui plonge dans une éprouvette graduée, puis calculent la quantité de bile sécrétée dans un laps de temps donné.

Dans des recherches préliminaires, ces expérimentateurs établirent tout d'abord que le curare n'a aucune action sur la sécrétion biliaire, et que pendant toute la durée de l'expérience la bile conservait à peu près la même composition (2); puis ils montrèrent qu'à l'état normal chez le chien, la quantité de bile sécrétée est de 20 centimètres cubes par kilogramme du poids du corps et par heure, et c'est en se rapportant à ce dernier chiffre qu'ils établirent ce qu'ils appellent le coeffi-

(1) Bidder et Schmidt ont constaté que chez le chat la bile sécrétée en vingt-quatre heures est d'environ 14 grammes; chez le mouton, de 25 grammes; et chez le lapin, de 136 grammes (Bidder et Schmidt, *Die Verdauungssafte und der Stoffwechsel*).

(2) Voici l'analyse de la bile faite par Rutherford chez un animal curarisé et sur lequel on a pratiqué d'après son procédé une fistule biliaire :

	Bile sécrétée pendant		
	1 h.	4 h.	dernière heure.
Eau	89.53	87.58	89.55
Acides biliaires, pigments, cholestérine, graisse	8.73	8.68	8.71
Mucus	0.71	0.71	0.71
Cendres	1.03	1.02	1.02
	100.00	100.00	100.00

cient des médicaments cholagogues. Ce mot de coefficient indique donc la quantité de bile sécrétée en une heure et correspondant à 1 kilogramme du poids de l'animal ; plus ce chiffre dépassera la somme de 20 centimètres cubes, plus l'action du médicament sur la sécrétion biliaire sera considérable. Notons, à ce propos, que la substance en expérience n'était pas introduite par la bouche, mais bien placée dans le duodénum ; c'est ainsi que Rutherford et Vignal ont établi le tableau suivant, que je mets sous vos yeux :

COEFFICIENTS EXPRIMANT LA QUANTITÉ ABSOLUE DE BILE OBTENUE DANS CHAQUE EXPÉRIENCE PENDANT UNE HEURE POUR 1 KILOGRAMME DU POIDS DE L'ANIMAL.

Podophyllin (avec addition de bile)	1,01	Colchique	0,45
Aloès	0,93	Phosphate de soude	0,44
Salicylate de soude	0,89	Sanguinarine	0,40
Sublimé	0,85	Acide chloro-nitrique	0,39
Extrait de physostigma	0,75	Baptisine	0,39
Sublimé	0,72	Ipéca	0,38
Aloès (sans bile)	0,69	Hydrastine	0,38
Salicylate de soude	0,66	Sulfate de soude	0,38
Benzoate de soude	0,64	Extrait de physostigma	0,36
Iridine	0,63	Jalap	0,35
Salicylate de soude	0,56	Sel de Seignette	0,33
Sublimé	0,55	Rhubarbe	0,32
Ipécacuanha	0,55	Hydrastine	0,32
Benzoate d'ammoniaque	0,54	Juglandine	0,32
Iridine	0,53	Leptandrine	0,31
Podophyllin (sans bile)	0,47	Sanguinarine	0,30
Evonymine (avec bile)	0,47	Jalap	0,29
Sublimé	0,47	Baptisine	0,29
Phytolaccine	0,47	Phytolaccine	0,29
Sulfate de potasse	0,47	Hydrastine	0,28
Sanguinarine	0,46	Coloquinte	0,27
Evonymine	0,46	Leptandrie	0,27
Coloquinte	0,45	Sulfate de soude	0,25
		Colchique	0,20

Noël Guéneau de Mussy (a) nous a fait connaître récemment ce travail du docteur Rutherford, et nous pourrons nous

(a) Noël Guéneau de Mussy, *De l'action physiologique des médicaments sur la sécrétion biliaire, analyse du travail de Rutherford* (*Bull. de Thérap.*, XCVIII, p. 289-348).

rendre compte de l'importance des résultats obtenus par le médecin d'Edimbourg.

Des purgatifs cholagogues.

Voyons d'abord, d'après ces expériences, ce qu'est devenu l'ancien groupe des cholagogues, constitué, vous le savez, par le podophyllin, l'aloès, la rhubarbe, le séné et le calomel (1). Ce groupe a, en grande partie, fort bien résisté à l'expérimentation; le podophyllin occupe pour ainsi dire le premier rang de tous les cholagogues (2). Mais l'action de ce médicament présente ce fait curieux, sur lequel je reviendrai, c'est que l'action maxima au point de vue de l'activité de la sécrétion biliaire n'a pas lieu avec de fortes doses, mais avec des doses modérées. L'aloès et la rhubarbe restent encore de bons cholagogues; mais, en revanche, les drastiques proprement dits : coloquinte, scammonée, croton (3), sont de très médiocres cholagogues.

Jusqu'ici, vous le voyez, l'expérimentation rendait complète justice à la classification des médicaments dits *cholagogues;* mais il n'en est plus de même lorsque nous abordons l'étude du calomel, et c'est là, il faut le reconnaître, un des points les plus délicats de la question, et qui montre combien il est souvent difficile de mettre d'accord les expérimentateurs et les cliniciens.

Du calomel comme cholagogue.

Depuis Paracelse et van Helmont jusqu'à nos jours, on a vanté l'action du calomel pour la cure des maladies du foie; les selles vertes produites par le médicament étaient un signe

(1) Voir t. Ier, leçons sur les *Purgatifs drastiques et cholagogues.*

(2) Les expériences de Röhrig d'une part et de Rutherford et Vignal de l'autre sont loin d'être concordantes au point de vue de l'activité de ces différents cholagogues sur la sécrétion biliaire, comme on peut le voir d'ailleurs par le classement suivant, fait d'après ces expérimentateurs :

D'après Röhrig :	D'après Rutherford et Vignal :
Coloquinte.	Podophyllin.
Jalap.	Rhubarbe.
Aloès.	Aloès.
Séné.	Colchique.
Rhubarbe.	Séné.

(3) Voir t. Ier, leçon sur les *Purgatifs drastiques.*

non douteux de l'action élective du médicament sur la glande hépatique, et quoi qu'en ait dit Stillé à cet égard, qui prétendait que la coloration des garde-robes produite par le calomel était due à un sous-sulfure de mercure, il est démontré aujourd'hui, grâce aux expériences de Golding-Bird, de Simon et surtout depuis le travail de Michéa, que cette coloration est due à un pigment biliaire. La clinique a confirmé ces dires et nous constatons tous les jours, comme l'ont fait nos pères, l'action bienfaisante du calomel dans les affections hépatiques.

Si l'accord est unanime en clinique pour admettre l'action cholagogue du calomel, le même accord et la même unanimité se rencontrent sur le terrain physiologique pour repousser cette action. Consultez les expériences de Scott, de Mosler, de Kölliker et Muller (*a*), de Bennet, de Röhrig, de Rutherford, toutes vous répondront que le calomel n'augmente pas la sécrétion de la bile chez le chien, mais au contraire la diminue.

Comment concilier des résultats aussi opposés? Quelques médecins, et en particulier Fraser (*b*), l'ont essayé ; d'abord, selon eux, les expérimentateurs se mettaient dans des conditions spéciales qui s'éloignaient de ce que l'on pouvait observer chez l'homme sain ou malade; entre le chien curarisé et vivant par la respiration artificielle, et l'homme, il y a une grande différence. Mais cet argument me touche peu, et voici pourquoi : s'il était juste, nous devrions repousser en bloc toutes les expériences sur les cholagogues, puisque la même cause d'erreur entache ces expériences, et c'est ce que ne font pas les auteurs précédents, qui acceptent

(*a*) Georges Scott, *Beales Arch. of Med.*, 1858, t. I, p. 209. — Mosler, *Virchow's Arch.*, 1858, Bd. XIII, p. 9. — Kölliker et Muller, *Würzburg. Verhandlungen*, 1855, Bd. V, p. 331.

(*b*) Th. Fraser, *Esquisses de nos connaissances actuelles relatives à l'action du mercure sur le foie* (*Soc. médico-chirurg. d'Edimbourg*, 1871).

le procédé pour bon dans quelques cas et pour mauvais dans d'autres.

Murchison (*a*) paraît plus près de la vérité, lorsqu'il dit que le mercure augmente l'excrétion biliaire sans augmenter la sécrétion, c'est-à-dire qu'en excitant les contractions des conduits excréteurs de la bile, en diminuant la congestion catarrhale de ces voies, en modifiant peut-être la bile elle-même, le calomel permet à une plus grande quantité de bile de couler dans l'intestin, sans pour cela augmenter la sécrétion de ce liquide.

Je suis prêt à me ranger à l'opinion de Murchison, et, donnant le pas à la clinique sur l'expérimentation, je persiste à considérer le calomel comme un des meilleurs cholagogues ; mais j'y joindrai une autre préparation mercurielle qu'on croyait dénuée de propriétés cholagogues, le sublimé. En effet, tandis que le protochlorure de mercure, au point de vue expérimental, diminue plutôt qu'il n'augmente la sécrétion biliaire, le sublimé, au contraire, d'après Rutherford, augmente cette sécrétion. Aussi je vous conseille, lorsque vous voudrez utiliser les sels de mercure dans le traitement des affections hépatiques, d'unir le calomel au sublimé et de formuler des pilules renfermant 10 centigrammes de calomel et 2 milligrammes de sublimé.

Ces pilules, à la dose d'une à deux, déterminent des effets cholagogues manifestes (1).

Comme on le voit, le groupe des cholagogues, sauf le calomel,

(1) Les Anglais, qui emploient si fréquemment le calomel, l'associent souvent à d'autres substances purgatives : à des résines, coloquinte, gomme gutte, quelquefois même à de l'huile de croton, à la jusquiame, à la belladone. Ainsi on administre de 15 à 30 centigrammes de calomel associé à la coloquinte, au jalap, ou seul. Comme purgatif, donné seul, il est prescrit à la dose de 80 centigrammes à 1 gramme chez l'adulte.

(*a*) Murchison, *Leçons cliniques sur les maladies du foie*, trad. par J. Cyr, p. 624, Paris, 1878.

sortait intact des mains des expérimentateurs. Il faut joindre à ce groupe l'ipéca, dont vous connaissez déjà *à priori* l'action particulière sur le foie. Rappelez-vous ce que je vous disais à propos du traitement de la dysenterie (1), où je tâchais de vous expliquer l'action curative héroïque de ce médicament par l'excitation qu'il produit sur la sécrétion biliaire. Cette opinion est confirmée par l'expérimentation et vous voyez par le travail de Rutherford que l'ipéca doit prendre rang parmi les meilleurs cholagogues.

Mais les recherches de l'expérimentateur anglais n'ont pas eu seulement pour résultat de confirmer ce que, par tradition, nous connaissions sur les cholagogues, mais aussi d'appeler l'attention sur un groupe nouveau de médicaments dont nous ignorions absolument l'action sur la sécrétion biliaire. Ce sont ces nouveaux médicaments que je vais passer en revue ; nous les diviserons en deux groupes : ceux qui sont tirés du règne végétal et ceux qui sont de nature minérale.

Des nouveaux cholagogues d'origine végétale.

Le premier de ces groupes, de beaucoup le plus important, se compose d'une série de corps appelés par les Anglais baptisine, évonymine, hydrastine, iridine, juglandine, leptandrine, phytolaccine.

Ce sont des extraits aqueux ou hydroalcooliques de différentes substances végétales, à composition mal définie, et qui, s'ils entraient dans la thérapeutique, auraient besoin d'être étudiés à nouveau. Leur nom même ne peut être accepté, en France du moins, où leur terminaison peut faire croire qu'il s'agit d'alcaloïdes ou de glucosides, et il ne faut pas renouveler ici la confusion qui s'est déjà produite lorsque Bonjean a donné à l'extrait hydroalcoolique d'ergot de seigle le nom d'ergotine. Je vous propose donc ici de faire comme pour le podophyllin

(1) Voir t. Ier, leçon sur le traitement de la *Dysenterie*.

et de dire: baptisin, évonymin, etc., etc. Cette dénomination s'impose, d'ailleurs, parce que, comme vous le verrez, on a décrit déjà sous les noms de juglandine, iridine, évonynime, hydrastine, de véritables alcaloïdes. Un de mes élèves, le docteur Davet, a fait une bonne étude, la première en France, de ces nouveaux cholagogues (*a*).

Je mets sous vos yeux ces différents produits que j'ai fait venir d'Angleterre, et, grâce à l'examen fait par mon excellent interne en pharmacie M. Jailliet, je puis vous en donner une description sommaire. Voici l'*évonymin* (1); c'est, comme vous De l'évonymin.

(1) L'*évonymin* est une poudre verte très fine, à odeur forte, un peu vireuse et nauséeuse. Le goût en est huileux, sans caractère spécial. Cette substance est insoluble dans l'eau, peu dans l'alcool et l'éther, et se saponifie très bien par les alcalis caustiques. Cette résine s'enflamme très facilement, augmente de volume et laisse un charbon peu dense et très pulvérulent.

Il ne faut pas confondre l'évonymin avec l'évonymine, substance cristalline qui a été retirée de l'*evonymus europæus* et qui a été étudiée par Kubel Rœderer et Grunner (*b*).

L'évonymine, substance cristalline, s'obtient de la façon suivante :

On choisit, au printemps, les branches les plus grosses de ce végétal; on les débarrasse de l'écorce externe, qui est verte, puis on racle avec un couteau la couche sous-jacente jusqu'à ce que l'on ait atteint le bois, et l'on fait macérer la raclure dans de l'alcool fort.

On exprime au bout d'une demi-heure environ, on filtre et on abandonne à l'évaporation spontanée ; il se dépose des cristaux ayant une grande analogie avec ceux formés par la mannite. Une nouvelle cristallisation dans l'alcool et un traitement par le charbon animal permettent de l'obtenir à l'état de pureté.

Cette substance se présente en petits cristaux composés d'aiguilles microscopiques dérivant d'un prisme rhomboïdal oblique. Insolubles dans l'alcool absolu et dans l'éther, ils se dissolvent facilement dans l'eau froide et plus facilement dans l'eau chaude.

La dissolution est sans action sur le tournesol et ne paraît pas non plus agir sur la lumière polarisée.

Exempte d'eau de cristallisation, cette substance ne perd pas de son poids, même à 110 degrés centigrades; à 182 degrés, elle fond, et se solidifie de nouveau par le refroidissement; elle brûle sur la lame de platine en répandant une odeur de caramel. Elle ne réduit pas

(*a*) G. Davet, *De quelques cholagogues nouveaux d'origine végétale* (Thèse de Paris, 1880).

(*b*) Kubel, *Journal de pharmacie et de chimie*, 3e série, t. XLII, p. 523 et 524, 1862. — Rœderer, *Répertoire de pharmacie*, t. XIV, p. 1. — Grunner, *Répertoire de pharmacie*, t. XCVII, p. 315. — Davet, *De quelques cholagogues d'origine végétale*. (Thèse de Paris, 1880, p. 42).

voyez, une poudre verdâtre, insoluble dans l'eau, peu soluble dans l'alcool et dans l'éther, et qui se retire d'une variété de fusain recherchée dans nos jardins à cause de la coloration de ses feuilles, l'*evonymus atro-purpureus*. C'est une oléo-résine qui brûle avec une grande facilité et qu'il ne faut pas confondre avec l'évonymine, espèce de mannite qui a été surtout étudiée par Kubel, Rœderer et Grunner.

En France on trouve souvent l'évonymin sous la forme d'une poudre brune; cette différence résulte de la partie de la plante d'où on a extrait cette résine: en Angleterre on utilise les feuilles et les tiges, en France les racines.

Cette substance, qui d'après les expérimentateurs serait un des meilleurs cholagogues et a été administrée par Wood et Bach, se donne à la dose de 0,10 à 0,20 en pilules. On en obtient un effet purgatif manifeste et je l'ai, dans mon service, prescrite avec succès dans des cas d'ictère catarrhal et dans la dysentérie. D'ailleurs, en France, Henri Guéneau de Mussy, qui a été le premier à introduire ces médicaments, en a retiré de bons effets, et le docteur Blondeau a signalé un cas d'en-

le tartrate de cuivre, pas même après ébullition avec l'acide sulfurique, mais elle réduit les dissolutions d'argent.

Tous ces caractères s'accordent avec la mannite, sauf toutefois la forme cristalline et le point de fusion. La composition centésimale correspond également à celle de la mannite :

$$C^{12}H^{14}O^{12}.$$

N'était la différence entre la forme cristalline et le point de fusion, on pourrait conclure à l'identité.

Grunner n'admet pas celle-ci et conclut en donnant au nouveau principe immédiat le nom d'*évonymite*.

Comme on le voit, cette évonymine, ou évonymite, s'éloigne beaucoup de la substance que nous avons expérimentée.

Cardeur, en 1858, a retiré des graines du fusain une huile fixe d'une couleur jaune-brune.

Rutherford a injecté dans le duodénum d'un chien de l'évonymin et il a constaté que 30 centigrammes stimulaient énergiquement le foie et produisaient en même temps une légère purgation.

Pour l'homme on peut donner au repas du soir une des pilules suivantes :

Evonymin................	0,10
Conserve de roses........	q. s.

Pour une pilule.

On peut aller jusqu'à 30 centigrammes.

térite pseudo-membraneuse dans lequel l'évonymin a produit d'excellents résultats.

De l'iridin.

Cette poudre noirâtre à reflets brillants, c'est l'*iridin* (1), oléo-résine que l'on extrait de l'*iris versicolor*. Wood et Bach l'ont essayé et Rutherford le range parmi les meilleurs cholagogues. Il m'a donné les mêmes résultats que l'évonymin et, au point de vue thérapeutique, je le mets au même niveau.

Du baptisin.

Cette autre poudre jaunâtre à odeur forte et vireuse rappelant celle du podophyllin est le *baptisin* (2), que l'on retire d'un indigo sauvage, le *baptisia tinctoria*; c'est un médicament analogue au précédent, que Wood et Bach administrent à la dose de 0,10 au moment du sommeil.

De l'hydrastin.

Voici l'*hydrastin* (3), extrait alcoolique de l'*hydrastis cana-*

(1) L'iridin se retire de l'*iris versicolor*; il se présente sous forme de petits grumeaux, noirâtres, à reflets brillants, d'une odeur aigrelette, d'un goût légèrement acidulé et tannique. Cette oléo-résine est insoluble dans l'eau, peu soluble dans l'alcool et l'éther, très soluble dans les alcalis caustiques. Elle est considérée, par Wood et Bach, comme caustique, cathartique et diurétique; mais, pour ce dernier effet, il est nécessaire de savoir qu'elle irrite la prostate et qu'il faut par conséquent être prudent dans son emploi.

Rutherford la considère comme un puissant modificateur de l'état bilieux; il la donne au moment du coucher, sous forme de pilule (24 centigrammes d'iridine et 10 centigrammes de conserve de roses), et le malade se réveille le matin *la langue nettoyée et la tête dégagée*. Il ne la prescrit qu'une fois par semaine.

Les nombreuses variétés d'iris (Iridacées, f. n., Triandrie, Monogynie L.) qui croissent en France jouissent de propriétés purgatives. En effet, on a employé souvent comme drastique le suc frais de la racine de l'*iris germanica*; mais il faut savoir que presque toujours on a constaté de l'irritation gastro-intestinale; il en est de même de l'iris jaune, de l'iris fétide, etc. On a extrait de l'iris de Florence une huile volatile, considérée comme toxique par Caventou et Chevalier.

(2) Le baptisin, résine impure retirée de l'indigo sauvage (*baptisia tinctoria*) (Légumineuses), se présente sous forme de poudre jaunâtre se réunissant en petits grumeaux pulvérulents; d'une odeur aromatique, vireuse, d'une saveur acidule et saline. Cette résine est peu soluble dans l'eau, soluble dans l'alcool et l'éther.

A doses élevées elle est un puissant éméto-cathartique; à doses faibles elle est un laxatif doux. Rutherford, qui l'a administrée à la dose de 42 centigrammes à des chiens, a constaté qu'elle provoquait une vive rougeur de la muqueuse digestive.

(3) L'hydrastin est un extrait alcoolique résineux de la racine de l'*hy-*

densis, et qu'il ne faut pas confondre avec une hydrastine cristallisée, véritable alcaloïde découvert par Durand et étudié par Perthuis et surtout par Mahla. C'est un médicament cholagogue, mais plus purgatif que le précédent ; car, c'est là un des points les plus curieux des expériences de Rutherford, c'est ce groupe de cholagogues non purgatifs qui augmentent la sécrétion biliaire sans accroître le nombre des garde-robes, et pour l'emploi desquels nous devons adjoindre un vrai purgatif : du sulfate de soude, par exemple.

Du juglandin. Ainsi le *juglandin* (1), que je vous présente sous cette forme de poudre noire à odeur spéciale d'huile nous rappelant celle des noix altérées, et qui, comme son nom l'indique, est extrait du *juglans cinerea*, rentre dans ce groupe ; c'est un médicament cholagogue sans être purgatif. A propos de cette substance je vous rappellerai que Tanret a trouvé dans le noyer un alcaloïde qu'il a appelé *juglandine* (2) et que Luton a déjà

drastis canadensis ; il se présente sous forme de poudre brune, d'une odeur faible, d'une saveur amère et astringente. Soluble dans l'alcool et l'éther, peu dans l'eau, insoluble dans le chloroforme.

Cette gomme résine brûle facilement et donne tous les caractères d'une résine ; il est probable que l'alcaloïde découvert en 1851 dans la même plante par Durand s'y trouve aussi contenu. Cette hydrastine, qui a été étudiée par Perthuis et surtout par Mahla, cristallise en prismes blancs brillants et fond à 135 degrés. Chauffée sur une lame de platine, elle brûle avec une flamme fuligineuse. Elle est insoluble dans l'eau, soluble dans l'alcool, l'éther et les acides minéraux étendus. L'hydrastine se trouve associée à la berbérine dans les racines de l'*hydrostis canadensis* (*a*).

(1) Le juglandin est extrait de la racine du *juglans cinerea* ; cet extrait résineux, employé en Amérique comme un succédané de la rhubarbe, se présente sous forme de petits grumeaux agglomérés, d'une couleur noirâtre, d'une odeur rance et d'une saveur astringente et amère ; il est très soluble dans les alcalis, soluble dans l'alcool et l'éther, mais insoluble dans l'eau.

On le donne à la dose de 12 à 30 centigrammes.

Du brou de noix, du noyer (*juglans regia* L.) (Juglandées, f. n., Monœcie polyandrie L.), on a retiré une matière noire, insipide, inodore, appelée *juglandine*.

(2) Tanret a isolé un alcaloïde des

(*a*) Durand, *Americ. Journ. Pharm.*, t. XXII, p. 112. — Dyson Perthuis, *Pharm. J. Trans.*, t. III, 516. — Mahla, *Journ. für prakt. Chem.*, t. XCI, 469.

préconisé pour la cure de la méningite tuberculeuse un extrait alcoolique de ce noyer (1) sous le nom d'*extrait Granval*.

Du leptandrin.

Cette poudre d'un noir mica que je mets sur vos yeux, c'est le *leptandrin*(2), qui est un extrait résinoïde impur du *leptandria veronica*. Reeb, de Phalsbourg, l'a conseillé, associé au podophyllin, dans la cure de la dysenterie et Lloyd (*a*) a étudié tout spécialement cette résine.

feuilles du noyer ; cet alcaloïde cristallise en longues aiguilles, est assez soluble dans l'eau et beaucoup plus dans l'alcool, l'éther et le chloroforme; ce qui le caractériserait, c'est la rapidité avec laquelle il s'altère à l'air. Cette juglandine se trouverait combinée dans les feuilles de noyer avec une grande quantité d'un tannin qui donne avec les persels de fer un précipité brun noirâtre. Bouchardat a fait remarquer qu'il existe dans les feuilles de noyer un glycose cristallisable qui pourrait se confondre avec la juglandine de Tanret (*b*).

(1) Luton (de Reims) emploie dans le traitement de la granulie l'extrait de feuilles de noyer, aux doses de 1, 3 et 5 grammes dans une potion gommeuse à prendre par cuillerée à bouche d'heure en heure dans la journée.

Luton donne aussi quelquefois l'extrait de noyer en lavement.

(2) Le leptandrin est une substance résineuse, préparée avec l'écorce du *leptandria* ou *veronica virginica;* d'une odeur vireuse et nauséeuse, d'une saveur amère et un peu sucrée, mais nauséeuse. Cette plante est employée surtout dans la médecine des enfants; pour l'adulte, la dose est de 3 à 18 décigrammes, répétée trois fois par jour.

D'après Lloyd, Wayne, Mayer, la résine précipitée par l'eau froide de l'extrait alcoolique du *leptandria* ne renferme pas le produit actif de cette plante, il faut y joindre le précipité par l'acide sulfurique de la liqueur qui a fourni la résine, précipité qui contient un glucoside impur.

Reeb, pharmacien à Phalsbourg, a étudié, en 1875, les propriétés du leptandrin. D'après lui, cette substance aurait de très faibles propriétés laxatives, et à fortes doses il serait légèrement laxatif; il stimulerait l'estomac dans les cas de débilité par suite d'évacuations très fréquentes. Reeb l'a employé associé au podophyllin dans la dysenterie épidémique. On peut encore, dans le traitement de cette maladie, l'associer au camphre et à la quinine. Dans le choléra infantile, Reeb conseille de réunir le podophyllin et la rhubarbe; mais, d'une manière générale, voici la formule qu'il recommande (*c*) :

Leptandrin.........	0g,30
Sulfate de quinine..	0 ,15
Camphre..........	0 ,075
Ipéca.............	0 ,037

Mêlez et divisez en 12 paquets. — Donnez un paquet toutes les trois ou quatre heures.

(*a*) J. W. Lloyd, *American Journal of Pharmacy*, 1880. Compte rendu de l'*American Pharmaceut. Association*.

(*b*) *De la juglandine et de la composition de l'extrait de feuilles de noyer*, par Tanret (*Bull. de thérap.*, t. XC, 1870, p. 509).

(*c*) *Des propriétés thérapeutiques du leptandrin* (*Union pharmaceutique*, 1875).

Voici le *sanguinarin* (1); il est extrait du *sanguinaria canadensis*. Nous connaissons déjà un alcaloïde retiré de la même plante, la sanguinarine. C'est un médicament cholagogue, mais peu purgatif : on le donne à la dose de 0,02 à 0,06.

Du phytolaccin.

Enfin, le *phytolaccin* (2), qui est cette poudre d'un gris sale, terreux, à saveur salée, est une résine qui se retire d'une plante qui croît en abondance en Amérique, le *phytolacca decandra*. Il ne faut pas confondre ce produit avec la phytolaccine, glucoside étudié par Claassens ; il s'administre, comme les précédents, à la dose de 0,10 à 0,20 ; c'est un médicament cholagogue et purgatif.

Quelle est la véritable valeur de ces nouvelles substances dont Rutherford, selon l'expression de Guéneau de Mussy, a enrichi la palette du thérapeute ? Quel est leur avenir ? Les premiers essais que j'ai faits ici, à l'hôpital, avec ces substances reçues directement d'Edimbourg, ont montré que, sauf l'évonymin, l'iridin, et peut-être l'hydrastin et le phytolaccin, il y avait peu à compter avec les autres médicaments et que c'étaient là des substances impures, mal définies et réclamant, au point de vue chimique et pharmaceutique, des études plus complètes.

A ces substances complexes, à ces oléo-résines, je joindrai deux substances définies qui paraissent jouir d'une grande

(1) Le sanguinarin, résine du *sanguinaria canadensis*, est employé surtout comme vomitif. Rutherford a constaté qu'à la dose de 6 à 12 centigrammes, le sanguinarin excitait la sécrétion du foie en la rendant plus aqueuse.

(2) Le phytolaccin est retiré du *phytolacca decandra*, d'une odeur vireuse, d'une saveur salée, peu soluble dans l'eau, dans l'alcool et dans l'éther.

Sous le nom de *phytollaxine*, Claassen a étudié une substance qui diffère totalement de la résine précédente ; cette phytollaxine est un glucoside, elle est insipide, incolore et cristallise en aiguilles soyeuses. Elle est insoluble dans l'eau, assez soluble dans l'alcool et très soluble dans l'éther et le chloroforme. A hautes doses le phytolaccin provoque des effets purgatifs, vomitifs et parfois même des convulsions. Rutherford a donné ce médicament à la dose de 6 à 18 centigrammes chez l'homme.

activité au point de vue de la sécrétion biliaire : la *colchicine* (1), qui, d'après Garrod, a une action cholagogue manifeste, et l'*aconitine*, qui, ainsi que Laborde et Gellé l'ont montré, agit puissamment aussi sur la sécrétion biliaire.

Quant aux cholagogues d'origine minérale, je vais passer rapidement en revue les faits nouveaux qui résultent des expériences de Rutherford. Ces expériences nous ont appris que le *salicylate de soude* (2) serait un des plus puissants excitants de la sécrétion biliaire, et il occuperait le troisième rang dans l'échelle des cholagogues.

Des cholagogues d'origine minérale.

Le phosphate et surtout le sulfate (3) de soude seraient aussi d'excellents cholagogues, et ainsi s'expliquerait l'action favorable de certaines eaux sulfatées sodiques et en particulier de Carlsbad sur des affections hépatiques. Le tartrate double de potasse et de soude, le sel de Seignette, est encore un bon cholagogue.

Mais tandis que nous voyons les sels de soude activer la sécrétion biliaire, ceux de magnésie, au contraire, et surtout le sulfate de magnésie, diminueraient plutôt qu'ils n'accroî-

(1) La colchicine est extraite du *colchicum autumnale* (colchicées, f. n., hexandrie trigynie, L.); elle est cristallisable, inodore, d'une saveur âcre et amère, soluble dans l'eau, dans l'alcool et dans l'éther.

Pour Oberlin, la colchicine est un principe neutre et incristallisable, ne formant pas de sels définis et se dédoublant, sous l'influence des acides, en colchicéine et en une substance de nature résineuse. Le tannate de colchicine a été aussi vanté contre la goutte.

Garrod n'emploie que la colchicine amorphe. Cette colchicine amorphe se donnerait à la dose de 2 à 4 milligrammes en dissolution soit dans l'eau, soit dans un véhicule aromatique.

(2) L'acide salicylique ou phénol carbonique, extrait du saule blanc (*salix alba*) ou obtenu par synthèse, forme avec les bases différents sels, dont le plus employé est le salicylate de soude : sel blanc, léger, cristallisé en paillettes soyeuses, soluble dans l'eau, d'une saveur caustique et d'un goût désagréable.

D'après Rutherford, son action sur l'intestin est bien faible ; aussi doit-on, si l'on veut agir avec efficacité sur le foie et sur l'intestin, avoir soin de donner le soir du salicylate de soude et le lendemain matin du sulfate de soude.

(3) Voir t. Ier, leçons sur les *Purgatifs salins*.

traient cette sécrétion, d'après les expériences de Rutherford. Il faudrait donc, si nous acceptons cette donnée expérimentale, substituer dans les affections du foie, comme purgatif, le sulfate de soude au sulfate de magnésie.

Des alcalins comme cholagogues.

Nous avons déjà assisté à des contradictions entre l'expérimentation physiologique et la clinique, à propos de l'action du calomel ; nous allons voir ces mêmes contradictions s'élever à propos de l'action des carbonates alcalins sur la sécrétion biliaire.

La clinique dit, et cela en se basant sur un grand nombre d'observations, que les carbonates alcalins et particulièrement les eaux carbonatées sodiques, comme Vichy, ont une action curative dans les affections du foie, et l'expérimentation répond en constatant qu'au lieu d'augmenter la sécrétion de la bile, ils la diminuent au contraire. Nous admettons ici la donnée expérimentale sans repousser les résultats de la clinique. Oui, la sécrétion de la bile n'est peut-être pas augmentée; mais les alcalins, en modifiant les fonctions de nutrition, en régularisant les fonctions digestives, en calmant les inflammations de la muqueuse duodénale, en agissant sur la circulation du foie et en modifiant la bile, les alcalins, dis-je, ont une action manifeste sur l'excrétion de la bile et sur la glande hépatique.

D'ailleurs, si l'expérimentation nous montre que les alcalins n'ont aucune action sur le foie, en tant qu'organe sécréteur de la bile, les récentes recherches expérimentales si bien conduites de Martin-Damourette et de Hyades (1) mettent en

(1) Martin-Damourette et Hyades ont montré les effets nutritifs des alcalins et en particulier des eaux alcalines naturelles sur la nutrition. Pour eux, ces alcalins sont des agents trophiques à la dose d'une bouteille d'eau de Vichy par jour. Ils activent la nutrition en la perfectionnant dans toute la série des actes qui la constituent, et notamment ils élèvent le chiffre des globules sanguins et favorisent la désassimilation, comme l'attestent l'augmentation d'urée et la diminution d'acide urique des urines. Les alcalins sont donc des agents *nutritifs déperditeurs* à la façon de l'exercice musculaire, de l'hydrothérapie, de la respiration oxygénée (*a*).

(*a*) Martin-Damourette et Hyades, *Académie des sciences*, 1880, mars ; *Sur les effets nutritifs des alcalins à dose modérée* (*Bull. de Thérap.*, t. XCVIII, p. 512).

lumière l'action non douteuse des alcalins sur l'augmentation du chiffre de l'urée sécrétée en vingt-quatre heures et par cela même leur action sur le foie considéré comme l'organe le plus actif de la formation de cette urée.

Comme on le voit, au point de vue de la thérapeutique des affections du foie, il ne suffit pas que l'expérimentation ait prononcé plus ou moins nettement sur un médicament pour qu'on adopte cette manière de voir ; il faut que la clinique confirme cette expérimentation, et je ne saurais trouver de preuve plus éclatante de la nécessité de la clinique thérapeutique que ce que je viens de vous dire à propos de ces substances cholagogues.

De l'action des médicaments cholagogues.

Comment expliquer l'action cholagogue des substances que nous venons d'examiner ? On peut invoquer l'irritation déterminée par ces substances sur le duodénum et comparer ainsi ce qui se passe du côté du foie à ce qui se produit du côté des glandes salivaires lorsqu'on irrite la cavité buccale. Cependant cette explication ne peut suffire et voici pourquoi : c'est que nous avons vu des substances être cholagogues sans être purgatives, et réciproquement. Rutherford a montré au contraire que plus la substance est purgative, moins elle est cholagogue, et c'est ainsi que les purgatifs les plus élevés dans la série, les drastiques, sont des médicaments qui diminuent plutôt qu'ils n'augmentent la sécrétion biliaire.

Peut-on soutenir que c'est en agissant sur la circulation du foie que se produit l'action de ces médicaments et que tout médicament qui a pour propriété de congestionner cet organe devra se ranger dans le groupe des cholagogues ? Cette explication n'est pas encore exacte, car nous avons vu que certains cholagogues sont au contraire des décongestionnants du foie. On en est réduit à penser que c'est en agissant directement sur les cellules hépatiques ou sur les nerfs dits sécréteurs qui président à la fonction de l'organe qu'agissent les substances que nous venons de passer en revue.

Pour que vous gardiez mieux le souvenir de ce que je viens de dire, je mets sous vos yeux des tableaux que j'emprunte à N. Guéneau de Mussy, tableaux dans lesquels sont groupés les différents médicaments selon leur puissance cholagogue. Le chiffre qui accompagne chaque substance est le coefficient biliaire de la substance, c'est-à-dire la quantité de bile obtenue par rapport au kilogramme du poids du corps et par heure.

ACTIVITÉ DE LA SÉCRÉTION BILIAIRE AVANT ET APRÈS L'INJECTION.

	Avant.	Après.	Différences.
Aloès, moyenne des différences, 0,51	0,26	0,93	67
	0,34	0,69	35
Podophyllin, moyenne, 0,46	0,52	1,01	49
	0,04	8,47	43
Salicylate de soude, moyenne, 0,45.5	0,32	0,89	57
	0,26	0,66	40
	0,17	0,56	59
Extrait de physostigma, moyenne, 0,44.5	0,13	0,75	62
	0,09	0,36	27
Benzoate de soude, expérience unique, 0,42	0,22	0,64	42
Sanguinarine, moyenne, 0,40.5	0,07	0,48	39
	0,16	0,40	24
	0,12	0,30	18
Iridine, moyenne, 0,39	0,16	0,63	47
	0,22	0,53	31
Bichlorure de mercure, moyenne, 0,32	0,22	0,85	63
	0,20	0,55	35
	0,17	0,47	30
	0,48	0,72	24
Evonymine, moyenne, 0,30	0,07	0,46	39
	0,25	0,47	22
Benzoate d'ammoniaque, exp. unique, 0,30	0,24	0,54	30
Acide nitro-chlorique, exp. unique	0,11	0,39	28
Ipéca, moyenne, 0,25.5	0,24	0,55	31
	0,18	0,38	20
Juglandine, expérience unique, 0,22	0,10	0,32	22
Colchique, moyenne, 0,21	0,13	0,45	32
	0,10	0,20	10
Hydrastine, moyenne, 0,18.6	0,09	0,32	23
	0,10	0,28	18
	0,23	0,38	15
Phosphate de soude, exp. unique, 0,17	0,27	0,44	17

	Avant.	Après.	Différences.
Baptisine, moyenne, 0,16.5	0,12	0,29	17
	0,23	0,39	6
Leptandrie, moyenne, 0,15.5	0,19	0,27	8
	0,08	0,31	23
Jalap, moyenne, 0,15,5	0,17	0,35	18
	0,16	0,29	13
Rhubarbe, expérience unique, 0,15	0,17	0,32	15
Sulfate de potasse, exp. unique, 0,15	0,32	0,47	15
Phytolaccine, moyenne, 0,14.5	0,14	0,29	15
	0,33	0,47	14
Coloquinte, moyenne, 0,13.5	0,29	0,45	16
	0,16	0,27	11
Sulfate de soude, moyenne, 0,14	0,25	0,38	13
	0,10	0,25	15
Sel de Seignette, exp. unique, 0,10	0,23	0,33	10

ACTIVITÉ IMPRIMÉE A LA SÉCRÉTION BILIAIRE PAR DIFFÉRENTES SUBSTANCES DANS LES EXPÉRIENCES DU DOCTEUR RUTHERFORD.

Chiffres exprimant l'excès de sécrétion provoqué par ces substances.

Aloès	0,67	Leptandrie	0,23
Sublimé	0,63	Juglandine	0,22
Physostigma	0,62	Evonymine	0,22
Salicylate de soude	0,57	Ipéca	0,20
Podophyllin	0,49	Jalap	0,18
Iridine	0,47	Hydrastine	0,18
Podophyllin	0,43	Sanguinarine	0,18
Benzoate de soude	0,42	Phosphate de soude	0,17
Salicylate de soude	0,40	Baptisine	0,17
Salicylate de soude	0,39	Baptisine	0,16
Evonymine	0,39	Coloquinte	0,16
Sanguinarine	0,39	Sulfate de potasse	0,15
Aloès	0,35	Hydrastine	0,15
Sublimé	0,35	Rhubarbe	0,15
Colchique	0,32	Phytolaccine	0,15
Ipéca	0,31	Phytolaccine	0,14
Sublimé	0,30	Sulfate de soude	0,13
Benzoate d'ammoniaque	0,30	Jalap	0,13
Acide chloro-nitrique	0,28	Coloquinte	0,11
Physostigma	0,27	Sel de Seignette	0,10
Sanguinarine	0,26	Colchique	0,10
Hydrastine	0,23	Leptandrie	0,08

Dans cet important travail physiologique et thérapeutique de Rutherford, nous avons puisé à pleines mains; mais, je vous le répète, nous avons fait quelques réserves que je désire renouveler en terminant cette leçon. Ces réserves portent sur la valeur thérapeutique de ces différentes substances. Vous avez vu que, pour les eaux bicarbonatées sodiques comme pour le calomel, nous avons dû donner le pas à la clinique sur l'expérimentation ; cette préséance doit être conservée, et, avant d'adopter certains cholagogues encore inconnus dans la pratique médicale, il faut attendre que par de nombreuses observations cliniques, ils aient obtenu l'honneur de figurer dans l'arsenal thérapeutique journalier et habituel.

Une fois ces données acquises, nous allons entrer dans l'étude de la thérapeutique proprement dite des maladies du foie et commencer par l'histoire de la cure de la lithiase biliaire ; c'est ce que je veux faire dans la prochaine leçon.

TROISIÈME LEÇON

DU TRAITEMENT DE LA LITHIASE BILIAIRE.

SOMMAIRE : Anatomie et physiologie des conduits excréteurs de la bile. — Des canaux hépatique, cystique, cholédoque. — De la vésicule biliaire. Structure des conduits excréteurs de la bile. — De la couche musculeuse de ces conduits. — Des calculs biliaires. — Leur composition. — Causes chimiques de la production des calculs. — Causes individuelles. — Influence du sexe, du régime, de l'exercice, des diathèses. — Physiologie pathologique de la colique hépatique. — Du spasme des conduits. — Des symptômes frustes. — Du traitement de la lithiase biliaire et de ses indications. — Traitement de la colique hépatique. — Des injections sous-cutanées de morphine, de chloral et de chloroforme. — Moyens adjuvants. — Du traitement lithontriptique. — Du remède de Durande. — Action des eaux minérales alcalines. — Médication cholagogue. — Traitement hygiénique de la lithiase biliaire.

La lithiase biliaire est une affection fréquente, qui donne lieu, comme vous le savez, à des accidents aigus connus sous le nom de *coliques hépatiques*, et pour lesquels il est nécessaire d'instituer un traitement prompt et énergique; aussi insisterai-je assez longuement sur ce point. Mais, pour bien connaître la valeur et l'utilité des agents thérapeutiques que je vous proposerai de mettre en usage, il faut que j'entre dans quelques détails anatomiques et physiologiques sur les conduits excréteurs de la bile et sur les calculs biliaires qui doivent les parcourir.

Des conduits excréteurs de la bile.

Je serai bref sur la description des conduits hépatiques ; vous connaissez tous le canal hépatique (1), qui prend son

Du canal hépatique.

(1) Les conduits biliaires, formés des réseaux entourant le lobule hépatique, s'anastomosent entre eux, suivant les ramifications de la veine porte, et, arrivés au hile du foie, forment deux branches qui se réunis-

origine dans le foie par ce réseau de canalicules biliaires que nous avons vus, dans l'une des leçons précédentes, entourer la cellule hépatique. Au bout d'un court trajet, ce conduit

Du canal cystique.

reçoit le canal cystique (1), qui vient de la vésicule biliaire, et tous les deux réunis en un tronc commun, le canal cholédoque, vont déboucher dans le duodénum par l'ampoule de Waters.

Vésicule biliaire.

Je ne m'appesantirai pas non plus sur la vésicule biliaire (2),

sent pour donner naissance au canal hépatique. Celui-ci, d'une longueur de 3 centimètres, d'une largeur de 4 millimètres, est placé en avant de la branche droite de bifurcation de la veine porte, puis il se réunit à angle aigu avec le canal cystique, auquel est appendue la vésicule biliaire, et la fusion de ces deux canaux constitue le canal cholédoque, qui s'ouvre dans le duodénum au niveau de l'ampoule de Waters.

(1) Ce canal, long de 3 centimètres, placé entre les deux feuillets du petit épiploon, est plus étroit que le canal hépatique et que le canal cholédoque.

Il offre extérieurement des replis qui se continuent avec ceux que présente le col de la vésicule (*a*).

Le canal cholédoque, résultat de la fusion des canaux hépatique et cystique, a une longueur de 7 à 8 centimètres.

Placé dans le petit épiploon, en avant de la veine porte, à droite de l'artère hépatique, il est ensuite en rapport avec la tête du pancréas, sur laquelle il se creuse une gouttière, et s'applique au côté interne du canal pancréatique, s'engage avec lui dans les parois de l'intestin, et tous deux vont s'ouvrir à la partie supérieure de l'ampoule de Waters, par un orifice distinct. Souvent aussi ces deux canaux se réunissent pour former un conduit unique, très court, et on trouve au sommet de l'ampoule un orifice en général très étroit, qui fait communiquer la cavité de l'ampoule avec celle du duodénum.

(2) La vésicule biliaire occupe, à la face inférieure du foie, la fossette cystique, à droite du sillon longitudinal, entre le sillon transverse et le bord tranchant du foie ; elle est dirigée en bas, en avant et à droite.

Longue de 7 à 8 centimètres, son diamètre est de 25 à 30 millimètres ; elle a la forme d'une poire et présente à étudier un corps, un fond et un col.

Le corps est retenu au foie par un tissu cellulaire peu serré et repose inférieurement sur l'extrémité droite du côlon transverse.

Le fond, recouvert par le péritoine, déborde presque toujours le bord antérieur du foie, et se met en rapport avec la paroi abdominale, au niveau du bord externe du muscle droit.

Le col, placé au-devant du sillon transverse et de la branche droite de la veine porte, repose sur le sommet de la fossette cystique. Il est sinueux, contourné, affecte un peu une direction spiroïde, qui s'observe aussi très souvent sur le canal cystique.

(*a*) Amussat, *Découverte d'une valvule spirale dans le col de la vésicule biliaire* (*Arch. générales de médecine*, 1824, t. V, p. 147).

dont les dispositions vous sont connues; mais il est un point sur lequel je désire insister plus longuement, c'est la structure intime de ces conduits.

Structure des canaux biliaires.

Pour la muqueuse, tous les anatomistes sont d'accord : elle présente de petites valvules, ou replis, surtout au niveau du canal cystique, qui sont appelées *valvules de Heister;* de plus, cette muqueuse a des glandes en plus ou moins grande quantité (1). L'accord n'est plus le même si on examine la structure fibro-musculeuse de ces conduits, et, dans des expériences entreprises il y a une dizaine d'années (*a*), j'ai été amené à étudier attentivement cette question.

De la couche musculeuse des canaux biliaires.

J'avais été frappé du désaccord des différents histologistes sur ce point. En effet, tandis que certains anatomistes, comme Sappey, donnent à ces conduits excréteurs de la bile une tunique musculeuse riche en fibres lisses, et que Fort même décrit dans cette tunique trois couches à direction variable, d'autres, au contraire, comme Kölliker et Leydig, Frey et Virchow (*b*), affirment qu'il n'existe pas dans ces conduits de

(1) La tunique muqueuse de la vésicule est d'une couleur jaune sombre; elle est recouverte d'épithélium cylindrique et présente de nombreuses villosités lamelliformes, riches en vaisseaux capillaires sanguins. Elle possède aussi des glandes, assez peu développées en général, qui s'ouvrent entre les villosités sur la surface de la muqueuse et dont le fond repose sur la couche musculeuse formée de nombreux faisceaux de fibres musculaires de la vie organique, fibres entre-croisées et susceptibles de s'hypertrophier dans certains cas pathologiques.

La muqueuse du canal hépatique, comme celle des canaux cystique et cholédoque, est jaune et présente de nombreuses vacuoles, orifices de glandes en grappe. Ces glandes sont du reste beaucoup plus abondantes et plus volumineuses dans le canal cystique.

La muqueuse présente souvent, dans le canal cholédoque, des plis qui font office de valvules; il en est de même dans le canal cystique, et on a voulu faire jouer à la disposition spiroïde de ces plis dans le col de la vésicule et dans le canal cystique un grand rôle pour la progression de la bile; on l'a comparée à la vis d'Archimède.

(*a*) Dujardin-Beaumetz, *Etude sur le spasme des voies biliaires* (*Bull. thérap.*, 1873).

(*b*) Sappey, *Traité d'anatomie descriptive*, t. IV, 2e édit., 1879. — Fort, *Anatomie descriptive*. — Kölliker, *Traité d'histologie*, p. 569. — Leydig, *Traité de l'histologie de l'homme et des animaux*, traduit de l'allemand par Lahilonne, Paris, 1866. — Frey, *Traité d'histologie*, trad. de l'allemand par Spillmann, p. 166.

couche musculeuse proprement dite; c'est à peine s'ils en admettent dans la vésicule, mais ils en refusent aux conduits excréteurs proprement dits.

Pour juger ce différend, je chargeai deux histologistes, que je m'honore d'avoir eus pour élèves, le professeur Renaut (de Lyon) et mon collègue Grancher (1), d'étudier à nouveau cette question. Leur réponse fut décisive ; ils montrèrent l'un et l'autre qu'il existe manifestement des fibres musculaires lisses dans les conduits excréteurs de la bile, et que ces fibres musculaires se trouvent disséminées au milieu des faisceaux de tissu conjonctif et élastique constituant la couche fibreuse de ces conduits; de plus, ils mirent en lumière ce fait déjà connu depuis longtemps, que les inflammations accidentelles augmentent cette couche musculaire ; Bouisson, Hérard, Deville, Broca ont montré en effet que, dans des cas pathologiques, cette couche pouvait s'hypertrophier (*a*).

Il est probable que c'est à l'un de ces cas pathologiques

(1) Voici, d'après Grancher, quelle serait la structure du canal cholédoque chez un homme âgé de cinquante-quatre ans :

Au-dessous de l'épithélium on trouve une très légère couche semée de très rares noyaux ovalaires, couche essentiellement conjonctive et très adhérente au tissu sous-jacent ; ce tissu, qui forme la vraie paroi du canal cholédoque, est remarquable par sa richesse en fibres élastiques fines, serrées, au milieu d'un tissu conjonctif très pauvre en cellules. A mesure qu'on s'éloigne de la cavité du canal cholédoque, cette couche conjonctive élastique change et la disposition réciproque de ces éléments se modifie; on trouve là de vrais faisceaux conjonctifs et des fibres élastiques ondulées entrelacées, rappelant l'apparence des mêmes éléments dans le tissu conjonctif sous-cutané. C'est par une transition insensible que cette différence d'aspect des fibres élastiques et du tissu conjonctif se présente, à mesure qu'on s'écarte de la lumière du canal.

On peut donc diviser la paroi propre du canal cholédoque en trois tuniques qui se confondent insensiblement : une tunique interne conjonctive et sous-épithéliale, une tunique moyenne conjonctive à fibres élastiques très serrées, et une tunique externe à faisceaux conjonctifs et à fibres élastiques ondulées. C'est dans cette dernière couche qu'on trouve çà et là quelques rares éléments de fibres musculaires lisses.

(*a*) *Bulletin de la Société anatomique*, 1850.

qu'a eu affaire Martin, lorsque, à propos de la thèse de Mossé, il a examiné le canal cholédoque, où il aurait trouvé deux plans de fibres musculaires, l'un interne, longitudinal, l'autre externe, de fibres circulaires. Ainsi donc il est bien acquis que les canaux excréteurs de la bile sont des conduits fibro-musculaires, qui jouissent, comme l'ont montré les recherches d'Audigé, de Laborde (1) et de moi-même, de contractions plus ou moins énergiques. Vous verrez plus tard l'importance capitale de ces faits.

Des calculs biliaires.

Examinons maintenant les calculs qui doivent parcourir ces conduits (2). Les calculs offrent un volume variable et leur nombre est variable aussi. Dans l'immense majorité des

(1) Laborde a montré que sous l'influence des courants induits la vésicule biliaire, et même les conduits biliaires, canaux hépatique, cystique et cholédoque, subissaient une contraction lente, mais très manifeste (*a*).

(2) Le nombre des calculs est fort variable : ordinairement on en trouve plusieurs dans la vésicule, de 5 à 20; parfois ils sont solitaires; dans d'autres circonstances, au contraire, on en rencontre un nombre considérable. Chez une femme de soixante et un ans, Frerichs en a compté 1 950, Morgagni en a compté 3 000, Hoffmann, 3 646, et dans la collection d'Osto on voit une vésicule contenant 7 802 calculs.

Tous les calculs réunis dans la vésicule, quel que soit leur nombre, sont habituellement identiques, comme composition chimique, structure, couleur, etc.

Quant au volume, il est variable, depuis le grain de millet jusqu'à l'œuf de poule.

Fauconneau-Dufresne a divisé les pierres biliaires en trois classes :

1° Les petites, variant depuis les grains de sable jusqu'au volume du petit pois ;

2° Les moyennes, depuis le petit pois jusqu'à la noisette ;

3° Les grosses, qui varient depuis le volume de la noisette jusqu'à celui d'un œuf de poule.

Les calculs peuvent être olivaires, pisiformes, lenticulaires, polyédriques, cylindriques, cubiques, en forme de doigt, de dés à jouer, de coins, de pyramides; ils peuvent être lisses, creusés, striés, etc.; on en a vu de rameux (Fauconneau-Dufresne, Leudet), ou canaliculés (Briquet, Reverhorst et Plater), etc.; mais leur forme ordinaire se rapproche du type olivaire.

Les calculs solitaires sont arrondis ou ovoïdes ; les calculs multiples offrent ordinairement des facettes, qui paraissent dues au tassement des calculs, et non au frottement des uns sur les autres, car on ne trouve pas, le plus souvent, en examinant

(*a*) Laborde, *Bull. de thérap.*, 2e série, 8e livraison.

Composition des calculs biliaires.

cas, ils sont constitués (1) par de la cholestérine et du pigment biliaire formant des couches stratifiées ou rayonnantes

les calculs, d'interruption dans les différentes couches lamelleuses qui les constituent, ce qui aurait évidemment lieu si la facette était le résultat d'une usure du calcul.

Cependant, en 1851, Barth a trouvé dans la vésicule d'une femme de soixante-treize ans une douzaine de calculs irréguliers, à surface rugueuse, non polie ; il a remarqué que certains de ces calculs avaient été brisés et un peu usés par le frottement. D'autres auteurs ont signalé des faits semblables de segmentation, de cassure de calculs.

On a trouvé aussi dans la vésicule, non des pierres, mais une sorte de pâte molle, blanchâtre, comme le mastic frais des vitriers, composée en presque totalité de cholestérine (Bernier), ou bien encore une sorte de boue biliaire (Durand-Fardel).

Mais ordinairement les concrétions biliaires sont assez consistantes, bien qu'elles se laissent facilement rayer par l'ongle ; les calculs les plus durs sont ceux de cholestérine.

La structure des calculs est variable et a été étudiée par beaucoup d'auteurs, qui ont divisé différemment ces concrétions biliaires. Ainsi, Walter a admis : 1° les calculs striés, transparents ou opaques, ceux-ci pouvant être lisses ou anfractueux ; 2° les calculs lamelleux, ceux dont la substance est disposée en couches autour du noyau ; 3° les calculs enveloppés d'une écorce. Hein admet des calculs simples et des calculs composés. Frerichs divise les calculs en : 1° calculs simples, homogènes, dont la structure est uniforme, dont la cassure présente une surface terreuse, savonneuse ou cristallisée ; il n'y a ni noyau ni couche corticale ; 2° calculs composés, présentant un noyau central entouré d'une zone plus ou moins épaisse, recouverte d'une écorce.

Le *noyau*, brun ou noir, est composé de cholépyrrhine et de chaux, ou bien de cholate de chaux, ou bien encore de cholestérine.

Ce noyau, ordinairement unique et central, peut quelquefois être excentrique : il peut même y avoir dans un calcul plusieurs noyaux. A l'état sec, ces noyaux peuvent subir une sorte de retrait, se fendiller ou même se fragmenter. D'après Fauconneau-Dufresne, le développement du noyau est généralement d'autant plus grand que les calculs sont plus petits.

On a cité des cas dans lesquels le noyau était constitué par des corps étrangers, douve, lombric, caillot sanguin, etc. La couche *moyenne*, appliquée immédiatement sur le noyau offre le plus souvent un aspect strié et est constituée par des cristaux de cholestérine, soit purs, soit mélangés de pigment. On remarque aussi des zones concentriques qui indiquent l'accroissement du calcul par des couches successives.

L'*écorce* est plus ou moins épaisse ; elle est tantôt lisse, tantôt mamelonnée ; mais elle se distingue nettement de la couche moyenne par sa couleur, son apparence stratifiée et sa consistance. Elle est formée soit de cholestérine, soit de pigment biliaire et de chaux (*a*).

(1) Les calculs biliaires sont formés aux dépens des éléments de la bile ;

(*a*) Walter, *Anatomisches Museum*, Berlin, 1796, t. I, p. 93. — Hein, *Zeitschrift für rationn. Medicin*, vol. IV, p. 352. — Frerichs, *Traité pratique des ma-*

de couleurs différentes, selon qu'ils sont plus ou moins teintés par la bilirubine.

J'ai dit que le volume était variable; en effet, depuis le

rarement ils sont composés d'une seule substance, ils sont ordinairement mixtes. C'est la cholestérine qu'on rencontre le plus souvent; puis viennent le pigment biliaire et les sels de chaux.

Ch. Robin divise les calculs en calculs de cholestérine et calculs de matière colorante.

Ceux de cholestérine pure sont incolores ou d'un blanc nacré. Ils possèdent les propriétés suivantes (Robin) :

« Exposés sur une lame de platine à la flamme d'une bougie, ils fondent d'abord, puis brûlent à la façon des corps gras, en donnant une lumière fuligineuse. Si le calcul est composé de cholestérine pure, il ne reste pas de résidu sur la lame de platine.

« Insolubles dans la potasse et la soude caustique, ils sont très solubles dans l'alcool bouillant et surtout dans l'éther. Si l'on place sur le porte-objet du microscope une goutte de cette solution, l'éther s'évapore et on voit apparaître des lamelles rhomboïdales de cholestérine incolore.

« Ils sont colorés en jaune par l'acide sulfurique concentré et l'acide nitrique bouillant les transforme en acide cholestérique (*a*) ».

Les calculs de matière colorante de la bile (biliverdine et cholépyrrhine) sont bruns, noirs, noirâtres, vert foncé, verdâtres, selon la quantité de matière colorante.

Ils ne fondent pas à la chaleur, brûlent sans flamme et laissent un résidu charbonneux.

Ils se dissolvent dans l'éther et les liqueurs alcalines.

Traités par l'acide nitrique, ils passent successivement par les différentes teintes : verte, bleue, violette, rouge, jaune.

Pour connaître la composition des calculs, Luton (de Reims) a proposé une méthode d'analyse très simple. Elle consiste à soumettre une portion du calcul à l'action de dissolvants, de l'alcool employé à chaud, par exemple, puis de laisser refroidir; la cristallisation se fait et le microscope permet de reconnaître les principaux éléments constituants du calcul : soit les tablettes rhomboïdales de cholestérine, soit des aiguilles et des cris-

ladies du foie, trad. par Duménil et Pellagot, 1866. — Fourcroy, *Examen chimique de la substance feuilletée et cristalline contenue dans les calculs biliaires* (*Annales de chimie*, 1789, t. III). — Gren, *Analyse d'une pierre retirée de la vésicule du fiel* (*Ann. de chimie*, 1790, t. V). — Thénard, *Mémoire sur la bile* (*Mém. de la Société d'Arcueil*, t. I). — Sœmmering, *De concrementis biliariis corporis humani*. — Franck, 1795. — Monnier, *Dissertation sur les calculs biliaires* (Thèse de Paris, 1834). — Vogel, *Examen d'une concrétion biliaire* (*J. de pharmacie*, 1820, t. VI). — Jogeon, *Analyse de deux calculs biliaires* (*J. de pharmacie*, 1827, t. XIII). — Koninck, *Analyse de calculs* (*l'Institut*, 1836, t. IV). — Marcet, *Histoire chimique et traitement médical des affections calculeuses*, 1828. — Bally et Henry, *Analyse d'un calcul biliaire formé principalement de carbonate de chaux* (*J. de pharmacie*, 1830, t. XVI). — Taylor, *On a New Species of Biliary Calculus* (*London. Medical Gazette*, 1840, t. XXVI). — Orfila, *Analyse d'une nouvelle espèce de calcul biliaire de l'homme* (*Annales de chimie*, t. LXXXIV).

calcul gros comme un œuf de poule et remplissant la vésicule biliaire, jusqu'aux petits grains de sable constituant ce que Fauconneau-Dufresne (1) appelait *la gravelle hépatique*, on peut observer tous les intermédiaires.

Vous pouvez encore trouver dans les conduits des concrétions calcaires; mais c'est là un fait qui ne doit pas entrer dans notre étude, car cette lithiase calcaire ne se produit que lorsque, pour une cause ou pour une autre, la vésicule biliaire vient à être oblitérée; ces calculs alors ne jouent aucun rôle au point de vue de la colique hépatique, que nous devons étudier. Ce qu'il importe de connaître, c'est la pathogénie de ces calculs, car si nous connaissions la cause première de leur production, nous pourrions, au point de vue thérapeutique, nous opposer à leur formation.

Des causes chimiques de la formation des calculs biliaires.

Nous avons dit que les calculs sont constitués par des dépôts de cholestérine : quelles sont les circonstances qui amènent cette précipitation de la cholestérine? Nous devons étudier les deux causes suivantes : ou bien la cholestérine

taux bacillaires de cholate de chaux, etc., etc.

D'après une analyse faite par Planta et Kekulé sur un calcul à structure rayonnée, voici quelle serait la composition des calculs biliaires :

Eau	4,89
Sels	0,28
Principes de la bile (taurocholates)	0,79
Cholestérine	90,82
Graisse saponifiable	2,02
Matière colorante de la bile	0,20
Mucus	1,35

Voici une analyse plus récente d'un calcul biliaire d'une femme de trente-quatre ans faite par Bettmann, qui a trouvé pour 100 (a) :

Cholestérine	79,00
Matières grasses	0,80
Eau	7,41
Eléments minéraux	3,23
Glycocholate et taurocholate de soude	5,28
Mucus et matières colorantes	2,69
Pertes	0,73

(1) Sous le nom de gravelle biliaire, Fauconneau-Dufresne ne range que les concrétions qui sont au-dessous du volume de la plus petite lentille et qui n'offrent aucune apparence de la structure des calculs. Il reconnaît à cette gravelle trois variétés : gravelle cholestérique, gravelle pigmentaire ou de matière colorante, et gravelle mélanique ou charbonneuse (b).

(a) Robin, *Leçons sur les humeurs normales et morbides de l'homme*. Paris, 1867. — Luton, *Nouveau Dict. de méd. et de chirurg. pratiques*., Paris, 1866.

(b) Fauconneau-Dufresne, *Précis sur les maladies du foie et du pancréas*.

se précipite parce qu'elle est en excès dans le liquide biliaire, ou bien le chiffre de la cholestérine reste normal, mais les autres éléments de la bile se modifient et amènent la précipitation de cette dernière.

Voyons les cas où la cholestérine est en excès, et ici reportez-vous à ce que nous savons de son origine ; les physiologistes, vous ai-je dit, sont d'accord pour admettre les expériences de Flint (*a*), et considèrent cette substance comme un produit de désassimilation du système nerveux. Eh bien, messieurs, ce fait expérimental me paraît confirmé dans une certaine mesure par la clinique ; car c'est principalement chez les femmes à système nerveux très développé que vous observerez la lithiase biliaire, et, pour ma part, plus mon attention a été attirée sur ce point, plus ma conviction a grandi à ce sujet.

Ce sont surtout les jeunes femmes nerveuses et impressionnables qui sont atteintes de coliques hépatiques. Il est probable que, dans ces cas, le fonctionnement trop actif de l'axe cérébro-spinal explique la production exagérée de la cholestérine, et par cela même sa précipitation dans le liquide biliaire ; et je crois que cette circonstance n'a pas été mise assez en lumière par les différents auteurs qui se sont occupés de cette question.

La seconde cause de la précipitation de la cholestérine, c'est-à-dire les modifications du véhicule, la quantité de cette substance restant la même, ont été étudiées par Thénard, qui a signalé, comme pouvant amener cette précipitation, la diminution des sels de soude ; de son côté, Bramson (*b*) a montré que l'apparition de la chaux dans la bile amenait la précipitation de la matière colorante. Enfin la bile, qui à l'état

(*a*) Flint, *Recherches expérimentales sur une nouvelle fonction du foie*, Paris, 1868, et New-York, *Medical Record*, septembre, 1876.

(*b*) Bramson, in Frerichs, *Traité pratique des maladies du foie et des voies biliaires*, trad. par Dumenil, 1866.

normal est alcaline, peut devenir acide, et cela surtout sous l'influence d'un régime exclusivement animal, et dans cette bile acide le dépôt de la cholestérine se produit.

De plus, comme on trouve fréquemment un noyau muqueux à ces calculs, il faut faire jouer un rôle important aux inflammations des conduits biliaires ; ces inflammations amenant une hypersécrétion muqueuse, qui peut devenir le point de départ d'un noyau autour duquel se déposera la cholestérine.

Des causes individuelles de la formation des calculs.

Telles sont les causes physiques et chimiques favorisant la production des calculs ; voyons maintenant les causes individuelles.

De l'influence du sexe.

Ce sont les femmes, vous le savez, qui sont le plus souvent atteintes de lithiase biliaire, et on peut dire, d'après la statistique, qu'il y a deux fois plus de femmes que d'hommes offrant cette affection (1).

A propos de ces causes individuelles, on a fait entrer en ligne de compte le régime; on a soutenu que l'alimentation avec trop de substances grasses était une des causes les plus actives de la formation des calculs biliaires. Je crois cette idée un peu exagérée. Il n'est pas, en effet, démontré ni par l'expérimentation, ni par les observations cliniques, qu'une alimentation exclusivement grasse prédispose plus qu'une

(1) Durand-Fardel (1868) a fait le relevé de 230 observations de coliques hépatiques considérées comme calculeuses, et a trouvé qu'elles se répartissaient ainsi : 142 femmes et 88 hommes.

	Femmes.	Hommes.
Au-dessous de 20 ans.	1	1
De 20 à 30 ans.......	25	3
De 30 à 40 ans.......	40	13
De 40 à 50 ans.......	28	30
De 50 à 60 ans.... ..	32	19
A reporter...	126	66
Report..	126	66
De 60 à 70 ans.......	12	18
De 70 à 80 ans.......	4	4
	142	88

Sur 620 cas, Hein avait trouvé 327 femmes et 243 hommes. Fauconneau-Dufresne a fait aussi remarquer la plus grande fréquence des calculs chez la femme, et Senac, sur un total de 311 individus qui ont réclamé ses soins à Vichy, a compté 227 femmes et 164 hommes (*a*).

(*a*) Fauconneau-Dufresne, *loc. cit.* — H. Senac, *Du traitement des coliques hépatiques*, 1870.

autre à la lithiase biliaire; et les observations prises chez les peuples vivant de ces substances, comme les peuples du Nord, les Norwégiens, les Esquimaux, etc., ne prouvent pas qu'ils soient plus atteints de coliques hépatiques que les populations qui se privent de ces mêmes substances.

Mais, si l'influence de ces aliments gras n'est pas démontrée, il est une autre cause qui joue, à mon avis, un rôle important: c'est l'intervalle des repas. Nous avons vu en effet qu'au point de vue physiologique, pendant la digestion, la bile affluait en grande abondance et que la vésicule se vidait pour ainsi dire (1). Nous savons aussi qu'une des causes prédominantes du dépôt de la cholestérine dans le liquide biliaire résulte du séjour prolongé de ce liquide dans la vésicule. Lors donc que les repas sont trop espacés, ou lorsque, comme le font certaines personnes, on ne prend qu'un seul repas par jour, on met le liquide biliaire dans des conditions favorables au dépôt de la cholestérine.

Influence de l'exercice.

Il est une autre circonstance qui aide aussi à l'écoulement de la bile, ce sont les mouvements respiratoires, qui en pressant sur la vésicule biliaire et sur la masse intestinale par l'intermédiaire du diaphragme tendent à la vider. De là l'influence du défaut d'exercice sur la production de ces calculs, et ce sont en effet les personnes sédentaires qui sont le plus sujettes à la lithiase biliaire. Ajoutez à cela que ces mêmes mouvements respiratoires actifs comburent les ma-

(1) Outre l'intervalle trop grand entre les repas, auquel Frerichs attache une très grande importance, quelques auteurs considèrent comme favorables à la production des calculs : l'hivernage, le séjour prolongé au lit pendant une longue maladie (S. Cooper, Willemin), l'emprisonnement (Haller, Sœmmering, Fauconneau-Dufresne). L'âge mûr, la vieillesse, enfin tous les états qui amènent un ralentissement dans les fonctions, ont été accusés de prédisposer à la lithiase biliaire (*a*).

(*a*) Sœmmering, *Recherches sur les concrétions biliaires*, trad. Remond. Paris, 1811. — Fauconneau-Dufresne, *loc. cit.* — Haller, *Elém. physiol.*, t. IV.

tières grasses, et vous comprendrez facilement comment, en nous occupant de la diététique de la lithiase, nous placerons en première ligne l'exercice.

Influences diathésiques.

Les diathèses ont une influence notable sur la production de la lithiase biliaire, et malgré l'opposition de Durand-Fardel aux doctrines soutenues par Willemin, qui a prétendu que la lithiase biliaire dépendait, comme la lithiase urinaire, de la diathèse urique, il n'en est pas moins vrai que nous retrouvons les calculs biliaires de préférence chez les arthritiques (1).

Beneke (2) a aussi recherché la relation qui pouvait exister

(1) L'hérédité paraît jouer aussi un grand rôle dans la lithiase biliaire. Les différents auteurs qui ont étudié la question, invoquent cette cause. Petit, Willemin en citent des exemples; Budd, Fauconneau-Dufresne admettent aussi que souvent l'affection calculeuse est héréditaire.

Senac, en étudiant la santé de la famille des malades qui l'ont consulté, a rencontré si souvent les différentes manifestations de la diathèse arthritique que pour lui cette diathèse joue un rôle prédominant dans la lithiase biliaire. A l'appui de cette opinion il cite un certain nombre d'observations qui paraissent devoir lever tous les doutes.

Pour Senac, les individus frappés par la colique hépatique ne sont pas pris en état de santé; chez eux la maladie hépatique succède ou s'ajoute à des états pathologiques existant ou ayant existé antérieurement (migraines, lithiase urique, coryzas diathésiques, hémorrhoïdes avec ou sans hémorrhagies, arthrites aiguës ou chroniques, de nature rhumatismale ou goutteuse, arthritides, urticaire, eczéma, acné rosea arthritique, etc.).

La grossesse, l'accouchement, la menstruation, la ménopause, la suppression d'un flux sanguin ou d'une saignée habituelle, le repos forcé, les émotions morales déprimantes, les affections du foie, enfin toutes les causes pouvant modifier la circulation générale et hépatique peuvent, dit-on, déterminer l'explosion des coliques hépatiques (*a*).

(2) Beneke a recherché la relation qui existait entre la lithiase biliaire, la dégénérescence athéromateuse des artères et l'obésité, dans 350 autopsies qu'il a pratiquées à Marburg. Dans la majorité des cas (3 cas sur 4), il y avait coïncidence entre la lithiase biliaire et l'athérome; quant à l'existence simultanée de l'athérome et de la lithiase biliaire avec un développement graisseux considérable, il est très rare (*b*).

(*a*) Petit, *Mode d'action des eaux minérales de Vichy*, 1850. — Budd, *Diseases of the Liver*. London, 1857. — Fauconneau-Dufresne, *Traité des affections calculeuses du foie*. — Willemin, *Du traitement des coliques hépatiques par l'eau de Vichy*. — Senac, *loc. cit.*, p. 3.

(*b*) Beneke, *Gallensteinbildung, atheromatose Arterienentartung und Fettsbildung* (*Deutsch Archiv f. Klin. Med.*, p. 1, 1876).

entre la dégénérescence athéromateuse des artères et la lithiase biliaire. En résumé, tous ces faits nous montrent, comme l'a fort bien dit Bouchard, que la cause des calculs biliaires dépend essentiellement et primitivement d'un trouble général dans la nutrition.

Nous connaissons d'une part les causes présidant à la formation des calculs, d'autre part, l'anatomie des conduits excréteurs de la bile ; voyons, avant d'aller plus loin, quelle est la marche de ces productions dans les différents conduits, et quels sont les accidents qui peuvent résulter de leur présence. Les calculs, dans l'immense majorité, se font dans la vésicule biliaire (1) ; c'est là où est accumulée et où séjourne la plus grande quantité de bile ; cependant dans certaines circonstances on a vu une vraie gravelle biliaire se développer dans les canaux biliaires du foie et se montrer dans les racines du canal hépatique et dans ce canal lui-même. Mais ce sont là des faits exceptionnels ; le plus ordinairement le calcul, une fois formé dans la vésicule, peut augmenter de volume et y séjourner sans déterminer aucun symptôme, et ceci est tellement vrai, qu'à l'autopsie des femmes âgées à la Salpêtrière, on peut dire que la règle est de trouver dans la vési- Siège des calculs.

(1) La vésicule biliaire est le lieu de prédilection des calculs, mais on en rencontre aussi dans d'autres parties de l'appareil excréteur du foie. Cruveilhier, Fauconneau-Dufresne, Frerichs, etc., en ont vu dans le foie et dans les branches du canal hépatique.

Ce sont ordinairement de petits grains noirs ou bruns ; parfois aussi ce sont des pierres plus volumineuses, arrondies. Frerichs a rencontré une pierre de la grosseur d'un œuf de poule, dans un abcès du foie.

Il est assez rare que les calculs séjournent dans le canal hépatique. Andral, Cruveilhier en ont cité quelques cas.

Les pierres qu'on trouve dans le canal cholédoque viennent de la vésicule ou des conduits antérieurs : quand elles séjournent dans ce canal, elles en amènent la dilatation, ainsi que celle des canaux biliaires, jusqu'à ce qu'il y ait expulsion de ces calculs (*a*).

(*a*) Cruveilhier, *Anat. path. du corps humain*. — Fauconneau-Dufresne, *loc. cit*. — Frerichs, *loc. cit.*, p. 819.

cule des calculs plus ou moins volumineux, sans que pour cela, pendant la vie, on ait constaté aucun symptôme du côté des voies biliaires. Mais d'autres fois les calculs peu volumineux passeront avec la bile dans l'intérieur du canal cystique et de là dans le canal cholédoque et viendront sortir au dehors par l'intestin.

Ils peuvent parcourir tout ce chemin sans déterminer de coliques vives, et pour ma part j'en ai observé, il y a plusieurs années, chez une de mes clientes, un exemple fort curieux; cette malade rendait par les garde-robes une quantité considérable de gravelle biliaire, sans ressentir jamais aucunes coliques. Cependant le plus souvent il se produit un ensemble de phénomènes douloureux décrits sous le nom de *colique hépatique*.

Du cheminement des calculs.

J'ai fait en 1873, avec le docteur Audigé (*a*), des recherches nombreuses pour me rendre compte du cheminement des calculs à travers les voies biliaires; nous avons d'abord constaté chez les animaux que les conduits biliaires irrités étaient bien le siège d'un véritable spasme : spasme d'ailleurs bien explicable si on se reporte à la structure anatomique des conduits excréteurs de la bile. Puis nous avons reproduit artificiellement la colique (1); c'est-à-dire qu'après avoir introduit, chez des chiens, par l'ouverture intestinale des conduits biliaires, des corps étrangers dans le canal cholédoque, nous avons observé l'extrême sensibilité des conduits chez ces animaux, et le cheminement de ces calculs, qui peuvent, grâce aux mou-

(1) Voici les conclusions de la thèse d'Audigé : 1° Le traitement de la colique hépatique doit consister à diminuer la contracture des canaux biliaires et la douleur qui en dépend ; 2° Les anesthésiques et la morphine employés par voie hypodermique remplissent parfaitement ces deux indications.

(*a*) Dujardin-Beaumetz, *Etude sur le spasme des voies biliaires, à propos du traitement de la colique hépatique* (*Bull. de thérap.*, 1873, t. LXXXV, p. 305). — Audigé, *Recherches expérimentales sur le spasme des voies biliaires, à propos du traitement de la colique hépatique* (Thèse de Paris, 1874).

vements spasmodiques dont les conduits sont le siège, marcher soit du côté de l'intestin, soit du côté de la vésicule biliaire.

C'est là un fait d'une importance capitale, qui permet de dire que même, lorsque chez les personnes atteintes de coliques hépatiques on ne retrouve pas le corps du délit dans les garde-robes, il ne faut pas en conclure que le calcul n'existe pas et croire dans ces cas, comme le voulait Beau (*a*), à de l'hépatalgie. Il se peut en effet que le calcul, après avoir parcouru pendant quelque temps le canal cholédoque vers son ouverture intestinale, retourne à son point de départ et retombe dans la vésicule biliaire.

Du spasme des conduits excréteurs de la bile.

Ces recherches, qui depuis ont été confirmées par Laborde (1), démontrent que dans la colique hépatique il s'agit

(1) Voici les conclusions du travail de M. Laborde :

1° Les conduits excréteurs biliaires sont doués de contractilité, et peuvent par conséquent entrer dans un état spasmodique sous l'influence d'une excitation directe ou indirecte ; cette contractilité est de la nature de celle des fibres musculaires lisses de la vie organique, et l'existence de ces fibres dans les parois desdits conduits est démontrée par l'anatomie histologique, parfaitement d'accord ici avec la physiologie expérimentale ;

2° La muqueuse de ces mêmes conduits est douée d'une sensibilité très vive, sensibilité se traduisant à la fois, sous l'action d'excitants plus ou moins intenses, par l'impression et l'expression douloureuses et par des phénomènes réflexes, dont la manifestation immédiate est le spasme des canaux ;

3° Ces phénomènes sont particulièrement déterminés par la présence et le contact de corps étrangers (calculs biliaires), dont la migration spontanée est par cela même rendue très difficile, et ne s'accomplit, lorsqu'elle a lieu, qu'après un temps plus ou moins long, avec cette particularité que ces corps peuvent remonter vers et dans la vésicule biliaire ;

4° Les médicaments dits *anesthésiques* et *antispasmodiques* sont les mieux appropriés au traitement de cet état morbide, dont il est facile de réaliser expérimentalement les conditions mécaniques ;

5° Ces médicaments, notamment la *morphine*, le *chloroforme*, l'*hydrate de chloral*, agissent en exerçant à la fois une influence anesthésiante et paralysante, d'où résultent la cessation de l'état spasmodique, la distension des conduits et l'accumu-

(*a*) Beau, *Etudes anat. de physiol. et de pathol. sur l'appareil spléno-hépatique* (*Arch. gén. de méd.*, t. XXV et XXVI). — Pujol, *Mémoire sur la colique hépatique* (*Œuvres diverses de médecine pratique*, an II).

d'un véritable spasme douloureux des conduits hépatiques.

De la colique hépatique.

Trousseau avait entrevu cette action spasmodique ; dans le tableau si fidèle (*a*) qu'il trace, dans ses leçons cliniques, de la colique hépatique, il parle de l'éjaculation de la bile dans l'intestin et fait jouer un rôle considérable à la couche musculeuse des conduits. Mais c'est Senac (*b*), l'auteur d'une remarquable étude sur le traitement des coliques hépatiques, qui a bien fait ressortir l'importance de ce spasme. Aussi, au point de vue de la pathologie générale, a-t-on bien fait de placer les accidents aigus déterminés par le cheminement des calculs biliaires à travers les canaux excréteurs du foie dans le grand groupe des coliques, qui, comme vous le savez, ne sont, d'après Traube et G. Sée (*c*), que les contractions douloureuses des conduits muqueux à couche musculaire.

Pardonnez-moi d'insister aussi longuement sur ces points, mais vous verrez qu'au point de vue thérapeutique la connaissance de l'élément spasmodique, dans la colique hépatique, joue un rôle prépondérant.

Lorsqu'un calcul biliaire s'est formé, ou bien il ne détermine aucun symptôme, c'est ce que nous avons déjà dit, ou bien il est le point de départ de deux ordres de phénomènes : ce sont tantôt les symptômes aigus, douloureux, de la colique hépatique ; tantôt au contraire, ce ne sont que des symptômes

lation du liquide biliaire, qui agit sur le corps étranger à la façon d'une *vis à tergo* et le pousse vers l'intestin ;

6° L'association du chlorhydrate de morphine avec le chloroforme ou avec l'hydrate de chloral, c'est-à-dire l'administration simultanée de ces agents médicamenteux, constitue le moyen le plus puissant d'obtenir les résultats dont il s'agit, savoir : l'insensibilisation des conduits biliaires, partant l'empêchement de l'impression douloureuse, et l'influence favorable sur la migration et la sortie rapide des corps étrangers (*d*).

(*a*) Trousseau, *Clinique médicale de l'Hôtel-Dieu de Paris.*

(*b*) Senac, *Du traitement des coliques hépatiques*, 1870, p. 48.

(*c*) Martineau, *Nouveau Dict. de méd. et de chirurg. pratiques.*

(*d*) Laborde, *Etude expérimentale sur la contractilité, le spasme et la sensibilité des canaux biliaires* (*Bull. de thérap.*, 1873-1874. *Tribune médicale*, 1873).

à évolution lente, obscure et d'un diagnostic souvent difficile.

Je ne veux pas ici vous faire la description de la colique hépatique (1) et je vous renvoie à cet égard à vos traités classiques. Cependant, je dois vous rappeler que cette affection, si rarement mortelle, peut se compliquer d'accidents graves ; quelquefois c'est une inflammation assez vive des conduits biliaires et de la vésicule pour déterminer une péritonite plus ou moins intense ; dans d'autres cas, moins connus, et c'est aussi pour cela que je vous les signale, la douleur est assez vive pour entraîner des lipothymies et des syncopes mortelles.

(1) La colique hépatique peut être précédée de prodromes, de douleurs vagues, de crampes d'estomac, de pesanteur dans la région hépatique ; mais souvent aussi elle débute brusquement par une douleur qui apparaît avec ou sans cause appréciable, quelques heures après les repas. Cette douleur arrive rapidement à son apogée ; elle est atroce, paroxystique ; elle arrache des cris aux malades ; d'après Durand-Fardel, le maximum de cette douleur serait aux hypochondres ; pour Senac, au contraire, elle siège à l'épigastre, et c'est de là que s'irradient les douleurs soit du côté des hypochondres et de la partie postérieure du tronc, soit vers la colonne vertébrale, soit vers l'une ou l'autre des épaules, soit même vers toutes deux.

Les malades sont pris d'une agitation extrême, ils ne trouvent pas de position dans leur lit ; une position cependant, sur laquelle Durand-Fardel appelle l'attention, leur paraît préférable : c'est la station assise avec flexion du corps en avant, la tête appuyée sur les genoux.

Au début de l'accès on note parfois un frisson violent, une angoisse épigastrique avec vertiges, nausées et vomissements, d'abord alimentaires, puis bilieux ; parfois aussi quelques malades présentent des accidents nerveux assez sérieux, des convulsions, des attaques d'hystérie, etc.

Dès la première attaque l'ictère peut apparaître ; il manque cependant quelquefois, surtout dans les cas légers ; il est variable, et comme intensité et comme étendue ; il peut rester limité aux sclérotiques, au pourtour du nez et de la bouche, ou bien gagner tout le corps.

Pendant toute la durée de l'accès on observe peu ou pas de changement dans le pouls et la température.

La pression au niveau du foie est pénible, douloureuse, et ce n'est que difficilement qu'on peut par le palper et la percussion constater la congestion de l'organe.

Après l'accès les malades sont pris d'une lassitude générale, en rapport du reste avec l'intensité de l'attaque ; ils présentent souvent aussi de l'inappétence, de l'anorexie, parfois des troubles gastriques plus accentués, des nausées, des vomissements. Habituellement il y a de la constipation. Les urines sont foncées et on y retrouve les matières colorantes de la bile.

Des symptômes frustes.

Messieurs, si la colique hépatique est bien connue de vous, il est cependant des formes frustes assez fréquentes qui passent souvent inaperçues, et qui cependant par leurs symptômes permettent de diagnostiquer la présence de la lithiase biliaire.

Dyspepsie hépatique.

Ce sont d'abord des symptômes gastriques, et Senac a eu le mérite d'insister sur ce point ; les malades atteints de calculs biliaires présentent en effet presque tous (65 fois sur 100) des crampes douloureuses du côté de l'estomac (1). Cette variété de dyspepsie, dite *dyspepsie hépatique*, dont je vous ai parlé à propos du traitement des affections de l'estomac, a été étudiée par Cornillon, qui a insisté sur sa fréquence.

Fièvre intermittente de nature calculeuse.

A ces symptômes gastralgiques se joint un autre phénomène tout aussi caractéristique, c'est l'apparition d'accès fébriles rémittents ou intermittents. Senac, que je ne saurais trop citer, a montré que ces phénomènes intermittents survenaient entre quatre heures et six heures de l'après-midi ; ce sont des accès peu intenses, mais dans quelques cas, comme l'a signalé Charcot (*a*), ils peuvent revêtir le caractère

(1) Fauconneau-Dufresne dit aussi qu'on doit rapporter aux accidents de la lithiase « beaucoup de douleurs appelées *crampes d'estomac*, ou regardées comme spasmodiques, névralgiques ou rhumatismales ». Willemin signale aussi une période prodromique constituée par de la dyspepsie, des maux d'estomac plus ou moins répétés.

Senac a constaté nettement ces faits chez des personnes envoyées à Vichy pour se traiter de « gastralgie » ou de « crampes d'estomac ».

Chez quelques malades on ne voit que ces accès ; chez d'autres, après l'accès on constate une teinte plus ou moins foncée de l'urine, quelquefois même une coloration ictérique, ce qui suffit pour éclairer le diagnostic.

Sur 100 observations compulsées dans le but de rechercher la fréquence des diverses formes prodromiques, Senac a trouvé 65 cas dans lesquels les malades n'ont accusé que des accidents gastriques.

Crampes d'estomac........	26	46
Gastralgies................	20	
Dyspepsies....................		19
Douleurs dans la région épigastrique et le dos..................		3
Douleurs à l'estomac et au foie ..		3
Douleurs hépatiques............		7
Début brusque de l'affection par une colique hépatique.........		15
Faits où l'existence ou l'absence de prodromes n'est pas signalée		7
		100

(*a*) Charcot, *Leçons sur les maladies du foie*, 1877. — J. Magnin, *De quelques accidents de la lithiase biliaire* (Thèse de Paris, 1869). — Senac, *Traitement des coliques hépatiques*, 1870.

de véritables accès pernicieux. Nous avons alors quelque chose de comparable à ce qui se produit pour les voies urinaires lorsqu'on sonde certains individus ; vous savez que dans ces cas on détermine des accès intermittents et quelquefois pernicieux ; il en serait de même pour les conduits biliaires, où la présence de corps étrangers serait le point de départ de symptômes analogues.

Ce que je puis affirmer, c'est la réalité de ces faits : ainsi chez toute personne présentant de la dyspepsie douloureuse, où vous constatez un léger accès de fièvre revenant entre quatre et cinq heures ; chez laquelle il existe une légère teinte ictérique, à peine appréciable ; chez laquelle aussi la pression au niveau de la vésicule sera pénible et douloureuse, vous pouvez affirmer la présence de la lithiase biliaire.

Comme vous le voyez, je me suis longuement étendu sur la pathogénie et la symptomatologie de la lithiase biliaire. J'ai cru devoir le faire, parce qu'avant d'aborder le traitement il m'a paru nécessaire de bien établir les causes premières de la lithiase biliaire et des accidents qu'elle détermine, afin de les combattre avec plus de sûreté et de méthode.

Indications du traitement de la lithiase biliaire.

Le traitement de la lithiase biliaire doit répondre aux trois indications suivantes : calmer et combattre les phénomènes déterminés par la présence des calculs, puis s'efforcer de dissoudre ces derniers et enfin empêcher leur formation.

Voyons la première indication : combattre les phénomènes douloureux, et comme ces phénomènes prennent ordinairement la forme de coliques, c'est le traitement de la colique hépatique que nous allons étudier. Je ne m'occuperai pas dans cette leçon de ces faits rares qui appartiennent plutôt à la chirurgie et qui consistent dans l'ulcération (1) de la vési-

(1) Dans les ulcérations de la vésicule biliaire sous l'influence des calculs, Bouchaud a montré que si dans certains cas l'inflammation de la paroi, soit directement, soit par l'ouverture d'abcès sous-muqueux, soit par suite d'éruptions furonculeuses, était la cause première de l'ulcération, ces

cule biliaire par les calculs et le cheminement de ces derniers à travers les parois abdominales et je limiterai mon sujet au seul traitement de la colique hépatique.

Doit-on traiter la colique hépatique?

Mais, avant d'aller plus loin, il est une question préjudicielle à vider. Doit-on traiter la colique hépatique? je vous ai dit qu'en effet les symptômes réflexes et pénibles qui caractérisent la colique sont déterminés par le passage des calculs à travers les voies biliaires; ce passage est nécessaire, c'est le seul moyen naturel de voir disparaître la lithiase biliaire.

La colique est donc, comme l'a dit Durand-Fardel, un mal nécessaire, et nous ne devons pas, à proprement parler, traiter la colique, si par ce mot *traiter* on entend s'opposer au passage du calcul et à son cheminement, qu'il faut au contraire favoriser. Mais nous devons nous efforcer de rendre ce passage le moins pénible et le moins douloureux possible aux malades, et notre rôle consistera à calmer et soulager le patient. Pour arriver à ce résultat, il faut employer trois grands moyens thérapeutiques : la morphine (1), le chloral et le chloroforme.

faits étaient exceptionnels ; et que le plus souvent ces ulcérations se produisent mécaniquement par l'augmentation de la couche fibro-musculeuse qui accroît le volume de la loge où se trouve le calcul et par le séjour prolongé de ce dernier dans cette loge (*a*).

(1) Fauconneau-Dufresne a proposé contre les coliques hépatiques la préparation suivante :

Opium brut.......	2	grammes.
Acide lactique.....	1	—
Esprit de succin...	4	—
Térébenthine	4	—
Teinture de cannelle	1	—
Rhum	7	—
Huile d'anis	IV	gouttes.

Le produit filtré est de 10 grammes. 10 à 12 gouttes représentent 5 centigrammes d'extrait d'opium. Le malade peut en prendre plus ou moins jusqu'à cette dose, sur un morceau de sucre.

Ces gouttes calmantes sont destinées à des malades sujets à des coliques hépatiques et qui craindraient d'être pris de leurs souffrances pendant un voyage.

Le docteur Volant, d'Argentan, et Forget, de Strasbourg, ont conseillé l'emploi du chlorhydrate de morphine à l'intérieur dans les coliques hépatiques (*b*).

(*a*) Bouchaud, *Du mode de formation des ulcérations calculeuses de la vésicule biliaire* (*Arch. de méd.*, 1880. p. 87).

(*b*) *Gazette hebdomadaire*, août 1860, et *Bull. de Thérap.*, t. LIX, p. 234.

N'oubliez pas qu'une des voies d'introduction des médicaments, la voie stomacale, nous est le plus souvent interdite, et cela à cause des vomissements continuels des malades; il ne nous reste, pour faire pénétrer nos agents médicamenteux, que la peau, le rectum et les voies respiratoires. C'est par la voie hypodermique que vous introduirez la morphine et je vous recommande d'utiliser l'association de la morphine avec l'atropine (*a*); vous savez que j'use de cette association et que j'en retire d'excellents effets.

Des injections de morphine.

Voici la formule que je conseille :

℞ Chlorhydrate de morphine	0,10
Sulfate d'atropine	0,01
Eau distillée de laurier-cerise	20 gr.

Un centimètre cube de cette solution ou la seringue pleine renferme un demi-centigramme de morphine et un demi-milligramme d'atropine.

Cette médication est aujourd'hui universellement adoptée, mais ce n'est pas sans conteste; Senac s'est montré l'un des adversaires les plus résolus de ces injections, et voici les termes du débat engagé entre nous.

Dans mes recherches expérimentales sur le spasme des conduits biliaires, j'avais démontré la réalité de ce spasme et expliqué ainsi le mécanisme réel de la colique; Laborde avait confirmé ces expériences et nous en avions conclu que la morphine associée à l'atropine était le meilleur moyen à appliquer, puisque ces alcaloïdes modèrent la contraction des fibres musculaires lisses. Mais Senac, qui lui aussi a adopté l'idée du spasme, et qui l'a mise en lumière un des premiers, répondit : « Cette contraction est nécessaire au cheminement du calcul et par vos injections de morphine vous empêchez la sortie du calcul dans l'intestin, c'est-à-dire que vous retardez par cela même la guérison du malade. »

(*a*) Voir t. Ier, leçon sur le *Traitement des lésions aortiques*.

Quel devait être le juge de ce débat ? La clinique, et la réponse fut facile; jamais, au grand jamais, chez les innombrables malades atteints de colique hépatique, les injections de morphine n'ont paru prolonger la colique et toujours de ces injections on a retiré l'avantage de diminuer l'intensité des douleurs.

L'explication du fait paraît des plus simples; on reconnaît que la morphine, comme l'atropine, s'oppose dans une certaine limite au spasme des fibres lisses; mais qui dit que, lorsque ce spasme dépasse certaines limites, au lieu de favoriser le cheminement du calcul, il ne le fixe pas par une contraction trop exagérée? Quoi qu'il en soit, Senac s'est départi de sa rigueur, et aujourd'hui, comme le plus grand nombre des médecins, il emploie, pour les cas les plus douloureux, les injections de morphine.

Du chloral. Le chloral (*a*) est aussi un excellent médicament, administré en lavement suivant la méthode que je préconise et qui consiste à mettre 2 ou 3 grammes de chloral dans un verre de lait additionné d'un jaune d'œuf. Ces lavements donnent les meilleurs résultats; mais souvent, vu les mouvements continuels du malade, sous l'influence des coliques, ce lavement ne peut être gardé.

Du chloroforme. Enfin il est un moyen que je vous conseille d'employer toutes les fois qu'à la suite des injections de morphine les douleurs garderont leur intensité; il faut avoir assisté à ces troubles douloureux, à ces cris incessants du malade, à cette agitation presque délirante qu'éprouvent certains sujets nerveux atteints de coliques, pour comprendre l'intensité de la douleur. Dans ces cas, vous pourrez user du chloroforme en inhalations, suivant la méthode que les accoucheurs ont mise en pratique, et donner, comme le dit Simpson (*b*) : « le

(*a*) Voir t. Ier, *Traitement des congestions passives des différents viscères.*

(*b*) Simpson, *Answers to some alleged Objections to the Superinductions of Anesthesia in Labour.*

chloroforme à la reine » ; c'est-à-dire que vous ferez tomber 10, 20, 30 gouttes de chloroforme sur un mouchoir, et vous le ferez respirer ; vous renouvellerez ces inhalations jusqu'à ce que vous obteniez la diminution des douleurs, avec conservation de l'intelligence. Campbell (*a*) a d'ailleurs bien étudié cette sorte d'anesthésie, dite anesthésie obstétricale, et qui se sépare nettement de l'anesthésie chirurgicale.

Je n'ai pas parlé du chloroforme à l'intérieur, que Corlieu (*b*) a vanté, il y a déjà longtemps, en 1856, parce que la médication par l'estomac est des plus difficiles et qu'il est démontré qu'elle est moins efficace que l'introduction par les voies respiratoires. Je crois même que les pommades au chloroforme n'agissent qu'en dégageant une certaine quantité de chloroforme autour du malade et que ce n'est pas par la peau, mais par la muqueuse respiratoire que pénètre cet agent, et il y aurait peut-être autant d'avantage à faire respirer le pot de pommade qu'à en user en frictions.

A ces grands moyens vous ajouterez des boissons glacées, et surtout le lait glacé, les grands bains, les cataplasmes sur la région hépatique, et même l'application de glace sur le côté.

Voilà pour le traitement de la colique. Cette colique cède au bout de quelques heures ou de quelques jours, suivant les cas, puis disparaît presque subitement, et le malade retrouve dans les garde-robes le corps du délit. Le diagnostic est posé, vous savez à n'en pas douter que le malade est atteint de lithiase biliaire, et qu'il est probable désormais qu'il aura d'autres accidents douloureux.

Possédons-nous des moyens d'empêcher ces retours, c'est-à-dire pouvons-nous dissoudre ces calculs qui restent dans

Des lithontriptiques.

(*a*) Campbell, *Union médicale*, 1847.

(*b*) Corlieu, *Priorité de l'emploi du chloroforme contre les calculs biliaires* (*Gaz. des hôpitaux*).

la vésicule? En un mot, existe-t-il une médication lithontriptique des calculs biliaires? Je crois qu'on peut répondre nettement d'une façon négative, et cependant il y a un certain nombre de remèdes qui jouissent, dit-on, de cette propriété.

Du remède du Durande.

Le plus célèbre, à coup sûr, est celui de Durande (1); il consiste, vous le savez, dans l'union de la térébenthine avec l'éther sulfurique.

Ce remède, fort désagréable à prendre, a été souvent modifié, et surtout par Whytt, Duparcque, Martin-Solon, Degar-

(1) Durande (Jean-François), médecin, né à Dijon, mort en 1794, était professeur de botanique dans cette ville. On lui doit de nombreux travaux de botanique et de chimie. Voici la formule qu'il avait conseillée :

Essence de térébenthine... 8 gr.
Faire dissoudre dans l'éther sulfurique.............. 12
A prendre à la dose de 2 à 4 grammes par jour dans du bouillon.

On administrait ce remède le matin et on faisait boire au malade soit du petit-lait, soit du bouillon de veau, et édulcoré avec du sirop de chicorée ou de violette. On devait continuer l'usage de ce moyen jusqu'à ce que le malade eût pris 500 grammes de ce mélange d'éther et de térébenthine; il était bien entendu que s'il survenait des signes d'inflammation du côté de l'estomac, il fallait suspendre l'administration de ce médicament.

En même temps qu'il donnait sa préparation, Durande soumettait ses malades à un régime sévère, émollient, et pratiquait même quelquefois des saignées. Le malade suivait le même régime parfois assez longtemps, deux ou trois mois.

Martin-Solon a modifié la formule de Durande de la façon que voici :

Essence de térébenthine .. 10 gr.
Éther sulfurique.......... 5

Whytt a, lui, modifié la formule de la manière suivante :

Éther sulfurique......... 30 gr.
Essence de térébenthine. 15

Comme cette préparation est difficilement supportée par l'estomac, on a proposé bien des modifications à cette formule; ainsi Sœmmering a proposé de supprimer la térébenthine et a conseillé un mélange d'éther sulfurique et de jaune d'œuf. Degardane prescrit la potion suivante :

Sirop de guimauve..... 4 gr.
Eau distillée........... 15
Essence de térébenthine 6 à 10
Éther sulfurique 10
1 cuillerée tous les matins.

Duparcque a substitué l'huile de ricin à l'essence de térébenthine et voici comment il prescrit le remède de Durande ainsi modifié :

Éther................... . 4 gr.
Huile de ricin............. 30
Sirop simple.............. 30
Une ou deux cuillerées de demi-heure en demi-heure d'abord, puis d'heure en heure (a).

(a) Durande, *Obs. sur l'efficacité du mélange d'éther sulfurique et d'essence de térébenthine*, Paris, 1770 (Strasbourg, 1788), in-18, 266 pages. — Martin-Solon, *Bull. général de thérap.*, 15 avril 1869. — Degardane, cit. par Fauconneau-Dufresne. *Maladies du foie et du pancréas*, par Blet.

dane ; mais c'est Trousseau qui a fait subir à ce remède la plus heureuse transformation en conseillant de lui substituer l'usage des capsules ; on prend alors une capsule de térébenthine pour deux capsules d'éther, et cela plusieurs fois dans la journée.

On se basait, pour expliquer l'action de ce mélange, sur ce que les calculs biliaires placés dans une capsule pouvaient se dissoudre sous l'influence de l'éther et de la térébenthine. Cette dissolution, même au point de vue chimique, n'est pas aussi complète qu'on pourrait le croire ; mais, en admettant le fait chimique comme vrai, il est impossible de l'appliquer à la cure des calculs.

Nous ne pouvons en effet admettre que, pénétrant par la bouche, ces deux substances vont cheminer sans se transformer à travers l'estomac et le duodénum, pour remonter par les conduits biliaires jusque dans la vésicule et y produire leur action dissolvante. Cette explication est donc erronée, et malgré cela, il faut le reconnaître, ce remède a joui et jouit encore d'une grande réputation, basée surtout sur les résultats cliniques ; car il existe un grand nombre d'observations dans lesquelles l'emploi de ce moyen a atténué et éloigné les coliques hépatiques.

Je crois que ces résultats favorables n'impliquent nullement la possibilité de la dissolution des calculs, mais résultent de l'action antispasmodique et antinerveuse de l'éther et de la térébenthine qui entrent dans ce mélange, et que c'est comme antispasmodique et non comme lithontriptique que le remède de Durande a donné des succès.

Mais, quoi qu'il en soit, comme ce remède fatigue l'estomac d'une part, et que de l'autre ses propriétés antispasmodiques sont inférieures aux médications dont je vous ai parlé, je crois devoir repousser l'emploi de ce médicament.

Ce que je viens de vous dire du remède de Durande, je le

dis aussi du savon térébenthiné proposé par Franck (1), du chloroforme conseillé comme dissolvant par Corlieu, Bouchut et Gobley (2) ; je le dis aussi du choléate de soude que Schiff a proposé (3), je le dis enfin du succinate de fer dont Buckler (4) a vanté les effets, et en général de toutes les

(1) Voici la formule proposée par Franck pour le savon de térébenthine :

Huile d'amandes douces..	30 gr.
Térébenthine............	30
Huile de térébenthine....	20
Soude caustique.........	30

Liquéfiez la térébenthine avec l'huile d'amandes douces. Après un léger refroidissement, ajoutez l'huile de térébenthine et peu à peu la soude réduite en poudre très fine, jusqu'à ce que vous obteniez une masse savonneuse. Si l'alcali prédominait, ajoutez de l'huile de térébenthine en quantité nécessaire pour le saturer.

Pour l'administration du médicament :

Savon de térébenthine.....	4 gr.
Extrait de pissenlit........	30

Mêlez exactement, faites des pilules de 15 centigr. Dose : 4 à 8 deux fois par jour.

Rinn von Sarenbak avait proposé un mélange de térébenthine, de savon, de rhubarbe et de ciguë aquatique (*a*).

(2) C'est le docteur Corlieu, de Charly (Aisne), qui le premier a conseillé l'emploi du chloroforme comme dissolvant les calculs. Bouchut a proposé, le mélange suivant :

Chloroforme	1 gr.
Alcool.............	8

Mêlez et agitez pour ajouter au vin, à l'eau, au sirop. Il conseille surtout l'eau chloroformique suivante :

Chloroforme.....	2 gr.
Alcool..........	16
Eau ordinaire....	300

Gobley a montré que la dissolution de la cholestérine était plus rapide dans le chloroforme que dans l'éther (*b*).

(3) Schiff considère que le dépôt de la cholestérine est dû au défaut de cholate de soude et de potasse dans la bile, il conseille donc d'administrer de 10 à 15 centigrammes de choléate de soude deux fois par jour. On doit continuer la médication jusqu'à ce que l'économie soit saturée par ce produit, ce qui se traduit par l'irrégularité du pouls, qui devient très lent par le repos et sensiblement accéléré par les mouvements du malade.

(4) Le docteur Buckler a préconisé dans la cure de la lithiase biliaire le chloroforme à la dose de cinq gouttes toutes les quatre heures et le succinate de fer à la dose d'une cuillerée à café une demi-heure après chaque repas. Le succinate de fer aurait pour effet de dissoudre la cholestérine même dans le sang, en dégageant une quantité notable d'oxygène naissant. Buckler a affirmé que par ce procédé il est arrivé à dissoudre très rapidement tous les calculs. Le docteur Lothromps affirme que depuis huit ans, il a traité avec succès plus de vingt cas de lithiase biliaire par le succinate de fer seul (*c*).

(*a*) Franck, *Prax. med.* p. III, *De calcul. bil.* — Rinn von Sarenbak, *Repert. d. Ver. Operat.*, etc., Wien, 1835.

(*b*) *Bull. de thérap.*, t. LXI, 1861, p. 49, 264, 503.

(*c*) *Lond. Med. Records*, 15 février 1880.

substances (1) que l'on a considérées comme pouvant dissoudre les calculs biliaires.

Des eaux alcalines.

Le traitement véritablement curatif de la lithiase biliaire réside principalement dans le traitement thermal et ce sont surtout deux sources, Vichy et Carlsbad, qui sont les plus actives dans ces cas. Vous vous rappelez qu'en vous parlant des cholagogues, je vous ai signalé les divergences qui existent à cet égard entre les physiologistes et les cliniciens, et je vous ai montré comment il fallait expliquer l'action curative non douteuse de ces eaux. A coup sûr, ce n'est pas en dissolvant le calcul qu'agissent les eaux alcalines, mais c'est en améliorant les fonctions digestives, en régularisant la nutrition, en diminuant la congestion hépatique qui accompagne presque toujours la présence des calculs, enfin en modifiant le liquide biliaire.

Quelles différences existe-t-il entre Carlsbad et Vichy, ces deux stations rivales qui, toutes deux, jouissent d'une égale renommée, acquise par d'innombrables faits de guérison? C'est surtout dans les principes bicarbonatés et sodiques que réside la puissance de Vichy; c'est surtout dans le sulfate de soude qu'il faut chercher l'élément curateur de Carlsbad.

Pour Vichy (*a*), vous recommanderez la source de l'Hôpital, à petites doses, un verre quatre fois par jour; pour Carlsbad,

Le docteur Dabney retire de bons effets de l'emploi du choléate de soude pour empêcher la formation des calculs biliaires; il donne cette substance à la dose de 30 centigrammes, deux fois par jour (*b*).

(1) C'est ainsi que Creutzbauer a proposé la poudre chélidoine, Geoffroy la *pareira brava* et que l'on a même été jusqu'à ordonner le suc des mille-pieds et des lombrics terrestres. Rademaker conseillait, lui, le chardon marin et voici la formule qu'il employait :

Semences entières de chardon marin	500 gr.
Alcool rectifié	500
Eau	500

Laissez infuser pendant huit jours, exprimez et filtrez. On donne de 20 à 60 grammes de cette teinture, trois fois par jour.

(*a*) Voir t. I, leçon sur la *Dyspepsie acide*.

(*b*) Dabney (W.-C.), *the Use of Choleate of Soda as prevent the Formation of Gallstones* (*the American Journ. of Med. Sc.*, avril 1876).

c'est l'eau du Sprudel (1) qu'on doit employer. Ajoutons qu'à cette dernière station la diététique et le régime alimentaire sont très sévères, et que dans tous les hôtels on est soumis à une alimentation uniforme qui joue un rôle considérable dans la cure de ces thermes.

Qu'elles agissent par le bicarbonate ou par le sulfate de soude qu'elles renferment, les eaux de Vichy et de Carlsbad produisent les mêmes effets, c'est-à-dire qu'on observe presque toujours, si ce n'est toujours, soit pendant l'emploi de ces eaux, soit surtout un ou deux mois après, de nouvelles coliques hépatiques dues au passage de nouveaux calculs ; mais c'est là un mal nécessaire, comme je vous l'ai montré, et il faut pendant des années retourner à ces eaux pour faire disparaître complètement la lithiase biliaire, cause de ces coliques.

Du traitement thermal. D'autres stations (2) sont aussi recommandées, mais elles n'occupent dans la cure de la lithiase biliaire que le second

(1) L'eau du Sprudel détermine en général une sensation de bien-être. Lorsqu'on la boit à la dose d'un demi-verre elle a peu d'effet, mais elle devient purgative lorsqu'on en boit de trois à six verres.

Cet effet purgatif est de peu de durée et se termine au bout d'une heure ou deux.

Cette eau produit aussi des troubles nerveux fort curieux que l'on peut comparer à l'ivresse. Ce sont des vertiges, des éblouissements, de la perte de la mémoire.

On prépare avec l'eau de la source du Sprudel un sel très employé en Allemagne comme purgatif. Il est connu sous le nom de sel de Carlsbad et est formé presque exclusivement de sulfate de soude, l'eau du Sprudel en contenant 2g,2770 par litre.

(2) Voir à cet égard l'intéressante discussion qui s'est élevée dans le sein de la Société d'hydrologie entre MM. Durand-Fardel, Bouloumié et Debout.

Debout, en se basant sur ses observations, a soutenu que l'eau de Contrexéville donnait des résultats décisifs dans le traitement des calculs biliaires et des coliques hépatiques ; l'action laxative de ces eaux aurait ici une action prédominante chez les hépatiques ayant de la constipation. De plus, l'action reconstituante de l'eau de Contrexéville s'adresserait aux malades anémiques ayant des crises hépatiques.

Bouloumié, en ajoutant les faits de Patezon aux siens, a réuni deux cent sept observations de malades atteints, de 1874 à 1877, de coliques hépatiques par l'eau de la source salée de Vittel. Cette médication ne s'adresserait pas seulement aux cas simples de lithiase biliaire, mais encore aux cas rebelles. La source salée mise en usage dans ces cas a la composition suivante :

rang : ce sont Vittel, Contrexéville (1), Niederbronn, Capvern (2) ; les eaux sulfatées sodiques doivent aussi entrer dans ce groupe (3) et l'on devrait placer en tête de ces eaux non plus Hunyadi Janos, qui contient du sulfate de magnésie, sel peu cholagogue, mais surtout l'eau de Rubinat (4), qui renferme du sulfate de soude en grande proportion.

Les médicaments cholagogues ont aussi une part considérable dans le traitement de la lithiase biliaire ; en favorisant l'écoulement de la bile, ils s'opposent à l'une des causes fréquentes du dépôt de la cholestérine, et comme le podophyllin est un des plus puissants cholagogues connus, vous ne

Des cholagogues.

	Pour un litre.
Bicarbonate de chaux	0g,120
— de soude / — de magnésie	0 ,290
Sulfate supposé anhydre de chaux	1 ,005
Magnésie / Soude	1 ,070
Chlorure de sodium et de magnésium	0 ,640
Silice, alumine, phosphate calcaire / Principe arsenical / Sels de potasse et d'ammoniaque / Sodium	0 ,005
	3g,130

Gaz acide carbonique ; litre 132 (*a*)

(1) Voir, t. Ier, leçon sur les *Hydropisies cardiaques*.

(2) Capvern (Hautes-Pyrénées) renferme deux sources, Hount-Caoudo, 24°,2, et Bouridé, 19°,9, toutes les deux sulfatées calciques ; elles renferment pour 100 :

	Hount-Caoudo.	Bouridé.
Acide carbonique	0,1153	0,6850
Acide sulfurique	0,8580	0,4152
Acide silicique	0,0029	0,0058
Soude	0,0067	0,0048
Potasse	0,0016	0,0032
Chaux	0,3196	0,2652
Magnésie (*b*)	0,0874	0,0996

(3) Voir, t. Ier, leçon sur les *Purgatifs salins*.

(4) L'eau de Rubinat (Espagne) aurait la composition suivante. Pour 1 000 grammes d'eau elle renferme :

Sulfate de soude	96g,275
Potasse	0 259
Magnésie	3 268
Chaux	1 949
Chlorure de sodium	2 055
Silice, alumine, oxyde de fer, pertes	0 038
Total des matières salines	104g,610

(*a*) Debout, *Traitement des coliques hépatiques à Contrexéville*, 1878. — Palezon et Bouloumié, *Traitement des coliques hépatiques par les eaux de Vittel*. — Société d'hydrologie, *Discussion sur la colique hépatique*. Compte rendu, 1878.

(*b*) Tailhade, *Des eaux de Capvern*, Tarbes, 1846. — Ticier, *Eaux de Capvern*, 1875. — Garrigou, *Etude géologique sur Capvern*, Paris, 1876. — Joanne et Le Pileur, *les Eaux d'Europe*, 1880, p. 334.

serez pas étonné que Buffalini l'ait conseillé dans ce cas (1).

Du traitement hygiénique.

Après l'emploi des eaux minérales, il faut mettre en première ligne l'hygiène dans les moyens dont nous pouvons disposer pour guérir la lithiase. Le régime sera absolument basé sur les différentes circonstances physiologiques qui modifient, comme nous l'avons vu au début de cette leçon, l'excrétion du liquide biliaire. La cholestérine, avons-nous dit, est un produit de désassimilation du système nerveux ; recommandez donc à vos malades d'éviter les émotions morales trop vives et tout ce qui pourrait amener un fonctionnement exagéré de l'axe cérébro-spinal.

Il faut éviter, disions-nous, la stase de la bile dans la vésicule biliaire, recommandez donc l'exercice, les mouvements respiratoires actifs, qui ont pour effet non seulement de comburer les matières grasses et carbonées, mais encore d'exercer des pressions sur la vésicule biliaire.

Le catarrhe des voies biliaires peut être le point de départ, par son mucus, de calculs biliaires ; recommandez donc d'éviter toutes les causes productrices de ce catarrhe, et pour cela défendez les mets trop épicés, les vins trop généreux, les repas trop abondants.

Enfin, au point de vue de l'alimentation, sans être d'une

(1) Fauconneau-Dufresne fait prendre à ses malades la préparation suivante :

Jalap concassé	12 gr.
Rhubarbe concassée	12
Sous-carbonate de soude	12
Faites infuser pendant deux heures dans eau froide	144
Pilez ensuite dans un mortier de porcelaine, et passez à travers du coton, dans un entonnoir ; à la colature pesant 144 grammes, ajoutez sucre blanc	248
Faites fondre à chaud ; et quand le sirop est refroidi, aromatisez avec teinture d'écorce d'orange	48

Chaque 30 grammes de sirop contient la partie soluble de 70 centigrammes de jalap et de rhubarbe et de 80 centigrammes de sous-carbonate de soude.

On donne ce sirop le matin à la dose de deux cuillerées à soupe. On boit un demi-verre d'eau après chaque cuillerée.

D'après Fauconneau-Dufresne, ce sirop purgerait sans colique, ferait rendre beaucoup de bile et quelquefois même amènerait l'expulsion de calculs.

rigidité absolue pour repousser les aliments gras, conseillez-en un usage très modéré, mais insistez surtout, et c'est là le point essentiel, sur le régime plutôt herbacé qu'animal ; car il paraît démontré que c'est l'acidité de la bile qui favorise le plus le dépôt de la cholestérine, et que cette acidité peut être produite par une alimentation exclusivement azotée, et rapportez-vous à cet égard aux excellents préceptes formulés par mon maître le professeur Bouchardat (1).

Du régime alimentaire.

(1) Voici le régime alimentaire que propose le docteur Bouchardat aux malades atteints de lithiase biliaire :

Manger modérément ; s'abstenir de soupe à l'oseille, de tomates, de liqueurs fortes ; régler l'emploi du thé et du café suivant leurs effets. Un œuf et jamais plus dans la journée, ou s'en abstenir. Les viandes de toute nature (viandes de boucherie, volailles, gibier) conviennent, mais on devra en user modérément. Il faut être encore plus réservé pour les poissons, les écrevisses, les crevettes, les moules et autres coquillages ; les fromages avancés. Le lait et les fromages frais sont bien indiqués. Les légumes de saison conviennent presque tous, ils doivent intervenir chaque jour dans l'alimentation. Je citerai particulièrement les épinards, les laitues, la chicorée, les artichauts, les topinambours, les carottes, les panais, les patates, etc. (les asperges, les haricots verts et les petits pois, surtout en quantité modérée).

Les pommes de terre sont utiles ; elles doivent remplacer une partie du pain aux repas ; ce dernier aliment doit être pris en quantité modérée, on doit préférer la croûte. Les radis ordinaires, le radis noir, peuvent être servis journellement. Les choux, les choux-fleurs, les choux de Bruxelles ne sont point défendus. Les champignons, les truffes, les marrons, les châtaignes, les haricots, pois, lentilles, fèves doivent être pris en quantité modérée.

L'usage journalier du cresson ou d'une salade de feuilles (laitue, romaine, escarole, chicorée, barbe-de-capucin, pissenlit, mâche, scorsonère, etc.) est très utile.

Tous les fruits peuvent être journellement servis (fraises, pêches, ananas, groseilles, cerises, framboises, prunes, figues, abricots, melons, potirons, concombres, pommes, poires, raisins. (Une saison de raisins est bien indiquée.)

Les olives, amandes, noix, noisettes, pistaches, en quantité modérée.

Peu de bière ; pour toute boisson alcoolique un vin rouge ou blanc léger, étendu d'une ou deux fois son volume d'eau ou d'eau de Vals Saint-Jean. Les vins blancs mousseux sont contre-indiqués, de même que les boissons très gazeuses, comme l'eau de Seltz artificielle.

Bouchardat recommande aussi pour régulariser les garde-robes de prendre une cuillerée à bouche d'un mélange en parties égales de tartrate de potasse et de soude et de sulfate de soude dans un verre de macération, de racines de réglisse, de limonade ou d'orangeade fortement sucrée. Il

Pardonnez-moi, messieurs, d'avoir aussi longuement insisté sur le traitement de la lithiase biliaire; mais c'est la maladie du foie que, dans notre climat, vous aurez le plus à traiter, et j'espère que dans cette leçon, un peu longue, vous trouverez d'utiles indications pour votre pratique.

recommande aussi les soins de la peau suivants :

Au lever, lotions rapides avec une éponge imbibée d'eau, suivies de vives et longues frictions avec des linges secs, avec des brosses de chiendent fin et de caoutchouc, puis massage avec la main enduite de quelques gouttes d'huile d'olive parfumée.

Chaque semaine, un à trois bains hygiéniques avec 100 grammes de carbonate de potasse, 2 grammes d'essence de lavande, 5 grammes de teinture de benjoin vanille. Ces bains seront suivis de longues frictions et de massage.

Enfin, pour empêcher la formation des calculs, on peut prendre pendant dix jours, matin et soir, et avant chaque repas, une pilule contenant un décigramme de tartrate de potasse et de lithine ; chaque pilule sera avalée à l'aide d'un verre d'eau. Pendant dix autres jours, matin et soir, une cuillerée à bouche dans un verre d'eau d'un sirop avec 400 grammes sirop des cinq racines apéritives et 20 grammes d'acétate de potasse; pendant dix autres jours encore, 1 litre d'eau chaque jour contenant 10 grammes de tartrate de potasse et de soude.

Au printemps, on peut prendre avec avantage, le matin au réveil, pendant un mois, 120 grammes de suc d'herbes (laitue, chicorée, pissenlit, de chaque par exemple) additionné de 5 grammes d'acétate de potasse (*a*).

(*a*) Bouchardat, *Du traitement hygiénique de la lithiase biliaire* (*Bull. de thérap.*, t. XCIX, 30 août 1880, p. 145).

QUATRIÈME LEÇON

DU TRAITEMENT DE L'ICTÈRE.

SOMMAIRE : Des symptômes de l'ictère. — Des causes de l'ictère. — De l'ictère par obstruction. — De l'ictère spasmodique. — Physiologie pathologique de l'ictère par obstruction. — Traitement de l'ictère catarrhal. — Traitement hygiénique. — Traitement médical. — Symptômes de l'acholie. — De l'ictère sans obstruction. — Physiologie pathologique de l'ictère sans obstruction. — Indications thérapeutiques. — De l'ictère grave. — Physiologie pathologique de l'ictère grave. — Indications thérapeutiques.

Messieurs, dans la leçon précédente, j'ai laissé dans l'ombre un symptôme qui accompagne presque constamment la lithiase biliaire, l'ictère; c'est que je voulais consacrer au traitement de ce symptôme si fréquent dans les affections du foie un chapitre tout entier et discuter longuement avec vous les indications thérapeutiques que fait naître cet accident.

Des symptômes de l'ictère.

Vous savez que la jaunisse est caractérisée par le passage de la bilirubine dans le sang et dans les différentes humeurs de l'économie ; vous savez aussi qu'outre la coloration générale des téguments qui est le résultat de ce passage, on trouve dans l'urine un moyen sûr et précis pour le diagnostic de cette affection en y révélant la présence de la bilirubine ; on arrive à cette constatation par l'action de l'acide nitrique nitreux et la multiplicité des colorations qu'il détermine, ou par la coloration vert-émeraude obtenue soit par la teinture d'iode, soit, comme on l'a recommandé dans ces derniers temps, par l'azotite de potasse (1).

(1) Les urines ictériques sont d'un jaune verdâtre plus ou moins foncé et tachant fortement le linge. Pour reconnaître la présence de la bilirú-

Causes de l'ictère.

Lorsqu'on embrasse d'un coup d'œil général la pathogénie de l'ictère considéré comme un symptôme des affections hépatiques, on voit que tantôt cet ictère accompagne les troubles apportés à l'excrétion de la bile ; tantôt, au contraire, ces

bine, on peut employer l'acide azotique nitreux soit en versant cet acide dans les urines, soit, ce qui est préférable, en versant l'urine sur l'acide. Voici comment on procède dans ce dernier cas.

Dans un verre à pied ou dans un tube à urine, on verse quelques centimètres cubes d'acide nitrique ; puis, après avoir filtré l'urine, on en fait tomber une certaine quantité avec une pipette sur cet acide et l'on voit alors les colorations successives se produire dans l'ordre suivant : *vert, bleu, violet, rouge et jaune.*

Dans les cas douteux, il faut employer les moyens suivants : on agite l'urine avec du chloroforme, puis on recueille le chloroforme que l'on filtre et l'on verse sur lui de l'acide azotique, qui surnage sur le chloroforme.

Dans d'autres cas Heller a proposé le moyen suivant : d'ajouter de l'albumine à l'urine, puis de faire agir de l'acide nitrique qui donne à cet albumine les colorations précédemment décrites.

Pour la teinture d'iode, on fait tomber dans l'urine filtrée quelques gouttes de teinture d'iode, et il se produit alors une coloration verte émeraude des plus belles.

Constantin Paul a proposé, pour reconnaître les urines ictériques, l'emploi d'une solution aqueuse à 1 pour 500 de violet de méthylaniline (violet de Paris). Cette solution, qui est d'un très beau violet, passe au rouge en présence de la bilirubine.

Méhu a conseillé de précipiter l'urine par l'acétate neutre de plomb. On recueille le précipité sur un filtre, et après l'avoir lavé par l'eau distillée on le redissout par l'eau ammoniacale. Cette dissolution évaporée abandonne la bilirubine, que l'on peut ensuite séparer par le chloroforme et l'éther.

Pour retrouver les acides biliaires, il faut employer le réactif de Pettenkofer et voici comment on procède : dans un verre à pied, on mêle l'urine avec quelques gouttes d'une solution sucrée, puis on fait tomber goutte à goutte dans le mélange de l'acide sulfurique concentré et l'on agite en même temps avec une baguette de verre ; la coloration devient violette, puis d'un rouge pourpré.

Les urines ictériques peuvent être confondues avec des urines colorées par certains médicaments, comme le séné, la rhubarbe, le semen-contra, l'acide picrique, etc., etc. Enfin, il existe des urines hémaphéiques qu'il ne faut pas confondre avec les urines ictériques.

Les urines hémaphéiques ne donnent pas lieu aux colorations caractéristiques par l'acide nitrique nitreux, qui les rougit seulement, et la teinte varie alors depuis la nuance acajou jusqu'au rouge hyacinthe.

Méhu décrit ces urines sous le nom d'urines rouges hépatiques, et pour extraire ce pigment rouge il conseille les moyens suivants : d'acidifier de l'urine et de la saturer par le sulfate d'ammoniaque ; le pigment se sépare et, après filtration et dessiccation, on traite par l'alcool concentré, qui dissout le pigment et le sépare du sulfate d'ammoniaque.

obstacles n'existent pas, et bien que la bile puisse couler normalement et librement dans l'intestin, la jaunisse ne s'en produit pas moins; tantôt enfin l'ictère s'accompagne de symptômes graves promptement mortels et constitue tant par lui-même que par les complications qu'il détermine une maladie de la plus haute gravité. De là trois grandes divisions de l'ictère, au point de vue thérapeutique: l'ictère avec obstruction; l'ictère sans obstruction; enfin l'ictère grave.

Mais, me direz-vous, comment au point de vue clinique pouvons-nous reconnaître ces trois variétés d'ictères? Rien de plus simple. Chez les gens atteints de jaunisse les matières fécales sont-elles décolorées ou bien renferment-elles de la bile, dans le premier cas, l'ictère est par obstruction, dans le second l'ictère est sans obstruction; enfin la jaunisse présente-t-elle des symptômes généraux alarmants, vous avez sous les yeux un ictère grave. Ainsi que vous le voyez, rien de plus facile que d'établir cette distinction: une fois que vous avez constaté le passage de la bilirubine dans le sang et l'urine, il suffit d'examiner les garde-robes et les symptômes généraux pour poser votre diagnostic.

Ictère par obstruction.

Examinons donc le premier de ces groupes, c'est-à-dire l'ictère par obstruction: les causes se subdivisent en trois groupes. Pour le premier, la cause réside dans les canaux biliaires eux-mêmes, comme dans la lithiase biliaire, où l'on peut voir les calculs boucher plus ou moins complètement les conduits excréteurs et déterminer un ictère passager ou persistant (1).

(1) Outre les calculs biliaires, on a admis aussi que parfois l'ictère pouvait être causé par une obstruction des voies due à de la bile épaissie (Murchison, Frerichs), à des corps étrangers (Saunders), à des lombrics, des hydatides, des distomes, etc.

L'ictère peut être causé aussi par une absence ou oblitération congénitales du canal (ictère des nouveau-nés), par un rétrécissement des canaux biliaires tenant à une périhépatite, par une oblitération de l'orifice du canal cholédoque par suite d'un ulcère du duodénum (Murchison), par des cicatrices résultant d'ulcères causés

Dans le second groupe, c'est la paroi des canaux excréteurs qui est la cause de l'ictère, comme par exemple dans l'ictère catarrhal, c'est-à-dire dans cette jaunisse déterminée par l'inflammation du canal cholédoque, inflammation qui amène le gonflement de la membrane muqueuse et détermine la production de bouchons muqueux qui s'opposent au passage de la bile.

C'est dans ce même groupe qu'on devrait placer l'ictère spasmodique, c'est-à-dire celui qui pourrait être déterminé par une contraction assez intense de la tunique musculaire des conduits biliaires pour empêcher l'excrétion de la bile. Mais je repousse, quant à moi, cet ictère spasmodique, et, bien que je sois l'un des partisans les plus convaincus du spasme du canal cholédoque, mes expériences m'ont montré que ce spasme n'était jamais assez actif ni jamais assez persistant pour être la cause d'un arrêt durable au passage de la bile.

De l'ictère spasmodique.

Dans le troisième groupe enfin la cause même de l'ictère par obstruction réside en dehors des conduits biliaires : il s'agit alors de toutes les tumeurs pouvant comprimer les conduits et s'opposer ainsi à l'écoulement de la bile.

Nous venons de constater que toutes les fois que, pour une

par la présence des calculs. Des tumeurs peuvent aussi se développer dans les parois mêmes du canal cholédoque, soit d'emblée, soit par propagation de voisinage.

Mais, le plus fréquemment, la compression vient de tumeurs du voisinage, soit de la substance même du foie (tumeurs, cancers, hydatides), soit de ganglions lymphatiques augmentés de volume, tumeurs de l'estomac, de pancréas, des reins (Copland), anévrysmes (Frerichs) utérus gravide comprimant le canal cholédoque, tumeurs ovariennes ou utérines (a).

(a) Lieutaud, *Historia anatomico-medica*. — Rœderer et Vagler, *Tractatus de morbo mucoso*, Gottingen, 1783. — Cruveilhier, *Dict. de méd. et de chirurg. pratiques*, Paris, 1831, article ENTOZOAIRES. — Laennec, *Dict. des sciences médicales*, article ASCARIDES, Paris, 1812. — Guersant, *Dict. de médecine* en 30 vol., article VERS INTESTINAUX, Paris, 1846. — Davaine, *Traité des entozoaires*, Paris, 1860. — Murchison, *loc. cit.*, p. 352. — Frerichs, *loc. cit.* — Saunders, *Treatise on the Structure, Economy and Diseases of the Liver.* — Copland, *Dictionary of Medicine*, t. II.

cause ou pour une autre, la bile ne coule pas dans l'intestin, il survient de l'ictère. Il y a plusieurs explications de ce fait : les uns invoquent la suppression de la sécrétion hépatique. On admet, dans ce cas, que le foie sépare tout simplement la bile du sang, et lorsque cette séparation ne peut avoir lieu la bile s'y accumule et détermine les symptômes ictériques. Cette théorie, dite théorie par suppression de fonctions, serait analogue à celle qu'on invoque pour expliquer l'urémie qui survient lorsqu'on lie les uretères chez un animal ; mais cette explication, très applicable au rein, ne l'est pas au foie, parce que, comme je vous l'ai déjà dit dans la leçon précédente, la glande hépatique ne sépare pas les matériaux de la bile du sang, mais constitue de toutes pièces les principaux éléments de cette sécrétion.

Physiologie pathologique de l'ictère par obstruction.

La seconde explication est plus physiologique : elle consiste à admettre que le liquide biliaire ainsi accumulé dans les conduits sécréteurs de la bile est absorbé par les conduits et passe dans le sang. Les expériences de Hedenhain et surtout celles de Picard (de Lyon) ont montré en effet l'absorption très active dont la muqueuse des conduits excréteurs était le siège. Je crois donc que cette deuxième théorie, dite théorie de la résorption, me paraît la seule applicable aux faits qui nous occupent.

Mais avec quelle rapidité cette absorption de la bile se fait-elle? Les expériences que nous avons entreprises, Audigé et moi, nous ont permis d'affirmer que le passage de la bilirubine dans la circulation est plus rapide qu'on ne le pense. Nous avons démontré en effet que, lorsqu'on lie le canal cholédoque chez un chien et que l'on a soin d'examiner les urines, on constate que c'est quatre heures après la ligature qu'apparaissent les premières traces dans ce liquide de la bilirubine. C'était là une opinion que Saunders (*a*) avait soutenue

(*a*) Saunders, *loc. cit.*

dès 1795, mais qui avait été combattue depuis par Frerichs (a), qui assurait que ce passage ne se faisait qu'au bout de dix-huit à trente heures (1).

Indications thérapeutiques.

Quelles sont les indications thérapeutiques qui découlent de l'ictère par obstruction ? Elles sont de deux ordres : d'abord enlever l'obstacle, si le fait est possible, et favoriser le cours de la bile, puis combattre les symptômes qui sont la conséquence de cette obstruction. Pour remplir la première indication, nous avons déjà vu ce qu'il fallait faire lorsque l'obstacle est un calcul biliaire.

Examinons maintenant quelle est la médication à instituer lorsqu'il s'agit d'un bouchon muqueux et traçons le traitement de cet ictère si fréquent, l'ictère catarrhal. Il est déterminé par l'inflammation des conduits excréteurs de la bile, inflammation le plus souvent secondaire et résultant presque toujours d'une irritation plus ou moins vive de la partie supérieure de l'intestin, du duodénum. Ce bouchon muqueux, qui va oblitérer les conduits excréteurs et explique ainsi l'ictère catarrhal, n'est pas une simple vue de l'esprit, et Vulpian (b) a démontré son existence non douteuse chez les animaux. Comment traiter cette cholécystite? D'une part par des moyens hygiéniques ; d'autre part, par des moyens thérapeutiques.

Traitement de l'ictère catarrhal.

(1) Wickham Legg a fait des expériences sur des chats, auxquels il a pratiqué la ligature des conduits biliaires. Il soutient que chez cet animal la teinte ictérique des conjonctives n'est survenue que tardivement. Tous les animaux sont morts de 2 à 19 jours après la ligature des cordons. Cependant deux animaux ont dû être sacrifiés 27 à 29 jours après l'opération ; mais dans ces deux cas on a constaté que la bile, malgré la ligature, pouvait se rendre dans le duodénum. Dans toutes ces observations, on a trouvé une augmentation très notable du tissu connectif du foie, les cellules hépatiques au contraire semblaient conservées (c).

(a) Frerichs, *loc. cit.*

(b) Vulpian, *Cours professé à l'Ecole de médecine de Paris en* 1874, Ecole de médecine, 1877.

(c) Wickham Legg, *On the Changes in the Liver which Fallow Ligature of the till Puits* (*St. Bartholomew's Hospital Reports*, vol. XIX, 1873, p. 161).

Traitement hygiénique.

Les moyens hygiéniques résident surtout dans le régime alimentaire et particulièrement dans le régime lacté. En effet, cette gastro-duodénite, qui a eu pour conséquence d'amener par propagation la cholécystite, est le résultat le plus souvent d'une alimentation trop excitante ou trop abondante.

Notre devoir est, dans ce cas, de laisser reposer l'organe; mais comme ici ce moyen est incompatible avec la vie, il faut user de l'aliment le moins irritant; recommandez donc au malade de se soumettre exclusivement au régime lacté. Vous y ajouterez les alcalins, qui régularisent les fonctions de nutrition, calment l'inflammation de cette première partie de l'intestin et modifient heureusement la circulation hépatique.

Traitement médical.

Puis, d'autre part, vous stimulerez la sécrétion biliaire pour tâcher de vaincre l'obstacle formé; vous donnerez le podophyllin, l'évonymin, le calomel; vous puiserez enfin largement dans ce grand groupe de cholagogues dont je vous ai récemment tracé l'histoire. Vous utiliserez surtout ceux qui ont une action purgative manifeste, et cela parce que l'acholie intestinale, qui est le résultat de l'oblitération des conduits biliaires, entraîne toujours une constipation plus ou moins opiniâtre; les matières fécales forment en effet, dans ce cas, dans l'intestin des amas considérables qui peuvent y séjourner plus ou moins longtemps.

Usez donc des purgatifs salins, à base de soude (sulfate de soude, sel de Seignette, etc.), eaux minérales sulfatées sodiques. Usez aussi d'une excellente méthode préconisée par Krull (1), c'est-à-dire donnez au malade deux fois par jour

(1) Voici comment procède le docteur Krull, de Gustrow: Il recommande de pousser lentement dans le rectum une injection d'eau fraîche à l'aide de l'irrigateur; la quantité d'eau est variable, elle oscille entre 1 et 2 litres et est en rapport avec la susceptibilité du malade; la température doit être de 42 degrés Réaumur. Il faut que le malade conserve le liquide le plus longtemps possible. L'opération doit être pratiquée une fois toutes

de grands lavements d'eau froide. Vous savez que Vulpian a montré que, chez les animaux, ces irrigations d'eau froide étaient un puissant cholagogue.

Tels sont les moyens utiles et énergiques dont vous pouvez disposer; grâce à eux, l'ictère catarrhal peut disparaître assez promptement, mais dans d'autres cas il persiste, et cela pendant des mois. Il faut alors recourir à d'autres moyens thérapeutiques qui remplissent la deuxième indication signalée, c'est-à-dire qui combattent les symptômes déterminés par le passage de la bilirubine dans le sang. Cette médication s'adresse surtout à l'ictère persistant et chronique; voyons rapidement les symptômes de cet ictère.

Traitement de l'ictère persistant.

Ils sont multiples : du côté de l'intestin, nous avons constaté la constipation opiniâtre; mais ce n'est pas tout, l'acholie intestinale empêche aussi l'absorption régulière sur la surface de l'intestin. Rappelez-vous, en effet, ce que je vous disais, à propos des maladies de l'intestin, sur l'utilité de la bile au point de vue digestif; cette bile stimule les mouvements péristaltiques, nettoie la surface externe de l'intestin, neutralise l'acidité des substances peptonisées par l'estomac, enfin, elle s'oppose, dans une certaine mesure, à la fermentation des substances contenues dans l'intestin, et peut-être même entre-t-elle pour quelque chose dans la digestion des substances grasses (1). De là les symptômes que l'on constate

Symptômes de l'acholie.

les heures. Krull prétend obtenir la guérison à la suite de sept injections (*a*).

(1) Pour empêcher la décomposition des matières fécales, on peut administrer de la créosote, de la térébenthine et de l'acide phénique (10 à 30 gouttes d'une solution aqueuse saturée d'acide phénique avec quelques gouttes d'éther chlorique dans de l'eau de menthe poivrée).

Contre la flatulence et les symptômes dyspeptiques qu'amène l'acholie intestinale, on pourra donner de la bile de bœuf ou de porc à la dose de 20 à 40 centigrammes deux heures après le repas.

(*a*) Krull, *Du traitement de l'ictère catarrhal par les injections d'eau froide dans le rectum* (*Clinique de Berlin*, 1877, n° 12, et *Bull. de Thérap.*, 1877, t. XCIII, p. 212).

dans l'ictère par obstruction : ralentissement dans les fonctions de nutrition, matières fécales blanches, décolorées, ayant parfois une odeur infecte. Voilà les symptômes produits par l'acholié.

Traitement de l'acholie intestinale.

Notre rôle consistera à neutraliser, autant que possible, ces mauvais effets. Nous donnerons des purgatifs ; nous administrerons des aliments en petite quantité et ne réclamant pas de l'intestin un travail trop actif ; nous tâcherons aussi que ces aliments ne donnent pas lieu à une fermentation trop active dans l'intestin, et, il faut le reconnaître, la plupart de ces indications sont remplies par un aliment, dont je ne saurais trop vanter l'utilité, le lait.

Symptômes cutanés de l'ictère.

Du côté de la peau, la bilirubine détermine des démangeaisons souvent fort cruelles et fort pénibles. J'ai connu des malades pour lesquels ce symptôme constituait un véritable tourment, et vous verrez souvent se produire ces démangeaisons si vives aux périodes avancées de l'ictère. Ce qui réussit le mieux dans ces cas, c'est le massage et les bains de vapeur qui calment momentanément ce prurit si désagréable (1).

Enfin la bilirubine, en passant dans le sang, détermine des modifications très analogues à celles de la digitale, c'est-à-dire que la bile ralentit le pouls et la circulation (2). Cet

(1) Contre les démangeaisons on peut prescrire aussi, d'après Murchison, des bains à l'acide acétique (1/4 de litre d'acide pour 13 à 14 litres d'eau), des lotions chloroformées (chloroforme 1, glycérine 2), des onctions d'huile d'olive, des lotions au bichlorure de mercure ou cyanure de mercure (25 centigrammes par once) ou de carbonate de potasse ou cyanure de potassium (4 grammes pour 500).

Nous croyons cependant qu'il serait plus prudent de ne pas donner des doses aussi fortes de cyanure.

(2) Frerichs, dans un cas d'ictère, a vu le pouls tomber à 28 et à 21. Il y avait parfois, outre le ralentissement du pouls, un trouble dans le rythme des battements du cœur, et ce trouble peut persister plusieurs semaines.

Ce fait du ralentissement du pouls avait été signalé déjà par Bouillaud; Röhrig (*b*), Feltz et Ritter ont montré que l'injection de la bile dans le sang et en particulier des acides biliaires ralentissait immédiatement.

(*a*) Frerichs, *loc. cit.*

(*b*) Röhrig, *Archiv für physiologische Heilkunde*, 1863, t. IV.

ictère modifie même l'état du muscle cardiaque et détermine un souffle cardiaque étudié surtout par Potain, Gangolphe, Morel, Fabre (de Marseille), Teissier (de Lyon), etc. (1). De plus, elle modifie la crase sanguine et amène des hémorrhagies sur lesquelles Monneret (a) a longuement insisté. Elle produit aussi du côté des fonctions intellectuelles un état moral tout spécial, une hypochondrie et une tristesse profonde.

Contre tous ces symptômes, que faire? Nous devons, autant que possible, favoriser l'élimination de cette bilirubine accumulée dans le sang, et pour cela, nous nous servirons de deux voies : la voie rénale et la voie respiratoire.

La respiration, en effet, joue un rôle important dans la combustion de cette matière colorante de la bile qui rentre par sa

(1) L'étude des altérations du muscle cardiaque sous l'influence de l'ictère est de date récente. Signalées en 1861 par Olivier, puis étudiées plus complètement dans la thèse de Gangolphe en 1875 et surtout bien observées par Potain, ces altérations se produisent par un bruit de souffle dont l'origine n'est pas encore bien connue ; pour Gangolphe, ce bruit de souffle serait dû à une insuffisance mitrale passagère résultant d'une parésie momentanée du muscle cardiaque ; pour Potain, au contraire, il s'agirait d'une insuffisance tricuspidienne avec augmentation de volume du cœur droit. Ce bruit de souffle s'accompagnerait d'un bruit de galop présistolique. Pour Fabre, il y aurait dans l'ictère trois ordres de troubles cardiaques : des troubles dans l'innervation du cœur, puis des troubles dans la nutrition du ventricule gauche, et enfin une dilatation du ventricule droit.

Quant au mécanisme intime de cette altération cardiaque, il est fort obscur. Morel, de Lyon, dans des expériences faites sous la direction de Chauveau, a soutenu que ces troubles dépendaient d'une élévation de tension dans le système radio-pulmonaire, dont la cause médiate serait une excitation des filets sympathiques des viscères abdominaux, qui est d'abord conduite vers le bulbe et réfléchie vers les organes cardio-pulmonaires (b).

(a) Monneret, *Traité de pathologie interne.*

(b) Louis Gangolphe, *Du bruit de souffle mitral dans l'ictère* (Thèse de Paris, 1875). — Morel, *Recherches expérimentales sur la pathogénie des lésions du cœur droit consécutives à certaines maladies douloureuses de l'appareil hépatique et gastro-intestinal* (Thèse de Paris, 1880). — Laurent, *Modifications des bruits du cœur dans la cirrhose du foie* (Thèse de Paris, 1880). — Tessier, *Congrès pour l'avancement des sciences*, Reims, 1880. — Fabre, *Fragments de clinique médicale*, p. 194. 1881.

constitution dans le groupe des corps carbonés, et Frerichs (*a*) insiste, avec raison, sur l'utilité qu'il y a en pareil cas à activer cette combustion. Vous arriverez à ce résultat en recommandant au malade de vivre en plein air, de marcher beaucoup et de se livrer aux exercices gymnastiques.

Élimination de la bilirubine par les reins.

Les reins (1) jouent un rôle important dans l'élimination de la bilirubine et nous trouvons constamment dans l'urine des ictériques une quantité considérable de cette substance. Il faut donc activer et favoriser cette élimination et vous verrez, lorsque je vous parlerai de l'ictère grave, que si pour une cause ou pour une autre cette voie d'élimination vient à être oblitérée chez les ictériques, il peut survenir des accidents d'une haute gravité. Aussi je partage complètement, à cet égard, les idées de Decaudin (*b*) et je fais jouer au rein un rôle important dans la production de l'ictère malin. Vous devrez donc, dans l'ictère chronique, administrer les diurétiques et surtout le lait, cet admirable médicament qui, tout en remplissant les indications spéciales du côté de la digestion, joue aussi un rôle important au point de vue de l'élimination de la bilirubine par les urines.

Relevez aussi les forces de votre malade, empêchez les hémorrhagies ; opposez-vous aux effets résultant du ralen-

(1) Les altérations des reins dans l'ictère ont été étudiées récemment. Vogel, Kölliker, Leyden ont montré les variabilités de la quantité d'urine sécrétée en vingt-quatre heures par les ictériques. Wickham-Legg a soutenu, de son côté, que la ligature des conduits biliaires s'accompagne de polyurie. Feltz et Bukler ont montré aussi que l'injection de bilirubine dans le sang avait le même effet. Quand l'ictère se prolonge, il se produit alors un dépôt de pigment dans les canalicules excréteurs du rein qui altère l'épithélium de ces conduits et qui amène au bout d'un certain temps la présence dans l'urine de cylindres pigmentés, cylindres qui ont été observés par Budd et Johnson en Angleterre, Virchow et Nothnagel en Allemagne, et également par Gubler en France (*c*).

(*a*) Frerichs, *loc. cit.*

(*b*) Decaudin, *Des reins dans l'ictère* (Thèse de Paris), 1878.

(*c*) Rendu, article FOIE, *Dictionnaire encyclopédique des sciences médicales*, 1878. — Strauss, *Des ictères chroniques* (Thèse d'agrégation, 1878).

tissement de la circulation en soumettant votre malade à une médication tonique, dont le quinquina fera les plus grands frais. Enfin, ordonnez les voyages et les déplacements ; vous distrairez ainsi le malade, en l'empêchant de penser toujours à son affection et vous vous opposerez aux accès de tristesse qui surviennent si fréquemment chez les ictériques.

Sous l'influence de l'oblitération persistante des conduits excréteurs de la bile, il se fait d'abord une dilatation anormale du réseau biliaire et de la vésicule, puis surviennent des altérations secondaires du foie (1), véritables scléroses bien décrites par le professeur Charcot et que nous étudierons plus complètement lorsque je vous parlerai de la cirrhose hypertrophique. On a proposé, contre cette dilatation souvent considérable des conduits biliaires et surtout de la vésicule, deux moyens thérapeutiques : l'un consiste à faire des ponctions aspiratrices dans la vésicule biliaire (2), l'autre à électriser, comme l'a fait Gerhardt, de Wurzbourg, cette même vésicule (3).

(1) Les altérations de structure consécutives à la ligature du canal cholédoque ont été étudiées par Wickham-Legg, Charcot, Gombault et Chambard. Elles sont caractérisées par les signes suivants : les canaux périlobulaires commencent d'abord à se dilater, puis survient une véritable inflammation autour de ces canalicules et cette péri-angiocholite amène la production de fibres conjonctives ; c'est là une véritable sclérose expérimentale que Charcot décrit sous le nom de *sclérose insulaire* et unilobulaire. Ducastel a montré cette péri-angiocholite dans un cas de calcul biliaire enclavé dans le canal cholédoque (*a*).

(2) A la suite d'un cas d'oblitération du canal cholédoque, Dixon a ponctionné avec un appareil aspirateur la vésicule biliaire et a retiré en cinq fois 2k,600 grammes de bile. Chaque ponction était suivie d'un grand soulagement. A l'autopsie, on ne constata aucune adhérence entre la vésicule et les parois abdominales (*b*).

(3) Voici comment procède Gerhardt pour faire l'électrisation de la vésicule biliaire dans le cas d'ictère catarrhal. Après avoir délimité à l'aide de la percussion et de la palpation la situation de la vésicule biliaire, on applique à ce point un des pôles d'un fort courant secondaire d'induction, en

(*a*) *An Examination of the Opinions held as to the Causes of Jaundice*, by Wickham Legg (*St-Bartholomew's Hosp. Reports*, XII, p. 23, 1876). — Charcot et Gombault, *Contribution à l'étude anatomique des différentes formes de cirrhoses du foie* (*Arch. de phys. norm. et path.*, n° 5, p. 433, 1876. — Ducastel, *Un cas d'hépatite consécutive à l'arrêt d'un calcul dans le canal cholédoque.*

(*b*) E.-L. Dixon, *Tapping the Gall Bladder* (*the Practitioner*, avril 1876).

Telle est la thérapeutique de l'ictère avec obstruction ; quoique ce traitement soit net, précis et réponde aux différentes indications qui résultent de la suppression de l'excrétion biliaire, n'oubliez pas, messieurs, que les ictériques sont des malades difficiles à soigner. Cette coloration jaune du tégument effraye le patient et son entourage et lorsque l'affection persiste quelque temps vous aurez besoin de recourir à tous les moyens que je viens de vous signaler pour varier votre thérapeutique et calmer ainsi l'impatience du malade.

Des ictères sans obstruction.

La précision des indications thérapeutiques des ictères précédents nous fera défaut lorsque nous aborderons l'étude de l'ictère sans obstruction, et cette indécision résulte surtout de l'incertitude même dans laquelle nous nous trouvons pour expliquer d'une façon physiologique et clinique la production de ces ictères. Ceci, messieurs, montre bien que la thérapeutique, telle que je la comprends, a toujours besoin d'être basée sur des données physiologiques et cliniques solides, car dès que ces bases nous manquent, comme dans l'ictère sans obstruction, nos indications thérapeutiques deviennent hésitantes.

L'ictère sans obstruction est celui qui se produit malgré l'excrétion de la bile et souvent même lorsque cette bile est sécrétée trop abondamment (1). Nous allons tâcher de mettre

pressant modérément d'avant en arrière avec l'électrode. Puis on place rapidement l'autre pôle au point correspondant de la paroi postérieure de l'abdomen. Au bout de quelques secondes on éloigne les pôles et l'on recommence ainsi plusieurs fois de suite. Sans l'influence de ce traitement on verrait, d'après Gerhardt, au bout de la première séance, la vésicule diminuer de moitié et au bout de deux séances le malade aurait une selle bilieuse (*a*).

(1) Pour Murchison, l'ictère sans obstruction peut être rapporté à une des causes que nous énumérons ci-après :

1° Présence dans le sang de poisons qui mettent obstacle aux métamorphoses normales de la bile ;

2° Affaiblissement ou trouble de l'innervation qui ont le même effet ;

3° Oxygénation insuffisante du sang qui amène le même résultat ;

4° Hypersécrétion de la bile, de

(*a*) Gerhardt, de Wurzbourg, *Heilung des Icterus catarrhalis durch Faradisation per Gallenblau* (*Berlin. klin. Wochenschr*, 1873, n° 47, juillet).

d'accord, autant que faire se pourra, la clinique et les différentes théories invoquées pour expliquer cet ictère. Voyons les théories :

Théories de l'ictère sans obstruction.

Pour expliquer l'ictère sans obstruction, on a invoqué tantôt des modifications dans le sang, tantôt des troubles dans la sécrétion biliaire, tantôt enfin des perturbations survenant dans les fonctions du foie.

Ceux qui ont invoqué le sang comme cause de l'ictère sans obstruction, se divisent en deux groupes, et se sont rangés sous deux théories, l'une soutenue par Frerichs, l'autre par Kuhne.

Théorie de Frerichs.

Frerichs prétend que la bile, qui est versée dans l'intestin, passe à l'état normal dans le sang, mais que là, les acides biliaires se transforment en matière colorante de la bile, puis que cette matière colorante est comburée et détruite à mesure de sa production ; mais qu'une circonstance ou une autre vienne s'opposer à cette oxydation, la bilirubine, n'étant plus comburée, s'accumule dans le sang et passe dans les différentes humeurs de l'économie. D'après cette théorie, le défaut d'oxygénation serait la cause de cet ictère hématogène, qu'il ne faut pas confondre avec l'ictère hémaphéique, et l'on comprend facilement que Murchison (*a*) en ait fait un groupe spécial sous le nom d'ictère par oxygénation insuffisante du sang (1).

Théorie de Kuhne.

Pour Kuhne, le point de départ est le même, c'est-à-dire

sorte qu'il en est plus absorbé qu'il ne peut en être transformé à l'état normal ;

3° Rétention anormale de la bile dans les voies biliaires et dans les intestins par suite de constipation habituelle ou prolongée.

(1) Ce serait probablement, d'après Murchison, par oxygénation insuffisante que se produiraient bon nombre de cas d'ictère des nouveau-nés, avec présence de la bile dans les garde-robes ; de même, les cas de jaunisse dans la pneumonie aiguë de l'adulte pourraient reconnaître une cause identique.

(*a*) Murchison, *loc. cit.*, p. 417.

que la bile en nature, versée dans l'intestin, passe dans le sang; mais une fois arrivée dans le sang, l'explication diffère, les acides biliaires dans ce cas, et le fait paraît démontré par l'expérimentation, détruisent les globules, mettent en liberté l'hémoglobine qui se transformerait en bilirubine. Lorsque la transformation est trop active, on comprend aisément que la bilirubine s'accumule dans le sang et produit l'ictère.

Théorie de la résorption de la bile.

J'ai dit que d'autres physiologistes invoquaient uniquement la résorption de la bile en nature à la surface de l'intestin. Je vous ai montré déjà que Lussana et Schiff attachaient une grande importance à cette circulation entéro-hépatique, qu'ils ont découverte entre l'intestin et le foie : la bile sécrétée dans l'intestin serait résorbée par la circulation porte et retournerait dans le foie pour être de nouveau versée dans l'intestin. On comprend que lorsque la sécrétion biliaire est trop abondante, une certaine quantité de bile et de matière colorante puisse passer dans le sang et produire la jaunisse; Vulpian (*a*) a montré, en effet, contrairement aux expériences de Feltz et de Ritter, que lorsqu'on injecte de la bile dans les veines des animaux, on détermine de l'ictère.

Enfin, d'autres physiologistes ont soutenu que c'était dans le foie lui-même que résidait la cause de ces ictères sans obstruction et que, dans certaines circonstances pathologiques, la bile sécrétée dans les cellules hépatiques pouvait passer, non plus dans le réseau biliaire qui l'entoure, mais directement dans le réseau vasculaire si riche qu'elles possèdent.

De toutes ces théories, laquelle adopter ? En est-il une qui réponde plus que l'autre aux différents faits que fournit la clinique ? Non, messieurs ; toutes les théories que j'ai énumérées peuvent trouver leur application dans le groupe si nombreux des ictères sans obstruction.

Pour les jaunisses avec polycholie, dans lesquelles la con-

(*a*) Vulpian, *Cours professé à l'Ecole de médecine.*

gestion du foie entraîne une sécrétion plus abondante de bile et la production de l'ictère, nous les expliquerons par la résorption de cette bile à la surface de l'intestin.

Dans d'autres circonstances, l'ictère résulte manifestement d'une altération du sang et c'est ainsi que certains poisons animaux et certains miasmes peuvent être la cause de cette affection (1). Dans ces cas, nous devons admettre les théories, soit de Frerichs, soit de Kuhne, qui nous montrent dans les altérations primitives du sang la cause même de la jaunisse.

Des ictères nerveux.

Enfin, pour ces ictères dits *nerveux*, qui sont occasionnés

(1) Parmi les poisons animaux qui peuvent provoquer l'ictère, on doit reconnaître, outre les morsures de serpents venimeux, la pyohémie résultant soit du traumatisme, soit de l'état puerpéral ou de causes externes.

Les poisons minéraux peuvent aussi donner naissance à l'ictère. Il n'est pas rare de voir souvent la jaunisse, dans l'empoisonnement aigu par le phosphore, quelquefois même, mais plus rarement dans l'empoisonnement par le mercure, le cuivre et l'antimoine. Le chloroforme et l'éther amènent parfois aussi de l'ictère.

On observe aussi la jaunisse dans différentes fièvres : fièvre jaune des tropiques, fièvres paludéennes de l'Inde et de l'Algérie et autres régions, le typhus fever, la fièvre à rechute (observée surtout en Ecosse, en Irlande et à Londres), la fièvre typhoïde bilieuse (Griesinger). On a noté aussi des épidémies d'ictère qui vraisemblablement sont d'origine paludéenne : telles sont les épidémies d'Essen en 1792, de Ludenschied, de Greifswald en 1807 et 1808, de Chasselay, des côtes d'Allemagne et de Hollande, 1826; de Gaillon, 1859. Quinquaud rapporte l'histoire d'une épidémie de 46 cas d'ictères bénins observés en 1869 dans le service de Lorain (*a*).

(*a*) Littré, *Dict. de médecine en 30 vol.*, Paris, 1836, article FIÈVRE. — Tissot, *Dissert. de febribus biliosis anom. seu Historia epidemiæ biliosæ Lausannensis.* Lausanne, 1758. — Finke, *Hist. de l'épidémie de fièvre bilieuse qui eut lieu dans le comté de Tecklembourg*, traduct. de Lugol, Paris, 1815. — Boudin, *Traité des fièvres intermittentes*, Paris, 1842. — Haspel, *Maladies de l'Algérie*, Paris, 1850. — Dutroulau, *Maladies des Européens dans les pays chauds*, Paris, 1861. — Griesinger, *Das biliose Typhoïd* (*Arch. für phys. Heilk. von Vierordt*, 1853). — Louis, *Recherches sur la fièvre jaune* (*Mém. de la Société médicale d'observation*, Paris, 1844). — Cormak, *Nat. History, Pathology, etc., of the Epidemic Fever*, Edinb., 1843. — Brunning, *De ictero spasmodico epidemico Essendiæ.* — Kerksig, *Hufeland's Journal*, t. VII. — Mende, *Hufeland's Journal.* — Martin-Solon, *Rapport sur le mémoire de Chardon* (*Bull. de l'Ac. de méd.*, Paris, 1842). — Popken, *Historia epidemiæ malignæ anno* 1826. — Carville, *De l'ictère épidémique.* — Bérenger-Féraud, *De la fièvre jaune à la Martinique*, 1878. — Bérenger-Féraud, *De la fièvre dite bilieuse inflammatoire, aux Antilles et dans l'Amérique tropicale*, 1878. — Quinquaud, *Note sur une épidémie d'ictères simples ou affections du foie*, Paris, 1879.

par des impressions vives, la colère, la frayeur, ictères que nous ne pouvons expliquer ni par le spasme, ni par la paralysie des conduits excréteurs de la bile, nous invoquerons des troubles de l'axe cérébro-spinal et particulièrement du bulbe, qui déterminent des modifications directes dans la circulation de la cellule hépatique de la bile, qui dans ce cas, au lieu de passer de la cellule hépatique dans les réseaux biliaires, se déverserait dans le réseau sanguin (1).

Quelles indications thérapeutiques retirerons-nous pour le traitement des ictères sans obstruction des détails dans lesquels nous venons d'entrer? Peu de chose. Nous ne pouvons, pour combattre ces ictères, que nous adresser à la cause première qui les a déterminés. S'opposer à l'altération du sang dans les cas d'ictères hématiques ; rétablir les fonctions du foie pour ceux qui ont pour origine l'exagération de la sécrétion biliaire ; calmer les perturbations nerveuses pour les jaunisses qui ont pour point de départ les impressions trop vives, telles sont les principales indications que l'on a à remplir pour le traitement des ictères sans obstruction. Indications thérapeutiques

Il ne me reste plus qu'à vous entretenir de la troisième variété d'ictères, l'ictère grave. C'est ce que je vais faire le plus brièvement possible.

Chez certains ictériques il survient en effet des accidents de la plus haute gravité : des hémorrhagies se produisent par les différentes voies, des troubles cérébraux se manifestent, le malade tombe dans une adynamie profonde et succombe plus ou Des ictères graves.

(1) D'après Frerichs, dans les ictères par affection morale, les troubles de l'innervation peuvent concourir de deux manières à l'accumulation de la bile dans le sang :

1° Par des modifications dans la circulation hépatique, dues à l'influence que les nerfs exercent sur le calibre des branches de la veine porte ;

2° Par des perturbations dans l'action du cœur ou dans les mouvements respiratoires, ainsi que dans la sécrétion rénale (a).

(a) Villeneux, *Dict. des sciences médicales*, Paris, 1818. — Morgagni, *Epistolæ anatomicæ*, Lugd. Bat., 1728. — Frerichs, *loc. cit.*

moins rapidement (1). Pour expliquer ces accidents, les uns ont pris pour base les altérations constatées chez les malades

(1) L'ictère grave (ictère pernicieux, aigu, typhoïde, hémorrhagique, essentiel, grave, fatal) que Monneret définit : une fièvre bilieuse, ictérique, remittente, hémorrhagique et adynamique dont la terminaison presque constante est la mort ; l'ictère grave peut s'observer à tous les âges, mais il offre son maximum de fréquence de 18 à 30 ans.

L'état de grossesse paraît être une cause prédisposante de la maladie. Burns, Ozanam, Blot, Charcot, Blachez, Caradec, Montgomery, Hervieux, Laborde, Frerichs en ont cité de nombreux exemples. Sur 31 cas, Frerichs a trouvé 9 cas chez l'homme et 22 cas chez la femme, dont la moitié chez la femme grosse. Pour d'autres auteurs le sexe serait indifférent, et même dans une statistique de Lebert on compte 44 hommes et seulement 20 femmes.

Comme causes prédisposantes on a aussi invoqué les travaux, les professions pénibles, la syphilis, la malaria, l'ivrognerie. La maladie a sévi quelquefois épidémiquement, mais dans ces cas le foyer de l'épidémie a toujours été circonscrit (casernes, prisons, navires).

Les débuts sont insidieux. Si parfois la maladie débute brusquement par un frisson, de la céphalalgie, des vomissements, le plus souvent il ne paraît y avoir qu'un simple embarras gastrique ; le malade peut même n'accuser qu'un peu de fatigue ; il est mal en train, sans appétit, avec un peu de céphalalgie, de tension à l'épigastre ou dans la région hépatique, quelquefois sensible au toucher, mais ces symptômes sont assez mal définis et le malade continue de vaquer à ses affaires. Bientôt l'inappétence, l'anorexie augmentent, les forces se perdent de plus en plus. L'ictère apparaît, d'abord peu accentué, limité aux conjonctives, et s'étend au reste du corps. En même temps apparaissent souvent des hémorrhagies, variables d'intensité, depuis le suintement sanguin des gencives, l'expectoration sanguinolente, les ecchymoses cutanées, jusqu'aux hémorrhagies nasales, stomacales, intestinales.

La fièvre, nulle ou intermittente au début, devient rémittente ordinairement vers le huitième jour, avec exacerbation nocturne et agitation.

La prostration augmente, et cependant, comme le fait remarquer Monneret, il n'est pas rare que le malade ait une expression de gaieté ou d'indifférence qui contraste avec l'état général, il a la figure épanouie, le facies erecta de Laennec.

L'intelligence reste intacte ; ce n'est que dans les derniers jours qu'il y a des divagations et du délire ; on constate même chez beaucoup de malades des mouvements convulsifs dans le tronc et les membres ; un hoquet persistant vient parfois encore compliquer l'état du malade.

Le cœur présente quelquefois un bruit de souffle qui, d'après Potain, serait dû à une insuffisance tricuspidienne passagère.

Les urines n'ont rien de caractéristique au début, mais bientôt elles se foncent, et peuvent être colorées soit par la matière colorante de la bile, soit par du sang épanché dans la vessie. L'urée paraît augmenter au début, dans la première période, puis elle diminue et peut descendre jusqu'à 0,50 (Bouchard) ou 0,20 (Quin-

pathologique soutenue par Rokitansky; les autres, comme
ayant succombé à l'ictère grave ; c'est la théorie anatomo-

quaud) dans vingt-quatre heures. On trouve dans l'urine de la leucine, de la tyrosine, de la xanthine, de l'hypoxanthine; fréquemment de l'albumine. Le microscope permet de reconnaître l'existence de cylindres et de globules sanguins en plus ou moins grand nombre.

Dans les cas de terminaison heureuse de la maladie, on a souvent constaté une diurée abondante.

La marche de l'ictère grave est assez rapide; la mort survient le cinquième ou sixième jour, le plus souvent du septième au douzième jour. Les malades succombent soit dans la somnolence, le coma et l'algidité, soit à des convulsions.

Bien que la terminaison fatale soit ordinaire, on compte cependant aujourd'hui d'assez nombreux cas de guérison (*a*).

(*a*) Rokitansky, *Handbuch der patholog. Anat.*, Wien, 1842, t. III, p. 313. — Horaczeck, *Die gallig. Dyscrasie, etc.* Wien, 1843. — Handfield-Jones, *London Medical Gazette*, 1847. —Lebert, *Ueber Icterus typhoïdes* (*Virchow's Archiv*, 1854). — Ozanam, *Gaz. méd. de Paris*, 1854. — Lebert, *De l'ictère typhoïde* (*Archives générales de médecine*, Lassègue et Follin, 1862). — Bamberger, *Handbuch der speciellen Pathologie und Therapie redigirt von Virchow*, t. VI, Erlangen, 1855, 1 Abth , 2 H., p. 581. — Frerichs, *Klinik der Leberkrankheiten*, t. I, p. 202. Braunschweig, 1858. — Ch. Robin, *Ictère grave. Observations* (*Gazette médicale*, 1857, numéros du 11 juillet, 1er août et 17 octobre). — Frerichs, *Traité des maladies du foie.* — Vulpian, *Leçons sur la bile.* Cours à la Faculté de médecine, publié par le docteur A. Paulier, 1874. — Bouchard, *Obs. d'ictère pseudo-grave*, publiée par le docteur Michel (*Gazette hebdomadaire*, janvier 1877, nos 1 et 3). —Withla, Note lue à la réunion d'Ulster (*The Dublin Journ. of Med. Science*). Analysée dans la *Revue des sciences médicales*, du docteur Hayem, t. VIII (*Urémie hépatique*). — Devay, *Gazette médicale*, 1843. *Infarctus biliaires bouchant les tubes du rein.* — P. Julius Möbius, *Archiv der Heilkunde*, 1er cahier, année 1877, p. 83. *Ueber die Niere beim Icterus (Des reins dans l'ictère).*—Lebert, *Virchow's Archiv*, t. VII, p. 367. — Budd, *Diseases of the Liver*, 1843, p. 261. — Johnson, *Maladies des reins*, p. 70, 1852. — Virchow, t. VIII, p. 363. — Hérard, *Ann. méd.*, 1859. — Lettre de Grerichs à Oppolzer, 1854. — James Finlayson, *British and Foreign medico-chirurg. Review*, janvier 1876 (*Sur la présence des cylindres rénaux dans les urines albumineuses*). — Nothnagel, *Nierencylinder beim Icterus* (*Note sur la présence des cylindres dans l'urine des ictériques*), (*Deutsches Archiv f. klin. Med.*, XIIe volume, p. 326. ; *Revue de Hayem*, t. III, p. 602). — Ranvier, *Journal d'anatomie et de physiologie*, 1857. — Morand, *Observation d'ictère grave* (*Gazette des hôpitaux*, 1873, p. 162). — Blot, *Société de biologie*, 1856 (foie gras de femmes grosses). — Tarnier, Thèse inaugurale. — De Sinety, Thèse inaugurale. — Bonnet, *Sepulchretum*, t. II. — Blot, *Bulletin Acad. méd.*, t. XXX. — Woillez, *Société médicale des hôpitaux*, 1862. — Dessolis, *Atrophie jaune aiguë du foie* (Th. de Paris, 1870). — Meunier, *Ictère de femmes enceintes* (Thèse de 1872). — Kerksig, *J. d'Hufeland*, t. VII, 1794. — Foucher, Th. de Paris, 1872. — Vallin, *Contribution à l'anatomie pathologique de l'ictère grave* (*Gazette hebdomadaire*, p. 487, 1867). — Stehberger, *Deux cas d'atrophie jaune aiguë avec stéatose rénale* (*Archiv für Heilkunde*, 1866). — Jaccoud, *Clinique de Lariboisière*, p. 531 et suivantes. — E. Fritz, *Note sur un cas d'ictère grave* (*Gazette des hôpitaux*, 1863, nos 21 et 23). —Poigné, *Exposé des principales théories de l'ictère grave.* Thèse de Paris, 1877. — Petit, *Essai clinique sur l'ictère*

Monneret (*a*), Ozanam, Genouville, se basant sur ce fait que ces lésions anatomo-pathologiques peuvent faire défaut dans certains cas d'ictère grave, ont soutenu que l'affection était une maladie générale de nature typhique et que les lésions hépatiques étaient secondaires. Enfin, il y a une théorie intermédiaire qui a eu pour défenseurs Bright, Budd, Trousseau et Vulpian (*b*), qui considèrent la jaunisse maligne comme produite par un empoisonnement général du sang, frappant toute l'économie, mais plus particulièrement les fonctions hépatiques.

Physiologie pathologique de l'ictère grave.

La physiologie expérimentale donne-t-elle raison à l'une ou l'autre de ces théories ?

Les recherches faites à ce sujet nous ont montré d'abord que la bile en nature passant dans le sang n'y produit jamais les symptômes de l'ictère grave et qu'en un mot la cholétoxémie, que Lebert (*c*) avait invoquée comme point de départ de tous les symptômes qui se produisent dans l'ictère malin, n'est pas démontrée au point de vue expérimental. Flint n'avait, lui, invoqué qu'un seul élément de la bile comme cause de la toxémie : c'est la cholestérine, et à la cholétoxémie de Lebert il avait opposé la cholestérémie, c'est-à-dire l'accumulation de la cholestérine dans le sang comme cause des accidents toxiques observés. Là encore l'expérimentation a répondu par la négative ; car lorsqu'on injecte de la cholestérine dans le sang, on ne détermine aucun effet nuisible.

Ainsi la destruction du foie, qui était invoquée comme point de départ de l'ictère grave parce qu'elle favorisait l'accumulation ou le passage de la bile ou de certains de ses éléments dans

grave (Thèse de Paris, 1863). — Decaudin, Thèse de Paris, 1878. — Dupau, Thèse de Paris, 1876. — Mosse, Thèse de Paris, 1879.

(*a*) Monneret, *loc. cit.*, t. III. — Ozanam, *De la forme grave de l'ictère essentiel* (Thèse de Paris, 1844). — Monneret, *Sur l'ictère grave* (*Journal le Progrès*, 1859). — Genouville, *De l'ictère grave* (Thèse de Paris, 1859).

(*b*) Budd, *Diseases of Liver*, 1845. — Trousseau, *Clinique médicale de l'Hôtel-Dieu de Paris*. — Bahl, *Zeitschr. für rationalischen Medic.*, 1854.

(*c*) Lebert, *Archives de Virchow*, 1854. — Lebert, *Arch. de médecine*, 1862.

le sang, ne peut être soutenue au point de vue expérimental.

Decaudin (1) a invoqué une autre cause et a rapproché les accidents graves de l'ictère malin de ceux de l'urémie en montrant que la suppression des fonctions du rein pouvait être une conséquence du passage de la matière colorante de la bile à travers les organes. Tout en reconnaissant l'importance de ce fait, il faut admettre qu'il ne s'applique pas à tous les faits d'ictère grave. Nous avouerons donc, avec Vulpian (*a*), que la cause première des accidents toxiques nous échappe et que chez les individus atteints d'ictère il se produit, sous l'influence d'un empoisonnement spécial, qui amène le plus souvent, mais non d'une manière constante, des lésions graves du côté du foie, il se produit, dis-je, les symptômes malins et caractéristiques des ictères que nous venons d'étudier.

Des médications thérapeutiques

Cette incertitude dans la pathogénie des ictères graves entraîne une incertitude profonde dans la thérapeutique (*b*). Ignorant la cause première de ces ictères, nous ignorons par cela même la thérapeutique propre à ces affections et nous ne pouvons combattre les ictères malins qu'en nous opposant à quelques-uns des symptômes que présente le malade. L'un

(1) Decaudin a montré que dans l'ictère grave le rein est souvent atteint d'infiltration pigmentaire et de dégénérescence graisseuse, il recommande d'examiner minutieusement les urines et de rechercher l'albumine et les cylindres, il recommande aussi de noter la quantité d'urée et la présence de la leucine et de la tyrosine.

Dans l'ictère grave, l'apparition de la polyurie et l'augmentation du chiffre de l'urée indique une guérison prochaine ; c'est ce que Bouchard et Brouardel ont décrit sous le nom d'ictère pseudo-grave.

Dans certains cas d'ictères, le foie peut être peu malade et le rein au contraire très gravement atteint ; ces ictères graves sont, d'après Decaudin, à forme rénale (*c*).

(*a*) Vulpian, *Cours de l'école de médecine*, 1874.

(*b*) Feltz et Ritter, *Comptes rendus de l'Ac. des Sciences*, t. LXIX. — Sypnaios, *Sur l'ictère grave*, 1852. — Valmont, *Etude sur les variations de l'urée dans les maladies du foie*, Paris, 1879. — Blachez, Thèse d'agrégation, Paris, 1860. — Magin, *De quelques accidents de la lithiase biliaire, ictère chronique et ictère grave*, Paris, 1869. — Quinquaud, *les Affections du foie*, Paris, 1878.

(*c*) Decaudin, *Concomitance des maladies du foie et des reins et en particulier des reins dans l'ictère* (Thèse de Paris, 1878).

des plus manifestes, c'est l'adynamie; aussi la médication tonique est-elle une des seules conseillées en pareil cas. Vous userez donc du quinquina et même de la quinine à cause des relations si intimes qui unissent ces troubles graves du côté du foie à certaines affections de nature paludéenne. Joignez-y les boissons stimulantes, efforcez-vous aussi de combattre les hémorrhagies qui tendent à se produire du côté des fosses nasales, de l'estomac et du poumon.

Comme vous le voyez, notre ignorance est grande au point de vue d'une thérapeutique spéciale des ictères graves, mais cette ignorance n'est pas le fait du thérapeute, elle résulte surtout de l'état de nos connaissances sur cette affection. Espérons que, grâce aux progrès de la clinique et de la physiologie expérimentale, nous arriverons à mieux connaître ces affections, et par cela même à mieux les traiter.

Des faux ictères.

Jusqu'ici je ne vous ai parlé dans cette leçon que des trois ictères. Il me resterait, pour terminer mon sujet, à vous entretenir des faux ictères, l'ictère des nouveau-nés (1) et l'ictère hémaphéique (2) ; mais, si ces deux affections ont donné lieu

(1) L'ictère des nouveau-nés est une affection fort fréquente : on l'observerait 80 fois environ pour 100, d'après Porak. Cet ictère serait presque toujours un ictère hémaphéique; mais dans quelques cas il peut avoir une origine biliaire; de là cette distinction de l'ictère *du nouveau-né* et de l'ictère *chez le nouveau-né*. L'ictère *du nouveau-né* est presque toujours hémaphéique et se présente dans l'immense majorité des cas comme une affection bénigne, très fréquente, et de courte durée, c'est l'ictère simple des nouveau-nés. L'ictère du nouveau-né peut être ici biliphéique et provient alors de lésions congénitales des voies biliaires, il est toujours grave. Quant à l'ictère *chez le nouveau-né*, il est toujours symptomatique d'une affection du foie, c'est un ictère vrai (*a*).

(2) C'est à Gubler que l'on doit la description de l'ictère hémaphéique, qu'il a décrit pour la première fois en 1857, à propos de l'ictère chez les saturnins. Depuis 1857, les élèves de Gubler, E. Michel (1868), Durante (1862), Nisseron (1869), Rousseau (1875), Alb. Robin (1877), Dreyfus-Brissac (1878) ont étudié cet ictère hémaphéique.

Voici, d'après Gubler, la théorie de l'ictère hémaphéique. Il y aurait analogie entre le pigment biliaire et la matière colorante du sang. La transformation de l'hémoglobine en pig-

(*a*) Porak, *Considérations sur l'ictère des nouveau-nés* (Thèse de Paris, 1878).

à d'intéressants travaux au point de vue clinique et patho-

ment biliaire se ferait dans le sang et ce pigment serait éliminé ensuite par la bile; mais que les fonctions du foie viennent à être supprimées ou qu'il survienne une déglobulisation exagérée, l'hémaphéine s'accumulera dans le sang et y produira une coloration jaune des téguments. On trouve donc cet ictère dans les maladies qui ont cette double origine : déglobulisation exagérée (hémaphéisme des fièvres bilieuses, hématurie des pays chauds, ictères par certains poisons) et altération fonctionnelle du foie (dégénérescence organique du foie, congestion hépatique, perturbation nerveuse du foie) (*a*).

Voici, d'après Dreyfus-Brissac, le tableau distinctif de l'ictère biliphéique et de l'ictère hémaphéique :

		ICTÈRE HÉMAPHÉIQUE.	ICTÈRE BILIPHÉIQUE.
	PATHOGÉNIE.	Soit altération fonctionnelle du foie, Soit déglobulisation rapide, Soit ces deux causes réunies, en d'autres termes insuffisance hépatique absolue ou relative.	Résorption biliaire par suite d'un obstacle quelconque au libre écoulement de la bile.
URINES	COLORATION.	Jaune ambré, nuancé de brun, sans reflets verdâtres, tachant le linge en saumon pâle.	Très variables, reflets verdâtres, tachant le linge en rouge verdâtre intense.
	RÉACTION de L'ACIDE NITRIQUE.	Coloration brun acajou vieilli; pas de précipité s'il n'y a pas d'albumine.	Coloration verte en passant par les couleurs du prisme. Précipité de résine biliaire soluble dans l'alcool.
	TEINTURE D'IODE.	Pas de réaction ou reflets vert pâle (?).	Coloration verte très nette.
	ÉTHER et CHLOROFORME.	L'éther et le chloroforme prennent une coloration jaune rougeâtre : le culot chloroformique traité par Az^3O^3H devient rose.	L'éther et le chloroforme prennent une coloration jaune vif. Le culot chloroformique, traité .ar Az^3O^3H, devient vert, puis rouge.
	SÉRUM SANGUIN.	Coloré en jaune brun par l'acide nitrique.	Coloration verdâtre par l'acide nitrique.
SYMPTOMES	SYSTÈME NERVEUX.	Pas de prurit; pas d'éruptions cutanées.	Prurit; éruptions cutanées fréquentes.
	TÉGUMENTS cutanés.	Coloration ordinairement jaune sale, jaune pâle sans reflets verdâtres.	Coloration jaune doré, virant souvent sur le vert.
	POULS.	Pas de modifications.	Souvent ralenti.
	SELLES.	Très variables, parfois un peu décolorées, le plus souvent très colorés.	Selles plus ou moins décolorées, argileuses, etc.

(*a*) Gubler, *Ictère hémaphéique dans l'intoxication saturnine*, 1857 (*Soc. méd.*

génétique, il faut reconnaître qu'elles ne fournissent aucune indication nouvelle au point de vue thérapeutique, aussi je ne fais que vous les signaler et passe à l'étude des engorgements du foie, étude à laquelle je me propose de consacrer les prochaines leçons.

hôp. et *Un. méd.*); *Analogie d'action de l'acide nitrique sur l'hématoïdine et le pigment biliaire* (*Soc. biol.*, 1858). — Durante, *Altérations de l'urine dans les maladies* (Thèse de Paris, 1862). — Gubler, *Albuminurie* (*Dict. encyclop*). — Michel (Ev.), *De l'ictère hémaphéique*, 1868 (Thèse de Paris). — Nisseron, *De l'urine* (Thèse de Paris, 1869). — Méhu, *Matières colorantes de l'urine* (*Arch. gén.*, 1873). — Papillon, *Examen de l'urine dans quelques maladies aiguës* (Thèse de Paris, 1872). — Bouchard, *Leçons sur les urines, faites à la Charité* (*Gazette hebd.*, 1873). — Poncet, *Ictère hématique traumatique* (Thèse de Paris, 1874). — Lécorché, *Maladies des reins*, 1875. — Rousseau, *Des urines ictériques et pseudo-ictériques* (Thèse de Paris, 1875). — Robin (Alb.), *la Fièvre typhoïde. Essai d'urologie clinique* (Thèse de Paris, 1877). — Dreyfus-Brissac, *De l'ictère hémaphéique au point de vue clinique* (Thèse de Paris, 1878).

CINQUIÈME LEÇON

TRAITEMENT DES ENGORGEMENTS DU FOIE.

SOMMAIRE : Des engorgements du foie. — Division des engorgements. — Des dégénérescences du foie. — Dégénérescence amyloïde, son traitement. — Dégénérescence graisseuse, son traitement. — Dégénérescence cancéreuse, son traitement. — Des engorgements par troubles circulatoires. — De la congestion du foie. — Causes de la congestion hépatique. — Congestion active et passive. — Traitement de la congestion du foie.

En abordant la thérapeutique des engorgements du foie, je ne me dissimule pas les difficultés d'un pareil sujet, difficultés qui résultent surtout de l'indécision de la clinique, au point de vue de ces engorgements. Ce mot, en effet, comprend un grand nombre d'affections dissemblables et qui n'ont que ce point de commun qu'elles s'accompagnent toutes d'augmentation du volume du foie.

Des engorgements du foie.

Peut-être aurait-on pu prendre une à une les différentes maladies de la glande hépatique et faire suivre chacune d'elles de la thérapeutique qui lui est propre, mais il m'a paru préférable, au point de vue des considérations générales dans lesquelles je veux entrer, de garder ce vieux mot, démodé aujourd'hui, d'*engorgement du foie*, mais qui conserve encore une valeur clinique véritable ; aussi vais-je m'efforcer de mettre dans cette étude difficile le plus de méthode possible. Il est bien entendu que je ne m'occuperai pas ici des engorgements qui sont produits par une poche kystique ; car dans d'autres leçons (1) j'ai déjà exposé la théra-

(1) Voir Tome Ier, leçon sur le traitement des *Kystes hydatiques*.

peutique des kystes hydatiques, je n'y reviendrai donc pas.

Division des engorgements.

Une fois cette séparation faite, on peut grouper d'une manière générale les engorgements du foie dans quatre classes spéciales. Dans la première, il s'agit de véritables dégénérescences du foie et dans ce groupe nous étudierons les altérations amyloïde, graisseuse et cancéreuse de cette glande. Dans la seconde classe, cette augmentation de volume résulte de troubles apportés à la circulation de l'organe et la congestion hépatique est le type de ce groupe. Dans la troisième se placent les augmentations de volume produites non par les troubles circulatoires, mais par ceux de l'excrétion biliaire; la cirrhose hypertrophique avec ictère rentre dans cette classe. Enfin, l'inflammation elle-même de l'organe, aiguë ou chronique, accompagnée d'abcès ou non, constitue le quatrième groupe; nous y étudierons les hépatites et en particulier l'hépatite interstitielle chronique, décrite sous le nom de cirrhose.

Vous verrez, messieurs, que si les progrès de la clinique et de l'anatomie pathologique ont fait grandement avancer cette étude si intéressante des engorgements hépatiques, la thérapeutique malheureusement n'a pas marché d'un pas égal, et dans bien des cas j'aurai à vous signaler le peu de progrès que l'on a fait dans l'étude de la cure de ces maladies du foie.

Engorgements par dégénérescence.

Examinons donc le premier groupe; nous savons qu'il est caractérisé par la dégénérescence de la glande hépatique et qu'il renferme les dégénérescences amyloïde, graisseuse et cancéreuse de cette glande. Sans entrer ici dans des détails anatomo-pathologiques tout à fait en dehors du sujet, je vous signalerai les quelques symptômes qui permettront de reconnaître ces différentes altérations.

Dégénérescence amyloïde.

La dégénérescence amyloïde (1) ou cireuse du foie est celle qui détermine l'engorgement le plus considérable de la glande, le foie devient énorme (1) et remplit quelquefois toute la cavité abdominale. Cette augmentation porte d'une manière uniforme sur toute la glande hépatique ; on ne constate aucune bosselure, et le foie, dont on peut souvent saisir le bord inférieur à travers les parois abdominales, présente une dureté et une consistance analogues à celles du cuir. Cet énorme engorgement du foie ne s'accompagne jamais, et c'est là un signe de la plus haute importance, ni de douleurs, ni d'ascite, ni d'ictère.

Ses causes.

Vous trouverez surtout cette dégénérescence cireuse dans les suppurations prolongées ; quelquefois la syphilis (2) ou la fièvre intermittente peut en être le point de départ, mais c'est aux purulences prolongées surtout qu'il faut attribuer, aussi bien pour le foie que pour le rein, le plus d'action dans le développement de la dégénérescence amyloïde de ces viscères.

(1) Murchison a vu un foie d'adulte affecté de cette maladie peser environ 5500 grammes, au lieu de 1 500 à 1 800 grammes.

(2) Signalée dans les ouvrages anciens, la syphilis hépatique n'a été étudiée que depuis Dietrich en 1849, puis viennent les travaux de Gubler (1852), de Quelet (1856), de Lecontour (1858), de Virchow (1858), de Leudet, de Frerichs et de Lancereaux, qui en a donné une étude des plus complètes.

La syphilis hépatique se présenterait sous deux aspects, celui de l'hépatite interstitielle ou syphilis infiltrée et celui de l'hépatite gommeuse ou syphilis nodulaire. La première est caractérisée par des dépressions cicatriciformes toutes spéciales qui modifient la forme de l'organe ; on constate souvent aussi la dégénérescence graisseuse ou amyloïde. Dans la deuxième, ce sont des gommes qui apparaissent dans le foie et qui varient d'aspect selon leur époque d'évolution.

Quant à la symptomatologie de la syphilis hépatique, elle est encore fort obscure. Cornil et Ranvier veulent que l'hépatite interstitielle appartienne à la deuxième période, tandis que la gomme caractériserait la troisième période.

L'ictère peut apparaître dans le cours de la syphilis et peut dépendre d'un embarras gastrique antérieur. On a même noté (G. Lacombe) un ictère grave syphilitique (*a*).

(*a*) Virchow, *Traité des tumeurs*. — Frerichs, *Maladies du foie*. — Lancereaux, *Traité historique et pratique de la syphilis*. — Cornil et Ranvier, *Manuel d'histologie pathologique*. — Gubler, *Mémoire sur une nouvelle affection du foie liée à la syphilis héréditaire chez les enfants du premier âge* (*Gaz. médicale*, 1852). — G. Lacombe, *Etude sur les accidents hépatiques de la syphilis chez l'adulte* (Thèse de Paris, 1874).

Son traitement.

Quel sera le traitement d'une pareille affection? Malheureusement peu de chose. Nous aurons d'abord les moyens prophylactiques qui s'opposeront à la dégénérescence amyloïde, c'est-à-dire que chez les individus atteints de suppurations prolongées, de tumeur blanche par exemple, le médecin devra intervenir de bonne heure pour remédier à ces suppurations. A ce point de vue de la dégénérescence amyloïde des organes, la chirurgie conservatrice, c'est-à-dire celle qui veut conserver les membres malgré les désordres considérables dont ils sont atteints, présente un certain danger et on comprend que les partisans des résections articulaires aient invoqué ces faits pour faire triompher leur manière de voir.

Comme médicaments spéciaux contre la dégénérescence amyloïde, je ne citerai que deux groupes de médicaments : l'iode et les iodures d'une part et les sels ammoniacaux de l'autre.

Murchison vante la teinture d'iode de la pharmacopée britannique, qu'il donne à la dose de 10 à 15 gouttes (1). Vous pourrez user aussi de l'iodure de potassium à la dose de 1 à 3 grammes (2).

Ce sont encore les médecins anglais qui ont montré le parti

(1) Voici la formule de la teinture d'iode de la pharmacopée britannique:

Iode	15r,50
Iodure de potassium	7 ,75
Alcool rectifié	568

Cette teinture diffère de celle du Codex français, qui a la formule suivante :

Iode	10 grammes.
Alcool à 90°	120 —

(2) Murchison dit avoir constaté quelquefois une amélioration après l'emploi prolongé de l'acide nitrique associé à certains amers végétaux (gentiane ou quinine).

Il s'est bien trouvé aussi de l'usage externe de l'acide nitro-chlorhydrique: « On prépare un bain avec deux onces d'acide nitrique pour 9 litres d'eau et on chauffe à 35 ou 36 degrés. On met les deux pieds dans le bain, on éponge alternativement la partie interne des jambes et des cuisses et le côté droit dans la région du foie, et on enveloppe l'abdomen de flanelle trempée dans ce bain. Cette pratique doit avoir une demi-heure de durée et être faite matin et soir (a). »

(a) Raneld Martin, *The Lancet*, 9 décembre 1865.

qu'on pouvait tirer des sels ammoniacaux dans la cure des affections hépatiques et particulièrement dans la dégénérescence amyloïde.

On peut utiliser le chlorhydrate ou le carbonate d'ammoniaque (1), mais c'est surtout le chlorure d'ammonium (2) qui est conseillé à la dose de 30 centigrammes, trois fois par jour. Budd (*a*), Wasburthon Begbie ont vanté les effets de cette substance. Mais, comme vous pouvez le supposer, ce sont là des moyens bien incertains et qui n'ont le plus souvent que des résultats peu marqués sur la dégénérescence amyloïde.

Dégénérescence graisseuse.

La stéatose du foie détermine dans l'organe un développement moins considérable que celui du foie amyloïde : la

(1) Le carbonate d'ammoniaque (alcali volatil concret, sel volatil d'Angleterre, sous-carbonate, sesqui-carbonate d'ammoniaque) est un sel blanc, cristallin, translucide, très volatil, d'une saveur âcre et piquante, urineuse, soluble dans deux fois son poids d'eau, insoluble dans l'alcool.

Exposé à l'air, le sesqui-carbonate d'ammoniaque perd peu à peu de l'ammoniaque et se convertit en carbonate acide d'ammonium.

A l'intérieur, le carbonate d'ammoniaque se donne en solution (à la dose de 0g,50 à 2 grammes) et en pilules associé avec des opiacés, balsamiques, ou les spasmodiques.

Il a été prescrit dans quelques formes de syphilis, dans les syphilides (Peyrilho, Biett), dans le psoriasis et la lèpre vulgaire (Cazenave), dans les catarrhes pulmonaires aigus et chroniques (Querard) (*b*).

(2) Le chlorhydrate d'ammoniaque — chlorure d'ammonium AzH^4Cl — hydrochlorate, muriate d'ammoniaque, sel ammoniac, est un sel blanc, inodore, d'une saveur piquante, âcre ; cristallise en tubes ou en octaèdres; très soluble dans l'eau, moins dans l'alcool.

On le donne en potions, rarement en pilules.

Il a été ordonné dans différentes maladies : dans les bronchites, dans les affections catarrhales, comme succédané du sulfate de quinine (Marrotte), dans la gangrène sénile (Gru), dans le rhumatisme articulaire (Dujardin-Beaumetz).

D'après Murchison, « le chlorure d'ammonium, à la dose de 1g,30, deux ou trois fois par jour, amène une bonne diaphorèse, augmente la quantité d'urine, diminue la congestion du système porte et soulage les douleurs qui proviennent du foie. On peut le donner soit seul, soit associé aux acides ou aux alcalis (*c*). »

(*a*) Budd, *On Diseases of the Liver*, 3e édit., 1857.

(*b*) Cazenave, *Annales des maladies de la peau*, octobre 1851.

(*c*) Delvaux, *Journal de Bruxelles*, 1865. — Marrotte, Académie de médecine, 1867. — Gru, *Gaz. des hôpitaux*, 1867. — Dujardin-Beaumetz, Soc. de thérap., 1873.

glande est moins dure; mais, comme dans le cas précédent, jamais il n'y a de douleurs, jamais d'ictère, jamais d'épanchement abdominal.

Ses causes.

Vous rencontrerez la dégénérescence graisseuse dans trois circonstances : tantôt chez les gens à surcharge graisseuse et chez lesquels on trouve non seulement le foie gras, mais encore le cœur et les reins atteints de la même dégénérescence; tantôt c'est dans la phthisie qu'on rencontre le plus fréquemment cette altération particulière, et on peut dire que dans les autopsies de tuberculeux cette dégénérescence graisseuse est pour ainsi dire la règle (1). Enfin, dans l'alcoolisme on rencontre encore cette stéatose et je vous rappellerai l'autopsie de cet homme qui a terminé son alcoolisme chronique par un empoisonnement rapide par l'eau-de-vie de marc et chez lequel nous avons constaté cette altération graisseuse.

Comme la dégénérescence graisseuse du foie ne s'accompagne pas de troubles bien essentiels et qu'elle joue dans les maladies que nous venons d'énumérer un rôle tellement secondaire que l'attention du médecin est rarement appelée sur cet engorgement particulier, il en résulte qu'on a peu fait pour la thérapeutique de la stéatose du foie.

Son traitement.

Ce que nous savons, c'est qu'il faut, autant que possible, par un traitement hygiénique, faire disparaître la graisse qui

(1) Outre l'alcoolisme et la tuberculisation pulmonaire, d'autres maladies peuvent s'accompagner d'engorgement graisseux du foie ; tels sont : le cancer, l'ulcère de l'estomac, la dysenterie chronique, les affections consomptives. Le régime mal approprié, une alimentation riche en matières grasses, une alimentation surabondante, la vie dans un climat tempéré, humide et marécageux, peuvent provoquer cette stéatose.

Voulant acquérir sur la fréquence du foie adipeux des données précises et certaines, Frerichs a fait examiner au microscope les foies d'un très grand nombre de sujets morts à l'hôpital Allerheiligen, à Breslau.

Il a dressé le tableau ci-joint, tout en faisant remarquer, du reste, que ce tableau, qui indique les différents degrés de la maladie, n'a de valeur que par rapport à la classe de gens qui viennent se faire traiter à l'hôpital, à Breslau. Dans cette contrée et dans les provinces slaves voisines, les affections du foie sont assez communes.

Degrés de développement du foie adipeux, déterminés à l'aide du microscope.

NOMS DES AFFECTIONS CONCOMITANTES.	1 Foie adipeux maximum.			2 Cellules riches en matière grasse.			3 État gras modéré.			4 Cellules sans graisse.			TOTAL.			Rapport entre la somme des numéros 1 et 2 et le total général.		
	Nombre des cas.	Hommes.	Femmes.	Nombre des cas.	Hommes.	Femmes.	Nombre des cas.	Hommes.	Femmes.	Nombre des cas.	Hommes.	Femmes.	Nombre des cas.	Hommes.	Femmes.	Pour les deux sexes	Hommes.	Femmes.
Tuberculisation	17	9	8	62	33	29	34	25	9	4	3	1	117	70	47	1 : 1,48	1 : 1,6	1 : 1,27
Emphysème pulmonaire	»	»	»	6	2	4	5	3	2	2	1	1	13	6	7	1 : 2,16	1 : 3,00	1 : 1,75
Pneumonie	»	»	»	8	3	5	20	12	8	14	10	4	42	25	17	1 : 5.25	1 : 8.33	1 : 3,40
Pleurésie	1	1	»	»	»	»	4	2	2	1	1	»	6	4	2	1 : 6,00	1 : 4,00	»
Lésions du cœur	»	»	»	10	2	8	16	10	6	9	5	4	35	17	18	1 : 3,50	1 : 3,50	1 : 2,25
Maladie de Bright	1	1	»	8	6	2	7	5	2	3	3	»	19	15	4	1 : 2,18	1 : 2,14	1 : 2,00
Typhus	1	1	»	6	3	3	21	12	9	16	13	3	44	29	15	1 : 6,26	1 : 7,25	1 : 5,00
Pyobémie	3	2	1	3	2	1	5	5	»	2	»	2	13	9	4	1 : 2,11	1 : 2,25	1 : 2,00
Variole	1	»	1	7	4	3	14	10	4	7	5	2	29	19	10	1 : 3,62	1 : 4,75	1 : 2,50
Fièvre intermittente et ses suites	»	»	»	6	4	2	3	3	»	3	»	3	12	7	5	1 : 2,00	1 : 1,75	1 : 2,50
Diabète	»	»	»	»	»	»	1	1	»	4	3	1	5	4	1	»	»	
Anémie et inanition par hémorrhagie. ulcère stomacal, sténose de l'œsophage, etc	»	»	»	5	3	2	3	»	3	2	2	»	10	5	5	1 : 2,00	1 : 1,66	1 : 2,50
Marasme sénile, apoplexie	1	1	»	8	1	7	8	3	5	2	1	1	19	6	13	1 : 2,11	1 : 3.00	1 : 1,85
Carcinome	»	»	»	2	1	1	11	4	7	8	2	6	21	7	14	1 :10,50	1 : 7 00	1 :14,00
Delerium tremens	»	»	»	7	5	2	5	4	1	2	2	»	14	11	3	1 : 2,00	1 : 2,20	1 : 1,50
Syphilis constitutionnelle	»	»	»	6	3	3	2	2	»	»	»	»	8	5	3	1 : 1,33	1 : 1,66	1 : 1,00
Cirrhose du foie	2	1	1	7	4	3	4	3	1	»	»	»	13	8	5	1 : 1,44	1 : 1,60	1 : 1,25
Atrophie chronique du foie	1	1	»	2	1	1	2	2	»	2	1	1	7	5	2	1 : 2,33	1 : 2,50	1 : 2,00
Foie lardacé à la période d'infiltration colloïde	»	»	»	3	2	1	»	»	»	1	1	»	4	3	1	1 : 1,33	1 : 1,38	1 : 1,00
Stase biliaire	»	»	»	1	»	1	4	2	2	4	3	1	9	5	4	1 : 9,00	»	1 : 4,00
Cancer du foie	»	»	»	»	»	»	6	3	3	3	2	1	9	5	4	»	»	»
Mort subite sans maladie notable.	»	»	»	2	1	1	4	3	1	2	1	1	8	5	3	1 : 4,00	1 : 5,00	1 : 3,00
Nouveau-nés ou enfants n'ayant que quelques semaines	»	»	»	5	3	2	3	1	2	1	1	»	9	5	4	1 : 1,80	1 : 1,66	1 : 2,00
	28	17	11	164	83	81	182	115	67	92	60	32	466	275	191	1 : 3,02	1 : 3,57	1 : 2,25

tend à s'accumuler dans les divers tissus; gymnastique, mouvements rythmés et journaliers doivent donc être conseillés. Il faut aussi s'efforcer d'activer la respiration afin de comburer ces matières grasses, et d'éviter leur introduction par les aliments. Ce fait a une certaine importance lorsque, chez les phthisiques par exemple, vous avez constaté la dégénérescence du foie; dans ce cas, en effet, il faut supprimer du traitement un médicament qui jouit de propriétés remarquables dans la cure de cette maladie : l'huile de foie de morue.

Comme médicaments proprement dits, nous ne pouvons ici que conseiller les alcalins sous toutes les formes et particulièrement les eaux bicarbonatées sodiques : Vichy, Vals, etc.

Dégénérescence cancéreuse.

Je serai bref, et vous comprenez pourquoi, à propos du traitement du cancer du foie (1). Cependant, comme cette affection peut être confondue avec d'autres engorgements hépatiques, il est nécessaire de la traiter, et je me rappelle encore à ce propos une personne qui m'avait été adressée par mon élève et confrère le docteur Doumanges (de Forges). C'était un malade atteint d'ictère chronique ayant amené un tel état cachectique que l'on pouvait presque affirmer l'existence

(1) Le plus souvent dans le cancer du foie on trouve cet organe très augmenté de volume et farci de tumeurs cancéreuses, multiples qui lui donnent une forme caractéristique ; ces noyaux cancéreux plus ou moins volumineux, présentent des états variables selon le travail de régression auquel ils sont soumis : les uns sont durs et résistants ; les autres, au contraire, sont ramollis, presque liquides.

On distingue dans le foie plusieurs variétés de cancer : d'abord l'*encéphaloïde*, qui est de beaucoup la plus fréquente, qu'il s'accompagne ou non d'un développement considérable des vaisseaux sanguins (*carcinome hématode* ou *télangiectasique*) ; puis le *carcinome fibreux*, plus rare que le précédent ; enfin, dans les cas exceptionnels, on observe des *cancers mélaniques*.

Pour expliquer la fréquence du cancer du foie, comme cancer secondaire, on a surtout invoqué le cheminement des fragments cancéreux par la veine porte de l'organe malade au foie.

D'après Murchison, les femmes sont plus souvent atteintes que les hommes (*a*).

(*a*) Rendu, art. Foie du *Dictionn. encyclop. des sciences méd.*

du cancer; cependant il n'en était rien, puisque ce malade guérit parfaitement bien sous l'influence d'un traitement longtemps prolongé, consistant dans l'emploi du calomel, de la diète lactée et des alcalins.

Quels sont donc les caractères qui permettent de distinguer la dégénérescence cancéreuse du foie des autres altérations que nous avons étudiées? Dans la dégénérescence cancéreuse, il y a bien augmentation du volume du foie (1), mais cette augmentation ne porte pas sur toute la glande, elle se fait par places et par cela même modifie la forme normale de l'organe. Dans certains cas, nous pouvons percevoir à travers les parois abdominales des nodosités marronées plus ou moins dures qui caractérisent essentiellement le cancer; nous constatons aussi dans tous les cas une douleur plus ou moins vive (2); il y a souvent un ictère intense et persistant; enfin, on a pu observer, dans la moitié des cas, de l'ascite. Ses symptômes.

Ajoutons de plus qu'au point de vue clinique, le cancer se présentant dans la majorité des cas comme un cancer secondaire (3), il en résulte que vous observerez presque toujours, chez les malades, des troubles indiquant une dégénérescence de même nature dans un autre point de la cavité abdominale.

Ici, vous userez comme traitement des injections de mor-

(1) Le volume du foie peut prendre un grand accroissement et en peu de temps. Ainsi Budd cite un fait dans lequel le foie devenu cancéreux pesait sept fois le poids normal; il a vu aussi une masse cancéreuse du foie d'environ 5 livres se développer en cinq mois. Parfois même l'augmentation peut être pour ainsi dire foudroyante, puisque Farre rapporte qu'en dix jours un cancer du foie a subi un accroissement de 5 livres (*a*).

(2) Cette douleur, plus ou moins vive, surtout à la pression, s'irradie dans l'épaule, dans le dos et les lombes. Les douleurs sont quelquefois paroxystiques et lancinantes. Il est très rare que cette douleur n'existe pas, surtout dans les cas qui se développent rapidement.

(3) Sur 91 cas de cancer du foie, Frerichs n'a trouvé que 22 cas dans lesquels le foie a été le point de départ de la maladie; parmi les autres, 35 étaient consécutifs à des cancers de l'estomac.

(*a*) Budd, *Diseases of Liver*, London, 1854. — Farre, *The Morbid Anatomy of the Liver*, London, 1812.

phine pour calmer les douleurs, vous prescrirez le régime lacté, vous combattrez l'ictère par les moyens appropriés déjà signalés; vous soutiendrez enfin les forces du malade. Mais il faut mettre une grande persévérance dans le traitement, et malgré la sûreté de votre diagnostic espérez toujours que peut-être vous avez fait une erreur et que vous pourrez triompher de l'affection que vous avez sous les yeux.

J'ai hâte d'aborder une maladie du foie extrêmement fréquente et sur laquelle la thérapeutique a une action sérieuse; je veux parler de l'engorgement déterminé par des troubles dans la circulation du foie.

Dégénérescence par troubles circulatoires.

De la congestion.

Toutes les fois que, pour une cause ou pour une autre, le sang s'accumule dans le foie, cette accumulation produit une augmentation de volume de l'organe. Monneret (*a*), qui a fort bien étudié la congestion hépatique, a montré que le foie, qui, à l'état normal, pèse 1 600 grammes en moyenne, peut acquérir, lorsqu'on injecte avec force du sang, un poids de plus de 2 500 grammes. Cette augmentation de poids se traduit par une augmentation de volume et vous comprenez qu'un des premiers symptômes de l'engorgement congestif est l'accroissement très accusé et très net de l'organe. Ces congestions se présentent sous deux aspects : tantôt elles sont actives, tantôt elles sont passives. Voyons dans quelles circonstances elles se produisent.

Causes des congestions hépatiques.

La congestion est passive lorsqu'elle est, par exemple, liée à un trouble cardio-pulmonaire. Reportez-vous à ce que je vous ai dit sur le traitement des affections mitrales et vous verrez que toujours, à une période avancée de leur évolution, ces affections s'accompagnent d'une congestion passive et chronique du foie. J'ai insisté longuement sur ces congestions et leur

Congestions passives.

(*a*) Monneret, *Mémoire sur la congestion non inflammatoire du foie* (*Arch. gén. de médecine*, 1851). — Monneret, *Traité élémentaire de pathologie externe*, t. Ier, Paris, 1854.

traitement et je me suis efforcé d'établir, à ce propos, la différence qui sépare la cirrhose cardiaque de la cirrhose vraie (1). Les troubles circulatoires du poumon, les tumeurs du médiastin et en général toutes les causes qui viendront gêner le dégorgement de la veine cave inférieure, auront le même résultat.

Congestions actives.

Quant aux congestions actives, elles ont pour point de départ des causes multiples ; dans un grand nombre de cas leur origine est gastro-intestinale. On comprend facilement l'influence de l'alimentation sur les congestions de cette glande, le foie recevant de la veine porte toutes les substances liquides introduites dans le tube digestif; aussi, lorsque cette alimentation est trop excitante et surtout lorsque l'on fait un usage trop prolongé des boissons alcooliques, cette intempérance entraîne comme conséquence fatale la congestion plus ou moins vive de cet organe ; les inflammations du tube digestif ont le même effet et se transmettent au foie ; c'est ainsi que l'on voit les congestions hépatiques accompagner ou suivre les phlegmasies du tube digestif.

Congestion diathésique.

Parfois aussi l'hypérémie est liée à un état général diathésique et on voit, chez les arthritiques, se produire des congestions plus ou moins vives du foie. La goutte et même le rhumatisme, à lui seul, peuvent produire le même effet, et vous savez qu'en clinique on étudie une forme particulière d'ictère ayant cette origine : l'ictère rhumatismal.

Enfin, dans certaines circonstances, l'hypérémie du foie vient suppléer à la congestion physiologique de certains organes, et lorsque surviennent, soit chez des femmes, une suppression brusque des règles, soit chez les hommes, la disparition rapide d'un flux hémorrhoïdal, il se produit quelquefois dans ces cas des congestions hépatiques dites supplémentaires.

(1) Voir, t. Ier, leçons sur le traitement local des *Hydropisies*, et leçon sur la *Congestion passive des différents viscères*.

Ce rapide tableau pathogénétique de la congestion du foie serait incomplet si je ne vous signalais pas ici, presque en première ligne, l'influence atmosphérique sur de pareils états. C'est, en effet, dans certaines zones et sous l'influence de certains climats que se développent ces hypérémies du foie d'une façon pour ainsi dire fatale, et on peut dire qu'il n'est pas d'Européen vivant dans la zone des tropiques qui n'ait une congestion plus ou moins vive de cet organe.

Influence climatérique.

L'impaludisme vient se joindre le plus souvent aux influences climatériques pour agir sur la glande hépatique, et dans les pays maremmatiques, on constate à une période plus ou moins avancée de l'intoxication palustre, une congestion de la glande hépatique (1).

Ces hypérémies du foie se présentent sous deux types : tantôt la marche est aiguë, tantôt elle est chronique. Sous notre climat, et en dehors du traumatisme, nous connaissons mal les congestions aiguës du foie ; le plus souvent, au contraire, c'est la forme chronique que nous avons à traiter.

Qu'elles soient actives ou passives (2), les congestions du foie se traduisent par le tableau symptomatique suivant :

(1) Baillou, Portal, Andral ont constaté de la congestion du foie dans le scorbut. On trouve aussi de l'hypérémie du foie dans les empoisonnements par le plomb, le phosphore, le curare (*a*).

(2) Monneret, qui a bien étudié l'hypérémie du foie et ses causes, admettait la division suivante pour l'étude de l'étiologie de ces affections :

A. *Hypérémie par maladie du solide* : 1° maladies des organes circulatoires (pour Monneret la congestion hydraulique du foie serait la première circulation partielle troublée par les maladies du cœur) ; 2° maladies cancéreuses et tuberculeuses du foie.

B. *Hypérémie par altération du sang* : 1° par pléthore (Monneret soutenait que ces sortes de congestions hépatiques étaient même contestables) ; 2° par dissolution du sang (typhus, fièvre jaune, diphthérie, fièvre puerpérale) ; 3° par diminution de l'albumine ; 4° par présence du pus dans le sang ; 5° par maladies virulentes (syphilis, morve) ; 6° par maladies diathésiques (scrofules, rhumatismes); 7° par intoxication paludéenne.

C. *Hypérémie dynamique* : 1° par

(*a*) Ballonii *Opera medica*, t. III. — Andral. *Clinique médicale*, t. II. — Portal.

Elles sont caractérisées par des symptômes pathognomoniques, qui sont tout d'abord une augmentation de volume de la glande hépatique, augmentation qui porte sur tout l'organe; puis, la douleur qui ne fait jamais défaut. Cette douleur siège dans la région hépatique; elle forme comme une ceinture à la base du thorax, et envoie des irradiations en divers points et en particulier dans l'épaule du côté droit; presque toujours il se développe aussi un léger ictère caractérisé par la teinte subictérique des conjonctives et de la peau. Symptômes des congestions hépatiques.

Ces congestions s'accompagnent d'une fièvre que Monneret avait bien étudiée, fièvre à redoublement ou accès se montrant entre quatre et cinq heures du soir. Enfin les malades atteints de congestion intense du foie accusent une gêne respiratoire, véritable dyspnée qui doit être rattachée à ces troubles cardiaques consécutifs aux affections hépatiques, dont nous avons déjà parlé. Tels sont, rapidement résumés, les principaux symptômes déterminés par l'hypérémie du foie.

Le traitement varie selon la cause première qui a déterminé l'afflux sanguin et nous ne pouvons comparer par exemple le traitement de l'hypérémie active du foie à celui de la congestion déterminée par des troubles mécaniques dans la circulation cardio-pulmonaire. Cette dernière, vous le savez, dépend le plus souvent d'une affection mitrale, et déjà dans les maladies du cœur je vous ai exposé le traitement propre à ces congestions passives. Traitement.

La médication, en effet, dans ce cas, ne doit pas atteindre

hypérémie sécrétoire (Monneret faisait entrer dans ce groupe la congestion qui accompagne l'ictère dit essentiel ou spasmodique); 2° hypérémie supplémentaire d'un autre flux (suppression des menstrues et des hémorrhoïdes); 3° hypérémie physiologique (Monneret comprenait dans ce groupe les congestions qui succèdent à la digestion de certains aliments) (a).

(a) Monneret, *Programme du cours de pathologie interne*, 1861-1863.

primitivement le foie, mais bien le cœur, et vous avez en ce moment, dans nos salles d'hommes, un bel exemple de ces congestions hépatiques cardiaques. Il s'agit de ce malade, couché salle Saint-Lazare, atteint de lésions mitrales avec congestion énorme du foie et chez lequel par l'emploi seul de la digitale nous avons pu obtenir une diminution de moitié du volume de la glande hépatique. Je vous renvoie donc à ce que je vous ai dit à ce sujet dans les leçons précédentes.

Quant à l'hypérémie chronique ou subaiguë déterminée soit par l'influence d'une diathèse générale, soit par modification apportée à l'appareil gastro-intestinal, vous devrez user surtout des moyens suivants :

Des révulsifs.

D'abord de la méthode révulsive; les larges vésicatoires ont une action résolutive manifeste sur l'hypérémie du foie et j'en ai retiré toujours d'excellents résultats. Monneret (*a*) insistait beaucoup sur l'action favorable de la méthode révulsive et j'ai été fort étonné de ne pas trouver ce puissant agent curatif dans l'excellent article de Murchison sur le traitement de la congestion hépatique.

Des émissions sanguines.

On a conseillé les émissions sanguines locales contre les congestions du foie, surtout pour celles qui ont une marche aiguë et un caractère phegmasique; on applique dans ce cas sur la région hépatique, au point où la douleur est la plus vive, six à dix ventouses scarifiées ou bien une dizaine de sangsues; on peut aussi placer les sangsues non pas sur le foie, mais à l'anus; cette pratique, qui a été surtout vantée par mon collègue Rendu (*b*), amène la disparition des douleurs hépatiques. Mais je vous conseille de réserver exclusivement cette méthode spoliatrice pour les individus pléthoriques et chez lesquels la congestion hépatique se traduit par des symptômes très intenses, car en général je suis peu partisan des émissions san-

(*a*) Monneret, *Traité de pathologie interne*, Paris, 1864.
(*b*) Rendu, art. FOIE du *Dict. encyclop. des sciences méd.*

guines dans les maladies du foie, ces dernières amenant presque toujours des perturbations profondes dans la masse du sang, perturbations qui se traduisent par des hémorrhagies si fréquemment observées dans les affections hépatiques et en particulier dans les congestions du foie.

Des cholagogues.

Vous devrez aussi user, à l'intérieur, de médicaments agissant comme cholagogues; et c'est dans ce cas que le calomel donnera de merveilleux résultats. Ainsi, chez les arthritiques, par exemple, qui ont une tendance à la congestion hépatique, vous verrez disparaître rapidement les symptômes que détermine cette hypérémie par l'usage du calomel à petite dose, 10 centigrammes par jour, par exemple. Vous pourrez joindre à cette médication l'évonymin et les autres cholagogues; le chlorure d'ammonium, que nous avons déjà vu employé dans la cure des dégénérescences amyloïdes du foie, a été utilisé surtout dans les Indes, par Stewards, dans la cure des congestions hépatiques. Enfin, n'oubliez pas que les lavements froids, que j'ai déjà préconisés dans le traitement de l'ictère catarrhal, peuvent aussi trouver ici leur place.

Du boldo.

C'est aussi contre ces congestions que l'on a vanté une substance qui jouit dans l'Amérique du Sud, et en particulier au Chili (1), d'une grande vogue, le boldo (2); j'ai étudié avec

(1) Au Chili, on considère le boldo comme ayant des propriétés digestives, carminatives et diaphorétiques. Claude Gay affirme que cette plante est regardée comme un remède populaire contre les maladies du foie. Brennier de Montmoran, notre ministre de France au Chili, raconte que la découverte des propriétés curatives du boldo sur les maladies du foie est due à ce que des moutons qui succombaient en grand nombre à une maladie du foie furent guéris en mangeant des feuilles de boldo. Depuis, le gouvernement chilien aurait fait essayer le nouveau médicament sur des personnes présentant des affections du foie et la guérison aurait été des plus promptes.

(2) Le *boldo* (*peumus boldus*) est un arbre qui croît surtout dans le Chili. Lorsqu'on soumet à l'analyse ses feuilles, on y constate : une huile essentielle, un principe amer appelé *boldine*, de l'acide citrique, de la chaux, du sucre, de la gomme et du tannin. Le produit le plus considéra-

Claude Verne ce médicament et j'ai montré que la teinture de boldo et surtout son essence avaient une action non pas sur le foie, mais bien sur les reins, et c'est probablement en stimulant l'action diurétique qu'il agit indirectement sur les maladies hépatiques.

Traitement thermal.

Mais, de tous les moyens curatifs contre les hypérémies chroniques du foie, le plus actif, à coup sûr, est la médication thermale. C'est ici le triomphe de Vichy et de Carlsbad, ici peut-être Vichy l'emporte sur sa rivale, et on peut dire qu'il

ble de la plante est l'essence qui est renfermé en très grande quantité dans les feuilles ; le principe amer appelé *boldine* a donné à Bourgoin et à Verne tous les caractères des alcaloïdes. On prépare avec le boldo différentes préparations. Voici la formule des principales :

Teinture de boldo. Feuilles contusées........ 100 gr.
Alcool à 60........... 500

Vin de boldo. Feuilles contusées.......... 30
Alcool à 60.......... 60

Laisser macérer vingt-quatre heures ; ajouter vin de Madère, 1 000 grammes. Après huit jours de macération, passer avec expression et filtrer :

Sirop. Feuilles contusées .... 100 gr.
Eau bouillante 1 000

Laisser infuser six heures dans une terrine couverte, passer avec expression, filtrer, ajouter 950 grammes de sucre.

Elixir. Feuilles contusées............... 200 gr.

Traiter par déplacement avec alcool à 60 degrés centigrades.

Dans des expériences faites sur l'homme et sur les animaux, Dujardin-Beaumetz a démontré que l'essence déterminait en passant par l'urine une diurèse assez abondante et que les urines prenaient une odeur très nette d'essence de boldo. Chez l'homme, la teinture de boldo produit une sensation de chaleur et de stimulation générale. Ces expériences ont montré que le boldo doit être classé parmi les médicaments excitants. Par sa teinture le boldo rentre dans la classe des plantes aromatiques, et, comme ces dernières, il est un excitant général diffusif et un stimulant des fonctions digestives ; par son essence le boldo se rapproche des gommes et des résines : il a alors, comme celle-ci, une action excitante sur les fonctions urinaires. Dujardin-Beaumetz a employé la teinture et le vin dans les cas d'anémie et de dyspepsie ; il donnait de 1 à 2 grammes de teinture et 60 grammes de vin par jour. Il a administré l'essence de boldo en capsules à la dose de 30 à 40 centigrammes par jour dans les cas de catarrhe de la vessie et de cystite aiguë, en ayant soin de donner cette essence au moment des repas (a).

(a) Edm. Bourgoin et Claude Verne, *Sur le boldo* (*Journal de pharmacie*, mai 1872, et *Bull. de la Soc. clin.*, mai 1872). — Dujardin-Beaumetz et Claude Verne, *Etude sur le boldo* (*Bull. de thérap.*, t. LXXXVI, 1876, p. 165, 219 et 232).

n'est pas de malade atteint de congestion hépatique chronique qui n'ait demandé à ces thermes sa guérison.

A côté de ces eaux, il faut placer aussi comme moyen héroïque l'hydrothérapie. Dans les congestions actives déterminées le plus souvent par des excès alimentaires ou par le miasme paludéen, Fleury a montré tout le parti qu'on pouvait tirer de l'emploi de la douche froide.

Comment devrez-vous pratiquer cette douche? Permettez-moi à ce propos d'ouvrir une parenthèse. Il ne suffit pas que vous prescriviez sur votre ordonnance que le malade fera de l'hydrothérapie, il faut encore que vous ayez le soin d'indiquer minutieusement la température de l'eau, la durée de la douche et la manière de l'administrer. Cette ignorance malheureusement trop fréquente des pratiques de l'hydrothérapie fait que bien souvent le médecin traitant voit ses premières indications méconnues soit par le médecin spécial attaché à l'établissement thermal, soit même souvent par le simple doucheur.

De l'hydrothérapie.

Comment donc ordonnerez-vous l'hydrothérapie dans ce cas? Vous ferez administrer une douche froide en jet sur le foie; pour que l'action soit plus locale, vous placerez le sujet de manière qu'ayant le bras droit légèrement soulevé, la cuisse du même côté demi-fléchie, il puisse recevoir directement sur toute la région hépatique le jet d'eau froide. La durée de cette douche sera très courte; je ne saurais trop, messieurs, insister sur ce point. Je vois quelquefois ordonner des douches froides de quatre à cinq minutes, c'est une erreur thérapeutique profonde; dans l'immense majorité des cas, la douche ne doit pas dépasser une minute de durée, et le plus souvent même trente secondes suffisent.

Beni-Barde (*a*) conseille dans les cas de congestion du foie la douche écossaise ou alternante, c'est-à-dire celle dans la-

(*a*) Beni-Barde, *Traité théorique et pratique d'hydrothérapie*, 1874.

quelle, en l'espace d'une minute, on donne la douche froide et la douche chaude alternativement. Enfin, lorsque le malade présente une irritabilité nerveuse trop grande, lorsqu'au lieu d'améliorer l'état du foie, ces douches augmentent le volume de l'organe, vous pourrez commencer par employer le col de cygne. Qu'est-ce donc que ce col de cygne? On donne ce nom à une douche administrée avec un instrument qui rappelle, par sa conformation, la partie de l'animal sous le nom de laquelle elle est désignée et qui lance le long de la colonne vertébrale un jet d'eau volumineux, mais à faible pression.

Du traitement hygiénique.

Après la médication thermale, après l'hydrothérapie, mais presque au même niveau, comme action thérapeutique, se place l'alimentation. Comme dans un grand nombre de cas les congestions actives du foie ont pour cause une alimentation exagérée et excitante, on comprend facilement que le lait, qui a déjà donné, dans la cure des autres affections hépatiques, de si bons résultats, soit encore particulièrement indiqué dans le traitement des hypérémies hépatiques. Vous devrez donc, vous le voyez, non seulement régler minutieusement le régime alimentaire des malades, mais repousser encore toutes les substances qui pourraient amener une congestion du foie.

Telles sont les principales indications thérapeutiques à remplir dans la cure des maladies hépatiques. Ces indications seront complètes si vous y joignez le traitement de la cause même de ces congestions, traitement variable et dans l'étude duquel je ne puis entrer ; je vous renvoie à cet égard à ce que je vous ai dit de l'étiologie des congestions du foie et je passe maintenant à l'étude d'un autre groupe des engorgements hépatiques.

Des engorgements par troubles de la sécrétion biliaire.

Au début de cette leçon je vous ai signalé, parmi les causes des engorgements hépatiques, les troubles apportés à l'excrétion biliaire. Ce sont ces engorgements dont je vais aborder maintenant l'étude. Déjà dans nos recherches expérimentales avec Audigé, sur le spasme des voies biliaires, nous avions constaté que, lorsqu'on vient à lier chez le chien le canal cholédoque, on détermine une dilatation considérable de tous les conduits biliaires, intra et extra-hépatiques, ce qui amène une augmentation considérable du volume du foie. Je vous ai de plus signalé, à propos des obstructions du canal cholédoque, l'altération du parenchyme hépatique qui en résulte, véritable cirrhose ayant pour point de départ les conduits biliaires; mais cette cirrhose, à origine biliaire, peut aussi naître spontanément; c'est cette forme que Hayem, Cornil et surtout Hanot ont décrite sous le nom de *cirrhose hypertrophique* avec ictère (1).

De la cirrhose hypertrophique.

Cette cirrhose, qui est une véritable angiocholite généra-

(1) L'histoire de la cirrhose hypertrophique est de date toute récente. C'est Olivier (de Rouen) qui, en 1871, sépara cette affection de la cirrhose ordinaire, puis les travaux d'Hayem et de Cornil, en 1874, montrèrent les altérations des conduits biliaires; enfin Hanot en 1876 donna la description complète de cette affection.

Lorsqu'on examine les lésions anatomo-pathologiques de la cirrhose hypertrophique, on constate qu'elle est caractérisée par une altération portant essentiellement sur les canalicules biliaires intra et extra-lobulaires. Les canaux sont dilatés et le plus souvent oblitérés par une infiltration de granulations pigmentaires.

Cette angiocholite idiopathique détermine un accroissement dans la trame conjonctive du foie, véritable sclérose que Charcot a bien décrite sous le nom de sclérose insulaire, qui est généralement circonscrite à un seul lobule et envahit systématiquement la périphérie de ce lobule.

Comme symptômes, la cirrhose hypertrophique s'accompagne toujours d'une augmentation très considérable du foie avec ictère plus ou moins prononcé, cela sans ascite et sans augmentation de la circulation collatérale veineuse, c'est dans cette forme d'ictère chronique que l'on constate surtout les troubles circulatoires.

Quant au pronostic, il est des plus graves et jusqu'ici tous les cas se sont terminés par la mort (*a*).

(*a*) Olivier, *Mémoire sur la cirrhose hypertroph.* (*Union médicale*, 1871, p. 361). — Hayem, *Contribution à l'étude de l'hépatite interstitielle chronique avec hypertrophie du foie* (*Arch. de phys.*, 1874, p. 126). — Cornil, *Anatomie pathologique de la cirrhose* (*Arch. de phys.*, 1874, p. 265). — Hanot, *Etude sur une forme de cirrhose hypertrophique du foie.* Thèse de Paris, 1876. — Charcot et Gombault, *Sur les altérations du foie consécutives à la ligature du canal cholédoque*, 1876, p. 272 et 453.

lisée produisant une sclérose secondaire autour des canalicules distendus présente les symptômes suivants : le foie est augmenté de volume, mais il est également hypertrophié ; il y a douleur vive à la pression au niveau de la région hépatique; enfin, l'ictère accompagne toujours cette affection ; mais cet ictère présente ce caractère particulier, qu'il est variable d'intensité d'un jour à l'autre, dans le cours de la maladie. Il n'y a pas d'ascite dans cette forme de cirrhose.

Cette affection résiste le plus souvent aux soins thérapeutiques, et malgré les notions les plus précises données par l'anatomie pathologique sur le processus spécial de cette cirrhose, nous ne connaissons pas de traitement curatif de cette affection. On conseille les cholagogues, les révulsifs, les toniques, mais jusqu'ici ces moyens appliqués avec persévérance n'ont fourni aucun résultat favorable.

Il ne me reste plus, au point de vue de cette étude des engorgements du foie, qu'à étudier ceux qui sont produits par l'inflammation. C'est là un sujet important, qui mérite une attention toute spéciale ; j'y consacrerai ma prochaine leçon.

SIXIÈME LEÇON

TRAITEMENT DES INFLAMMATIONS DU FOIE.

Sommaire : Des inflammations du foie. — Inflammations aiguës et chroniques. — De l'hépatite des pays chauds. — Des abcès du foie. — Origine pathogénique des abcès du foie. — Indications thérapeutiques. — De la ponction aspiratrice. — De l'ouverture des abcès du foie. — Procédés lents. — Procédés rapides. — Des accidents consécutifs à l'ouverture des abcès du foie. — Des inflammations chroniques du foie. — De l'hépatite interstitielle ou cirrhose. — Sa nature. — Sa fréquence. — Des symptômes de la cirrhose. — Du traitement de la cirrhose. — De la ponction de l'ascite dans la cirrhose. — Indications et contre-indications.

Messieurs, vous avez vu que dans la leçon précédente je faisais rentrer l'inflammation du foie dans le groupe des engorgements de cet organe, c'est le traitement de ces inflammations que je désire exposer aujourd'hui. Comme je veux rester dans les limites tracées par le titre même de ces leçons, je ne m'occuperai que des affections que nous rencontrons dans nos salles et des maladies dont vous pouvez constater la marche, et sur lesquelles vous jugez les effets de notre thérapeutique ; aussi n'attendez pas de moi une étude complète de l'hépatite proprement dite, maladie qui ne s'observe pas dans notre pays.

Hépatite des pays chauds.

Je n'ai jamais eu à traiter l'hépatite, maladie qui règne surtout dans la zone torride, et à laquelle on a donné le nom d'hépatite des pays chauds (1). Vous trouverez, d'ailleurs, dans les

(1) L'hépatite des pays chauds, lorsqu'elle n'est pas due au traumatisme ou à une altération des voies digestives, peut être déterminée par le refroidissement rapide du corps en sueur, par la suppression brusque de la transpiration, par une ingestion intempestive d'eau froide, etc. Cette ma-

vrages remarquables dus à nos confrères de la marine et dans les travaux des médecins anglais (*a*) qui, dans les colonies et

ladie, fréquente dans l'Inde, dans les pays tropicaux, n'est pas également grave dans les colonies françaises; ainsi elle est assez rare à Cayenne, tandis qu'elle est fréquente et meurtrière à la Martinique et au Sénégal.

Comme le fait remarquer Dutrouleau, l'hépatite endémique des pays chauds passe par différents degrés, après lesquels elle peut s'arrêter et qui ont leurs caractères propres. Aux trois caractères anatomiques : congestion, inflammation, suppuration, correspondent des symptômes donnant à la maladie une physionomie spéciale.

A la forme la plus légère, on donne parfois le nom du symptôme dominant « *point de côté* » ; les dénominations *hépatite aiguë* et *chronique* indiquent la maladie arrivée au degré phlegmasique et exprimé par les symptômes propres à cet état ; *abcès du foie* indique la maladie arrivée à la suppuration.

Le point de côté répond à l'hypérémie active. Parfois subitement, à la suite de fatigues ou d'excès, le malade est pris d'une douleur vive, d'un point de côté, exaspéré par la pression et les fortes inspirations. Cette douleur se calme peu à peu, puis disparaît, pour reparaître à la moindre fatigue, au moindre excès. Parfois la maladie se borne à cela, et tout se calme ; si elle continue ses progrès, on arrive bientôt au deuxième et au troisième degré.

Habituellement, l'hépatite débute par un accès de fièvre avec frisson, chaleur et sueurs ; puis survient la douleur vive, lancinante, parfois atroce, qui oblige le malade à se pelotonner dans son lit. En même temps, sans que l'auscultation l'explique, il y a une gêne respiratoire manifeste, et intense surtout si le malade tousse.

Quand la crise est passée, le malade ressent encore une douleur moins intense qui peut varier de place, mais répond presque toujours à un point enflammé du foie. Dutrouleau attache une grande importance, pour le diagnostic, à une douleur sympathique que le patient ressent quelquefois dans l'épaule droite ; cette douleur peut être plus ou moins vive et indiquerait une inflammation de la face convexe de l'organe.

Si le malade doit guérir, la douleur disparaît peu à peu, il reste de la gêne et une douleur vague ; si la maladie passe à l'état chronique, la douleur devient intermittente, lancinante, en même temps que la fièvre s'allume si l'hépatite marche à la suppuration.

L'ictère n'existe pas toujours après les crises ; parfois on constate une teinte jaune paille de la peau, une simple pâleur ictérique avec faible coloration des sclérotiques, mais il n'y a rien dans les urines, qui sont rouges, peu abondantes et ne contiennent de matières colorantes de la bile que lorsque l'ictère est intense.

Quand l'hépatite devient suppurative, le foie se tuméfie ; on constate une voussure, une saillie même quelquefois dans le point où siège l'abcès.

(*a*) Haspel, *Maladies de l'Algérie*, Paris, 1850. — Cambay, *Traité des maladies des pays chauds*, Paris, 1847. — Rouis, *Recherches sur les suppurations endémiques du foie*, Paris, 1860. — Mühlig, *Zeitschrift der Gesellsch. Wiener Aerzte*, t. VIII. — Andral, *Clinique médicale*. — Bristowe, *Transact. of the Pathol. Society*. — Budd, *On the Diseases of the Liver*, London, 1851. — Murchison, *Observ.*

particulièrement dans les Indes, observent très souvent des hépatites, des renseignements précieux et utiles(1). Ce que nous trouvons dans nos services hospitaliers, sous notre climat, c'est le résultat de cette hépatite; l'hépatite suppurée qui entraîne des abcès volumineux du foie, et, en ce moment, à cet hôpital même, vous pouvez voir, dans le service de mon collègue et ami Perier, un beau cas de ces abcès contractés dans les pays chauds (2). Des abcès des pays chauds.

(1) Les nègres sont beaucoup moins atteints d'abcès du foie que la race blanche, et Boudin a constaté au Sénégal 70 cas d'abcès du foie dans la race blanche, tandis que dans le même espace de temps il n'en observait qu'un dans la race noire. Voici d'ailleurs les chiffres qui expliquent la fréquence comparée des abcès du foie dans les deux races :

	Sur 1 000 hommes.	
	Anglais	nègres
Guyane	1,0	0,3
Trinité.........	1,1	0,8
Tabago	2,0	1,0
Saint-Vincent...	1,6	0,0
Barbade	1,4	0,9
Sainte-Lucie ...	1,0	0,9
Dominique.....	1,9	0,6 (*a*)

(2) Les *abcès* sont superficiels ou profonds ; d'après Rouis, ils siègent plus souvent dans le lobe droit que dans le lobe gauche. Sur 156 cas, le lobe droit était pris 122 fois, le lobe gauche 3 fois, le droit et le gauche ensemble 23 fois, le lobe droit et le lobe de Spigel ensemble 2 fois, et les trois lobes réunis 7 fois. Ils diffèrent des abcès métastatiques ou pyohémiques qui ont une couleur brune, sont petits, disséminés à la surface et ne possèdent pas de membrane pyogénique. Les abcès de l'hépatite sont peu nombreux ; sur 66 autopsies, Dutrouleau a trouvé 41 cas dans lesquels il n'y avait qu'un abcès, 16 où il y en avait 2, 5 où il y en avait 3, 5 enfin où il y en avait un plus grand nombre ; il a remarqué de plus que sur ces 66 cas, il y avait 56 grands abcès, c'est-à-dire du volume d'une orange au moins ; 11 abcès moyens (de la noix à l'orange), 11 petits abcès.

Le pus des abcès récents est jaune, crémeux, inodore ; celui des abcès

on the Climate and Diseases of Burmah (*Edinb. Med. and Surg. journal*, 1854). — Morehead, *Researches on Diseases in India*, 1856. — Waring, *An Inquiry into the Statistics and Pathol. of Abcess of the Liver*. Trevandrum, 1854. — Ranal Martin, *the Lancet*, 20 et 27 août 1864. — Cameron, *the Lancet*, 1863. — Murchison, *loc. cit.*, p. 194. — Dutrouleau, *Traité des maladies des Européens dans les pays chauds*, Paris, 1861. — Anneslay, *Researches into the Causes, Nature and Treatment of the more prevalent Diseases of India*, London, 1817. — Sergent, *De l'hépatite spontanée*, thèse de Paris, 1862. — Maclean, *On the Treatment of Acute Hepatitis in its Suppurative Stage* (*the Lancet*, 1868. — Ramirez, *Du traitement des abcès du foie*, Paris, 1867. — Larivière, *Etude clinique des abcès du foie dans les pays chauds* (*Rec. de mém. de méd. milit.*, 1868). — Meyer, *Hepatitis suppurativa hervorgerufen durch Gallensteinbildung*, Gottingen, 1868. — Béhier, *Gaz. hôp.*, 1869. — Pentray, Thèse de Paris, 1869.

(*a*) Bordier, *Traitement des abcès du foie au Sénégal* (*Journ. de Thérap.*, 25 novembre 1880).

Que devra faire le médecin dans ce cas? Mais, avant d'aborder ce sujet, permettez-moi une courte digression sur l'origine même de ces abcès. Tout à l'heure je vous disais que ces collections puruleuses étaient la conséquence d'une hépatite suppurée; je tranchais ainsi une question importante de leur pathogénie: en effet, pour un grand nombre d'observateurs, les abcès du foie ne résulteraient pas de l'hépatite, mais de la dysenterie; les ulcérations de l'intestin déterminant le passage des matières septiques dans la circulation porte et le transport de ces matières dans la glande hépatique, d'où la présence d'abcès plus ou moins volumineux; j'ai, pour ma part, constaté à Paris même, lorsque j'étais chef de clinique du regretté Béhier, un abcès consécutif à une dysenterie. Le fait est donc acquis; mais en faut-il conclure que tous les abcès hépatiques des pays chauds aient cette origine intestinale? Nullement, mes-

Pathogénie des abcès du foie.

anciens est brun, lie de vin, contient quelquefois du sang ou des débris de l'organe; il prend une odeur ammoniacale, parfois putride.

Lorsqu'on n'intervient pas, si l'abcès n'est pas trop gros, il peut guérir par résorption (Haspel, Catteloup, Cambay, Dutrouleau, Morehead) ou bien il augmente de jour en jour de volume, et le malade, par suite des progrès de la maladie, tombe dans une adynamie profonde et meurt d'épuisement. Dans d'autres circonstances le pus se fraye un passage à l'extérieur ou dans les organes voisins. S'il y a des adhérences péritonéales, le pus peut se faire jour à travers les parois abdominales; dans le cas contraire il est versé dans le péritoine et provoque une péritonite rapidement mortelle. Si l'abcès s'ouvre dans le péricarde, la mort ne tarde pas à arriver, mais s'il s'ouvre dans les bronches, dans l'estomac, dans le côlon, on peut quelquefois obtenir la guérison.

Murchison rapporte dans son ouvrage une observation fort intéressante de guérison survenue chez un médecin atteint d'abcès du foie dont le pus fut évacué par les bronches (*a*).

(*a*) Cambay, *Traité des maladies des pays chauds et spécialement de la dysenterie de la province d'Oran*, Paris, 1847. — Haspel, *Maladies de l'Algérie*, Paris, 1850. — Dutrouleau, *Traité des maladies des Européens dans les pays chauds*, 1861. — Catteloup, *Mém. sur la coïncidence des abcès du foie avec la diarrhée et la dysenterie endémique de la province d'Oran* (*Recueil de mém. de méd. milit.*, 1842). — Boudin, *Traité de géographie et de statistique médicales*, Paris, 1857. — Saint-Vel, *Traité des maladies des régions intertropicales*, Paris, 1868. — Laveran, *Contribution à l'anat. pathologique des abcès du foie* (*Arch. de physiologie normale et pathologique*, Paris, 1874).

sieurs. Murchison soutient que, le plus souvent, ces abcès sont la conséquence de l'inflammation, et que la présence, dans ces cas, de la dysenterie ne constitue qu'un fait de coïncidence, coïncidence d'ailleurs bien fréquente, puisque dysenterie et phlegmasie du foie sont deux affections endémiques dans la zone tropicale, car il existe, dit-il, un grand nombre de cas d'abcès du foie chez des malades qui n'ont jamais eu de colite ulcéreuse.

Qu'ils résultent d'une inflammation hépatique ou qu'ils soient la conséquence de la dysenterie, les abcès du foie se présentent sous la forme suivante :

Symptômes des abcès du foie.

Ce sont des tumeurs fluctuantes, plus ou moins considérables, il y en a d'énormes, et qui augmentent inégalement le volume de la glande. Ces tumeurs, le plus souvent indolentes, s'accompagnent, comme tout travail suppuratif, d'accès de fièvre intermittente ou rémittente ; quelquefois, cependant, la fièvre fait défaut. Ces abcès, laissés à eux-mêmes, peuvent s'ouvrir au dehors, ou dans l'intestin, ou dans le péritoine, ou encore se frayer un chemin à travers le poumon et la plèvre (1).

Indications thérapeutiques

Quelle conduite tenir en pareil cas ? Nous nous trouvons en présence d'opinions diamétralement opposées. Budd soutient qu'il ne faut pas intervenir ; Murray, Cameron, Martin, Murchison et d'autres, veulent une intervention la plus

(1) Recherchant quelle pouvait être la durée de la maladie, Rouis a trouvé que, d'après ses observations, les cas terminés par la mort ont duré :

a. Lorsque les abcès ne se sont pas ouverts au dehors, 70 jours.

b. Lorsqu'ils se sont ouverts :

1° Par la partie thoracique ou abdominale, 70 jours.

2° Directement par les bronches, 125 jours.

3° Par les bronches après épanchement dans la plèvre, 185 jours.

4° Par le côlon, 150 jours.

5° Par le côlon et les voies biliaires, quelques mois.

Les cas de guérison, depuis leur début jusqu'à leur terminaison, ont duré comme suit, d'après les mêmes observations :

Lorsque le pus était sorti :

1° Par la paroi thoracique ou abdominale, 140 jours.

2° Par les bronches, 115 jours.

3° Par l'estomac, 180 jours.

4° Par le côlon, 140 jours.

prompte possible. C'est cette dernière pratique que vous devez suivre, car ne pas intervenir, comme le veut Budd, c'est augmenter de beaucoup les chances de mort; et ce n'est pas là, messieurs, une affirmation faite à la légère, mais bien basée sur une statistique sérieuse, qui montre que, sur 120 cas d'abcès du foie, on observe, s'il n'y a pas opération, une mortalité de 80 pour 100, tandis qu'avec l'intervention chirurgicale, cette mortalité s'abaisse à 32 pour 100 (1).

Des ponctions aspiratrices.

D'ailleurs, vous le savez, messieurs, nous faisons aujourd'hui cette opération avec une extrême facilité et sans aucun danger. Grâce aux appareils aspirateurs de Dieulafoy et de Potain, nous pouvons pénétrer sans inconvénient dans la glande hépatique, et s'il arrive, pour une cause ou pour une autre, que nous ne tombions pas dans la poche fluctuante, jamais ces explorations n'ont déterminé d'accident (2).

Si l'on s'en rapportait aux relations des médecins anglais, qui pratiquent dans l'Inde et font un usage journalier de ces ponctions aspiratrices, puisqu'ils veulent intervenir au début de l'abcès, on serait en droit de penser que ces ponctions soulagent toujours les malades (*a*), même lorsqu'elles n'amè-

(1) C'est la Société médico-chirurgicale d'Alexandrie (Egypte) qui a fait la statistique la plus étendue sur les abcès du foie; elle a réuni 123 cas de suppurations hépatiques et voici à quels résultats elle est arrivée :

Non opérés....	80 pour 100	
Opérés	32 —	
Grands abcès :		
Non opérés....	88 pour 100	
Opérés	68 —	
Petits abcès :		
Non opérés....	69 pour 100	
Opérés	30 —	(*b*)

(2) Lavigerie a fait des expériences sur les animaux pour juger de l'innocuité des ponctions dans le foie; il pratiquait chez les chiens des ponctions exploratrices et sacrifiait l'animal trois jours après, et quelque nombreuses qu'aient été ces opérations on ne trouvait aucune lésion du parenchyme hépatique (*c*).

La société médico-chirurgicale d'Alexandrie a reproduit ces expériences sur le bœuf, le cheval et le chien et a obtenu des résultats analogues.

(*a*) Cameron, *the Lancet*, 1863.
(*b*) *Bulletin de la Société médico-chirurgicale d'Alexandrie*, 1867.
(*c*) Lavigerie, *De l'hépatite et des abcès du foie*. Thèse de Paris, 1864.

nent pas l'issue du pus, en produisant dans ce cas une véritable saignée locale dans la glande enflammée.

De l'ouverture des abcès du foie.

Quoi qu'il en soit, nous devons toujours, avant d'arriver à une médication plus active, pratiquer ces ponctions aspiratrices. Dans les abcès hépatiques des pays chauds, cette simple opération ne peut suffire ; c'est une méthode de diagnostic, mais non une méthode curative. Il faut recourir à d'autres procédés pour permettre un libre écoulement au pus, et pour pratiquer, dans la poche, des lavages plus ou moins abondants.

Ces procédés, qui appartiennent au domaine de la chirurgie, sont les uns lents, les autres rapides ; je vous les ai déjà exposés lorsque je me suis occupé du traitement des kystes hydatiques, je ne ferai donc ici que vous les signaler rapidement.

Procédés lents.

Les procédés lents sont conseillés surtout par Graves et Récamier (1). Graves a préconisé une opération analogue à celle proposée par Bégin pour la cure des kystes hydatiques ; c'est-à-dire qu'il conseille d'inciser les parois abdominales jusqu'au niveau du péritoine, puis d'attendre que la nature fasse elle-même l'ouverture. Récamier préférait l'application des caustiques, et le procédé était le même que celui décrit pour l'ouverture des kystes hydatiques. C'est le pro-

(1) Récamier place sur le point saillant de la tumeur 20 à 30 centigrammes de potasse caustique, il obtient ainsi une eschare de 3 à 4 centimètres ; puis, lorsque celle-ci se détache, il remet sur la plaie un nouveau morceau de potasse caustique et renouvelle l'opération jusqu'à ouverture de l'abcès.

Graves incise les parties molles jusqu'à 3 ou 4 millimètres de l'abcès, remplit la plaie avec de la charpie et attend que l'inflammation suppurative amène l'ouverture de la poche. Bégin incise jusqu'au péritoine exclusivement, et attend que l'inflammation gagnant la paroi de l'abcès, celui-ci s'ouvre spontanément (a).

(a) Bégin, *Mémoire sur l'ouverture des collections purulentes et autres développées dans l'abdomen* (*Journal universel hebdomadaire de méd. et de chirurg.*, t. I, 1830). — Récamier et Velpeau, *Médecine opératoire*.

cédé qu'a employé Perier pour le cas dont je vous ai parlé tout à l'heure.

Procédés rapides.

Mais les procédés rapides sont préférés aujourd'hui, et l'on semble attacher moins d'importance à la formation d'adhérences, en se basant surtout sur ce fait que, dans les abcès des pays chauds, l'hépatite a déterminé, au début même de l'affection, les adhérences que l'on recherche; actuellement on paraît adopter le procédé de Cambay, qui conseille de pénétrer primitivement et directement dans la poche. C'est aussi le conseil de Dutrouleau, qui fait d'abord une ponction aspiratrice dans la poche, puis, se servant de la canule, laissée à demeure, comme d'une sonde cannelée, incise les tissus et ouvre largement, et pour ainsi dire d'un seul coup, l'abcès.

Cette pratique a été depuis perfectionnée, et grâce aux pansements de Lister, on conseille aujourd'hui d'ouvrir entièrement ces abcès avec le bistouri. C'est ce qu'a fait avec succès un médecin de Shang-Haï, Louis Stromeyer Little (1).

Quel procédé choisirez-vous? Ici, messieurs, toute méthode exclusive serait mauvaise. Lorsque vous aurez affaire à un

(1) Le docteur Little a eu l'occasion de traiter 23 abcès du foie. Dans les vingt premiers cas traités par l'ouverture après la ponction exploratrice, sans la méthode antiseptique, il a eu 19 décès; dans les trois autres, au contraire, où la méthode de Lister avait été employée, le succès a été complet. Voici comment procède Little : Il fait d'abord la ponction exploratrice avec un trocart d'un fort calibre (3 millimètres de diamètre environ) qu'il a eu le soin de plonger dans la solution phéniquée ; puis, une fois qu'on a trouvé le pus, il pratique une incision avec un long bistouri, incision qui doit être faite parallèlement aux côtes et comprendre toute l'épaisseur de la paroi. Cette opération se pratique dans l'atmosphère phéniquée de Lister. Pour faciliter l'élimination complète du pus on introduit dans la plaie une forte pince dont on écarte les mors, puis on fait un lavage avec une solution phéniquée au trentième; on place ensuite un tube à drainage du plus gros calibre, puis on recouvre le tout du pansement de Lister.

On renouvelle ce pansement chaque jour (a).

(a) Rochard, *Traitement des abcès du foie par l'ouverture large et directe combinée avec la méthode antiseptique de Lister* (*Comptes rendus de l'Acad. de méd.*, octobre 1880, et *Bull. gén. de Thérap.*, t. XCIX, p. 408).

abcès très volumineux, déterminant une déformation caractéristique de la région hépatique et amenant par son volume des troubles profonds, vous emploierez les procédés rapides, soit celui de Cambay, soit celui de Dutrouleau, modifié par Little. Lorsqu'au contraire l'abcès sera moins volumineux, l'opération moins urgente, vous pourrez user de la méthode de Récamier, procédé moins long qu'on ne le pense, puisque avec des applications réitérées de caustiques, il vous est possible en deux jours d'atteindre facilement le foie. Vous pourrez agir encore plus promptement en recourant, non plus aux caustiques, mais bien au cautère de Paquelin; vous renouvelleriez ainsi la pratique que, depuis un temps immémorial, les empiriques nègres suivent pour la cure des abcès du foie, chez leurs compatriotes (1). Enfin, dans les cas obscurs, et ces cas sont malheureusement très fréquents, vous n'interviendrez que lorsque la ponction exploratrice, souvent répétée, n'aura pas amené la guérison de l'abcès.

Qu'on ait recours au procédé lent ou à un procédé rapide, une fois que la poche est ouverte les soins du médecin consistent à faire des lavages antiseptiques, soit avec du chloral, soit avec des solutions d'acide borique ou phéniqué.

Accidents consécutifs à l'ouverture des abcès.

Après l'opération deux accidents peuvent se montrer : d'abord les hémorrhagies, et cela se comprend lorsqu'on songe à la circulation si active du foie; puis des fistules biliaires. Les hémorrhagies sont plus souvent veineuses, et des

(1) Voici le procédé empirique dont se servent les nègres pour ouvrir les abcès du foie. Ils promènent sur un point de la région hépatique un fer rouge, puis au bout de plusieurs jours on débride largement avec un couteau. D'après Bordier, les opérateurs nègres du Sénégal baseraient ce mode opératoire sur ce fait qu'ils ont observé, ce qui est d'ailleurs parfaitement exact, qu'une brûlure profonde faite sur un point de la paroi abdominale détermine une inflammation adhésive du péritoine qui correspond à ce point (*a*).

(*a*) Bordier, *Traitement des abcès du foie au Sénégal* (*Journ. de Thérap.*, 25 novembre 1880, p. 852).

injections froides au perchlorure de fer peuvent les faire disparaître. L'autre accident, la création d'une fistule biliaire, résiste souvent très longtemps, et quelquefois les malades conservent toute leur vie un trajet fistuleux qui donne passage à un écoulement plus ou moins considérable de bile.

De la cirrhose.

Jusqu'ici je ne me suis occupé que du traitement de l'hépatite, et je vous ai montré combien cette affection était rare dans nos climats; il n'en est malheureusement pas de même d'une autre forme d'inflammation de la glande hépatique, l'hépatite interstitielle, que vous observez fréquemment dans nos salles et que vous connaissez tous sous le nom de *cirrhose.*

Nature de la cirrhose.

A qui voudrait nier les progrès importants qu'a fait faire l'histologie à l'étude des maladies, je ne connais pas de meilleur exemple à citer que cette question de la cirrhose. Au début de mes études, il y a trente ans, nous en étions encore à la cirrhose de Laennec (1), c'est-à-dire à l'existence de deux substances dans le foie, la substance jaune et la substance

(1) C'est Laennec qui le premier décrivit la cirrhose comme maladie spéciale. Il lui donnait le nom de κιῤῥός, roux, et considérait les granulations que présentait la coupe du foie comme une production de nature parasitaire analogue aux tubercules et appelait ces granulations des *cirrhoses*. Andral admettait dans le foie deux substances, et tandis que l'une, la substance rouge vasculaire, s'atrophiait, l'autre, la substance jaune glandulaire, s'hypertrophiait; Becquerel, en 1840, soutint au point de vue anatomo-pathologique la vérité de cette division du foie en deux substances. Gubler, en 1853, montra les travaux faits à l'étranger, par Kiernan en Angleterre, Hallmann en Prusse et le premier il indiqua la véritable nature de la cirrhose.

Enfin c'est Charcot qui, dans ces dernières années, a insisté sur l'importance de la périphlébite comme point de départ de l'hépatite interstitielle (*a*).

(*a*) Laennec, *Auscultation médiate*, 2e éd., Obs. 35 et note annexée. — Andral, *Précis d'anatom. path.*, Paris, 1829. — Becquerel, *Recherches anat.-path. sur la cirrhose du foie* (*Arch. gén. de méd.*, avril 1840). — Gubler, *Théorie de la cirrhose*. Thèse d'agrég., 1853. — Hallmann, *De cirrhose hepatis*, Berol., janvier 1839.

rouge, et à la prédominance de la première sur la seconde dans la cirrhose.

Voyez quel chemin parcouru depuis cette époque ; aujourd'hui nous connaissons parfaitement les lésions de la cirrhose ; nous savons que c'est l'hyperplasie de la gangue conjonctive du foie qui étouffe les cellules hépatiques et comprime le réseau capillaire veineux ; nous savons aussi que cette inflammation interstitielle, comme on dit aujourd'hui, a pour point de départ les ramifications de la veine porte et que c'est dans le tissu cellulaire qui entoure ces veines, dans l'espace interlobulaire de Kiernan, que débutent les phénomènes inflammatoires.

Ceci a une grande importance au point de vue de la pathogénie de la cirrhose; elle explique l'action si évidente des alcools sur le développement de cette affection — cause tellement fréquente, qu'en Angleterre on donne à cette affection le nom de foie des buveurs : *gin drinker's liver*. L'alcool puisé à la surface de l'intestin par le système veineux passe dans le foie, mais sa présence dans les ramifications de la veine porte détermine une véritable périphlébite de nature spéciale qui, se propageant au réseau conjonctif du foie, détermine de proche en proche cette hyperplasie particulière qui caractérise la cirrhose.

Fréquence de la cirrhose.

Comme les habitudes alcooliques suivent depuis quelques années une marche toujours croissante, et cela à Paris comme dans tous les autres pays de notre globe, comme de plus, vu le prix élevé du vin et les ravages du phylloxera, les alcools d'origine de vin deviennent d'une rareté telle, qu'ils ne peuvent plus être bus que sur la table du riche, et même du millionnaire, — ce qui fait qu'on ne trouve plus dans les débits de vins que des alcools de betteraves ou de grains, — on comprend facilement le nombre croissant des cas de cirrhose alcoolique.

Ces deux conditions, abus plus considérable des alcools et alcools de mauvaise qualité, expliquent donc suffisamment la grande fréquence de la cirrhose, et nous avons toujours dans nos salles un ou deux types de cette affection.

Cependant, dans les expériences (1) que j'ai entreprises avec Audigé sur des porcs que nous soumettions à un empoisonnement lent et journalier d'alcool, nous n'avons pu déterminer, après un an et demi d'expérimentation, chez ces animaux, d'hépatite interstitielle. Il ne faudrait pas conclure du résultat négatif de ces expériences que l'alcool ne joue aucun rôle dans la cirrhose, mais ce fait s'explique par la disposition anatomique du foie de ces animaux qui, à l'état normal, présente un développement assez considérable de la gangue con-

(1) Dujardin-Beaumetz et Audigé ont établi aux abattoirs de la Villette, à Paris, une porcherie expérimentale qui renferme des animaux qui sont soumis depuis le mois de juillet 1879 à une intoxication journalière de différents alcools. Cette intoxication n'a déterminé chez ces animaux, après dix-huit mois d'expérience, aucun phénomène mortel. Chez un de ces animaux abattu au mois de juillet 1880, Cornil a constaté une légère inflammation de l'estomac et une dégénérescence graisseuse qui s'éloignait peu de ce que l'on constate normalement dans le foie de ces animaux.

Les animaux prennent en moyenne de 1 à 2 grammes d'alcool par kilogramme de poids du corps. Au mois de décembre 1880, chaque animal consommait par jour, en deux repas, de 300 à 400 grammes d'alcool. A cette dose on constatait des signes positifs de catarrhe stomacal et un abrutissement profond, même lorsque l'on cessait pendant quelques jours l'emploi de l'alcool. L'usage journalier de l'alcool chez les porcs détermine une ivresse profonde sans période d'excitation bien marquée. Les animaux restent plongés dans un sommeil torpide dont la durée varie selon la dose administrée. Lorsque cette dernière est trop considérable et dépasse 2 grammes par kilogramme, les porcs dorment alors jusqu'au lendemain matin et leur alimentation devient tellement insuffisante, qu'ils maigrissent et succomberaient promptement si la dose était continuée.

L'absinthe, à l'inverse des autres alcools, détermine une période d'excitation des plus marquées.

Enfin il faut noter un fait important, c'est que, pendant l'hiver rigoureux de 1879, on a dû cesser l'administration des alcools parce que les animaux se refroidissaient à un tel point, qu'il était impossible de continuer l'expérience (*a*).

(*a*) *Compte rendu du Congrès de tempér. de Bruxelles*, 1880 (Journal *la Tempérance*, 1880, p. 546).

jonctive pour séparer chacun des lobules et empêcher leur compression.

Symptômes de la cirrhose.

Vous connaissez tous le tableau symptomatique qu'offrent les cirrhotiques lorsqu'ils entrent à l'hôpital : ascite plus ou moins développée, diarrhée séreuse abondante, hémorrhoïdes, développement plus ou moins considérable des veines abdominales, état cachectique avancé, amaigrissement profond, urines rares et chargées en couleur, foie peu volumineux, rate au contraire très développée ; tels sont les symptômes observés en pareils cas, et qui résultent tous du trouble mécanique apporté à la circulation de la veine porte.

C'est ce trouble, ayant son origine dans le réseau intrahépatique, qui a pour conséquence la stase du sang dans la veine porte et les veines mésaraïques, ce qui entraîne le passage de la sérosité dans la cavité abdominale, empêche l'assimilation sur la surface de la muqueuse intestinale et produit de cette façon la diarrhée séreuse et les hémorrhoïdes.

C'est pour vaincre cet obstacle que la rate augmente de volume et c'est pour établir une circulation supplémentaire que se développe la circulation sous-cutanée abdominale (*a*).

Mais ce que nous venons de voir n'est que la période ultime de la maladie ; il en est une autre qui précède l'organisation du réseau conjonctif, période congestive, pour laquelle le plus souvent le malade ne réclame pas les soins médicaux ; il ne vient en effet à l'hôpital que lorsque sa maladie a amené l'ascite et il ne réclame un traitement actif que lorsque ce dernier est le plus souvent déjà impuissant.

Traitement de la cirrhose.

Dans ces inflammations scléreuses interstitielles, nous ne pouvons atteindre que l'élément congestif qui précède l'orga-

(*a*) Sappey, *Recherches sur un point d'anatomie pathologique relatif à l'histoire de la cirrhose.*

nisation conjonctive (1). Et ce que je vous dis du foie, je le répéterai aussi à propos des néphrites interstitielles ; des myélites scléreuses dont le processus inflammatoire est le même. Une fois la prolifération des cellules conjonctives établie, nous ne pouvons, par des moyens thérapeutiques, détruire cette organisation et surtout remplacer soit les cellules hépatiques, soit les glomérules de Malpighi, soit les tubes nerveux.

Nous ne pouvons donc agir d'une manière efficace que dans la première période de la maladie caractérisée par des phénomènes congestifs ; aussi, chez toute personne adonnée aux boissons alcooliques, vous devrez prêter votre attention aux moindres symptômes hépatiques et les combattre par les moyens que je vous ai décrits comme pouvant diminuer l'hy-

(1) Dans la première période de la maladie, le foie, dans la cirrhose vulgaire, est lisse, plus ou moins augmenté de volume, d'une consistance plus grande qu'à l'état normal, hypérémié et quelquefois imprégné d'une matière visqueuse. Le tissu conjonctif qui sépare les lobules est devenu plus dense et forme parfois des bandes assez épaisses qui entourent plus ou moins régulièrement les îlots hépatiques.

Plus tard la consistance augmente, le tissu de la glande est résistant et se déchire difficilement, les fibres conjonctives subissent une sorte de rétraction, la surface de l'organe cesse d'être lisse, elle devient granuleuse, inégale, et les granulations se voient à travers la capsule épaissie. Ces granulations sont de grosseur variable, depuis un grain de millet, un pois, jusqu'à une noisette et une petite noix ; elles peuvent être séparées les unes des autres par des sillons assez profonds, ce qui donne au foie un aspect lobé.

Par suite de l'envahissement et de la rétraction des fibres conjonctives l'organe s'atrophie, il peut même ne plus représenter que les deux tiers ou la moitié de son volume normal ; son tissu devient dur, résistant et crie à la coupe, qui est souvent luisante.

Dans certaines parties de la glande, les cellules hépatiques restent intactes ; dans d'autres, elles sont resserrées, aplaties par les bandes de tissu conjonctif ; elles deviennent graisseuses et pigmentées de pigment biliaire ou sanguin qui donne à l'îlot attaqué une couleur jaune fauve ou brunâtre.

Dans les travées conjonctives, à une certaine période de la maladie, on constate une riche vascularisation, il y a de nombreux vaisseaux volumineux, tortueux, ayant la structure embryonnaire et en connexité avec le système porte intra-hépatique ; mais peu à peu le tissu fibreux, envahissant complètement le lobule, celui-ci disparaît avec les vaisseaux et les canalicules biliaires.

pérémie du foie, c'est-à-dire que vous pourrez employer les révulsifs, les cholagogues, la diète lactée et l'abstinence absolue des boissons alcooliques. Par ces moyens on obtient quelquefois des résultats véritablement merveilleux, et un des faits les plus curieux, que j'ai moi-même observé, est à coup sûr celui d'un malade qui m'a été présenté par M. le docteur Tourangin et qui offrait tous les symptômes d'une cirrhose assez avancée; il est aujourd'hui complètement guéri, et cela depuis plus de deux ans (1).

Est-ce à dire que, lorsque la cirrhose a atteint son développement complet, on n'ait pas à intervenir? Si, à coup sûr, il faut intervenir, et on doit s'efforcer de combattre les troubles mécaniques apportés à la circulation porte et en particulier ce qui en résulte.

Traitement de l'ascite.

Pourrez-vous donc par des diurétiques ou des purgatifs énergiques faire disparaître l'ascite? C'est l'opinion de plusieurs médecins qui ont pensé trouver dans la cirrhose l'indication de la médication antihydropique, dont je vous ai fait le tableau à propos des maladies du cœur. Je ne partage pas cette manière de voir et je soutiens que, dans la plupart des cas, les diurétiques et surtout les purgatifs n'ont aucun effet sur la disparition de l'épanchement abdominal, et lorsqu'on prolonge trop les doses, on amène des accidents qui aggravent au lieu d'améliorer l'état du malade. Je crois donc qu'a-

(1) Voici le résumé de cette curieuse observation :

M. R..., horloger, âgé de quarante-quatre ans, adonné à des boissons alcooliques, sans pour cela jamais être en ivresse, a contracté ses habitudes alcooliques pendant le siège de Paris. Cet homme était dans un état cachectique très avancé, le foie était très volumineux et de forme irrégulière; les urines étaient en petite quantité et de couleur très foncée; il y avait de la diarrhée; enfin le dépérissement était si rapide que l'on crut d'abord à un cancer du foie à marche prompte.

Le malade fut soumis à la diète lactée et des vésicatoires furent appliqués sur la région hépatique; après six mois de ce traitement il était complètement guéri (1878), et aujourd'hui, en 1880, la guérison ne s'est pas démentie.

près quelques tentatives modérées, nous devons cesser les diurétiques et les drastiques.

De la ponction chez les cirrhotiques.

Faudra-t-il recourir à la ponction? Ici encore les discussions sont des plus vives. Dans la plupart des cas, et je n'ai qu'à vous montrer ce qui se passe sous vos yeux dans nos salles, vous voyez que la ponction chez les cirrhotiques vrais, au lieu de prolonger leur existence, active au contraire leur fin; aussi, le plus souvent, je reste sourd à leurs prières, et je retarde le plus possible cette opération, que je ne pratique que dans les cas ultimes, lorsque les malades asphyxient par suite du développement énorme de l'abdomen. Cette pratique, messieurs, ne m'est pas personnelle, vous la verrez adoptée par un grand nombre de mes collègues.

L'histoire médicale a consigné cependant des observations curieuses, dans lesquelles on a vu des malades résister pendant des mois, pendant même des années, grâce à des ponctions souvent répétées; on a même constaté, dit-on, des guérisons par ce moyen.

Indications et contre-indications de la ponction.

Il y a donc là une question d'opportunité qu'il faut résoudre ici. Dans certains cas, en effet, la cirrhose ne porte que sur une portion limitée de la glande hépatique, et si le malade vient, par une hygiène bien entendue, par une abstinence absolue des boissons alcooliques, à arrêter la marche envahissante de la sclérose hépatique, on comprend que, le liquide ne se produisant qu'en petite quantité, lentement, et même ne se reproduisant pas, grâce à une circulation veineuse supplémentaire suffisante, une ponction pratiquée à propos dégage l'abdomen, favorise la circulation porte et met le malade dans une situation meilleure. Tandis que, au contraire, lorsqu'on a une cirrhose complète du foie, la méthode des ponctions n'étant que palliative, le malade est forcé de puiser dans son sang, et cela en un temps très court, l'énorme quantité de sérosité qui va prendre la place du liquide que vous avez enlevé, et cette saignée séreuse si abondante affaiblira, si elle ne tue pas votre malade déjà cachectique.

Comment juger de l'opportunité de la ponction? Si vous avez affaire à un homme jeune, vigoureux, si les fonctions digestives se font assez régulièrement, si la nutrition n'est pas trop altérée, votre devoir est de pratiquer une ponction et d'observer alors si la reproduction du liquide est plus ou moins prompte. Si elle est rapide et si après trois ou quatre jours le ventre a repris son volume primitif, vous ne devez pas renouveler la ponction; si, au contraire, le malade a bénéficié quinze jours, trois semaines, un mois, de la ponction, vous pourrez recommencer l'opération.

Mais, lorsque le cirrhotique est très cachectique, lorsque son amaigrissement est considérable, lorsque l'assimilation ne peut se faire, je crois que dans ce cas, si vous tenez à prolonger la vie du malade, vous ne devez pas pratiquer la ponction. L'économie s'habitue d'abord dans une certaine mesure à cette accumulation quelquefois énorme de liquide dans le ventre, puis peu à peu le malade s'affaiblit et il finit par succomber à la cachexie.

En dehors de cette discussion si intéressante des ponctions, y a-t-il lieu de formuler d'autres indications pour le traitement de la cirrhose? Je n'en vois aucune de bien nette, sauf la diète lactée; grâce au lait, en effet, vous pourrez augmenter la quantité d'urine, soutenir le malade et prolonger sa vie. C'est là bien peu de chose, mais, je vous le répète, ce peu résulte des désordres profonds produits dans la glande hépatique, désordres qui sont toujours au-dessus de toute médication.

Telles sont, messieurs, les indications thérapeutiques que j'ai cru devoir vous faire connaître à propos des maladies du foie. Cet exposé est bien incomplet, mais il l'est un peu par ma faute, parce que, voulant être logique et fidèle au principe même de ces leçons de clinique thérapeutique, je me suis efforcé de ne m'occuper que des affections que vous pouvez observer à l'hôpital, laissant de côté les autres maladies hépatiques, qui ne seront pour vous que des raretés. J'ai exposé exclusivement devant vous les affections que vous aurez à combattre dans votre pratique, et en agissant ainsi je crois avoir fait œuvre utile.

Dans la deuxième série de ces leçons, je vais étudier, messieurs, des maladies qui ont de grandes analogies avec celles du foie : les maladies des reins.

TRAITEMENT

DES

MALADIES DES REINS

PREMIÈRE LEÇON

CONSIDÉRATIONS GÉNÉRALES.

SOMMAIRE : De l'anatomie du rein. — Des épithéliums du rein. — Des théories de l'urination. — Théorie de Wittisch et Küss. — Théorie de Ludwig. — Théorie de Bowman. — Le rein est un filtre sélecteur. — De l'urine. — Composition de l'urine. — Quantité d'urine. — Matériaux solides de l'urine ; moyens de les reconnaître. — De l'urée. — Procédés cliniques d'analyse de l'urée. — Des chlorures. — Procédé clinique d'analyse des phosphates. — Du rein au point de vue thérapeutique. — De l'élimination des substances médicamenteuses par les reins. — Importance de cette élimination. — Rapidité de l'élimination. — Durée de l'élimination. — Lois qui président à l'élimination. — Dangers de la non-élimination. — Influence des maladies du rein sur cette non-élimination. — Action toxique des substances médicamenteuses.

Avant d'entrer dans l'étude de la thérapeutique des affections rénales, je vais, comme je l'ai déjà fait pour les autres organes, résumer le plus brièvement possible l'anatomie et la physiologie du rein, et j'insisterai surtout sur l'étude clinique des urines. Je vous démontrerai, en effet, qu'il est impossible d'établir une thérapeutique sérieuse des maladies du rein, sans examiner avec soin et pour ainsi dire chaque jour les modifications qui se produisent dans le liquide urinaire. Il faut donc que tout médecin soit à même de faire cet examen, et vous verrez qu'en suivant certains procédés, cet examen est des plus simples et des plus faciles.

Anatomie du rein.

Vous connaissez l'anatomie du rein, vous connaissez sa forme, sa situation, vous connaissez les différentes parties qui le composent, je ne reviendrai pas sur ces points. Constitué essentiellement par le glomérule de Malpighi, qui est enveloppé par la capsule de Bowman, le rein peut être considéré comme un amas de glomérules et de tubes qui mèneront au dehors les produits qui s'écouleront de ces glomérules.

Les conduits urinaires, vous le savez, se présentent sous trois aspects : les tubes contournés, *tubuli contorti*; puis des tubes à volume moins considérable appelés *anses de Henle*, placés pour ainsi dire au milieu du trajet des tubes contournés; enfin des tubes collecteurs droits et rayonnés, *tubuli recti*, aboutissant dans les bassinets.

Des épithéliums du rein.

L'épithélium de toutes ces parties joue un rôle considérable dans la pathogénie urinaire; il n'est pas le même dans toute l'étendue du tube excréteur; sphéroïdal dans la première portion des tubes contournés, il devient pavimenteux dans la branche descendant de l'anse de Henle, enfin cylindrique dans le tube collecteur (1). La différence dans les épithéliums indique des différences dans les fonctions, et vous verrez, lorsque je vous exposerai les théories de l'urination, qu'on a fait jouer à ces tissus un rôle considérable.

(1) Heidenhain a fait une étude fort complète de l'épithélium du rein ; il a montré d'abord que l'épithélium qui recouvre la capsule de Malpighi se prolonge entre tous les capillaires. Cet endothélium est formé de cellules plates membraniformes ; l'épithélium qui recouvre les canalicules contournés serait surtout remarquable par la présence de bâtonnets serrés les uns contre les autres. Ces bâtonnets seraient dirigés dans le sens de la longueur de la cellule, c'est-à-dire perpendiculairement à l'axe du canalicule. On ne connait pas encore les fonctions de cet épithélium. L'épithélium de la partie étroite du tube de Henle est très régulier et à noyaux proéminents dans sa partie descendante, mais dans sa partie ascendante on retrouverait encore l'épithélium à bâtonnets (*a*).

(*a*) Heidenhain, *Mikroscopische Beitrage zur Anatomie und Physiologie der Nieren* (*Arch. f. mikr. Anatomie* de Schultze, t. X, fasc. I, p. 150, 1879.

Théories de l'urination.

Prévost et Dumas ont démontré en 1823 que l'urine est séparée du sang par le rein, et cette démonstration est encore aujourd'hui inattaquable malgré les travaux de Oppler, de Chrzonszczensky, de Zalesky et de Gaetano Primavera (1). Cette opinion est basée sur l'expérience qui consiste, soit à supprimer le rein, soit à porter des ligatures sur les vaisseaux rénaux, et l'on voit alors, dans ces cas, l'urine s'accumuler dans le sang; ce fait est d'ailleurs démontré aujourd'hui avec toute la rigueur scientifique désirable par Gréhant et par Pawlinof, de Moscou. Ainsi donc, le rein n'est qu'un filtre ou, comme vous le verrez et comme je vous l'ai dit déjà dans mes leçons sur les maladies du cœur, le rein est un organe dialyseur. Mais dire que le rein sépare les matériaux de l'urine accumulés dans le sang, ne suffisait pas; on a voulu aller plus loin et expliquer le mécanisme intime de cette filtration, d'où trois théories.

Théorie de Wittisch et Küss.

La première est celle de Wittisch et Küss, qui ont dit qu'à travers la membrane épithéliale recouvrant la capsule de Bowman, filtrait non seulement l'urine, mais encore l'albumine et que les tubes contournés faisant suite à la capsule avaient pour fonction d'absorber l'albumine et de laisser s'écouler l'urine. Ici, vous le voyez, le rein serait un véritable organe dialyseur, puisque, en considérant la membrane de Bowman comme une membrane dialysatrice, on trouve, au-dessus comme au-dessous, un liquide albumineux. Vous voyez aussi l'importance considérable de l'épithélium des tubes contournés, puisque cet épithélium aurait pour fonction

(1) Le professeur Gaetano Primavera a soutenu que le rein n'était pas un simple filtre et il pense que l'urée, l'acide urique et probablement l'urophéine et l'uroérythrine se produisent dans les reins. Il se base surtout sur la cristallisation différente du nitrate d'urée, qui varie dans l'état physiologique; il y aurait donc dans les maladies du rein une altération qualitative de l'urée, en rapport avec le trouble fonctionnel de l'organe (*a*).

(*a*) Primavera, *Sulli reni sians o no dei simpli filtri* (*il Morgagni*, Naples, 1872, p. 789).

d'absorber l'albumine, et d'après cette manière de voir, il suffirait que ces couches épithéliales fussent altérées ou fissent défaut pour que l'albumine pût passer dans l'urine.

Théorie de Ludwig.

Dans une autre théorie, celle de Ludwig, l'urine sortirait de toutes pièces du plasma sanguin à travers la capsule de Bowman, mais elle serait très aqueuse et les épithéliums des tubes contournés auraient pour fonction, non de reprendre l'albumine, mais bien d'absorber l'eau et par cela même de concentrer l'urine.

Théorie de Bowman.

Dans la dernière théorie, dite de Bowman, la fonction de l'épithélium des tubes contournés serait aussi très importante, car d'après ce physiologiste, l'eau seule filtrerait à travers la capsule du glomérule et les épithéliums des tubes contournés auraient pour fonction de sécréter certaines matières azotées et en particulier l'urée. Cette théorie qui s'éloigne le plus de celle admise généralement donnerait aux tubes contournés un rôle prépondérant à celui du glomérule.

Ces opinions ont été critiquées par les uns, adoptées par les autres, et la démonstration expérimentale est encore à faire. Mais cependant, tous sont d'accord, physiologistes et cliniciens, pour attacher une importance considérable à l'épithélium des conduits excréteurs de l'urine et pour placer en ce point la clef des fonctions normales et des troubles pathologiques de l'urination.

Le rein est un filtre sélecteur.

Cet épithélium, comme le fait remarquer Farabeuf (a), a ses moments de paresse et d'excitation; il vieillit comme le reste de l'organisme, et selon sa période d'activité exagérée ou de ralentissement, on voit survenir des troubles plus ou moins marqués dans l'économie; en en mot, le rein est bien un filtre, comme le disent Prévost et Dumas, mais c'est un filtre intelligent, et si vous voulez me permettre cette expression,

(a) Farabeuf, *Cours d'histologie à la Faculté de médecine*, 1877-78.

c'est un filtre sélecteur, c'est-à-dire paraissant choisir certains éléments dans le sang pour les expulser au dehors.

L'urine est un des produits d'excrétion les plus importants de l'économie ; je ne puis ici vous faire l'histoire de ce liquide, permettez-moi de vous renvoyer pour cela aux ouvrages spéciaux (1). De l'urine.

Vous savez que l'urine présente une composition spéciale qui fait que dans ce liquide il y a pour ainsi dire deux urines : l'une, l'urine solide (2), la plus importante, est constituée par les matières azotées et minérales; l'autre, liquide, est l'urine ne renfermant que de l'eau.

L'urine, à l'état normal, est toujours acide, et si elle devient neutre, ce n'est, comme nous l'a montré Fustier, qu'avant les Réaction de l'urine.

(1) Yvon donne dans le tableau suivant la composition moyenne de l'urine normale, par litre et par vingt-quatre heures, chez l'homme :

Caractères généraux.

Quantité des 24 heures. Homme.	1 400 à 1 500 gr.
Quantité des 24 heures. Femme..	1100 à 1200
Consistance..	fluide.
Couleur......	jaune ambre ou citron.
Aspect	transparent.
Dépôt........	nul ou floconneux, peu abondant.
Odeur.......	sui generis.
Réaction	franchement acide.
Densité......	1 018 à 1 022.

	Par litre.	Par 24 heures.
Eléments organiques .	26 à 27 gr.	35 à 36 gr.
Eléments minéraux...	8,5 à 10	12 à 14
Total des substances dissoutes..	34 à 37	48 à 52

Eléments organiques.

Urée. Homme.	18 à 24 gr.	25 à 38 gr.
Urée. Femme..	16 à 20	20 à 32
Acide urique.	0,30 à 0,40	0,50 à 0,70
Acide hippurique......	0,20 à 0,25	0,30 à 0,40
Créatine et créatinine .	0,40 à 0,80	0,60 à 1,20

Eléments minéraux.

Acide chlorhydrique (chlore).	4g à 5g	6g à 8g
Chlorure de sodium..	6,6 à 8	10 à 12
Acide sulfurique....	2	3
Acide phosphorique.	1,66	2,50
Chaux.....	0,20 à 0,30	0,35 à 0,45
Magnésie..	0,10 à 0,13	0,15 à 0,20

(2) Le tableau suivant permet de constater une différence notable dans la proportion des solides excrétés en 24 heures :

Français (Becquerel).....	39g, 52
Anglais (Harley)..........	53 ,00
Allemands (Lehmann)....	67 ,82

L'âge et le sexe ont aussi une grande influence sur les éléments solides de l'urine ; ainsi les enfants rendent proportionnellement plus de matières solides que les adultes, et les femmes sécrètent moins de matières solides que les hommes, comme le montre le tableau suivant de Harley:

repas (1); elle présente aussi une couleur variable, due, vous le savez, à une matière colorante unique (2), l'urobiline, qui

Urine des 24 heures.
Poids moyen, 140 livres. Age, 25 ans.

	Hommes.	Femmes.
Total des solides.	53g,00	44g,50
Substances organiques........	36,00	31,00
Substances inorganiques......	16,40	13,50
Matières solides pour chaque livre du poids du corps.........	0,37	0,35

Ces observations ont été prises sur des Anglais adultes des deux sexes et le tableau renferme les moyennes de quatre analyses.

D'après Harley, la grossesse a une grande influence sur les matériaux solides, et plus le moment de l'accouchement est proche, plus ces matières diminuent.

Dans la maladie, on constate aussi le plus souvent une diminution. Parmi les médicaments, les uns font varier en plus, les autres en moins, la quantité de ces matériaux de l'urine.

Parmi les premiers sont l'opium, la morphine, la cicutine, la jusquiame, le chanvre indien, le citrate de fer et de quinine; parmi les seconds se rangent la digitale, l'atropine, le colchique. L'alcool et la bière, d'après Bocker, diminuent les solides, le vin du Rhin les augmente au contraire.

Les reptiles et tous les animaux dépourvus de vessie urinaire et munis d'uretères s'ouvrant directement dans le rectum rendent des urines solides, et ces urines ne diffèrent des urines liquides que par l'absence d'eau.

(1) Bence Jones a prétendu qu'il existait un équilibre compensateur entre l'acidité de l'urine et celle du suc gastrique. D'après lui, l'urine est à son minimum d'acidité lorsque l'estomac a son degré d'acidité extrême. Roberts a avancé que l'urine devenait alcaline deux ou trois heures après les repas. Pour Byasson, l'urine la moins acide serait celle qui suivrait le premier repas, la plus acide, au contraire, serait celle de la nuit. Neubauer et Vogel ont adopté la manière de voir de Byasson. Georges a aussi soutenu que la réaction alcaline apparaissait deux heures après le repas. Delavaud affirmait au contraire que l'urine est acide dans la journée, excepté dans la matinée, où elle est le plus souvent neutre ou alcaline. Enfin Fustier, qui a fait sur la réaction de l'urine un travail important, a démontré que l'urine est toujours plus acide après les repas et que son maximum d'acidité est vers quatre heures après le dîner ; l'urine, au contraire, est toujours neutre ou alcaline vers huit ou neuf heures du matin, avant l'ingestion de tout aliment (*a*).

(2) D'après Harley, la matière colorante de l'urine serait l'urohématine, qui se présente sous forme d'une poudre rouge vif, incristallisable, soluble dans l'alcool, l'éther et le chloroforme, soluble dans l'urine fraîche, mais insoluble dans l'eau. Esoff a donné d'ailleurs un bon procédé pour retirer l'urobiline de l'urine. Hoppe-Seyler a aussi montré la manière d'obtenir l'urobiline en faisant agir sur cette substance un corps réducteur.

Stockvis a de plus signalé l'identité qui existe entre l'urobiline et l'hydrobilirubine et la cholételine, qui est le produit ultime de l'oxydation de la bilirubine par le réactif de Gmelin.

L'urine contient aussi une matière

(*a*) Fustier, *Essai sur la réaction de l'urine.*

dérive comme la bilirubine de la matière colorante des globules sanguins, de l'hématine; enfin, elle renferme parmi les matériaux azotés une substance des plus importantes : l'urée (1)

Composition de l'urine.

colorante qui se manifeste sous l'influence de certains acides, acide nitrique ou acide chlorhydrique ; c'est ce que Gubler a décrit sous le nom d'indigose urinaire ou indican. D'après les travaux de Niggler, de Newki, de Joffé, d'Edlefsen, cet indigose urinaire ou indican proviendrait de l'indol, C^7H^8Az. Cet indol résulterait de l'action du suc pancréatique sur l'albumine. La présence ou l'absence de l'indigose urinaire indiquerait donc la digestion plus ou moins complète des matières albuminoïdes par le pancréas.

Bogomoloff a d'ailleurs étudié avec soin les matières colorantes de l'urine à l'état pathologique et c'est dans ces dernières qu'il a placé la pyrocatéchine, que Baumann a découverte dans l'urine du cheval et que Muller, Ebstein et Rajewski ont rencontrée dans l'urine de l'homme.

La couleur des urines varie du reste beaucoup selon l'état de santé, les aliments, les boissons ou médicaments absorbés; elle varie aussi comme teinte selon la durée du séjour dans la vessie (*a*).

(1) L'urée CH^4Az^2O a été découverte dans l'urine humaine par Rouelle jeune en 1771 et obtenue à l'état de pureté par Fourcroy et Vauquelin en 1779. Elle se forme dans le sang, s'élimine par les reins et se trouve dans l'urine de tous les animaux ; elle existe aussi dans l'eau de l'amnios, l'humeur aqueuse, l'humeur vitrée, la sueur, la salive, le chyle, la lymphe (Wurtz), dans les vomissements, les épanchements pleurétiques, etc.

Elle cristallise sous forme d'aiguilles soyeuses, ou de longs prismes à quatre pans aplatis, incolores, inodores, d'une saveur fraîche et piquante. Soluble dans l'eau, l'alcool, peu soluble dans l'éther, l'urée fond à 120 degrés et se décompose vers 150, en dégageant de l'ammoniaque et laissant un résidu blanc d'acide cyanurique.

L'urée se combine avec les acides, les oxydes et les sels. Si l'on ajoute de l'acide azotique dans une solution concentrée d'urée, on obtient de l'azotate d'urée sous forme de cristaux blancs, en lamelles, quelquefois en prismes, solubles dans l'eau et dans l'alcool. On obtient de même l'oxalate d'urée, le chlorhydrate d'urée... Wœhler a obtenu artificiellement l'urée en unissant l'acide cyanique à l'ammoniaque. Si, au lieu d'ammoniaque, on emploie les ammoniaques composées, on obtient des produits homologues de l'urée, qu'on décrit sous le nom d'urées composées (éthylurée, diéthylurée). Enfin on donne le nom d'*uréides* aux urées composées à radicaux d'acide.

Contrairement à l'opinion de quelques physiologistes, il est aujourd'hui

(*a*) Stockvis, *Centralblatt für die medicin. Wissenschaften*, n° 14, p. 211, 1873. — *Centralblatt für die medicinischen Wissenschaften*, n° 29, p. 449, 1873. — Hoppe-Seyler, *Einfache Darstellung von Harnfarbstoff aus Blutfarbstoff* (*Berichte der deutschen chemischen Gesellschaft zu Berlin*, t. VII, p. 1005, 1876).— Bogomoloff, *Zur Lehre von den Harnfarbstoffen* (*Centralbl. f. d. med. Wissensch.*, 1875, n° 14). — Baumann, *Ueber das Vorkommen von Brenzcatechin im Harn* (*Arch. für die gesamm. Physiologie*, t. XII, p. 63, 1875). — Esoff, *Ueber Urobilin im Harn* (*Arch. für die gesamm. Physiol.*, t. XII, p. 50, 1875).

et l'acide urique, qui sont les déchets des combustions organiques que subit l'économie.

Quantité d'urine.

La quantité d'urine est variable, et en moyenne un homme rend par jour de 1200 à 1300 grammes d'urine, qui renferment

démontré que l'urée se trouve dans l'urine des tout jeunes enfants ; elle varie de 0,03 à 0,40 (Quinquaud) et Harley dit en avoir trouvé chez un enfant de huit semaines jusqu'à 5 grammes pour 1000.

La quantité moyenne que rend un homme adulte qui suit un régime mixte et se livre à un exercice modéré est de 18 à 23 grammes d'urée par litre d'urine ; chez la femme, la moyenne est de 16 à 25 grammes par litre. Harley, dans ses expériences, a trouvé :

Quantité d'urée dans l'urine des vingt-quatre heures.

Garçon âgé de 18 mois.	8 à 12 gr.
Fille du même âge....	6 à 9
Homme âgé de 27 ans.	25 à 35
Femme du même âge.	20 à 30

Les aliments azotés augmentent l'élimination de l'urée, tous les aliments non azotés la diminuent, et les expériences de von Franque montrent bien l'influence d'un régime purement animal.

Régime.	Urée		Pour chaque livre du poids du corps.
	En 24 heures.	Par heure.	
Animal (3 livres 1/2 de viande)..	92 gr.	3,86	0,53
Mixte	37	1,58	0,21
Végétal ...	28	1,08	0,15
Non azoté..	16	0,69	0,09

Certains médicaments augmentent l'élimination de l'urée : tels sont : les chlorures alcalins, les ferrugineux, les préparations de scille, genièvre, etc. D'autres diminuent cette élimination ; ce sont : le café, le thé, l'alcool, les iodures et bromures alcalins, les préparations de mercure, de digitale, de valériane.

Les maladies ont une grande influence sur la production de l'urée : dans les affections fébriles au début, dans le diabète on constate un accroissement notable ; le contraire a lieu dans les maladies chroniques, affections cardiaques, anémie, cirrhose, hydropisie, scorbut, choléra, etc. (*a*).

(*a*) Rouelle, *Observat. sur l'urine humaine* (*Journ. de médecine de Rouen*, 1775). — Scheele, *Examen chimicum calculi urinarii* (*Act. Acad. reg. suec.*, 1776). — Bergmann, *Observ. nonnullæ de calculis urinæ* (*Act. Acad. reg. suec.*, 1776). — Fourcroy, *Système des connaissances chimiques*. — Fourcroy et Vauquelin, *Mém. pour servir à l'histoire nat. chimique et méd. de l'urine* (*Ann. de chimie*, 1799). — Berzélius (*Ann. de chimie*, 1814). — Wöhler, *Sur la formation artificielle de l'urée* (*Ann. de chimie et de physique*, 1828). — A. Béchamp, *Essai sur les substances albuminoïdes et leur transformation en urée*. Thèse de Strasbourg, 1856. — Cuss et Henry, *Sur l'état de l'urée dans l'urine* (*Journ. de pharmacie*, 1840). — Lecanu, *De l'état dans lequel existe l'urée dans l'urine* (*Ann. de chimie*, 1840). — Robin et Verdeil, *Traité de chimie anatomique et physiologique*. — Picard, *De la présence de l'urée dans le sang*. Thèse de Strasbourg, 1856. — Goldon Bird, *De l'urine et des dépôts urinaires*, traduit par O'Rorke, 1861. — Beale, *On Urine, Urinary Deposits and Calculi*, 1861. — H. Milne-Edwards, *Leçons sur la physiologie...*, t. VII. — Harley, *De l'urine et de ses altérations pathologiques*, trad. par Hahn, 1875. — Yvon, *Manuel clinique de l'analyse des urines*, 1880.

33 grammes d'urée. Les Allemands et les Anglais donnent un chiffre plus considérable et ceci résulte de l'alimentation de ces deux peuples, qui boivent et mangent plus que nous. Mais je crois, comme Farabeuf, qu'on peut établir cette loi, qu'un homme excrète par jour et par kilogramme 1 gramme d'urine solide, et comme cette urine solide renferme la moitié d'urée, ceci revient à dire qu'un homme rend à peu près 0,50 d'urée par jour et par kilogramme du poids de son corps.

Si je suis très bref sur les propriétés physiques et chimiques des urines, ainsi que sur les modifications qu'elles peuvent présenter, j'insisterai cependant sur les moyens chimiques qui permettent d'analyser ces urines. Tout médecin doit être à même de retrouver les principaux éléments de l'urine ; car, sans cela, il lui sera impossible de reconnaître les affections rénales et surtout d'établir sa thérapeutique et d'en suivre les effets.

Comment pourrez-vous reconnaître la quantité des matériaux solides ? N'oubliez pas que c'est là un point fort important ; l'urine solide, c'est la véritable urine, l'eau n'en est que le véhicule et ne représente qu'un élément secondaire ; tel malade qui urine beaucoup, urine peu en réalité, puisque cette masse énorme ne renferme presque exclusivement que de l'eau, tandis qu'un autre, malgré le chiffre peu considérable du liquide excrété, pisse beaucoup, parce que ses urines renferment une grande quantité de matériaux solides. Matériaux solides de l'urine.

Pour obtenir le chiffre des matériaux solides, rien de plus facile. Il suffit de connaître la densité de cette urine, et pour arriver à ce résultat, il faut posséder un uréomètre. Vous pouvez même vous passer d'uréomètre, on n'a besoin que de connaître le poids et le volume de l'urine pour avoir sa densité, puisque vous savez déjà par la physique que le poids égale le volume multiplié par la densité; pour avoir cette dernière, il suffit donc de diviser le poids par le volume.

Dosage des matériaux solides.

La densité de l'urine est en moyenne 1020 et toutes les fois qu'elle est au-dessous de ce chiffre, les urines sont dites *légères* et renferment peu de matériaux solides; mais voulez-vous une rigueur plus grande, désirez-vous avoir le chiffre des matériaux solides contenus dans un litre d'urine, il vous suffira de multiplier par 2 les deux derniers chiffres de la densité. Ainsi voici une urine marquant 1018, la quantité des matériaux solides serait de 36 grammes par litre. Ce chiffre de 2 cependant n'est pas absolument exact et, pour se trouver dans les conditions mathématiques, il faudrait multiplier, comme le dit Yvon, non par 2, mais par 2,33 (1).

Et maintenant, vous pouvez avec le chiffre précédent obtenir d'une façon presque mathématique le poids des matériaux solides rendus en vingt-quatre heures par le malade, il suffit pour cela de connaître la densité et le volume de l'urine. Multipliez d'abord les deux derniers chiffres de la densité par 2,33, multipliez ce résultat par le volume et divisez par 1 000. Ce chiffre représentera exactement les matériaux solides contenus dans la quantité d'urine que l'on a examinée.

Dosage des matériaux azotés.

Après avoir ainsi indiqué les moyens de connaître la quantité d'urine solide, il n'est pas de recherche plus utile que de fixer celle des matériaux azotés contenus dans ces urines; ces matériaux, en effet, indiquent d'une manière précise l'état des combustions organiques; vous savez aussi que lorsqu'ils s'accumulent dans le sang, ils déterminent dans l'économie une série de phénomènes graves sur lesquels l'attention du médecin doit être appelée, lorsqu'on traite les affections rénales. Il est donc nécessaire que le médecin puisse reconnaître facilement ces substances azotées et particulière-

(1) Voici la formule générale qui permet de reconnaître le poids des matériaux solides dans une quantité d'urine donnée : x représente le poids cherché, D les deux derniers chiffres de la densité de l'urine, V le volume de l'urine.

$$x = \frac{D \times V \times 2{,}33}{1\,000}$$

ment l'urée qui en forme la presque totalité. Quelles sont les méthodes qu'on peut employer en pareil cas?

Trois procédés sont en usage : celui de la balance, celui de la précipitation au moyen de liqueurs titrées, et enfin le procédé par l'analyse volumétrique.

C'est à ce dernier, seul prompt et rapide, que vous devrez recourir. Il est basé sur ce fait que l'urée en présence de certains corps se décompose en azote et acide carbonique, et il suffira de connaître la quantité de gaz produit pour connaître aussi la quantité d'urée correspondante. Trois substances donnent lieu à cette décomposition : l'acide nitrique nitreux, les hypochlorites, les hypobromites. Du dosage de l'urée.

L'acide nitrique nitreux (réactif de Millon) (1) a été utilisé par Hetet, Gréhant et Bouchard. C'est un procédé qui présente cet inconvénient de réclamer soit l'emploi de la balance, soit l'usage du chloroforme, ce qui le rend trop coûteux ou trop lent pour un examen clinique.

Lecomte a employé le premier les hypochlorites alcalins; c'était un progrès, mais offrant encore un sérieux inconvénient, la lenteur de l'opération, qui demandait plusieurs heures pour se produire.

Les hypobromites ont été introduits simultanément en France par Yvon et en Allemagne par Knopp et Hüffner ; c'est le meilleur procédé ; il est prompt, rapide et peu coûteux. Procédés des dosages.

(1) Le réactif de Millon se prépare en dissolvant 125 grammes de mercure dans 168 grammes d'acide nitrique d'une densité de 1,44, puis on étend la solution de deux fois son volume d'eau.

Versé dans l'urine, ce réactif décompose l'urée en donnant volumes égaux de gaz acide carbonique et azote. Dans un tube à boule, pesé d'avance et contenant une solution de potasse caustique, on fait passer le mélange des deux gaz ; l'acide carbonique est absorbé par la potasse, et son poids est égal à l'augmentation de poids du tube. En multipliant alors ce poids d'acide carbonique par 1,3636, on obtient le poids de l'urée contenue dans l'urine en expérience.

On se sert d'une solution alcaline ainsi composée :

Brôme..................	5 centimètres cubes.
Lessive des savonniers.....	50 grammes.
Eau distillée.............	100 —

Cette solution très alcaline absorbe l'acide carbonique dégagé dans la réaction et c'est par le volume d'azote produit qu'on juge de la quantité d'urée contenue dans l'urine.

Pour arriver à mesurer la quantité d'azote, vous pouvez utiliser les procédés d'Yvon, d'Esbach, de Regnard (1), etc.,

(1) Voici la description donnée par Yvon de son procédé : « Un tube de verre long de 40 centimètres porte vers son quart supérieur un robinet également en verre ; il est gradué de chaque côté à partir de ce robinet en centimètres cubes et dixièmes de centimètre cube. Cet instrument, pour lequel j'ai proposé le nom d'uréomètre, est plongé dans une grande éprouvette, évasée à sa partie supérieure et contenant du mercure. Le robinet ouvert, l'instrument se remplit ; on ferme alors le robinet et on soulève le tube. On peut le laisser flotter sur le mercure ou le maintenir soulevé au moyen d'un support à collier fixé à l'éprouvette. On a ainsi une sorte de baromètre tronqué dans la chambre duquel on pourra introduire successivement divers liquides sans laisser rentrer d'air. Cette manœuvre est facilitée par l'immersion plus ou moins grande du tube dans le mercure.

« On commence par préparer une solution d'urée renfermant un centigramme de cette substance par 5 centimètres cubes et on en mesure cette quantité dans la partie supérieure du tube graduée à cet effet. En ouvrant le robinet, on fait pénétrer peu à peu le liquide dans le tube et le niveau s'abaisse d'autant ; on lave ensuite le tube mesureur avec un peu de lessive de soude étendue d'eau, et par la manœuvre du robinet on réunit ce liquide au premier. Puis on fait arriver de la même manière 5 à 6 centimètres cubes d'hypobromite de soude. La réaction commence aussitôt ; mais aucune bulle de gaz ne peut s'échapper, la pression étant plus faible à l'intérieur qu'à l'extérieur.

« Pour faciliter le mélange des liquides, on retire l'instrument du mercure en bouchant l'extrémité avec le doigt, et l'on agite. Puis on le remet dans la cuvette jusqu'à ce que tout le gaz soit rassemblé dans la chambre, que le liquide se soit éclairci ; il doit y avoir un excès d'hypobromite et le liquide est alors coloré en jaune : c'est à quoi on le reconnaît. L'opération terminée, on porte l'instrument dans une éprouvette pleine d'eau ; l'hypobromite plus dense s'écoule. On égalise les niveaux et on fait la lecture. On trouve alors un certain chiffre, par exemple 40 divisions ou 4 centimètres cubes.

« Cette détermination que l'on vient de faire avec une solution titrée va nous dispenser des corrections de température et de pression pour les opérations suivantes. Elle nous apprend en effet que, dans les conditions où l'on opère, un centigramme d'urée donne par exemple 40 divisions d'a-

procédés ingénieux qui permettent de faire ces analyses avec une assez grande rapidité. Des tableaux construits en conséquence vous indiquent, une fois le volume de gaz connu,

zote. Si l'on décompose ensuite dans l'appareil un centimètre cube d'urine et qu'on obtienne 88 divisions d'azote, on posera la proportion suivante :

40 divisions = 1 centigr. d'urée.
88 — = x

d'où $x = \frac{88}{40} = 2$ centigr. 2.

et en passant au litre 22 grammes.

Non seulement cette manière d'opérer évite de faire les corrections de température et de pression, mais elle supprime la cause d'erreur provenant de ce que l'hypobromite ne dégage, pas plus que l'hypochlorite, tout l'azote de l'urée (seulement les 92 centièmes).

Il est bon de ne pas opérer sur l'urine pure, vu sa richesse en urée. J'en prends ordinairement 10 centimètres cubes que j'étends d'eau, de manière à obtenir en tout 50 centimètres cubes. On décompose alors dans l'appareil 2 à 5 centimètres cubes de ce mélange, suivant la richesse en urée.

Yvon a établi aussi un uréomètre pour opérer avec de l'eau au lieu du mercure.

Esbach recommande d'user du procédé suivant pour connaître la quantité d'azote contenue dans une urine :

On emploie un tube de 9 à 10 millimètres de diamètre intérieur fermé à un bout et gradué en dixièmes de centimètre cube. La graduation de ce tube, d'une capacité de 28 centimètres cubes, commence par le fond du tube, et de dix en dix divisions s'échelonnent les nombres 10, 20, 30, etc., jusqu'à 160 au moins. A la moitié du tube, c'est-à-dire à la cent quarantième division, le trait est prolongé circulairement, de manière à être toujours en vue.

Dans ce tube on introduit 7 centimètres cubes de réactif bromé de Knop et Hufner, jusqu'à la division 70 ; par-dessus le réactif on verse doucement de l'eau jusqu'au voisinage du repère 140. On attend un peu ; puis, dès que le liquide a cessé de s'élever, on note le chiffre, en tenant compte des fractions de division. Ainsi le niveau tombe entre 138 et 139, mais vers le tiers inférieur de cet intervalle, on lit alors 138,3. Mais comme on va opérer sur un centimètre cube d'urine, on note $138,3 + 10 = 148,3$. Puis, au moyen d'une pipette graduée et bien propre, on introduit un centimètre cube d'urine dans l'uréomètre. On ferme le tube avec le pouce, on renverse sens dessus dessous, à plusieurs reprises, on agite même vigoureusement : le réactif traverse le liquide incolore et détermine une vive effervescence.

Après quelques oscillations horizontales imprimées au tube pour faire disparaître la mousse, on plonge le tube dans un bain d'eau, on le débouche en écartant le pouce ; le gaz resté libre au-dessus du liquide reprend alors le volume qu'il avait à la pression atmosphérique et chasse de l'appareil une quantité d'eau proportionnelle à l'excès de pression. On rebouche alors le tube avec le pouce et on le relève pour lire le chiffre indiqué : soit 107,3 qui retranché de 148,3 donne 41. C'est le volume de l'azote fourni par un centimètre cube d'urine.

Pour la traduction de l'azote en grammes d'urée, on emploie la solu-

quelle est la quantité d'urée contenue dans un litre d'urine.

Vous me voyez chaque jour employer ces procédés, vous en avez remarqué le maniement si facile et si prompt et

tion normale d'urée représentant un centigramme d'urée par centimètre cube. Analysez, comme ci-dessus, un centimètre cube de cette solution, vous trouvez 40 divisions de gaz. Divisez alors 41 par 40 et vous aurez 41/40, soit 1,02. Tel est le nombre de centigrammes d'urée contenus dans un centimètre cube de l'urine examinée tout à l'heure ; alors en multipliant par 1 000, on trouve qu'il y a 1 020 centigrammes ou 10g, 2 d'urée dans un litre d'urine (*a*).

L'appareil de Regnard consiste en un tube en U présentant à sa partie moyenne une courbure à concavité inférieure. De chaque côté de cette courbure se trouve une boule soufflée communiquant avec les branches verticales de l'U; dans l'une des boules on introduit par la branche qui lui correspond environ 7 centimètres cubes de la solution préparée d'hypobromite. Dans l'autre boule on introduit, au moyen d'une pipette graduée, 2 centimètres cubes de l'urine à essayer.

D'un autre côté, on a une éprouvette remplie d'eau, dans laquelle plonge une cloche graduée. Cette cloche est terminée en haut par une ouverture à laquelle aboutit un tube de caoutchouc dont l'autre extrémité s'adapte au bouchon de la seconde branche. On verse dans l'éprouvette assez d'eau pour qu'elle affleure au 0° de la cloche.

L'urine et l'hypobromite étant introduits, on ferme par les bouchons de caoutchouc le tube en U qui se trouve ainsi communiquer avec le sommet de la cloche graduée.

Mais les bouchons en s'enfonçant dans le tube compriment l'air, le refoulent dans la cloche et par conséquent déplacent le point d'affleurement du liquide. On le ramène facilement au 0°, en relevant autant qu'il faut la petite tige de verre qui passe à travers le bouchon qui obture la branche du tube en U.

Cela fait, et l'appareil étant parfaitement clos, on élève le tube en U (attenant par le tube de caoutchouc à la cloche, placée dans l'éprouvette) de façon à faire franchir la courbure médiane par l'hypobromite, qui se trouve dès lors en rapport avec l'urine. Il se produit une vive effervescence et le liquide baisse dans la cloche. On active la réaction en agitant, et l'on reconnaît qu'elle est terminée et complète, à ce fait qu'il ne se dégage plus de bulles et que l'urine a gardé la teinte jaune de l'hypobromite de soude. Si l'urine était blanche après la réaction, c'est qu'on aurait mis trop peu de réactif et l'opération serait à recommencer.

Pour effectuer la lecture, il suffit de retirer la cloche, juste assez pour faire coïncider les deux niveaux du liquide. Le nombre qu'on lit représente la quantité d'azote produit.

L'azote étant connu, reste à savoir à combien d'urée il correspond. Or, il résulte de la composition même de l'urée qu'à 0° et à la pression de 760 millimètres, un centimètre cube d'azote représente 2mgr,683 d'urée à 15 degrés (température moyenne des salles d'hôpitaux), un centimètre cube d'azote représentera 2mgr,562. Il

(*a*) Esbach, *Bull. général de thérapeutique*, t. LXXXVII, p. 119.

j'espère que vous en retirerez cette persuasion que tout médecin, quelque peu habitué qu'on le suppose aux manœuvres de laboratoire, peut exécuter rapidement ces divers procédés. Je sais qu'on leur a fait de nombreuses objections, qu'on a dit que ce n'étaient que des procédés approximatifs donnant, non pas le chiffre de l'urée, mais celui de tous les matériaux azotés, que de plus ils étaient incomplets.

Je reconnais la justesse de ces objections au point de vue de la chimie pure, mais au point de vue de la clinique thérapeutique, le seul que nous devions examiner ici, ces procédés sont excellents; ils permettent d'établir avec une rigueur suffisante la quantité d'urée dans les urines et surtout de savoir si cette quantité augmente ou diminue chez le même malade. Nous devons donc remercier ceux qui nous ont rendu ces méthodes d'analyses si faciles, puisqu'ils ont contribué ainsi à l'étude et par cela même au traitement des maladies rénales.

Dosage des chlorures.

La recherche des chlorures présente aussi une certaine importance, moins grande que celle de l'urée, mais qui peut rendre encore quelques services. Il existe d'ailleurs un procédé par liqueurs titrées des plus simples et des plus commodes; il consiste à précipiter les chlorures par le nitrate d'argent. Pour rendre cette précipitation plus visible, on ajoute à la solution du chromate jaune de potasse qui prend une couleur rouge-orange lorsque cette précipitation est faite.

Vous pouvez vous servir, comme le montre Duhomme, du

suffira de multiplier ce nombre par le nombre de divisions marquées sur la cloche, pour avoir la quantité d'urée contenue dans les deux centimètres cubes d'urine essayés. Pour avoir la quantité d'urée par litre, il faudra multiplier le résultat par 500, puisqu'il y a 500 fois deux centimètres cubes dans un litre.

Au reste, des tables sont établies qui permettent d'éviter ces calculs; on n'a plus qu'à lire en regard de chaque division le nombre correspondant de grammes d'urée contenus dans un litre. Ces tables donnent aussi les variations correspondant aux températures diverses du lieu où l'on opère.

compte-gouttes habituel titré (1), et dans deux centimètres cubes de l'urine à examiner vous ajoutez une goutte de chromate jaune de potasse; vous faites tomber goutte à goutte sur ce mélange une solution de nitrate d'argent ainsi composée:

Nitrate d'argent	11g,63
Eau	Q. S.

Pour faire 100 centimètres cubes.

Il suffira de compter les gouttes qui ont été employées pour amener ainsi la liqueur au rouge-orange et de vous re-

(1) Voici comment opère M. Duhomme pour l'analyse des chlorures de l'urine avec le procédé qu'il a décrit sous le nom d'*urochlorométrie clinique*. Comme matériel, il suffit des tubes à essai ordinaires et de deux compte-gouttes, l'un jaugé à 2 centimètres cubes pour l'urine, l'autre ordinaire pour la solution titrée de nitrate d'argent dont nous avons parlé. Chaque goutte de cette solution correspond à un gramme de chlorure de sodium par litre. Le manuel opératoire est le suivant : On examine d'abord la réaction de l'urine par le papier tournesol et l'on compte, avec un compte-gouttes gradué à 1 centimètre cube, la quantité de gouttes

Tableau pour l'analyse urochlorométrique.

Nombre de gouttes de la solution de nitrate d'argent.	Nombre de gouttes dans un centimètre cube d'urine.				
	XVIII	XIX	XX	XXI	XXII
1	1,11	1,05	1,00	0,95	0,91
2	2,22	2,10	2,00	1,90	1,82
3	3,33	3,16	3,00	2.86	2,73
4	4,44	4,21	4,00	3,81	3,64
5	5,55	5,26	5,00	4,76	4,54
6	6,67	6,31	6,00	5,71	5,45
7	7,78	7,37	7,00	6,67	6,36
8	8,89	8,42	8,00	7,62	7,27
9	10,00	9,47	9,00	8,57	8,18
10	11,11	10,53	10,00	9,52	9,09
11	12,22	11,58	11,00	10,48	10,00
12	13,33	12,62	12,00	11,43	10,91
13	15,44	13,68	13,00	12,38	11,82
14	15,55	14,74	14,00	13,33	12,73
15	16,67	15,79	15,00	14,28	13,64
16	17,78	16.84	16,00	15,24	14,54
17	18,89	17,89	17,00	16,19	15,45
18	20,00	18,95	18,00	17,04	16,36
19	21,11	20,00	19,00	18,09	17,27
20	22,22	21,05	20,00	19,05	18,18

porter au tableau construit *ad hoc* pour connaître la quantité de chlorure contenue dans un litre d'urine.

Dosage des phosphates.

L'analyse des phosphates est plus importante que celle des chlorures, mais cet examen est plus difficile (1). On n'a pas encore trouvé un véritable procédé clinique pour reconnaître ces phosphates et leur dosage reste encore plus du domaine du chimiste que du médecin.

Tels sont les procédés d'analyse rapide de l'urine; ces procédés, vous le voyez, réclament un appareil instrumental des

renfermées dans un centimètre cube d'urine, puis avec le compte-gouttes gradué on en mesure aussi exactement que possible 2 centimètres cubes que l'on verse dans un tube à essai et l'on y ajoute une goutte de solution de chlorate de potasse, puis on verse dans ce tube à essai goutte à goutte la solution de nitrate d'argent, en ayant soin d'agiter le tube à essai chaque fois que l'on verse une goutte de la solution titrée, jusqu'à ce que le mélange prenne une coloration rougeâtre analogue à celle du café au lait. A ce moment, on compte le nombre de gouttes employées et en se reportant au tableau ci-contre on a la quantité de chlorure contenue dans un litre d'urine.

Les chiffres romains du tableau représentent le nombre de gouttes d'urine contenues dans un centimètre cube. Les chiffres ordinaires s'appliquent au nombre de gouttes de solution de nitrate d'argent employé.

Quand l'urine contient de l'albumine, il faut avoir soin de précipiter cet albumine (*a*).

(1) Pour doser les phosphates, on peut employer soit la pesée, soit les liqueurs titrées; c'est ce dernier procédé qui est mis le plus souvent en usage. Il est basé sur la réaction suivante : Lorsque dans une dissolution acétique de phosphate, on verse goutte à goutte une solution d'azotate d'urane, il se produit un précipité de phosphate d'urane, et pour vérifier si tout le sel d'urane a été précipité on se sert comme témoin du ferrocyanure de potassium qui donne avec les sels d'urane une coloration rouge-brun des plus caractéristiques.

Pour procéder à cette analyse, on emploie trois solutions titrées, dont voici les formules :

Solution d'acétate de soude.

Acétate de soude cristallisé	100 gr.
Acide acétique cristallisable	8 50
Eau pour faire 1.000 centimètres cubes	Q. S.

Solution de ferrocyanure de potassium.

Ferrocyanure de potassium	10 gr.
Eau distillée	90

Solution d'acétate d'urane.

On verse dans 5 à 6 centimètres cubes d'eau 40 grammes d'azotate d'urane; on ajoute un peu d'ammoniaque au mélange jusqu'à ce que

(*a*) Duhomme, *Urochlorométrie clinique* (*Bull. général de thérap.*, t. XC, 1876, p. 309).

plus minimes et des moins coûteux : des compte-gouttes, un appareil d'Esbach ou de Regnard, un uréomètre, quelques papiers à réactifs, voilà tout l'arsenal nécessaire. Quant au manuel opératoire, il est des plus simples, et il suffit d'avoir pratiqué ou d'avoir vu pratiquer une fois ou deux ces analyses pour pouvoir en tirer soi-même des résultats positifs. Vous verrez, Messieurs, dans la suite de ces leçons, combien ces études sont nécessaires, je dirai même indispensables.

Du rein au point de vue thérapeutique.

Jusqu'ici je ne me suis occupé que de l'urine et que des examens qui permettent de reconnaître et de doser les principaux matériaux qu'elle renferme, mais il est une autre

l'on obtienne un trouble persistant, trouble que l'on fait disparaître en ajoutant quelques gouttes d'acide acétique, puis on ajoute la quantité d'eau nécessaire pour faire de tout le mélange un litre de cette solution. On laisse déposer le tout, puis on décante.

Avant d'employer cette solution, il faut en rechercher le titre, c'est ce que l'on fait avec une solution de phosphate acide d'ammoniaque ainsi composée :

Phosphate acide d'ammoniaque	3g,089
Eau distillée pour 1 000 centimètres cubes	Q. S.

On verse dans une capsule 50 centimètres cubes de cette solution, on ajoute 5 centimètres cubes de la solution d'acétate de soude et l'on fait bouillir le tout; puis, avec une pipette graduée ou une burette, on verse goutte à goutte la solution d'urane, jusqu'à ce qu'une goutte du mélange placée dans une soucoupe avec une goutte de la solution de ferrocyanure de potassium produise la coloration rouge-brun caractéristique. On compte alors la quantité de centimètres cubes de solution uranique employée ; ce nombre représente 10 centigrammes d'acide phosphorique.

On divisera ce chiffre de 10 centigrammes d'acide phosphorique par le nombre de centimètres cubes employés et l'on aura ainsi la quantité d'acide phosphorique qui correspond à chaque centimètre cube de la liqueur d'urane, c'est-à-dire le titre de la solution.

Une fois tous ces essais préliminaires terminés, voici comment on procède : Dans une capsule de porcelaine on met 50 centimètres cubes d'urine filtrée, on ajoute 5 centimètres cubes de solution d'acétate de soude et l'on fait bouillir le tout ; on verse goutte à goutte avec une burette graduée la solution titrée d'urane jusqu'à ce qu'une goutte du mélange donne la réaction caractéristique avec le ferrocyanure de potassium ; puis on note la quantité de centimètres cubes employés et on le multiplie par le titre de la solution et l'on a ainsi le chiffre d'acide phosphorique contenu dans 50 centimètres cubes d'urine, ce qui vous permet facilement d'obtenir celui de la quantité de phosphate contenue dans le volume total d'urine à examiner.

question fort importante que je ne dois pas laisser de côté, c'est l'étude du rein considéré au point de vue thérapeutique.

Lorsque je vous ai parlé du foie, je vous ai montré qu'au point de vue des médicaments, il y avait surtout deux points à étudier : l'un portant sur l'augmentation de la sécrétion biliaire : d'où les médicaments cholagogues ; l'autre encore mal connu : l'élimination ou la fixation des médicaments introduits par le tube digestif dans la glande hépatique. Ces mêmes circonstances se retrouvent pour la glande rénale et leur étude présente au point de vue thérapeutique un haut intérêt.

Elimination des médicaments par les reins.

De toutes les voies éliminatoires des médicaments, la plus large à coup sûr et la plus fréquente est la voie rénale et, malgré ces nombreuses lacunes, c'est encore celle que l'on a le plus étudiée. Examiner les médicaments qui passent dans l'urine, en doser la quantité, constater la rapidité avec laquelle se fait cette élimination, connaître dans quel état chimique ils sont ainsi rendus, c'est suivre pas à pas l'action de ces médicaments dans l'organisme et c'est découvrir leur action intime dans l'économie. Aussi je ne connais pas d'étude plus intéressante et je crois que la question qui fut posée il y a bien des années par la Faculté de médecine d'Heidelberg (1) mériterait d'être étudiée à nouveau, car c'est dans

(1) En 1823, la Faculté de médecine d'Heidelberg avait mis au concours la question suivante : « Déterminer quelles sont les substances qui, introduites dans le corps de l'homme ou des animaux, soit par la bouche, soit par une autre voie, passent dans les urines, et indiquer ce que l'on peut inférer de ce phénomène ». Ce fut Wöhler qui obtint le prix. Wöhler opérait sur des chiens qui prenaient à jeun, dans leurs pâtées, les différentes substances à expérimenter, et qu'il faisait uriner en les effrayant. Depuis on a perfectionné le procédé en sondant les chiens, et même Gérard a proposé d'utiliser pour cette étude les oiseaux et a donné un procédé fort ingénieux pour disposer ces animaux à ces études (*a*).

(*a*) Wöhler, *Recherches sur le passage des substances médicamenteuses dans les urines*, in *Zeitschrift für Physiologie*, t. Ier, 1824, et traduction in *Journal des pro-*

cette étude, comme l'a dit Bouchardat, que l'on trouvera la clef de l'action pharmaco-dynamique des médicaments.

Pour vous exposer tout ce que nous savons sur l'élimination des médicaments par le rein, il me faudrait plusieurs leçons et je ne puis ici que vous tracer les principaux éléments de ce grand problème de thérapeutique, problème non encore résolu, mais qui présente cependant des points intéressants et qu'il faut que vous connaissiez (a).

Variétés de l'élimination des médicaments par les reins.

Lorsque les médicaments sont introduits soit par la peau, soit par les voies pulmonaires, soit par l'estomac, ils entrent dans le torrent circulatoire, puis quelque temps après ils sont éliminés et un grand nombre d'entre eux passent par les reins.

Mais que de variétés pour le mode d'élimination des médicaments par les urines. Les uns passent en nature sans altérations du moins appréciables, ce sont les sulfates, les chlorates, les carbonates, un grand nombre d'alcaloïdes, l'alcool, etc.; d'autres subissent des modifications profondes, ce sont, surtout, les citrates, les tartrates, et, en général, les acides végétaux et leurs sels, qui s'éliminent, ainsi que l'a montré Wöhler, à l'état de carbonates. Certains corps subissent une oxydation plus ou moins complète, tels sont les sulfures qui passent dans l'urine à l'état de sulfates ; quelques-uns se combinent avec certains principes de l'urine, comme l'acide salicylique, que Bertagnini et Picard nous ont montré s'éliminant à l'état d'acide salicylurique. D'autres remèdes se dédoublent et, tandis que les substances volatiles s'éliminent par les poumons, les parties plus fixes sont rendues par les urines.

grès des sciences, t. Ier, p. 45, 1827. — Gérard, *De la durée de l'élimination des médicaments par les urines*.

(a) Bordier, *De l'élimination des médicaments (Bull. de thérap.*, t. LXXXIV, p. 49). — Chauvet, *Des dangers des médicaments actifs dans le cas des lésions rénales*. Thèse de Paris, 1877. — Gérard, *De la durée de l'élimination des médicaments*. Thèse de Paris, 1880. — Bruneau, *Du passage de quelques médicaments dans les urines*. Thèse de Paris, 1880.

C'est ce qui arrive pour les térébenthines ; ces substances sont constituées, vous le savez, par l'union d'une essence et d'une résine, et nous voyons, par exemple, dans la térébenthine des copaïfera, l'essence de copahu passer par le poumon, tandis que l'acide copaïvique sort par les reins et porte son action médicamenteuse sur les voies urinaires (1). Enfin, d'autres médicaments, comme la rhubarbe et le séné, en pas-

(1) Voici quelques indications sur l'élimination de certaines substances dans les reins :

Sulfate de quinine. — La plus grande partie de sulfate de quinine (la moitié de la quantité ingérée) est éliminée par le rein. On constate sa présence dans les urines trente ou quarante minutes après l'ingestion (Gubler). Son élimination dure de deux à quatre jours (Guyochéri).

Bromure de potassium. — Le bromure passe dans les urines et toute trace du médicament disparaît de quinze jours à un mois après l'administration du remède.

Iodure de potassium. — Passe aussi presque entier dans les urines et met de trois à huit jours à s'éliminer.

Mercure. — Le mercure est long à s'éliminer par les urines.

Acide salicylique. — L'acide salicylique s'éliminerait à l'état d'acide salicylurique (Bertagnini et Picard). Le début de l'élimination se fait vingt-cinq minutes après l'ingestion et durerait quarante-cinq heures pour une dose de deux grammes.

Ferrocyanure de potassium. — Pour les uns, il s'éliminerait rapidement par l'urine (Wöhler, Erichsen, Mialhe). Pour d'autres, il s'éliminerait très tardivement (Bruneau).

Chlorate de potasse. — S'éliminerait en nature par les urines (Wöhler, Justin, Isambert), il s'éliminerait même en totalité (Bruneau, Rabuteau, Hirne).

Sel de lithine. — Passerait en très faible quantité par les urines.

Chloral. — Ne s'élimine pas à l'état de chloral dans les urines, mais on y peut trouver l'acide formique et l'acide urochloralique (Musculus, Hering) qui résultent des décompositions ultimes du chloral ; ces acides réduisent les liqueurs cupro-alcalines.

Chloroforme. — Paraît s'éliminer par les urines (Marchal et Baudrimont). Ce fait est nié par Bruneau, qui affirme que le chloroforme s'élimine à l'état naturel par la voie pulmonaire, mais que dans les urines on n'en trouve jamais trace.

Morphine. — Serait éliminée par les urines (Kaussman, Lefort).

Acide phénique. — L'acide phénique passe dans les urines et y détermine une coloration noire toute spéciale ; le même fait se reproduit avec la résorcine.

La fuchsine et certaines matières colorantes peuvent aussi passer dans les urines et leur donner une coloration rougeâtre.

L'acide picrique et les picrates passent dans les urines en les colorant en jaune et, pour reconnaître leur présence, il suffit de placer de la soie blanche dans les urines : cette soie se teint en jaune.

Sels de plomb. — S'éliminent par

sant par les urines leur donnent une coloration spéciale (1).

Rapidité de l'élimination. Ce passage à travers les reins des substances médicamenteuses est plus ou moins long et tandis que nous voyons certaines substances mettre cinq à huit jours pour s'éliminer complètement comme l'iodure de potassium, nous en voyons d'autres qui mettent des mois à s'éliminer, tel est le mercure par exemple, et cette différence nous explique l'action dissemblable des médicaments.

Lois de l'élimination rénale. On a voulu soumettre à des lois cette lenteur ou cette activité dans l'élimination des médicaments par les reins, et Gubler avait formulé cette règle générale que les substances médicamenteuses sont d'autant mieux acceptées par l'économie qu'elles sont plus analogues aux principes chimiques répandus dans l'organisme. De telle sorte que les substances similaires à celles que renferment les humeurs sont tolérées en forte proportion et sont éliminées lentement, tandis qu'au contraire, les substances hétérogènes sont mal supportées et rapidement éliminées. C'est ainsi que les sels de potasse seraient mieux tolérés que les sels de soude, les chlorures que les bromures.

Tout en reconnaissant la justesse de cette loi dans un certain nombre de cas, je crois qu'il serait difficile, dans l'état actuel de nos connaissances, de la généraliser à toutes les

les urines, mais d'une façon lente et il est difficile de les retrouver au point de vue chimique.

(1) D'après Gubler, l'administration du séné et de la rhubarbe donne à l'urine une coloration spéciale très analogue à l'urine ictérique, mais qui s'en distingue par ce fait que la potasse détermine dans ces urines une coloration pourpre caractéristique. Cette réaction serait due à la présence de l'acide chrysophanique, que renferment la rhubarbe et le séné. La coloration pourpre dont il vient d'être question serait, d'après Hardy, encore plus remarquable lorsqu'on emploie l'ammoniaque au lieu de la potasse (*a*).

(*a*) Gubler, *Sur une coloration particulière que prend l'urine après l'administration du séné et de la rhubarbe* (*Soc. de thérap.*, 3 août 1873; *Gaz. méd. de Paris*, n° 44, et *Journ. de thérap.*, 1874).

substances médicamenteuses; nous voyons au contraire des substances, comme le mercure, l'arsenic, etc., qui n'ont pas d'analogue dans l'économie et qui d'après cette règle devraient être expulsées très rapidement, mettre un temps fort long à s'éliminer.

Toutefois, si nous ne pouvons encore établir les règles qui doivent présider à l'intolérance ou la tolérance des médicaments par l'examen de leur élimination plus ou moins prompte par la voie rénale, nous connaissons cependant un fait qui joue un rôle très considérable sur l'action médicamenteuse; c'est l'état d'imperméabilité du rein. Déjà dans mes leçons sur les maladies du cœur (*a*), je vous ai dit qu'une des contre-indications des injections de morphine résidait dans l'état des reins et que lorsque ces derniers étaient malades il était dangereux d'employer ce moyen thérapeutique. C'est là une circonstance sur laquelle il est bon que j'insiste de nouveau.

De l'imperméabilité des reins.

Depuis longtemps certains observateurs, comme Hahn, Guilbert, Rayer, Corlieu, avaient observé que, chez quelques brightiques, les substances ingérées par l'estomac, laissant à l'état normal une odeur caractéristique dans les urines, comme la térébenthine, l'asperge, ne donnaient plus, chez eux, lieu à cette odeur. De Beauvais (1) avait réuni tous ces faits

(1) Voici les conclusions du travail de de Beauvais :

1° Le défaut d'élimination des substances par les urines est un signe exclusif pathognomonique de la maladie de Bright ;

2° Le nouveau signe assure, confirme du premier coup d'œil la valeur du symptôme albuminurie, le degré, la nature de la lésion anatomique correspondante ;

3° A défaut de l'albuminurie, symptôme capital, ou de l'hydropisie caractéristique, la suppression absolue, incurable du passage des odeurs dans les urines impose à la fois le diagnostic, le pronostic et le traitement.

Cependant ce signe n'aurait pas, d'après Chauvet, la valeur que lui attribue de Beauvais. Sauf les cas où l'altération complète des urines empêche absolument le passage des

(*a*) Voir t. Ier, leçon sur le *Traitement des maladies aortiques* et la note qui accompagne les contre-indications des injections morphinées.

en signalant le défaut d'élimination des substances odorantes par les urines, dans la maladie de Bright.

Mais c'est au professeur Bouchard que revient l'honneur d'avoir bien mis en lumière ce fait que chez les brightiques l'élimination des substances médicamenteuses ne se produisant plus par les reins, elles déterminent rapidement et à faible dose des phénomènes toxiques. Il réunissait ainsi en un corps de doctrine des faits jusqu'alors disséminés dans la science; ainsi Todd avait noté un empoisonnement chez un goutteux par une faible dose de poudre de Dower; Roberts avait cité aussi une intoxication mercurielle survenant chez un brightique après l'ingestion de très faibles doses de mercure; Dickinson et Keen avaient signalé des faits analogues. Depuis lors les observations sont assez nombreuses pour que l'on puisse affirmer qu'il est dangereux d'employer des substances médicamenteuses très actives, chez les malades qui ont les reins assez altérés pour que l'élimination soit arrêtée, en totalité ou en partie, et les dangers seront d'autant plus grands que l'on se sera servi de la voie hypodermique.

Du danger des médicaments dans les lésions rénales.

Dans les leçons sur les maladies du foie, je vous ai montré les différences si tranchées qui existent entre l'action d'un médicament introduit par la peau ou par la voie stomacale. Les premiers, vous ai-je dit, passent de suite dans la circulation générale et sont éliminés surtout par les urines; les seconds passent dans le foie et peuvent y subir des modifications plus ou moins profondes. Vous saisissez immédiatement

substances odorantes, il en est un grand nombre où cette imperméabilité est incomplète et permet le passage des substances odorantes malgré une altération suffisante du rein capable d'entrainer des symptômes urémiques. Strauss a observé de ces faits.

D'ailleurs, pour toute cette question du danger des injections hypodermiques médicamenteuses dans les cas d'imperméabilité du rein, on peut se reporter à la note que nous avons placée à cet effet dans le tome premier de cet ouvrage, à propos du traitement des lésions de l'orifice aortique et sur l'emploi des injections de morphine dans le traitement de ces affections.

l'application de ce fait dans le cas particulier d'altération du rein et vous comprenez que toute injection sous-cutanée d'un principe actif pourra produire ici des phénomènes toxiques, même lorsqu'il a été administré à très faible dose.

Tels sont, Messieurs, les principales considérations qui découlent de ce grand fait de l'élimination des substances médicamenteuses par le rein; elles ont, vous le voyez, une importance capitale; aussi a-t-on pu compléter le vieil adage *Corpora non agunt nisi soluta* par celui-ci : *Corpora non agunt nisi secreta*.

Que d'importantes découvertes, que de problèmes thérapeutiques résolus, si l'on reprenait à nouveau, avec toute la rigueur scientifique que nous permet le perfectionnement des études chimiques et physiologiques, cette question de l'élimination des médicaments par l'urine. Aussi je ne saurais trop appeler l'attention de la jeune génération médicale sur cette voie (1) pleine de promesses et de succès.

Des diurétiques.

En passant par le rein, les substances médicamenteuses déterminent souvent un travail irritatif et congestif, et augmentent par cela même l'excrétion rénale; ces effets dépassent même quelquefois le but, et si cette élimination se prolonge on voit survenir alors des altérations du parenchyme rénal; Ollivier nous a bien montré un fait de ce genre en décrivant la néphrite des saturnins.

Quoi qu'il en soit, c'est sur cette action intime de certaines

(1) Porak a étudié l'absorption des médicaments par les placentas et leur élimination dans les urines par l'enfant nouveau-né. L'iodure de potassium à la dose de 25 centièmes administré à la mère se retrouve constamment dans l'urine des nouveau-nés. Il faut quarante minutes pour que l'iodure de potassium administré à la mère se trouve dans l'urine des nouveau-nés. L'élimination de l'iodure de potassium par les reins de la mère est beaucoup plus active que par ceux du fœtus. De là, possibilité de l'accumulation des doses et de l'empoisonnement du fœtus (*a*).

(*a*) Porak, *De l'absorption de quelques médicaments par le placenta et de leur élimination par l'urine des enfants nouveau-nés* (*Journ. de thérap.*, n° 18, 1877).

substances sur le parenchyme rénal qu'est fondé le groupe des diurétiques et, de même que j'ai consacré une leçon à l'étude des cholagogues, de même aussi je devrais vous tracer ici l'histoire des diurétiques; mais, déjà, à propos des maladies du cœur et de la médication antihydropique, je vous ai exposé ma manière de voir à l'égard de ces médicaments (*a*); aussi je n'y reviendrai pas et j'entre dans le cœur même de mon sujet en vous exposant le traitement de la lithiase urinaire; c'est ce que je ferai dans ma prochaine leçon.

(*a*) Voir, t. Ier, leçon sur les *Maladies du cœur ;* traitement des *Hydropisies.*

DEUXIÈME LEÇON

TRAITEMENT DE LA LITHIASE URINAIRE.

SOMMAIRE : Des lithiases urinaires. — Lithiase acide. — Lithiase alcaline. — De la gravelle urique. — Ses caractères. — De la gravelle oxalique. — De la gravelle phosphatique. — Du traitement de la lithiase urinaire. — Etiologie de la gravelle urique. — Diathèse urique. — Causes alimentaires. — Causes locales. — De la pathogénie de la gravelle urique. — Des indications thérapeutiques. — De la médication alcaline. — De la quantité des alcalins. — Du choix des alcalins. — Des sels de potasse. — Des sels de lithine. — Des sels de soude. — Du traitement hygiénique. — De l'influence de l'alimentation. — Traitement de la gravelle oxalique. — Causes de la gravelle oxalique. — Indications thérapeutiques. — Des gravelles ammoniacales. — Causes des gravelles ammoniacales. — Indications thérapeutiques.

La lithiase urinaire est un accident fréquent et pour lequel bien souvent on réclamera vos soins. Je me propose d'insister d'autant plus ici sur ce sujet, qu'on peut, par la thérapeutique, faire disparaître, dans l'immense majorité des cas, cette lithiase. Je diviserai cette leçon en deux parties : dans la première je m'occuperai du traitement de la lithiase elle-même ; dans la seconde j'exposerai la thérapeutique des accidents dont elle peut être le point de départ.

Pour le traitement de la lithiase urinaire, je limiterai mon sujet à ce qu'on a décrit sous le nom de *lithiase sus-vésicale,* en un mot, je ne m'occuperai pas de la pierre dans la vessie, affection qui réclame un traitement chirurgical tout à fait en dehors du cadre de ces leçons. Il est bien entendu aussi que sous ce nom de lithiase je ne comprends pas les dépôts solides de l'urine et ce que Bouchardat appelle la *poussière* d'urine. Ces dépôts de particules solides et ces poussières ne se produisent qu'après le refroidissement de l'urine, tandis qu'au contraire dans la lithiase urinaire les particules solides doivent se former dans l'un des points du parcours de l'excrétion urinaire.

Division des lithiases urinaires.

Vous savez qu'on a divisé la lithiase en différents groupes (1), selon la grosseur des particules solides contenues dans l'urine et qu'on a décrit des sables, des graviers et des calculs suivant la dimension de ces différents corps. Cette classification présente peu d'intérêt au point de vue thérapeutique ; il n'en est pas de même de la division basée sur la nature même de la lithiase.

Vous verrez en effet que la guérison dépend de la connais-

(1) L'histoire des concrétions urinaires remonte à la plus haute antiquité, mais on s'était beaucoup plus occupé des pierres dans la vessie que de la lithiase rénale.

Hippocrate insiste sur l'action des eaux calcaires et sur la stagnation de l'urine, comme causes du développement de la gravelle.

Galien décrit avec soin la lithiase rénale ; il parle de la colique néphrétique et conseille deux traitements : la diète aqueuse contre la lithiase et les émissions sanguines contre la colique néphrétique.

Arétée, qui donne aussi une description complète de la lithiase, insiste sur ce point du traitement que, si les médicaments peuvent exercer une action dissolvante sur les petites concrétions, elles restent sans aucun effet sur les calculs vésicaux d'un volume considérable.

Sydenham, Baglivi, Morgagni, Hoffmann, Boerhaave, Van Swieten décrivent la lithiase urinaire et vantent les alcalins.

En 1776, commencent les études chimiques sur la lithiase. Scheele découvre l'acide lithique (acide urique) dans les calculs. Bergman y rencontre le phosphate de chaux, Wollaston complète ces recherches en trouvant l'oxyde cystique et le phosphate ammoniaco-magnésien, Marcet découvre, lui, les calculs de xanthine. Enfin, en 1819, Brugnatelli résume tous ces faits dans un remarquable traité.

L'époque récente débute par les travaux de Prout, Magendie et les remarquables traités de Civiale, en 1838, et de Rayer, en 1841 (*a*).

(*a*) Hippocrate, *De aere aq. et loc.*, cap. 21, 23 ; *De morbis*, liv. IV, cap. 27-28. — Galien, *Comm. in aph.*, liv. IV, cap. 76. *Comm. in epid.*, liv. VI. — Arétée, *De caus. et sign. diuturn.*, liv. II, cap. 4. — Morgagni, *De sedib. et caus. morb.*, epist. XL). — Wollaston, *On Gouty and Urinary Concretions*, London, in-8, 1796. — Marcet, *An Essay on the Chemical History and Medical Treatment of Calculous Disorders*, London, 1817. — Brugnatelli, *Litologia umana*, Pavie, 1819. — Civiale, *Traité des affections calculeuses*, Paris, 1838. — Rayer, *Traité des maladies des reins*, Paris, 1841.

sance exacte de la nature des calculs et de l'appropriation d'une thérapeutique spéciale à chacune de ces variétés. Aussi, toutes les fois qu'un malade viendra réclamer vos soins pour une lithiase rénale, vous devrez tout d'abord reconnaître la composition de cette lithiase, et, pour arriver à ce but, vous recourrez aux réactions chimiques et à l'examen microscopique ; réactions chimiques très simples et examen microscopique des plus faciles.

Des lithiases acides et des lithiases alcalines.

Lorsqu'on embrasse d'un coup d'œil général la nature des calculs, on voit que les uns se montrent dans des urines acides, les autres dans des urines à réaction alcaline. C'est ce qu'on décrit sous le nom de *lithiase acide* et de *lithiase alcaline.* Dans l'un et l'autre cas, cette lithiase peut être constituée par des produits qui se trouvent normalement dans l'urine ou par des substances qui y ont été introduites artificiellement ou s'y sont développées d'une façon pathologique ; de là, cette subdivision des lithiases en normales et en anormales.

Dans les urines acides nous aurons, comme lithiase normale, la gravelle urique, et comme lithiase anormale, la gravelle oxalique. Dans les urines alcalines nous trouverons, comme lithiase normale, la gravelle calcaire, et comme anormale, la gravelle ammoniacale.

Commencez donc l'examen des urines renfermant les calculs par celui de la réaction de ce liquide, et, par le fait seul que ce dernier sera alcalin ou acide, vous pourrez établir une première séparation.

L'urine est-elle acide ? Vous aurez à examiner s'il s'agit de gravelle urique ou oxalique, et ici le microscope et les réactions chimiques permettront facilement d'établir le diagnostic.

De la gravelle urique.

La gravelle urique (1), de beaucoup la plus fréquente, est

(1) L'acide urique $C^5H^4Az^4O^3$ est, comme l'urée, une substance azotée ; il existe dans l'urine, surtout à l'état d'urate alcalin, et se dépose lorsque celle-ci se refroidit ; sous forme de cristaux plus ou moins teintés en

celle qui constitue cette poussière rougeâtre, analogue à de la brique pilée que vous trouverez bien souvent (1) dans l'urine des individus ayant passé la quarantaine (2) et qui est très fré-

jaune, jaune rouge, rouge vif, et affectant la forme d'un prisme rectangulaire, d'un losange, d'une pierre à aiguiser; quelquefois plusieurs cristaux se réunissent, se soudent et forment des étoiles, des rosaces, etc. L'acide urique est faiblement acide, il ne rougit pas la teinture de tournesol; insoluble dans l'alcool et l'éther, il est peu soluble dans l'eau ; en effet il faut, pour dissoudre une partie d'acide urique, 15 000 parties d'eau froide et 18 000 d'eau bouillante; il se dissout totalement, sans se décomposer, dans l'acide sulfurique concentré. Il est précipité de ses dissolutions par l'acétate de plomb.

Chauffé dans un tube, il donne de l'urée, de l'acide cyanurique, de l'acide cyanhydrique, du carbonate d'ammoniaque, de l'alloxane. Traité par l'acide azotique concentré, l'acide urique se dédouble en urée et en alloxane ; celle-ci, sous l'influence de quelques gouttes d'ammoniaque étendu, ou même des vapeurs ammoniacales, donne lieu à une coloration rouge pourpre (purpurate d'ammoniaque) qui, par l'addition de potasse caustique, passe au bleu pourpre.

Magnier de la Source a montré qu'on pouvait obtenir aussi cette réaction en se servant d'eau bromée (5 à 6 gouttes de brome pour 100 centimètres cubes d'eau); on arrose le résidu dans lequel on recherche l'acide urique avec quelques gouttes de cette eau bromée, on évapore et on traite ensuite par l'ammoniaque et la potasse l'enduit rouge brique qui s'est déposé sur les parois du vase ; on obtient ainsi la réaction de la murexide.

La murexide observée par Scheele, étudiée et désignée par Prout sous le nom de purpurate d'ammoniaque, cristallise en prismes quadrangulaires ou en tables, vertes par réflexion, rouges par transmission. Ces cristaux, qui renferment une molécule d'eau, présentent les reflets métalliques magnifiques que montrent les ailes des cantharides. Ils se dissolvent dans l'eau avec une riche couleur pourpre (Wurtz).

(1) Voici, d'après l'analyse de 1 000 cas de lithiase urinaire, la fréquence de chacune d'elles :

Acide urique ou urates.	372	cas.
Gravelle phosphatique.	253	
Lithiase complexe....	233	
Oxalate de chaux.....	142	
Total........	1000	cas.

(2) A propos de l'âge des calculeux, on a établi des statistiques portant sur leur fréquence et sur leur nature.

Pour leur fréquence, voici ce que Civiale a constaté chez 5,376 calculeux:

D'un an à 10 ans........	1946
De 10 à 20 ans.........	948
De 20 à 30 ans.........	460
De 30 à 40 ans....	330
De 40 à 50 ans.........	391
De 50 à 60 ans...... ...	513
De 60 à 70 ans....... .	577
De 70 à 80 ans...	199
Au-dessus de 80 ans ...	17

Quant à la nature des calculs, voici les variations qui se présentent, suivant l'âge des sujets :

1° Dans l'enfance et l'adolescence, on voit prédominer les calculs d'oxalate de chaux associés quelquefois à du carbonate ;

2° Dans l'âge adulte, ce sont les calculs d'acide urique et les urates

quente dans celle des arthritiques. Examinez au microscope cette poussière rougeâtre, elle vous apparaîtra sous forme de cristaux ressemblant à une pierre à aiguiser et offrira cette caractéristique de se présenter sous l'œil de l'observateur avec une coloration rouge jaunâtre légèrement orangée. Dans d'autres cas les formes sont plus variables et l'on trouve alors des cristaux bizarres, en forme de fer de lame, de rosace à branches irrégulières, de poignards, de baïonnettes, de dents canines, de clous ou d'épines. Les figures que je vous présente (voir fig. 1 et 2) vous donnent un aspect très net et

De la gravelle oxalique. Caractères microscopiques.

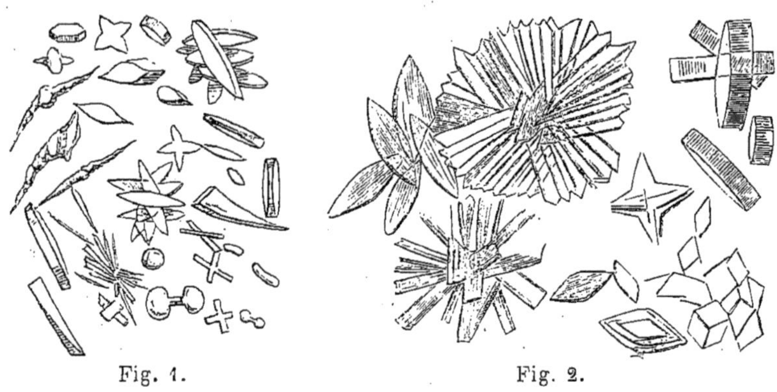

Fig. 1. Fig. 2.

très caractéristique de ces calculs. Quant à la réaction chimique, il vous suffira de toucher ces calculs avec un peu d'acide nitrique et d'ajouter une goutte d'ammoniaque pour obtenir une magnifique coloration violette de murexide.

Caractères chimiques et microscopiques.

Tout autre est la gravelle oxalique. Elle se présente aussi sous forme de sable, mais d'une couleur grise bleuâtre et non rouge. Si vous l'examinez au microscope, ce n'est plus l'aspect d'une pierre à aiguiser, mais celui d'une étoile ou plutôt d'une lettre fermée qu'offriront ces cristaux d'oxalate de chaux, constituant la gravelle oxalique, et il suffit de com-

qui se rencontrent plus fréquemment :

3° Dans la vieillesse, on observe des calculs formés de phosphates terreux et de carbonates terreux (*a*).

(*a*) Bouchardat, *Des gravelles, notions d'étiologie et de prophylaxie* (*Annuaire de thérapeutique*, 1867, p. 248).

parer cette figure avec les précédentes (voir fig. 3), pour voir nettement la différence qui sépare, au point de vue micrographique, la gravelle oxalique de la gravelle urique.

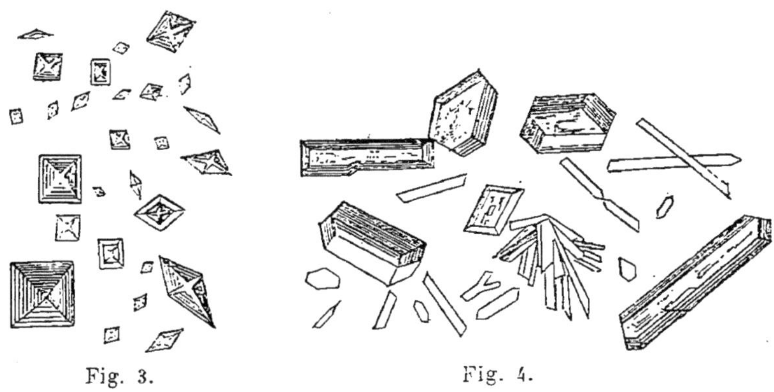

Fig. 3. Fig. 4.

Caractères chimiques.

Il n'y a plus ici de coloration violette par l'acide nitrique et l'ammoniaque; mais, si vous ajoutez de l'acide sulfurique et que vous éleviez la température, il se produira des dégagements de gaz constitué par de l'acide carbonique et de l'oxyde de carbone. Voilà pour les urines acides.

Gravelle ammoniacale.

Lorsque les urines offrent une réaction alcaline, la gravelle est presque toujours une gravelle ammoniacale et constituée par des calculs de phosphates ammoniacaux magnésiens (1) se présentant au microscope sous la forme dite *en tombeaux* qui les caractérise nettement (voir fig. 4). On peut aussi trouver une lithiase calcaire dans ces urines alcalines qui est formée par des couches amorphes de phosphates de chaux tribasique ou de carbonate de chaux.

(1) Les phosphates ammoniaco-magnésiens, $2MgO, AzH^4, PhO^5 + 12Aq$, cristallisent en prismes volumineux à base rhomboïdale, lorsqu'on les examine après leur dépôt naturel dans une urine ammoniacale. Dans les urines acides, dans les urines fraîches, les phosphates ne se déposent pas; pour obtenir un précipité de phosphate dans une urine fraîchement émise, il faut ajouter quelques gouttes d'ammoniaque; dans ce cas, les cristaux ne se présentent plus sous forme de prismes rhomboïdaux, mais ils offrent l'aspect d'aiguilles, d'étoiles, d'arborisations.

Le phosphate ammoniaco-magnésien est insoluble dans l'eau et l'ammoniaque; il est précipité de ses solutions par les alcalis et l'ammonia-

Enfin, pour compléter ce sujet, je vous dirai qu'il existe une lithiase indifférente, caractérisée par des calculs d'une extrême rareté et que je ne ferai que signaler : c'est la gravelle cystique, constituée par de la cystine (1), et la gravelle xanthique (2). Ce sont là des gravelles exceptionnelles que je ne fais qu'indiquer. Lithiase indifférente.

Une fois que vous êtes fixés sur la nature de la lithiase, vous pouvez instituer un traitement qui comprendra plusieurs points : traitement de la cause d'une part ; traitement de la gravelle d'autre part, et vous allez voir que, selon les variétés de gravelle, cette thérapeutique est non seulement différente ; mais même opposée. Examinons donc successivement à ce point de vue les gravelles urique, oxalique et phosphatique.

Trois grandes causes déterminent le développement de la gravelle urique : les unes sont diathésiques, les autres tiennent à l'alimentation, les troisièmes à des troubles locaux du rein. Causes de la gravelle urique.

que ; il est soluble dans l'acide acétique et dans les acides minéraux.

(1) La cystine, $C^3H^5AzSO^2$, se trouve dans l'urine ordinairement à l'état de sédiment, mélangée à l'urate de soude ou sous forme de calcul ; elle a été découverte en 1805 par le docteur Wollaston.

La cystine cristallise en lamelles ou en tables hexagonales à six pans ; incolores, inodores, transparentes ; elle est insoluble dans l'eau, l'alcool, l'éther, le carbonate d'ammoniaque, l'acide acétique, l'acide tartrique ; soluble dans l'acide oxalique, l'ammoniaque, les acides minéraux et les alcalis.

Les acides tartrique, citrique, acétique, la précipitent de ses dissolutions alcalines, le carbonate d'ammoniaque de ses dissolutions acides.

Pour les différencier des cristaux d'acide urique, auxquels ils ressemblent parfois, il suffit de traiter les cristaux de cystine par un acide minéral, qui dissout ces derniers, tandis que les cristaux d'acide urique restent intacts. Si on neutralise l'acide par du carbonate d'ammoniaque, les cristaux de cystine réapparaissent. On n'obtient pas non plus avec la cystine les réactions de la murexide caractéristique de l'acide urique.

Traitée par l'acide chlorhydrique et le zinc ou l'étain, la cystine dégage de l'hydrogène sulfuré.

Bouillie avec une lessive de soude ou de potasse contenant de l'oxyde de plomb en dissolution, la cystine donne un précipité de sulfure de plomb.

(2) La xanthine, $C^5H^4Az^4O^2$, découverte par Proust, est une matière blanche, amorphe, prenant par le frottement une teinte jaune ; elle est insoluble dans l'alcool, l'éther, l'eau froide ; soluble dans l'eau chaude,

Causes diathésiques.

La diathèse urique (1), la polyurique, comme l'appelle Bouchardat, est une affection fréquente qui sert de terrain au développement de la goutte, et, si l'on peut avoir une gravelle urique sans goutte, il est impossible d'avoir cette dernière sans la gravelle urique ; nous voyons même tous les individus issus de goutteux posséder cette gravelle, qu'on rencontre aussi chez la plupart des arthritiques.

Causes alimentaires.

Les causes alimentaires de la lithiase urique sont depuis longtemps connues ; résultat des combustions incomplètes des matières azotées, l'acide urique se montrera toutes les fois que l'alimentation sera trop riche en matériaux albuminoïdes, ou, si l'on veut être plus précis, toutes les fois que l'alimentation ne sera pas proportionnée au travail et aux combustions de l'économie ; en un mot, la lithiase urique sera la gravelle du riche et de l'homme de la ville (2). Déjà, dans mes leçons sur le régime, je vous ai montré les inconvénients de l'alimen-

l'ammoniaque, la potasse caustique, les acides minéraux.

Elle donne avec l'acide chlorhydrique des cristaux de chlorhydrate de xanthine.

Chauffée avec l'acide azotique, et évaporée, elle donne un résidu jaunâtre qui par l'addition de la potasse passe au rouge pourpre.

Par le nitrate d'argent, par l'acétate de cuivre à chaud, on obtient un précipité jaune.

Les acides la précipitent de ses solutions alcalines.

(1) Les causes de la diathèse urique seraient les suivantes : 1° l'alimentation azotée exagérée et l'abus des corps gras et des sucres ; 2° l'usage prolongé des alcools et de certains vins, en particulier des vins mousseux, ainsi que celui des bières fortes ; 3° la vie sédentaire et l'exercice insuffisant, les travaux intellectuels, les émotions morales et les chagrins : 4° la suppression ou la diminution des fonctions cutanées ; 5° la dyspepsie qui peut résulter de la diathèse urique, mais qui peut aussi augmenter la production de l'acide urique, et pour Lasègue, c'est presque toujours dans un trouble des fonctions digestives que se trouve la cause de la surabondance de l'acide urique dans l'économie ; 6° l'hérédité (a).

(2) Bouchardat a établi une division de la lithiase urinaire suivant la position sociale des individus qui en sont atteints.

Voici cette division :

1° Chez le paysan, on observe les calculs d'oxalate de chaux ;

2° Chez les riches habitants des

(a) Fernet, *De la diathèse urique*. Thèse d'agrégation, 1869.

tation exclusivement azotée et, parmi ces inconvénients, j'ai placé en première ligne la diathèse urique (1).

Quant aux maladies locales du rein, elles peuvent, par un mécanisme que je vous expliquerai tout à l'heure, être le point de départ de cette gravelle. Causes locales.

Lorsqu'on veut étudier le mécanisme intime de ces trois causes, on rencontre des difficultés assez sérieuses et je dois ici entrer dans quelques développements. On avait d'abord pensé que, pour que la gravelle urique se produisît, il suffisait que l'acide urique fût en plus grande quantité qu'il ne faut dans le sang (2), cette augmentation devant se traduire par un accroissement de l'acide urique dans les urines ; cependant si, dans l'immense majorité des cas, on constate cette augmentation dans le chiffre de l'acide urique dans le sang des graveleux, ce fait est loin d'être constant, et Garrod et Beale ont rapporté des observations dans lesquelles il y avait plutôt diminution dans la quantité normale de l'acide urique. Pathogénie de la gravelle urique.

Aussi a-t-on invoqué une autre cause et a-t-on dit qu'il suffisait que le liquide sanguin contînt une certaine substance s'opposant à la dissolution de l'acide urique, pour voir ce dernier passer presque immédiatement dans les urines, sans que pour cela sa production fût augmentée. Cette explication chimique a

villes adonnés à la bonne chère et à l'oisiveté, les calculs d'acide urique prédominent ;

3° Chez les gens riches ou pauvres qui abusent des plaisirs vénériens, on trouve en plus grand nombre les calculs de phosphate terreux, et cela résulte de la fréquence des affections des voies urinaires chez ces malades (*a*).

(1) Voir, t. Ier, leçon sur *le Régime et les Aliments*.

(2) D'après les expériences de Lecanu, voici quelle serait la quantité d'acide urique excrétée en vingt-quatre heures à l'état normal dans les urines :

	Urée.	Acide urique.
Homme adulte.	27,64	0,83
Femme adulte.	18,82	0,64
Vieillard (84 à 86 ans)	7,98	0,43
Enfant (au-dessus de 8 ans).	8,74	0,25 (*b*).

(*a*) Bouchardat, *Des gravelles, notions d'étiologie et de prophylaxie* (*Annuaire de thérapeutique*, 1867, p. 234).

(*b*) Lecanu, *Annales des sciences naturelles*, t. XII, 1839.

été soutenue surtout par Voit, qui signala le premier ce fait que l'acide urique étant peu ou pas soluble dans une solution de phosphates acides, lorsque ces derniers sont en trop grande quantité dans le sang, ils déterminent l'apparition de cette gravelle. L'alcool agirait de la même façon, l'acide urique n'étant pas soluble dans les solutions alcooliques. On peut se demander si l'on ne trouve pas dans ce même fait l'explication de la diathèse urique et de la goutte qu'on rencontre dans certaines intoxications, comme le saturnisme, par exemple. Ce sont là des faits importants que je vous prie de retenir; ils montrent déjà que lorsque nous nous occuperons du régime des graveleux on devra proscrire l'alcool et les fruits trop acides.

Influence de la quantité d'eau.

Cette explication chimique de la gravelle urique n'est pas la seule donnée, on a aussi invoqué les troubles fonctionnels du côté du rein. On a prétendu que lorsque les urines contenaient moins d'eau, elles devaient par cela même offrir de la lithiase urique. On a aussi soutenu que certains troubles fonctionnels, qui se passeraient, selon les théories de l'urination, soit dans les glomérules de Malpighi, soit dans les *tubuli contorti*, avaient pour conséquence de laisser passer plus d'acide urique. Enfin la présence du mucus dans les urines, en déterminant la production par fermentation de l'acide lactique, augmenterait l'acidité de l'urine et, par cela même, favoriserait la précipitation de l'acide urique.

On voit donc, en résumé, qu'au point de vue thérapeutique proprement dit, nous aurions dans la gravelle urique deux grandes indications à remplir : diminuer l'acidité de l'urine d'une part, et, d'autre part, augmenter la quantité d'eau qu'elle renferme.

De la médication alcaline.

Pour diminuer l'acidité de l'urine, nous devons employer les alcalins, et cette méthode, usitée dès le quinzième siècle, d'une façon empirique, est la seule qui puisse donner d'excellents résultats (1) et, si l'on a discuté la valeur de la médication alcaline dans le traitement de la gravelle, c'est qu'on avait oublié ce point important, de distinguer les gravelles entre elles. Médicaments héroïques et curateurs dans le traitement de la gravelle urique, les alcalins, au contraire, ont de déplorables effets lorsqu'on les applique à la cure des gravelles alcalines et c'est ce qui explique comment on a pu soutenir que, dans certains cas, le traitement alcalin était plus dangereux qu'utile dans le traitement de la gravelle.

Titre de la solution alcaline.

Quels alcalins choisir ? quelles doses faut-il donner et comment faut-il les administrer ? Ce sont là des points importants à discuter et ici, grâce aux expériences précises de Roberts, nous pouvons répondre catégoriquement à chacune de ces questions. Roberts faisait agir sur des calculs d'acide urique des solutions alcalines plus ou moins concentrées et mesurait la quantité du calcul dissout en un temps donné ; il a montré ce fait capital : c'est que la dissolution d'un calcul d'acide urique ne suit pas le titre de la solution alcaline (2).

(1) C'est Basile Valentin, chimiste du quinzième siècle, qui a le premier préconisé les carbonates alcalins. Un des remèdes les plus vantés contre les concrétions urinaires est celui de lady Stephens. Le parlement anglais acheta en 1739 la formule de ce remède par une somme fort élevée. L'Académie des sciences fit faire en France un rapport sur ce remède, et Morand, rapporteur, montra qu'il était composé de coquilles d'œuf, de savon et d'escargots brûlés et d'une décoction de fleurs de camomille, de fenouil et de persil. A cette même époque on s'occupa beaucoup des alcalins et en particulier du bicarbonate de soude dans la cure surtout de la pierre, et les eaux de Vichy commencèrent à avoir à ce moment une certaine vogue pour la cure de ces affections. Mais ce ne fut qu'après les travaux de Magendie et le rapport de Charles Petit à l'Académie des sciences, en 1829, que la question entra vraiment dans le domaine scientifique (*a*).

(2) Roberts a constaté, en plongeant des calculs d'acide urique dans des solutions de potasse, que 12 grammes de carbonate de potasse, dans une pinte d'eau, sont sans effet sur les calculs ; il en est de même pour 8 grammes.

6 grammes par pinte dissolvent

(*a*) Ch. Petit, *Du traitement médical des calculs urinaires*, Paris, 1835. — Magendie, *Recherches sur la gravelle*, Paris, 1828.

Lorsque le titre de la solution est trop élevé, elle ne produit aucune action sur l'acide urique ; il se formerait en effet dans ce cas, autour du calcul, une couche de bi-urate de soude, empêchant l'action dissolvante des alcalins; tandis que, au contraire, lorsque la solution alcaline est faible, la dissolution est plus active. Ce sont là des faits de la plus haute importance, montrant que c'est à dose moyenne et plutôt faible que vous devez administrer les alcalins.

Roberts a fait encore une expérience curieuse et dont nous devons tirer parti : il plaçait une quantité d'acide urique, d'un poids donné, dans une solution titrée alcaline et calculait ainsi ce qu'avait perdu cet acide urique, sans faire subir au mélange le moindre mouvement; puis, avec une solution au même titre et de même volume, mais qu'il avait soin de faire tomber par un écoulement constant sur de l'acide urique, il examinait l'action dissolvante de cette nouvelle solution ; il montrait ainsi qu'elle était bien supérieure à la précédente et que, lorsque l'écoulement est assez lent pour que la solution alcaline tombât goutte à goutte sur le gravier, l'action dissolvante atteignait par ce procédé son maximum d'intensité (1).

Que conclure de ces faits ? Ce point capital : c'est que nous devons, pour obtenir la dissolution de la gravelle urique, diluer nos doses d'une part et, de l'autre, les fractionner le plus possible, de manière à ce que l'urine soit constamment chargée de ces principes et vienne dissoudre le calcul par le passage constant de ces solutions alcalines.

3 pour 100 d'un calcul par jour ; 3 grammes, 20 pour 100 ; 1g,50, 11,9 pour 100 ; 0g,50, 6,5 pour 100 ; 1g,05, 1,2 pour 100.

(1) Voici quels sont les résultats de Roberts ; il a constaté qu'en vingt-quatre heures 1g,50 de carbonate de potasse dissout par pinte d'eau avait sur un calcul d'acide urique l'action suivante : 45 pintes sans écoulement dissolvant, 13 pour 100 du calcul ; 8 pintes avec écoulement continu, 15 pour 100 du calcul ; 6 pintes avec écoulement continu, 10 pour 100 du calcul ; 4 pintes avec écoulement continu, 9 pour 100 du calcul ; 2 pintes coulant goutte à goutte, 17 pour 100 du calcul.

Il est bien entendu, messieurs, que je ne vous parlerai que de la possibilité de la dissolution de la gravelle urique; lorsque la pierre est formée dans la vessie, cette question est beaucoup plus douteuse et, malgré les faits si curieux signalés par Debout, et plus récemment par Constantin Paul, de la fragmentation spontanée des pierres dans la vessie, je crois que nous ne pouvons pas compter sur la médication lithontriptique, si tant est qu'elle existe, pour arriver à ce résultat.

Choix de l'alcalin. Sels de potasse.

Quel est l'alcalin qui doit avoir nos préférences ? En Angleterre on administre la potasse et la lithine ; en France on préfère la soude. Voyons chacun de ces alcalins. En Angleterre on donne le citrate (1), l'acétate (2) et le carbonate (3) de potasse; les médecins anglais affirment que l'acide urique est plus soluble dans la potasse que dans la soude et Roberts conseille la *liqueur de potasse* de la pharmacopée anglaise (4),

(1) *Citrate de potasse.* — Il y a trois espèces de citrate : 1° Le citrate trimétallique, $C^6H^5O^7K^6 + H^2O$, se présentant sous forme de cristaux aciculaires, étoilés, déliquescents, insolubles dans l'alcool absolu ;

2° Le citrate bimétallique, $C^6H^6O^7K^2$, obtenu en prismes clinorhombiques par Hensser, se présentant plus souvent en croûte amorphe ;

3° Le citrate monométallique, $C^6H^7O^7K + H^2O$, en gros cristaux enchevêtrés, fusibles à 100 degrés.

(2) L'acétate de potasse, ou terre foliée de tartre, est un sel blanc, d'une saveur fraîche et piquante, d'une odeur nulle; il cristallise en petites aiguilles prismatiques, déliquescentes à l'air, très solubles dans l'eau, moins dans l'alcool.

On trouve ce sel dans quelques eaux minérales et dans la sève de beaucoup de végétaux.

Comme diurétique, on le donne à la dose de 2 à 6 grammes dans un litre de tisane ou dans une potion ; de 8 à 16 grammes il est purgatif.

Il s'élimine par l'urine et par la sueur, ce qui l'a fait employer dans certaines dermatoses.

(3) Le carbonate de potasse, carbonate neutre, sous-carbonate, sel de tartre, s'obtient, par la calcination, de la crème de tartre, ou, par lixéviation, des cendres de végétaux ; mais il existe naturellement dans quelques eaux minérales. C'est un sel blanc, pulvérulent, d'une saveur âcre et caustique, très soluble dans l'eau, insoluble dans l'alcool.

Les solutions concentrées sont caustiques, aussi ne doit-on le donner que dilué et à très faible dose, pour éviter toute irritation gastrique.

(4) La liqueur de potasse de la pharmacopée anglaise s'obtient de la manière suivante :

Dissoudre, dans un vase de fer, 345 grammes de carbonate de potasse dans $4^l,534$ d'eau, ajouter au mé-

et surtout le citrate de potasse, qu'il administre à la dose de 12 à 16 grammes dans une potion à prendre en huit fois dans les vingt-quatre heures.

Si vous adoptez la médication anglaise, je vous conseille d'employer la potion suivante :

♃ Citrate de potasse........	12 à 15 grammes.
Infusion d'arénaria rubra..	90
Sirop des cinq racines	30

Pour ma part, j'aime peu la potasse comme médicament usuel ; les sels de potasse sont très actifs et je vous ai déjà montré, en parlant des purgatifs, la différence si grande qui existe entre les sels de soude et les sels de potasse ; cette différence, comme l'a montré Laborde, existe dans toute la série des sels de potasse comparée aux sels de soude et montre que ces premiers ont une action déprimante manifeste sur l'économie. Aussi je préfère de beaucoup la lithine à la potasse, et, n'était le prix élevé de cette base, ce serait, à mon sens, de beaucoup le meilleur des alcalins dans le traitement de la gravelle urique.

Sels de lithine. On administre la lithine à l'état de carbonate de lithine (1) : 50 centigrammes à 1 gramme par jour. Je pense que vous ne devrez pas dépasser cette dose et je ne puis adopter la méthode

lange 372 grammes de chaux éteinte ; faire bouillir pendant dix minutes et retirer, lorsque le mélange est refroidi, la portion qui est clarifiée.

On donne de 50 centigrammes à 1 gramme de cette solution dans un verre d'une infusion d'écorce d'orange.

(1) La lithine est une substance blanche, cristalline, d'une saveur caustique ; elle a été découverte en 1817 par Arfwedson dans le triphane, le pétalite et la tourmaline rouge, minéraux de l'île d'Uto, en Suède. On la rencontre aussi dans certaines eaux minérales, comme Carlsbad, Marienbad, Kissingen, Ems, Tœplitz, Vichy, eaux de Cornouailles et aussi dans quelques minéraux : micas, feldspaths, etc.

Le carbonate de lithine est employé ordinairement : c'est une poudre blanche, légère, peu soluble dans l'eau. On peut l'associer à du carbonate ou du citrate de potasse.

Les granules effervescents et les poudres effervescentes de lithine sont constitués par un mélange de carbonate de lithine et d'acide citrique.

de Charcot, qui donne jusqu'à 2 grammes de lithine en vingt-quatre heures. A pareille dose, en peu de temps surviennent de la fatigue de l'estomac et des troubles digestifs.

Le carbonate de lithine présente une particularité importante à connaître : il n'est soluble que dans des solutions renfermant de l'acide carbonique, aussi pour l'administrer faut-il employer divers procédés. On peut recommander au malade de verser 25 à 50 grammes de carbonate de lithine dans un verre d'eau de Seltz artificielle ou bien d'eau gazeuse naturelle; on peut aussi employer les appareils à eau de Seltz de table, par exemple celui de Briet, dans lequel, comme vous le savez, les poudres qui produisent l'acide carbonique ne sont pas mélangées à l'eau et, selon la contenance de l'appareil, vous mettrez une dose donnée de carbonate de lithine non avec le mélange qui doit donner l'acide carbonique, mais dans l'eau qui est destinée à le recevoir.

Vous pourrez aussi vous servir de granules effervescents qui permettent de prendre cette lithine sous forme de soda; vous pourrez utiliser aussi le sirop de lithine dont la formule a été donnée par Duquesnel (1).

Sels de soude.

La soude, si elle n'a pas tous les effets énergiques de la lithine, présente cependant un avantage : elle est de prix modique (2).

C'est, vous le savez, le bicarbonate de soude que nous utilisons ou les eaux bicarbonatées sodiques.

(1) Voici la formule du sirop de lithine proposée par Duquesnel :

Lithine hydratée..	15 grammes.
Sirop de sucre...	200 —

20 grammes de ce sirop représentent 10 centigrammes de lithine.

(2) Le bicarbonate de soude est un sel blanc, cristallisant en prismes rectangulaires, s'altérant à l'air humide, d'une saveur salée et légèrement alcaline ; l'eau froide n'en dissout que le treizième de son poids ; l'eau bouillante le transforme en acide carbonique et en sesquicarbonate.

Le bicarbonate de soude entre dans la composition de beaucoup de préparations (tablettes de Vichy ou de d'Arcet, soda-water, Sedlitz powders, etc.).

Le bicarbonate de soude s'emploie en solution à la dose de 2 à 3 grammes par jour (1), mais l'usage des eaux alcalines naturelles est de beaucoup préférable.

Eaux bicarbonatées sodiques.

Choisissez surtout, et cela en vous basant sur les expériences de Roberts, les eaux renfermant une faible quantité de bicarbonate de soude : 2 à 3 grammes au plus par litre, et, parmi les eaux de Vals, prescrivez Saint-Jean, et pour Vichy, les sources d'Hauterive, des Célestins et de Saint-Yorre. A ces sources vous pourrez joindre le Boulou (2), Velleron (3) et Chaudes-Aigues (4), en France ; Ems (5), en Allemagne, Bilin (6), en Bohême.

Comme le recommande Bouchardat, faites prendre ces eaux avec des vins blancs très légers, quelquefois légèrement acides

(1) Voici les préparations sodiques les plus employées :

A. Bicarbonate de soude... 2 gr.
Teinture de vanille.... 1
Eau.................. 1000
Sirop de sucre......... 60

Prendre par tasses dans la journée.

B. Bicarbonate de soude... 100 gr.
Acide tartrique pulvérisé 60
Sucre en poudre....... 200

Mêlez et conservez dans un bocal bouché ; trois ou quatre fois par jour verser dans un verre d'eau une cuillerée à bouche du mélange et boire au moment de l'effervescence.

C. Bicarbonate de soude.... 2 gr.
Sucre en poudre......... 6

Pour quatre cachets médicamenteux à prendre dans la journée.

(2) Le Boulou (Pyrénées-Orientales, France), à 22 kilomètres de Perpignan. Deux sources bicarbonatées sodiques, Saint-Martin et le Boulou : la première a une température de 16°,3 et renferme par litre 6g,978 de bicarbonate de soude ; la seconde a une température de 17°,5 et renferme 3g,720 de bicarbonate sodique.

(3) Velleron (Vaucluse, France) a une température de 15 degrés et renferme 1g,450 par litre de bicarbonate de soude et de potasse.

(4) Chaudes-Aigues (Cantal, France) renferme plusieurs sources thermales, parmi lesquelles il faut surtout citer la source du Par (80°,5), qui renferme 0g,471 de bicarbonate de soude, et la source Felgère (72 degrés), qui contient 0g,460 du même sel.

(5) Ems, dans le duché de Nassau (Allemagne), près de Coblentz, sur les bords de la Lahn, renferme près de vingt sources ; les plus importantes sont : Kränchen (29°,5 et 1g,979016 de bicarbonate de soude par litre) ; Kesselbrunnen (46°,2 et 1g,989682 de bicarbonate de soude) ; Neuquelle (47°,5 et 2g,052761 de bicarbonate de soude).

(6) Bilin (Bohême). Eau froide, se transporte en cruchon. Elle renferme 3g,36339 de bicarbonate sodique.

A ces sources étrangères, on pourrait joindre Neuenahr, dans le Ahrthal ; Salzbrunn, en Silésie, eaux qui renferment de 1 à 2 grammes de bicarbonate de soude par litre.

et recueillis surtout dans le centre de la France. Ces petits vins, coupés avec des eaux alcalines, constituent une boisson fort agréable, présentant ce grand avantage, qu'il se fait un véritable tartrate de potasse et de soude qui a une action favorable au point de vue de la dissolution et de la sortie des graviers uriques au dehors.

Cette médication alcaline, à laquelle nous donnons la première place dans la cure de la gravelle urique, n'a-t-elle que des avantages, n'a-t-elle pas des inconvénients ?

De la cachexie alcaline.

On a prétendu en effet que l'usage prolongé des eaux alcalines avait une action nuisible sur le sang et particulièrement sur les globules sanguins, et que l'anémie serait la conséquence pour ainsi dire forcée de l'abus de ces médicaments.

C'est Trousseau qui a créé de toutes pièces la cachexie alcaline, qui résulterait de l'action déglobulisante des alcalins. Depuis cette époque la méthode expérimentale s'est perfectionnée, et nous pouvons aujourd'hui, au contraire, affirmer que les alcalins sont plutôt des médicaments favorisant la nutrition et la régularisant que des substances affaiblissant l'organisme.

Coignard nous avait déjà montré que les alcalins augmentent et perfectionnent les combustions de l'économie, mais c'est surtout aux remarquables expériences de Hyades et Martin-Damourette, expériences dont je vous ai parlé à propos des maladies du foie que l'on doit la démonstration scientifique de l'action si utile et si favorable de ces médicaments sur la nutrition. Enfin les recherches de Pupier et de Lalaubie, qui ont toujours constaté sous l'influence des eaux alcalines une augmentation de la richesse globulaire chez les anémiques, nous montrent qu'il reste peu de chose de cette cachexie alcaline, basée plutôt sur des idées théoriques et préconçues que sur des faits cliniques et expérimentaux observés d'une façon rigoureuse.

Nous reconnaissons toutefois que lorsqu'on abuse des alcalins, et en particulier des sels alcalins, il peut survenir une notable fatigue de l'estomac et, à cet égard, il y a un avantage très marqué dans l'usage des eaux naturelles sur celui des eaux artificielles. Les unes sont supportées, même à haute dose, sans provoquer aucun trouble digestif, les solutions alcalines sont, au contraire, comme je viens de vous le dire, même à faible dose, pénibles et fatigantes pour l'estomac.

De l'action des alcalins dans la gravelle urique.

Les faits que je viens de vous exposer vous montrent aussi que ce serait une erreur de penser que les alcalins agissent surtout en neutralisant l'acide urique ; leur action favorable dans la cure de la lithiase urique a une origine toute différente. Les alcalins agiraient, comme le pensaient Mialhe, Basham et Harley, et comme l'ont démontré Coignard, Hyades et Martin-Damourette (1), en activant les phénomènes d'oxydation de l'économie et en aidant par cela même à la trans-

(1) Trousseau avait décrit une cachexie alcaline analogue à celle que l'on remarque à la suite de l'administration de l'iode et des mercuriaux. Elle serait caractérisée par de l'amaigrissement, de la pâleur, de la bouffissure générale, des hémorrhagies passives et des suffusions séreuses.

Cette cachexie était basée sur l'action déglobulisante des alcalins. Pour Gubler, cette action déglobulisante serait due à ce que, tandis que les sels de soude abondent dans le sérum, les sels de potasse prédominent, au contraire, dans les hématies. Si l'on vient à augmenter en trop grande quantité de soude dans le sérum, les globules perdent leur potasse et par cela même leurs propriétés hématiques. Climent avait même trouvé au moyen du compte-gouttes de Malassez une diminution notable des globules sous l'influence de l'administration des alcalins ; enfin Rabuteau a soutenu que les alcalins diminuaient dans une proportion très notable le chiffre de l'urée sécrétée en vingt-quatre heures.

Tous ces faits ont été repris à nouveau ; il paraît démontré que si, comme l'a fait Lomikowsky, on peut déterminer, chez les chiens auxquels on administre par jour et pendant longtemps de 15 à 60 grammes de bicarbonate de soude, des accidents graves et en particulier des troubles digestifs très intenses, chez l'homme, au contraire, on augmente toujours le chiffre d'urée ainsi que le chiffre des globules, et les expériences de Mialhe, de Coignard, de Hyades et Martin-Damourette, de Pupier et de Lalaubie paraissent à cet égard absolument démonstratives. Les alcalins agissent donc, à dose thérapeutique, comme

formation d'acide urique en urée. Telle est la véritable action de ces médicaments alcalins qui jouent un rôle si considérable dans la cure de la lithiase urique.

A ces eaux bicarbonatées sodiques, on peut ajouter certaines eaux des Pyrénées, comme Lapreste (1), Molitg (2), Olette (3), et surtout Capvern (4), qui ont une action réelle dans la cure de cette gravelle.

De la médication diurétique.

Vous avez rempli la première indication par les alcalins, c'est-à-dire que vous vous êtes opposés à l'acidité exagérée des urines, il faut remplir la deuxième indication, c'est-à-dire hâter et favoriser la sortie des sables et des graviers. Vous arriverez à ce but en employant les diurétiques fournis par les eaux minérales ou par les préparations pharmaceutiques. C'est ici le triomphe des eaux de Pougues, Vittel, Evian, Contrexéville (*a*) et de toutes ces eaux à minéralisation incertaine qui ne contiennent pas de principe spécial qui les caractérise,

excitant la nutrition et la régularisant. De Soulignoux a invoqué pour expliquer cette action sur la nutrition un pouvoir électrique des alcalins sur le système nerveux (*b*).

(1) *Lapreste* (Pyrénées-Orientales, France), à 70 kilomètres de Perpignan. La grande source a une température de 43 à 44 degrés. Elle renferme par litre 0,0397 de carbonate de soude et des traces de carbonate de potasse.

(2) *Molitg* (Pyrénées-Orientales, France), à 7 kilomètres de Prades, renferme douze sources, dont les plus importantes sont les sources Llupia, Barrère, Mandes. Ce sont des eaux sulfurées sodiques. La source Llupia renferme par litre 0,0715 de carbonate de soude.

(3) *Olette* (Pyrénées-Orientales, France), à 16 kilomètres de Prades, renferme quarante sources dont la température varie entre 27 et 28 degrés. La source Saint-André et la source 14 de la cascade renferment 0,04787 et 0,03842 de carbonate de soude par litre.

(4) *Capvern* (voir leçons sur la *Lithiase biliaire*).

(*a*) Voir, t. Ier, *Traitement des hydropisies ;* leçons sur les *Maladies du cœur*.

(*b*) Gubler, *Commentaires de thérapeutique*, 2e édition, 1874. — Climent, *Du traitement de la gravelle urique*. Thèse de Paris, 1876. — Coignard, *Influence des eaux minérales alcalines sur la proportion des chiffres immédiats de l'urée* (*Journ. de thérap.*, n° XXVI, 1878). — Soulignoux, *De l'action des alcalins*, Paris, 1879. — Mialhe, *Académie de médecine*, 1877. — Harley, *On the Formation of Uree and Calculi* (*Brit. Med. Association*, 30 août 1873). — Grellety, *Réfutation de la prétendue cachexie alcaline* (*Société d'hydrologie*, décembre 1880).

mais agissent surtout par leur masse. On peut aussi conseiller les eaux siliceuses et lithinées, comme celles d'Evaux (1) et de Sail-les-Bains (2), qui ont une action diurétique très active.

Vous pourrez joindre à ces eaux minérales l'action de certains médicaments. Déjà dans les leçons précédentes j'ai passé en revue le groupe des diurétiques, je n'y reviendrai pas (*a*). Vous puiserez dans ce groupe à pleine main; mais je vous recommande surtout les diurétiques d'origine végétale, et en particulier l'*arenaria rubra* (3), dont on a vanté récemment l'action diurétique; enfin les préparations de stigmates

(1) *Evaux*, dans la Creuse (France), à 31 kilomètres de Montluçon, renferme dix-huit sources, dont la température varie entre 56 et 28 degrés. Les principales sont le petit César et le petit Cornet, qui contiennent par litre: la première, silicate de soude, 0,11700 et 0,00130 de silicate de lithine; la deuxième, 0,13000 de silicate de soude et 0,00110 de silicate de lithine.

(2) *Sail-les-Bains* (Loire, France). Il y a en France deux Sails et tous les deux dans le même département de la Loire. L'un est Sail-sous-Couzan, l'autre est Sail-les-Bains, qu'on appelle aussi Sail-lès-Château-Morand; c'est cette dernière seule qui renferme du silicate de soude et de potasse. Il y a six sources, dont la plus importante est la source Duhamel, qui a une température de 34 degrés et qui renferme par litre 0,1032 de silicate de soude et de potasse. Ces eaux contiennent aussi de la lithine en notable proportion.

(3) L'*arenaria rubra*, ou sabline rouge (Caryophyllées), est une plante herbacée de 12 à 20 centimètres de haut, à racine pivotante, blanchâtre, à tige rameuse, étalée; feuilles petites, lancéolées, opposées; fleurs roses; les graines sont renfermées dans des capsules ovales uniloculaires.

Cette petite plante est très commune sur le littoral algérien, dans les terrains sablonneux et pierreux des environs d'Alger.

On peut donner l'*arenaria rubra* soit en tisane, soit en pilule, soit sous forme d'extrait.

La meilleure préparation est la décoction (30 grammes pour 1 000), ou bien, si l'on ne peut faire la décoction, on usera des préparations suivantes (Vigier):

Extrait aq. d'arenaria	10 gr.
Sucre pulvérisé..........	30

Divisez en cinq doses, qu'on prendra dans la journée dans cinq verres d'eau. Ou bien encore:

Extrait aq. d'arenaria . ..	10 gr.
Glycérine pure..........	5
Eau distillée............	85

A prendre cinq cuillerées par jour dans cinq verres d'eau (*b*).

(*a*) Voir, t. 1er, leçons sur le *Traitement des hydropisies*.

(*b*) Vigier, *Bull. de thérap.*, t. XCVII.

de maïs (1), que notre collègue Landrieux et Castan, de Montpellier, ont préconisées.

A côté de ces médicaments alcalins et diurétiques, il faut placer un médicament dont l'action est toute différente et qui aurait la propriété de transformer en acide hippurique et en hippurates solubles l'acide urique et les urates insolubles : c'est l'acide benzoïque, ou plutôt le benzoate de soude (2), que l'on administre à la dose de 25 à 50 centigrammes par jour, seul ou bien associé au phosphate acide de soude. Du benzoate de soude.

(1) Les stigmates de maïs sont employés depuis longtemps contre la gravelle. Au Mexique, de temps immémorial, on fait usage de ces stigmates contre la colique néphrétique. Landrieux a constaté ses effets diurétiques. Castan, de Montpellier, a vanté ses effets dans la gravelle. Voici les principales préparations de stigmates de maïs :

La tisane se fait en faisant infuser 20 grammes de stigmates pour un litre d'eau.

Le sirop se prépare de la manière suivante :

Extrait de stigmates de maïs	12 gr.
Eau distillée	350
Dissolvez et filtrez et avec sucre	666
Faites un sirop par simple solution ; ajouter au sirop froid, alcool à 60 degrés	10

Une cuillerée à bouche par tasse de tisane (*a*).

(2) Le benzoate de soude cristallise en aiguilles blanches qui s'effleurissent légèrement ; il est blanc, d'un goût piquant et douceâtre, soluble dans l'eau, peu soluble dans l'alcool. On l'obtient en saturant par une solution de carbonate de soude une solution d'acide benzoïque.

On le donne à la dose de 0,10 à 2 grammes par jour, soit en pilule, soit en sirop.

Voici la formule proposée par Ure :

Acide benzoïque	1 gr.
Phosphate de soude	8
Eau distillée	125
Sirop de sucre	30

A prendre en quatre fois dans la journée.

Goldinberg a donné la formule suivante :

Carbonate de soude	6 gr.
Acide benzoïque	2
Phosphate de soude	10
Eau bouillante	12
Ajoutez, eau de canelle	200

Pour faire une potion dont le malade prendra deux cuillerées à café trois fois par jour.

Dans l'organisme l'acide benzoïque se transforme en acide hippurique, qui est facilement éliminé par les urines, mais il n'est pas démontré que cette transformation se fasse aux dépens de l'acide urique. Il est probable, au contraire, que l'acide benzoïque s'unit au glycocolle (sucre de gélatine) pour former l'acide hippurique.

(*a*) Landrieux, *Des effets diurétiques des stigmates de maïs* (*Journal de thérapeutique*, 1879). — *Traitement de la gravelle par les stigmates de maïs* (*Association pour l'avancement des sciences*, Montpellier, 1879, p. 946).

Du traitement hygiénique de la gravelle urique.

Mais ces médicaments doivent céder le pas, comme importance, à la médication hygiénique ; c'est elle qui domine la thérapeutique de la lithiase urique, parce qu'elle s'adresse à la cause même de cette gravelle. Il faut donc apporter tous vos soins à la prescription diététique des graveleux uriques ; l'alimentation sera régularisée et mise en rapport avec l'exercice du malade; il faudra défendre les aliments trop excitants et trop nourrissants, éloigner les viandes noires et particulièrement le gibier, proscrire surtout les alcools. Nous avons vu, en effet, que ces derniers amènent la précipitation de l'acide urique contenu dans les urines.

Faites en sorte que le malade se soumette à une alimentation mixte, c'est-à-dire fasse un usage égal des viandes et des légumes. Prescrivez l'exercice, ce grand comburateur des matières azotées, exigez que le malade fasse de longues courses, de la gymnastique, et cela avec d'autant plus de rigueur que votre client aura une position plus sédentaire. Bouchardat a tracé de main de maître les principales indications hygiéniques applicables à la diathèse urique et je ne saurais mieux faire que de vous renvoyer à son article sur ce sujet (1).

(1) Voici comment Bouchardat fixe les règles du traitement hygiénique de la gravelle urique. Ce traitement porte sur l'alimentation, les excrétions, le régime et les soins de la peau :

1° *Alimentation.* — Manger modérément ; bien diviser par le couteau, bien mâcher tous les aliments.

S'abstenir d'oseille, de soupe à l'oseille, de tomates. S'abstenir d'asperges, de haricots verts, si leur usage détermine des douleurs rénales, ou de légers dépôts dans les urines.

Les viandes de toute nature conviennent, mais on devra en user modérément ; il faut être encore plus réservé pour les œufs, les poissons, les écrevisses, les crevettes, les homards, les coquillages et les fromages avancés ; le lait est souvent utile.

Les légumes de saison conviennent presque tous ; ils doivent intervenir chaque jour dans l'alimentation.

Je citerai particulièrement les épinards, la chicorée, la laitue, les artichauts, les topinambours, les salsifis, les cardons, le céleri, les carottes, les panais, les patates. Les pommes de terre sont utiles ; elles doivent remplacer une partie du pain aux repas, comme il est d'usage en Angleterre.

Les radis ordinaires, le radis noir peuvent être servis journellement avec avantage.

Les choux, les choux-fleurs, les choux de Bruxelles, la choucroute,

A côté de la gravelle urique existe, vous ai-je dit, une autre gravelle acide anomale, la gravelle oxalique. Cette gravelle ne se trouve que passagèrement dans les urines et ce fait la sépare nettement de la précédente. Tandis que nous avons

De la gravelle oxalique.

les champignons, les truffes, les marrons, les châtaignes, les haricots, pois, lentilles, fèves, ne sont point défendus, mais il faut en régler l'emploi suivant leur influence sur l'appareil digestif.

L'usage journalier du cresson ou d'une salade de feuilles (laitue, romaine, escarolle, chicorée, barbe-de-capucin, pissenlit, creville, mâche, scorzonère, céleri, etc,) est indiqué.

Tous les fruits, si l'estomac les supporte bien, peuvent être journellement servis (fraises, pêches, ananas, groseilles, cerises, framboises, figues fraîches ou sèches, les pommes, les poires, les prunes, les pruneaux, les melons, les potirons, les concombres, les raisins frais ou secs, etc.). Une saison de raisins est souvent utile.

Les olives, amandes, noix, noisettes, pistaches, peuvent être servies en quantité modérée. Le chocolat de bonne qualité convient.

Si le café provoque la sécrétion urinaire, il peut être conseillé.

S'abstenir d'eau-de-vie et de liqueurs ; très peu de bière ; pour toute boisson alcoolique, un vin blanc ou rouge léger, étendu de deux fois son volume d'eau. Je préfère l'usage ordinaire du vin des cépages blancs (*olver Hartelber*), ou mieux du melon de basse Bourgogne.

Les vins blancs mousseux sont contre-indiqués, ainsi que les boissons très gazeuses, comme l'eau de Seltz.

Prendre au réveil, en se couchant et aux repas, assez de boissons aqueuses pour rendre en vingt-quatre heures environ un litre et un tiers d'urine.

Ces boissons aqueuses seront : l'eau pure, l'eau de Vals (Saint-Jean), les décoctions de chiendent fin, de queues de cerise, de feuilles de frêne, de lin, etc., ou mieux encore 1 litre d'eau dans lequel on dissoudra une ou deux cuillerées à café de poudre de sel de Seignette.

2° *Excrétions.* -- Vider régulièrement et complètement la vessie toutes les six heures au moins. Profiter, pour atteindre ce but, d'une bonne promenade après chaque repas et des efforts nécessités par la défécation.

Obtenir une garde-robe au moins chaque jour, par la régularité des heures. Si cela est nécessaire pour arriver à ce résultat, prendre au repas du matin une à deux cuillerées à bouche de graine de moutarde blanche ou de lin. Si cela ne suffit, prendre au réveil depuis une cuillerée à café jusqu'à une cuillerée à bouche, suivant l'effet, de poudre de tartrate de potasse et de soude (sel de Seignette) dans un verre de macération de racine de réglisse, de limonade ou d'orangeade. Continuer jusqu'à régularisation.

3° *Exercice.* — Exercer le plus possible les forces, en évitant avec le plus grand soin les refroidissements non suivis de réaction. L'exercice des bras qui anime la respiration est surtout utile. Je conseille pour cela de faire disposer dans l'appartement des appareils élastiques qui permettront d'exercer facilement les bras, et de ne pas négliger, si cela est possible, l'emploi des haltères et des xylofers. Parmi tous les exercices ordinaires, le malade choisira celui qui lui est le plus agréable, et on le rendra assez

vu la gravelle urique être le plus ordinairement le résultat d'un trouble apporté à la nutrition, dans la gravelle oxalique nous ne pouvons invoquer qu'une cause, l'introduction par les aliments de substances végétales contenant l'acide oxalique; c'est la gravelle des individus mal nourris, la gravelle du paysan, celle du pauvre. Prout, Bird, Garrod, Fürbringer (1), ont bien soutenu qu'il pouvait exister une diathèse oxalique analogue à la diathèse urique, mais je crois, comme Lecorché, que cette diathèse est loin d'être démontrée, et jusqu'à nouvel ordre nous devons considérer la gravelle oxalique comme un véritable accident.

Traitement de la gravelle oxalique.

La différence dans la pathogénie de ces gravelles entraîne, vous le comprenez, une différence grande dans les indications thérapeutiques. Ici, la première indication à remplir

énergique pour obtenir une bonne sueur; mais alors se changer, se frictionner vivement et longuement avec des linges secs; prendre les précautions nécessaires afin d'éviter les refroidissements, que l'on doit absolument redouter.

L'exercice de chaque jour, en rapport avec les forces, est le seul remède prophylactique efficace.

4° *Soins de la peau.* — Au lever, lotions rapides avec une éponge imbibée d'eau, suivies de longues et vives frictions avec des linges, avec une brosse de chiendent fin, de flanelle ou de caoutchouc; puis massage avec la main enduite de quelques gouttes d'huile d'olive parfumée. Si l'exercice ne peut être adopté, rendre les frictions sèches et le massage assez énergiques pour réchauffer tout le corps. Y suppléer encore par de longues et larges inspirations pulmonaires.

Chaque semaine, d'un à trois bains hygiéniques, avec 100 grammes de carbonate de potasse, 2 grammes d'essence de lavande fine et 5 grammes de teinture de benjoin vanillé. Ces bains seront suivis de longues frictions et de massage.

Si le malade prend une saison de bains de mer ou de rivière, ils devront être de très courte durée, et suivis de frictions et d'exercice (*a*).

(1) Fürbringer soutient que l'acide oxalique est un produit constant de l'urine et que son élimination quotidienne ne dépasse pas 24 milligrammes par jour. Le bicarbonate de soude n'augmenterait pas la production de cet acide oxalique, de même la fièvre n'amènerait pas d'augmentation dans son élimination (*b*).

(*a*) Bouchardat, *Du traitement hygiénique de la polyurique* (*Bull. de thérap.*, t. LXXXI, p. 49).

(*b*) Fürbringer, *Zur Balsavreanstcheidung durch den Harn* (*Deutches Arch. f. kl. Med.*, p. 143, 1876).

est une indication diététique: c'est la suppression d'aliments pouvant contenir de l'acide oxalique, et comme c'est dans les groseilles, les tomates, la rhubarbe fraîche et surtout dans l'oseille que se rencontre cet acide, vous devrez proscrire ces aliments du régime du malade. Bouchardat recommande aussi de repousser les boissons gazeuses, les vins mousseux, les bières trop pétillantes, les eaux gazeuses naturelles et artificielles ; il faut, d'après lui, une alimentation variée, réparatrice, mais qui ne doit comprendre ni lait ni fromages. Telles sont les principales indications du traitement hygiénique de la gravelle oxalique.

Vous devrez aussi tâcher de dissoudre ces calculs d'oxalate de chaux ou de les expulser, et ici vous allez comprendre déjà quelle est l'importance de la connaissance exacte de la lithiase à traiter. Dans la gravelle urique les alcalins occupent la première place, ici leur rôle est complètement nul et ces médicaments deviennent inutiles; en effet, comme le montre Roberts, l'acide oxalique et les oxalates ne sont pas attaqués par les alcalins et ces médicaments ne peuvent agir que lorsqu'il existe, ce qui arrive quelquefois, des calculs mixtes, c'est-à-dire renfermant de l'oxalate de chaux et des urates.

Il nous reste les diurétiques et ce sont là les médicaments les plus utiles dans la cure de cette gravelle ; eaux minérales diurétiques, tisanes diurétiques, toutes sont employées avec succès ; Golding Bird vante surtout l'infusion d'anis ou de feuilles de mélisse acidulée avec de deux à six gouttes d'eau régale. Cette médication acide a été conseillée dans la gravelle oxalique, peut-être plus théoriquement que pratiquement. Copland employait l'acide chlorhydrique, Hartmann l'acide sulfurique, Vogel le phosphate acide de soude. Tel est le traitement des lithiases acides; je passe maintenant à celui des lithiases alcalines.

Lithiases alcalines.

Ces lithiases sont au nombre de deux : lithiase alcaline calcaire et lithiase ammoniacale. La lithiase calcaire est surtout caractérisée par la présence des phosphates calcaires et l'on a décrit même un diabète phosphatique, c'est-à-dire une production exagérée de ces phosphates. Mais il faut reconnaître que ces sels, lorsqu'ils existent en grande abondance dans les urines, ne se déposent pas sous forme de calculs et sont maintenus dissous, grâce à la température même des urines. Lorsque celles-ci ont été émises et qu'elles se refroidissent, on voit un dépôt blanchâtre qui donne à l'urine un aspect lactescent : ce sont les phosphates de l'urine ; mais, je le répète, ils constituent bien rarement des calculs proprement dits.

Lithiase phosphatique.

Lithiase ammoniacale.

Il n'en est pas de même de la lithiase ammoniacale, c'est là une des causes les plus fréquentes des concrétions urinaires. Cette lithiase, composée de phosphates ammoniaco-magnésiens, constitue plus souvent des calculs vésicaux que de la gravelle rénale, elle provient de la fermentation de l'urée et de sa transformation en carbonate d'ammoniaque. Ici donc, la thérapeutique aura pour première indication de s'opposer à cette fermentation urinaire quelle qu'en soit la cause première.

De la fermentation de l'urine.

Causes de la fermentation de l'urine.

Trois grandes causes président à la fermentation ammoniacale des urines, ce sont : les rétentions d'urines, les inflammations des reins, des uretères et de la vessie, enfin les troubles trophiques ; mais, comme l'a montré Pasteur, toutes ces causes se réunissent en une seule, la production d'une *torulacée* spéciale, véritable ferment qui produit la transformation de l'urée en carbonate d'ammoniaque.

Comment se produit ce ferment ? nous l'ignorons encore, mais nous savons que lorsque les urines contiennent du pus, du mucus ou du sang, lorsque surtout ces urines séjournent longtemps dans la vessie, cette fermentation se produit. Ajoutons que les cathétérismes répétés produisent le même effet, soit par l'inflammation qu'ils provoquent soit surtout par les germes que les sondes peuvent entraîner dans la vessie.

D'ailleurs, cette question des fermentations urinaires dans la vessie est encore obscure, et je n'en ai pour preuve que ce fait de l'influence des troubles trophiques sur cette transformation ammoniacale des urines. Voici deux malades, toutes les deux sont atteintes de paraplégie, toutes les deux ont de la rétention d'urine, toutes les deux sont sondées un même nombre de fois avec des instruments identiques, et cependant l'une aura fatalement une transformation ammoniacale de ses urines, l'autre pourra rester des mois sans voir se produire cet accident. La cause de cette différence résidera dans ce fait, c'est que chez la première la paralysie a pour cause une affection plus ou moins profonde de la moelle, tandis que chez la seconde les accidents paraplégiques résultent d'un trouble fonctionnel apporté au système nerveux, d'une paraplégie hystérique, par exemple.

Traitement de la lithiase ammoniacale.

Quoi qu'il en soit, notre rôle dans ces cas sera des plus simples; il consistera à modifier favorablement autant que possible les urines pour empêcher leur fermentation ammoniacale.

On y arrive par deux moyens en introduisant dans ces urines des essences et des résines qui modifient heureusement leurs propriétés ou bien des substances antifermentescibles. La première indication est remplie par les plantes à essence comme le buchu (1), le boldo (2), le santal (3); les térébenthines et

(1) Les feuilles de buchu, employées en médecine, sont fournies par trois espèces de barasma ou diosma du cap de Bonne-Espérance : *buchu crenulata, buchu serrati folia, buchu betulina,* qui sont des rutacées de la série des diosmées. Ces feuilles contiennent: 1° une huile volatile, qui, exposée au froid, fournit un camphre très soluble dans le bisulfure de carbone ; 2° une résine et un extractif amer et piquant.

L'infusion des feuilles se fait avec 16 grammes de feuilles pour 750 grammes d'eau.

La teinture de buchu s'administre à la dose de 10 à 40 grammes. L'huile essentielle est employée en frictions contre les douleurs rhumatismales.

(2) Voir *Maladies du foie ; traitement de la lithiase biliaire.*

(3) On trouve dans le commerce trois sortes de bois de santal : le blanc, le citrin ou jaune et le rouge.

les résines ont le même effet et je dois vous signaler surtout un remède qui a joui d'une réputation universelle contre la gravelle, c'est l'*huile de Harlem*, que l'on obtient par la distillation du genévrier (1).

Quant aux substances antifermentescibles que l'on peut administrer à l'intérieur, ce sont surtout le benzoate de soude, l'acide salicylique et la résorcine (2), que vous me voyez depuis quelque temps expérimenter dans mon service, et dont un de mes élèves, Hippocrate Callias, a fait le sujet de son importante thèse inaugurale.

Le santal blanc (*santalum album*) est un arbre de 8 à 12 mètres, originaire de l'Inde. Comme le santal citrin, il est de la famille des santalacées.

Le santal rouge (*santlaum rubrum*) est fourni par une légumineuse, le *pterocarpus santalinus*.

Par la distillation du bois de santal citrin (qui serait, d'après Roxburgh, formé par la partie centrale du *santalum album*, tandis que l'aubier formerait le santal blanc), on obtient une huile volatile, essence de santal, qu'on administre en capsules de 0,40.

Du santal rouge on retire : le santal (Weidel), la santaline ou acide santalique (Pelletier), la ptérocarpine (Cazeneuve).

(1) Le genévrier (*juniperus communis*) est chez nous un arbrisseau formant des buissons rabougris, tandis que dans certains pays chauds il peut atteindre une hauteur de 5 à 6 mètres.

On retire des cônes mous ou malacônes du genévrier : huile volatile, cire, résine, sucre particulier, gomme, acides acétique et malique, potasse, chaux et ligneux.

Les baies de genièvre se donnent à la dose de 4 à 8 grammes en infusion dans 500 grammes d'eau.

L'huile volatile se donne à la dose de 2 à 6 gouttes en pilules ou dans une solution mucilagineuse et sucrée.

Le genièvre entre dans diverses préparations : baume opodeldoch, vins diurétiques. L'huile de cade provient de la distillation des troncs de genévrier ; mélangée avec l'huile essentielle de genévrier, elle constitue l'huile de Harlem.

(2) La résorcine ($C^6H^4(OH)^2$), corps analogue à l'acide phénique, découvert en 1860 par Hasiwetz et Barth, avait été retirée d'abord de certaines résines d'ombellifères, *asa fœtida*, *galbanum*, gomme ammoniaque, etc. La synthèse de ce produit a été faite par Kœrner au moyen du para-iodophénol et par Oppenheim et Vogt au moyen de l'acide chloroxyphényl sulfureux. La résorcine se présente sous trois aspects dans le commerce :

1° En gros cristaux d'une couleur presque grenat et d'une odeur phéniquée assez intense, c'est le produit impur du commerce ;

2° La résorcine cristallisée en aiguilles prismatiques brunes d'une couleur un peu rosée et d'odeur presque nulle ;

3° La résorcine chimiquement pure obtenue par le procédé de M. Monnet, de Genève, cristallise en aiguilles très fines d'un blanc éclatant, ne se colo-

Enfin, dans certains cas, vous pourrez agir directement et injecter dans la vessie des solutions destinées à empêcher la fermentation ; c'est ainsi qu'on a conseillé les lavages de la vessie avec des solutions de chloral, d'acide phénique et surtout d'acide borique.

Mais ici l'indication dominante sera d'empêcher le séjour de l'urine dans la vessie ; vous devrez exiger du malade qu'il urine le plus souvent possible et, si sa vessie est trop paresseuse ou sa prostate trop volumineuse pour permettre aux fibres musculaires de la vider complètement, vous lui ordon-

rant pas à l'air et à la lumière : c'est la résorcine médicinale.

La résorcine fond de 99 à 104 degrés. Elle bout à 270 degrés ; neutre, d'une saveur sucrée très légèrement amère, odeur très faible d'acide phénique, soluble à 95 pour 100 dans l'eau, l'éther, l'alcool, la glycérine, est insoluble dans le sulfure de carbone et le chloroforme. Une solution dans l'eau, même étendue, se colore en blond au bout de quelques heures, lorsqu'elle est exposée à l'air et à la lumière sans altération. Traitée par le perchlorure de fer, elle donne une coloration violette magnifique. L'acide sulfurique concentré donne une coloration carmin. Si l'on fait bouillir quelques cristaux de résorcine dans l'acide sulfurique, en présence d'un peu d'acide phtalique, le mélange prend une coloration rouge qui devient bientôt d'un bleu magnifique, puis rouge brunâtre. Cette solution, neutralisée par la potasse ou l'ammoniaque, devient d'un vert très intense, c'est la *fluorescéine*. Une ou deux gouttes de cette solution verte suffisent pour donner à l'eau une fluorescence remarquable. Cette même solution verte de fluorescéine devient d'un rouge carmin magnifique par l'addition d'une quantité suffisante d'eau bromée. C'est la préparation de l'*éosine*.

La résorcine est antifermentescible, antiputride, antiseptique, caustique en solution concentrée, hémostatique et coagule l'albumine.

Prise à l'intérieur de 1 à 2 grammes, elle s'élimine rapidement par les urines, en partie en nature et en partie sous une forme encore inconnue. Ces urines se colorent en brun foncé à l'air. Traitées par le perchlorure de fer, lorsque la résorcine s'y trouve en quantité suffisante, on obtient une coloration violette foncée mêlée à un abondant précipité blanc, coloration analogue à celle obtenue avec l'acide salicylique. La même coloration est obtenue, suivant J. Andeer, par le chlorure de chaux. La résorcine administrée en petite quantité, 50 centigrammes à 1 gramme, ayant probablement subi une transformation complète dans l'urine, on obtient par l'addition du perchlorure de fer une coloration rose foncée, de même qu'avec l'acide sulfurique fumant. La résorcine à haute dose est toxique comme l'acide phénique (*a*).

(*a*) Callias, *De l'emploi de la résorcine en thérapeutique*. Thèse de Paris, 1881.

nerez de se sonder matin et soir pour retirer de la vessie l'urine qui séjourne dans son bas-fond et qui, en s'altérant, y dépose des couches de phosphates ammoniaco-magnésiens.

Je viens de vous énumérer la médication utile dans le traitement de la lithiase ammoniacale; je dois vous signaler aussi les médications dangereuses. L'usage prolongé ou l'abus des alcalins, en augmentant l'alcalinité des urines, ne peut avoir ici que des résultats désastreux; vous comprenez facilement, messieurs, en présence de ce fait, cette nécessité impérieuse, sur laquelle j'insistais au début de cette leçon, d'établir la nature de la lithiase avant de la traiter, et tandis que vous avez vu les alcalins être des médicaments héroïques et curateurs dans la cure de la lithiase urique, vous constatez leurs effets nuisibles dans le traitement de la lithiase ammoniacale.

Danger des alcalins.

Ainsi donc, en résumé, chacune des gravelles que nous venons d'étudier a un médicament spécial qui occupe la première place dans leurs traitements. Pour la cure de la gravelle urique, ce sont les alcalins qui, sans conteste, vous donnent les meilleurs résultats; pour la gravelle oxalique, c'est aux diurétiques surtout qu'il faut avoir recours; enfin contre la gravelle ammoniacale, ce sont les essences et les médicaments antifermentescibles qu'il vous faudra conseiller. Ceci vous montre qu'en thérapeutique il ne suffit pas d'indiquer d'une façon générale un groupe de médicaments pour combattre une affection donnée, mais qu'il faut, par l'étude attentive de ces affections, en saisir l'utilité et l'opportunité.

Telles sont les principales indications thérapeutiques de la lithiase; il nous reste à étudier maintenant les accidents qu'elle peut déterminer; j'y consacrerai ma prochaine leçon.

TROISIÈME LEÇON

TRAITEMENT DES COMPLICATIONS DE LA LITHIASE.

SOMMAIRE : Des complications de la lithiase. — De la colique néphrétique. — Symptômes de la colique néphrétique. — Traitement. — Des indications thérapeutiques dans la colique néphrétique. — Du traitement hydrominéral. — Des hémorrhagies rénales. — Diagnostic de l'hématurie. — Traitement de l'hématurie. — Des inflammations de l'uretère et du bassinet. — Des pyélites. — Traitement des pyélites. — Des calculs du rein. — De l'hydronéphrose. — De l'anurie calculeuse.

Dans la leçon précédente, j'ai étudié la lithiase urinaire et le traitement qu'on doit lui opposer ; je me propose d'exposer aujourd'hui devant vous les remèdes qu'on peut employer contre les complications qui ont pour point de départ la présence de ces gravelles.

Accidents de la lithiase.

Trois ordres d'accidents peuvent survenir : d'abord des phénomènes douloureux aigus, déterminés par le cheminement des graviers dans les uretères, lorsque ces corps étrangers passent du bassinet dans la vessie. Vous savez qu'on donne à cet ensemble symptomatique le nom de *colique néphrétique*. D'autres fois ces calculs, en irritant soit les bassinets, soit l'uretère, ou même en séjournant dans la vessie, peuvent déterminer deux symptômes différents, soit des phénomènes inflammatoires, soit au contraire des hémorrhagies. Dans certains cas enfin, lorsque le calcul vient à oblitérer l'uretère, il se produit une distension du bassinet qui envahit bientôt le rein et le transforme en poche kystique : c'est l'hydronéphrose ; de plus, vous comprenez facilement que si, par une coïncidence fâcheuse, l'autre uretère vient à être oblitéré, il puisse survenir de l'anurie et des accidents urémiques, conséquences de l'arrêt brusque des fonctions rénales.

De la colique néphrétique.

Nous allons étudier successivement ces complications. De beaucoup la plus fréquente, la colique néphrétique présente un ensemble symptomatique caractéristique, ensemble dont vous trouverez la description dans vos traités de pathologie interne (1). Vous y verrez signalé cette douleur spéciale si vive, et tellement intense parfois, qu'on voit les malades jeter les hauts cris et demander la mort, pour mettre fin à leur souffrance; le siége de ces phénomènes douloureux s'étend du rein malade jusque dans la région inguinale et même dans les testicules, douleur mobile se déplaçant à mesure que le calcul chemine et cessant brusquement lorsque le corps étranger ayant franchi l'orifice vésical de l'uretère tombe dans la vessie.

Symptômes de la colique néphrétique.

Comme dans la colique hépatique, il survient des vomissements, des sueurs froides, des lipothymies et parfois même

(1) La colique néphrétique ne débute pas toujours brusquement; on a quelquefois noté des sensations de fourmillement et d'engourdissement dans la région des reins et cela pendant des semaines avant le début de la colique néphrétique.

Dans d'autres cas, c'est un malaise et une sensation pénible à l'épigastre, qui précède les accidents douloureux, puis apparaît la douleur caractéristique. Cette douleur est pongitive et se montre toujours du côté malade; elle augmente par la pression et s'étendant vers le ventre dans la grande lèvre chez la femme, et dans le testicule chez l'homme; il se produit aussi de l'engourdissement dans la cuisse.

Toujours les malades éprouvent du ténesme rectal et vésical, ils ont des besoins de défécation et des envies fréquentes d'uriner; l'urine est rouge, épaisse et s'écoule goutte à goutte, elle renferme souvent du mucus et du sang. Les vomissements font rarement défaut, la peau se couvre d'une sueur froide, le pouls devient petit, filiforme, enfin la face s'altère et prend cet aspect caractéristique des coliques intestinales et hépatiques (facies abdominal).

La colique peut durer de trois à quatre heures, souvent même quarante-huit heures avec des paroxysmes plus ou moins violents, puis tous ces phénomènes douloureux cessent brusquement. Le malade éprouve une sensation de bien-être et de courbature. Les urines sont alors quelquefois rendues en grande abondance.

Quant au corps du délit, il peut séjourner dans la vessie pendant plusieurs jours et même y être le point de départ d'un calcul vésical, mais le plus souvent il sort avec les urines et détermine des douleurs plus ou moins vives dans le canal de l'urèthre.

des syncopes mortelles. Au milieu de ce désordre général et de cette agitation incessante, le pouls reste calme, il est même parfois ralenti.

Telle est la marche habituelle de la colique néphrétique dont les symptômes se confondent quelquefois avec ceux de la colique hépatique, que je vous ai déjà décrite, mais qui s'en distingue par l'apparition de l'ictère dans l'une de ces coliques, et le siège de la douleur, qui diffère dans l'un et l'autre cas. Quant à l'ensemble symptomatique, il est le même dans les deux coliques, et cela se comprend facilement. si l'on remonte à l'origine même de ces accidents douloureux.

Pathogénie de la colique néphrétique.

Lorsque je vous ai parlé de la colique hépatique, j'ai longuement insisté sur la structure des conduits excréteurs de la bile pour vous montrer que les phénomènes douloureux résultaient d'un spasme ayant pour point de départ l'irritation de la muqueuse et que ce spasme produisait, par effet réflexe, tous les autres phénomènes constatés en pareil cas. Ici, la pathogénie est la même, les uretères comme les conduits biliaires (1) ont une

(1) L'uretère, conduit excréteur du rein, s'étend du hile du rein, où il prend naissance par plusieurs racines, au bas-fond de la vessie, dans laquelle il s'ouvre par un orifice étroit et taillé en bec de flûte, après avoir rampé entre la couche musculaire et la couche muqueuse. Il n'y a ordinairement qu'un uretère pour chaque rein; dans certains cas cependant, on a constaté deux uretères, mais le plus souvent, ces deux conduits du même rein se fusionnent après quelques centimètres de trajet.

La longueur de l'uretère varie de 25 à 30 centimètres ; son diamètre, d'abord considérable au niveau du hile du rein (bassinet), diminue ensuite graduellement de telle façon, qu'ayant d'abord le calibre d'une plume d'oie, il n'a plus à la partie inférieure que celui d'une plume de corbeau. On trouve parfois sur le trajet de l'uretère quelques dilatations circonscrites. Dans les cas pathologiques, la dilatation peut devenir excessive et le conduit présente la grosseur d'un doigt (*a*) et même celle de l'intestin grêle (Cruveilhier).

La surface interne de l'uretère présente des plis qui s'effacent par la distension, mais il n'y a pas de valvules. Il est composé de trois tuniques :

1° La tunique externe ou celluleuse, formée de fibres de tissu con-

(*a*) Carpentier-Méricourt (*Bull. de la Société anatomique*, 1874). — Cruveilhier, *Anatomie descriptive*.

couche muqueuse fort sensible, et d'autre part une tunique fibro-musculaire non douteuse. Lorsqu'un corps étranger parcourt ces conduits, il peut y déterminer un spasme douloureux et les phénomènes réflexes qui en sont la conséquence.

Fait important à connaître, ce n'est pas par son volume que le calcul détermine les accidents, mais par ses aspérités. Tel calcul d'acide urique relativement volumineux, mais sphérique, lisse et représentant assez bien de la grenaille de plomb, peut parcourir l'uretère sans produire d'accident, tandis que, au contraire, tel autre gravier d'oxalate de chaux, d'une beaucoup plus petite dimension, mais présentant des aspérités, pourra provoquer les coliques les plus douloureuses et les plus pénibles. Tout réside, comme vous le voyez, dans l'irritation que peut amener le corps étranger par son passage à travers l'uretère.

L'identité entre la pathogénie de la colique hépatique et celle de la colique néphrétique entraîne une identité dans le traitement, et je ne puis ici que vous renvoyer à ce que je vous ai déjà longuement exposé à propos de la cure de la colique hépatique ; diminuer le spasme douloureux, hâter la marche du calcul, seront les deux grandes indications que vous devrez remplir.

Pour la première, vous aurez recours aux trois grands mé-

jonctif et de quelques fibres élastiques ; 2° la tunique interne ou muqueuse très adhérente à la couche musculeuse et recouverte d'un épithélium stratifié ; 3° la tunique moyenne ou musculaire, la plus épaisse des trois et présentant, d'après plusieurs auteurs, deux couches de fibres, les unes circulaires, les autres longitudinales. D'après Sappey, il n'y a qu'un plan de fibres entrecroisées en formant une seule couche dont la texture est plexiforme.

Les artères viennent de plusieurs sources : artère rénale, artère spermatique ou utéro-ovarienne et des branches de l'iliaque externe.

Les nerfs suivent le trajet des artères ; ils sont fournis par les plexus rénal, spermatique et hypogastrique.

Les recherches de Müller, Ludwig, Donders, Goubaux, Vulpian ont démontré la contractilité de l'uretère chez les animaux. Dans ses expériences, le professeur Vulpian a constaté que chez le chien les uretères se contractaient plusieurs fois par minute, à des intervalles souvent réguliers.

dicaments déjà signalés, l'opium, le chloral et le chloroforme.

N'oubliez pas que, comme dans la colique hépatique, la voie la plus habituelle d'introduction des médicaments nous est fermée par l'apparition des vomissements et qu'il ne nous reste à cet effet que la peau, le rectum et la muqueuse pulmonaire; c'est ici le triomphe des injections hypodermiques de morphine qui ont rejeté bien loin les autres préparations d'opium proposées par Chomel (1), ainsi que le datura stramonium conseillé par Zaar et l'extrait de belladone vanté par Dubla. Ces injections hypodermiques se pratiquent à la même dose que pour la colique hépatique, et je vous renvoie ici à ce que je vous ai déjà dit à ce sujet.

Vous pouvez user, vous ai-je dit, de la voie rectale et employer les suppositoires à l'extrait d'opium et de belladone et les lavements de chloral, mais cependant cette application est souvent rendue difficile par les efforts incessants de défécation qui se produisent dans la colique néphrétique. Enfin, reste la voie pulmonaire; elle a été utilisée pour la première fois en 1849 par Valleix, qui endormit par le chloroforme une malade atteinte d'horribles coliques néphrétiques. C'est là, je le reconnais, une méthode excellente, et, comme dans la colique hépatique, on doit y avoir recours lorsque les manifestations douloureuses deviennent insupportables, mais il faut ne pas atteindre l'anesthésie chirurgicale et ne faire que de l'anesthésie obstétricale. Cet emploi du chloroforme en inha-

(1) Chomel faisait prendre d'heure en d'heure ou bien de demi-heure en demi-heure un demi-grain d'opium sous forme liquide ou solide. On a aussi ordonné des lavements calmants composés de deux cuillerées à bouche d'un mucilage de graines de lin, d'une cuillerée à café d'huile d'amandes douces et de 5 à 20 centigrammes d'extrait gommeux d'opium.

Zaar associait le datura stramonium à l'huile de ricin.

Dubla, de son côté, recommandait l'extrait de belladone associé à l'axonge dans les proportions suivantes :

Extrait de belladone......	0g,75
Axonge..................	15

pour frictionner trois fois par jour les lombes et l'abdomen.

lations est de beaucoup supérieur à l'usage que l'on en a proposé en pareil cas soit à l'intérieur, soit en applications externes comme l'a conseillé Aubrun (1).

Voilà les agents les plus efficaces, je dirai même les seuls efficaces, pour diminuer l'intensité du spasme douloureux dans la colique néphrétique. On a bien proposé d'autres moyens, mais ils s'adressent plutôt à la seconde indication thérapeutique que nous avons à remplir, c'est-à-dire à celle qui consiste à hâter le cheminement du calcul. C'est ainsi que l'on a employé des moyens mécaniques et l'on a prétendu par des positions plus ou moins variées faire progresser le corps étranger. Robert plaçait les malades la tête en bas, d'autres conseillent de les faire éternuer et tousser.

Ces manœuvres, messieurs, doivent être toutes abandonnées ; il en est de même des phénomènes réflexes que l'on prétendait provoquer du côté des uretères en appliquant des vésicatoires et des sinapismes sur différents points du corps, ou bien encore en usant de l'hydrothérapie. Je crois que dans la cure même de la colique néphrétique ces moyens thérapeutiques sont inapplicables. Enfin, on a conseillé aussi la térébenthine et le café ; Richter s'est fait le défenseur de ce premier médicament (2), et Shapmann du second. Mais ces moyens s'adressent plus à la lithiase urinaire qu'à la colique néphrétique.

(1) Aubrun conseillait la méthode suivante : il appliquait à la région rénale et sur les autres points douloureux de l'abdomen une compresse de ouate imbibée avec 10 grammes de chloroforme, ou bien encore de la ouate sur laquelle il versait 2 grammes de chloroforme, il avait soin de recouvrir le tout d'un verre de montre (*a*).

(2) Richter, qui vantait les bons effets de la térébenthine, employait la préparation suivante :

Térébenthine de Venise...	2 gr.
Savon médicinal.........	12
Extrait de réglisse.......	12

Mêlez et faites des pilules de 10 centigrammes dont on prendra de dix à quinze le matin et le soir.

(*a*) Aubrun, *Des applications locales de chloroforme dans le traitement de la colique néphrétique* (*Journ. des connaissances méd.-chirurg.*, août 1849).

Le seul moyen d'amener le cheminement des calculs, c'est d'employer les diurétiques qui, amenant une abondante excrétion d'urine, pousseront le calcul en arrière et accéléreront son passage; c'est ici, comme vous le savez, le triomphe de certaines eaux à minéralisation incertaine, telles que Vittel et Contrexéville. Et de même que nous avons vu tous les calculeux hépatiques recourir à l'action thérapeutique des eaux de Vichy et de Carsbald, de même aussi on peut dire que les graveleux réclament, presque tous, les bons effets des eaux diurétiques de Contrexéville, Vittel, Évian, etc. Souvent même, l'action de ces eaux rappelle de nouvelles coliques et c'est encore ici un point de rapprochement avec les effets des eaux alcalines sur les calculs biliaires, eaux qui, elles aussi, provoquent parfois par leur emploi de nouveaux accès de colique hépatique. Tel est, en résumé, le traitement de la colique néphrétique.

Des diurétiques.

Les hémorrhagies rénales sont souvent, vous ai-je dit, la conséquence de la présence des calculs urinaires, soit que ces derniers siègent dans les bassinets, soit qu'ils parcourent l'uretère, soit qu'ils séjournent dans la vessie. On comprend facilement que leur présence et leurs aspérités puissent blesser la muqueuse et rompre ainsi des vaisseaux qui seront cause d'une hématurie plus ou moins abondante.

Des hémorrhagies rénales.

Mais avant de traiter ces hématuries, il est bon de vérifier la présence du sang dans les urines. Pour cela, vous avez deux procédés, l'un, de beaucoup le plus fidèle, consiste dans l'examen microscopique de l'urine, ce qui vous permet de constater la présence en plus ou moins grand nombre des globules sanguins; l'autre est un procédé chimique conseillé par Almen, et qui est basé sur la coloration bleue que prend la teinture de gaïac en présence des urines sanglantes (1).

Diagnostic des hématuries.

(1) Almen a proposé le moyen suivant pour reconnaître la présence du sang dans l'urine. Dans un tube à essai on mêle quelques centimètres

Diagnostic du siège.

Une fois ce premier diagnostic établi, il vous reste à reconnaître l'origine du sang. Chez la femme, il y a cette première cause d'erreur à éviter, c'est qu'au moment des règles les urines, entraînant du sang, deviennent par ce fait légèrement sanglantes. Puis vous devrez examiner à quel moment de la miction apparaît le sang dans l'urine. Se montre-t-il au début de la miction, pour laisser s'écouler ensuite une urine décolorée, il est probable que c'est dans le canal uréthral que se fait l'hémorrhagie. Le sang apparaît-il au contraire à la fin de l'émission des urines, il est à peu près certain qu'il provient de la vessie et qu'il s'est accumulé dans son bas-fond. Enfin le mélange du sang et de l'urine est-il intime, on peut présumer que l'hémorrhagie s'est faite à l'origine de l'excrétion urinaire et que son siège réside soit dans le rein, soit dans l'uretère.

Diagnostic de la cause.

Après avoir fait le diagnostic successif de la présence du sang dans l'urine du siège de l'hémorrhagie, il reste à faire un troisième diagnostic, celui de la cause même du pissement de sang ; vous savez en effet que les calculs ne sont pas les seules maladies qui déterminent des hématuries et que cette affection peut être soit une maladie essentielle et sporadique comme l'hématurie des Antilles, soit liée à un état général comme dans les fièvres à forme hémorrhagique (variole hémorrhagique, scarlatine hémorrhagique), soit au contraire dépendante d'une maladie locale, comme l'inflammation ou le cancer du rein.

Le traitement de l'hématurie, comme celui de toute hémor-

cubes de teinture de gaïac mélangée avec un volume égal d'essence de térébenthine, puis on verse de l'urine de manière à la faire arriver à la partie inférieure du mélange ; si cette urine contient du sang il se produit une coloration bleue plus ou moins intense ; si l'urine ne contient pas de sang, le précipité est blanc ou verdâtre (a).

(a) Almen, *Nachweis von Blut im Urin* (*Zeitschrift f. anat. Chemie*, t. XIII, p. 114. et *Neues Jahrbuch f. Pharmac.*, t. XI, p. 232, 1874).

rhagie, comprend deux grandes indications : le traitement de la cause, d'une part, celui du symptôme de l'autre ; nous avons vu combien cette cause était variable (1), et je ne puis ici, sans dépasser les limites de cette leçon, reprendre chacune d'elles tour à tour et vous en exposer la thérapeutique propre.

Je ne ferai donc ici que le traitement du symptôme et en particulier celui de l'hématurie graveleuse. Après avoir recommandé au malade le décubitus dorsal et le repos aussi complet

(1) Spring divise ainsi les hématuries :

1° L'*hématurie essentielle*, dans laquelle il place l'hématurie endémique de l'Ile de France et celle qu'on observe en Egypte, au Brésil, au cap de Bonne-Espérance, au cap Natal et dans les Indes orientales.

Cette hématurie, dite *des pays chauds*, serait cependant surtout de nature parasitaire. En effet, Bilharz en 1851 a trouvé dans l'hématurie d'Egypte un distome spécial ; en 1866, Otto Wucherer, de Bahia, a trouvé les œufs d'un nématoïde inconnu ; en 1870, Cobbold, dans un cas d'hématurie de Port-Natal, a rencontré les œufs du nématoïde de Bilharz ; en 1872, Lewis, de Calcutta, a démontré la présence des embryons de filaire de Wucherer ; en 1874, Prospero Souzino a montré cette même filaire dans l'hématurie de l'Égypte. Cependant, malgré toutes ces recherches, quelques médecins, et en particulier Gues, nie la nature parasitaire de cette hématurie dite *des pays chauds*.

Il faudrait placer aussi dans les hématuries essentielles celle que Wickham Legg a décrite sous le nom d'*hématurie à paroxysmes*.

2° L'*hématurie organopathique*. — Pour Spring ce seraient celles qui résulteraient des altérations du rein et il y placerait les hématuries traumatiques et l'hématurie graveleuse, qui serait une variété de cette dernière.

3° L'*hématurie dyshémique*, que l'on observe dans certaines maladies comme la scarlatine, la variole, le scorbut, l'hémophilie.

4° L'*hématurie toxique*, hématurie due à l'introduction de certaines substances médicamenteuses ou toxiques dans l'économie. Il faudrait placer dans ce groupe l'hématurie déterminée par le sulfate de quinine et qui a été décrite récemment par le docteur Karamitsas, d'Athènes.

Vulpian a vu aussi l'hématurie se produire à la suite des injections intraveineuses de chloral.

5° L'*hématurie supplémentaire*, qui se montrerait à la suite de la suppression d'un flux habituel (*a*).

(*a*) Spring, *Symptomatologie*, t. II, p. 871. — Wucherer, de Bahia, *De l'hématurie intertropicale observée au Brésil* (*Archives de médecine navale*, 1870) — Souzino, *Recherche intorno alla Bilharzia hematotesa in relagione colla ematuria endemia*. — Nielly, *Eléments de pathologie exotique*, p. 359. — Wickham-Legg, *On Paroxysmal Hæmaturia* (*Saint-Bartholomew's Hospital Reports*, 1874, vol. X, p. 71).

que possible, ainsi que des boissons adoucissantes et acidulées, moyens qui à eux seuls peuvent amener la suppression de l'hématurie calculeuse lorsqu'elle est légère, vous pourrez ajouter, si cette hémorrhagie persiste, les astringents tels que le ratanhia, le tannin, et surtout le seigle ergoté et les préparations qui en dérivent, l'ergotine et l'ergotinine; vous emploierez ces deux médicaments en injections sous-cutanées; c'est un des moyens les plus énergiques dans la cure des hémorrhagies viscérales (1), et je ne puis mieux faire que de vous renvoyer à ce que je vous ai dit de ces médicaments à propos de la cure des congestions passives des différents viscères. Tels sont les moyens qui vous suffiront pour guérir l'hématurie calculeuse.

De la pyélite calculeuse.

Comme l'hémorrhagie rénale, l'inflammation de la muqueuse urinaire est souvent la conséquence de la présence des calculs, cette pyélite est une affection qui passe rapidement à la suppuration, et, il faut le reconnaître, elle est bien souvent rebelle à tous les moyens thérapeutiques. Cette pyélite suppurative peut se propager ensuite à l'uretère et atteindre la vessie. Mais la marche inverse est souvent observée, c'est-à-dire que les affections de l'urèthre, du col de la vessie, de la prostate, se propagent à l'uretère et de là au rein, et non seulement cette inflammation frappe la muqueuse des bassinets, mais elle atteint bientôt la substance rénale elle-même et c'est là une des complications les plus graves de ces phlegmasies des voies rénales.

Symptômes de la pyélite calculeuse.

Ces inflammations se traduisent par les symptômes suivants : tout d'abord de la douleur dans la région rénale, surtout du côté malade; douleur augmentant le plus souvent à la pression ou par les mouvements et particulièrement ceux que déterminent la marche ou les cahots d'une voi-

(1) Voir, t. Ier, *Traitement des maladies du cœur*; leçons sur les *Congestions passives des différents viscères*.

ture. A ces troubles locaux se joignent des symptômes généraux, caractérisés par de la fièvre à forme intermittente ou rémittente, symptômes ne manquant jamais si la suppuration est abondante. Du côté de l'urine, se trouve aussi la caractéristique de cette inflammation, c'est-à-dire qu'on y rencontre une quantité plus ou moins grande de pus qui se dépose au fond du vase et dont on peut constater la présence, soit par le microscope, soit au moyen de l'ammoniaque (1).

Traitement de la pyélite.

En pareil cas, le rôle du médecin consiste à modifier le plus rapidement possible les urines pour modifier en même temps la surface muqueuse altérée, et c'est ici le triomphe de certains balsamiques et des antifermentescibles. Vous pouvez tour à tour user de la térébenthine, du goudron, du benzoate de soude, etc. Il faut surtout insister sur le régime lacté, qui dans ces cas donne d'excellents résultats non seulement comme diurétique, mais encore comme modificateur des fonctions digestives. En effet, lorsque je vous ai exposé l'histoire des dyspepsies (2), je vous ai signalé celle qui accompagne les troubles urinaires et je vous ai montré sa fréquence, en même temps que les heureux effets du régime lacté.

De la néphrectomie et de la néphrotomie.

Je ne parle pas de l'intervention chirurgicale proposée dans ces cas. Frappés de la durée des néphrites calculeuses, frappés du peu de succès de la thérapeutique médicale, certains chirurgiens ont proposé contre ces états deux sortes d'opérations : l'une consiste dans l'ablation du rein malade, c'est la

(1) Dans les urines purulentes, le pus constitue généralement un dépôt opaque et jaunâtre au fond du vase et le liquide qui surnage est ordinairement trouble à cause de la présence de quelques globules de pus ; lorsqu'on ajoute à cette urine soit de l'ammoniaque, soit de la potasse, le dépôt se prend en une masse gélatiniforme, filante, qui adhère fortement aux parois du verre. Cette réaction se produit également lorsque les urines sont alcalines, ce qui est dû alors à l'action du carbonate d'ammoniaque qui se produit. Au microscope, on constate nettement la présence des globules de pus.

(2) Voir, t. Ier, leçons sur les *Dyspepsies*.

néphrectomie que le professeur Léon Le Fort a pratiquée le premier en France ; l'autre a pour but d'ouvrir le bassinet et, en retirant le calcul, d'enlever la cause même des accidents, c'est la néphrotomie que Rayer conseillait de pratiquer dès 1846. On a même proposé d'aller briser directement le calcul dans le rein et c'est ce qu'a fait très heureusement, dans un cas, notre collègue Le Dentu (*a*).

Je ne veux que vous signaler ces opérations, les faits sont encore trop peu nombreux pour que nous puissions, sans être taxés de témérité, approuver une intervention aussi hardie. Mais si l'intervention chirurgicale doit être conseillée, jusqu'à nouvel ordre, avec une extrême prudence, au point de vue de l'ablation ou de l'incision du rein pour combattre la néphrite calculeuse, vous devez y avoir recours, au contraire, lorsqu'il s'agit de la propagation de l'inflammation à l'enveloppe rénale, c'est-à-dire dans le cas d'abcès périnéphrétiques.

Des abcès périnéphrétiques.

Ces abcès peuvent naître spontanément ; dans d'autres cas, ils sont la conséquence de la gravelle rénale. Quoi qu'il en soit, ils se traduisent par un ensemble symptômatique caractéristique et en particulier par l'apparition d'une tumeur fluctuante dans la région rénale accompagnée des phénomènes généraux, cortège habituel des grandes inflammations suppuratives. Ici l'intervention chirurgicale est nécessaire et l'incision large de ces tumeurs, pour permettre les lavages anti-

(*a*) Hevin, *Recherches historiques et critiques sur la néphrotomie ou taille du rein*. — J. Cousinot, Thèse de 1862. — Barcleu, Thèse de Paris, 1854. — Masquelier, Thèse au Collège de chirurgie, 1754. — Chopart, *Traité des maladies des voies urinaires*, 1791. — Velpeau, *Nouveaux Éléments de médecine opératoire*, 1839. — Rayer, *Traité des maladies des reins*. — T. Smith, *Nephrotomy as Means of Treating Renal calculus* (*Med.-chirurg. Transactions*, vol. III, 1869). — Durham, *Medical Times and Gazette*, 1870. — Bryant, *the Lancet*, 1870. — Nepveu, *De l'extirpation du rein* (*Arch. gén. de méd.*, 6e série, t. XXV, vol. I). — Servier, *Néphrotomie* (*Dict. encyclopédique des sciences médicales*). — Melchior Torres, *Des calculs du rein et de la néphrotomie*, Thèse de Paris, 1878. — Keppler, *Arch. de Langenbeck*, 1878. — Le Fort, *Extirpation du rein* (*Bull. de thérap.*, t. XCIX, 1880, p. 445).

septiques, est le seul traitement curatif de pareilles inflammations, et, si je n'insiste pas plus longtemps sur ce point, c'est que ces opérations ressortissent plutôt à la chirurgie qu'à la clinique médicale.

Enfin, il est un autre genre de tumeur qui peut accompagner le calcul urinaire : c'est l'hydronéphrose, c'est-à-dire la transformation kystique du rein sous l'influence de l'arrêt de l'excrétion urinaire. Dans ce cas, l'urine distend d'abord les uretères, puis le bassinet, puis cette distension atteint les éléments rénaux eux-mêmes, et il en résulte une poche plus ou moins volumineuse dans laquelle on retrouve à peine les traces du parenchyme rénal. De l'hydronéphrose.

Ces poches peuvent atteindre un grand développement et elles présentent alors tous les symptômes des grands kystes abdominaux, particulièrement ceux de l'ovaire. La confusion parfois est presque inévitable et le diagnostic ne se pose que lorsqu'on veut pratiquer la ponction de ces kystes. On peut en effet alors retrouver par l'analyse certains éléments de l'urine, particulièrement l'urée et les urates.

Pour ma part, j'ai été témoin d'un fait semblable lorsque j'étais chef de clinique de Béhier ; il s'agissait d'une femme que l'on croyait atteinte d'un kyste de l'ovaire, la ponction fut faite et l'aspect et l'odeur du liquide l'ayant fait examiner attentivement, on reconnut alors l'origine urinaire de cette poche. Cette femme d'ailleurs guérit parfaitement.

Enfin, dans certains cas très rares d'ailleurs, on a observé de l'anurie, et par cela même de l'urémie par suite de l'oblitération par des calculs des deux uretères ; récemment, mon collègue et ami Tennesson rapportait deux faits semblables. Ici, l'intervention médicale doit consister dans l'emploi des diurétiques d'une part et des purgatifs de l'autre, et il faut s'efforcer de combattre et l'anurie et les symptômes urémiques qui De l'anurie calculeuse.

se produisent par suite de l'oblitération des deux uretères (1).

Tels sont les accidents qui peuvent compliquer la lithiase; je vais maintenant passer à l'étude du traitement des inflammations du parenchyme rénal, au traitement des néphrites.

(1) L'histoire médicale renferme un certain nombre de cas d'anurie calculeuse, et c'est ainsi que Rayer, Anglada, Weber, Picard, Amodru, Dumas, en France; Halfort, Laing, Albercombie, Edward Home, Paget, Roberts, en Angleterre; Naumann (de Bonn) en Allemagne ont cité des faits d'anurie calculeuse.

La marche des accidents se divise en deux périodes: d'abord de l'anurie sans urémie, puis de l'anurie et de l'urémie.

Dans la première période, sauf l'anurie, le malade conserve les apparences de la santé, il vague à ses affaires et n'éprouve aucun malaise; cette période peut durer jusqu'à quatorze jours, puis surviennent l'urémie et la mort du malade, si l'obstacle n'est pas enlevé. Les évacuations supplémentaires d'urée se font par plusieurs voies et en particulier par l'intestin; enfin parmi les symptômes de l'anurie calculeuse, Tennesson a signalé l'hydropisie.

Quant à la cause de l'anurie calculeuse, elle résulte presque toujours des circonstances suivantes, c'est qu'un des reins a cessé de fonctionner depuis très longtemps pour une cause ou pour une autre, puis survient l'oblitération par un calcul du seul uretère qui reste (*a*).

(*a*) Rayer, *Traité des maladies du rein*, t. III, 1839, p. 490. — Anglade, *Recueil des travaux de la Société médicale d'Indre-et-Loire*, 2e série, p. 8. — Weber, *Gazette médicale de Strasbourg*, 1879, p. 97. — Amodru, *Bull. de la Soc. anat.*, 1875, t. XX, p. 298. — Laing, *Urinari Diseases*, 1838, p. 35. — Paget, *Case of Suppression of Urine* (*Trans. of the Clinical Society in London*, t. II, 1869).—Naumann, de Bonn, *Handbuch der medicinischen Klinik*, t. VI, 1830. — Tennesson, *Note sur l'anurie calculeuse* (*Bull. de la Soc. méd. des hôpitaux*, t. XVI, 2e série, p. 50 et 295, année 1879).

QUATRIÈME LEÇON

TRAITEMENT DES NÉPHRITES.

SOMMAIRE : Des néphrites. — Des urines albumineuses. — Procédé pour reconnaître l'albumine dans les urines. — Du dosage de l'albumine dans les urines. — Des cylindres et moules épithéliaux. — Des altérations du rein dans la maladie de Bright. — Division des néphrites. — De la dégénérescence amyloïde. — De la dégénérescence graisseuse. — De la néphrite interstitielle. — Lésions de la néphrite interstitielle. — Symptômes. — De la néphrite parenchymateuse. — Pathogénie des néphrites. — Pathogénie de la néphrite parenchymateuse. — Considérations générales sur le traitement des néphrites. — Des néphrites aiguës. — Leur traitement. — Des émissions sanguines dans les néphrites aiguës. — Des révulsifs dans les néphrites aiguës. — Dangers des vésications. — Du traitement des néphrites chroniques. — Des diverses médications proposées. — Des diurétiques. — Des sudorifiques. — Des purgatifs. — Des acides et des astringents. — De la diète lactée. — De l'oxygène. — De l'oignon cru. — De l'iodure de potassium. — De la fuchsine. — De la nitro-glycérine. — De la valeur de ces médications. — Des indications dans la néphrite chronique. — Du traitement de l'albuminurie de la grossesse. — Conclusions.

Messieurs, je veux terminer ces quelques leçons sur le traitement des maladies du rein par l'exposé de la thérapeutique des néphrites. C'est là un des points les plus importants, si ce n'est le plus important, de l'étude des maladies rénales et qui par sa fréquence de plus en plus grande réclamera souvent votre intervention. Mais, avant d'aborder ce sujet, il est nécessaire de dire quelques mots des urines albumineuses (1), qui caractérisent, le plus souvent, la phlegmasie aiguë ou chronique des reins.

Des urines albumineuses.

(1) Les urines albumineuses sont généralement de couleur pâle et de faible densité. La quantité d'albumine n'est jamais considérable, elle peut être inférieure à un gramme par litre et 4 à 5 grammes constituent déjà une très forte proportion.

Il faut noter que si les urines alca-

Recherche de l'albumine dans les urines.

Rien de plus facile que de reconnaître la présence de l'albumine dans l'urine. Vous savez que nous employons deux procédés: la chaleur et l'acide nitrique. La chaleur donne lieu à un précipité blanchâtre opalin que vous connaissez bien, et qui tranche nettement avec le reste du liquide, si vous avez le soin de faire porter la chaleur sur la partie supérieure de l'urine contenue dans le tube à analyse. Ce procédé employé seul peut donner lieu à une erreur; les phosphates, en effet, sous l'influence de la chaleur, peuvent obscurcir l'urine et constituer un dépôt passager, aussi a-t-on le soin d'ajouter de l'acide nitrique qui complète la recherche précédente. Sous l'influence de l'acide, le dépôt des phosphates disparaît et, si l'albumine existe dans l'urine, cette albumine se précipite des flocons nuageux qui se déposent peu à peu à la partie inférieure du liquide.

L'acide nitrique, employé seul, coagule aussi l'albumine, mais peut dans certains cas être une cause d'erreur en produisant un précipité très abondant d'urée; donc il faut, dans la recherche de l'albumine, employer ces deux réactifs : chaleur et acide nitrique.

Du dosage de l'albumine dans les urines.

On a dans ces derniers temps perfectionné les modes de recherches de l'albumine. Il est, en effet, fort important,

lines ne donnent pas de précipité d'albumine, cependant une goutte ou deux d'acide nitrique ajoutées à de l'urine empêchent aussi la coagulation. Baele prétend que dans ce cas cette non-coagulation résulte de la décomposition des phosphates et de la présence de l'acide phosphorique libre.

L'albumine que l'on trouve dans les urines est identique, comme l'a montré Gautier, à l'albumine du sang; mais ce n'est pas la seule substance albuminoïde que l'on rencontre dans les urines des néphrites chroniques. Lehmann a montré le premier qu'il y existait aussi de la globuline. Cette globuline pourrait passer en quantité plus considérable que l'albumine dans l'urine, où on en a trouvé jusqu'à 30 grammes par litre; Edfelsen, Sénator et Bartels ont surtout étudié la présence de cette globuline dans les urines brightiques.

Dans les urines albumineuses on constate toujours une diminution notable dans le chiffre de l'excrétion de l'urée, il y a presque toujours aussi une diminution dans les quantités d'acide urique, de matières extractives et des sels rendus journellement.

comme vous le verrez, d'en trouver les moindres traces et surtout d'en doser la quantité; aussi, s'est-on préoccupé de trouver des méthodes cliniques permettant de reconnaître rapidement la quantité d'albumine contenue dans l'urine. C'est à quoi tendent les procédés de Tanret (1), de Luton (2),

(1) Voici le procédé qu'a proposé Tanret pour doser l'albumine dans l'urine. Il faut, comme appareil, un verre gradué en centimètres cubes et un compte-gouttes et les deux liqueurs suivantes : liqueur titrante et liqueur témoin.

Liqueur titrante.

Iodure de potassium pur... 3gr,22
Bichlorure de mercure ..... 1 ,35
Eau distillée, Q. S., pour faire 100 centimètres cubes.

Liqueur témoin.

Bichlorure de mercure .... 1 gr.
Eau distillée, Q. S., pour faire 100 centimètres cubes.

Une goutte de la liqueur titrante précipite 5 milligrammes d'albumine.

On prend 10 centimètres cubes d'urine qu'on additionne de 10 centimètres cubes d'acide acétique et on y verse goutte à goutte la liqueur titrante en ayant soin d'agiter chaque fois. Quand le précipité qui s'était d'abord dissous dans l'albumine en excès devient stable, on essaye, après chaque nouvelle addition, si une goutte mise sur une soucoupe de porcelaine ne donne pas un précipité jaunâtre avec une gouttelette de liqueur témoin.

Quand on a obtenu ce précipité, on compte le nombre de gouttes employées, puis on retranche de ce nombre le chiffre de 3 gouttes et le reste représente autant de fois 50 centigrammes d'albumine par litre qu'il reste de gouttes (*a*).

(2) Le docteur Luton, de Reims, a proposé un nouveau procédé de dosage de l'albumine basé sur la réaction suivante :

Une quantité déterminée d'urine albumineuse ayant été coagulée par la chaleur, quelle proportion d'un certain réactif faudra-t-il employer pour remettre l'albumine en dissolution ?

Voici comment il procède :

Il mesure exactement *dix centimètres cubes* de l'urine à examiner, et il opère la *coagulation* de l'albumine, *par la chaleur*, dans un tube à expérience.

Cela fait, il prend dans une *pipette graduée* en centimètres cubes et en dixièmes de centimètre cube une certaine quantité d'une solution *d'acide tartrique* telle, que *dix centimètres cubes* en contiennent exactement *un gramme*; puis il laisse tomber cette liqueur, goutte à goutte, dans le tube à expérience, en réchauffant de temps en temps le mélange à la flamme de la lampe, jusqu'à ce que le trouble albumineux ait entièrement disparu. Il lit ensuite sur la pipette combien de divisions du liquide ont été consommées.

Cette opération, répétée à des intervalles égaux, permet de tracer la *courbe albuminimétrique* du malade; elle fait voir également si le mal se modifie en mieux ou en pire, et enfin quelle est l'influence du traitement adopté (*b*).

(*a*) Tanret, *Recherches sur le dosage de l'albumine dans l'urine* (*Bull. de thérap.*, t. XCII, 1877, p. 308).

(*b*) Luton, *Sur un nouveau procédé de dosage de l'albumine* (*Union médicale du Nord-Est*, septembre 1879, p. 264).

de Méhu (1), de Ilimow (2) et surtout celui d'Esbach (3), qui est de beaucoup le plus rapide et que vous me voyez employer journellement dans le service.

Des cylindres et moules épithéliaux.

Il ne suffit pas de savoir qu'il y a de l'albumine, il faut encore examiner au microscope ces urines. Cet examen permet de constater la présence de cylindres épithéliaux (4),

(1) Méhu emploie l'acide phénique. Il se sert de la solution suivante :

Acide phénique........	10 gr.
Acide acétique...	10
Alcool à 90 degrés.....	20

On mesure 100 centimètres cubes de l'urine filtrée; on y ajoute 10 centimètres cubes de la solution phéniquée et 2 centimètres cubes d'acide azotique.

On lave le précipité avec de l'eau bouillante saturée d'acide phénique ; dessèche vers 105 degrés, puis on pèse et l'on a le poids de l'albumine contenue dans 100 centimètres cubes.

(2) Dans un tube de 1 centimètre de diamètre, M. Ilimow verse 25 centimètres cubes de l'urine à examiner, puis 12,5 centimètres cubes d'une solution saturée de sulfate de soude, et 12,5 centimètres cubes d'une solution aqueuse d'acide phénique à un vingtième. Ces liquides bien mélangés, il laisse le tube pendant vingt-quatre heures dans un bain d'eau à 90 degrés. L'albumine coagulée se sépare en flocons et peu à peu se dépose au fond du tube. Pour apprécier la hauteur du dépôt, on soulève verticalement le tube, et l'on observe la hauteur à laquelle le dépôt s'élève quand le tube est refroidi. L'auteur a constaté qu'un sédiment d'albumine coagulée, d'une hauteur de 1 centimètre, correspond à 0g,012 d'albumine.

(3) Esbach a proposé deux procédés pour le dosage de l'albumine, l'un par les dépôts, l'autre par les pesées.

1° *Méthode par les dépôts.* — Dans des tubes gradués *ad hoc* appelés albuminimètres, on verse une quantité donnée d'urine et du réactif suivant:

Acide picrique.......	10 gr.
Acide nitrique pur...	20
Eau, Q. S., pour faire un litre.	

On retourne douze fois sans secouer, on bouche avec un bouchon de caoutchouc et on laisse déposer vingt-trois ou vingt-quatre heures, puis on lit sur un tube la hauteur du précipité qui indique en grammes la quantité d'albumine contenue dans un litre..

2° *Méthode par les pesées.* — Dans une capsule à fond plat, verser 20 centimètres cubes d'urine avec 20 centimètres cubes du réactif suivant :

Acide picrique.......	10 gr.
Eau chaude.........	1 litre.

Après dissolution et refroidissement, ajouter:

Acide acétique cristallisable.	20 cent. cubes.

Chauffer le tout au bain-marie pendant cinq minutes. On filtre après avoir lavé avec grand soin la capsule ; le filtre taré est ensuite porté à l'étuve d'eau bouillante pendant trois heures et pesé ; pour avoir la quantité d'albumine, il faut multiplier le poids obtenu par 0,8 (*a*).

(4) Les cylindres ou moules que

(*a*) Esbach, *Dosage de l'albumine dans l'urine* (*Bull. de thérap.*, janvier 1874, t. LXXXVI, p. 68, et t. XCVIII, 1880, p. 20 et 497).

comme vous le montre la figure que je mets sous vos yeux (voir fig. 5, 6 et 7), et, selon l'altération plus ou moins profonde de ces tubes, nous pourrons juger de la lésion plus

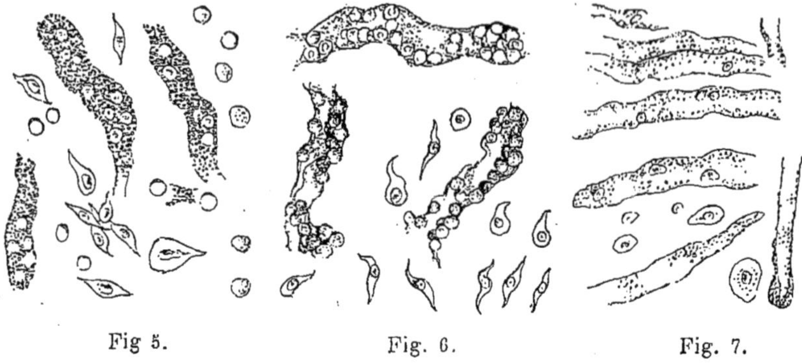

Fig 5. Fig. 6. Fig. 7.

ou moins avancée du rein. C'est là une autopsie faite pour ainsi dire sur le vivant, qui vous permettra de connaître *de visu* l'état d'une partie de l'épithélium rénal, épithélium qui l'on trouve dans les urines albumineuses présentent quatre variétés. Ils sont : épithéliaux, hyalins, granuleux, cireux.

Cylindres épithéliaux. — Ils se composent de cellules épithéliales agglomérées et ne se montrent que dans les néphrites aiguës épithéliales.

Cylindres hyalins. — Ils sont transparents, colloïdes, absolument amorphes et complètement translucides. On ignore jusqu'ici leur véritable composition. Ils sont probablement constitués par une matière protéique spéciale qui n'est pas de la fibrine. Pour les uns, ils proviendraient de la transformation colloïde des cellules épithéliales (Rindfleisch, Balfer) ; pour les autres, ils résulteraient d'une exsudation du sérum sanguin ; ces tubes se montreraient surtout dans les périodes de phlegmasie aiguë des reins.

Cylindres granuleux. — Sont des tubes larges présentant de l'épithélium granuleux ; cette altération est le plus souvent en rapport avec l'état de stéatose du rein.

Cylindres cireux. — Sont aussi des tubes larges, d'une couleur jaunâtre, d'une apparence cireuse : ils ont une grande valeur dans le diagnostic de la néphrite parenchymateuse chronique et se montrent surtout dans les périodes avancées de la maladie de Bright.

Kelsch et Kiener ont étudié récemment ces cylindres, qu'ils ramènent à trois types : moules hyalins, moules cireux et colloïdes, moules opaques et granuleux.

Les moules hyalins prédominent dans les états conjonctifs, les colloïdes dans les états inflammatoires, et les moules opaques sont propres à la néphrite chronique et aux dégénérescences graisseuses des cachexies.

joue, comme je vous l'ai dit, un rôle fort important dans l'excrétion urinaire. Une fois ces préliminaires posés, entrons dans notre sujet, par l'exposé du traitement des néphrites.

Des altérations du rein dans la maladie de Bright.

Cette question des néphrites a fait dans ces dernières années de grands progrès, et les études histologiques du rein ont permis de reconnaître dans leurs moindres détails les troubles apportés par la phlegmasie dans la glande rénale. Le chemin parcouru, depuis les travaux de Bright en 1831 jusqu'à nos jours, montre les progrès incessants de cette partie de la pathologie. Si la thérapeutique de pareilles affections laisse encore à désirer, il faut reconnaître que l'anatomie pathologique et la clinique ont donné des connaissances nouvelles sur l'état du rein et sur l'influence que cet état pouvait avoir dans le développement de symptômes obscurs et mal définis qu'il nous était impossible, jusqu'ici, de faire entrer dans le cadre nosologique.

Ce progrès dans l'étude anatomo-pathologique des lésions rénales a montré ce premier point, que les affections du rein peuvent s'accompagner d'albuminurie sans pour cela avoir une origine inflammatoire, et tandis que les unes dépendent du travail congestif ou phlegmasique, les autres sont des dégénérescences plus ou moins complètes du rein pouvant se produire en dehors de toute hypérémie.

Division des néphrites.

Les lésions congestives ou inflammatoires peuvent atteindre trois points du parenchyme rénal: l'épithélium, le tube urinifère lui-même et la gangue conjonctive qui l'entoure; d'où trois espèces de néphrites : la néphrite épithéliale, la néphrite parenchymateuse, la néphrite interstitielle.

Dans le degré le plus faible, il se produit une desquamation anormale des épithéliums, et c'est ce qu'on a appelé *néphrite épithéliale simple*; c'est elle qui provoque cette albuminurie passagère qui accompagne les états fébriles, quelque légers qu'ils soient. C'est une affection ne présentant le plus souvent aucune gravité et n'exigeant le plus souvent aucun traitement. Nous ne soignons pas en effet l'albuminurie du début de la fièvre typhoïde, ni celle qui accompagne certaines phlegmasies, comme la pneumonie, par exemple.

Tout autre est l'inflammation plus profonde du tube urinifère, qui produit non seulement des troubles dans l'épithélium des canalicules et y détermine la présence de granulations graisseuses, mais encore altère considérablement leurs parois. C'est là un degré plus avancé de la maladie, qui s'accompagne, dans la plupart des cas, d'une albuminurie abondante et des conséquences qu'entraîne cette perte de l'albumine par les urines. C'est la *néphrite parenchymateuse*.

Outre cette néphrite, il en est une autre fort importante à connaître et qui ne frappe plus le canalicule, mais la gangue celluleuse du rein : c'est la *néphrite interstitielle*, néphrite qui rentre dans le grand groupe des scléroses dont nous avons vu un bel exemple en étudiant la cirrhose et que nous retrouverons lorsque nous nous occuperons du *tabes dorsalis*.

A côté de ces lésions, il en est d'autres, avons-nous dit, qui ne résultent pas du travail inflammatoire et qui par conséquent ne devraient pas avoir droit de cité dans les néphrites proprement dites ; mais elles peuvent s'accompagner d'albuminurie et se traduire pendant la vie, à l'œil de l'observateur, par la plupart des symptômes du mal de Bright : ce sont les dégénérescences amyloïde et graisseuse du rein.

De la dégénérescence amyloïde.

La première se montre surtout, comme c'est la loi générale pour les dégénérescences cireuses, dans les cas de suppurations prolongées. Déjà je vous ai montré, à propos du foie et de la dégénérescence amyloïde de cet organe, l'influence des suppurations, de la syphilis ou des fièvres intermittentes ; ces mêmes influences agissent sur le rein et produisent les mêmes désordres.

Quant à la dégénérescence graisseuse, elle a une autre

De la dégénérescence graisseuse.

cause; elle peut accompagner la stéatose des différents organes par surcharge graisseuse, mais le plus souvent elle dépend de certaines intoxications et particulièrement de l'intoxication alcoolique. L'alcool, en effet, en passant par le foie et s'éliminant par le rein, peut produire deux ordres de lésions: les unes nettement inflammatoires, l'hépatite interstitielle ou la néphrite interstitielle; les autres purement graisseuses, la stéatose hépatique et la stéatose rénale.

Dans cette leçon, je désire vous exposer le traitement des néphrites proprement dites; mais, avant d'entrer dans l'exposition des moyens à employer pour cette cure, je crois nécessaire de résumer succinctement les symptômes de la néphrite interstitielle et de la néphrite parenchymateuse et de vous montrer le tableau si opposé résultant de la symptomatologie comparée de ces deux phlegmasies rénales.

De la néphrite interstitielle.

Dans la néphrite interstitielle, l'aspect du rein est caractéristique: le rein est revenu sur lui-même; présentant une surface lobulaire, irrégulière, c'est le *petit rein contracté;* et lorsqu'on examine ces lésions au microscope, on voit que le tissu conjonctif entourant les tubes contournés a pris un grand développement et a étouffé ces conduits. Les glomérules, cette partie essentielle de la glande rénale, sont méconnaissables et les divisions de l'artère rénale qui fournissent les vaisseaux constituant les glomérules sont altérées.

Lésions de la néphrite interstitielle.

Cette altération des vaisseaux n'est pas limitée au rein, et c'est là un point sur lequel j'appelle votre attention. En effet, un examen attentif des artères chez les gens atteints de sclérose rénale montre qu'elles sont dégénérées, et cela depuis le cœur jusqu'aux divisions capillaires de ce système. Les lésions du cœur, vous les connaissez; elles ont été décrites par Traube (1), et depuis, grâce aux recherches de Potain,

(1) On a émis plusieurs théories pour expliquer les lésions vasculaires qui accompagnent la néphrite interstitielle. Ces théories, prises dans leur

nous pouvons par les seuls troubles apportés au rythme du cœur diagnostiquer dans certains cas cette néphrite interstitielle. Mais ce bruit de galop caractéristique (1) dépend d'une altération cardiaque, et cette dernière ne serait pas la conséquence d'un

ensemble, se divisent en deux grandes classes : dans la première classe, on admet que l'affection rénale est consécutive à l'affection cardiaque (Rayer); dans la deuxième, la lésion rénale est toujours primitive, et dans ce cas on a soutenu les trois origines suivantes :

1° L'hypertrophie cardiaque est la conséquence de la gêne mécanique de la circulation à travers le rein sclérosé (Traube);

2° Elle est la conséquence de l'accroissement de la tension artérielle générale, due au spasme des petits vaisseaux, résultant de la présence dans le sang de matériaux destinés à être éliminés par les reins;

3° Elle tient à des lésions généralisées des petits vaisseaux de l'organisme : cette altération constituerait la fibrose artério-capillaire de Gull et Sutton.

Richard Toma soutient que dans l'état actuel de la science on ne peut pas savoir si les lésions des vaisseaux sont primitives ou consécutives.

(1) Potain décrit ainsi le trouble du rythme cardiaque, qui survient dans la néphrite interstitielle :

On y distingue trois bruits, à savoir : les deux bruits normaux du cœur et un bruit surajouté. Les deux bruits normaux conservent, le plus souvent, leurs caractères habituels, sans modification aucune. Le premier, en particulier, se maintient dans ses rapports ordinaires avec le choc de la pointe et avec le pouls artériel. Quant au bruit anormal, il se place immédiatement avant lui, le précédant d'un temps quelquefois assez court ; toujours notablement plus long, cependant, que celui qui sépare les deux parties d'un bruit dédoublé ; en général et presque toujours notablement plus court que le petit silence. Ce bruit est sourd, beaucoup plus que le bruit normal. C'est un choc, un soulèvement sensible ; c'est à peine un bruit. Quand on a l'oreille appliquée sur la poitrine, il en affecte la sensibilité tactile, plus peut-être que le sens auditif. Et si l'on essaye de l'entendre avec un stéthoscope flexible, peu s'en faut, presque toujours, qu'il ne disparaisse entièrement. Le point où on le perçoit le mieux est un peu au-dessus de la pointe du cœur, en tirant vers la droite. Mais on le peut quelquefois distinguer dans toute l'étendue de la région précordiale.

Avec ce bruit coïncide habituellement un soulèvement sensible à la main, et qui peut être même, comme vous le verrez bientôt, nettement indiqué par les instruments enregistreurs. Ce soulèvement se fait sentir surtout vers le milieu de la région précordiale et un peu au-dessous ; mais il est vague, étalé, et ne ressemble en rien à l'impulsion nette et bien détachée de la pointe qui accompagne ordinairement le premier bruit.

Ajouté aux deux bruits normaux, ce bruit complète la mesure à trois temps du cœur. Il produit ainsi un rythme à trois bruits inégalement martelés et parfois inégalement distants ; rythme que l'oreille saisit avec une extrême facilité, pourvu

trouble mécanique apporté à la circulation du ventricule gauche, mais, suivant Debove (1), le résultat d'une dégénérescence fibreuse primitive de ce ventricule, altération fibreuse marchant de pair avec les altérations interstitielles se produisant dans le rein.

Quant au système artériel lui-même, il est malade, et les vaisseaux du poumon, et surtout ceux du cerveau, sont aussi dégénérés. Lancereaux et Peter (2) attachent une grande

qu'elle l'ait une fois distinctement perçu. C'est le bruit de galop.

En même temps que ce rythme anormal, on constate presque toujours les signes d'une hypertrophie générale du cœur, sans lésion d'orifice. Quant à la coïncidence de souffles, elle est relativement exceptionnelle.

Le bruit de galop se distingue, comme on le voit, du dédoublement du premier bruit par trois caractères; 1° le bruit surajouté diffère absolument, par sa nature et son timbre, du bruit normal qui précède ; 2° l'écart entre eux est toujours assez notable et bien supérieur, même quand il est le moindre, à celui qui sépare les deux parties d'un bruit dédoublé, lequel est formé toujours de deux bruits semblables accouplés et se succédant immédiatement ; 3° la partie anormale de ce bruit, par laquelle le rythme commence, précède toujours le choc de la pointe d'une façon appréciable, coïncidant d'ailleurs avec un soulèvement distinct et indépendant de ce choc, tandis que le bruit dédoublé se fait toujours entendre au moment même où la pointe du cœur vient soulever la paroi thoracique (*a*).

(1) Debove et Letulle ont montré que la lésion cardiaque est une sclérose, surtout au niveau des piliers du ventricule gauche, et qui peut intéresser, mais à un moindre degré, le ventricule droit. Cette sclérose cardiaque a pour point de départ les vaisseaux du cœur et doit être rapportée à la péri-artérite de ces vaisseaux. L'hypertrophie du cœur et la néphrite interstitielle seraient deux affections distinctes, mais coïncidant souvent parce qu'elles sont sous l'influence d'une même lésion de nutrition. Le lien qui existe entre les deux processus est une sorte de diathèse fibreuse qui peut également frapper d'autres organes : sclérose périlobulaire du foie (Debove), de la rate (Gull et Sutton), du poumon (Charcot), de l'estomac (Fenwick et Wilson Fox), de la rétine (Poncet et Gowers) (*b*).

(2) Voici comment Peter s'exprime à propos de cette endartérite généralisée :

C'est parce qu'il y a endartérite généralisée que le ventricule gauche s'hypertrophie, par suite de ses efforts compensateurs (efforts en vue de lutter

(*a*) Potain, *Du trouble du rythme cardiaque appelé bruit de galop* (*Mémoires de la Société des hôpitaux*, t. XII, 2e série, p. 137).

(*b*) Debove et Letulle, *Sur les altérations du cœur dans la néphrite interstitielle* (*Arch. de méd.*, 1880). — Guyot, *Sur les troubles cardiaques dans la néphrite interstitielle; des causes de l'hypertrophie du cœur dans cette maladie.* Thèse de Paris, 1880.

importance à cette corrélation si intime qui unit d'une part la cirrhose du rein à l'altération profonde de tout le système circulatoire, et bien souvent, messieurs, vous aurez à constater chez vos malades l'exactitude de ce fait.

Des urines dans la néphrite interstitielle.

Pendant la vie, la néphrite interstitielle se traduit par des symptômes caractéristiques. Ainsi, voyons les urines, elles sont très abondantes, c'est une véritable polyurie; mais ces urines sont limpides, peu colorées, et lorsque vous examinez leur densité, vous voyez qu'elle est toujours au-dessous de 1020 et oscille entre 1005 et 1009. C'est à peine si dans ces urines vous trouverez des traces d'albumine, et c'est dans ces cas qu'il faut une grande habitude pour constater une légère opalescence déterminée par leur ébullition. Aussi a-t-on proposé d'employer certains procédés et en particulier celui de Grigg (1) pour constater la présence de ces faibles quantités d'albumine.

D'ailleurs, l'albumine n'est pas toujours à l'état de vestige dans les urines, et chez le même malade on peut, à certains moments, rencontrer des flots d'albumine et dans d'autres une absence presque complète de ce produit. Si vous recherchez les tubes urinifères, vous ne les rencontrerez pas; si vous dosez la quantité d'urée, et vous devez toujours le faire en pareil cas, vous constatez que cette masse d'urine n'en renferme en somme qu'une très faible proportion.

contre l'obstacle à son fonctionnement que lui crée la lésion artérielle). C'est parce qu'il y a endartérite généralisée qu'il y a endartérite rénale, et parce qu'il y a endartérite rénale qu'il y a néphrite interstitielle. (Société clinique, 1879.)

(1) Grigg a proposé d'employer dans les urines très peu albumineuses l'acide métaphosphorique récemment préparé, qui leur donnerait une apparence laiteuse.

Il faut noter que ces solutions d'acide métaphosphorique sont très instables et c'est là le plus grand inconvénient de ce procédé (*a*).

(*a*) Grigg, *Metaphosphoric acid a delicate test for albumen in urine* (*Brit. Med. Journ.*, 29 mai 1880, p. 809, et *Revue des sciences médicales en France et à l'étranger*, t. XVII, p. 36, 1881).

Des symptômes généraux dans la néphrite interstitielle.

A ces modifications des urines se joignent les symptômes généraux les plus bizarres. Certains malades ont une céphalalgie persistante, d'autres une dyspnée que rien n'explique, quelques-uns éprouvent des phénomènes convulsifs comparables à l'hystéro-épilepsie, d'autres enfin présentent des troubles digestifs bizarres et irréguliers. Ces malades ont peu ou pas d'œdème, et tous les symptômes que nous venons d'énumérer sont une conséquence indirecte de l'affection rénale, de l'urémie.

De la difficulté du diagnostic dans la néphrite interstitielle.

Ces symptômes protéiques et multiples, qui souvent éclatent avec une grande intensité, nécessitent, pour être bien diagnostiqués, toute la sagacité et l'expérience du médecin. Que de cas de mort non expliqués et qui ne dépendaient que de cette néphrite interstitielle! Que de maladies qui ont trompé le médecin sur leur véritable nature et qui résultaient exclusivement de la cirrhose rénale! Vous ne sauriez en imaginer le nombre, et ces erreurs constamment commises résultaient de ce fait qu'on s'en rapportait toujours pour le diagnostic des néphrites chroniques à la description de Bright et qu'on croyait qu'il fallait, pour reconnaître cette affection, de l'œdème généralisé et des urines rares, mais très albumineuses. Lorsque ces symptômes n'étaient pas constatés, on cherchait ailleurs la cause du mal et on en accusait tour à tour les différents organes.

Cette erreur, vous ne devez plus la commettre, et toutes les fois que vous constaterez des troubles graves qu'un état local ne pourra expliquer, examinez les urines, et si vous trouvez une densité faible, si vous constatez des troubles dans le rythme du cœur, soyez persuadés que c'est du côté du rein que doivent être dirigées vos investigations et que c'est là que vous devrez chercher si vous voulez remonter à l'origine réelle des symptômes que vous observez.

Tout autre est le tableau de la maladie de Bright proprement dite, de cette maladie que nous décrivons aujourd'hui sous le nom de *néphrite parenchymateuse* (1). Ici, c'est dans le tube lui-même que débute la lésion, c'est d'abord une tuméfaction et une dégénérescence granulo-graisseuse et de l'épithélium ; puis ces altérations frappent le tube lui-même et déterminent l'ensemble des lésions nécroscopiques caractéri-

Des symptômes de la néphrite parenchymateuse.

(1) C'est Bright qui le premier en 1827 a montré que si les maladies du cœur et des gros vaisseaux, du foie et des veines, provoquaient l'apparition de l'hydropisie, cette dernière pouvait être aussi la conséquence d'une altération du rein et que dans ces cas l'urine contenait toujours de l'albumine en plus ou moins grande quantité.

Après les travaux de Bright, d'autres importants mémoires furent publiés par Christison, Gregory, Martin Solon, Tissot, Désir, Sabattier, Rayer, etc., et confirmèrent l'opinion du médecin anglais. On prit alors l'habitude de nommer, en clinique, maladie de Bright le complexus décrit par Bright et caractérisé par la présence de l'albuminurie, de l'hydropisie et d'une lésion rénale.

Mais aujourd'hui il est bien démontré par les recherches microscopiques que la dénomination de mal de Bright est défectueuse et ne doit être considérée que comme un terme général sous lequel viennent se grouper des lésions différentes du rein, différentes et comme siège et comme processus.

L'albumine peut en effet se présenter passagèrement sous des influences nombreuses : fièvres éruptives, érysipèle, pneumonie, choléra, typhus, intoxications diverses, et dans tous ces cas la lésion rénale n'est pas identique.

On considérait autrefois comme les phases successives d'une même maladie les lésions diverses observées dans le rein et on rapportait tout au mal de Bright. Actuellement on ne juge plus ainsi et c'est à l'albuminurie permanente chronique, à la néphrite diffuse parenchymateuse qu'on réserve le nom de mal ou maladie de Bright (*a*).

(*a*) Bright, *Report of med. cases*, London, 1827-1831 (*London Med. Gaz.*, 1833; *Guy's Hosp. Reports*, 1836, 1839, 1840). — Christison, *On granular degeneration of the Kidnies*, Edinburg and London, 1830. — Martin Solon, *De l'albuminurie*, Paris, 1838. — Tissot, Thèse de Paris, 1833. — Désir, Thèse de Paris, 1833. — Sabattier, *Archives*, 1834. — Rayer, *Traité des maladies des reins*, 1840. — Jaccoud, Thèse de Paris, 1860. — Lorain, Thèse de concours, 1860. — Abeille, *Traité des maladies à urines albumineuses et sucrées*, Paris, 1863. — Rosenstein, *Berlin. klin. Wochenschr.*, 1864. — Cornil, Thèse de Paris, 1864. — Pellegrino Levi, Thèse de Paris, 1864. — Gubler, ALBUMINURIE, in *Dict. encyclopédique des sciences méd.*, Paris, 1865. — De Beauvais, *Ac. Sc.*, 1858. — Corlieu, *Abeille méd.*, 1865. — Grainger Stewart, *On the diagnosis of the forms of Bright's Disease* (*Brit. and for. med.-chir. Review*, 1866). — Crocq, *Traitement de la néphrite parenchymateuse* (*Congrès méd. internat. de Paris*, 1867). — Semmola, *Traitement de l'albuminurie* (*Journ. de méd. de Bruxelles*, 1867). — Rosenstein, *Traitement des maladies du rein*, Berlin, 1870. — Jaccoud, ALBUMINURIE, in *Dict. des sciences méd.* — Lancereaux, art. MAL DE BRIGHT et REIN, in *Dict. encyclop. des sciences méd.*

sant la maladie de Bright. Ces lésions différentes entraînent des symptômes différents, symptômes que je ne vous décrirai pas, car vous les connaissez tous; ce sont ces œdèmes généralisés, ces hydropisies dans différentes cavités viscérales, ces troubles du côté de la vue, enfin ces urines rares contenant des flots d'albumine et dans lesquelles l'examen microscopique fait voir des cylindres plus ou moins altérés.

Pathogénie de la néphrite parenchymateuse.

Quelle est la cause première qui détermine le passage de l'albumine dans les urines, albuminurie qui est le symptôme caractéristique de cette néphrite parenchymateuse? C'est là un point fort discuté et qu'il est nécessaire que je vous expose afin que vous compreniez bien les diverses médications proposées contre la maladie de Bright. Nous nous trouvons en présence de deux camps, les anatomo-pathologistes purs d'une part et d'autre part les humoristes.

Les anatomo-pathologistes soutiennent que ce sont les désordres du rein qui favorisent le passage de l'albumine dans les urines et qu'une fois ce passage effectué se produisent alors tous les symptômes caractérisant le mal de Bright; pour eux la moindre lésion épithéliale suffit pour expliquer l'albuminurie.

Pour les humoristes, au contraire, comme Gubler, Jaccoud, Semmola, c'est dans le sang que réside la cause première de la maladie; ils affirment que sous une influence spéciale l'albumine du sang s'altère ou augmente de quantité, et que c'est cette altération primitive de l'albumine qui favorise son passage à travers le glomérule. C'est Gubler qui a été le plus chaud partisan de cette théorie, en soutenant qu'il existe toujours dans les cas d'albuminurie une vraie superalbuminose qui lui a fait comparer la maladie de Bright à un diabète spécial auquel il a donné le nom de *diabète leucomurique*. Puis, entre ces deux opinions opposées existe une théorie mixte qui invoque simultanément une altération du sang et une altération du rein.

Pardonnez-moi, messieurs, cette exposition un peu trop longue peut-être des symptômes des néphrites chroniques. Je suis sorti du cadre habituel de ces leçons en insistant aussi longuement que je viens de le faire sur cette discussion pathologique, mais cela m'a paru nécessaire parce que, malgré les nombreux travaux qui, dans les dernières années, ont été faits sur ce sujet, on ignore encore la symptomatologie des néphrites, et en particulier celle de la néphrite interstitielle; de plus, j'ai cru devoir vous exposer en quelques mots la pathogénie de la néphrite parenchymateuse, parce qu'elle a une influence très marquée sur les traitements qui ont été proposés dans la cure de la maladie de Bright. Je vais donc faire passer sous vos yeux toutes ces médications, puis nous discuterons dans un résumé final la valeur véritable de chacune d'elles.

Cette partie de mon sujet est des plus difficiles à traiter, car, ainsi que vous le verrez, les indications thérapeutiques varient ici selon la période de la maladie, et tel médicament qui au début pouvait avoir de funestes conséquences est au contraire conseillé avec avantage à une phase plus avancée de l'affection. Il n'y a pas en effet un traitement des néphrites, il y a des traitements successifs des inflammations aiguës et chroniques du rein, et il faut que le médecin, suivant pas à pas les progrès de la maladie, modifie sa médication suivant les circonstances diverses survenant dans le cours de la néphrite. Si cette question de la cure du mal de Bright a été pour certains médicaments la cause de tant de succès suivis souvent de tant d'insuccès, c'est qu'on n'a pas eu le soin de préciser rigoureusement à quelle période de la maladie le médicament devait être employé.

De la néphrite aiguë.

Tout d'abord, il faut séparer très nettement à ce propos les néphrites aiguës des néphrites chroniques. Dans la période aiguë, période que vous observerez rarement et qui est caractérisée par des douleurs vives dans la région rénale, par une urine rouge et quelquefois sanglante, par de la fièvre, en un mot par tous les symptômes généraux et locaux caractérisant la phlegmasie aiguë, vous pourrez recourir à deux grands moyens thérapeutiques : la méthode antiphlogistique et la méthode révulsive.

Des émissions sanguines dans la néphrite aiguë.

Si vous ouvrez les traités anciens ou récents qui s'occupent des maladies des reins et de leur traitement, et en particulier le bel ouvrage de Rayer, vous verrez que les émissions sanguines ont été vivement conseillées dans la néphrite aiguë, et par émission sanguine on n'entendait pas seulement les ventouses ou les sangsues, mais bien encore les saignées générales. J'avoue que, pour ma part, je n'ai jamais ouvert la veine pour une néphrite, quelque aiguë et intense qu'elle fût, et je vous conseille de suivre ma pratique.

Il faut être très réservé avec les saignées chez les malades atteints de néphrite aiguë ; cette inflammation, en effet, passe rapidement à un degré plus avancé, et une fois l'altération rénale établie, vous savez combien est rapide l'altération du sang consécutive. Je ne crois pas qu'il soit prudent, qu'il soit raisonnable de favoriser alors par des émissions sanguines cette altération du sang ; il n'est du reste pas démontré que les émissions sanguines générales, aussi abondantes qu'on les suppose, soient capables d'arrêter le processus inflammatoire qui va frapper le parenchyme rénal, inflammation qui aura pour conséquence les altérations ultérieures caractérisant le mal de Bright.

Repoussant absolument les saignées générales, je suis plus accommodant pour les émissions sanguines locales et suis prêt à reconnaître que les ventouses scarifiées, cinq à dix, par exemple, appliquées dans la région rénale, font disparaître rapidement la douleur, quelquefois si vive et si pénible, qu'éprouve le malade atteint d'affections aiguës du rein. Vous pourrez aussi user des sangsues, mais elles agissent moins activement que les ventouses au point de vue de la diminution des phénomènes douloureux.

De la méthode révulsive dans la maladie de Bright.

On a conseillé, parmi les révulsifs, les sinapismes et les vésicatoires. A ce propos, il est bon de noter les discussions qui se sont élevées sur l'utilité ou le danger des vésicatoires dans les cas de néphrite. Les vésicatoires contenant de la cantharide (1) et celle-ci déterminant par son élimination

(1) Les cantharides sont des insectes coléoptères hétéromères. La cantharide à vésicatoire (*cantharis (meloe) vesicatoria* L.) a le corps glabre et d'un vert doré, parfois bleu ou verdâtre; ses antennes sont noires, composées de onze articles. Sa tête porte une forte dépression depuis le front jusqu'au vertex ; le prothorax, élargi depuis les côtés du cou jusqu'aux deux cinquièmes de sa longueur, offre aussi un profond sillon médian plus marqué en arrière. Abdomen de six segments. Sur le bord interne des élytres, il y a deux nervures longitudinales peu marquées. Les tarses postérieurs ne sont pas dentés. Longueur, 14 à 25 millimètres.

On trouve la cantharide dans plusieurs parties de la France, mais elle est plus commune dans le Midi, en Italie, au Brésil, etc. A une certaine époque on la faisait venir surtout d'Espagne, d'où le nom de mouches d'Espagne qui avait été donné à ces insectes.

La cantharide à vésicatoire se trouve surtout sur les frênes, on la voit aussi sur les troènes, les lilas et les chèvrefeuilles, le sureau et les saules. C'est au mois de juin, avant le lever du soleil, qu'on en fait la récolte. On se gante et se masque; puis, en secouant brusquement les arbres sur lesquels elles sont, on les fait tomber sur des draps disposés aux pieds des arbres; on les fait ensuite périr en les exposant à des vapeurs de vinaigre. Puis elles sont desséchées, broyées, réduites en poudre, employées ensuite pour faire les emplâtres, les vésicatoires, etc.

Les cantharides contiennent, d'après Robiquet : une huile verte, une matière noire, une matière jaune, un principe actif, la cantharidine, un principe huileux volatile et vésicant auquel est due l'odeur pénétrante de la cantharide, de l'osmazome, des acides urique, phosphorique, acétique, de la chitine, du phosphate de chaux et de magnésie.

La cantharidine, découverte en 1812 par Robiquet, se trouve dans toutes les parties du corps de l'insecte, mais en plus grande proportion dans les parties molles. Elle cristallise en petites tables rhomboïdales, incolores, inodores, d'une saveur âcre. Elle est insoluble dans l'eau, peu soluble dans l'alcool froid, plus soluble dans l'alcool bouillant et dans l'éther; soluble dans les huiles grasses, le chloroforme, l'acétone, les acides sulfurique, acétique, azotique ; soluble dans la potasse caustique, insoluble dans l'ammoniaque. Elle fond à 205 degrés.

La cantharidine a une puissance vésicante extrême ; appliquée sur la peau, elle fait naître rapidement des ampoules. On l'a parfois employée

par les reins une congestion plus ou moins vive de l'organe, on comprend qu'on ait combattu l'application de ces révulsifs dans les cas d'hypérémie rénale ; j'adopte cette manière de voir, c'est-à-dire que toutes les fois que vous aurez affaire à des congestions actives et récentes des reins, vous devrez repousser absolument l'emploi de ces révulsifs, et si vous reconnaissez la nécessité d'une révulsion plus ou moins vive du côté du rein, vous userez, soit de la pommade de Gondret (1), soit des sinapismes, soit de vésicatoires à l'ammoniaque (2).

Des dangers des vésicatoires cantharidiens dans la néphrite aiguë.

comme vésicant, mêlée à de la graisse (5 centigrammes de cantharidine pour 30 grammes), en solution dans du chloroforme, dans du collodion élastique.

On fait avec les cantharides plusieurs préparations : teinture ou alcoolé, teinture éthérée ou éthérolé de cantharides, huile de cantharides, vinaigre, extraits, emplâtre, vésicatoire, mouches de Milan, pommades épispastiques, etc., etc.

A l'intérieur, on a employé la cantharide sous forme de teinture alcoolique, infusion de cantharides (pharmacopée de Hambourg), vin de cantharides, mixture opiacée (Rayer), mixture diurétique (Rayer, etc.). Rayer donnait contre la paralysie de la vessie la mixture opiacée :

Solution de gomme....	125 gr.
Teinture de cantharides	12 gouttes.
Laudanum de Sydenham	10

A prendre par cuillerées en vingt-quatre heures.

Contre l'hydropisie consécutive à la néphrite albumineuse, il ordonnait la mixture diurétique :

Infusion de raifort	125 gr.
Sirop simple	16
Teinture de cantharides.	8 gouttes
Laudanum de Sydenham.	12

En trois doses dans les vingt-quatre heures (*a*).

(1) Pommade de Gondret (Cod. fr.):

Suif de mouton (*ovis aries*)....	1
Axonge (*sus scrofa*)..........	1
Ammoniaque liq. D. 0,92.....	2

Faire fondre le suif et l'axonge au bain-marie à + 50 degrés dans un flacon à large ouverture muni d'un bouchon à l'émeri ; lorsque le mélange sera presque refroidi, ajoutez l'ammoniaque, bouchez le flacon, agitez vivement, plongez de temps en temps le flacon dans l'eau froide pour accélérer le refroidissement.

Cette pommade ammoniacale est rubéfiante après quatre ou cinq minutes d'application, vésicante après huit ou dix minutes, escharotique après quinze ou vingt minutes.

(2) Le vésicatoire à l'ammoniaque se prépare de la façon suivante :

On imbibe d'ammoniaque liquide très concentrée, un morceau épais de

(*a*) Lisfranc, *Injection dans la vessie avec la teinture de cantharides* (*Bull. de thérap.*, 1844). — Bouillaud, *Albuminurie cantharidienne* (*Revue médico-chirurg. de Paris*, 1848). — Dourif, *Des effets de la cantharide sur les voies urinaires*, Thèse de Paris, 1849. — Tait, *Administration de la teinture de cantharides* (*Lancet*, 1851). — Rayer, *Catarrhe vésical modifié par la teinture de cantha-*

Mais la cantharide, si dangereuse dans les phlegmasies récentes, présente moins de danger lorsque vous avez affaire à des lésions rénales anciennes. On a même proposé l'emploi de la cantharide à l'intérieur pour la cure de ces néphrites chroniques. On espérait stimuler ainsi les fonctions du rein et donner une activité passagère à ces émonctoires. Sans approuver cette médication, que je crois toujours dangereuse et souvent inefficace, je pense cependant que dans les périodes avancées de la maladie de Bright on peut sans trop d'inconvénient user des vésicatoires à la cantharide sur la région des reins.

Les applications d'iode doivent aussi être rejetées comme moyen révulsif dans la néphrite aiguë. Les faits si intéressants signalés par J. Simon montrent que chez l'enfant il suffit d'appliquer pendant quelques jours de la teinture d'iode sur la peau pour faire apparaître l'albuminurie, albuminurie résultant de la congestion des reins, déterminée par l'élimination de l'iode par les urines.

Dangers des applications iodées.

Voyons maintenant, messieurs, la partie la plus importante de cette leçon, c'est-à-dire le traitement de la néphrite chronique. Lorsque vous embrassez d'un coup d'œil général les différentes médications proposées contre cette phlegmasie chronique, vous voyez que ces médications peuvent se classer dans trois grands groupes.

Des médications dans la néphrite parenchymateuse.

Dans le premier se rangent les médications proposées par ceux qui ont voulu combattre les symptômes résultant du

flanelle ou de drap et on l'applique sur le tégument. On peut aussi se servir de ouate trempée dans l'ammoniaque, qu'on enferme dans un dé à coudre ou dans un verre et qu'on applique ensuite sur le point du tégument choisi. Après dix minutes, la vésication est produite.

rides (*Bull. de thérap.*, 1851). — Aran, *Pyélite subaiguë, teinture de cantharides* (*Bull. de thérap.*, 1852). — Ollivier (Aug.), *Albuminurie par élimination de substances toxiques*, Thèse de Paris, 1863. — Faivre, *Emploi de la cantharide à l'intérieur*, Thèse de Paris, 1865.— Gubler, art. ALBUMINURIE, in *Dict. encyclopédique des sciences médicales*, 1865, et *Commentaires thérap. du Codex*, Paris, 1868. — Trousseau et Pidoux, *Traité de thérapeutique*.

trouble apporté à la sécrétion des urines, et qui ont conseillé des traitements s'adressant soit à l'anasarque, conséquence presque fatale de l'albuminurie, soit aux symptômes urémiques accompagnant si fréquemment la perturbation apportée à l'excrétion urinaire. Dans un autre groupe se placent les médicaments qui doivent combattre la maladie non dans ses principaux symptômes, mais bien dans le sang considéré comme une cause première des désordres observés. Enfin, dans le troisième groupe, aucun ordre ne préside à l'emploi des médicaments, c'est ici le domaine de l'empirisme. Nous allons passer en revue chacune de ces médications.

Des médications symptomatiques.

Combattre l'anasarque et les épanchements multiples consécutifs, lutter contre la diminution des urines qui se montre dans la néphrite chronique parenchymateuse, s'opposer autant que possible aux accidents urémiques a été pendant longtemps l'unique préoccupation des médecins appelés à soigner les brightiques, et pour lutter contre ces symptômes, on a proposé successivement et même simultanément les diurétiques, les purgatifs, les sudorifiques.

Des diurétiques.

Les diurétiques ont eu leurs apologistes et leurs détracteurs, les uns, comme Frerichs, soutenant qu'ils ne pouvaient que congestionner les reins et favoriser le travail de phlegmasie chronique dont ils étaient le siège ; les autres, comme Rayer, Christison, Gairdner, Dickinson, Lecorché, et surtout Hirtz (*a*), qui s'est fait le défenseur des diurétiques dans le traitement du mal de Bright, prétendant que cette action spéciale du côté du rein avait un résultat salutaire. On obtient ainsi d'après ces derniers une véritable déplétion du rein, tout en combattant l'anasarque et ses conséquences. Le succès de la médication dépend, en somme, de la phase plus ou moins avancée de la maladie ; autant au début, à la période

(*a*) Hirtz, *Des diurétiques dans la maladie de Bright* (*Bull. de thérap.*, t. LXVI, 1864, p. 145).

congestive du mal de Bright, les diurétiques sont nuisibles, puisque nous savons que, même à l'état normal, leur usage peut provoquer l'albuminurie, autant, au contraire, cette médication paraît indiquée à une période avancée de la maladie.

Vous pouvez user de tous les diurétiques dont je vous ai tracé l'histoire à propos des hydropisies cardiaques. Christison (1) employait surtout la digitale, Bright (2) la tisane d'uva ursi et le raifort sauvage, Rayer (3) l'infusion de sommités de genêt, Cazin (4) le grateron, Hirtz (5) la scille,

(1) Christison employait la digitale de la façon suivante :

Teinture de digitale, x, xv ou xx gouttes.
Eau distillée de cannelle ou de casse ; une cuillerée à thé à prendre trois fois par jour.

On y associait la crème de tartre ainsi formulée :

Crème de tartre	6 ou 8 gr.
Eau	100

A prendre en une fois trois fois par jour.

(2) La busserole (*arbutus uva ursi* L.), appelée aussi arbousier, arbre traînant, bousserole, buxerolle, raisin d'ours, petit bois, est un arbuste toujours vert, de la famille des éricées. Elle contient : acide gallique, tannin, résine, apothème, gomme et sel soluble, chlorophylle, pectine, extractif, ligneux et un principe cristallisé, l'*arbutine* (Kawlier), soluble dans l'eau et l'alcool.

Les parties employées dans la plante sont les feuilles, l'écorce et les baies.

Les feuilles ou la poudre de feuilles se donnent en infusion ou décoction (15 à 30 grammes par litre d'eau). La poudre se prescrit à la dose de 2 à 4 grammes par jour (en pilules ou dans du vin blanc).

Le raifort sauvage (*cochlearia armoracia*) (crucifères), plante vivace, naît sur les bords des ruisseaux, surtout en Bretagne. Hufeland a conseillé l'infusion de cette plante dans les hydropisies. On emploie la racine en infusion à la dose de 15 à 20 grammes par litre d'eau.

(3) Le genêt (*spartium scoparium*) (légumineuses) renfermerait deux bases organiques que Stenhouse a décrites sous les noms de *scoparine* et de *sparteine*.

Rayer employait la formule suivante :

Sommités de genêt......	15 gr.
Eau bouillante..........	500

Bouchardat et Grazia y Alvares auraient tiré de bons effets de cette plante.

(4) Le grateron (*galium aparine*) (rubiacées) est une plante qui croît en abondance dans nos champs.

Cazin en a tiré un bon parti dans le traitement de l'anasarque chez les albuminuriques. Voici comment il prescrit cette plante :

Il fait une décoction de deux ou trois poignées de graterons fraîchement cueillis dans un litre et demi d'eau que l'on fait réduire par l'ébullition à un litre. On prend ce litre de tisane par tasses dans la journée.

(5) Hirtz associait la scille au tannin

Roberts le tartrate de potasse, Grainger Stewart le tartrate acide de potasse.

Des sudorifiques.

Les sudorifiques ont été très vantés soit pour combattre l'anasarque, soit pour rétablir l'activité fonctionnelle de la peau, et je reviendrai sur ce dernier point lorsque je vous parlerai du traitement hydrothermal de l'albuminurie. Quoi qu'il en soit, malgré les faits cités par Osborne, qui s'est montré l'un des partisans les plus convaincus des diaphorétiques dans la cure de la néphrite albumineuse, on n'avait obtenu, jusqu'ici, que des résultats bien incertains. Depuis la découverte du jaborandi (1), et surtout depuis l'introduction de la pilocarpine dans la thérapeutique, cette question de l'action des sudorifiques dans le mal de Bright a pris une précision plus grande.

Du jaborandi.

Dès le début des applications thérapeutiques du jaborandi, Gubler avait songé à l'employer pour la cure de l'albuminurie chronique. Les premiers résultats obtenus furent peu encourageants; on observait bien, il est vrai, un peu moins d'albumine dans les urines et une diminution de l'œdème, mais c'était, il faut le reconnaître, avec un tel affaiblissement des forces et une telle fatigue de l'estomac, que la maladie semblait plutôt aggravée qu'améliorée par la médication.

De la pilocarpine.

Depuis la découverte de Hardy, qui a permis d'utiliser la pilocarpine, une partie de ces inconvénients ont disparu ; en effet, cet alcaloïde introduit sous la peau amène à la dose de 0,02 une sudation notable, sans troubles du côté de l'estomac, et souvent ce médicament a donné de bons résultats. Langlet (de Reims), Bruen, Cantieri (*a*) en ont cité de nombreux exem-

et formulait les pilules suivantes :

Extrait de scille.} ãã 5 centig.
Tannin........}

Pour une pilule. Prendre trois à neuf de ces pilules par jour.

(1) Voir, t. Ier, leçons sur le *Traitement des hydropisies*.

(*a*) Alessandro Cantieri, *lo Sperimentale*, janvier 1879, p. 20. — Bruen, *Philadelphia Med. Times*, août 1878.

ples; mais c'est surtout dans ces cas d'albuminurie chronique ayant pour point de départ des variations brusques de température, comme on en voit sous certains climats, au Brésil, par exemple, que cette médication doit être utilisée. Le docteur Costa (a), de Rio-Janeiro, qui a fait un bon travail sur la maladie de Bright et sur son traitement, insiste sur les grands avantages qu'il a retirés de l'emploi de la pilocarpine au Brésil.

Les purgatifs jouent un rôle fort important dans la cure des néphrites chroniques et ils y remplissent trois grandes indications. D'abord, en déterminant une irritation sur la membrane intestinale, ils produisent une véritable révulsion par rapport au rein ; puis, en amenant une hypersécrétion des glandes de l'intestin, ils agissent comme médicaments déplétifs pour combattre l'anasarque et l'œdème qui accompagnent les néphrites; enfin surtout, ils permettent, dans les cas d'urémie, aux matières solides de l'urine de trouver une voie d'excrétion supplémentaire. Cette dernière action est pour moi de beaucoup la plus importante ; c'est pourquoi la médication purgative s'adressera plus à la néphrite interstitielle qu'à la néphrite parenchymateuse et on peut dire que, grâce à l'emploi de ces moyens, si on ne guérit pas la sclérose rénale, on peut prolonger longtemps l'existence des malades qui en sont atteints. Des purgatifs.

Quelles que soient les hypothèses que l'on ait émises pour expliquer le mécanisme intime de l'urémie(1), il n'en résulte pas

(1) Lorsque les fonctions du rein sont suspendues ou seulement diminuées, on voit apparaître un ensemble symptomatique ou un certain nombre d'accidents qu'on décrit sous le nom d'urémie et d'accidents urémiques.

Ces accidents peuvent présenter une marche aiguë ou une marche lente et affecter les fonctions du système nerveux et les voies digestives. Dans la forme aiguë, parfois après avoir accusé seulement quelques légers troubles de la sensibilité, un peu de céphalalgie, des vertiges, des bourdonnements d'oreille, des vomissements, quelques mouvements convulsifs dans les membres, parfois aussi sans avoir présenté aucun prodrome, le malade est pris de convulsions épileptiformes, puis tombe dans le coma.

Les accidents convulsifs se montrent sous forme d'accès éclamptiques survenant à intervalles variables ;

moins ce fait, c'est que lorsque les reins sont devenus imperméables à l'excrétion des matières solides et particulièrement des matériaux azotés, l'intestin paraît être la voie la plus commode ou la plus favorable à l'excrétion de ces matériaux. S'il survient parfois, sous l'influence de cette substitution de fonction, des ulcérations intestinales, il faut reconnaître que cette suppléance peut se faire sans trop d'inconvénients, et je ne puis citer à cet égard de meilleurs exemples que ces faits

dans cette forme convulsive de l'urémie, Jaccoud admet trois types cliniques : le type épileptique, le type convulsif, le type tétanique.

La forme comateuse peut être observée d'emblée, ou survenir progressivement et être précédée d'assoupissement, de céphalalgie, d'hébétude, parfois même de subdélire. Quand le coma est établi, il y a résolution complète des membres, mais sans paralysie ; le pouls est lent, les pupilles un peu dilatées. Il n'est pas très rare cependant de constater quelques légères convulsions et des soubresauts de tendons.

Après quelques heures ou même dix à quinze jours de coma, le malade succombe après avoir présenté un abaissement de température de 1 ou 2 degrés centigrades.

Dans certains cas d'urémie, à la suite d'une fatigue, d'un excès, le malade, bien portant en apparence, est frappé brusquement, comme foudroyé par une attaque d'apoplexie, et meurt sans reprendre connaissance. On comprend sans peine l'importance de ces formes en médecine légale et les erreurs auxquelles elles peuvent donner lieu.

Les attaques d'urémie peuvent aussi se révéler par des phénomènes délirants, par des accès dyspnéiques, par de véritables accès d'asthme, accompagnés quelquefois de vomissements. Ortille (de Lille) a bien étudié cette dyspnée urémique et il a montré par des expériences sur les animaux que cette dyspnée était liée à un état de souffrance du système nerveux, déterminé par la rétention des produits de désassimilation que le rein n'élimine plus.

Dans la forme lente, il y a toujours des phénomènes prodomiques, et cette phase initiale peut durer quelques semaines. Le malade présente un peu de céphalalgie, de faux accès de migraine, puis la céphalalgie augmente et sa persistance peut faire songer à une céphalée syphilitique ; on observe aussi des vomissements. Bientôt les phénomènes s'aggravent et la maladie arrive à la période d'état.

Outre ces accidents du côté des organes cérébro-spinaux, qui sont les plus importants, les urémiques ont aussi des troubles digestifs : perte d'appétit, digestion difficile, nausées, régurgitations, vomissements aqueux ou alimentaires, peu fréquents d'abord, puis répétés, incoercibles ; il y a en même temps de la diarrhée et on peut dans ces évacuations retrouver de l'urée et du carbonate d'ammoniaque.

La fièvre est irrégulière, la peau sèche et rugueuse ou couverte d'une sueur abondante. Il n'est pas rare non plus de voir apparaître des épistaxis.

si curieux d'anurie hystérique, où les vomissements et la diarrhée urémiques suppléent pendant des mois à la fonction rénale abolie, et cela sans compromettre l'existence des malades.

Le même fait se rencontre dans la néphrite parenchymateuse ou interstitielle, où nous pouvons, par les purgatifs administrés à propos, favoriser cette excrétion intestinale et son élimination au dehors. Gubler préférait les purgatifs salins aux purgatifs drastiques; les médecins anglais emploient surtout le calomel; Martin Solon (1) vantait les drastiques et en particulier l'huile d'épurge; Rosenstein, la coloquinte et la gomme-gutte; enfin les éméto-cathartiques que Garcia y Alvarès (2) employait dans les cas d'albuminurie remplissent cette même indication.

Tous les purgatifs peuvent donc être employés, les plus énergiques comme les plus doux (3). Lorsqu'il y a des symptômes urémiques graves, il faut s'adresser aux premiers; lorsque les symptômes sont au contraire peu accentués, recourez aux seconds, et dans ce dernier cas je vous recommande les

(1) Martin Solon a conseillé les pilules drastiques suivantes :

Aloès	ãã	0,05
Gomme-gutte		
Extrait d'ellébore		0,05
Résine de jalap		0,10

L'huile d'épurge est retirée de l'euphorbe épurge (*euphorbia lathyris*), (euphorbiacées.) Cette huile se retire des semences soit par expression, soit par l'alcool ou par l'éther. Reis a conseillé la mixture suivante :

Huile d'épurge, de x à xv gouttes.		
Eau distillée de laitue		100 gr.
Eau de menthe	ãã	25
Liqueur de rose		

A prendre en deux fois à peu d'intervalle.

Martin Solon, qui recommandait particulièrement les drastiques et surtout, parmi ceux-ci, l'huile d'épurge, administrait ce dernier médicament à la dose de 1g,25 jusqu'à 4 et 6 grammes dans l'albuminurie (*a*).

(2) Garcia y Alvarès a employé avec succès, dans le traitement de l'albuminurie, le tartre stibié à la dose de 5 centigrammes tous les jours pendant huit jours.

Martin Solon a aussi employé cette même méthode, mais sans aucun résultat (*b*).

(3) Voir, t. Ier, *Traitement des maladies de l'intestin*, leçons sur les *Purgatifs salins*.

(*a*) Martin Solon, *De l'emploi thérapeutique de l'huile d'épurge* (*Bull. de thér.* t. VIII, 1835, p. 38).

(*b*) Garcia y Alvarès, *El Telegrapho medico*, 1847.

purgatifs salins. Aussi, toutes les fois que les malades atteints d'albuminurie présentent soit de la céphalalgie, soit de la lourdeur de tête, soit une paresse intellectuelle marquée, soit de la dyspnée, soit enfin ces symptômes protéiques si variables qui caractérisent l'urémie, vous devrez sans hésiter recourir à ces purgatifs et y insister longuement et fréquemment.

Des médications causales.

Tout autres sont les principes qui ont présidé aux médications du deuxième groupe établi à propos du traitement du mal de Bright. Là, c'étaient les effets de la maladie qu'on voulait combattre, ici c'est la cause même qu'on veut atteindre, et selon qu'on fait dépendre l'affection d'une altération primitive du sang ou qu'on la place dans les altérations primitives du rein, la médication est différente.

Ceux qui soutiennent les idées humorales, conseillent quatre ordres de médicaments : les acides et les astringents, la diète lactée, l'oxygène et enfin l'arsenic.

Des acides et des astringents.

C'est Forget (de Strasbourg) qui le premier a conseillé l'acide nitrique dans le traitement de l'albuminurie; il reprenait ainsi une médication vantée par Hausen (de Trèves) et Labus a cité des faits de guérison par ce moyen(1).

Les médecins anglais, Sampson, W. Bayes (de Brighton), Scott Allison, Gairdner, Wood préféraient l'acide gallique (2)

(1) Le docteur Hausen (de Trèves) employait l'acide nitrique à la dose de 6 à 15 grammes dans une potion de 150 à 250 grammes; Forget et Schutzenberger conseillaient la formule suivante :

Acide nitrique........	2 gr.
Eau..................	500

Labus formulait ainsi sa potion:

Acide nitrique.........	4 gr.
Eau..................	750
Sirop simple..........	āā 15 (a)
Mucilage de gomme..	

(2) Sampson donnait l'acide gallique dans la néphrite albumineuse à la dose de 50 centigrammes trois fois par jour. Bayes élevait les doses d'acide gallique à 4 et 5 grammes par jour (b).

(a) Hausen, *Gaz. des hôp.*, 1846. — Labus, *Gazetta medica de Milano*, 1846, et *Bull. de thérap.*, t. XXXI, p. 378.— Forget, *Du traitement de l'albuminurie par l'acide nitrique* (*Bull. de thérap.*, t. XXXII, p. 5, 1847).

(b) Bayes, *De l'emploi thérapeutique de l'acide gallique* (*Bull. de thérap.*, t. LII, p. 529).

à l'acide nitrique ; Garnier, Gubler, Tilling substituèrent à l'acide gallique l'acide tannique; ils espéraient ainsi modifier par le tannin l'état moléculaire de l'albumine du sang et empêcher sa filtration à travers le rein.

Ce furent les mêmes idées qui firent adopter aux médecins de Lyon, Jacquet, Chatin et Hugues, le perchlorure de fer (1). Tous ces médicaments, il faut le reconnaître, n'ont eu qu'un moment de célébrité, ils sont abandonnés aujourd'hui et pour deux raisons : d'abord parce que les observations concluantes de guérison du mal de Bright par ces moyens sont fort douteuses; puis parce que nous avons trouvé des médicaments plus actifs et plus sûrs : le lait et l'oxygène.

L'oxygène en inhalations fait disparaître dans certains cas l'albumine des urines, et cela aux périodes les plus avancées de la maladie ; je me rappelle encore mon étonnement de voir il y a quelques années, chez un malade auprès duquel j'avais été appelé par le docteur Pisset, ces inhalations faire disparaître absolument, chez un brightique à la dernière période et près de succomber, l'albumine qui se trouvait en énorme quantité dans ses urines (*a*). De l'oxygène.

Que se passe-t-il dans ces cas? Il se produit probablement une modification dans le liquide sanguin empêchant la filtration de l'albumine ; mais cette disparition de l'albumine est rarement durable, et le plus souvent, après quelques semaines d'amélioration, la maladie reprend son cours et le malade succombe. C'est ce qui est arrivé dans notre cas.

(1) Jacquet, Chatin, Hugues donnaient 20 gouttes de perchlorure de fer avec 50 centigrammes de seigle ergoté et ils augmentaient progressivement les doses de ces deux médicaments jusqu'à 70 gouttes de perchlorure de fer et 3 grammes de seigle ergoté par jour (*b*).

(*a*) Dujardin-Beaumetz, *Du traitement de l'albuminurie par les inhalations d'oxygène* (*Société de thérapeutique*, janvier 1879; *Bull. de thérap.*, t. XCVI, p. 89).

(*b*) *Gazette médicale de Lyon*, octobre et novembre 1862, et *Bull. de thérap.*, t. LIX, p. 42.

Quoi qu'il en soit, cette action de l'oxygène (1) est un des principaux arguments pour ceux qui soutiennent que les lésions anatomo-pathologiques du rein ne jouent qu'un rôle secondaire dans l'albuminurie, puisque, les lésions restant les mêmes, nous pouvons, par une médication s'adressant exclusivement au sang et à la nutrition, faire disparaître absolument l'albumine. Cette action de l'oxygène a été mise en lumière, il y a quelques années, par Eckart, Constantin Paul, et surtout par le professeur Semmola (de Naples), qui est, comme vous le savez, un des plus ardents défenseurs de la doctrine humorale dans le mal de Bright.

Du lait. Si l'oxygène ne donne qu'un résultat passager, il est un autre médicament qui, lui, peut donner des succès durables : c'est le lait. Il est certain que la diète lactée prend en thérapeutique une importance de plus en plus grande ; vous me l'avez vu vanter dans les affections cardiaques avancées ; vous m'avez entendu soutenir ses avantages dans les affections chroniques de l'estomac et des intestins, et récemment, dans les

(1) Les applications de l'oxygène à la thérapeutique remontent à la découverte de ce gaz. En 1791, Beddoes (d'Oxford), dans un établissement spécial, donnait à respirer de l'oxygène aux malades. Depuis, ces inhalations se sont répandues et l'on en fait aujourd'hui un emploi assez fréquent.

Pour inhaler ce gaz on se sert d'appareils variés ; le plus usuel est celui de Limousin. Il se compose d'un flacon laveur en forme de narghilé où le gaz est lavé dans une eau aromatisée contenue dans le flacon. Quant au gaz, il est renfermé dans un ballon de caoutchouc.

Pour obtenir l'oxygène d'une manière courante, Limousin emploie le mélange du chlorate de potasse avec l'oxyde de manganèse. Il place ces deux substances dans un générateur en forme d'ovoïde en acier fondu dans lequel on introduit un mélange intime de 100 grammes de chlorate de potasse avec 100 grammes d'oxyde de manganèse.

Le professeur Regnauld a signalé avec grand soin les précautions qu'il fallait prendre dans cette préparation qui peut quelquefois être fort dangereuse. Il faut surtout avoir soin de calciner préalablement le peroxyde de manganèse.

Le malade respire de 10 à 15 litres d'oxygène le matin et autant le soir (a).

(a) Limousin, *Contribution à la pharmacie et à la thérapeutique*, 1879.

maladies du foie, je vous signalais les merveilleux résultats qu'on en retire. Mais, c'est surtout dans le mal de Bright et la néphrite insterticielle que vous verrez tout le parti qu'on peut retirer de cet admirable aliment.

Le lait agit ici comme diurétique et comme aliment, il modifie l'albumine du sang, rétablit les fonctions de nutrition; s'il ne guérit pas toujours, il permet du moins de faire vivre le malade. Horstius, Hillen, Bontius, Chrestien (de Montpellier), Guignier, Artigues, Serre (d'Alais), Lemoyne, Debove, Lancereaux (1), le professeur Jaccoud (*a*) ont montré que c'était le lait qui constituait la principale médication du mal de Bright et que par ce moyen les maladies rénales à albuminurie ont perdu de leur incurabilité. Quant à la manière de diriger cette diète lactée, je n'ai qu'à vous renvoyer à mes leçons sur les maladies de l'estomac et du cœur (2).

Quelques médecins, et en particulier Claudot, Pautier (*b*) De l'oignon cru.

(1) Lancereaux ordonne le lait d'ânesse ou, à son défaut, le lait de vache trait depuis au moins douze heures et soigneusement écrémé : il sera bu chaud, froid ou tiède, au gré du malade.

On en donnera deux litres le premier jour avec quelque aliment, et on le fera boire par verre et à petites gorgées en quatre fois et à intervalles égaux dans la journée. Le lendemain on en donnera trois litres et l'on supprimera tout autre aliment. Les jours suivants on augmentera d'un litre jusqu'à concurrence de quatre à six litres, selon la tolérance du malade.

On peut ajouter au lait de l'eau de Vichy, de l'eau de chaux, de la magnésie calcinée, selon les besoins; ce qui paraît réussir le mieux, c'est l'adjonction de 4 à 10 grammes de chlorure de sodium par litre de lait.

Si, au bout de huit jours, il n'y a pas d'amélioration, on devra cesser le régime lacté. La durée du traitement est ordinairement de cinq à six mois (*c*).

(2) Voir leçons sur le *Traitement des maladies de l'estomac, du cœur et du foie*.

(*a*) Jaccoud, *Leçons de clinique médicale à l'hôpital Lariboisière; de la médication lactée*, p. 809.— Lemoyne, *Diète lactée comme traitement des hydropisies*, Thèse de Paris, 1873. -- Artigues, *Néphrite albumineuse traitée par le lait à haute dose* (*Mém. de méd. chirur. milit.*, 1862).

(*b*) Claudot, *Anasarque traité par les soupes au lait et à l'oignon cru* (*Bull. de thérap.*, t. XLV, p. 363, 1853. — Pautier, *Diète lactée et l'oignon cru dans l'anasarque* (*Gazette hebdomadaire*, 1868).

(*c*) Mackiewictz, *Du régime lacté dans le traitement des néphrites*, Thèse de Paris, nº 252, 1877.

et Serre (d'Alais), guidés par des idées préconçues que je ne puis m'expliquer, ont associé au lait un autre aliment : l'oignon cru (1). J'avoue qu'unir un médicament incertain à un médicament actif pour en tirer une conclusion thérapeutique me paraît une méthode des plus fausses. Je vous ai dit que la diète lactée à elle seule améliorait toujours et guérissait quelquefois les brightiques, et je ne vois pas la part qu'a pu prendre dans cette médication l'adjonction de l'oignon, aliment indigeste, souvent très mal supporté par l'estomac, et pouvant plutôt compromettre que favoriser l'emploi du régime lacté. Je vous conseille donc de repousser cette association.

De l'arsenic. L'arsenic viendrait se placer aussi dans le même groupe de médicaments. Cet arsenic aiderait, par son action sur la nutrition, l'absorption des matières albuminoïdes comme l'ont montré Semmola, Jaccoud, Lauder-Brunton, Pap (*a*), surtout au moment où l'on fait succéder à la diète lactée l'usage de la viande crue.

Des iodures. Jusqu'ici, je ne me suis occupé que des médications ayant pour point de départ les doctrines humorales, plus ou moins exactes, invoquées pour expliquer l'albuminurie. Ceux qui placent dans le rein la cause première de tous les accidents ont conseillé d'autres moyens. Ils ont d'abord vanté l'iodure de potassium, et Crocq (de Bruxelles) a donné un certain nombre d'observations dans lesquelles ce médicament a paru favorable. Baudon usait de l'iodure de calcium et Bourdon de l'iodure d'amidon. Cette dernière préparation est des plus

(1) L'oignon (*allium cepa*, liliacées) aurait, d'après Cazin, des propriétés diurétiques assez prononcées. Murray, Roques, Lanzoni auraient par ce moyen guéri des hydropisies. Serre (d'Alais) ordonnait la diète lactée et l'oignon cru. Le malade prenait trois soupes au lait pour toute nourriture en mangeant de l'oignon. Il aurait guéri plus de soixante anasarques par le traitement du lait associé à l'oignon cru (*b*).

(*a*) Lauder-Brunton, *The Practitioner*, juin 1877, p. 127. — Pap, *Wiener medicinische Press*, n° 13, 1875.

(*b*) Serre (d'Alais), *Bull. de thérap.*, 1853.

simples, il suffit de verser 5 à 10 gouttes de teinture d'iode dans de l'eau amidonnée et de faire avaler le tout au malade.

L'iode et les iodures ont une action directe sur le rein, s'éliminent par cet organe, et cette élimination peut provoquer, comme l'a montré J. Simon (1), une véritable albuminurie; c'est donc cette action locale qui serait ici la question dominante de ce traitement. Ce sont les mêmes idées qui ont fait adopter la cantharide ou plutôt la cantharidine; on a pensé que l'action de cet alcaloïde sur les glomérules, action étudiée récemment par Cornil (2), stimulerait ces derniers et leur donnerait une nouvelle activité vitale. Cantharidine.

Enfin, ai-je dit, il y a une médication ayant pour base l'empirisme. C'est ainsi qu'ont été conseillées la fuchsine et la nitroglycérine. Médications empiriques.

C'est en 1876 que Feltz et Ritter, qui étudiaient sur l'homme l'action physiologique de la fuchsine, remarquèrent De la fuchsine.

(1) J. Simon ayant à soigner des enfants atteints de la teigne et les ayant traités par des applications sur la tête de teinture d'iode mélangée à parties égales de glycérine, remarqua dans les urines de ces enfants de l'iode et de l'albumine. Le médecin de l'hôpital des Enfants refit la même application iodée sur d'autres enfants et constata toujours le même fait, c'est-à-dire une albuminurie passagère.

Le docteur A. Bachis a fait sa thèse sur l'albuminurie consécutive aux applications de teinture d'iode et adopte, pour expliquer cette albuminurie, l'hypothèse faite par Gubler, c'est-à-dire le passage dans le sang d'une partie de l'iode incorporée dans l'albumine du sérum, et non combinée avec la soude et son élimination par les reins (*a*).

(2) Cornil a montré l'action intime de la cantharidine sur le rein. Cet alcaloïde déterminerait une véritable pyélo-néphrite albumineuse. Chez les animaux empoisonnés par la cantharidine on constate une sortie des globules blancs et rouges des vaisseaux glomérulaires, une imprégnation et un gonflement des cellules de la capsule du glomérule et des tubes contournés par un liquide contenant des granulations hématiques; puis on observe une inflammation des tubes droits et des tubes collecteurs, dont les cellules deviennent irrégulièrement polyédriques (*b*).

(*a*) J. Simon, *Soc. de thérap.*, séance du 28 avril 1876. — A. Bachis, Thèse de Paris, 1876, n° 311.

(*b*) Cornil, *Sur les lésions du rein et de la vessie dans l'empoisonnement rapide par la cantharidine* (*Comptes rendus de l'Académie des sciences*, 26 janvier 1880).

qu'elle avait fait disparaître l'albumine dans un cas de néphrite albumineuse. Ils renouvelèrent l'expérience et en conclurent que ce médicament pouvait rendre des services dans la cure de la néphrite parenchymateuse.

Depuis, ce médicament a été l'objet d'études nombreuses, Bouchut, Dieulafoy, Divet l'ont essayé, et les résultats ont été favorables pour les uns, incertains pour les autres. J'ai moi-même, dans mon service d'hôpital, usé largement de ce médicament et, sans partager l'enthousiasme des uns, ni le dédain des autres, j'ai constaté quelquefois, mais rarement, une notable diminution dans la quantité d'albumine excrétée sous l'influence de ce médicament; je crois donc qu'il ne faut pas le repousser complètement, et cela avec d'autant plus de raison que ce traitement est toujours bien supporté.

Vous savez que la fuchsine est un produit d'oxydation de l'aniline (1), résultat elle-même des hydrocarbures qui proviennent de la distillation de la houille. Pour transformer

(1) L'aniline (cristallin, kyanol, benzidam, amide phénique, phénylammoniaque, phénylamine) a été découverte en 1826 par Unverdorben, parmi les produits de la distillation de l'indigo, a été retirée du goudron de houille par Runge et est obtenue artificiellement aujourd'hui par le procédé de Zinin ou par le procédé de Béchamp.

L'aniline est un liquide incolore, aromatique, d'une saveur âcre et brûlante. Sa densité est 1,028; elle bout à 182 degrés; exposée à l'air, elle brunit et se résinifie. L'aniline, très peu soluble dans l'eau, est soluble dans l'alcool et l'éther, les huiles grasses et les huiles volatiles.

Verguin, de Lyon, en 1859, en faisant agir le bichlorure d'étain anhydre sur l'aniline, a obtenu la fuchsine. On la prépare aujourd'hui en chauffant de l'aniline à 150 ou 160 degrés avec de l'acide arsénique.

On obtient par cette réaction un corps solide qu'on fait dissoudre dans l'acide acétique ou l'acide chlorhydrique et qui se dépose en beaux cristaux présentant les reflets de la cantharide.

La fuchsine, ou rosaline du commerce, contient toujours un peu d'arsenic.

Employée dans l'industrie pour colorer les tissus, les bonbons, les pâtisseries et les vins, la fuchsine, ou chlorhydrate de rosalinine, n'est usitée en médecine que depuis quelques années, depuis les travaux de Ritter et Feltz (de Nancy) les recherches de G. Bergeron et J. Clouet.

Feltz a fait prendre à ses malades la fuchsine en solution ou en pilules depuis la dose de 5 centigrammes

l'aniline en fuchsine, on emploie l'arsenic ; aussi est-il nécessaire, si vous prescrivez ce médicament, d'insister sur sa pureté. Je vous conseille en outre d'administrer cette substance dans des cachets médicamenteux renfermant 0,25 de cette fuchsine pure ; vous en donnez deux cachets par jour. Vous pourrez employer aussi les dissolutions de fuchsine, mais ces dissolutions présentent l'inconvénient de colorer les lèvres, les dents et la cavité buccale, inconvénient évité avec les cachets.

De la nitroglycérine.

C'est le docteur Mayo-Robson (de Leeds) qui, le premier, a vanté la nitroglycérine (1) contre la néphrite. Il avait déjà

jusqu'à celle de 1 gramme ; à cette dose, à laquelle il est arrivé progressivement en trois jours, le docteur Feltz a vu survenir de la diarrhée et a suspendu le médicament.

Dans presque tous les cas, Feltz a constaté la présence d'une grande quantité de phosphates dans les urines peu après l'ingestion de la fuchsine. Bouchut a administré la fuchsine concurremment avec le régime lacté et le maillot de laine ; il donne :

Jalap gommeux.......	100 gr.
Fuchsine.............	0,15

Essence de menthe ou de badiane, quelques gouttes.

A prendre par cuillerées à café dans les vingt-quatre heures.

La fuchsine s'élimine assez rapidement : au bout de dix heures après l'ingestion d'une petite dose ; au bout de quelques jours lorsque le médicament a été pris plusieurs jours de suite. Lorsque la lésion rénale est très avancée, la fuchsine passe en assez grande abondance dans les urines pour les colorer en rouge (*a*).

(1) La nitroglycérine ou trinitroglycérine $(C^3H^5)'''(Azo^2)^3O^3$, est un produit nitré de la glycérine dans lequel trois atomes d'hydrogène sont remplacés par trois atomes d'acide hypoazotique. Elle s'obtient en faisant agir l'acide sulfoazotique sur la glycérine. En mélangeant ce corps avec des substances absorbantes on obtient un corps très explosible : la dynamite. La trinitroglycérine est une huile inco-

(*a*) Unverdorben, *Ann. de Poggendorff*, t. VIII, 331. — Hofmann, *Ann. de chimie et de physique*, t. XLV, p. 217, 3e série. — A. Ollivier et G. Bergeron, *Recherches expérimentales sur l'action physiologique de l'aniline* (*Journ. de physiologie de l'homme*, 1863). — Charvet, *Etude sur une épidémie qui a sévi parmi les ouvriers employés à la préparation de la fuchsine*, Thèse de Paris, 1863. — J. Bergeron, *Résumé d'un mémoire sur la fabrication et l'emploi des couleurs d'aniline* (*Bull. de l'Acad. de méd.*, 1864-1865, *Dict. des sciences méd.*). — Malaguti, art. ANILINE, in *Dict. encyclop. des sciences méd.* — Wurtz, *Traité de chimie médicale.* — Feltz, *Gaz. hebd.*, 1876. — Bouchut, *Gaz. des hôpit.* — Dieulafoy, *Gaz. hebd.*, *Bull. de la Soc. de thérap. de Paris.* — Divet, *la Fuchsine ou chlorhydrate de rosaniline dans le traitement de l'albuminurie chronique et en particulier de la néphrite parenchymateuse*, Thèse de Paris, 1879, no 320.

conseillé cette substance contre la dyspnée; il employait la nitroglycérine en solution au centième et donnait 60 millimètres cubes de cette solution trois fois par jour. Cette expérimentation est trop nouvelle encore pour que l'on puisse la juger; d'ailleurs, c'est là une substance des plus toxiques, comme l'a montré Bruel, et dont on ne doit user qu'avec les plus grandes précautions.

Des indications thérapeutiques. Je viens de faire passer sous vos yeux la plupart des médications conseillées dans la néphrite chronique; j'ai essayé de les grouper le mieux possible pour rendre cette exposition claire et nette autant que possible. Il me reste à vous dire quelle médication vous devez choisir et quelles sont les indications cliniques qui vous permettront de recourir à telle ou telle méthode thérapeutique.

Le premier point à établir, si vous êtes appelés à traiter un cas d'albuminurie, est de savoir si cette affection correspond à un état grave du rein ou n'est qu'un accident passager. Ici, les indications fournies par l'examen de l'urine d'une part, et les commémoratifs de l'autre, vous mettront sur la voie du diagnostic.

Pour l'examen des urines : la présence des tubes, leur altération plus ou moins profonde, la quantité d'albumine sécrétée, la nature de cette albumine, son état de rétractilité (1),

lore sans odeur, de saveur sucrée et se dissout dans l'alcool, l'éther, etc.

Bruel a montré l'action toxique de cette substance; quelques gouttes suffisent pour qu'un animal soit foudroyé avec des convulsions toniques et cloniques. Les homœopathes se sont servis de la nitroglycérine sous le nom de *glonoïde*.

Murrell employait la nitroglycérine dans l'angine de poitrine; il donne une goutte d'une solution au centième de nitroglycérine toutes les quatre heures. Mayo-Robson a publié sept observations de néphrites aiguës ou chroniques traitées avec succès par ce médicament (*a*).

(1) Bouchard a établi que l'albu-

(*a*) Bruel, *Des effets toniques de la nitroglycérine*, Thèse de Paris, janvier 1876, p. 337. — Murrell, *De la nitroglycérine dans le traitement de l'angine de poitrine*. — Mayo-Robson, *British Med. Journal*, novembre 1880, p. 803.

comme l'a montré Bouchard, tous ces signes vous feront reconnaître si les symptômes sont passagers ou sont les signes d'une affection durable.

Pour l'examen du malade, c'est le début de l'affection, les symptômes qui l'ont précédée et ceux qu'elle présente actuellement qui vous permettront de reconnaître la véritable nature de cette albuminurie.

S'il s'agit d'albuminurie catarrhale passagère, votre rôle est des plus simples : il se bornera à quelques mesures hygiéniques et diététiques. Vous éviterez le froid, vous donnerez le lait, ferez fonctionner la peau, et peu à peu l'albumine disparaîtra des urines. S'agit-il, au contraire, d'une néphrite aiguë, vous pourrez user des purgatifs et même des ventouses scarifiées, si vous constatez les symptômes d'une phlegmasie franchement inflammatoire.

S'agit-il, enfin, d'altération grave du rein, d'une néphrite parenchymateuse avec anasarque, d'une maladie de Bright,

mine des urines albumineuses coagulée par divers réactifs, puis soumise à l'action de la chaleur, tantôt se rétracte en flocons ou en grumeaux qui, au moment où ils se resserrent, laissent toucher en dehors du coagulum l'urine redevenue limpide ; tantôt ne subit pas cette rétraction, de sorte que l'urine reste uniformément louche et lactescente.

Les urines albumineuses à albumine rétractile sont les urines de toutes les néphrites et celles des congestions rénales. Les urines albumineuses à albumine non rétractile se rencontrent dans les maladies aiguës graves (scarlatine, fièvre puerpérale, érysipèle, pneumonie) ou bien dans le diabète, la chlorose.

Dans la fièvre typhoïde on trouverait le plus souvent des urines albumineuses à albumine non rétractile ; mais dans quelques cas on trouverait de l'albumine rétractile, il s'agirait dans ce cas, suivant Bouchard, d'une néphrite parasitaire due à l'élimination par les urines des bactéries.

Cazeneuve et Lépine ont contesté la valeur absolue clinique de la marque signalée par le professeur Bouchard et ils ont prétendu que, dans la même urine albumineuse, on peut, en modifiant le milieu chimique, et préférablement le milieu minéral, obtenir facilement la rétractilité ou la non rétractilité du dépôt albumineux (*a*).

(*a*) Bouchard, *Sur les albuminuries de la fièvre typhoïde* (*Gazette médicale*, Paris, 13 novembre 1880, nº 49, p. 599).— Cazeneuve et Lépine, *Sur la question de l'albumine rétractile* (*Gazette médicale*, 11 décembre 1880, nº 30, p. 667).

ici la médication est beaucoup plus complexe et tout dépend de la gravité des symptômes présentés par le malade.

L'albumine est-elle en faible quantité, un ou deux grammes par litre; l'anasarque est-il peu prononcé, et surtout l'affection est-elle de date récente, vous pouvez espérer la guérison; vous devrez, dans ce cas, employer avec vigueur et ténacité les moyens les plus énergiques dont nous pouvons disposer : en première ligne, vous établirez une diète lactée sévère, dont vous suivrez exactement les effets par l'examen journalier des urines, et vous ne permettrez le retour à des aliments azotés que lorsque l'albumine aura disparu des urines. Vous joindrez à cette médication de légers purgatifs, des diurétiques végétaux et même des injections sous-cutanées de pilocarpine, si le malade est jeune et vigoureux; enfin vous pourrez essayer la fuchsine, qui, comme je vous l'ai déjà dit, peut réussir dans quelques cas, là où les autres moyens ont échoué.

Lorsque la maladie de Bright est plus avancée et que les lésions du rein sont assez intenses pour ne plus permettre une guérison complète, ou bien lorsqu'il s'agit d'une sclérose rénale, ne croyez pas que votre intervention ne soit plus nécessaire : vous pourrez, dans ces cas même d'incurabilité absolue, prolonger la vie du patient, et cela pendant longtemps, en employant les purgatifs dès qu'il se montre quelques symptômes urémiques, en usant des diurétiques lorsque l'anasarque est trop considérable; enfin, surtout en surveillant l'hygiène et le régime alimentaire de votre malade.

Du traitement hygiénique des néphrites.

En effet, il est un point capital qui domine toute la thérapeutique des maladies du rein, point sur lequel je ne saurais trop insister et qui doit toujours vous guider dans la cure de ces affections. C'est que les préparations pharmaceutiques et les médicaments proprement dits doivent entrer pour peu de chose dans le traitement des néphrites. Je vous ai montré déjà cette intolérance spéciale aux médicaments que présentent les brightiques ; il faut donc être prudent dans l'usage de ces substances médicamenteuses et concentrer tous ses efforts dans la prescription d'une hygiène bien conçue et bien dirigée.

Ce traitement hygiénique doit remplir trois indications : il s'adressera aux prescriptions du régime alimentaire, il maintiendra aussi parfait que possible le fonctionnement de la peau, enfin il permettra de respirer un air aussi salubre que possible.

Du régime alimentaire.

Lorsqu'on voit l'influence considérable que le régime alimentaire joue dans le traitement du diabète depuis les belles recherches de Bouchardat, on est étonné que pareil travail n'ait pas été fait pour l'albuminurie. Connaître l'influence de certains aliments sur l'excrétion de l'albumine par les urines à l'état normal et pathologique, rechercher quelles sont les circonstances qui permettent aux substances albuminoïdes des aliments de passer dans les urines: tel est le problème le plus important à résoudre pour le traitement de la maladie de Bright. Malheureusement nous n'avons à cet égard que quelques indications incertaines.

Nous savons, grâce aux recherches de Hammond, de Brown-Sequard et Tessier, de Barreswil, de Claude Bernard, de Stokvis, que l'on peut, par une alimentation exclusivement albumineuse (1), produire une véritable albuminurie alimentaire. Nous savons aussi que par des injections intraveineuses d'albumine Pavy et Claude Bernard sont arrivés aux mêmes résultats ; nous savons enfin, grâce aux recherches de Gubler, l'influence de la digestion sur la production journalière de

(1) Pavy a montré que, lorsqu'on injecte de l'albumine dans une veine mésaraïque, cette albumine traverse le foie, le cœur, l'appareil respiratoire, le système artériel, avant d'arriver au rein.

Claude Bernard, ayant mangé plusieurs œufs durs après une abstinence d'aliments un peu prolongée, a trouvé ses urines albumineuses.

Gubler, en étudiant chez les brigtiques les urines de la nuit et celles du jour, a toujours constaté dans celles de la nuit une diminution dans la quantité d'albumine sécrétée journellement.

l'albumine; mais tout cela est loin de constituer un tout qui nous permette de diriger d'une manière sûre et précise l'alimentation des brightiques.

Hamon (1) a bien établi une sorte de classification des aliments par rapport à leurs propriétés albuminogènes. Fonssagrives, de son côté, a fait quelques tentatives pour établir les principes diététiques de ce régime ; enfin Béchamp et Baltus (1) ont fait des recherches plus précises sur le passage par le rein des diverses albumines introduites par les injections intra-veineuses, mais cela n'est pas encore suffisant pour nous guider d'une façon précise dans nos prescrip-

(1) Voici les conclusions du docteur Hamon :

1° L'influence de l'alimentation sur l'excrétion de l'albumine est très complexe ; il faut non seulement tenir compte de la nature de l'aliment ingéré et du règne dont il est tiré, mais encore de l'espèce même à laquelle il appartient, des proportions suivant lesquelles il est consommé, de l'apprêt culinaire qu'il a subi, des conditions digestives du moment, des aptitudes individuelles.

2° Les œufs mous sont d'une digestion très facile et n'exercent qu'une très légère influence albuminogénique ; cuits durs, au contraire, ils réalisent les conditions diamétralement opposées ;

3° Le régime végétal ne saurait être classé d'une manière générale sous ce rapport. Ainsi les épinards, les asperges, l'oseille, les choux-fleurs, les légumes herbacés en général, n'influencent pas l'albuminurie ; les légumes fibreux ou secs, réfractaires à la digestion, comme les betteraves, les pois secs, les pommes de terre, qui augmentent notablement l'excrétion de l'albumine ;

4° Le lait, le vin rouge ou blanc n'ont guère d'influence sur l'albuminurie. Il en est de même du pain blanc, mais le pain grossier l'augmente d'une manière notable. Hamon place les œufs mous et le pain bis aux deux extrémités d'une échelle graduée sous ce rapport. Le café augmente aussi légèrement les pertes d'albumine (*a*).

(2) Dans des expériences faites sur des chiens, Béchamp et Baltus ont montré que le blanc d'œuf injecté dans les veines est rendu à l'état de blanc d'œuf. Cependant la totalité de l'albumine injectée n'est jamais éliminée.

Le sérum du sang de vache n'est pas éliminé par les urines ; la gélatine n'est pas non plus éliminée par les urines.

Lorsqu'on se sert d'injections d'albumine pure et définie, comme celle d'albumine triplombique, on constate que seules les injections d'albumine sexplombique sont éliminées (*b*).

(*a*) Hamon, *Comptes rendus de l'Académie de médecine*, 29 avril 1862.
(*b*) Béchamp et Baltus, *Académie des sciences*, juin 1878.

tions alimentaires. J'ai moi-même entrepris à ce sujet une série de recherches, mais elles ne sont qu'à leur début et je ne puis en tirer pour le moment aucune conclusion précise.

Cependant nous savons déjà que, parmi les substances albuminoïdes contenues dans les aliments, celles qui s'opposent le plus au passage, à l'état pathologique, de l'albumine dans les urines sont, en première ligne, l'albumine du lait, puis les substances albuminoïdes de la viande crue, puis l'albuminose végétale. Ce sont là les principes qui doivent régler notre régime alimentaire : vous ordonnerez donc d'abord le lait, en suivant ici toutes les règles que Lancereaux a fixées à cet égard, puis vous conseillerez la viande crue, enfin les végétaux viendront en dernier lieu. Mais vous constaterez chaque jour, au moyen de l'albuminimètre d'Esbach, l'influence de cette médication et, comme on le fait pour les diabétiques, vous ne permettrez tel ou tel aliment qu'autant que vous en aurez constaté les bons effets sur les reins.

Du régime tonique.

Comme boissons, vous proscrirez absolument les eaux-de-vie et les liqueurs ; vous repousserez aussi la bière, et lorsque le malade, fatigué du lait, vous réclamera une boisson tonique, vous prescrirez les vins rouges, et surtout ceux qui renferment une notable proportion de tannin. C'est en usant de bouillons, de vin de Bordeaux et même de vin de Bagnols que mon maître Nonat a établi le traitement tonique de la maladie de Bright, traitement qui lui a donné de bons résultats (*a*).

Des bains et de l'hydrothérapie.

Le fonctionnement de la peau, vous ai-je dit, est le second point important de l'hygiène des brightiques ; aussi depuis longtemps a-t-on conseillé des méthodes diverses pour maintenir ce bon fonctionnement ; vous connaissez trop la relation si intime qui unit les fonctions de la peau à celles du rein

(*a*) Nonat, *De la néphrite albumineuse* (*Compte rendu de la clinique de Nonat*, par Aran, *Union médicale*, septembre 1847, p. 476).

pour ne pas saisir l'importance de ces prescriptions hygiéniques, aussi depuis longtemps a-t-on prescrit dans ces cas les sudations ou bien dans des étuves à air chaud, comme le voulait Küss, ou bien dans des bains de vapeur, ou bien encore en employant l'hydrothérapie. Semmola a beaucoup insisté sur ces pratiques thermales et hydrothérapiques, il emploie la sudation dans une étuve sèche qu'il fait suivre d'une douche froide générale ou en cercles; il use encore de l'hydrothérapie seule. En Allemagne, Ziemssen, Liebermeister, Rosenstein conseillent l'enveloppement (1).

Tout en ne rejetant pas ces moyens thérapeutiques, je crois qu'il faut être très prudent dans leur emploi; il faut en effet éviter la congestion rénale, et dans ces applications d'air chaud et d'eau froide, qui sont la pratique courante de nos hammam, il arrive assez souvent que la moindre négligence entraîne une aggravation plutôt qu'une amélioration de la maladie.

(1) En Allemagne, on use beaucoup des bains et de l'hydrothérapie dans la cure de la maladie de Bright. Rosenstein faisait prendre des bains à 28 ou à 29 degrés Réaumur, puis il enveloppait les malades au sortir de l'eau dans des draps mouillés et des couvertures de laine, et les laissait dans cette situation deux à trois heures.

Liebermeister emploie la méthode suivante, qui est de beaucoup préférable.

Cette méthode consiste à placer le malade dans un bain à 37 degrés, et dont on élève successivement la température à 42 degrés; au bout d'une demi-heure, on enveloppe le malade dans des couvertures de laine préalablement chauffées et, après deux ou trois heures, on retire les couvertures, on essuie avec soin le malade et on le porte dans un lit bien chaud.

Ziemssen a proposé un procédé plus doux et plus simple et qui consiste dans un enveloppement dans un drap plongé préalablement dans l'eau bouillante. On recouvre ce drap d'une couverture qui doit entourer complètement le corps, sauf la tête; et si pendant cet enveloppement le sang se porte trop du côté de la tête, on pourra appliquer sur cette dernière des compresses d'eau froide et, en revanche, réchauffer les pieds à l'aide de bouteilles d'eau chaude (*a*).

(*a*) Ziemssen, *Deutsches Arch. f. klin. Med.*, Bd. II. — Rosenstein, *Traité pratique des maladies des reins,* traduction de Bottentuit et Labadie-Lagrave, Paris, 1874.

Si vous me voyez si réservé dans les applications hydrothérapiques dans les cas de maladie de Bright, il n'en est pas de même lorsqu'il s'agit de prescrire le climat dans lequel vous ferez vivre le brightique. Ce qu'il faut éviter chez ces malades, c'est le refroidissement de la peau. Vous les ferez donc vivre dans un climat chaud où il n'existe pas de brusques changements de température, et cette admirable route de la Corniche vous fournira en foule des stations favorables : Cannes, Monaco, Menton, Hyères, Bordighera, etc., où vous trouverez non seulement une température chaude, presque toujours constante, mais encore l'air oxygéné des bords de la mer. Du climat

Dans les cas où le séjour de l'hiver dans ces pays n'est pas possible, et malheureusement ces cas sont trop nombreux, vous couvrirez votre malade de flanelle, vous lui ferez porter sur la région des reins des peaux de chats sauvages, vous lui recommanderez de ne pas sortir lorsque le temps est trop humide ou trop froid ; en un mot, vous éviterez toutes les circonstances qui viendraient à refroidir trop brusquement la surface cutanée.

Telles sont, messieurs, les principales indications à remplir pour le traitement des néphrites. La guérison, si l'affection est chronique, est rare ; mais n'oubliez jamais qu'en de pareils états, faire vivre le malade, prolonger son existence sans trop de souffrances est déjà un résultat considérable, et il suffit pour cela que vous mettiez en usage les préceptes que je viens de vous tracer.

J'en ai fini avec le traitement des affections rénales ; et malgré le peu d'étendue que j'ai donnée à ces leçons, je crois cependant vous avoir fourni sur ces affections les indications les plus utiles à votre pratique, et si je n'ai pas exposé le traitement du cancer, ni des autres dégénérescences du rein, c'est que ces maladies, qui sont, vous le savez, absolument rebelles à la thérapeutique, ne nous fournissent pas d'autres indications que celles que j'ai formulées à propos des affections hépatiques.

Dans une prochaine série de leçons, j'aborderai l'étude du traitement d'un groupe d'affections fort importantes et par conséquent très intéressantes : j'exposerai la thérapeutique des maladies de l'appareil pulmonaire.

TRAITEMENT

DES

MALADIES DU POUMON

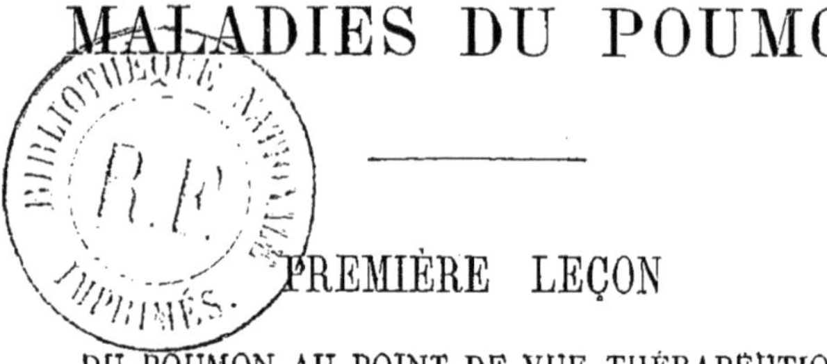

PREMIÈRE LEÇON

DU POUMON AU POINT DE VUE THÉRAPEUTIQUE.

Sommaire : Du poumon. — Topographie histologique. — Du lobule pulmonaire. — Sa structure. — De l'acinus pulmonaire. — Sa structure. — Structure des bronches. — Des vaisseaux et nerfs du poumon. — Du poumon, comme organe éliminateur des médicaments. — Applications thérapeutiques. — Du poumon, comme organe d'absorption. — De l'action médicamenteuse en général. — Comparaison de l'absorption par les différentes voies. — De l'absorption par le poumon. — Expériences physiologiques. — Applications thérapeutiques. — Des injections trachéales. — Des inhalations. — Appareils inhalateurs. — Des fumigations. — Historique. — Division. — Des fumigations sèches. — Cigarettes. — Trochisques médicamenteux. — Des fumigations humides. — Appareils pour les fumigations humides. — Pulvérisation des liquides. — Des appareils pulvérisateurs. — Critique de la méthode des pulvérisations.

Messieurs, je veux consacrer cette année mes leçons de clinique thérapeutique à l'étude du traitement des maladies du poumon; insister sur l'importance d'un pareil sujet serait chose banale; aussi vais-je entrer immédiatement en matière. Mais avant de vous parler des traitements des affections pulmonaires, permettez-moi de vous exposer quelques considérations générales sur le poumon.

Je vous ai déjà dit et je ne saurais trop le répéter, qu'une thérapeutique sage, raisonnée et scientifique doit avoir pour base la physiologie et l'anatomie de l'organe dont on veut combattre les troubles fonctionnels et morbides. Je vais donc suivant en cela la marche que je me suis tracée à propos du traitement des maladies des différents viscères, vous exposer, aussi brièvement que possible, les conditions anatomiques et physiologiques de l'appareil pulmonaire qu'il vous importe le plus de connaître, au point de vue thérapeutique.

Topographie histologique du poumon.

Je serai bref sur l'anatomie, car je ne puis rien ajouter à ce que les travaux de Léon Le Fort, de Sappey, de Reindfleich, de Cadiat, et surtout à ce que les belles leçons du professeur Charcot (*a*) vous ont appris à ce sujet. Cependant il est nécessaire pour la compréhension de certains détails, dans lesquels je dois entrer à propos des bronchites, des pneumonies et des broncho-pneumonies, il est nécessaire, dis-je, d'insister sur ce que Charcot a appelé avec raison « la topographie histologique du poumon. » C'est ce que je vais faire le plus rapidement possible.

Du lobule pulmonaire

Considéré dans son ensemble, le poumon est constitué par la réunion d'un grand nombre d'organes similaires, les lobules pulmonaires, réunis par une gangue conjonctive. Ces lobules, véritables petits poumons, ont une indépendance presque complète, ils reçoivent chacun une bronche, ramification de l'arbre pulmonaire, des vaisseaux sanguins et lymphatiques et des nerfs. L'artère pulmonaire et la bronche pénètrent dans le centre du lobule, constituant, avec le tissu conjonctif qui les entoure, ce que Charcot décrit sous le nom d'*espace conjonctif intralobulaire* ; à la périphérie, au contraire, dans la gangue conjonctive qui entoure le lobule, aboutit la veine pulmonaire; c'est l'*espace conjonctif périlobulaire* de Charcot. Entre ces deux espaces se trouvent les alvéoles pulmonaires.

Le lobule pulmonaire représente donc, comme vous le

(*a*) Léon Le Fort, *Thèse de concours.* — Sappey, *Anatomie descriptive.* — Cadiat, *Anatomie générale appliquée à la médecine*, t. II; *Soc. de biologie*, 1877; *Gaz. médicale*, 1877. — Charcot, *Cours d'anat. pathol.* (*Progrès médical*, 1879). — Jeoffroy, *Des différentes forme de broncho-pneumonies.* Thèse de concours, 1880.

voyez et comme je vous l'ai dit tout à l'heure, un véritable poumon en miniature, dont l'espace intralobulaire constituerait le hile et dont l'espace périlobulaire représenterait la surface extérieure ou pleurale. Voici maintenant comment se distribuent dans chacun de ces petits poumons les différentes parties qui le constituent.

La bronche, bronchiole lobulaire, qu'on appelle aussi *sublobulaire* au niveau du pédicule et *intralobulaire* au-dessous, se distribue dans le lobule à la façon des bronches dans le poumon ; elle constitue l'axe du lobule, émet des branches latérales et alternantes, qui constituent le système des bronchioles intralobulaires, et se divisent en branches secondaires et en branches terminales ; on donne à ces dernières le nom de *bronchioles acineuses*.

Chaque bronchiole acineuse, après un court trajet, se rétrécit, puis s'évase en forme d'entonnoir, c'est le *vestibule alvéolaire*. De ce vestibule partent deux ou trois conduits : ce sont les *conduits alvéolaires* ou *canalicules respiratoires* qui correspondent à une série d'alvéoles ; cette disposition ressemblerait assez, d'après Charcot, à un corridor de couvent ou de prison dans lequel s'ouvrent des cellules. Ces cellules, qu'on décrit sous le nom d'*infundibules*, présentent une série d'alvéoles que l'on distingue, suivant leur situation, en *infundibules latéraux* ou *terminaux*. Des alvéoles pulmonaires.

Telle est la topographie histologique du poumon, et ne croyez pas qu'il s'agisse ici de détails microscopiques. Le lobule pulmonaire a un volume de 1 centimètre cube ; la bronchiole pulmonaire un diamètre de 1 millimètre et l'acinus une étendue de 2 à 3 millimètres ; ces organes sont donc parfaitement visibles à l'œil nu.

Etudions maintenant la structure des bronches. Elles sont, comme vous le savez, constituées par trois couches distinctes qui sont de dedans en dehors : une muqueuse qui présente un Structure des bronches.

chorion élastique, des glandes en grappes sous-muqueuses et un épithélium cylindrique à cils vibratiles; puis une couche musculaire qui entoure complètement le conduit, et qui est énervé par le pneumogastrique; elle aurait pour fonction de régler, comme l'a montré Cadiat, l'entrée de l'air dans les poumons; enfin une couche fibro-élastique qui comprend dans son épaisseur des anneaux cartilagineux.

A mesure que la bronche se divise, cette structure se modifie. La bronche intralobulaire n'a plus ni cartilage ni glandules, mais en revanche la tunique musculeuse est relativement plus épaisse. Un peu plus loin dans la bronche acineuse, la couche musculaire n'est plus continue et l'épithélium cylindrique perd ses cils vibratiles. Enfin, dans l'alvéole pulmonaire, il n'existe qu'une couche hyaline d'une ténuité extrême, revêtue d'un épithélium composé de cellules absolument plates et soudées intimement entre elles, épithélium que Kuttner et Aufrecht ont bien étudié (1).

Des vaisseaux des poumons.

Chaque lobule reçoit deux ordres de vaisseaux, les uns dépendant de la grande circulation, les autres de la petite. La bronchiole intralobulaire est accompagnée d'une veine et d'une artère bronchique appartenant à la grande circulation; quant à la petite circulation, elle est représentée par un rameau de l'artère pulmonaire qui pénètre dans le centre du lobule et qui va former un riche réseau capillaire à la surface des alvéoles. De ce réseau partent les veines pulmonaires dont

(1) D'après Kuttner, l'alvéole pulmonaire possède un revêtement épithélial, qui est la continuation immédiate de celui de l'arbre bronchique. Cet épithélium cellulaire n'a pas de forme spéciale. On y rencontre toutes les variétés connues d'épithéliums. Pour Aufrecht, les alvéoles pulmonaires seraient revêtues d'un réseau fibrillaire élastique, dans les nodosités duquel on trouve des noyaux isolés et dont les mailles sont en même temps remplies par de l'épithélium alvéolaire (*a*).

(*a*) Kuttner, *Studien ueber Lungenalveolen* (*Arch. für Pathol. Anat. and. Phy.*, t. LXVI, p. 12). Aufrecht, *Ueber das Epithel. der Lungenalveolen* (*Centralblatt* 1875, n° 28, p. 341).

les ramifications se trouvent à la périphérie du lobule, dans l'espace conjonctif périlobulaire.

Dans les infundibules terminaux ou latéraux, les vaisseaux capillaires ne sont séparés de l'air extérieur que par une mince couche d'épithélium et ils font saillie sur la paroi interne de ces infundibules. Lorsque l'air pénètre dans l'intérieur de l'acinus, il efface ces saillies, de sorte qu'il existe, en ce point, un certain antagonisme entre l'air et le sang; l'afflux de l'un empêchant l'afflux de l'autre.

Les lymphatiques du poumon ont été, vous le savez, étudiés par Grancher (1), qui nous a montré l'existence de deux systèmes, l'un constitué par des gaines entourant les vaisseaux sanguins, l'autre formé par un réseau enveloppant le lobule pulmonaire.

Des nerfs des poumons.

Les nerfs du poumon proviennent du pneumo-gastrique et du grand sympathique. Egorow, Stirling (2) et d'autres

(1) Les lymphatiques, d'après Grancher, se composent de deux systèmes: les vaisseaux lymphatiques du système aérien et les vaisseaux lymphatiques du système vasculaire.

Les vaisseaux lymphatiques du système aérien envelopperaient de toute part le lobule pulmonaire et l'ouverture des petites bronches.

Quant aux vaisseaux lymphatiques du système vasculaire, ils sont composés d'une gaine lymphatique qui entoure les vaisseaux. Contrairement à l'opinion de Klein et de Vyvodzof, qui veulent que la gaine lymphatique se prolonge sur les capillaires de l'alvéole, Grancher pense qu'elle se termine en pointe aiguë et effilée et cesse avec la tunique adventice (*a*).

(2) Egorow a étudié les nerfs du poumon chez la grenouille et le veau, et a montré que les gros rameaux nerveux qui pénètrent dans le poumon sont pourvus d'appareils ganglionnaires. Ces gros rameaux, qui se divisent dichotomiquement, sont composés en plus grande partie de fibres sans myéline et de fibres à myéline. Toutes ces fibres se terminent dans la paroi propre de l'alvéole.

D'après Stirling, on trouverait dans le poumon des cellules nerveuses accompagnant les bronches et les vaisseaux.

Ces cellules et fibres nerveuses seraient blanches et grises. Les blanches énerveraient la muqueuse et les muscles bronchiques; les grises, au contraire, les muscles des vaisseaux (*b*).

(*a*) Grancher, *Notes sur les maladies du poumon* (*Soc. de biologie*, 10 février 1877 ; *Gaz. médicale*, 1877, p. 103).

(*b*) Egorow, *Ueber die Nerven der Lungen* (*Centralblatt f. d. medicin. Wis-*

histologistes se sont efforcés de suivre aussi loin que possible chacune des ramifications de ce système nerveux. Tels sont, messieurs, les quelques considérations anatomiques que je voulais résumer devant vous.

N'attendez pas de moi que je vous fasse ici la physiologie de la respiration, c'est là un sujet beaucoup trop vaste et je ne puis que vous renvoyer à vos livres classiques, au *Traité de physiologie* de Béclard et surtout à ce véritable monument élevé, au dix-neuvième siècle, à la physiologie, à l'ouvrage de H. Milne-Edwards (*a*). Aussi, me bornerai-je à appeler ici votre attention sur le poumon considéré comme organe d'absorption et comme organe d'élimination.

Du poumon comme organe d'élimination.

Vous connaissez tous l'élimination des substances volatiles par le poumon et ici les preuves expérimentales abondent. Voyez, à cet égard, ce qui se passe à chaque instant autour de vous : l'haleine empestée de l'ivrogne ou du mangeur d'ail (1)

(1) *Ail* (*allium sativum* L. Liliacées, hyacinthinées, f. n., hexandrie, monogynie L.). — Plante monocotylédone, potagère et croissant spontanément en Sicile, Espagne, Egypte, Provence et dans les régions tempérées du globe. Plante herbacée, à tige courte, cylindrique, de 30 centimètres et plus de haut. La partie souterraine de la tige est un bulbe composé de caïeux, ou gousses portées sur un plateau d'où part un chevelu s'enfonçant dans le sol et constituant la racine. Les feuilles sont aplaties ; les fleurs, blanches ou rougeâtres, sortant d'une sorte de spathe et affectant la forme d'une ombelle ou d'un corymbe, sont régulières, hermaphrodites ; le calice formé de six sépales colorés ; l'androcée de six étamines hypogynes ou périgynes et dont les filets sont souvent trifurqués. Le fruit est une capsule loculicide.

Ce sont les bulbes dont on fait usage, mais il faut savoir que les aulx du Midi sont beaucoup moins âcres que ceux du Nord.

Desséché, l'ail ne perd pas sa saveur ni son odeur ; mais la cuisson lui enlève à peu près complètement toute son âcreté.

Il y a de nombreuses variétés d'ail : ail ciboule (*allium fistulosum*), oignon d'hiver, oignon d'Espagne ; ail civette ou ciboulette (*A. schœnoprasum* L.) ; ail de mulot (*A. angulosum*) ; ail des ours ou ail des bois (*A. ursinum* L.) ; ail des potagers (*A. oleraceum*) ; ail des vignes (*A. vineale* L.) ; ail doré (*A. Moly*) ; ail

sensch., 3 mai 1879). — Stirling, *Nervous Apparatus of the Lung. Brit. Assoc.* (*Brit. Med. Journ.*, p. 401, 25 septembre 1876).

(*a*) Milne-Edwards, *Traité de physiologie comparée de l'homme et des animaux.*

provient de l'élimination par les poumons de l'alcool, chez le premier, de l'essence d'ail où sulfure d'allyle, chez le second. Il en est de même de la térébenthine, du copahu, de l'éther, du chloroforme, etc., etc., en un mot de toutes les substances,

échalote (*A. ascalonicum*) ; ail faux poireau ou poireau du Levant (*A. ampeloprasum*) ; ail faux spicanard ou ail serpentin (*A. victorialis*) ; ail leptophylle (*A. leptophyllum*) ; ail oblique (*A. obliquum*) ; ail oignon ou oignon de cuisine (*A. cepa*) ; ail poireau (A. *porrum*) ; ail rocambole (*A. scorodoprasum*) ; ail tubéreux (*A. tuberosum*) ; ail vulgaire ou ail cultivé (*A. sativum*), etc., etc.

Adanson divisait les espèces du genre ail en trois sections : 1° les oignons (*cepa*), 2° les aulx proprement dits (*allium*), 3° les poireaux (*porrum*).

D'après Bouillon-Lagrange, l'ail contient : du mucilage, du sucre, du soufre, des sels et une huile volatile âcre jaunâtre, d'une saveur forte.

L'essence d'ail ou sulfure d'allyle a été étudiée par Cadet, Fourcroy et Vauquelin, mais surtout par Wertheim, en 1844. On l'obtient en distillant de l'ail avec de l'eau. Elle existe dans diverses espèces de la famille des asphodèles et de celle des crucifères. C'est une huile incolore, transparente, plus légère que l'eau, peu soluble dans l'eau, soluble dans l'alcool et l'éther, bouillant à 140 degrés, se décomposant à 150 degrés. Elle n'est pas altérée par les acides et les alcalis étendus ; attaquée par l'acide azotique fumant, qui la dissout, en produisant des acides oxalique et sulfurique ; en contact avec les métaux, elle forme des combinaisons de sulfures métalliques et de sulfure d'allyle.

On peut obtenir le sulfure d'allyle $(C^3H^5)^2S$ en chauffant du sulfocyanure d'allyle dans un tube scellé vers 100 degrés, avec du monosulfure de potassium ; en chauffant de l'essence de moutarde avec du potassium ; en ajoutant goutte à goutte de l'iodure d'allyle à une dissolution concentrée de monosulfure de potassium (Cabours et Hoffmann).

L'allyle C^3H^5 est un radical existant dans les composés allytiques et dont la présence dans les essences d'ail et de moutarde a été démontrée par Wertheim.

L'essence d'ail brûlé contient aussi de l'oxyde d'allyle (éther allytique).

L'essence de moutarde est du sulfocyanate d'allyle.

L'ail a été fort employé comme stimulant, fébrigène, fébrifuge, vermifuge, diurétique dans les hydropisies (Forestier, Bartholin, Cullen, Sydenham) ; contre la coqueluche (Dewies), les fièvres typhoïdes, le typhus, la pourriture d'hôpital, le choléra, la rage, la morsure des serpents (Bajon), le tétanos (Valentin), etc., etc. Les feuilles sont appliquées comme vésicantes à Sumatra (Marsden). Les bulbes pilés ont été utilisés en cataplasmes comme rubéfiants et vésicants.

L'ail se donne à l'intérieur : décoction, 4 à 15 grammes pour 500 de lait ou d'eau; sirop, 30 à 60 grammes en potion ; suc, 25 à 30 grammes en potion ou pilules ; teinture alcoolique, 10 à 15 grammes ; oxymel, 30 à 60 grammes en potion ; vinaigre, 5 à 20 grammes dans 100 grammes de tisane. A l'extérieur, il est usité pour lotions, fumigations. L'ail entre dans la confection du vinaigre anti-

comme l'ont montré Magendie et surtout Tiedemann (1), qui sont capables de se volatiliser à la température du corps.

Je vous ai déjà montré, à propos de l'élimination par les reins, la séparation que subissent les térébenthines dans l'économie ; la résine et les essences qui les composent s'éliminant par des voies différentes : la résine, plus fixe, passant par les reins ; l'essence, très volatile, passant par les poumons (*a*).

Ces preuves expérimentales deviennent encore plus positives lorsque l'on fait des injections hypodermiques de ces substances. Ainsi, dans nos expériences faites avec Audigé sur le pouvoir toxique des différents alcools, nous avons toujours constaté, en les injectant sous la peau, une élimination très active par la muqueuse pulmonaire (*b*), de tous les alcools volatils de la série monoatomique.

Cette élimination des substances volatiles se produit aussi

septique dit *des quatre voleurs* et dont voici la formule :

Sommités sèches de grande absinthe	ãã 64
Sommités sèches de petite absinthe	
Romarin	
Sauge	
Menthe	
Rue des jardins	
Fleurs de lavande	
Calamus aromaticus	6
Ecorce de cannelle	ãã 168
Giroflées	
Noix muscades	
Ail	
Camphre	
Vinaigre radical	64
Vinaigre très fort	400 (*c*)

(1) Magendie et plus particulièrement Tiedemann ont fait de très nombreuses expériences sur l'exhalation pulmonaire de diverses substances volatiles injectées dans les veines des animaux. Ce dernier en conclut que la muqueuse pulmonaire est une voie d'élimination des substances capables de former des vapeurs à la température du corps humain. Le musc, l'éther, l'alcool, les diverses essences, l'ail, l'assa fœtida, le camphre, etc., seraient dans ce cas (*d*).

(*a*) Voir leçons sur le *Traitement des maladies du rein. Considérations générales*, p. 153.

(*b*) Dujardin-Beaumetz et Audigé, *Du pouvoir toxique des différents alcools.*

(*c*) Cahours et Hoffmann (*Ann. de chim. et de phys.*, t. L, p. 432) *Ann. der Chim. u. Pharm.*, t. CII, p. 285). — Wurtz (*Dict. de chimie, Ann. de chim. et de phys.*).

(*d*) Magendie, *Mémoire sur les transpirations pulmonaires* (*Bull. de la Société philomatique*, Paris, 1811, t. II, p. 233). — Tiedemann, *Die Ausdünstung. in den Lungen* (*Zeitschrift für Physiologie von Treviranus*, 1835, Bd V, p. 203).

à l'état pathologique lorsque des produits de cette nature se développent dans le sang, et vous savez tous que dans l'urémie on a pu trouver dans l'air expiré des traces d'ammoniaque.

L'action éliminatrice du poumon est mise à profit par la médecine et c'est ainsi que, pour modifier l'état des bronches, nous faisons prendre aux malades du copahu, du goudron, de la térébenthine, etc., toutes substances éliminées par la surface pulmonaire. Le soufre, si fréquemment employé dans la thérapeutique des affections pulmonaires, devrait aussi son action curatrice à l'élimination de l'hydrogène sulfuré par les poumons, ce qui a été bien démontré par les expériences de Cl. Bernard (*a*).

Du poumon comme organe d'absorption.

L'étude du poumon considéré comme organe d'absorption est des plus intéressantes au point de vue thérapeutique, mais pour que vous saisissiez bien l'importance d'un pareil sujet, permettez-moi de vous exposer aussi rapidement que possible l'action intime des médicaments.

Des conditions d'action des médicaments.

Pour qu'une substance médicamenteuse produise ses effets toxiques ou thérapeutiques, il faut qu'entraînée par la circulation artérielle, elle atteigne, en général, les points de l'organisme où doit porter son action élective, et en particulier l'axe cérébro-spinal, et la rapidité de ses effets sera en rapport direct avec le trajet qu'elle aura à parcourir depuis l'endroit où elle a été introduite jusqu'au lieu où elle doit agir.

Ce transport par les voies artérielles des substances thérapeutiques jusqu'à l'axe cérébro-spinal est démontré d'une façon évidente, pour les anesthésiques, par les expériences de Cl. Bernard (1).

Voici ces expériences : deux éprouvettes, remplies d'une

(1) Les anesthésiques agissent sur le système nerveux, et ce sont les centres nerveux qui sont d'abord atteints. Claude Bernard a démontré

(*a*) Cl. Bernard, *Intoxication par l'hydrogène sulfuré chez les animaux*, 1857, 5e série, t. IX, p. 129.

solution de chloroforme, sont fermées par des membranes de caoutchouc vulcanisé qu'on perce en leur milieu; par ce trou on introduit des grenouilles jusqu'à mi-corps et la membrane de caoutchouc, en se resserrant, les maintient dans la position où on les a placées.

Claude Bernard introduit donc dans chaque éprouvette une grenouille, mais en leur donnant une position inverse. L'une a la tête et la moitié supérieure du corps plongées dans l'eau chloroformée, l'autre n'a que la partie inférieure immergée. Ces deux grenouilles ne reçoivent donc le chloroforme que

ce fait par des expériences directes sur les grenouilles, et a fait voir que dans toutes ces expériences il fallait tenir compte, pour l'interprétation des faits, de l'influence que peuvent exercer les modifications de l'absorption et de la circulation.

Dans une première expérience : deux grenouilles sont plongées dans une solution de chloroforme au deux-centième; l'une des grenouilles a la moitié inférieure du corps plongée dans l'eau, la moitié supérieure restant libre à l'extérieur ; l'autre grenouille est plongée la tête en bas et a toute la moitié supérieure du corps immergée.

Au bout de quelques minutes, l'anesthésie se produit dans tout le corps, partie immergée et partie non immergée. Le chloroforme ayant pénétré dans l'organisation par un endroit quelconque est transporté par la circulation dans tous les membres aussi bien dans les parties immergées que dans celles qui sont libres à l'extérieur, tout le corps est ainsi par la circulation sous l'influence du chloroforme.

Dans une deuxième série d'expériences, Claude Bernard prend deux grenouilles chez lesquelles, au moyen d'une ligature placée au-dessous des nerfs lombaires laissés libres, il interrompt la circulation dans les vaisseaux. Les deux grenouilles sont mises comme plus haut dans l'eau chloroformée, c'est-à-dire que l'une a la partie supérieure et l'autre la partie inférieure immergée dans la solution.

Au bout de quelque temps, chez la grenouille dont le train antérieur est immergé, l'anesthésie se produit et dans la partie supérieure et dans la partie postérieure non en contact avec le chloroforme. Comme dans la première expérience, le sang a servi de véhicule à l'agent anesthésique. Le sang circulant dans la partie supérieure du corps sous l'impulsion du cœur, s'est chargé de chloroforme pénétrant par la peau, l'a conduit au cerveau et à la moelle épinière qui ont été anesthésiés. Sous l'influence de la moelle, les nerfs lombaires et tous ceux qui prennent racine dans la moelle ont été anesthésiés dans toute leur étendue.

L'autre grenouille ne s'est pas anesthésiée. Le chloroforme n'a pas pénétré dans la circulation, il n'a pu agir sur le système nerveux central.

Pour montrer que l'anesthésie se produit sur la moelle épinière de

par une moitié du corps. On a eu préalablement le soin de leur enlever le sacrum, de mettre à nu les nerfs lombaires et de lier tous les vaisseaux de façon à interrompre la circulation entre le train antérieur et le train postérieur.

Au bout de quelque temps on remarque que l'une des grenouilles est complètement anesthésiée : c'est celle qui a la tête plongée dans le liquide, tandis que la seconde ne présente aucune trace d'anesthésie. Pourquoi cette différence? c'est que dans la première l'eau chloroformée a été absorbée par la surface cutanée, puis portée au cœur, de là à l'encéphale et à la moelle épinière, où elle a pu produire son action

même que sur le cerveau, Claude Bernard fit l'expérience suivante :

Il prend deux grenouilles et au lieu de leur appliquer au milieu du corps une ligature embrassant tous les vaisseaux de manière à interrompre la circulation en respectant les communications par la moelle et les nerfs lombaires, il coupe la moelle au-dessous des bras de façon à interrompre les communications entre le cerveau et la partie supérieure de la moelle d'un côté et de l'autre à laisser communiquer la partie inférieure de la moelle avec les nerfs lombaires qui se distribuent dans les pattes de derrière.

Par suite de cette section, les grenouilles ne peuvent plus exercer de mouvements volontaires, mais les mouvements réflexes sont conservés.

On place alors les grenouilles dans la solution de chloroforme, l'une la partie supérieure, l'autre la partie inférieure immergées. Les deux grenouilles sont bientôt anesthésiées, aussi bien dans la partie supérieure du corps placée sous l'influence du cerveau et de la partie supérieure de la moelle que dans la partie postérieure innervée par le tronçon inférieur de la moelle séparé du reste de la moelle et du cerveau par la section pratiquée dans la région dorsale.

Comme le fait remarquer Claude Bernard, cette expérience démontre que la moelle peut s'anesthésier par elle-même. En effet, ce tronçon inférieur était séparé du cerveau et ne pouvait recevoir de lui aucune communication ; mais la circulation continuait et elle a apporté le sang, ayant subi l'action du chloroforme, à ce tronçon et aux origines nerveuses sensitives.

Dans une quatrième série d'expériences, chez une grenouille, par une ligature de l'aorte et des parties molles en arrière des bras, on empêche le sang de passer du tronc antérieur au tronc postérieur, puis on coupe la moelle épinière un peu au-dessous de cette ligature.

Si l'on plonge dans le chloroforme le train antérieur de la grenouille, les pattes de derrière restent sensibles. En effet, la circulation étant interrompue par la ligature, le sang ne transporte pas le chloroforme au tronçon inférieur de la moelle, et l'anesthésie ne se produit pas (*a*).

(*a*) Claude Bernard, *Des anesthésiques*, 1875, p. 990.

médicamenteuse; l'anesthésie s'est ainsi généralisée à tout le corps. Dans la seconde, au contraire, l'absorption cutanée a bien eu lieu, mais la ligature des vaisseaux empêchant l'arrivée de la substance médicamenteuse jusqu'au cœur, l'effet anesthésique ne s'est pas produit.

De la rapidité d'action des médicaments.

En un mot, la rapidité d'action d'un médicament sera en raison directe de la promptitude de sa pénétration dans la circulation artérielle. Examinons, à ce point de vue, ce qui se produit dans l'administration des médicaments dans les différentes voies.

De l'introduction des médicaments par la bouche.

Par la bouche, le médicament rencontre un premier obstacle, c'est l'action plus ou moins active des sucs intestinaux, puis il sera absorbé et passera dans la veine porte, et de là dans le foie où il pourra être détruit. Je vous ai montré, en effet, dans mes leçons sur les maladies du foie, l'action destructive de cet organe sur certains alcaloïdes (1). Ce médicament, après avoir traversé la glande hépatique, arrivera dans le cœur droit et passera alors dans la petite circulation. En ce point, les substances volatiles à la température du corps s'élimineront par la voie pulmonaire; enfin, après bien des vicissitudes, le médicament parviendra au cœur gauche et pénétrera dans la circulation artérielle; alors seulement se produiront ses effets toxiques ou thérapeutiques. Vous voyez, messieurs, combien est long ce trajet et quelles sont nombreuses les causes d'arrêt ou de destruction des médicaments avant qu'ils produisent l'action que l'on attend d'eux.

De la méthode hypodermique.

L'administration par la voie cutanée, en supprimant plusieurs de ces obstacles, a rendu beaucoup plus active et beaucoup plus prompte l'action médicamenteuse. Le principe actif introduit sous la peau est pris par les veines ou les lymphatiques, passe dans le cœur droit et traverse la petite

(1) Voir, plus haut, leçons sur le *Traitement des maladies du foie. Du foie au point de vue thérapeutique*, p. 8.

circulation avant d'arriver dans le cœur gauche. Ce passage à travers le poumon est la seule cause d'arrêt ou de destruction des médicaments; lorsqu'on aura affaire à des substances volatiles, il faudra en tenir compte, et permettez-moi à cet égard de vous signaler ici les expériences que j'ai faites sur les injections hypodermiques de chloroforme (*a*).

Vous savez que mon collègue Ernest Besnier conseille, comme moyen calmant, les injections sous-cutanées de chloroforme. J'ai voulu par ce même moyen produire non plus des effets locaux, mais des effets généraux; j'ai donc injecté sous la peau de mes malades, et cela, il faut le reconnaître, sans aucun danger, jusqu'à 10 et 15 grammes de chloroforme. Avec ces doses relativement considérables, j'ai obtenu le calme et le sommeil, mais je n'ai jamais produit l'anesthésie chirurgicale, tandis que ces mêmes doses l'eussent déterminée si je les avais introduits par la voie pulmonaire.

D'où résulte cette différence d'action? De ce que mon chloroforme introduit sous la peau avant de passer dans le système artériel rencontrait le poumon et qu'en ce point, à la température du corps, il était éliminé en grande partie. Mais dans les mouvements d'inspiration le malade reprenait quelques-unes de ces vapeurs chloroformées et nous avions alors une action plus ou moins sédative, selon la quantité plus ou moins grande de vapeurs chloroformées qui pénétrerait ainsi dans le ventricule gauche. L'explication que je vous donne ne m'appartient pas, elle a été fournie depuis longtemps par Cl. Bernard; vous trouverez d'ailleurs dans la thèse d'un de mes élèves, le docteur Fournier, tous les faits relatifs à cette question des injections hypodermiques du chloroforme (*a*).

(*a*) Dujardin-Beaumetz, *Des injections hypodermiques de chloroforme*. Communication faite à la Société de thérapeutique, séances du 12 décembre 1877, du 9 janvier 1878, du 27 février 1878 et du 8 mai 1878 (*Bulletins et Mémoires de la Société de thérapeutique*, 1877, 2e série, t. IV, p. 159, t. V, 2e série, 1878, p. 1, 39, 40). — Fournier, *Sur les injections hypodermiques de chloroforme*, Thèse inaugurale, 1878.

De l'administration par la voie pulmonaire.

L'administration par la voie pulmonaire supprime-t-elle tous les obstacles? Oui. Le principe actif absorbé par la vaste surface que présente la muqueuse du poumon, pénètre de suite dans le ventricule gauche, et de là, lancé dans tout le système artériel, il pourra produire très rapidement son action curatrice. Voilà ce que nous donne la théorie; voyons ce que nous fournit la pratique; en un mot, examinons ce que vaut le poumon comme organe d'absorption des substances médicamenteuses.

De l'absorption des liquides par les poumons.

Outre les gaz et les vapeurs, la muqueuse pulmonaire peut absorber les liquides; ainsi, Gohier a pu, sans tuer un cheval, injecter dans ses poumons jusqu'à 32 litres d'eau, et Collin de 6 à 18 litres d'eau par heure. De plus, Ségalas nous a montré expérimentalement la différence d'activité du médicament lorsqu'il est introduit par la voie pulmonaire ou bien par l'estomac ; il tuait en dix minutes des chiens auxquels il injectait par la trachée 3 centigrammes d'extrait de noix vomique dans 60 grammes d'eau, tandis que 10 centigrammes du même extrait, introduits dans l'estomac, ne produisaient aucun effet.

Cl. Bernard, en 1864, a reproduit les mêmes expériences avec les alcaloïdes de l'opium et il a montré que des doses de substances très faibles, qui restent inactives quand on les injecte dans le tissu cellulaire, agissent rapidement au contraire lorsqu'elles sont absorbées par la surface pulmonaire (*a*).

Enfin Jousset (de Bellesme) a signalé (1) les applications de

(1) Le docteur Jousset (de Bellesme) a employé les injections trachéales dans des cas de fièvres pernicieuses.

Dans un premier cas, il avait affaire à un homme robuste de quarante-cinq ans, atteint depuis un mois de diarrhée chronique, avec des accès quotidiens de fièvre intermittente. Cet homme est pris d'accès pernicieux et rejette le sulfate de quinine, qu'on essaye de lui faire avaler.

En présence de l'état grave du ma-

(*a*) Cl. Bernard, *loc. cit.* — Jousset (de Bellesme), *De la méthode hypodermique*. Thèse de Paris, 1868 (*Soc. de biologie*, 1871).

cette méthode pulmonaire dans le traitement de la fièvre per-

lade, du péril qui le menace, le docteur Jousset songe à l'injection trachéale, et, à deux reprises, injecte 6g,50 d'une solution de quinine, soit 6,50 centimètres cubes. L'injection est pratiquée goutte à goutte, et aucun effort de toux, aucun trouble dans la respiration ne se produit.

Au bout de huit minutes, le malade éprouve des bourdonnements d'oreilles ; au bout de douze minutes, la sueur cesse ; au bout de dix-huit minutes, l'amélioration s'accentue, le pouls est devenu perceptible ; pouls à 52.

Une demi-heure après, le faciès n'est plus reconnaissable, le tronc et les membres se réchauffent, le malade boit abondamment sans rien rejeter ; il prend 1 gramme de sulfate de quinine, qui est toléré.

Le malade peut se lever et marcher une heure après, quoique très faible ; pouls à 88.

Deux heures après, l'état est presque normal ; pouls à 88 ; le malade mange du riz et un peu de viande.

Dans la soirée, rétablissement complet ; le malade sort et marche comme d'habitude ; pouls à 85 ; prescription de sulfate de quinine pour les jours suivants.

La petite plaie du cou a saigné légèrement, il n'y a pas eu d'ecchymose, elle a disparu sans accident ultérieur.

Dans un deuxième cas, le docteur Jousset avait affaire à un enfant de douze ans, sujet à des accès de fièvre. Au moment où il fut examiné, il était pâle, dans une immobilité presque absolue, les yeux enfoncés, fixés et à demi ouverts ; les lèvres à peine bleuâtres, les traits maigris et les muscles du nez et de la bouche rétractés.

La respiration s'effectuait avec une telle lenteur, qu'on aurait pu croire l'enfant complètement mort. Mains et pieds refroidis. Le pouls est hésitant, irrégulier, ne battant que 42 fois par minute ; il finit même par tomber à 38.

L'intelligence n'était pas complètement abolie.

Rate augmentée, débordant les fausses côtes de deux travers de doigt. En présence de tous les symptômes d'une fièvre intermittente pernicieuse et de l'impossibilité de faire prendre quoi que ce soit à l'enfant, le docteur Jousset a recours à l'injection trachéale ; il fait usage d'une solution de chlorhydrate de quinine au dixième, et injecte goutte à goutte 3g,50 de solution, soit 0g,35. Aucun effort de toux ne se produit. Le pouls était à 31.

Cinq minutes après, pouls à 40. Même état. Enveloppement des membres dans de la laine chaude, légères frictions.

Petit à petit, les symptômes alarmants s'amendent et, trente-cinq minutes après, le petit malade demande à boire. Le pouls est à 79, irrégulier, vibrant.

Une heure après, l'enfant parle et répond librement. La figure est colorée, ainsi que les yeux ; il s'assied sur son lit et veut manger. Pouls à 96.

On lui donne quelques cuillerées de confiture.

Le docteur Jousset quitte alors le malade, après avoir prescrit 1 gramme de sulfate de quinine dans du café, en deux fois.

Trois heures après, l'enfant est à peu près rétabli ; il a un peu mangé, marche dans la chambre et joue avec un autre enfant.

Des injections trachéales médicamenteuses.

nicieuse. Voici comment il procède pour pratiquer ces injections médicamenteuses dans la trachée :

Après avoir étendu le malade et avoir placé des coussins derrière le dos et le cou, comme si l'on allait pratiquer la trachéotomie, on fixe le larynx de la main gauche et de la main droite on enfonce le petit trocart de la seringue hypodermique sur la ligne médiane, à un travers de doigt au-dessous du cartilage cricoïde. La pénétration dans la trachée se fait avec la plus grande facilité et l'on est averti de cette pénétration par une sensation analogue à celle qu'on éprouve en traversant un papier épais avec une épingle. Le liquide est ensuite versé goutte à goutte. Jousset introduisait ainsi de 3g,50 à 6g,50 d'une solution au dixième de chlorhydrate de quinine, et cela sans déterminer ni toux, ni suffocation.

Cl. Bernard pensait que l'injection trachéale devait être admise dans la pratique médicale; il la considérait comme un moyen thérapeutique excellent, à condition toutefois d'employer des substances pures et exactement dosables, et il fait remarquer à cette occasion les grands avantages des alcaloïdes sur les extraits, qui ont presque toujours des compositions variables.

Cependant, malgré l'appui que lui a prêté Cl. Bernard, la méthode des injections médicamenteuses dans les voies respiratoires ne s'est pas généralisée, et l'on a fait à ce procédé beaucoup d'objections qui me paraissent plutôt théoriques que pratiques ; on a soutenu que la muqueuse respiratoire s'enflammerait facilement sous l'influence de ces injections, qui détermineraient ainsi des bronchites plus ou moins graves; mais, à l'appui de cette thèse, on n'a produit aucun fait positif, aussi je pense qu'il ne faut pas complètement rejeter la pratique de Cl. Bernard et de Jousset et qu'on peut y avoir recours dans des cas d'urgence, lorsqu'on veut obtenir une action prompte et décisive, comme dans les cas de fièvre pernicieuse.

Pour ma part, je me propose de reprendre à nouveau cette question.

Si l'on use peu en thérapeutique des injections dans la trachée, il n'en est plus de même des autres méthodes qui permettent d'introduire des substances médicamenteuses par la surface pulmonaire : inhalations, fumigations, pulvérisations.

Des inhalations.

Dans l'inhalation, vous le savez, on fait respirer au malade des substances qui dégagent des vapeurs à la température ambiante (éther, chloroforme, acide acétique, nitrite d'amyle, alcool, ammoniaque, iode, camphre, etc.).

Les anesthésiques s'administrent exclusivement par cette méthode. Cependant je vous ai montré, à propos du nitrite d'amyle, le parti qu'on en pouvait tirer dans le traitement des maladies du cœur ; on l'applique aussi au traitement des syncopes, c'est ainsi qu'on fait respirer dans ces cas, des vinaigres aromatiques (1) et des sels volatils (2), que les Anglais ont surtout perfectionnés sous le nom de *smelling salts*, et qui sont, vous le savez, des sels ammoniacaux (3).

On a surtout appliqué la méthode des inhalations à la cure

(1) Le plus ordinairement on place dans un flacon spécial à cet usage un mélange d'acide acétique monohydraté et de cristaux de sulfate de potasse.

Voici, d'ailleurs, la formule du vinaigre aromatique anglais :

Acide acétique cristallisable.	600
Camphre	60
Huile volatile de cannelle	1
Lavande	0,50
Girofle	2

(2) Les sels volatils anglais, décrits aussi sous le nom de *sels de Preston*, et qui sont très usités en Angleterre, ont la formule suivante :

Sur du carbonate d'ammoniaque, dont on remplit un flacon, versez, pour combler les vides, le liquide suivant :

Ammoniaque liquide	125 gr.
Essence de bergamote	XXV gouttes
— de lavande	XXV
— de rose	⎫
— de cannelle	⎬ ãã X
— de girofle	⎭

(3) Les vinaigres sont très employés ; voici la formule des plus usités :

1° Vinaigre aromatique des hôpitaux (C. fr.)	5
Feuilles de mélisse (*Melissa officinalis*)	5
— menthe poivrée (*Mentha pipereta*)	5
— romarin (*Rosmarinus officinalis*)	5
— sauge (*Salvia officinalis*)	5

des affections du poumon, et lorsque je vous parlerai du traitement des bronchites et de la phthisie, je vous montrerai tout le parti qu'on peut tirer de ces inhalations. Guillemin a généralisé cette méthode en soutenant que le plus grand nombre de substances odorantes, pour produire leurs effets thérapeutiques, devaient être, non pas absorbées par les voies digestives, mais bien inhalées. C'est ainsi qu'il a proposé de traiter l'hystérie par les inhalations de teinture de valériane et les bons effets que l'on a obtenus des bains de valériane seraient, selon lui, le résultat non pas de l'action locale de ces bains, mais bien de la pénétration par les voies respiratoires de l'odeur si intense qu'ils développent. D'ailleurs, vous connaissez tous les bons effets que l'on obtient des inhalations d'éther dans la cure des états spasmodiques.

Fleurs de lavande (*Lavandula vera*) 10
Bulbes d'ail (*Allium sativum*). 2
Vinaigre blanc 400

Incisez les plantes ; faites macérer pendant dix jours ; agitez de temps en temps ; passez, exprimez, filtrez.

2° Vinaigre aromatique vulnéraire.

Cannelle .... } ãã 15
Macis .... }
Girofle .... }
Bois de Rhodes 8
Santal blanc 8
Fenouil 8
Vinaigre 2000

Faites digérer quarante-huit heures; ajoutez :

Absinthe .... } ãã 15
Romarin .... }
Menthe poivrée .... }
Lavande .... }
Marjolaine 4

3° Vinaigre aromatique et antiputride (Bully).

Eau 7000
Alcool 3500
Essence de bergamote 30
— citron au zeste. 30
— Portugal 12
Essence de romarin 23
— lavande 4
Néroli 4
Alcool de mélisse 500

Agitez de temps en temps et après vingt-quatre heures ajoutez :

Infusion de benjoin .... } ãã 60
— Tolu .... }
— storax .... }
— girofle .... }

Agitez de nouveau et ajoutez :

Vinaigre distillé 2000

D'après M. Auber, on peut avoir un produit conforme, pour l'odeur et la couleur, au vinaigre de Bully, par la formule suivante :

Teinture de benjoin 10
Vinaigre radical 50
Eau de Cologne .... 1 litre.

4° Vinaigre aromatique et antiseptique.

Alcool de mélisse 15
Essence de girofle 4
Essence de citron et de lavande. 10
Vinaigre blanc 60

Mêlez et filtrez.

Fonssagrives a donné le nom d'*osphrétique médicamenteuse* à ce mode d'emploi des médicaments (*a*).

Des appareils à inhalation.

Beaucoup d'appareils ont été confectionnés pour pratiquer ces inhalations; les uns sont plus ou moins compliqués, comme ceux qui servent à l'éthérisation, d'autres sont plus simples, ce sont ceux qu'on emploie pour donner le chloroforme (cornets, appareil de Demarquay, appareil de Legroux). On se sert aussi dans le même but de flacons laveurs avec tube de dégagement.

Enfin, on a construit des inhalateurs permanents : ce sont des masques ou des muselières qu'on applique devant la bouche (vous en avez vu certainement porter cet hiver). Ces appareils sont employés en Allemagne, et Curschmann (1), Langenbeck, Frankel et Senator utilisent ces muselières dans le traitement des bronchites fétides.

Des inhalateurs permanents.

Se basant sur ce fait qu'on respire à l'état normal beaucoup plus par le nez que par la bouche, Feldbausch a inventé un petit instrument qu'il suffit de mettre dans la narine pour inhaler d'une façon permanente les substances qu'il contient. C'est ce qu'il a décrit sous le nom d'*inhalateur permanent nasal;* ce sont de petits tubes ou capsules qu'on introduit dans le nez, où ils restent fixés d'eux-mêmes; ils contiennent une

(1) Curschmann emploie contre les bronchites fétides un masque présentant une ouverture dans laquelle on plonge une éponge imbibée d'un médicament qui est de l'essence de térébenthine, du thymol ou de la créosote.

Langenbeck (de Gœting) avait imaginé un procédé analogue; il mettait dans la bouche du malade une petite capsule en bois ou en ivoire percée de trous et contenant des médicaments variables suivant les cas.

Frankel et Senator emploient à l'hôpital Augusta une muselière qui embrasse le nez et qui renferme aussi une éponge contenant un médicament voulu (*b*).

(*a*) Fonssagrives, *Thérapeutique générale*, p. 83.

(*b*) Curschmann, Langenbeck, Frankel, Senator, Israël, *Zur Localbelsandlüng der putriden Bronchial und Lungenaffectionen* (*Berlin. klin. Wochens.*, n° 29, p. 429; n° 30, p. 451, et n° 27, p. 405, 21, 28 juin, 7 juillet 1879).

parcelle de papier buvard ou de flanelle destinée à recevoir le médicament. C'est ainsi que Feldbausch utilise les vapeurs d'acide phénique, d'ammoniaque liquide, de baume du Pérou, de Tolu, de brome, de camphre, de créosote, de chloroforme, d'eucalyptus, de genièvre, de pin, de sauge, etc., etc.

Des fumigations.

La fumigation est un autre procédé de thérapeutique pulmonaire. Ce qui distingue la fumigation de l'inhalation, c'est qu'il est nécessaire dans ce procédé de faire intervenir la chaleur pour dégager des vapeurs médicamenteuses.

Les fumigations sont connues depuis la plus haute antiquité, Hippocrate (1) les vantait, et le nombre des travaux (2)

(1) Hippocrate parle souvent des fumigations respiratoires. A propos des angines, il dit: On introduira des canules dans la gorge le long des mâchoires. On fera une fumigation avec l'hysope de Silicie, le soufre et l'asphalte, et il (le malade) attirera cette fumigation par les canules et par les narines afin que la flegme sorte (*Des maladies*, livre III, trad. de Littré, t. VII, p. 131). Et plus loin, Hippocrate conseille les fumigations contre la phthisie (t. VII, p. 193, *Des affections internes*).

(2) Oribase parle des procédés qu'employait Antyllus pour les fumigations. Voici comment s'exprimait cet auteur :

« Les fumigations, dit Antyllus, ne conviennent pas à toute espèce de maladie, mais seulement à celle de la poitrine, et encore ne sont-elles légitimement applicables qu'au cas d'asthme ou d'orthopnée par embarras de pituite; elles sont contre-indiquées dans le cas d'hémoptysie et de toux sèche. On fait asseoir le malade et on le met tout entier sous une vaste couverture; entre ses jambes écartées on place un vase contenant du feu sur lequel on jette des feuilles d'aristoloche, de la clématite, ou du soufre, ou des bourgeons de sapin, ou du persca, ou des fragments de vieilles cordes (celles qui ont servi à la marine sont les meilleures), et l'on recommande au patient de baisser la tête pour mieux recevoir et aspirer cette fumée. Beaucoup ont rejeté la pituite à la première épreuve (*a*). »

(*a*) Beddoës, *Emploi des fumigations d'acide carbonique contre la phthisie* (*Bib. brit.*, 1797, Genève, t. VI, Sciences et arts, p. 237). — Watt, *On the use of inhalation air in Medicine. Edinburgh practice of physic. Surgery and Midwifery*, vol. II, p. 207. — Crichton, *Practical Observations on the treatment and cure of several varietes of pulmonary consumption and on the effects of the vapour of bailing tar in that disease*, London, 1823. — Cottereau, *Emploi du chlore dans le traitement de la phthisie* (*Arch. gén. de méd*, 1830, 1re série, t. XX, p. 289; t. XXIV, p. 347). — Scudamore, *Cases illustrating, the remedial power of the inhalation of iodine and armir in tubercula phthisis*, 2e édit., London, 1834.

qui ont été faits sur ce sujet est des plus considérables. Beddoës, Watt, Crichton, Scudamore, Cottereau et surtout Martin-Solon ont bien étudié cette partie de la thérapeutique, à laquelle on a donné le nom d'*atmiatrie* (*a*).

Les fumigations sont ou générales ou locales. Nous ne parlerons ici que des fumigations respiratoires; il y en a deux variétés : les fumigations sèches ou *suffitus* et les fumigations humides ou *halitus*.

Des fumigations sèches.

Pour les fumigations sèches, on produit les vapeurs en brûlant certaines substances, telles que le styrax, la myrrhe, le benjoin, etc. C'est dans ce groupe que nous devons faire rentrer les cigarettes et les cigares médicinaux (1),

(1) Les cigares médicinaux sont faits avec des plantes naturelles ou additionnées de substances médicamenteuses en poudre ou en dissolution que l'on dispose en cigares ; les cigarettes médicinales sont faites avec des plantes hachées et roulées dans du papier. On en confectionne aussi avec des papiers imprégnés de substance active et roulés en forme de cigarettes (cigarettes arsenicales, balsamiques, etc.), ou encore avec des substances volatiles qu'on introduit dans des tubes en plume, en verre, bois ou ivoire (cigarettes de camphre, naphthaline, etc.).

On fait des cigares ou cigarettes narcotiques avec des feuilles de belladone, digitale, jusquiame, nicotinine, stramoine ; cigarettes de varech ou de fucus, cigarettes iodées antiphthisiques, cigarettes d'eucalyptus.

Pour fumer, il faut se servir de porte-cigares ou de pipes, afin de ne pas avoir dans la bouche les substances elles-mêmes.

Les cigares ou cigarettes les plus employées sont les suivantes :

Cigares opiacées. — Feuilles de belladone, 3 grammes ; extrait d'opium, 15 centigrammes. On fait dissoudre l'extrait d'opium dans un peu d'eau, on arrose de la solution les feuilles de belladone, on laisse sécher

— Klee, *Traitement de la phthisie pulmonaire par l'atmiatrie*, Thèse de Strasbourg, 2e série, 1848, p. 57. — Hufeland, *Mém. sur l'emploi des médicaments en fumigations* (in *Prakt. Journ. der Heelk.*, Bd XXVIII, n° 5, p. 88, 1809. — Martin-Solon, *De l'usage des fumigations pulmonaires dans quelques maladies et notamment dans celles de l'appareil pulmonaire* (*Bull. de thérap.*, 1834). — Rapou, *Essai sur l'atmidriatique ou médecine par les vapeurs*, Paris et Lyon, 1819. *Traité de la méthode fumigatoire*, 1824.— Sales-Girons, *Traitement de la phthisie pulmonaire par l'inhalation de liquides pulvérisés et par les fumigations de goudron*, Paris, 1860, etc. Depuis, de nombreux mémoires ont été publiés sur cette question et l'on a beaucoup utilisé les fumigations dans les diverses affections des poumons et des bronches.

(*a*) Martin-Solon (*Bull. de thérap.*, 1834, t. VI, p. 173).

qui ont joui autrefois d'une assez grande vogue, ainsi que les papiers nitrés ou cartons fumigatoires, que l'on fait

et l'on fait un cigare. On peut remplacer l'extrait d'opium par le laudanum.

Cigarettes arsenicales (Trousseau).

Arséniate de soude cristallisé.	1 gr.
Eau distillée	30

On fait absorber cette solution par une feuille de papier blanc à filtrer, on fait sécher et l'on divise en vingt morceaux qui contiennent chacun 5 centigrammes d'arséniate de soude.

Cigarettes arsenicales de Boudin.

Acide arsénieux....	0,01 centigr.
Eau	Q. S.

On imbibe une feuille de papier blanc à filtrer de 5 centimètres de longueur sur 4 centimètres de largeur qu'on fait sécher avant de la rouler en cigarette.

Cigarettes antispasmodiques (Trousseau).

Feuilles de stramonium...	30 gr.

les mouiller avec

Extrait d'opium......	2 gr.
Eau distillée.........	25

On fait sécher et on fait des cigarettes.

Cigarettes antispasmodiques. — Feuilles de stramoine et de sauge (de chaque) parties égales. On arrose ces plantes avec une solution de nitre au dixième. La dose du mélange est de 1 gramme.

Cigarettes antiasthmatiques.

Feuilles de belladone....	āā 5 gr.
— sauge........	
— stramonium..	
— digitale......	
Teinture de benjoin.....	40 gr.
Sel de nitre	75
Eau	1000

On fait une décoction de ces plantes, on passe, on ajoute le sel de nitre et la teinture de benjoin pour immerger, feuille à feuille, une main de papier buvard, pendant vingt-quatre heures ; on fait sécher et l'on coupe en rectangles de 10 centimètres de longueur sur 7 centimètres de largeur.

Cigarettes de belladone. — On introduit dans une cigarette des feuilles sèches de belladone. Pour une cigarette on emploie 1 gramme de feuille. Les cigarettes de digitale, jusquiame, nicotiane, etc., se préparent de même.

Cigarettes de camphre (Raspail). — Dans un tube ou tuyau de plume, on met un peu de camphre granulé et l'on ferme les deux extrémités du tube avec un petit tampon de ouate.

Cigarettes de Golfin ou cigarettes balsamiques. — Ce sont des feuilles de papier sur lesquelles on a étendu plusieurs couches de teinture de baume de Tolu, tenant en suspension de la poudre de nitrate de potasse et d'iris.

Cigarettes iodées. — Elles sont confectionnées avec les espèces aromatiques arrosées de teinture d'iode.

Cigarettes iodoformées. — Se préparent avec des feuilles de belladone saupoudrées d'iodoforme ou trempées dans une solution alcoolique d'iodoforme.

Cigarettes mercurielles de Trousseau.

Deutochlorure de mercure.	1 gr.
Acide nitrique............	1
Eau	20

Après dissolution, on étend sur un papier collé de 20 centimètres sur 15 ; on fait sécher et on plie en cigarettes.

On inspire dix gorgées de ces cigarettes plusieurs fois par jour dans le

brûler sur une assiette dans la chambre des malades (1).

Nous discuterons d'ailleurs la valeur de ces préparations lorsque je vous parlerai du traitement des maladies pulmonaires et en partie de celui de l'asthme. Les trochisques (2)

traitement des affections syphilitiques de la gorge.

Cigarettes pectorales (Espic).

Belladone	0,30
Stramoine	0,15
Jusquiame	0,15
Phellandre	0,15
Extrait d'opium	0,18
Eau de laurier-cerise	Q. S.

pour une cigarette faite avec du papier brouillard.

(1) *Cigarettes nitrées ou papier nitré.* — Préparées avec des feuilles de papier blanc non collé trempées dans une solution saturée à froid de nitrate de potasse.

On brûle ces papiers sur une assiette, et la combustion dégage une fumée épaisse.

Carton fumigatoire (Cod. fr.)

Papier gris sans colle	120
Azotate de potasse pulvérisée	60
Feuilles de belladone pulvérisées	āā 5
— datura stramonium pulvérisé	āā 5
— digitale pulvérisée	āā 5
— lobélie en feuilles pulvérisée	āā 5
Semence de phellandrum pulvérisée	āā 5
Myrrhe pulvérisée	10
Oliban pulvérisé	10

Déchirez le papier en morceaux, faites tremper dans l'eau, ajoutez, pilez, incorporez ensuite dans les poudres préalablement mélangées; étendez la pâte humide dans des moules de fer-blanc ; faites sécher à l'étuve. La dose doit fournir trente-six morceaux rectangulaires d'environ 6 centimètres de longueur sur 4 centimètres de largeur.

On fait brûler un de ces cartons dans la chambre.

(2) Les trochisques (τρόχος, toupie, cône). On appelle ainsi des médicaments solides composés d'une ou plusieurs substances réunies au moyen d'un mucilage et auxquels on donnait une forme conique, ou bien parfois celle d'un grain d'avoine, d'une boule, d'un cube. Aujourd'hui on met encore sous cette forme des poudres (de bismuth) ou des précipités qu'on veut faire sécher.

Les pastilles du sérail sont des trochisques.

Trochisques odorants (clous fumants, pastilles fumigatoires du sérail).

Benjoin	80
Baume de Tolu	20
Santal citrin	20
Charbon léger	500
Nitre	40
Mucilage	Q. S.

Faites une masse homogène que vous diviserez en petits cônes de 3 centimètres de hauteur en donnant à leur base la forme d'un trépied (Codex).

Trochisques résino-iodés (Rouvier).

Charbon léger	0,05
Benjoin	0,25
Iode	0,10
Baume de Tolu	0,05
Azotate de potasse	0,10
Mucilage de gomme adragante	Q. S.

pour un trochisque ; qu'on brûle comme les clous fumants, c'est-à-dire en les allumant par la pointe.

qui ont été bien étudiés par Lorbel-Lagneau (*a*) sont des préparations qui entrent dans ce groupe. Ce sont des petits cônes fumigatoires, cônes médicamenteux fumants (comme les pastilles du sérail), qu'on allume et dont on respire les vapeurs.

Des fumigations humides.

Les fumigations humides se préparent en employant des décoctions de plantes, belladone, guimauve, hysope, etc. On jette ces plantes dans l'eau bouillante et la vapeur d'eau entraîne les principes médicamenteux qui pénètrent dans les poumons.

Pour pratiquer ces inhalations on a proposé divers appareils; Martin-Solon en décrit un basé sur le flacon de Wolf à trois tubulures, mais les plus connus sont ceux de Mandl, de Charrière, de Baillemot et de Mathieu. Tous ces appareils sont analogues, ils sont aujourd'hui presque tous abandonnés; ils consistaient en un récipient où l'on dégageait les vapeurs qui étaient dirigées vers la bouche par un tube plus ou moins long (1). On peut, du reste, les remplacer assez facilement.

(1) Toutes les substances ont été employées pour faire les fumigations. Beaucoup sont abandonnées aujourd'hui, surtout parmi les substances prises dans le règne animal, telles que la corne, la fiente, les graisses, urines, poils, etc. Le règne végétal fournit aujourd'hui : les substances *émollientes* (la mauve, guimauve, pariétaire, etc.); *aromatiques* (labiées, ombellifères, crucifères, rosacées, orchidées, etc.); *vireuses* ou narcotiques (belladone, jusquiame, stramoine, morelle, pavots, etc., etc.).

Dans le règne animal, on utilise beaucoup de substances: l'ammoniaque, le chlore, l'iode, le soufre, le calomel, le sublimé corrosif, la cinabre, l'iodure de potassium, le bromure, le chlorure de sodium, les sels de mercure, les sels ammoniacaux, arsenicaux, etc., dissous dans l'eau, peuvent être vaporisés et employés en fumigations, d'après les expériences de Bremond.

De nombreux appareils ont été inventés et ils diffèrent selon l'espèce de corps avec lequel on veut agir. Nous ne nous occuperons pas ici des procédés de l'enveloppement, des boîtes à fumigations, décrites déjà dans Ambroise Paré, de l'appareil de Galès, des appareils de Jurine et Triayre, de Rapon, de Rioux, qui sont utilisés surtout pour les bains de vapeur.

Nous laisserons aussi de côté les appareils de Mauroy, Lécuyer, Chaus-

(*a*) Lorbel-Lagneau (*Union pharmaceutique*, 1862).

Veut-on, par exemple, faire une fumigation avec des fleurs de mauve, après avoir jeté sur ces fleurs, mises dans un vase, de l'eau bouillante, il est bien simple, dis-je, de coiffer le vase avec un morceau de papier épais affectant la forme d'un

sier, Duval, Langlebert, Bremond, Toad Downing, etc., destinés à servir surtout pour les fumigations générales.

Parmi les appareils permettant de diriger le jet de vapeur sur les muqueuses, les plus connus sont ceux de Mulki et de Traube, en Allemagne, de Mudge, de Mandl, de Charrière et de Baillemont.

Celui de Mandl, servant à porter des fumigations dans le nez, la bouche, la gorge ou le larynx, est constitué par un ballon de verre supporté par un pied en cuivre et chauffé au moyen d'une lampe à alcool placée au dessous. Ce ballon présente à sa partie supérieure deux tubulures : l'une, évasée, sert à l'introduction des liquides et à établir la communication avec l'air extérieur ; l'autre, tubuleuse, est munie d'un tube de caoutchouc vulcanisé de 30 à 35 centimètres terminé par une rondelle de bois à laquelle est adapté un autre petit tube de caoutchouc de 7 à 8 centimètres, destiné à être mis dans la bouche ou les narines du malade.

L'appareil fumigatoire de Charrière, se compose : 1° d'un fourneau renfermant une lampe à alcool et surmonté d'un cercle fenêtré; 2° d'un récipient recevant le liquide destiné à la fumigation; 3° d'un large conduit élastique faisant suite au réservoir et se terminant par une embouchure que l'on applique sur la bouche ou sur le nez et la bouche. Une soupape, placée au-dessous et en avant de l'embouchure, permet à l'expiration de se faire au dehors.

L'appareil de Baillemont est composé de deux cylindres de fer-blanc, s'emboîtant l'un dans l'autre de manière à laisser entre leurs parois un vide de 1 millimètre de largeur ; cet écartement est maintenu par quatre fils de fer étamé, de 1 millimètre de diamètre et de 25 millimètres de longueur, taillés en biseau à leur bout inférieur de manière à ne point présenter d'obstacles à la pénétration du cylindre supérieur dans l'inférieur. L'intervalle circulaire laissé entre les deux cylindres à leur partie supérieure est recouvert d'un petit chapeau destiné à empêcher l'introduction de la poussière. Le cylindre supérieur ou interne est percé à sa base de deux ouvertures d'une largeur et d'une hauteur de 1 centimètre diamétralement opposées et établissant la communication entre les deux cylindres. La partie supérieure de ce cylindre possède un tuyau d'aspiration, muni à son orifice d'un diaphragme en fer-blanc, s'opposant à ce qu'une forte aspiration fasse pénétrer du liquide dans le tube de dégagement. A l'extrémité du tuyau recourbé s'adaptent à volonté deux embouts différents de buis ou de porcelaine, l'un creusé d'un canal rectiligne et destiné aux aspirations buccales, l'autre creusé d'un canal coudé à angle droit et servant aux fumigations nasales.

Dans le cylindre inférieur se met la substance liquide ou solide qui doit servir à la fumigation. Pour dégager la vapeur, il suffit d'approcher l'appareil d'un foyer quelconque pendant quelques instants.

entonnoir, dont la partie évasée coiffe le bol, tandis que la partie rétrécie, mise devant la bouche, permet l'issue par cette voie des vapeurs médicamenteuses.

Valeur des fumigations.

Quelle est la valeur des fumigations? Les fumigations sèches ont une valeur réelle, mais celle des fumigations humides est très douteuse, et, comme l'a montré mon interne en pharmacie M. Jaillet, à propos de la belladone, l'action médicamenteuse est à peu près nulle. En effet, lorsque l'on inhale les vapeurs d'une décoction aussi concentrée que possible de belladone, on ne détermine aucun trouble pupillaire, même lorsque cette fumigation est prolongée pendant longtemps. Il est donc probable que dans un très grand nombre de cas les fumigations humides ne font pénétrer dans le poumon que de la vapeur d'eau.

De la pulvérisation.

Frappé du peu d'effet des fumigations humides, Sales-Girons, en 1858, a introduit un autre procédé thérapeutique basé sur la division des liquides médicamenteux en particules excessivement ténues, c'est la pulvérisation des liquides, et cette nouvelle thérapeutique respiratoire parut à son début devoir faire progresser d'une façon très sensible la cure des affections pulmonaires.

Des appareils pulvérisateurs

Vous connaissez tous les nombreux appareils qui ont eu pour point de départ la découverte de Sales-Girons. Ces pulvérisateurs peuvent être ramenés à trois types principaux. Dans les uns, c'est un jet filiforme de liquide qui, venant frapper avec force une surface polie, se répand en poussière d'une finesse extrême, c'est le véritable pulvérisateur de Sales-Girons. Dans d'autres appareils, c'est l'air qui, lancé avec force et mélangé au liquide, produit la pulvérisation de ce dernier; c'est sur ce principe qu'est basé le pulvérisateur de Richardson. Enfin, on a construit d'autres appareils dits pulvérisateurs à vapeurs dans lesquels le courant de la vapeur d'eau aspire et entraîne en les pulvérisant les substances médicamenteuses. C'est ainsi que sont construits les appareils si puissants que l'on emploie aujourd'hui dans la méthode de Lister.

Pour ma part, c'est à ces derniers instruments que je donne la préférence, d'abord parce qu'ils fonctionnent seuls et sans avoir besoin de faire manœuvrer une pompe, puis parce qu'ils font pénétrer dans la cavité buccale un liquide à température convenable, ce qui n'arrive pas avec les autres pulvérisateurs, et en particulier avec ceux de Richardson, qui projettent un courant d'air froid qui peut avoir son inconvénient dans le traitement des angines.

Valeur des pulvérisations.

Quel que soit d'ailleurs l'appareil employé, quelle est la véritable valeur de cette méthode thérapeutique? Il y a près d'une vingtaine d'années, en 1862, la pulvérisation de liquides donna lieu à l'Académie de médecine à une discussion longue et approfondie, les uns soutenant que les poussières liquides pénétraient dans les poumons, les autres, au contraire, que cette pénétration ne pouvait avoir lieu (1). Les premiers, comme Sales-Girons, Poggiale, Tavernier, Gratiolet, etc., etc.,

(1) Demarquay a expérimenté dans une première série l'action des pulvérisations chez des lapins. Il pulvérisait une solution de 1 gramme de perchlorure de fer dans 100 grammes d'eau. Il a toujours trouvé chez ces animaux, par le cyanure jaune de potassium, la présence de ce sel de fer dans les poumons. Notons que ces lapins avaient la gueule maintenue ouverte par une pince spéciale.

Dans une seconde série faite sur les chiens par le même procédé, Demarquay n'a plus trouvé le perchloruré dans le parenchyme pulmonaire, mais seulement dans les trachées et les bronches. Enfin, dans une troisième série d'expériences, il expérimenta sur une malade trachéotomisée et trouva dans la trachée les traces des liquides pulvérisés. Sur cette même femme, le docteur Fournié a renouvelé l'expérience et a montré que le liquide pulvérisé ne pénétrait pas au-dessous du larynx.

Pietra Santa a insisté sur l'abaissement de la température de l'eau sulfureuse par la pulvérisation des Eaux-Bonnes. La température, qui est de 31,5, s'était abaissée par la pulvérisation à 18 degrés; il se produit aussi une destruction des sulfures alcalins et de l'acide sulfhydrique par ce moyen.

Briau conclut de ces recherches sur la pulvérisation que les expériences sur les animaux rendent peu probable chez l'homme la pénétration de ces mêmes liquides dans les canaux respiratoires.

Delore combat aussi la méthode

se basaient sur les expériences de Demarquay et de Moura-Bourouillon, qui démontraient expérimentalement la possibilité de cette pénétration. Les seconds, comme Pietra Santa, Briau, Delore, Fournié, etc., etc., soutenaient que cette pulvérisation ou détruisait les propriétés curatives des eaux sulfureuses ou que les poussières liquides ne pouvaient pénétrer dans la trachée.

Aujourd'hui cette question paraît à peu près définitivement jugée; à l'état normal et physiologique, il est douteux que les poussières liquides pénètrent réellement dans la trachée, et si Demarquay a retrouvé jusque dans le parenchyme pulmonaire des animaux les traces du liquide qu'il pulvérisait, c'est qu'il les plaçait dans des conditions expérimentales absolument anormales. Les expériences de Moura-Bourouillon ne sont pas plus décisives; cet expérimentateur montrait sur lui-même et sur des individus opérés de la trachéotomie la pénétration des liquides dans la trachée, mais ce fait s'expliquait suffisamment soit par l'accoutumance du larynx, soit par la paralysie de ce dernier.

des pulvérisations; en pulvérisant de l'iode ou des iodures, il n'a jamais trouvé, dans les urines des personnes qui inhalaient ces pulvérisations, traces de ces liquides.

Fournié nie la pénétration des liquides pulvérisés, mais il admet celle des poussières. Dans des expériences comparatives faites sur l'homme, il a toujours constaté la pénétration des poussières solides, jamais celles liquides.

Auphan a soutenu que la pulvérisation détruisait dans les eaux d'Euzet-les-Bains toutes les propriétés sulfureuses.

Moura-Bourouillon, Tavernier, Gratiolet, en opérant sur eux-mêmes, ont fait pénétrer les liquides pulvérisés dans la trachée.

Sales-Girons reconnaissait lui-même que, pour faire pénétrer les poussières liquides, il fallait respirer d'une certaine manière.

Poggiale admet que les poussières liquides pénètrent dans les bronches (*a*).

(*a*) Pietra Santa, *Note sur la pulvérisation des Eaux-Bonnes*. Séance du 2 avril 1861. — Auphan, *De la pulvérisation à Euzet-les-Bains*. Séance du 20 août 1861. — Demarquay, *De la pénétration des liquides pulvérisés dans les voies respiratoires*, 24 septembre 1861. — Fournié, *De la pénétration des liquides et des solides*, 10 octobre 1861. — Tavernier, *De la pénétration des liquides*, 10 décembre 1861. — Poggiale, *Rapport sur la pulvérisation* (Acad. de méd., séance du 7 juin 1862, t. XXVII, p. 166).

En résumé donc, la méthode découverte par Sales-Girons n'est pas à proprement parler une nouvelle thérapeutique respiratoire; est-ce à dire qu'elle doive être abandonnée? Nullement, messieurs; la méthode de Sales-Girons, si elle n'a pas donné tout ce qu'elle promettait à propos des maladies du poumon, a rendu et nous rend encore d'immenses services dans les maladies du pharynx et des fosses nasales; aussi, dans toutes les stations sulfureuses ces pulvérisations sont-elles en usage, mais elles s'adressent exclusivement au traitement des angines.

Il ne faut point confondre ces pulvérisations avec les inhalations ou le *humage* des eaux sulfureuses; cette pratique consiste dans l'inspiration d'un air fortement chargé d'hydrogène sulfuré, gaz qui pénètre facilement dans le poumon et qui y est rapidement absorbé; à Saint-Honoré, à Allevard, à Amélie-les-Bains, au Mont-Dore, etc., etc. (1), vous trouverez des *vaporarium* où se pratiquent ces inhalations et ces humages.

(1) Les salles d'inhalation présentent des dispositions variables :

Au Mont-Dore, ce sont des étuves humides entourées de gradins placés de bas en haut. La température de la salle d'inhalation est de 25 degrés à la partie inférieure et 45 degrés à la partie supérieure.

A Allevard, l'eau, qui a 24 degrés, arrive, par un jet d'eau, à la partie supérieure de la pièce et se brise au plafond sur une sphère creuse.

A Saint-Honoré, l'eau, qui a 18 à 20 degrés, tombe du plafond par jets très ténus.

A la Mothe, l'eau sort d'un disque en pomme d'arrosoir à très petite ouverture.

A Amélie-les-Bains, dans la salle d'inhalation des thermes romains, on trouve deux appareils pour le dégagement des vapeurs : l'un est une vasque où l'eau sulfureuse se renouvelle constamment; l'autre, des bassins où l'eau est projetée par un jet puissant.

Le humage consiste dans l'aspiration par un tube des vapeurs d'eau minérale. Lambron a établi depuis longtemps ces humages à Luchon; ils existent aussi à Cauterets.

A Panticosa (Aragon) il existe une méthode mixte; on pulvérise l'eau et l'on aspire, par un tube en forme de conque, les produits de cette pulvérisation (*a*).

(*a*) Candellé, *Manuel de médecine thermale*, 1879, p. 47 et 30.

Jusqu'ici, je ne me suis occupé que de la pénétration des liquides ou des vapeurs médicamenteuses dans le poumon, il me reste à vous exposer l'action curatrice de l'air; c'est là un grand chapitre que je me promets d'aborder dans ma prochaine leçon.

DEUXIÈME LEÇON

DE L'AÉROTHÉRAPIE.

SOMMAIRE : De l'atmosphère. — Composition de l'atmosphère. — Loi des échanges gazeux. — Des impuretés de l'atmosphère. — Poussières organiques. — Contagion. — Epidémie. — Poussières inorganiques. — Phthisie professionnelle. — Pression barométrique. — De l'air comprimé. — Des bains d'air comprimé. — Appareils et cloches pneumatiques. — Action physiologique. — Application thérapeutique. — Des inhalations d'air comprimé et raréfié. — Appareil de Valdenburg. — Effets physiologiques. — Résultats thérapeutiques. — De l'air raréfié. — Des altitudes. — Des influences des altitudes. — Du mal des montagnes. — Applications thérapeutiques. — Immunité à la phthisie. — De la température de l'atmosphère. — Des climats. — Division des climats. — Climatologie médicale. — Gymnastique respiratoire. — Capacité pulmonaire. — Spirométrie.

Dans la précédente leçon nous avons étudié le poumon au point de vue thérapeutique, nous réservant de consacrer une leçon à l'étude si importante des échanges gazeux qui se font à travers la muqueuse pulmonaire et des conséquences thérapeutiques qui en découlent ; c'est ce que je viens faire aujourd'hui en traitant de l'ensemble des moyens curatifs auxquels on a donné le nom d'*aérothérapie.*

L'homme, fixé sur le sol, vit dans le bas-fond d'un océan aérien qui a ses courants, ses tempêtes, ses flux et reflux, c'est l'atmosphère. Cet air est indispensable à la vie; véritable aliment, il aide à tous les actes de la nutrition et préside aux fonctions de l'organisme. *Aer pabulum vitæ,* a-t-on dit; jamais expression ne fut plus juste ni plus exacte, et, de même que vous m'avez vu, dans mes leçons sur le traitement des maladies d'estomac, insister sur la nature et la qualité des aliments, de même je vais m'efforcer ici de vous exposer le plus brièvement possible tous le parti que l'on peut tirer de cet air dans la cure des affections pulmonaires. De l'atmosphère.

Le traitement des maladies de l'appareil digestif se résume

ordinairement, avons-nous vu, dans la solution d'un simple problème d'alimentation; c'est aussi dans l'étude des conditions atmosphériques que vous trouverez, dans bien des circonstances, la clef de la cure des affections pulmonaires. D'ailleurs, vous comprenez facilement le rapport direct qui s'établit entre la muqueuse respiratoire et l'air atmosphérique, et comment l'influence incessante de ce dernier peut modifier les fonctions du poumon soit dans un sens favorable, soit dans un sens défavorable.

De la composition de l'air atmosphérique

L'air, vous le savez, a une composition presque immuable, comme l'ont montré les expériences de Dumas et de Boussingault (1); partout il contient des proportions presque identiques d'oxygène, d'azote et d'acide carbonique, et, à ce point de vue chimique, la différence qui existe entre « l'air pur des campagnes » et l'air des grandes villes est bien peu considérable. Reportez-vous aux travaux de Dumas et de Boussin-

(1) 100 parties d'air contiennent, d'après Boussingault et Dumas, en poids :

Oxygène	23,01
Azote	76,99

et en volume :

Oxygène	20,81
Azote	79,19

Elles renfermeraient de plus :

Acide carbonique	0,0004

et de la vapeur d'eau.

Chatin a trouvé qu'à Paris l'air contient :

1/500 de milligrammes d'iode pour 4000 litres d'eau.

L'air renferme aussi de l'ozone.

Lorsqu'on compare toutes les analyses d'air atmosphérique, comme le fait Gavarret, voici les variations dans la quantité d'oxygène qu'on y constate :

1° Sur 10000 parties d'air en poids, la quantité d'oxygène a varié entre 2258 et 2314; différence : 56. Le minimum a été constaté par Lewy dans l'air recueilli en août 1857 sur la mer du Nord. Le maximum a été constaté à la fois par Stas à Bruxelles et par Lewy dans un échantillon d'air recueilli à la Guadeloupe.

2° Sur 10000 parties d'air, en volume, la proportion d'oxygène a varié entre 2038,8 et 2120; différence : 81,2. Le minimum a été fourni par de l'air en mars 1849 sur le Gange. A ce sujet, il faut remarquer que, dans le port d'Alger, la proportion d'oxygène est tombée à 2040,7 en juin 1851, et qu'en juin 1849, dans le golfe de Bengale, elle s'est abaissée à 2055,6; le maximum a été constaté à Paris par Doyère en 1848; à Bogota, dans les analyses de Lewy, la proportion d'oxygène s'est élevée à 2105,9.

gault, à ceux de Regnault (1) et surtout aux belles recherches de Lévy, et vous verrez que la quantité d'oxygène contenue dans l'air varie entre 20,38 et 21,21.

On pourrait croire que les variations de la quantité d'acide carbonique contenue dans l'air sont plus grandes : il n'en est rien. Ainsi, lorsque en 1844 Boussingault et Lévy (*a*) instituèrent leurs analyses comparatives d'air entre Andilly, près Montmorency, et Paris, ils constatèrent pour 10 000 mètres cubes 2,999 d'acide carbonique à Andilly et 3,172 pour Paris. Comme vous le voyez, la différence est bien minime, malgré la production énorme de l'acide carbonique à Paris, production qui, d'après Boussingault, s'élève en vingt-quatre heures à 2 944 641 mètres.

Des actes chimiques de la respiration.

Cet air, dont nous venons de voir la composition presque immuable, est amené par chaque mouvement inspiratoire à la surface de la muqueuse pulmonaire. Cette surface est immense, elle représente 200 mètres carrés de superficie et reçoit une quantité de sang qu'on peut évaluer à 20 000 litres

(1) Le tableau ci-après, dû à V. Regnault, indique la quantité d'oxygène que renferme l'air dans divers milieux.

Teneur en oxygène pour 100 volumes d'air.

			Minimum.	Maximum.
100	échantillons d'air	de Paris ou des environs	20.913	20.999
9	—	de Montpellier, Lyon, Normandie.	20.918	20.996
30	—	de Berlin	20.908	20.998
10	—	de Madrid	20.916	20.982
23	—	de Genève et de Chamounix	20.909	20.993
50	—	des bords de la Méditerranée (France)	20.912	20.982
9	—	pris sur mer (voyage de Liverpool à Vera-Cruz)	20.918	20.965
2	—	de l'équateur (Amérique du Sud).	20 »	20.096
2	—	du sommet de Pichincha	20.949	20.998
Air des mers arctiques recueilli par le capitaine Ross			20.86	20.94 (*b*)

(*a*) Boussingault et Lévy, *Observations simultanées faites à Paris et à Andilly (près Montmorency) pour rechercher la quantité d'acide carbonique contenue dans l'air atmosphérique* (In *Ann. de phys. et de chimie*, 1844, t. X, p. 470).

(*b*) Regnault, *Recherches sur la composition* (In *Ann. de phys. et de chimie*, 3e série, 1852, t. XXXVI, p. 385).

en vingt-quatre heures. Entre cet air et ce sang séparé par une membrane à peine perceptible vont s'établir de nombreux échanges qui constituent les actes chimiques de la respiration. L'oxygène sera absorbé et l'acide carbonique exhalé, et cela, selon les uns, par le seul fait des lois physiques qui président aux échanges gazeux; selon les autres, par l'intervention d'un acide spécial, l'acide pneumique, qui chasserait l'acide carbonique de ses combinaisons avec le sérum (1).

Mathieu et Urbain ont bien étudié les conditions qui favorisent les échanges gazeux et ils en ont tiré des conclusions fort importantes. Ils nous ont montré que l'endosmose de l'oxygène était activée par le froid et modérée par la chaleur; que de plus l'ampleur des respirations augmentait la quantité d'oxygène absorbé et cela beaucoup plus que la fréquence des inspirations. Ils ont vu aussi que lorsque la circulation pulmonaire est trop active, elle ne permet pas une oxygénation suffisante et qu'enfin la quantité d'oxygène absorbée est en rapport avec le nombre des globules.

(1) Ludwig et ses élèves ont soutenu que l'acide carbonique du sang ne sort pas au niveau des alvéoles pulmonaires par la seule loi des échanges gazeux, ils ont prétendu que, sous l'influence de l'absorption de l'oxygène, il se formait un acide libre (acide pneumique de Robin et Verdeil) qui met l'acide carbonique en liberté et le chasse de sa combinaison avec les sels alcalins du sérum.

Pour juger cette question, il suffisait de savoir si la tension de l'acide carbonique augmentait dans les capillaires du poumon et était plus forte que dans le ventricule droit. Les expériences faites à cet égard ont démontré à Nusbaum que la pression de l'acide carbonique était de 3,84 pour 100 pour l'air intra-alvéolaire et 3,81 pour 100 dans le sang du cœur droit.

Volberg, lui, avait trouvé les chiffres suivants: 3,56 pour 100 pour l'air intra-alvéolaire et 3,44 pour le ventricule droit.

Sanson a fait de très nombreuses expériences sur les grands animaux au point de vue de la respiration.

D'après ces expériences, l'élimination de l'acide carbonique par les poumons est un phénomène purement physique dépendant exclusivement des lois qui régissent la diffusion des gaz au travers d'une membrane perméable (*a*).

(*a*) Nussbaum, *Fortgesetzte Untersuchungen über die Athmung der Lunge* (*Pfluger's Arch.*, 1873, p. 296-300). — Sanson, *Société biol.*, 29 janvier 1876.

Ces derniers, véritables commis voyageurs de l'hématose, selon l'heureuse comparaison de Kuss, vont porter dans tous les points de l'économie l'oxygène qu'ils ont puisé à la surface pulmonaire et ce sera dans la profondeur de tous nos tissus que se produiront les actes intimes de la combustion organique. L'homme brûle ainsi en vingt-quatre heures 750 grammes d'oxygène qui produisent 850 grammes d'acide carbonique.

L'air expiré devient, comme vous le savez, toxique pour ceux qui le respirent à nouveau et l'hygiène s'est longuement occupée des conditions qui doivent présider à l'aération suffisante des locaux où se trouvent agglomérés les individus. Cet air confiné peut donner lieu à un groupe de maladies spéciales et en particulier à la phthisie, qui est souvent un des résultats de l'encombrement, du miasme de l'encombrement, comme dit Bouchardat. Cette cause de la phthisie a été invoquée en Angleterre par Henry Mac-Cormak, Grenhow, Parkes (1); en France par Laënnec, Boudin, Hérard et Cornil- De l'air confiné

(1) L'air subit des altérations lorsque plusieurs personnes séjournent dans un espace fermé dans lequel l'air ne se renouvelle pas et il se développe surtout de l'acide carbonique. Le tableau suivant, d'après Parkes, résume les expériences d'un médecin militaire anglais, le docteur de Chaumont, sur la quantité d'acide carbonique anhydre, dans 1 000 volumes d'air, à l'intérieur et à l'extérieur.

	CO^2 dans l'air extérieur.	CO^2 à l'intérieur. Maximum.	Moyenne.
Casernes neuves à Gosport	0.43	1.846	0.645
— à Anglesey	0.393	1.971	1.404
— à Aldershot	0.44	1.408	0.490
— à Chelsea	0.47	1.175	0.710
Tour de Londres	0.42	1.731	1.338
Casemates au fort Elson	0.425	1.874	1.209
— Brockhurst	0.422	1.027	0.838
Hôpital militaire de Portsmouth	0.306	2.057	0.976
— civil —	0.322	1.309	0.928
Hôpital Herbert	0.424	0.730	0.472
— Hilsea	0.405	0.741	0.578
Cellules de la prison militaire d'Aldershot	0.409	3.484	1.651
— — de Gosport	0.555	2.344	1.335
— de la prison civile de Chatam	0.452	3.097	1.691
— — de Pentonville (système Jebb).	non indiqué	1.926	0.989

Munch, et vous trouverez cette opinion défendue avec beaucoup de talent dans la thèse de notre collègue Damaschino.

Des poussières organiques de l'atmosphère.

Pringle a dit : *Plus occidit aer quam gladius ;* l'air, en effet, renferme le germe de tous les principes infectieux, c'est lui qui est le véhicule des germes contagieux des maladies épidémiques qui désolent l'humanité, c'est lui qui transporte au loin les miasmes paludéens, c'est lui qui rend si fatal l'atmosphère de nos hôpitaux. Les profondes modifications qu'a subies la chirurgie dans ces dernières années, modifications qui ont eu pour point de départ les grandes découvertes de Pasteur, résultent toutes de la présence dans l'air des principes infectieux.

Ne croyez pas, messieurs, qu'il s'agisse ici d'une simple vue de l'esprit, et pour vous convaincre de la réalité des faits que j'avance, il vous suffira de jeter un coup d'œil sur l'un des récents bulletins statistiques de la ville de Paris, où vous trouverez consigné l'examen microscopique de l'air de Paris pendant le mois de janvier 1881 (1).

(1) Voici l'analyse microscopique de l'air de Paris faite à l'observatoire de Montsouris pendant le mois de janvier par le docteur P. Miquel :

Périodes hebdomadaires.	Moyennes hebdomadaires des microbes récoltés par mètre cube d'air. A Montsouris		Au 4e arrond[t]
	Moisissures (*a*).	Bactéries (*b*).	Bactéries (*b*).
Du 31 décembre au 6 janvier........	9 040	87	564
Du 7 janvier au 13 janvier.........	10.610	83	933
Du 14 — au 20 —	7.220	40	267
Du 21 — au 27 —	6.450	34	235
Du 28 — au 3 février....	4.540	25	375

(*a*) Dans la classe des microbes moisissures, il est ici compté toutes les spores de cryptogames déterminables à un grossissement de 600 diamètres.

(*b*) Les seules bactéries qui entrent dans le présent tableau font partie des espèces infiniment petites, rajeunissables dans le bouillon neutre de densité égale à 1,024.

Moisissures. — La moyenne des spores de mucédinées récoltés en janvier à l'observatoire de Montsouris a atteint 8,100 par mètre cube d'air analysé. Ce mois ayant été très froid, il faut attribuer la richesse de l'atmosphère en microbes à l'influence déjà signalée des vents septentrionaux, autrement dit, à l'action mécanique des courants atmosphériques ayant traversé Paris avant de parvenir au siège habituel de nos observations.

Effectivement les vents du nord

Cet air ne renferme pas que des germes organiques, on y trouve aussi des poussières inorganiques (1), et c'est cet air, Des poussières inorganiques de l'atmosphère.

ayant soufflé avec beaucoup de constance du 31 décembre 1880 au 13 janvier 1881, le chiffre des graines de moisissures, fort élevé pour la saison, a varié de 9 à 10000 par mètre cube. Du 14 au 17, les mêmes vents ayant été moins fixes dans cette direction, le nombre des spores a oscillé de 6 à 7000. Enfin, du 28 janvier au 3 février, les courants venus du sud ayant dominé à leur tour, le chiffre des semences recueillies a baissé à 4000. Pour la même raison cette baisse s'est encore accentuée durant la première quinzaine de février.

La quantité des spores de moisissures présentes dans l'atmosphère parisienne durant les mois les plus froids de l'année (décembre, janvier) dépendant de la force et de la direction du vent, les moyennes mensuelles observées en hiver peuvent différer notablement. Habituellement cependant de nombreuses causes compensatrices se produisent et, comme le prouvent les données numériques réunies dans le tableau suivant, les moyennes de spores comptées pour les mois de décembre et de janvier sont en général très voisines.

Spores de moisissures récoltées par mètre cube d'air à Montsouris.

	1878-79	1879-80	1880-81	Moyenne.
Décemb.	3.900	8.520	6.160	6.190
Janvier.	6.560	6.170	8.100	6.610

Bactéries. — Au commencement de janvier, l'atmosphère a été exceptionnellement riche en germes de bactériens ; du 7 au 13 janvier, période où l'on a noté une couche de neige évaluée à 9mm,2 de pluie, leur nombre s'est élevé à 933 par mètre cube ; puis, une décrue subite (267) a été constatée dans le cours de la semaine suivante. Cet appauvrissement de l'air en microbes infiniment petits s'est légèrement accentué jusqu'aux derniers jours du mois, époque à laquelle l'on a observé une recrudescence bien sensible de bactéries (375, semaine du 28 janvier au 3 février).

Ce mouvement de hausse et de baisse dans le nombre des schizophytes aériens coïncide d'une façon remarquable avec une pareille fluctuation enregistrée à Paris dans les décès causés par les maladies zymotiques. Voici plus d'une année que nous insistons sur cette relation où le hasard ne saurait avoir indéfiniment part (*a*).

(1) Ruppert a fait des expériences sur les animaux qui consistent à les trachéotomiser et à faire communiquer par un tube en caoutchouc cette ouverture avec une caisse contenant une lampe à pétrole brûlant sans verre.

Ces poussières charbonneuses chimiquement indifférentes ne détermineraient sur les bronches aucune altération. Ces poussières seraient absorbées par les lymphatiques. Fournié, dans les expériences qu'il a faites sur les pulvérisations, a montré que chez les animaux, si les poussières liquides ne pénètrent pas, les poussières solides et ténues entrent avec une extrême facilité dans l'arbre aérien (*b*).

(*a*) Miquel, *Bull. hebd. de statistique municipale*, n° 11, 19 mars 1881. Voir Lemaire, *Application du microscope à l'étude de l'air confiné*.

(*b*) Ruppert, *Experimentale Untersuchungen über Kauklenstaubinhalation* (*Arch. für Path., Anat. und Phys.*, t. LXXII, p. 14).

chargé de ces principes, qui donne naissance à l'anthracosis, cette phthisie professionnelle que l'on rencontre chez les tailleurs de pierres, les tourneurs en cuivre, les potiers, etc. (1).

De la pression atmosphérique

Abordons maintenant un point fort important de notre étude. Cette mer, cet océan aérien, au bas-fond duquel nous sommes attachés, subit des pressions plus ou moins considérables. Etudions ces variations, qui ont une importance réelle au point de vue thérapeutique.

La pression barométrique, à Paris, est de 760 millimètres; évaluée en centimètres cubes, c'est une pression considérable de 15000 à 18000 kilogrammes que supporte l'homme; on comprend bien alors que les variations de cette compression sont la cause de graves perturbations dans l'économie.

Pour que vous puissiez bien juger de cette influence de la pression barométrique, permettez-moi de vous citer ici quelques chiffres, d'abord ceux de Paul Bert qui nous montre qu'à 5500 mètres un litre d'air pèse moitié moins qu'au bord de la mer, à 3500 mètres un tiers en moins et à 2300 un quart en moins. Puis ceux de Lombard (de Genève), qui a établi dans son grand traité de climatologie un tableau (2) que vous pourrez consulter avec fruit, tableau qui indique les variations de pression que supporte l'homme suivant les modifications de la pression atmosphérique.

Sachez aussi qu'avec l'altitude diminue la quantité d'oxy-

(1) John Arlidgê a étudié l'influence des poussières sur le développement des maladies pulmonaires chez les mineurs et les potiers de terre. Cette phthisie professionnelle peut entraîner la mort, et Churche a analysé un des foyers d'induration dans lequel il a trouvé de l'alumine (*a*).

(2) Lombard a établi le tableau suivant, qui donne le poids supporté

(*a*) John Arlidge, *On lung Disease from inhalation of dust.* (*Brit. and foreiger med. chirurgical Review,* octobre 1875, p. 433).

gène (1), de telle sorte que l'homme, en admettant qu'il absorbe 15000 litres d'air en vingt-quatre heures, aura un déficit croissant, déficit qui s'élèvera au neuvième de la quantité totale d'oxygène à 950 mètres. Si l'on y joignait l'élévation de la température, ce déficit serait encore plus considérable, mais le froid qui règne dans les régions élevées vient compenser le défaut d'oxygène. Ainsi il faudrait élever de 10 degrés, de 15 degrés ou de 25 degrés l'air pris à 0 degré et à 0 mètre pour y trouver la même quantité d'oxygène qu'à 0 degré pour les altitudes de 321, de 655, de 950 mètres.

Il est nécessaire, vous le voyez, que nous étudiions avec soin cette question et que nous recherchions quelles sont les

par le corps humain à différentes altitudes (a) :

Altitude. Mètres.	Hauteur du baromètre. Millimètres.	Poids de l'air atmosphérique. Kilogrammes.
0.........	760	15500
100.........	750,5	15306
200.........	741	15112
300.........	732	14929
400.	723	14745
500.... . .	714	14562
600.........	705	14378
700.........	696	14195
800.........	687,5	44021
900.........	679	13848
1000.........	670,5	13675
1100.........	662	13501
1200.........	654	13338
1300.........	645,5	13165
1400.........	637,5	13002
1500.........	629,5	12828
1600..	621,5	12675
1700...... ..	614	12522
1800.........	606	12359
1900...... . .	599	12216
2000.........	591	12053
2500....... ..	555	11319
3000.	521,5	10636
3500.........	490	9993
4000...	460	9382
4500.........	432	8811
5000.........	406	8280
5500.........	381	7756
6000.........	357	7268
6500.........	335	6889
7000...	315	6424

(1) A 0 mètre et à 0 degré la quantité d'oxygène est de 0 30 par litre.

A 431	—	—	elle est de	0 28	centim.
A 655	—	—	—	0 27	—
A 950	—	—	—	0 26 1/2	—

De plus, les expériences de Truchot à Clermont-Ferrand et sur le Puy-de-Dôme ont montré que la quantité d'acide carbonique diminuait à mesure qu'on s'élève dans l'atmosphère et que cette proportion ne paraît pas plus élevée à la ville qu'à la campagne (b).

(a) Lombard, *Climatologie*, t. Ier.
(b) Truchot, *Acad. des sciences*, 27 septembre 1873.

applications thérapeutiques de l'air atmosphérique, selon la pression barométrique.

Cette étude peut être d'ailleurs aujourd'hui presque complète, grâce aux deux beaux travaux (*a*) qui ont paru récemment sur ce sujet. Je veux parler de l'important travail de Jourdanet sur la *pression de l'air* et de l'ouvrage encore plus capital de Paul Bert sur la *pression barométrique* et qui a valu, comme vous le savez, à son auteur, en 1875, le grand prix biennal de l'Institut (1).

Pour mettre de l'ordre dans l'étude des applications thérapeutiques de la pression barométrique, je vais diviser mon sujet en deux parties : dans l'une, le malade sera plongé tout entier dans des appareils où l'on pourra faire subir à l'air des pressions variables, ce sont les bains d'air comprimé ; dans l'autre, le corps du malade sera dans l'atmosphère ambiante et les voies respiratoires seules communiqueront avec des appareils qui peuvent comprimer ou raréfier l'air atmosphérique, c'est ce que j'appellerai des inhalations d'air comprimé ou raréfié ; étudions d'abord les bains d'air comprimé.

Des bains d'air comprimé.

C'est à trois médecins français (2), Junod (de Paris), Pravaz (de Lyon), Tabarié (de Montpellier), que revient l'honneur

(1) Cette récompense de premier ordre est accordée tous les deux ans à l'œuvre ou à la découverte qui aura le plus contribué à honorer ou à servir le pays. Il est décerné à tour de rôle pour chacune des branches des connaissances humaines par les cinq classes de l'Institut. Voici les lauréats de ce prix depuis 1861 :

1861, Thiers.
1863, Jules Oppert.
1865, Wurtz.
1867, Félicien David.
1869, Henri Martin.
1871, Guizot.
1873, Mariette-Bey.
1875, Paul Bert.
1877, Chapu.

(2) C'est en 1835 que Junod étudia l'action physiologique de l'air comprimé (*Arch. gén. de méd.*, 2e série, t. IV, p. 157 et 172, 1835).

En 1838, Tabarié donna les résultats de sa pratique, qui remontait à une époque bien antérieure (*Recherches sur les effets des variations*

(*a*) Jourdanet, *Influence de la pression de l'air sur la vie de l'homme*, 2 forts volumes, 1875. — P. Bert, *De la pression barométrique* (*Recherches de physiologie expérimentale*, 1878).

d'avoir introduit, de 1835 à 1838, cette nouvelle méthode de traitement aujourd'hui répandue dans toutes les villes de l'Europe (1), et dont vous trouverez à Paris plusieurs établissements, et en particulier celui du docteur Fontaine, dont je me propose de vous montrer l'installation.

Des cloches pneumatiques.

Ces bains d'air comprimé se donnent dans des appareils à peu près identiques et qui consistent dans une chambre, en tôle de forme cylindrique, hermétiquement close, et ayant une capacité de 6 à 8 mètres cubes (celles de l'établissement de Paris ont 8 mètres cubes); c'est la cloche pneumatique, chambre dans laquelle le malade séjourne pendant un temps plus ou moins long; un manomètre placé dans les parois de la cloche permet de juger de la pression de l'air.

On fait passer dans ces chambres un courant d'air à une pression plus ou moins forte, au moyen de pompes qui constituent la seconde partie de l'appareil. Les uns, comme dans le système Tabarié, emploient des pompes à clapet ou à tiroir; ces pompes auraient l'inconvénient de lancer un air trop chaud ou trop sec ou bien imprégné de l'odeur que développent les matières grasses qui entourent le piston. Pour remédier aux inconvénients du piston sec, Forlanini, à Milan, se sert d'une pompe à pression liquide : c'est une colonne de liquide qui comprime l'air; Fontaine, à Paris, utilise un compresseur hydraulique déjà employé dans les mines de Chemnitz. Le renouvellement de l'air comprimé dans ces cloches pneumatiques est très

de la pression atmosphérique à la surface du corps, in *Comptes rendus de l'Ac. des sc.*, t. VI, p. 896, 1838, et t. XI, p. 26, 1840).

Quant à Pravaz, c'est à 1836 que remontent ses premières recherches, qu'il publia en 1837 (*Acad. de méd.*, 6 décembre 1837, et *Acad. des sc.*, t. VI, p. 283, 1838).

(1) Aujourd'hui, l'emploi de ces appareils s'est généralisé, et dans les différentes villes de l'Europe, à Paris, à Lyon, à Montpellier et à Nice, en France; à Bruxelles, en Belgique; Hanovre, Stuttgard, Wiesbaden, Johannisberg, Reichenhall, Ems, en Allemagne; à Altona, en Danemarck; à Stockolem, en Suède; à Ben-Rhydding, en Ecosse; à Londres, en Angleterre; à Milan, en Italie, existent des cloches pneumatiques dans lesquelles on pratique l'aérothérapie.

actif, l'air est amené sous le plancher de la cloche et il est évacué par un tube à ventilation placé à son sommet; on emploie pour une seule personne et pour une séance de deux heures près de 8000 litres d'air.

Voici comment on procède pour l'administration de ces bains. Une fois le malade placé sous la cloche pneumatique et les portes bien fermées, on ouvre graduellement le robinet du tube amenant l'air comprimé, en maintenant à moitié entr'ouvert le robinet du tube de sortie, de manière à élever en une demi-heure la colonne de mercure à une hauteur de 30 centimètres, ce qui correspond à deux cinquièmes d'atmosphère; puis, une fois cette pression obtenue, on maintient les deux robinets également ouverts pendant une heure; enfin, pendant la dernière demi-heure, on ramène les choses en état en ouvrant largement le tube de sortie de l'air et en diminuant l'entrée de l'air comprimé. La durée totale du bain est ainsi de deux heures.

Action physiologique des bains d'air comprimé.

Etudions maintenant l'action physiologique des bains d'air comprimé. Ici les travaux abondent et il suffit de nous reporter aux effets physiologiques observés par Junod, Tabarié, Pravaz, Tutscheck, et surtout au grand travail de Rudolphs von Vivenot (a), qui, de 1863 à 1868, a étudié d'une façon complète l'action physiologique de l'air comprimé, ainsi qu'aux observations de Bucquoy, qui a observé les mêmes phénomènes chez les ouvriers qui travaillaient au pont de Kehl; aux mémoires de Panum, de Fontaine et à la thèse de Pravaz fils, pour connaître en son entier cette intéressante question.

(a) Milliet, *De l'air comprimé comme agent thérapeutique*, Lyon, 1854. — Tutscheck, *Die comprimirte Luft als Heilmilled*. Ext. in *Constatt's Jahr*, 1863, t. V, p. 13. — Bucquoy, *De l'air comprimé*, Thèse de Strasbourg, 1861. — Vivenot, *Zur Kenntniss der physiologischen Wirkunghen der therapeutischen Anwendung der verdichteten Luft*, Erlangen, 1868. — Panum, *Pfluger's Arch. Phys.*, t. Ier, p. 125-163, 1868. — Fontaine, *Effets physiologiques de l'air comprimé*, 1878. — Pravaz fils, *Recherches expérimentales sur les effets physiologiques de l'augmentation de la pression atmosphérique*, Thèse de doctorat ès sciences, Lyon, 1875.

Quels sont donc les effets physiologiques des bains d'air comprimé ?

Le grand mérite de P. Bert (1) c'est d'avoir donné une dé-

(1) Voici quelques-unes des conclusions générales du travail de Paul Bert :

La diminution de la pression barométrique n'agit sur les êtres vivants qu'en diminuant la tension de l'oxygène dans l'air qu'ils respirent, dans le sang qui anime leurs tissus (anoxyhémie de M. Jourdanet), et en les exposant ainsi à des menaces d'asphyxie.

L'augmentation de la pression barométrique n'agit qu'en augmentant la tension de l'oxygène dans l'air et dans le sang.

Jusqu'à 3 atmosphères environ cette augmentation de tension a pour conséquence des oxydations intraorganiques un peu plus actives.

Au-delà de 5 atmosphères, les oxydations diminuent d'intensité, changent probablement de nature, et, quand la pression s'élève suffisamment, s'arrêtent complètement.

Il en résulte que tous les êtres vivants, aériens ou aquatiques, animaux ou végétaux, complexes ou monocellulaires, que tous les éléments anatomiques isolés (globules du sang, etc.), en groupes, en tissus, périssent plus ou moins rapidement dans l'air suffisamment comprimé. Cette formule ne paraît souffrir d'exception que pour les corpuscules reproducteurs de quelques êtres microscopiques. Pour les animaux dits *supérieurs*, la mort est précédée de convulsions toniques et cloniques d'une violence extrême.

Chez les vertébrés, les accidents rapides dus à la trop grande tension d'oxygène ne commencent à se manifester qu'au moment où l'hémoglobine étant saturée d'oxygène, ce gaz entre à l'état de simple dissolution au contact des tissus. On peut donc dire que les éléments anatomiques sont *anaérobies*.

Les diastases, les venins, les virus vrais, résistent à l'action de l'oxygène à haute tension.

Les êtres actuellement existants à l'état sauvage sur la surface du globe sont accommodés au degré de tension oxygénée sous laquelle ils vivent. Toute diminution, toute augmentation paraît leur être défavorable quand ils sont dans l'état de santé. La thérapeutique peut tirer un parti utile de ces modifications dans les divers états pathologiques.

La pression barométrique et la proportion centésimale de l'oxygène n'ont pas toujours été les mêmes sur notre globe. La tension de ce gaz a vraisemblablement été et continuera sans doute à aller en diminuant. C'est là un facteur dont on n'a pas encore tenu compte dans les spéculations biogéniques.

La puissance de réaction contre ces diverses modifications conduit à supposer que les êtres microscopiques ont dû apparaître les premiers et qu'ils disparaîtront les derniers, lorsque la vie s'éteindra par insuffisance de la tension d'oxygène.

Il est inexact d'enseigner, comme on le fait d'ordinaire, que les végétaux ont dû apparaître sur la terre avant les animaux, afin de purifier l'air de la grande quantité de CO^2 qu'il contenait. En effet, la germination, même celle des moisissures, ne se fait pas dans l'air assez chargé de CO^2 pour être mortel aux animaux à sang chaud.

Des effets toxiques de l'air comprimé ou raréfié.

monstration aussi complète que possible des effets nuisibles et mortels de l'air trop raréfié ou de l'air trop comprimé. Tout dépend de la tension de l'oxygène atmosphérique; lorsque la pression barométrique est trop faible, la tension de l'oxygène diminue dans de telles proportions que les individus meurent, l'hématose étant devenue impossible. C'est l'effet inverse qui se produit avec l'air comprimé : la tension de l'oxygène augmentant, il en résulte une augmentation des combustions de l'organisme, mais à partir de 5 atmosphères ces oxydations se transforment, et il se produit alors un véritable empoisonnement de l'organisme. Les animaux sont pris de convulsions toniques et cloniques des plus intenses et la mort survient rapidement. Cette suppression de la vitalité ne frappe pas que les êtres supérieurs, elle atteint tous les êtres vivants et sauf les diastases, les venins, les virus vrais, tous les autres organismes meurent sous l'influence d'une compression exagérée de l'air.

Mais il n'en est plus de même lorsqu'il s'agit de faibles pressions, de 1 à 2 atmosphères, par exemple, et l'on observe alors des phénomènes physiologiques importants du côté de la respiration, de la circulation, de la nutrition et des organes des sens.

Action sur la respiration.

Pour les effets sur la respiration, tout le monde est d'accord pour reconnaître que, sous l'influence des bains comprimés, il se produit une l'augmentation de la capacité pulmonaire, et cela résulte non seulement de l'ampleur plus grande des inspirations, mais encore de l'augmentation même de la capacité thoracique par suite de l'abaissement du diaphragme rendu plus facile par la diminution de tension des gaz intestinaux. P. Bert, à ce propos, a conseillé d'employer les bains d'air comprimé dans la réduction des hernies, soutenant que l'air ainsi comprimé, en diminuant le développement des gaz intestinaux, favoriserait par cela même la réduction des anses herniées.

Quant aux effets sur la circulation des bains d'air comprimé, les avis sont partagés; pour les uns la circulation est augmentée, pour les autres elle est diminuée (1). Ainsi, pour von Vivenot, le nombre des pulsations est diminué, tandis que pour Bucquoy, qui a observé les ouvriers travaillant à établir les piles du pont de Kehl, les pulsations sont accélérées et augmentées. Cette différence entre les deux observations résulte peut-être de ce fait que Vivenot faisait ses recherches sur des personnes immobiles, tandis qu'au contraire Bucquoy expérimentait sur des individus se livrant à un pénible labeur (2).

Action sur la circulation.

(1) Von Vivenot a constaté que dans les bains d'air comprimé la capacité des poumons augmente; le nombre des inspirations diminue, mais leur profondeur augmente. L'expiration se fait avec plus de peine et plus lentement que dans l'état normal.

Pour von Vivenot, il y aurait une diminution constante des pulsations; sur 425 observations faites sur lui-même, 375 fois il a constaté cette diminution. Le pouls serait petit, filiforme et presque insensible; la pression de la circulation artérielle serait augmentée, tandis que la circulation diminuerait à la périphérie du corps.

Pour Bucquoy et Pravaz, il y aurait accélération du pouls. Pour quelques auteurs, la pression artérielle serait diminuée.

Dans l'air fortement comprimé, Pol et Watellet ont vu les pulsations tomber de 80 à 50; ils ont noté aussi que le sang veineux de la saignée du bras a l'aspect artériel.

Les effets sur la nutrition sont favorables; cependant pour quelques auteurs il y aurait, chez les ouvriers plongés dans les cloches, un amaigrissement au bout de quelque temps, tandis qu'au contraire, chez les personnes faisant usage des bains dans un but thérapeutique, on noterait un accroissement de poids.

Dans le bain, la voix est altérée, elle hausse de ton; d'après Triger, il est impossible de siffler à partir de 3 atmosphères, et d'après Pol et Watellet, il faut faire un certain effort pour parler.

Les douleurs d'oreille sont parfois très vives et tiennent au refoulement de la membrane du tympan et à sa distension.

L'odorat et le toucher perdent de leur acuité.

(2) Parmi les accidents qui se développent chez les ouvriers plongeurs, on constate des paraplégies dont l'étiologie a été donnée par Leyden, qui, dans un cas de paralysie mortelle survenue subitement chez un plongeur qui travaillait à la fondation du pont de Saint-Pétersbourg, a constaté dans la moelle des lacunes, qui seraient dues, d'après lui, à la sortie des gaz contenus dans le sang (*a*).

(*a*) Leyden, *Arch. für Psychiatric and Nervinthrascheit*, B. IV, Heft 2, p. 316.

Action sur la nutrition.

Mais l'action la plus remarquable des bains d'air comprimé est l'activité si favorable qu'ils impriment à la nutrition. Grâce à l'augmentation de tension de l'air comprimé, les combustions s'accélèrent dans tous les points de l'économie, le sang devient plus riche en globules et en matière colorante, l'appétit est meilleur, les forces s'accroissent, et von Vivenot d'une part, en nous montrant l'augmentation dans l'exhalation de l'acide carbonique sous l'influence de ces bains et Jean Pravaz de l'autre, en nous signalant l'accroissement de l'urée, nous ont démontré l'augmentation des combustions organiques sous l'influence des bains d'air comprimé.

Action sur les organes des sens.

L'action sur les organes des sens est tout aussi nette. L'ouïe et la parole sont modifiées, et il se produit dans ces bains une douleur d'oreille, tenant à ce que l'équilibre de pression des deux côtés de la membrane du tympan s'établit difficilement, et cet équilibre sera d'autant plus difficile à obtenir que le malade aura du catarrhe de l'oreille ou la trompe d'Eustache oblitérée. Pour obvier à cet inconvénient, on recommande aux malades de mettre une boulette de coton dans le conduit auditif externe.

Applications thérapeutiques des bains d'air comprimé.

Les applications thérapeutiques des bains d'air comprimé découlent logiquement des propriétés physiologiques qui précèdent. Dans toutes les maladies des organes pulmonaires (1)

(1) Dans les affections du poumon les bains d'air comprimé sont utiles par suite de leur action mécanique ; ils agissent en augmentant la capacité pulmonaire ; ils vident les alvéoles de l'air vicié qu'elles renferment et leur redonnent un peu d'élasticité. C'est surtout dans le catarrhe et dans l'emphysème qu'on peut constater leurs bons effets.

Quant à leur emploi utile dans la phthisie, il n'est pas admis par tous ; quelques médecins, Bertin, Franchet, Torreille, Jaccoud, Mœller, Desay, etc., ont cité des cas favorables. Pour Jaccoud, l'amélioration obtenue serait caractérisée par un retard considérable dans l'extension des lésions et dans une diminution réelle dans l'étendue des altérations préexistantes.

La coqueluche guérirait au bout de dix séances d'air comprimé, d'après Jandhall, Bertin, Moutard-Martin.

L'anémie est diminuée, grâce à l'augmentation d'oxygénation du sang et à l'activité plus grande de la nu-

où nous voudrons augmenter le champ respiratoire, catarrhe chronique, asthme, phthisie pulmonaire, nous pourrons employer cet agent thérapeutique, et je reviendrai sur chacune de ces applications lorsque je vous parlerai du traitement spécial de ces diverses affections.

Mais je crois que l'application la plus heureuse des bains d'air comprimé, celle qui vous donnera des résultats impossibles à obtenir avec une autre méthode, c'est le traitement des maladies où la nutrition s'abaisse et se pervertit, dans l'anémie, dans la goutte, le diabète, la polysarcie (1), l'albuminurie même. Par l'activité plus grande que subissent les combustions de l'économie, on comprend facilement l'utilité de ces bains d'air comprimé dans le traitement de pareils états pathologiques.

Inhalations d'air comprimé et raréfié.

Maintenant que nous avons résumé l'action physiologique et thérapeutique des bains d'air comprimé, étudions les effets des inhalations d'air comprimé et raréfié; ici, comme je vous l'ai déjà dit, le malade est placé dans l'air ambiant,

trition. Ce sont les mêmes causes qui produisent de bons effets contre la goutte, le diabète et l'albuminurie.

Les bains d'air comprimé sont contre-indiqués (Fontaine et Grand) dans les affections cardiaques caractérisées par des lésions volontaires sygmoïdes ou tricuspides ; il en est de même pour la bronchite aiguë et la phthisie pulmonaire à marche rapide (*a*).

(1) Katschenowsky et Leonid Simonoff (de Saint-Pétersbourg) ont montré que les bains d'air comprimé diminuent le poids du corps si le malade a soin de régler en même temps sa nourriture. Charrier a cité deux observations fort concluantes de l'action de l'air comprimé contre l'obésité (*b*).

(*a*) Franchet (Paul), *Des effets physiologiques et des applications thérapeutiques du bain d'air comprimé*. Thèse de Paris, 1873. — Torreille (Alph.), *Considérations sur les effets physiologiques de l'emploi médical de l'air comprimé*. Thèse de Montpellier, 1876. — Bordier, *Emploi médical de l'air comprimé* (*Journal de thérapeutique*, de Gubler, 1876-1877).— Grand, *Considérations physiologiques et thérapeutiques sur l'emploi des bains d'air comprimé*. Thèse de Paris, 1878.

(*b*) Charrier, *Du bain d'air comprimé et de l'aérothérapie dans le traitement de l'obésité* (*Union médicale*, 1880). — Louis Rouxel, *Du traitement de l'anémie et de l'obésité par les bains d'air comprimé*. Thèse de Paris, 1881.

mais il respire dans un masque communiquant avec des appareils spéciaux. Ces derniers sont très répandus en Allemagne; l'un des plus connus est à coup sûr celui de Waldenburg, et je mets sous vos yeux un de ces appareils qui m'a été fort obligeamment confié par le docteur Fontaine.

Appareil de Waldenburg. L'appareil de Waldenburg se compose, comme vous voyez, d'un cylindre de tôle de 1 mètre de hauteur et de 30 centimètres de diamètre. Dans l'intérieur de ce premier cylindre s'en meut un second, ouvert à sa partie inférieure et fermé en haut, de même longueur que le précédent, mais n'ayant que 27 centimètres de diamètre; le premier cylindre supporte trois tiges de fer de 1 mètre de haut, reliées entre elles par des supports formant un triangle. Chacune de ces tiges métalliques présente à son extrémité libre des poulies sur lesquelles s'enroulent des cordes, fixées en dedans sur le couvercle du deuxième cylindre et supportant, à leur extrémité libre, de petites tiges transversales munies de crochets pour y suspendre des poids. Le cylindre interne est muni, à sa partie supérieure, de petites poulies correspondant aux tiges et destinées à guider les mouvements d'ascension de celui-ci. En outre, le couvercle de ce second cylindre est percé de deux ouvertures; l'une communique par un tube avec un entonnoir en forme de masque destiné à s'appliquer sur la bouche du malade, l'autre est en rapport avec un manomètre à mercure.

Le cylindre extérieur est pourvu d'un robinet pour faire écouler l'eau qu'il renferme; en dehors et le long de ce cylindre se trouve un tube de verre gradué, sur lequel on peut voir le niveau du liquide.

Le masque qui termine le tube de caoutchouc est armé d'une virole, munie d'un robinet à trois voies, à l'aide duquel on peut à volonté faire communiquer l'extrémité du conduit, soit avec l'air du cylindre, soit avec l'air extérieur.

Lorsque l'on veut se servir de cet appareil, voici comment on procède : on applique le masque fortement sur le visage ; puis, tenant le robinet d'une main et le masque de l'autre, on combine les mouvements du robinet de façon à faire l'un des temps de la respiration à l'air libre et l'autre dans l'air comprimé ou raréfié. Toujours, ou presque toujours, on fait l'inhalation avec l'air comprimé et l'expiration dans l'air raréfié.

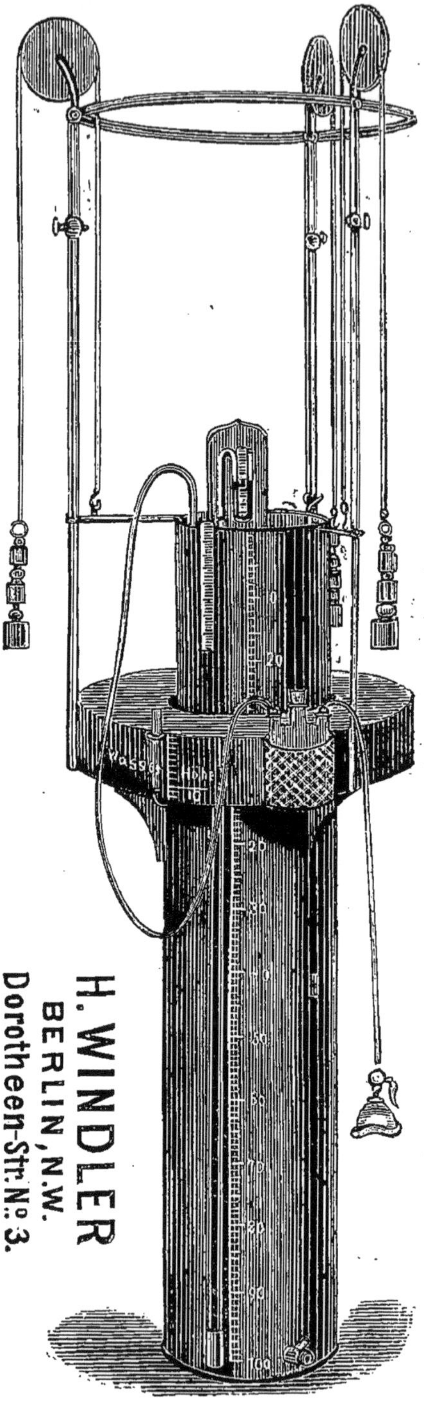

Cet appareil de Waldenburg n'est en résumé qu'une modification peu importante de celui construit à Vienne par Hanke, qui était mû par un soufflet à double soupape. Stork avait déjà fait subir à cet instrument une modification en supprimant le soufflet et en se servant du balancement de l'appareil pour comprimer ou décomprimer l'air. On a construit sur ce principe d'autres appareils, ceux de Berkart à

Londres, de Högyes à Pesth, de Cube à Menton, de Biedert à Worms, de Weil à Berlin.

Appareil de Schnitzler.

L'appareil le plus complet et le plus perfectionné, à coup sûr, est celui qui existe à la polyclinique de Vienne et qui a été construit sur les indications du docteur Schnitzler. Cet instrument, que j'ai vu fonctionner aux congrès de Bruxelles et de Genève, est un double gazomètre qui permet, grâce à la manœuvre d'un robinet spécial, de faire successivement et sans temps d'arrêt l'inhalation dans l'air comprimé et l'expiration dans l'air raréfié (*a*).

Dans tous ces appareils, la manœuvre la plus difficile est celle du robinet, manœuvre que le docteur Smester vient heureusement de supprimer. Smester a d'abord démontré ce premier fait que la respiration peut se faire par la bouche et par le nez, mais jamais simultanément par l'un et par l'autre (1); il supprime donc le masque et place dans la bouche du malade un petit tube en verre qui correspond avec un appareil automatique permettant de faire communiquer cet instrument soit avec de l'air comprimé, soit avec de l'air raréfié.

(1) Smester est arrivé à démontrer physiologiquement et anatomiquement le mécanisme de la respiration par le nez et par la bouche. Voici ses conclusions :

1° L'inspiration, dit ce médecin, se fait ou par le nez seul, ou par la bouche seule ;

2° L'inspiration simultanée, par le nez et par la bouche, est physiologiquement et anatomiquement impossible ;

3° L'expiration se fait ou par le nez seul, ou par la bouche seule ;

4° L'expiration simultanée par le nez et par la bouche est physiologiquement et anatomiquement impossible ;

Ces quatre propositions peuvent se résumer par une loi :

« La *respiration* se fait ou par le nez seul, ou par la bouche seule ; jamais par les deux orifices en même temps. »

Cette loi, que Smester démontre par des expériences irréfutables, laisse la faculté au médecin de faire respirer le gaz par un simple tube de verre que le malade tient dans la bouche, sans se préoccuper de l'air qui, au moment de l'inspiration du gaz, ne peut pas passer par les narines (*b*).

(*a*) Schnitzler, *Congrès de Genève*, 1878, p. 192.

(*b*) Smester, *Acad. de méd.*, 13 septembre 1881.

Effets Physiologiques.

Action sur la respiration.

Quels sont les effets de ces inhalations d'air comprimé? Elles agissent sur la respiration et sur la circulation. Pour la respiration, l'action est encore plus favorable que le bain d'air comprimé, grâce à l'inhalation dans l'air comprimé et à l'expiration dans l'air raréfié; il se produit un véritable courant d'air dans tous les canaux aériens, qui vide ces conduits des mucosités qu'ils renferment et donne au parenchyme pulmonaire une nouvelle élasticité. Cette activité respiratoire se traduit par une augmentation dans la capacité du poumon que l'on peut juger d'une façon fort nette par la spirométrie. A cet égard, Waldenburg, Huss, Drosdorff (1), Botschetschkaroff, Ducrocq, Lambert (*a*), qui ont étudié cette action physiologique et thérapeutique, sont tous d'un avis unanime.

Action sur la circulation.

Quant à l'action sur la circulation, nous sommes en présence de deux opinions contradictoires. Waldenburg avait établi la loi suivante: que les inspirations d'air comprimé augmentaient la pression dans le système aortique; Lambert et Ducrocq sont arrivés à des résultats absolument opposés (2),

(1) Drosdorff (de Saint-Pétersbourg) a fait des expériences sur la respiration dans l'air condensé ou raréfié; d'après lui, l'inspiration dans l'air comprimé à un degré moyen provoque l'expansion active des poumons et diminue le passage du sang des veines dans les artères. Si la compression de l'air est à un trop haut degré, les parois des vaisseaux intra-pulmonaires se rapprochent et le sang ne passe plus des veines dans les artères.

Le docteur Ignace Hanke (de Vienne), en proposant son appareil, avait surtout pour but de faire inspirer de l'air condensé et expirer de l'air raréfié pour combattre la pénétration insuffisante de l'air dans le sommet du poumon, influence qui serait pour lui une des causes de la tuberculose (*b*).

(2) Waldenburg a établi les lois suivantes:

Les inspirations d'air comprimé augmentent la pression dans tout le système aortique.

Les expirations d'air raréfié dimi-

(*a*) Drosdorf et Botschetschkaroff, *Influence de la respiration d'air comprimé dans l'appareil de Waldenburg sur la pression artérielle* (*Centralbl.* 1875, n° 5). — Ducrocq, *Action physiologique de la respiration d'air comprimé*, thèse de [illegible]ris, 1875. — Lambert, *De l'air comprimé et raréfié*, thèse de Paris, 1877. — [illegible]ss, *Pneumométrie et pneumothérapie*, thèse de Strasbourg, 1876.

(*c*) Ignace Hanke, *Ueber Behandlung des Lungenspitzenkatarss mit Kunstlicher Bevœerderung der inspiration* (*Œsterr. Zeitschrift für Heilkunde*, 13 septembre 1872, n°s 37 et 38).

c'est-à-dire que les inspirations d'air comprimé produisent au contraire l'abaissement dans la pression artérielle et l'augmentation de la tension veineuse.

Applications thérapeutiques. Quoi qu'il en soit, la méthode des inhalations d'air comprimé et raréfié ne s'applique exclusivement qu'aux maladies du poumon. Elles sont inefficaces, si ce n'est dangereuses, contre les maladies du cœur, et malgré les faits favorables que Waldenburg a signalés, Schnitzler, Schreiber, Lambert, Ducrocq, ont démontré leur inutilité absolue dans le traitement des maladies du cœur ; j'ai d'ailleurs insisté sur ce point dans mes premières leçons de clinique thérapeutique (1) ; je n'y reviendrai pas.

Pour les maladies du poumon, au contraire, cette méthode donne d'excellents résultats, et vous verrez, lorsque je vous parlerai de l'emphysème, de l'asthme, de la phthisie pulmonaire, les avantages que l'on a tirés de cette méthode, je vous citerai particulièrement les faits de Sommerbrodh, de von Cube, de Schnitzler, de Cron, de Schreiber, etc. (2).

nuent la pression dans le système aortique.

Lambert est arrivé à des résultats opposés.

Pour lui, les inspirations d'air comprimé produisent l'abaissement de la tension artérielle et l'augmentation de la tension veineuse, elles amènent l'anémie pulmonaire ; les expirations dans l'air raréfié produiraient les effets inverses : l'élévation de la tension artérielle, l'abaissement de la tension veineuse et l'afflux du sang dans le poumon. Cependant il reconnaît que lorsque la raréfaction est poussée trop loin, la tension artérielle s'abaisse.

Ducrocq est arrivé, de son côté, à des résultats à peu près identiques, c'est-à-dire que les inhalations d'air comprimé produisent toujours l'abaissement de pression dans le système aortique et augmentent de pression dans le système veineux (a).

(1) Voir t. Ier, leçons sur le *Traitement des maladies du cœur; du Traitement des affections mitrales compensées*.

(2) Cron se sert comme appareil pneumo-thérapeutique de l'appareil de Biedert ou de celui de Waldenburg. Dans les catarrhes bronchiques aigus, il emploie les inspirations d'air comprimé chargé de sel ammoniaque ; dans les catarrhes chroniques des bronches, il se sert de l'air raréfié comme expectorant. Dans la phthisie au début, il utilise les inspirations

(a) Waldenburg, *Pneumatische Behandlung*, Berlin, 1876.

On s'est encore servi de ces appareils portatifs pour mêler à l'air que l'on inspire des gaz ou des substances balsamiques. C'est ainsi que Cube conseille avec l'appareil de Waldenburg des inhalations de bourgeons de sapin; Cron, des inhalations de chlorhydrate d'ammoniaque; Treutler, un mélange d'air et d'azote (1).

Telles sont, messieurs, les considérations que je voulais vous présenter sur les inhalations et les bains d'air comprimé. Je passe maintenant à un sujet tout aussi important, je veux parler de l'action thérapeutique et physiologique de l'air raréfié.

De l'air raréfié.

Ici, il n'est plus besoin d'appareil, la nature fait tous les

dans l'air raréfié en ayant soin d'augmenter graduellement cette dépression de façon qu'en vingt jours elle égale un soixantième de l'atmosphère.

Dans l'emphysème, Cron utilise l'expiration dans l'air raréfié, et l'inspiration d'une atmosphère chargée de chlorhydrate d'ammoniaque.

Schreiber repousse les appareils pneumatiques dans les affections cardiaques. Dans l'emphysème, il fait des expirations dans l'air raréfié qu'il fait précéder par deux minutes d'inspiration dans une atmosphère faiblement comprimée. Dans les exsudats pleuraux, il remplace avec succès l'air comprimé qu'il préconise aussi après la thoracentèse et l'empyème. Il a utilisé aussi l'aérothérapie dans la chlorose, la symphyse cardiaque et le goître exophthalmique (a).

(1) Treutler (de Blasewitz) a étudié l'action de l'air raréfié artificiellement en ajoutant de l'azote à l'atmosphère; ce mélange est inhalé, au moyen de l'appareil pneumatique de Waldenburg. Sous l'influence de ce mélange, il aurait vu chez les phthisiques revenir le sommeil et l'appétit. Il prépare cet azote de la façon suivante:

Il fait passer lentement de l'air atmosphérique à travers des copeaux de fer imprégnés de sulfate d'oxydule de fer; l'air cède son oxygène pour transformer la liqueur saline en oxyde de fer.

Treutler fait arriver cet azote ainsi préparé à froid dans un appareil pneumatique avec un mélange en proportions variées d'air atmosphérique (b).

(a) Cron, *Beitrag zur pneumatischen Therapie* (*Berlin. Klin. Wochens.*, n° 39, p. 588; n° 40, p. 602, et n° 41, p. 612, 29 septembre, 6 et 13 octobre 1879). — Schreiber, *Ueber die praktische Bedeutung der pneumatischen transportablen Apparate bei Herzund Lungenkrankheiten* (*Berlin. Klin. Wochens.*, n° 5, p. 70, 2 février 1880).

(b) Treutler, *Ueber einige Wirkungen Künstlich rarefieirter bei Lungenkrankheiten* (*Berlin. Klin. Wochens.*, n° 50, p. 729, 1876). *Die Herstellung and Anwendung seiner Stickthoffinhalationen gegen Lungenkrankheiten* (*Berlin. Klin. Wochens.*, n° 16, 1879).

frais de la médication et les altitudes variables nous donnent un air de moins en moins comprimé.

De l'habitat de l'homme aux différentes altitudes.

L'homme, vous le savez, vit à des hauteurs bien différentes. En Europe, ces hauteurs ne dépassent pas 2 500 mètres. Je vous rappelle à cet égard que l'hospice du Saint-Gothard est à 2090 mètres, celui du Saint-Bernard à 2490, et qu'enfin Davos, où nous envoyons nos tuberculeux, est à 1650 mètres.

En Amérique, on trouve des hauteurs bien plus considérables. L'homme a fondé de grandes cités à des altitudes relativement élevées, à Mexico, qui est à 2090 mètres; à Quito, 2910 mètres; à Potozi, 4165 mètres. Nous trouvons même un chemin de fer, celui de Callao à l'Oroja, à 4760 mètres.

En Asie centrale, dans l'Himalaya, l'habitation de l'homme est encore plus élevée. Lehg, capitale du Petit Thibet, est à 3505 mètres, et il y a grand nombre de villages à 4500 ou 4900 mètres.

Quelles sont les conséquences physiologiques de ces altitudes élevées? Elles doivent être étudiées dans deux circonstances. Ou bien l'homme est né sur ces hauteurs et y passe sa vie, ou bien il a vécu dans les plaines et atteint plus ou moins rapidement ces hautes régions.

Chez les habitants des hauts plateaux, on constate un affaiblissement de l'organisme, de la pâleur des tissus qui résultent d'un défaut d'oxygénation des globules sanguins. C'est ce que Jourdanet a décrit sous le nom d'*anoxyhémie* (1).

(1) Jourdanet décrit cette anémie sous quatre formes : l'anoxyhémie anémique des altitudes; l'anoxyhémie vertigineuse, l'anoxyhémie hypocondriaque et enfin l'anoxyhémie dyspepsique. Cet état d'anémie empêcherait l'évolution de la tuberculose.

L'altitude empêche aussi le développement des fièvres miasmatiques, comme la fièvre intermittente ou la fièvre jaune.

Sur le plateau de Anahuac, où est placé Mexico, la mortalité des enfants est considérable et elle s'élève à 33 pour 100 pour la première année de la naissance.

Cette mortalité serait produite par les méningites et par les fièvres éruptives. Les maladies prendraient très rapidement à cette altitude un cachet typhoïde.

Contrairement à l'opinion de Jac-

Tous ces symptômes résultent de la diminution dans la quantité et la tension de l'oxygène atmosphérique, ce qui rend l'hématose difficile et permet ainsi aux influences extérieures d'agir avec une grande intensité sur la surface du corps. D'ailleurs ces phénomènes morbides prennent un haut degré d'acuité lorsqu'au lieu d'escalader des montagnes, l'homme s'élève dans l'air au moyen des ballons; dans ces cas on peut atteindre des hauteurs où la vie n'est plus possible. Rappelez-vous, messieurs, à ce sujet, la catastrophe récente du *Zénith*, où périrent Sivel et Crocé-Spinelli (1).

Du mal des montagnes

Quant à l'individu qui vient de la plaine et qui gravit les hauteurs, il subit un ensemble de phénomènes que l'on a décrit sous le nom de *mal des montagnes;* mal caractérisé par une lassitude extrême, un grand abattement moral, des vertiges, de la somnolence, des vomissements; le pouls devient dicrote, la respiration irrégulière et le malade peut succomber avec tous les phénomènes de l'algidité (2).

coud, les habitants des hauts plateaux auraient plutôt la peau anémiée que congestionnée, ce qui montre qu'il y a une différence très considérable entre les gens qui naissent et vivent jusqu'à leur mort sous la même pression, et ceux qui, nés dans les plaines, vont provisoirement et pendant quelque temps vivre dans les altitudes élevées.

(1) On a une relation très exacte de l'accident du *Zénith* faite par Gaston Tissandier, le seul survivant de cette ascension. C'est le 15 avril 1875, à 11 heures 35 du matin que l'aérostat du *Zénith* s'élevait de terre à l'usine à gaz de la Villette à Paris. La nacelle contenait trois voyageurs, Crocé-Spinelli, Sivel et Gaston Tissandier; à 4300 d'altitude les aéronautes commencèrent à inhaler de l'oxygène; à 7450 mètres les voyageurs perdent tous connaissance; à 3 heures 30 minutes Gaston Tissandier sort de son engourdissement et constate la mort de Sivel et de Crocé-Spinelli. Le *Zénith* descendit à Ciron (Indre), à 250 kilomètres de Paris.

Les tubes barométriques témoins montrèrent que le ballon s'était élevé à 8000 mètres (*a*).

(2) Les symptômes du mal des montagnes portent sur l'innervation, la locomotion, la circulation, la respiration, la digestion.

Du côté de la digestion, on remarque une soif exagérée, du dégoût pour les aliments, manque de sapidité des liquides, nausées et vomissements.

La respiration est plus fréquente,

(*a*) Journal *la Nature*, 1er mai 1875, p. 337 et 344.

On peut, dans une certaine mesure, combattre ce défaut de tension de l'oxygène dans les hautes altitudes en faisant, comme l'a conseillé Bert, des inhalations de ce gaz, et si les deux malheureux aéronautes sont morts, c'est qu'ils n'avaient pas eu le courage, dans l'état d'abattement où ils se trouvaient, de maintenir à leur bouche les tubes des ballons contenant l'oxygène. Bert a pu soutenir dans des cloches des décompressions considérables à condition d'inhaler constamment de l'oxygène.

Applications thérapeutiques de l'air raréfié.

Quelles conséquences thérapeutiques pouvons-nous tirer de la diminution de pression atmosphérique ? C'est là le point qui

plus courte, difficile, entrecoupée et anxieuse, avec parfois des douleurs de poitrine. Pour quelques autres, pour Jaccoud, entre autres, le nombre et l'amplitude des respirations augmentent sur l'Engadine (station de Saint-Moritz à 1 855 mètres au-dessus du niveau de la mer).

La circulation est accélérée ; le pouls devient fréquent, même après un long repos et à de grandes hauteurs l'accélération du pouls devient insupportable ; elle s'accompagne de bourdonnements d'oreille et de palpitations plus ou moins violentes. D'après les observations de Mermod, à Erlangen, Lausanne, Sainte-Croix; de Jaccoud sur l'Engadine, l'accélération du pouls n'est pas transitoire, et persiste pendant le séjour sur les lieux élevés.

Lortet a montré que la tension artérielle diminue beaucoup ; Guibert, au contraire, a trouvé le pouls vibrant.

Les vaisseaux veineux sont pleins ; il y a de la congestion de la peau, des lèvres, des conjonctives, face vultueuse, lèvres bleues et gonflées. Parfois ; au contraire, la face devient pâle, et il peut y avoir syncope.

On a noté des hémorrhagies nasales, pulmonaires, auriculaires, intestinales ; on a même vu de l'hématurie légère.

L'un des premiers signes du mal des montagnes est le « coup aux genoux », la pesanteur des membres inférieurs ; le moindre travail devient très pénible. Hamel affirme même que la parole fatigue.

En même temps le patient ressent une douleur de tête insupportable. Il y a des bourdonnements d'oreille, de la diminution du goût et de l'odorat; parfois des troubles visuels, des éblouissements et, d'après Gérard et Henderson, une grande prostration intellectuelle.

Tous ces symptômes sont du reste ordinairement en rapport avec l'altitude. On a noté des cas de mort dans des ascensions sur les Andes et sur l'Himalaya.

Lorsque le voyageur s'arrête, assis ou couché, à des hauteurs moyennes, les symptômes s'amendent, il y a une sensation de bien-être, tout se calme, pour reparaître cependant avec la marche.

A de grandes hauteurs, il n'en est pas ainsi et le calme revient bien difficilement.

nous reste à examiner. C'est à Jourdanet que revient l'honneur d'avoir établi la conséquence la plus importante de la diminution de la pression au point de vue des affections pulmonaires; il nous a montré qu'à partir de 2 000 mètres la phthisie pulmonaire devient tellement rare, que l'on peut dire qu'à cette altitude elle n'existe pas.

Immunité à la phthisie.

Jourdanet a basé son opinion sur les statistiques les plus sérieuses; ayant séjourné pendant des années sur le plateau de l'Anahuac, il a recueilli un grand nombre d'observations qui lui ont permis d'affirmer que dans ce point du globe et à cette hauteur, non seulement la tuberculose pulmonaire était un fait extrêmement rare chez les indigènes, mais encore que les étrangers partageaient cette même immunité. Jourdanet pendant quatre ans et demi a fait, à Mexico, où il pratiquait la médecine, 30 000 visites et n'a rencontré que 6 cas de phthisie. On pourrait objecter que la clientèle riche est seule indemne, mais la statistique du docteur Jimenez, médecin de l'hôpital de Mexico, vient répondre à cette objection. Sur les 11 963 malades que ce praticien a reçus dans son service pendant quatorze ans, on ne compte que 143 phthisiques.

Le docteur Lortet a recherché quelles variations présentait la température du corps pendant les ascensions, pendant l'immobilité et pendant la marche et il a établi le tableau suivant :

	Altitude en mètres.	Ascension du 17 août.		Ascension du 26 août.		Température de l'air.		Nombre des pulsations par minute. en marchant.
		Immob.	Marche.	Immob.	Marche.			
Chamounix......	1000	36.5	36.3	37.0	35.3	+10.1	+12.4	63
Cascade du Dard.	1500	36.4	35.7	36.3	34.3	+11.2	+13.4	70
Chalet de la Para.	1605	36.6	34.8	36.3	34.2	+11.8	+13.6	80
Pierre pointue...	2049	36.5	33.3	36.4	33.4	+13.9	+14.1	108
Grands-Mulets...	3050	36.5	33.1	36.3	33.3	— 6.3	— 1.5	116
Grand Plateau...	3932	36.3	32 8	36,7	32.5	— 8.2	— 6.4	128
Bosse du Dromadaire.........	4550	36.4	32.2	36.7	32.3	—10.3	— 4.2	136
Sommet du mont Blanc.........	4810	36 3	32.0	36.6	31.8	— 9.1	— 3.4	172

La loi qu'a établie Jourdanet ne s'applique pas exclusivement au plateau de l'Anahuac, et nous voyons dans les autres pays du monde cette même immunité à la phthisie se produire à certaines altitudes.

Ainsi, sans quitter l'Amérique, Guilbert (1) a signalé le même fait se produisant en Bolivie. Le docteur Toner (2), pour les Etats-Unis, a démontré que la mortalité par la phthisie diminue avec l'altitude.

En Afrique, en Abyssinie, le docteur Antoine Abadie affirme que la phthisie n'existe pas; dans l'Asie centrale, les frères Schlagintweit (*a*) disent: « Quant aux maladies chroniques de la poitrine, nous n'avons pu les observer nulle part chez les Tibétains. »

Quant à l'Europe, cette immunité à la phthisie se produirait à des altitudes variables. Pour la Suisse, cette altitude serait de 1 300 à 1 400 mètres; Muller affirme, en effet, qu'à cette hau-

(1) En 1862, le docteur Guilbert, qui exerce en Bolivie, soutenait les conclusions suivantes: 1° l'absence de la phthisie pulmonaire sur les indigènes des Cordillères, sans condition d'origine, indienne ou européenne; 2° la curabilité de cette maladie par un séjour prolongé dans ces climats et dans une proportion telle que la curabilité ne doit plus être considérée comme l'exception.

Le docteur Guilbert vantait surtout la ville de Quito, altitude de 2 667 mètres; de Bogota, où la température à toutes les saisons est à peu près uniforme à 15 degrés, et les villes d'Antisana (4 430 mètres) et de Corocoro (4 430 mètres), où la température varie de 15°,3 en hiver à 15°,8 en été (*b*).

(2) Voici les chiffres du docteur Toner, à propos de la mortalité par la phthisie:

	Moyenne d'élévation.	Phthisie p. 100 décès.
Arizona.......	1980	2,52
Colorado......	2146	7,59
Idaho.........	1915	10,00
Montana	1426	9,18
Nevada.......	1786	8,00
New-Mexico..	1750	3,00
Utah	1800	6,25
Wioming.....	2370	5,40

Par comparaison.

Connecticut............	20	pour 100
Columbia..............	21	—
Maine	26	—
Massachusets..........	22	—
New-Jersey	22	—
New-York.............	27	— (*c*).

(*a*) Schlagintweit, t. V, p. 523.
(*b*) Docteur Guilbert. Thèse inaugurale, 1862.
(*c*) Toner, *Dictionary of Elevation*, New-York, 1864, p. 21.

teur il n'y a eu qu'un cas de phthisie sur 1 000 habitants dans la période quinquennale de 1865 à 1869.

Comme vous le voyez, messieurs, la loi posée par Jourdanet se généralise à tous les points du globe. D'ailleurs, nous reviendrons plus complètement sur cette question lorsque je vous parlerai du traitement de la phthisie. Je vous montrerai alors la différence qui existe entre les climats des montagnes et les climats des plaines, différence que Jaccoud a caractérisée d'un mot fort heureux en disant que, tandis que les premiers sont les agents de la thérapeutique, les seconds n'en sont que les témoins (*a*).

Des climats d'altitude et des climats de montagnes.

Déjà, à propos de l'altitude, Jourdanet avait établi deux espèces de climats, les climats d'altitude et les climats de montagne. Les climats d'altitude sont ceux qui, par une élévation suffisante combinée avec la distance de l'équateur, entraînent des signes certains d'une altération respiratoire. Les climats de montagne, au contraire, sont ceux qui sont caractérisés par une pression barométrique qui n'entraîne pas de symptômes nuisibles, mais peut produire au contraire des résultats heureux sur la santé.

Du climat.

La pression barométrique ne constitue pas cependant à elle seule l'élément le plus important du climat, et l'on donne ce nom à l'ensemble des éléments météorologiques qui viennent modifier l'atmosphère; température, humidité atmosphérique, électricité atmosphérique, mouvements de l'atmosphère, constituent par leur ensemble ce qu'on étudie sous le nom de *climats*.

Climatologie médicale.

Je ne puis ici, messieurs, vous tracer l'histoire de la climatologie médicale. Vous trouverez dans les ouvrages spéciaux, et en particulier dans le travail si complet de Lombard (de Genève) (*b*), l'histoire complète de cette importante partie de

(*a*) Jaccoud, *Curabilité et Traitement de la phthisie pulmonaire*, 1881.

(*b*) Lombard, *Traité de climatologie médicale*, en 4 volumes, 1877.

l'hygiène médicale. Je ne puis que vous signaler ici les points les plus importants de cette étude.

Division des climats.

Pour étudier les climats, on les a divisés d'une façon plus ou moins artificielle en climats chauds, tempérés ou froids (1)

(1) Lombard divise les climats d'après la température annuelle en climats chauds, tempérés et froids.

1° Les climats chauds se subdivisent en :

A. Climats brûlants dont la moyenne dépasse 25 degrés et que l'on doit distinguer en desséchants (Afrique et Arabie) ou très humides (Batavia).

B. En climats très chauds dont la moyenne oscille entre 20 et 25 degrés;

C. En climats chauds dont la moyenne annuelle varie entre 15 et 20 degrés.

2° Les climats tempérés varient de 15 à 20 degrés et peuvent être divisés en :

A. Climats tempérés froids compris entre 5 et 10 degrés.

B. Climats tempérés chauds de 10 à 15 degrés.

3° Les climats froids peuvent être classés en trois divisions :

A. Climats avec une moyenne annuelle de + 5 à 0 degré.

B. Climats très froids avec une moyenne de 0 à — 10 degrés.

C. Climats glacés de — 10 à — 19 degrés.

Rochard a divisé les climats de la façon que voici :

1° *Climats torrides* de l'équateur thermal à la ligne isotherme de + 25 degrés ;

2° *Climats chauds* de la ligne isotherme de + 25 degrés à la ligne isotherme de + 15 degrés;

3° *Climats tempérés* de la ligne isotherme de + 15 degrés à la ligne isotherme de + 5 degrés ;

4° *Climats froids* de la ligne isotherme de + 5 degrés à la ligne isotherme de — 5 degrés ;

5° *Climats polaires* de la ligne isotherme de — 5 degrés à la ligne isotherme de — 15 degrés.

Martin (de Montpellier) partage la France en cinq climats territoriaux :

1° Le climat vosgien ou du Nord-Est circonscrit par la chaîne des Vosges ;

2° Le climat séquanien ou du Nord-Ouest traversé par la Seine (*Sequana*) ;

3° Le climat girondin ou du Sud-Ouest compris entre la Gironde et les Pyrénées ;

4° Le climat rhodanien ou du Sud-Est, des deux côtés du Rhône ;

5° Enfin le climat méditerranéen ou provençal.

Quant aux climats d'hiver, on a proposé diverses classifications. Piétra-Santa a présenté la suivante :

1° La zone maritime ou du littoral comprenant : par exemple, Cannes, Menton, Ajaccio et les quartiers Saint-Eugène à Alger, ceux des Ponchettes et la promenade des Anglais à Nice, les quartiers des îles d'Or et au Château à Hyères ;

2° Zone des colonies qui comprend Pau, Orthez et les quartiers de Mustapha supérieur à Alger, de Carabacel à Nice, celui de Costebelle à Hyères et enfin le village du Cannet ;

3° Zone mixte ou intermédiaire, forêt d'Arcachon, Montpellier et Amélie-les-Bains.

Bennett divise les climats européens en trois groupes :

1° Littoral du golfe de Gênes, depuis Toulon jusqu'à Massa ;

2° Côtes orientales de l'Espagne depuis Barcelone jusqu'à Gibraltar ;

dans lesquels, suivant les auteurs, on admet des subdivisions plus ou moins nombreuses. Je ne puis entrer ici, messieurs, dans toute cette partie de la météorologie qui touche à l'hygiène, partie qui prend de nos jours une importance de plus en plus considérable et qui a permis d'établir, grâce à la rapidité des communications, une météorologie scientifique.

Lombard, dans son traité de climatologie médicale, s'est efforcé d'établir les lois qui régissent les climats, et c'est ainsi qu'il a créé les lois de périodicité, de succession, d'intensité et de variabilité (1). Je vous renvoie à vos traités d'hygiène et à l'ouvrage de Lombard pour l'étude de cette question, ne désirant que vous signaler le plus brièvement possible l'influence de la température.

De la température

Parmi les éléments météorologiques du climat, la température joue l'un des rôles le plus important, surtout au point de vue des affections pulmonaires. L'homme peut supporter

3° Les îles méditerranéennes.

Théodore Williams adopte la classification suivante :

1° Climats de terre tempérés, humides (Arcachon, Pau, Bagnères-de-Bigorre) ;

2° Climats secs du bassin de la Méditerranée (Hyères, Cannes, Nice, Menton, Alger, etc.) ;

3° Climats très secs de l'Afrique (Egypte, Cap et Natal) ;

4° Climats humides et chauds de l'Atlantique (Madère, Canaries, etc.) (*a*)

(1) La notion de climats comprend un grand nombre d'éléments météorologiques, qui sont la composition de l'atmosphère, la température, l'humidité de l'atmosphère, l'électricité, les courants atmosphériques, enfin la pression barométrique.

Tous les climats sont soumis aux quatre lois suivantes : 1° Loi de périodicité, constituée par le retour périodique des phénomènes météorologiques sous l'influence de la révolution diurne et annuelle de la terre autour du soleil ;

2° Loi de succession, que Lombard appelle aussi *loi d'antécédent*, est caractérisée par la diversité d'action des phénomènes météorologiques, selon qu'ils ont été précédés de circonstances atmosphériques différentes. Ce qui fait que quoiqu'au point de vue météorologique le printemps et l'automne aient une grande ressemblance, ils ont cependant une différence très marquée, parce que l'un succède à l'hiver et l'autre à l'été ;

3° Loi d'intensité, qui est caractérisée par l'étendue des phénomènes atmosphériques ;

(*a*) Lombard, t. Ier, p. 213. — Rochard, *Nouveau Dict. de méd. et de chirurg.* — Pietra-Santa, *Du traitement de la phthisie.*

les extrêmes les plus considérables de la température (1) et nous le voyons vivre sur les bords de la mer Rouge avec une température, à l'ombre, de 44 degrés au-dessus de zéro et dans l'Amérique du Nord avec une température de 56 degrés au-dessous de zéro, ce qui fait une différence de 100 degrés.

Pour apprécier cette température dans tous les points du globe, Humboldt a réuni par des lignes les lieux où les températures annuelles moyennes sont égales, ce sont les lignes isothermiques, puis sont venues les lignes isothères et isochimènes, qui indiquent, les premières, les moyennes de l'été, et les secondes, les moyennes de l'hiver.

Je mets sous vos yeux l'une de ces cartes, qui vous montrera pour l'Europe le chemin sinueux que parcourent ces différentes lignes.

Je joins à cette carte un tableau schématique qui vous permettra d'apprécier rapidement la température moyenne des saisons dans les différents lieux où l'on a l'habitude d'envoyer les malades atteints d'affections pulmonaires. Vous verrez par la suite de ces leçons l'importance de ces stations dites *hivernales* dans les maladies du poumon, et nous aurons longuement à discuter les indications et contre-indications de

4° Loi de variabilité, qui est l'étendue de la fixité ou de la mobilité des phénomènes météorologiques (*a*).

(1) Les froids extrêmes que l'homme a à supporter ont été surtout observés dans l'expédition au pôle nord. Dans l'expédition du capitaine Nares, faite de 1875 à 1876 à une latitude de 83°,20, on a observé pendant treize jours une température de — 68 degrés. Quant à la température la plus élevée, elle a été observée au Sénégal ; elle est de 48 degrés à l'ombre. Le docteur Arnaux, en Algérie, a constaté le 25 mai 1848, la température la plus élevée au rayon solaire, elle était de 72°,5, température capable d'amener la coagulation de l'albumine. A propos de ces températures élevées, l'homme peut supporter pendant quelques instants, grâce à la transpiration cutanée, des températures bien plus élevées. C'est ainsi qu'à Paris, au Hammam, on peut rester dans une étuve à plus de 90 degrés, et tout le monde connaît le fait cité par Tillet des jeunes filles employées au four banal de Larochefoucault, qui restaient dix minutes dans une température de 132 degrés.

(*a*) Lombard, t. Ier, p. 185.

ces stations. L'air froid et humide a, en effet, comme vous le savez, une action manifeste sur le développement des maladies de la poitrine, et cela se comprend facilement lorsqu'on songe au contact incessant de cet air avec la muqueuse respiratoire.

Telles sont les quelques considérations que je voulais vous présenter sur l'aérothérapie et je désire terminer cette trop longue leçon par quelques mots sur l'influence de certains mouvements au point de vue du développement des fonctions du poumon, sur ce que l'on a décrit sous le nom de *gymnastique respiratoire*.

De la capacité pulmonaire. des spiromètres.

La capacité pulmonaire, comme vous le savez, est variable suivant les individus ; la taille, le diamètre du thorax, l'âge, le sexe, l'exercice, les maladies font varier cette capacité que l'on peut apprécier au moyen de certains instruments appelés *spiromètres* (1).

La *spirométrie* ou plutôt la *pneumatométrie* ont été le sujet de mémoires importants, parmi lesquels il faut citer en première ligne celui de Hutchinson, qui fut publié en 1846 (*a*),

(1) Les spiromètres sont conçus sur différents modèles : les uns, comme celui de Hutchinson, sont de véritables gazomètres que l'on remplit plus ou moins complètement par une expiration extrême ; le spiromètre de Galante est construit sur ce principe : c'est une poche en soufflet que l'on remplit par une expiration forcée, un cadran indique la quantité d'air ainsi expirée.

Le spiromètre de Guillet est construit sur un tout autre principe, c'est en mesurant la quantité de tours que fait une roue à ailette, placée dans un tube dans lequel on expire avec force, que l'on mesure la quantité d'air ainsi expirée. Enfin, il est des spiromètres très analogues à nos compteurs à gaz.

Dally a donné d'ailleurs un moyen fort simple d'apprécier la capacité pulmonaire extrême, c'est celui de faire compter à haute voix, après une inspiration profonde ; un individu bien constitué doit ainsi atteindre le nombre de 40 sans reprendre haleine.

Marey se sert d'un appareil enregistreur appelé *pneumographe*, qui permet de juger par des tracés du rythme et de l'amplitude des inspirations.

(*a*) Hutchinson, *Contribution to vital Statisties* (*Journal of the Statistical Society of London*, vol. VII, p. 193 ; *On the Capacity of the lungs and on the respiratory functions* (*Trans. of the medic. chir. Soc.*, p. 157).

travaux qui nous ont permis de connaître dans ses plus intimes détails la puissance respiratoire.

Parmi les inspirations, on distingue les inspirations extrêmes et les inspirations ordinaires; les premières ne représentent pas la capacité totale du poumon, car il reste toujours une certaine quantité d'air dans le thorax: c'est le résidu respiratoire. La capacité totale du poumon sera donc représentée par l'inspiration extrême, plus le résidu respiratoire. Cette capacité inspiratrice extrême, *capacité vitale*, comme dit Hutchinson, varie entre 2 litres et 2 litres et demi; bien moindre est la capacité des inspirations ordinaires qui correspondent en moyenne à un demi-litre (1).

(1) Après une expiration ordinaire il reste toujours dans le poumon une certaine quantité d'air; une partie pourrait être expulsée par une contraction violente des parois thoraciques, c'est la réserve respiratoire; l'autre partie n'est pas expulsée même par une expiration forcée, c'est le résidu pulmonaire.

Milne-Edwards appelle capacité inspiratrice extrême des poumons la quantité dont ces organes se dilatent lorsqu'ils passent de l'état d'expiration forcée à celui résultant de l'inspiration la plus grande qu'on puisse exécuter, et la capacité absolue des poumons correspond à la capacité de ces organes, après une expiration forcée, plus le volume dont ils augmentent lors de leur plus grande dilatation.

La capacité inspiratrice ordinaire consiste dans l'augmentation qui se produit dans une inspiration normale après une expiration ordinaire.

Enfin, on appelle complément respiratoire la quantité d'air que par une inspiration forcée on peut ajouter à celui qui est introduit dans les poumons par une respiration ordinaire.

La capacité inspiratrice extrême a été mesurée au moyen des spiromètres. Hutchinson a examiné plus de deux mille personnes et a trouvé qu'elle répondait à environ 3 litres et demi, mais variait avec les individus et était en rapport constant avec la taille. Il a constaté que, toutes choses égales d'ailleurs, pour des hommes, adultes et en bonne santé, d'une taille de 1m,50 à 1m,80, les plus petits avaient une capacité inspiratrice extrême d'environ 2 litres 3 quarts et que cette capacité augmentait d'environ 5 centilitres par chaque centimètre d'élévation de la taille. Simon, Woorhelm, Schneevagt ont fait des expériences analogues et ont aussi constaté les variations dues à la taille. Pour Hutchinson, il n'y a aucun rapport constant entre la capacité absolue du thorax à l'état de repos et l'élévation de la taille.

D'après Fabuis, Buys-Ballot et Arnold, il y a une relation entre la circonférence du thorax et la capacité inspiratrice.

Pour Arnold, une circonférence thoracique de 65 centimètres corres-

La gymnastique a une influence prépondérante sur la capacité de l'appareil respiratoire, les travaux de Hillairet et

pondrait, terme moyen, à une capacité de 2580 centimètres cubes; pour une circonférence de 80 centimètres on aurait 3480 centimètres cubes, et 4080 pour une circonférence de 90 centimètres, c'est-à-dire que pour chaque centimètre d'accroissement de la circonférence thoracique on aurait une augmentation de 60 centimètres cubes environ.

La capacité inspiratrice dépend, non pas toujours de la circonférence du thorax qui peut varier avec l'état d'embonpoint du sujet, mais de la grandeur de la cavité et de la mobilité des parois du thorax, et Milne-Edwards fait remarquer que l'augmentation de la capacité inspiratrice correspondante à une plus grande mobilité des parois thoraciques croît avec le développement de la poitrine.

Pour une augmentation de 1 centimètre dans la dilatabilité du thorax l'augmentation de capacité est de 160 centimètres environ chez l'homme dont la circonférence thoracique est de 75 centimètres; de 180 centimètres cubes chez ceux dont la circonférence est de 80 centimètres; de 210 centimètres cubes chez ceux dont la circonférence est de 85 centimètres et 240 centimètres cubes chez ceux dont la circonférence est de 90 centimètres.

La capacité inspiratrice peut varier selon la position qu'occupe l'individu en observation : couché sur le dos ou sur le ventre, il inspire moins d'air que dans la station verticale; il inspire moins aussi si le thorax est emprisonné dans un vêtement un peu serré.

Le poids du corps ne semble devoir avoir quelque influence que s'il y a une surcharge graisseuse gênant le jeu des organes.

Avec l'âge peut varier la capacité inspiratrice qui, d'après Wintrich, diminue notablement entre l'âge de 50 et de 60 ans, époque à laquelle du reste diminue l'élasticité des cartilages costaux.

Pour Hutchinson, la capacité vitale augmente de 20 à 35 ans et décline plus tard. Voici les moyennes qu'il a obtenues :

15 à 25 ans.	220 pouc. cub.	ou	3520cc
25 à 30 —	222	—	3552
35 à 40 —	228	—	4648
40 à 45 —	212	—	3392
45 à 50 —	201	—	3216
50 à 55 —	197	—	3152
55 à 60 —	182	—	2912

Bourgery arrive à des résultats analogues, et, pour lui, c'est à 30 ans que, par une inspiration forcée, on peut faire entrer la plus grande quantité d'air dans la poitrine.

Le sexe amène des différences notables. Pour Herbst, la capacité inspiratrice de la femme serait à celle de l'homme comme 2 est à 3.

D'après Bourgery, la femme adulte inspirerait de $1^l,10$ à $2^l,20$, tandis que l'homme inspirerait $2^l,50$ à $4^l,30$.

Pour Arnold, chez une femme de $1^m,44$, la capacité inspiratrice est de 2 litres et augmente d'environ 40 centimètres cubes par centimètre d'élévation de la taille.

Les professions qui ont une influence sur la dilatabilité du thorax en ont une aussi sur la capacité respiratrice; l'exercice augmente cette capacité et chez les hommes robustes, chez les manœuvres dont les muscles thoraciques fonctionnent énergiquement, la capacité est plus grande que chez les

de Marey, de Chassagne et de Dally, nous démontrent ce fait d'une façon péremptoire ; je reviendrai plus longuement sur gens sédentaires privés d'exercice. Les maladies des viscères abdominaux par la gêne mécanique qu'ils provoquent ont aussi une grande influence. D'après Fabuis et quelques autres physiologistes, la grossesse n'aurait cependant pas une action manifeste. Il n'en est pas de même de la tuberculose et de l'emphysème pulmonaire.

D'après Hutchinson, au début de la phthisie pulmonaire dans la première période, la capacité inspiratrice extrême est diminuée d'un dixième et demi et d'un sixième à la deuxième période. Et même, d'après Woorhelm-Schneevogt, chez les gens non tuberculeux, mais issus de tuberculeux, la capacité inspiratrice est inférieure au taux normal.

La capacité respiratoire ordinaire est variable. D'après Borelli, elle est d'environ 288 centimètres cubes ; Goodwyn et Davy avaient trouvé 280 centimètres cubes, tandis que Menziès, Dalton, Vierordt et Valentin avaient évalué le volume d'air à plus d'un demi-litre.

La taille des individus, leur état de santé, leur âge, peut faire varier les résultats obtenus.

Herbst a constaté qu'un homme de taille moyenne et d'une bonne santé donnait à chaque inspiration de 20 à 25 pouces cubes d'air, tandis qu'un homme petit et d'une constitution plus faible donnait 16 à 18 pouces cubes. Pour Bourgery, le volume d'air nécessaire à une inspiration ordinaire varie avec l'âge et suit une progression géométrique entre 7, 15, 30 et 80 ans. Herbst avait trouvé chez trois garçons de 11 à 13 ans la capacité inspiratrice extrême variant entre 70 et 96 pouces cubes, et chez trois jeunes gens de 21 à 23 ans, de constitution robuste, elle variait entre 160 et 190 pouces cubes. Quant au nombre de mouvements respiratoires, voici ce que l'on a observé :

L'homme adulte à l'état de repos et en santé exécute par minute de 15 à 22 respirations ; mais cependan ce nombre peut varier comme le montre le tableau de Hutchinson, tableau résultant de l'examen d'un grand nombre d'individus.

Nombre des inspirations par minute.	Nombre d'hommes où ces nombres ont été observés.
6	1
9	1
10	2
11	1
12	19
13	10
14	21
15	12
16	216
17	95
18	181
19	70
20	510
21	120
22	130
23	41
24	220
25	16
26	8
27	2
28	20
29	2
30	6
31	0
32	6
33	0
34	1
35	0
36	1
37	0
38	0
39	1
40	1

Chez les jeunes enfants, on note une plus grande fréquence de respiration ; au moment de la naissance la

ce sujet lorsque je vous parlerai du traitement hygiénique et préventif de la phthisie pulmonaire (1).

moyenne est à peu près le double de celle de l'homme de 20 ans.

Quetelet (de Bruxelles) a constaté que la respiration, pendant le sommeil, subit une légère diminution, environ 1 sur 4.

Dans l'examen de trois cents individus mâles, Quetelet a vu qu'on peut compter

44 inspirations peu après la naissance.
20 à 5 ans.
20 de 15 à 20 ans.
19 de 20 à 25 ans.
16 vers 30 ans.
18 de 30 à 50 ans.

Le nombre des respirations diffère du reste beaucoup, selon les divers états de l'homme, selon qu'il est au repos ou fait des exercices violents ou qu'il subit une émotion vibrale vive; il varie aussi selon l'état de santé (*a*).

(1) Dans les expériences faites par Hillairet et Marey, on a examiné le rythme de la respiration chez de jeunes soldats à l'état de repos et après une course de 600 mètres. Au début, il existait entre ces deux respirations des différences très notables, mais après cinq mois de gymnastique, il était impossible de saisir un changement de respiration pendant la période de repos et après la période de course, et cependant les 600 mètres étaient parcourus en 3 minutes 50 secondes. Marey conclut de cette expérience que les jeunes soldats respiraient environ deux fois plus d'air qu'après avoir été soumis à l'entraînement.

Chassagne et Dally ont examiné les résultats de la gymnastique sur la respiration par un autre procédé, c'est en mesurant la circonférence thoracique, en suivant une ligne bimammaire, les bras relevés, qu'ils ont constaté l'augmentation de la capacité thoracique.

Voici les chiffres qu'ils ont donnés:

Après une durée effective de cinq mois des exercices gymnastiques 401 sous-officiers, caporaux et soldats de l'Ecole militaire de Joinville ont été examinés; leur âge était en moyenne de 23 ans, leur taille de $1^{m},65$.

	Nombre d'élèves.	Proportion pour 100.	Augmentation moyenne.	Moyenne d'augmentation.	Moyenne générale.	Augmentation totale.
Augmentés	307	76	2cc,51	0cc,502	»	770cc,57
Diminués	68	17	1 ,39	»	1,92	»
Sans changement.	26	9	»	»	»	»

Le plus grand nombre des augmentés a été de	37	de 2cc
— —	29	1 ,50
— —	28	2 ,50
— —	21	3
— —	21	4
— —	12	5
Le maximum a été	2	7 ,50
Le minimum	6	0 ,25

(*a*) Hutchinson, *On the Capacity of the Lungs and on the Respiratory Fonctions* (*Trans. of the Medic. Chir. Soc. of London*, 1846. — Simon, *Ueber die Munge der Augsgeathmeeteun Luft.* — Woorhelm-Schneevogt, *Ueber den praktischen*

Ces exercices consistent surtout dans des mouvements de développement des bras ou dans la suspension par les membres supérieurs, mouvements combinés avec une inspiration nasale profonde et une expiration buccale. Vous comprenez facilement, messieurs, l'importance de ces exercices, qui permettent d'augmenter dans de notables proportions le champ respiratoire.

Telles sont les considérations que je voulais vous présenter sur l'aérothérapie ; quelque incomplètes qu'elles soient, elles vous permettront d'apprécier à leur juste valeur ces méthodes thérapeutiques, et je vais maintenant, une fois ces préliminaires posés, entrer dans le cœur de mon sujet en vous exposant le traitement de la pneumonie ; c'est ce que je ferai dans ma prochaine leçon.

Cette proportion de 75 pour 100 d'élèves ayant subi par les exercices gymnastiques un accroissement de la poitrine, est la même que celle qu'a obtenue le docteur Abel, en Allemagne (*a*).

Werth des Spirometers (*Zeitsch. fur ration. Med.*, 1854). — Fabuis, *Spirometrische Beobactungen* (*Zeitsch. fur ration. Med.*, 1854). — Arnold, *Ueber die Athmungsgrosse des Menschen.* — Herbst, *Ueber die Capacitat der Lungen fur Luft*, (*Meckel's Arch. fur Phys.*, 1828). — Wintrich, *Krankheiten der Respirations Organe* (*Handb der specielen Pathologie und Therapic*, t. V). — Bourgery, *Mémoire sur les rapports de la structure intime avec la capacité fonctionnelle des poumons dans les deux sexes et aux divers âges* (*Comptes rendus Acad. des sc.*, 1843). — Menziès, *Tentamen physiologicum inaugurale de respiratione*, Edimbourg, 1790. — Dalton, *On Respiration and Animal Heat* (*Mem. of the Liter and Philos. Soc. of Manchester*, 1813).— Milne-Edwards, *Leçons de physiologie*, t. II.

(*a*) Hillairet et Marey, *Modification des mouvements respiratoires par l'exercice musculaire* (*Acad. des sciences*, juillet 1880). — Chassagne et Dally, *Influence précise de la gymnastique sur le développement de la poitrine*, Paris, 1881. — Dally, *De la gymnastique respiratoire* (*Soc. de thérap.*, 8 décembre 1881).— Abel, *Militaerztlich Zeitung*, p. 237.

TROISIÈME LEÇON

DU TRAITEMENT DE LA PNEUMONIE.

Sommaire : Histoire du traitement de la pneumonie. — Nécessité de combattre énergiquement les symptômes. — Causes d'erreur de la statistique médicale. — De la statistique en thérapeutique. — Du génie épidémique. — De la thermométrie médicale. — Du cycle thermométrique. — Des médications dites jugulantes. — Symptomatologie de la pneumonie. — Etat local du poumon. — De la marche de la pneumonie. — Thérapeutique de la pneumonie. — Division des traitements. — Traitements spoliateurs et modificateurs de la fièvre. — De la saignée dans la pneumonie. — Son importance. — Effets de la saignée. — Etat du sang chez le pneumonique. — Résultats de la saignée. — Des antimoniaux. — Du tartre stibié. — De la méthode de Rason. — Effets physiologiques du tartre stibié. — Effets thérapeutiques. — Dangers de la médication. — Du kermès. — De l'oxyde blanc d'antimoine. — Traitement mixte. — Saignée et tartre stibié. — De la digitale. — Du sulfate de quinine.— Du *veratrum viride*. — De la vératrine. — Réfrigérations. — Bains froids dans la pneumonie. — De la médication tonique. — De l'alcool dans la pneumonie. — Travaux de Todd. —Action physiologique de l'alcool. — Résultats thérapeutiques. — Dangers de l'alcool. — De l'expectation. — Doctrine hippocratique. — Des divers traitements de la pneumonie. — De l'acétate neutre de plomb. — Du seigle ergoté. — Aconit. — Alcalins. — Acide phénique et salicylique. — De la résorcine. — Mercuriaux. — Injections sous-cutanées de calomel. — Médications extraordinaires. — Inhalations de chloroforme. — Cantharides. — Saignée directe du poumon.

Messieurs, je vais consacrer cette leçon à l'étude de la pneumonie; c'est là un point capital dans l'histoire thérapeutique des affections pulmonaires.

De même qu'on voit, en Angleterre, Huxley faire, à propos de l'écrevisse, un véritable traité de physiologie, de même on pourrait baser une histoire complète de la thérapeutique sur les vicissitudes qu'a présentées ce traitement et les discussions qu'il a soulevées. Permettez-moi donc, messieurs, de résumer ici aussi brièvement que possible cette partie de la thérapeutique.

Histoire du traitement de la pneumonie.

Le début si brusque et si solennel de la pneumonie, l'intensité des phénomènes fébriles, le trouble profond apporté à la respiration, tout se réunissait pour faire de la pneumonie une maladie des plus graves de l'économie. Aussi les anciens, qui n'avaient pour se guider ni l'auscultation ni la percussion, avaient-ils fait de cette affection le type des phlegmasies. On dirigea donc contre cette maladie, que l'on considérait comme l'une des plus dangereuses, un traitement proportionnel au mal, et l'on puisa pour la combattre, dans l'arsenal thérapeutique, les remèdes les plus énergiques. Il fallait triompher de la maladie, disait Sydenham, et c'est cette doctrine funeste qui a longtemps dirigé toute la thérapeutique de la pneumonie.

On oubliait que dans ce combat entre le médecin et la maladie il existait un malade; on oubliait surtout la véritable doctrine hippocratique et la définition qu'elle avait donnée de la maladie. Pour le père de la médecine, en effet, les phénomènes morbides n'étaient que des symptômes suscités par la nature dans le but de la guérison; il importait donc de ne pas troubler, à moins d'une nécessité absolue, cette tendance spontanée de la nature vers la disparition du mal.

Pendant de longues années on institua donc contre la pneumonie les traitements les plus énergiques et ce qui prolongea longtemps l'erreur, c'est que l'on vit, sous l'influence de ces traitements, la pneumonie disparaître et les malades guérir. Seulement les convalescences étaient longues et l'on attribuait cet affaiblissement, non pas à la médication, mais bien à l'affection pulmonaire elle-même.

Au dix-huitième siècle, nous voyons bien apparaître quelques tentatives pour établir un traitement hygiénique de la pneumonie; mais ces essais faits par van Swieten et Boerhaave furent bien vite oubliés et l'on revint plus que jamais aux traitements les plus violents et les plus sévères de la pneumonie.

Mais tout cet échafaudage, qui était basé depuis des siècles sur la tradition, devait s'écrouler complètement sous l'influence destructive de deux méthodes d'investigations que l'on venait d'appliquer à l'étude des maladies : la statistique d'une part, l'observation de la température de l'autre.

De la méthode statistique.

La doctrine de Broussais, qui avait poussé jusque dans ses dernières limites les méthodes draconiennes qu'elle avait enfantées, suscita une réaction énergique, et cette réaction prit pour guide l'observation et la statistique ; Andral, Louis, Chomel, Valleix se rallièrent autour d'un drapeau qui avait pour devise : *Numerandæ et perpendendæ observationes*. Puis, l'école de Vienne suivit bientôt l'école de Paris dans son évolution, et Skoda et son élève Dielt nous montrèrent tous les avantages que l'on pouvait tirer de la statistique dans l'étude de la curation des maladies.

Que montra cette statistique lorsqu'on l'appliqua à l'examen des divers traitements de la pneumonie ? C'est que l'absence de toute médication donnait des résultats plus avantageux que les traitements les plus actifs. C'était là un point capital qui détruisait du premier coup cette loi, qui jusqu'alors avait régi le traitement de la pneumonie, c'est qu'à une maladie intense il faut une médication énergique.

Mais la statistique seule ne pouvait suffire pour obtenir complètement gain de cause ; ce procédé de démonstration, qui peut avoir dans d'autres sciences une haute valeur, ne donne pas en médecine, et en particulier en thérapeutique, tous les résultats qu'on est en droit d'espérer d'elle ; et sans dire, comme Forget, que « la statistique est une bonne fille qui se livre au premier venu, » on peut affirmer toutefois que les produits médicaux qui en sont issus sont mal conformés et peu viables.

De la statistique en thérapeutique.

En médecine, en effet, et en particulier en thérapeutique, les observations ne sont jamais comparables entre elles : les conditions individuelles, et surtout le génie morbide, peuvent à chaque instant modifier les résultats, et c'est ce qui explique la grandeur et la décadence des agents thérapeutiques. Tel médicament qui a produit à un moment donné des guérisons inespérées, ne provoquera plus que des insuccès à une autre période, et cette différence résultera de ce que dans le premier cas les affections étaient bénignes, dans le second qu'elles étaient graves. Voulez-vous une preuve de ce que j'avance, jetez les yeux sur la statistique si importante publiée par Lebœuf (1) à propos du traitement de la pneu-

(1) Voici la statistique publiée par Lebœuf (thèse de Paris, 1870).

COMPARAISON DES STATISTIQUES DES DIFFÉRENTS AUTEURS.

Traitement par la saignée.

	Mortalité pour 100.
Leroux (1826)	21
Louis (1828)	30,3
Charité	33,3
Pitié	14
Broussais (1838)	62
Rasori	24
Andral	56
Bouillaud (1831-1836), à la Charité. Saignées coup sur coup	11
Grisolle. Première période de la pneumonie	10
— Deuxième période de la pneumonie	16
Réunion des observations	15,8
Brera (Italie), 2 ou 3 saignées.	19
De 3 à 9 saignées	22
Plus de 9	68
Rambeau (Lyon). Hôpital militaire	0
Balfour. Infirmerie royale d'Edimbourg (1839-1844)	39,5
Hôpitaux écossais (Thompson, Orr)	25 à 33
Bennett. Infirmerie royale d'Edimbourg, de 1839 à 1848 (Reid, Peacock, Bennett et Macdougall)	34
Infirmerie royale d'Edimbourg 1812 à 1837. (Thorburn)	38
Dielt (Vienne, 1849)	20,7
Routh (Londres, 1855). Statistiques comparées	14 à 20
Bordes (Amsterdam, 1855)	18
Wunderlich (Leipzig, 1856)	6,6
Magnus Huss (Stockholm, 1840-1847)	13,39

Traitement mixte.

	Mortalité pour 100.
Laennec (1826, à la Charité). Saignée et tartre stibié	3,5
Louis (même traitement)	15
Andral (Charité). Même traitement	23
Rasori. Saignée et tartre stibié. Hôpital militaire	14
Même traitement. Hôpital civil.	22
Lebert (Zurich). Traitement de Laennec	0
Grisolle. Saignée et tartre stibié	10
Saignée et oxyde blanc d'antimoine	23

Traitement par le tartre stibié employé seul.

	Mortalité pour 100.
Laennec (1826)	3
Rasori (Milan)	10
Dielt (Vienne, 1849)	20,7
Bang (Copenhague)	3
Routh (Londres, 1855). Statistiques comparées	13 à 20

Traitement par les moyens variés. Exclusion de la saignée.

	Mortalité pour 100.
Bennett (Edimbourg). Alimentation et toniques (1857), 65 cas, 3 morts	4,6
De 1856 à 1862, 103 cas, 3 morts	2,8
De 1856 à 1864, 550 cas, 71 morts	13

monie; vous y verrez que la mortalité a varié de 0 à 40 pour 100 suivant les années, et cela avec les mêmes méthodes thérapeutiques.

De la thermométrie médicale.

L'application du thermomètre à l'étude des maladies fut une arme plus puissante contre les doctrines du passé (1). Grâce

	Mortalité pour 100.
Magnus Huss (Stockholm), 1848 à 1855, tartre stibié et calomel	13,77
Baumgartner et Warrentrapp (chloroforme en inspiration).	10
Vogt (Berne). Vératrine	10,18
Klingel (1833) compare la défervescence de la pneumonie traitée par l'expectation (7e et 9e jour) et traitée par la vératrine (5e et 6e jour)	
Behier. Alcool	8,20
Eclectisme.	
Brandes (Copenhague, 1858). Pendant deux années :	
Même traitement. Résultat bien	5
différent	13
Roy (Lyon), 1842-1852. Oxyde blanc d'antimoine, sangsues..	10
Raimann (de Vienne), 1854. Expectation, saignée, rarement	23,4
Grisolle (1865). Tartre stibié, ventouses scarifiées, révulsifs, saignées	5,5
Traitement par l'expectation.	
Skoda (Vienne), 1843-1846	13,7
Dielt (Vienne, 1849)	7,4
Brera (Italie)	14
Teissier (Paris, 1850). Homéopathe	7
Tunbart (Paris, 1850). Homéopathe	7,7
Granmottel (Paris, 1852). Homéopathe	12,5
Dielt (Vienne, 1852)	9,2
Dworzak (Ofen en Hongrie, 1852)	23,2
Magnus Huss (Stockholm, 1848-1855)	13,77
Laboulbène (Paris, 1852), 5 cas.	0
Schmidt (Hollande, 1851-1854).	23,2
Routh (Londres, 1855). Comparaison de statistiques	7 à 12
Metcalfe (New-York, 1855)	0

	Mortalité pour 100.
Bordes (Amsterdam, 1855)	23,3
Peyraud (Lyon)	15
Marrotte (Paris, 1855), 10 cas, 1 saignée	0
Wunderlich (Leipzig, 1856)	23,4
Dielt (Vienne, 1854). Document officiel	20,7
Mittchell (hôpital de Vienne, de 1847 à 1856), 1000 cas d'expectation	14
Bourgeois (d'Etampes, 1860)..	10
Barthez (Paris, 1862). Enfants. Un sixième des malades traités un peu activement	0,94
Santiard (Paris, 1862). 10 cas.	10

(1) Depuis les temps les plus reculés, les médecins ont attaché une grande importance aux variations de la température du corps dans les diverses maladies, mais ce n'est que vers 1638 que le thermomètre fut employé pour constater ces variations par Sanctorius. Après lui, Boerhaave, van Swieten s'occupent de la thermométrie clinique, et de Haen (de Vienne), élève de Boerhaave, étudie plus à fond la question et tire de ses observations des déductions fort importantes.

En Angleterre, Ch. Martin (1740), Haller-Marcard (1758), Blagden (1774), Pickel (1778), examinent les diverses variations de la température chez l'homme et les animaux. Blagden et Bodson montrent que, soumis à des températures de plus de 100 degrés, l'homme conserve une température invariable.

James Currie publie un travail important, avec observations thermométriques sur les effets de l'eau chaude et de l'eau froide dans la fièvre et les

à Bœrensprung, Traube, Wunderlich, l'application du thermomètre est devenue une pratique journalière dans nos hôpitaux et dans notre clientelle de la ville. Cette thermométrie

autres maladies, et d'après les altérations de la chaleur propre des malades, il juge les effets des divers médicaments.

En 1815, Gentil, dans sa thèse inaugurale, étudie les différences de température d'après l'âge, le tempérament, le sexe et les différentes heures de la journée; en 1821, à l'instigation de Hufeland, qui s'occupe toujours de la température dans les maladies, paraissent deux importants mémoires dus à A. Frolich (de Vienne) et à Reuss (d'Aschaffenburg).

D'autres médecins ou physiologistes publient des travaux, des monographies sur les sources de la chaleur animale, sur la température humaine observée chez l'homme et les animaux en état de santé ou de maladie. Thomson, Lucas, Bailly, Everard Home, Edwards publient des observations; Breschet et Becquerel entreprennent d'importantes expériences; mais cependant l'emploi du thermomètre ne jouit pas d'une grande faveur, et Chomel lui-même pensait que la main était suffisante pour apprécier la température et que le thermomètre ne pouvait donner qu'une idée imparfaite de l'élévation de température. D'autres cliniciens, Bouillaud, Donné, Piorry, accordent plus d'importance à ce moyen clinique et recueillent de nombreuses observations thermiques.

En 1837 paraissent les travaux de B. Brodie sur l'élévation de la température après la section de la moelle; en 1838, Fricke étudie la température axillaire et vaginale avant et après la menstruation; en 1839, Gavarret démontre que pendant le frisson fébrile la température du tronc peut s'élever autant que dans le stade de chaleur; en 1839, John Davy publie le résultat de ses expériences. Mais ce n'est guère qu'en 1840 que commencent les recherches les plus sérieuses sur la température, et que sont méthodiquement recueillies les observations de thermométrie pathologique.

Andral y insiste dans son cours de pathologie générale (1841), Gierse (1842) fait des observations minutieuses et observe la marche de la température dans l'inflammation, dans les fièvres; Hallmann (1844) publie le résultat de ses observations sur la température, spécialement dans la fièvre typhoïde; Chossat (1843) étudie les effets de l'inanition sur la chaleur animale, et H. Roger, avec son soin habituel, examine la température de l'enfant et montre les modifications thermiques dans la fièvre, les fièvres éruptives, et les autres affections de l'enfance.

Paraissent ensuite les travaux de Demarquay (1847), de Duméril (1848), de G. Zimmermann (1847-1854), de J. Peter Schmitz (1849), de John Davy (1850).

Ce sont les recherches de Bœrensprung et Traube qui font entrer la thermométrie dans une voie plus pratique. Ces deux médecins allemands étudient à fond la question et donnent de minutieuses indications. Sous l'instigation de Traube, Wunderlich (1851) entreprend des recherches et étudie « l'évolution de la température dans les maladies, abstraction faite de toutes considérations théoriques ». Wunderlich a recueilli des observations en nombre considérable et a

médicale nous démontre scientifiquement ce grand fait, qu'un grand nombre de maladies suivent une marche régulière, un cycle voulu, dont on peut observer les périodes d'augment, d'état et de déclin.

Pour ces maladies cycliques, les médications jugulantes n'existent pas et de même que nous ne pouvons arrêter la fièvre typhoïde ou les fièvres éruptives dans leur marche, de même aussi nous ne pouvons enrayer brusquement la pneumonie dans son évolution ; donc, la première condition pour bien apprécier les résultats d'une médication dirigée contre un état pathologique, c'est d'en connaître l'évolution cyclique normale.

De la marche cyclique de la pneumonie

Pour la pneumonie, vous connaissez tous aujourd'hui cette évolution (1). La pneumonie franche, que l'on appelle encore

publié de nombreux mémoires sur la thermométrie clinique. Ses élèves ont suivi son exemple et aujourd'hui le thermomètre, d'abord accueilli par beaucoup avec une certaine méfiance, est décidément entré en maître dans la clinique médicale et chirurgicale de tous les pays.

En France, en particulier, de nombreuses thèses ou mémoires ont été publiés et les travaux des professeurs Charcot et Jaccoud ont bien démontré l'importance de la thermométrie clinique (*a*).

(1) La pneumonie, plus fréquente à droite qu'à gauche, peut être unilatérale ou bilatérale soit d'emblée, ce qui est rare, soit, ce qui est plus fréquent, que l'inflammation ait gagné successivement les deux poumons ; elle peut siéger au sommet, aux bases ou au centre d'un lobe (pneumonie centrale).

On reconnaît à la maladie trois

(*a*) De Haen, *Ratio medendi.* — Martin, *De animalium calore.* — Haller-Marcard, *Dissertatio de generatione caloris et usu in corpore humano*, 1741. — Pickel, *Experimenta med. physica de electricitate et calore animali*, 1778. — Blagden, *Philosophical Transactions*, 1775. — Dobson, *Philosoph. Transactions*, 1775. — Hunter, *Philosoph. Transactions*, 1775-78. — Currie, *Medical Reports on the Effects of Water cold and warm as a remedy in Fever and other Diseases.* — Gentil, *De la chaleur animale*, thèse de Paris, 1815. — Breschet et Becquerel, *Annales des sciences naturelles*, 1835. — Chomel, *Dict. en 30 volumes*, 1834. — Bouillaud, *Clinique médicale.* — Donné, *Arch. gén. de médecine.* — Piorry, *Traité du diagnostic.* — Brodie, *Medico-Chirurg. Transactions*, 1837. — Gavarret, journal *l'Expérience*, 1839. — Hallmann, *Traitement rationnel de la fièvre typhoïde*, 1844. — Chossat, *Mém. de l'Acad. royale des sciences*, 1843. — H. Roger, *Arch. gén. de médecine.* — Demarquay, *Recherches expérimentales sur la température*, 1847. — Demarquay et Duméril, *Arch. gén. de méd.*, 1848. — Zimmermann, *Medic. d. Vereins für Heilkunde*, 1846 ; *Arch. für physiologisch. Heilkunde*, 1850 ; *Recherches cliniques sur la fièvre, l'inflammation et les crises*, 1854 ; *Med. Zeitung der Vereins für Heilkunde in Preussen*, 1852. — Traube, *Ann. de la*

pneumonie *lobaire*, la pneumonie croupale des Allemands, est caractérisée surtout au point de vue anatomique par un exsudat fibrineux qui occupe l'intérieur des alvéoles pulmo-

périodes ou degrés. Dans le premier (période d'engouement), le tissu pulmonaire est violacé, gorgé de sang, augmenté de volume et de densité ; plongé dans l'eau, il ne surnage qu'incomplètement. Son élasticité est moindre et il crépite moins sous le doigt. A la coupe, il s'écoule une sérosité rougeâtre.

Les capillaires sont distendus et gorgés de sang ; les alvéoles sont remplies de cellules épithéliales.

Le poumon est encore perméable et peut être insufflé. A la deuxième période (hépatisation rouge), le poumon est plus dense, plus dur, ressemble à un bloc fibrineux rouge, présentant parfois l'empreinte des côtes ; il ne crépite plus, se déchire facilement et, plongé dans l'eau, gagne le fond du vase.

A la coupe, et surtout si on le déchire, il a un aspect marbré, et présente des granulations nombreuses, rouges, très rapprochées les unes des autres ; si on le lave à grande eau, il prend une couleur grise-jaunâtre.

Les vaisseaux sont dilatés, gorgés de sang et les alvéoles, comme les petites bronches, encombrées, obstruées par des cellules épithéliales et des leucocytes englobés dans la fibrine. Le poumon est alors imperméable et ne peut plus être insufflé.

Si la maladie marche vers la guérison, ces exsudats se dissocient, se liquéfient, les cellules épithéliales et le dépôt de fibrine devenus graisseux sont expulsés par les crachats ou résorbés sur place.

L'air pénètre de nouveau dans les alvéoles devenues libres, un épithélium se reforme et la guérison s'effectue.

Si la pneumonie passe à la troisième période (hépatisation grise), le poumon, tout en présentant les lésions disséminées appartenant aux deux premiers degrés, prend un aspect gris-cendré avec quelques points noirâtres, il devient encore plus friable et se déchire à la moindre pression. Si on le coupe ou si on le déchire, il s'en écoule un liquide sanieux, puriforme. Quelquefois, mais rarement, le pus se réunit en foyer et forme des abcès qui peuvent s'ouvrir soit dans une bronche (vomique pulmonaire), soit dans la plèvre (pyo-pneumothorax) ou rester enkystés et subir la dégénérescence graisseuse.

La gangrène s'observe aussi, mais rarement.

Charcot a donné à son cours de 1877 à la Faculté de Paris une excellente étude sur les lésions histologiques de la pneumonie. Nous ignorons les altérations histologiques qui caractérisent la deuxième période (dite *période d'engouement*), mais pour la seconde période (dite *période d'hépatisation*), on sait, depuis Lobstein et Rokitanski, qu'elle est caractérisée par la présence de dépôts fibrineux dans l'intérieur des vésicules. Au microscope on trouve des vaisseaux injectés et l'alvéole pulmonaire remplie par

Charité, 1850. — Bœrensprung, *Recherches sur la température du fœtus et de l'adulte à l'état physiologique et morbide*, 1851, in *Arch. de Muller*. — Wunderlich, *Traité de pathol. et de thérap.*; *Arch. für physiol. Heilkunde*, 1857-58, 1860-69 ; *De la température dans les maladies*, 1872. — Jaccoud, *Leçons de clinique médicale*, 1867 ; *Traité de pathologie interne*.

naires ; cet exsudat subit au bout d'un certain temps une dégénérescence granulo-graisseuse qui permet sa résorption et sa sortie au dehors. Ces modifications essentielles qui caractérisent la pneumonie franche et qui constituent par leur ensemble ce que l'on a décrit sous le nom d'*hépatisation*, s'accompagnent d'un cortège fébrile qui comprend les symptômes généraux de la pneumonie et dans lequel on observe un début brusque, une période d'état et enfin une période de défervescence.

De la défervescence dans la pneumonie.

Ce qu'il nous importe le plus de connaître au point de vue où nous nous sommes placés, c'est de savoir à quel moment se produit cette défervescence, lorsque la phlegmasie est abandonnée à elle-même. Jürgensen nous a fourni à cet égard une très importante statistique; il a en effet étudié dans 121 cas l'époque de cette défervescence, et en consultant les tableaux qu'il a donnés (1) on voit que c'est au cinquième et au septième jour qu'elle se produit le plus ordinairement. Tout récemment encore notre collègue le docteur Fernet, revenant sur ce sujet, nous montrait la marche régulière et cyclique de la pneumonie franche (2).

Vous voyez aussi que la défervescence peut se faire dans un

de la fibrine, des hématies et des leucocytes. Cet épanchement occupe non seulement l'alvéole pulmonaire, mais encore la bronchiole intralobulaire et même extralobulaire.

Pour la période de résolution, il se fait une dégénérescence graisseuse et muqueuse de la fibrine, des leucocytes et des cellules épithéliales, tandis que la paroi alvéolaire reste intacte.

(1) D'après un tableau statistique de Jürgensen, sur 721 observations thermométriques empruntées à Griesinger, Lebert, Naunyn, Thomas, Wunderlich et Ziemssen, la défervescence se ferait :

Au bout de	2 jours....	4	fois.
— de	3 —	37	
— de	4 —	50	
— de	5 —	120	
— de	6 —	87	
— de	7 —	165	
— de	8 —	91	
— de	9 —	72	
— de	10 —	29	
— de	11 —	35	
— de	12 —	10	
— de	13 —	10	
— de	14 —	4	
— de	15 —	3	
— de	16 —	3	

(2) Pour le docteur Fernet, la pneumonie franche aiguë a une évolution et une crise caractéristiques.

laps de temps beaucoup plus court, et l'on observe des pneumonies qui, à l'état normal, peuvent évoluer en trois ou quatre jours.

Une fois ce premier fait acquis que la pneumonie franche, lobaire, croupale des Allemands, sans être influencée par aucune médication, a une défervescence qui se montre le plus ordinairement vers le septième jour, examinons et jugeons les différentes médications qui ont été proposées pour combattre cet état phlegmasique.

Je grouperai ces médications dans trois chapitres séparés. D'abord, nous étudierons celles qui provoquent leurs effets thérapeutiques en perturbant profondément l'économie et produisant ainsi un abaissement des forces et de la température;

1° L'évolution est parfaitement représentée par la marche de la fièvre et figurée par la courbe thermométrique.

Le début de la maladie est marqué par un léger frisson. Puis survient une fièvre intense qui persiste d'une seule tenue pendant cinq à sept jours en moyenne et qui tombe ensuite rapidement.

Concurremment avec cette fièvre se développe une lésion locale dans le poumon, lésion qui se résume dans l'épanchement et la solidification d'un exsudat fibrineux (hépatisation rouge) formant dans le parenchyme pulmonaire un ou plusieurs blocs compacts.

Cette hépatisation, qui est la lésion de la pneumonie à la période d'état, dure en général autant que la fièvre et ensuite elle subit des transformations qui permettent le retour de l'organe à l'état normal (dissociation et élimination de l'exsudat). Cette dernière phase de réparation organique est étrangère à l'élimination de la maladie proprement dite, elle fait partie de la convalescence.

Par cette évolution et par cette lésion locale, la pneumonie ressemble aux fièvres éruptives.

2° La crise de la pneumonie survient vers le sixième ou septième jour de la maladie ; elle est marquée par une défervescence brusque et d'abondantes sueurs.

Les modifications de l'urine, les épistaxis, la diarrhée, les éruptions naso-labiales ne sont pas des phénomènes critiques. Ce sont (sauf l'herpès naso-labial) des accidents ou des complications.

L'herpès naso-labial apparaît régulièrement vers le troisième jour de la maladie, précédant de beaucoup la crise ; il paraît être une manifestation locale analogue ou semblable à celle qui constitue la pneumonie (a).

(a) Fernet, *De la pneumonie franche aiguë, de son évolution et de sa crise* (*Arch. gén. de méd.*, juillet-août 1881, p. 5 et 155).

c'est ce que j'appellerai les médications spoliatrices. Les secondes ont pour effet de relever les forces du malade ; ce sont les médications toniques ; enfin les troisièmes sont basées sur l'étude de l'évolution normale de la maladie ; ce sont les méthodes d'expectation.

Des médications spoliatrices.

Les médications spoliatrices comprennent les émissions sanguines, les antimoniaux, la digitale, la vératrine, le sulfate de quinine et la réfrigération.

Des émissions sanguines dans la pneumonie

Les émissions sanguines ont été pendant longtemps la base de la thérapeutique de la pneumonie ; jusqu'à ces vingt dernières années elles ont régné sans partage dans le traitement de l'affection qui nous occupe, et tout médecin qui dans une pneumonie n'eût pas saigné, eût commis une lourde faute. On devait, de par la tradition, saigner son malade, et le saigner abondamment ; si on discutait, ce n'était pas sur l'opportunité de la saignée, reconnue absolument nécessaire par tous, mais bien seulement sur la quantité du sang que l'on devait retirer et de quel point de l'économie devait être opérée cette soustraction (1). Fallait-il saigner les veines du même

(1) Guy Patin, fort partisan de la saignée, disait : « Nos Parisiens font peu d'exercice, boivent et mangent beaucoup et deviennent fort pléthoriques. En cet état ils ne sont presque jamais soulagés de quelque mal qu'il leur vienne, si la saignée ne marche devant puissamment et copieusement. » Il cite en faveur de la saignée plusieurs observations.

Dans la première, 1633, il s'agit d'un sieur Cousinot, qui en huit mois fut saigné 64 fois pour un violent rhumatisme. Après avoir été tant de fois saigné, on commença à le purger, dont il fut fort soulagé, et en guérit à la fin. « Les idiots, dit-il, qui n'entendent pas notre métier s'imaginent qu'il n'y a qu'à purger, mais ils se trompent, car si la saignée n'a pas précédé copieusement pour réprimer l'impétuosité de l'humeur vagabonde, vider les grands vaisseaux et châtier l'intempérie du foie qui produit cette sérosité, la purgation ne saurait être utile. »

Dans une deuxième observation, il s'agit d'un jeune gentilhomme de 7 ans, qui fut saigné 13 fois et guérit en 15 jours, comme par miracle.

Dans une troisième observation, c'est un jeune gentilhomme breton, âgé de 19 ans, qui fut saigné des bras et des pieds jusqu'à 22 fois ; fut purgé de plus de 40 lavements et d'environ 30 apozèmes purgatifs avec la casse et le séné, auxquels furent ajoutés à

côté, fallait-il faire une section transversale ou une section longitudinale de la veine (1) ? Tels étaient seulement les points en discussion.

On devait saigner et saigner abondamment. Sydenham (2) faisait tirer 400 grammes de sang le matin et 400 grammes le soir, pour recommencer le lendemain matin, de sorte qu'on retirait au malade 1 200 grammes de sang. Borsieri tirait 1 200 grammes par jour, en Italie on allait jusqu'à 2 000 grammes et même jusqu'à 2 400 grammes. Bouillaud, notre illustre maître, suivant la tradition de Broussais qui saignait jusqu'à la syncope, formule en 1837 la méthode des saignées coup sur coup (3). Il prescrivait le premier jour du traitement deux

la fin le sirop de roses et de fleurs de pêcher.

Guy Patin fit saigner un enfant de 3 jours pour un érysipèle, et un autre de 62 jours.

Son beau-père, âgé de 80 ans, fut saigné 8 fois pour une pneumonie grave.

(1) C'était la fameuse question du κατ'ἰξιν. Hippocrate et Galien disaient qu'il fallait saigner. Pour les uns, κατ'ἰξιν, signifiait qu'il fallait saigner) selon la longueur, c'est-à-dire parallèlement à l'axe de la veine ; pour les autres, κατ'ἰξιν voulait dire « secundum rectitudinem », c'est-à-dire du même côté que la pneumonie. Pour quelques-uns, κατ'ἰξιν désigne la veine du bras correspondant, ou bien du bras opposé, ou bien du pied correspondant, ou bien du pied opposé.

(2) Sydenham, dans sa méthode pour guérir les malades, s'exprime ainsi : « Il faut d'abord tirer 10 onces de sang du bras droit et le lendemain donner la potion suivante : potion à la casse et au séné. Le jour suivant, on réitérera la saignée et l'on tirera la même quantité de sang ; le lendemain on réitérera la purgation qui sera encore réitérée de deux ou trois jours l'un, selon la force du malade ; et si les symptômes se rendent opiniâtres, il faudra saigner encore deux fois et même davantage, en mettant quelques jours d'intervalle ; mais, pour l'ordinaire, deux saignées suffiront. »

(3) Voici la formule du traitement de Bouillaud.

Premier jour du traitement. Une saignée du bras de 4 palettes le matin, et 8 le soir. Dans l'intervalle des deux saignées on appliquera 30 sangsues ou mieux des ventouses scarifiées jusqu'à soustraction de 3 ou 4 palettes de sang.

Deuxième jour du traitement. Une seconde saignée du bras de 3 à 4 palettes, et, si la douleur persiste, une nouvelle application de ventouses et de sangsues semblable à celle de la veille.

Troisième jour du traitement. Si la maladie n'est pas encore jugulée, il faut pratiquer une quatrième saignée du bras de 3 à 4 palettes.

Quatrième jour du traitement. Si la

saignées du bras de quatre palettes et l'application de nombreuses ventouses scarifiées; le lendemain, nouvelle saignée et nouvelles ventouses; le troisième jour encore une saignée, que l'on renouvelait le quatrième et le cinquième jour si la pneumonie résistait. Ce mot *résistait* est caractéristique, il nous montre bien l'idée de lutte entre la maladie et la médication que je vous signalais au début de cette leçon et qui dirigeait à cette époque la thérapeutique de la pneumonie.

En 1853, pour Valleix, dans son *Guide du médecin praticien*, pour Grisolle, dans son *Traité de la pneumonie*, la saignée est encore une méthode maîtresse.

Comment juger l'action des saignées dans la pneumonie? Est-ce la statistique seule qui doit nous guider? Je ne le crois pas. Il faut d'abord étudier ce qu'est le sang chez un individu atteint de la pneumonie, puis rechercher ce que pourra produire la saignée sur un pareil état. De l'état du sang chez les pneumoniques

Voyons d'abord quels sont les résultats de la saignée sur les symptômes de la pneumonie. Au point de vue de l'exsudat intra-alvéolaire, l'action de la saignée est absolument nulle, elle ne peut ni empêcher cet exsudat ni hâter sa régression. Son action est-elle plus manifeste sur les symptômes locaux et généraux qui accompagnent la pneumonie? Oui, la saignée modifie, chez les pneumoniques, la température et la dyspnée.

Action de la saignée sur la température.

Dans les états fébriles, la saignée me paraît être un des plus

maladie résiste, on doit faire une cinquième saignée de 3 palettes environ et appliquer un large vésicatoire.

Cinquième, sixième et septième jour du traitement. Le plus souvent la guérison a lieu à cette période, mais dans les pneumonies très graves on est obligé de pratiquer une sixième, une septième, une huitième et même une neuvième saignée un peu moins copieuses que les premières (2 ou 3 palettes).

En règle générale, dit M. Bouillaud, on ne doit renoncer aux émissions sanguines que du moment où la réaction fébrile est nulle ou presque nulle et que la dyspnée ainsi que la douleur cessent presque complètement (*a*).

(*a*) Bouillaud, *Clinique médicale de la Charité*, Paris, 1837, t. III, p. 454.

puissants antithermiques que nous possédions. Voyez ce qui se passe dans la fièvre typhoïde : lorsqu'une hémorrhagie plus ou moins intense s'y produit, l'hyperthermie s'abaisse très rapidement ; il en est de même pour la pneumonie, et à la suite des émissions sanguines il se fait un abaissement souvent durable de la température.

C'est ce qui vient de se passer dans notre service chez ce jeune homme âgé de vingt-six ans, couché au numéro 9 (1) de notre

(1) Voici le résumé de l'observation prise par l'interne du service, M. Pennel :

Le nommé D. Laurent, âgé de vingt-six ans, tourneur en cuivre, entre le 10 mai 1881 à l'hôpital Saint-Antoine, salle Saint-Lazare, n° 9.

Ce jeune homme, jouissant d'une bonne santé habituelle, a contracté la syphilis il y a deux ans.

Il y a quatre jours, grand frisson, point de côté à gauche, sous le mamelon, toux quinteuse pénible.

Il reste chez lui pendant deux jours, ne prenant que de la tisane, puis entre à l'hôpital Saint-Antoine le 9 mai. Le soir de son entrée, nous le trouvons dans l'état suivant :

Abattement considérable, soif vive, céphalalgie, langue sale, peau chaude et sèche, température, 39°,8.

Douleurs vives dans l'aisselle gauche quand il tousse, quelques crachats visqueux, vert-rougeâtres.

Poumon gauche, en avant sous la clavicule, matité, bronchophonie, souffle tubaire, pas de râles crépitants.

En arrière, dans la fosse sus-épineuse, submatité, absence de respiration de l'aisselle, souffle tuberculeux avec râles crépitants, puis quand le malade tousse.

Poumon droit : râles sibilants en arrière ; les râles crépitants sont très nombreux sous la clavicule gauche. La température est très élevée, — 40°,4. Dyspnée considérable, pouls vibrant, fréquent, 120, on prescrit du lait et une potion calmante.

Le 11, la dyspnée a augmenté, la figure est bleuâtre, la température se maintient à 40 degrés, la pneumonie occupe tout le lobe supérieur du poumon gauche.

Le pouls est fort ; M. Beaumetz prescrit une saignée. Celle-ci est pratiquée après la visite, on retire 300 grammes de sang. Aussitôt après le malade accuse un grand soulagement, la gêne respiratoire est moins considérable.

Le soir, le thermomètre marquait 39°,2 seulement, alors que la veille il atteignait 40°,4. Les signes locaux restent sensiblement les mêmes, on prescrit potion de Todd.

Dans la nuit du 12 au 13, et dans la journée du 13, un délire assez calme se montre, délire professionnel non furieux. Cependant, comme le malade veut constamment se lever, on est forcé de lui mettre la camisole de force.

La langue est humide, la pneumonie ne s'étend pas ; température, 39 degrés le soir. On ordonne du vin et du chloral.

Le délire continue les 14 et 15 mai, tandis que la température baisse, et qu'on entend au sommet du poumon

salle des hommes. Cet homme avait une pneumonie du lobe supérieur gauche. Sa température, au cinquième jour de la maladie, était de 40°,8 ; on lui fait une saignée de 300 grammes et nous voyons sa température baisser graduellement pour ne plus se relever.

En même temps que s'abaisse la température, il se produit aussi une diminution dans la dyspnée, et l'on comprend facilement en présence de pareils résultats la persistance de nos pères à considérer les émissions sanguines comme le meilleur traitement à opposer à la pneumonie.

Etat du sang chez les pneumoniques.

Mais les quelques avantages que nous venons de noter en faveur de la saignée sont compensés et bien au delà par de

gauche de gros râles crépitants de retour, puis des râles sous-crépitants de tous volumes.

Le 15 mai, dans la matinée, le délire a disparu complètement ; on enlève la camisole de force au malade. La température marque 37°,5, la langue est humide, les râles du sommet ont beaucoup diminué.

Le 17 mai, on commence à entendre le murmure vésiculaire au sommet gauche, en avant et en arrière. Plus de fièvre.

A partir du 18 mai, le malade entre en convalescence et part pour Vincennes le 28 mai, complètement rétabli.

Voici la courbe thermométrique présentée par le malade (le point A indique le jour où l'on a pratiqué la saignée de 300 grammes).

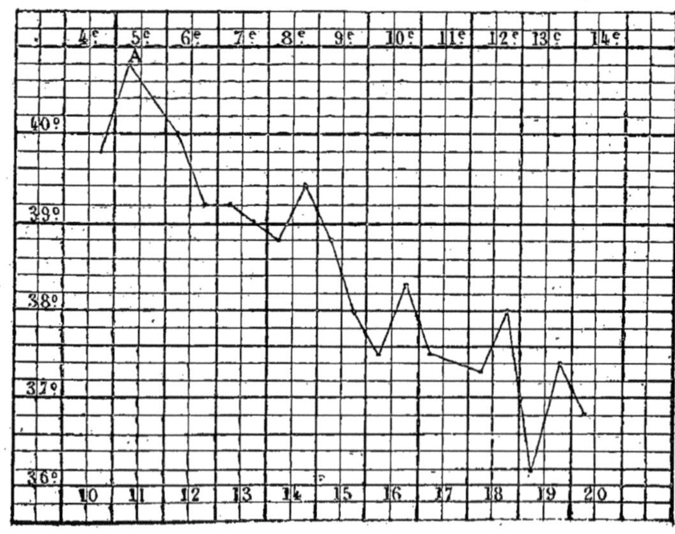

sérieux inconvénients. Nous connaissons aujourd'hui d'une façon assez complète l'état du sang chez les pneumoniques, grâce aux travaux de Hanot, Grancher, Quinquaud, et surtout grâce aux recherches du professeur Hayem.

Que l'on se serve des procédés chimiques de Quinquaud ou des procédés de numération des globules, ou bien encore des nouveaux procédés d'examen du sang proposés par Hayem, voici ce que l'on constate dans le sang des individus atteints de pneumonie. La fibrine présente un réticulum très considérable, les globules rouges ne sont pas diminués et l'hémoglobine reste presque à son chiffre normal; mais, comme l'a bien montré Grancher, le nombre des globules blancs augmente et cette évolution suit la courbe thermique (1).

Si l'on vient à saigner ces individus, on ne diminuera la masse du sang que d'une façon momentanée, car immédiatement le fluide sanguin reprend aux vaisseaux lymphatiques qui l'entourent la quantité de liquide qui lui a été soustrait. Mais si vous n'avez pas diminué d'une façon durable la masse

(1) Pour Hayem, voici l'état du sang chez les pneumoniques :

Dans le sang normal, on voit des globules se disposer en piles d'une façon absolument constante. Ces piles forment des *îlots* au milieu de *mers* communiquant toutes entre elles et renfermant quelques rares globules rouges isolés, des globules blancs et les hématoblastes. Puis, au bout d'un certain temps, on voit apparaître quelques petits filaments déliés partant des amas d'hématoblastes et leur donnant un aspect étoilé ; tel est le réticulum du sang normal.

Dans les phlegmasies on constate des modifications importantes. Le sang d'un pneumonique par exemple, lors de sa coagulation, laisse les globules rouges disposés en piles, mais englués par une substance visqueuse qui les fait adhérer entre eux d'une façon assez énergique pour résister à une faible traction ; les différentes piles se succèdent également les unes aux autres et circonscrivent non plus des mers, mais des lacs. Il y a de plus augmentation des globules blancs, mais non des hématoblastes. Le réticulum fibrineux se montre considérablement augmenté par le nombre et l'épaisseur des fibrilles qui s'entrecroisent en tous sens, sur plusieurs plans, et affectent la forme d'un fuseau.

La formation du réticulum est seulement plus tardive que pour le sang normal.

Tous les observateurs qui ont fait la numération des globules rouges, comme Grancher, Meunier, Hayem, n'ont jamais constaté de diminution

du liquide sanguin, vous avez augmenté à coup sûr le nombre des globules blancs, et comme ce chiffre est déjà accru chez le pneumonique, vous mettrez votre malade dans des conditions favorables à la suppuration ; vous savez, en effet, messieurs, qu'il y a entre la production du pus et le nombre des globules blancs existant à un moment donné dans le sang un rapport fort intime. Cette tendance à la purulence peut donc amener la suppuration de l'exsudat intra-alvéolaire et produire ainsi la terminaison la plus grave de la pneumonie.

En résumé donc, si la saignée peut abaisser la température et diminuer momentanément la dyspnée du malade, elle affaiblit ce dernier, le met dans des conditions favorables à la suppuration sans pour cela provoquer une diminution dans la marche normale de l'exsudat. C'est ce qui s'est passé d'ailleurs chez le malade dont je vous ai parlé tout à l'heure ; par la saignée, nous avons abaissé sa température, mais immédiatement est survenu du délire avec un affaiblissement général, sans que nous puissions constater par les moyens physiques une diminution du côté de l'exsudat pulmonaire.

Il est bien entendu que par le mot « émission sanguine » je ne comprends que la saignée ; les ventouses scarifiées qui paraissent avoir contre l'élément douloureux de la pneumonie une action considérable, agissant plus comme révulsifs que comme méthode spoliatrice.

Des antimoniaux.

A côté de ces émissions sanguines se place une autre

notable du nombre de ces globules.

Regnard a montré que le pouvoir absorbant d'oxygène du sang n'était pas diminué.

Quinquaud, par ses procédés chimiques, a signalé une diminution faible de l'hémoglobine qui est presque physiologique et qui varie entre 111 et 93 grammes pour 1000 de sang.

Les matériaux solubles du sérum diminueraient toujours d'après Quinquaud, on trouverait en moyenne 82 à 92 grammes pour 1000 à la fin de la maladie (*a*).

(*a*) Hayem, *Du processus de coagulation* (*Société médicale des hôpitaux*, *Union médicale*, 1881). — Quinquaud, *Chimie pathologique*, p. 97. — Meunier, thèse de Paris, 1877.

médication qui a joui et qui jouit encore d'une grande vogue : c'est celle qui est basée sur l'emploi des antimoniaux et surtout du tartre stibié. De nombreuses discussions se sont élevées sur l'usage de ce médicament, et les luttes les plus ardentes furent engagées à ce sujet ; l'antimoine eut ses défenseurs et ses détracteurs les plus acharnés, et parmi ces derniers se place en première ligne Guy Patin ; la Faculté même en défendit l'usage et des arrêts du parlement appuyèrent la décision de l'Ecole (1).

(1) L'antimoine paraît avoir été connu dès l'antiquité, comme le montrent les travaux de Dioscoride, Galien, Paul d'Egine, Oribase, Arétée, mais on ne trouve de documents positifs que dans Paracelse, puis dans l'ouvrage de Louis Delaunay, en 1564. Une lutte ardente s'ouvrit contre l'emploi du remède ; les uns le dépréciaient avec acharnement et le déclaraient un vrai poison, les autres le soutenaient avec la même vigueur. Cependant, malgré les procès du Châtelet, les censures de la Faculté, les pamphlets nombreux qu'il suscita, l'antimoine entre dans la thérapeutique.

A l'époque de Guy Patin, le mortel ennemi de l'antimoine, la seule préparation antimoniale employée était le vin émétique, obtenu par la macération du vin dans un gobelet d'antimoine ou par l'infusion du *crocos metallorum* dans du vin blanc.

Les médecins de la cour ayant fait prendre avec succès, malgré l'opposition des autres médecins, du tartre stibié à Louis XIV malade, on revint un peu sur la mauvaise opinion qu'on avait du remède et en 1666 le Parlement leva la prescription édictée sur l'antimoine.

Dès lors il entre dans la pratique journalière et nous le voyons prescrit par Baglivi, Baillon, Bordeu et surtout par Stoll de Vienne, qui, de 1776 à 1780, le donne avec succès contre des pneumonies bilieuses.

C'est à Rasori principalement qu'est dû l'emploi du tartre stibié, qui paraît avoir été découvert par Adrien de Mynsick, médecin du duc de Mecklembourg, en 1631.

Le tartre stibié ou tartrate de potasse et d'antimoine se présente cristallisé en tétraèdres ou en octaèdres transparents, incolores, efflorescents, solubles dans l'eau, insolubles dans l'alcool.

Comme purgatif l'antimoine a été employé autrefois, soit sous forme de vin, soit sous forme de pilules. On faisait avec de l'antimoine métallique de petites balles que le malade avalait ; celles-ci, n'étant pas digérées, passaient comme des corps étrangers produisant des évacuations par leur présence et étaient expulsées avec les matières. C'étaient les pilules perpétuelles, qui pouvaient servir indéfiniment.

Aujourd'hui, quand on a recours à l'action purgative du médicament, ou quand on désire l'action purgative du médicament, on le donne à doses faibles, à intervalles éloignés : par exemple, on met 5 centigrammes d'émétique dans 1 litre de tisane,

Du tartre stibié.

C'est à un médecin italien, à Rasori, qu'est dû l'emploi du tartre stibié. Rasori soutenait que dans toute maladie inflammatoire il fallait combattre le stimulus, aussi administrait-il le tartre stibié à haute dose, et il en donnait de 60 centigrammes à 1 gramme dans 1 litre d'eau, en renouvelant cette dose dans la journée; il l'associa d'abord aux émissions sanguines, puis le prescrivit seul. On a été beaucoup plus loin dans cette méthode et quelques médecins ont donné jusqu'à 6 grammes par jour de ce médicament, de sorte que dans sa maladie le patient prenait quelquefois jusqu'à 60 grammes de tartre stibié.

Aujourd'hui, on a recours à des doses moindres et le plus ordinairement on ne prescrit que 30 centigrammes de tartre stibié dans une potion.

Voici la formule d'une de ces potions :

℞ Tartre stibié	0,30	
Eau de tilleul	250	grammes.
Sirop diacode	30	—

A prendre par cuillerées à soupe d'heure en heure.

Le sirop diacode que vous voyez figurer dans cette formule, a pour but de rendre tolérant ce médicament, c'est-à-dire d'éviter ses effets vomitifs.

Tolérance du tartre stibié.

La tolérance (1) joue un grand rôle en effet dans la médica-

de bouillon aux herbes, que le malade prend de quart d'heure en quart d'heure, dans la journée. C'est l'émétique en lavage.

(1) Pour qu'on puisse administrer assez longtemps le tartre stibié, il faut que le malade supporte le médicament et que celui-ci perde sa propriété éméto-cathartique ; il faut, en un mot, qu'il y ait tolérance. Cette tolérance est plus ou moins longue à obtenir ; elle survient ordinairement du troisième au cinquième jour ; mais elle dépend beaucoup et de l'idiosyncrasie et de la constitution médicale quelquefois, et aussi de l'habitude, elle s'obtient ainsi plus facilement chez les hommes adultes que chez les femmes, chez les enfants que chez les vieillards. Trousseau a remarqué que le tartre stibié était mieux toléré avec la diète, qu'avec une alimentation modérée.

Pour obtenir cette tolérance dès le début du traitement, Delioux de Savignac conseille de donner une dose d'opium ou de morphine dont les fractions sont administrées coup sur coup à deux heures d'intervalle ; puis, après avoir ainsi stupéfié la sensibilité de l'estomac, il administre la médication stibiée.

tion par le tartre stibié ; pour le plus grand nombre des médecins, en effet, qui ont conseillé cette médication, le tartre stibié aurait d'autant plus d'action sur la pneumonie, qu'il déterminerait moins de vomissements et de garde-robes. Laennec, qui a été un des promoteurs les plus ardents de ce mode de traitement et qui a même été jusqu'à regarder le tartre stibié comme le spécifique de la pneumonie, a insisté sur cette tolérance. Signe d'adynamie profonde pour les uns, cette tolérance a été considérée par d'autres comme un symptôme favorable ; quoi qu'il en soit, on a multiplié les moyens pharmaceutiques pour l'obtenir. Ancelon, de Dieuze (*a*), ordonne la diminution ou la suppression des boissons liquides ; Hérard (*b*) conseille de n'employer que de l'eau distillée pour la dissolution de l'émétique ; le plus grand nombre propose d'associer l'opium au tartre stibié.

Action du tartre stibié.

Comment agit le tartre stibié dans la pneumonie ? Pour répondre à cette question, nous allons, si vous le voulez bien, examiner d'une part l'action physiologique de l'émétique et examiner d'autre part l'effet qu'il peut avoir dans la pneumonie (1).

(1) Le tartre stibié, comme tous les composés antimoniaux, a des propriétés topiques irritantes ; appliqué sur la peau, il provoque, au bout de trente-six à quarante-huit heures, une éruption pustuleuse semblable à celle de la variole. Dans certains cas, le tartre stibié a été employé sous forme de solution aqueuse ou vineuse, ou sous forme de pommade. C'est ainsi qu'il a été utilisé contre le rhumatisme et les douleurs rhumatismales et même dans des maladies cérébrales aiguës où on l'applique sur le cuir chevelu préalablement rasé.

A l'intérieur, l'émétique, d'un goût un peu douceâtre d'abord, puis styptique et métallique, provoque à la dose de 1 centigramme des nausées, de l'horripilation et l'exagération des sécrétions, buccales, bronchiques, gastro-intestinales, sudorales. A la dose de 3 à 5 centigrammes, il provoque des vomissements de matières alimentaires, de mucus et de bile, puis surviennent des selles

(*a*) Ancelon, de Dieuze, *Considérations pratiques sur l'administration du tartre stibié à haute dose* (*Union médicale*, 15 juillet 1847).

(*b*) Hérard, *Du traitement de la pneumonie des enfants* (*Union médicale*, octobre 1847).

Au point de vue physiologique, vous savez que le tartre stibié produit localement une irritation profonde, il développe des pustules dans tous les points avec lesquels il se trouve en contact. Aussi vous ne serez pas étonnés que Grisolle ait pu constater, lorsque l'émétique est administré par la bouche, des ulcérations dans tout le trajet qu'il parcourt, dans l'arrière-gorge, dans l'œsophage, dans l'estomac, dans l'intestin; on a même trouvé quelquefois des brides cicatricielles et des rétrécissements consécutifs à ces ulcérations stibiées. Cette action locale du tartre stibié explique suffisamment son action éméto-cathartique. L'émétique provoque en effet des diarrhées et des vomissements, et cela à un tel point que l'on a rapproché ces symptômes de ceux du choléra, sous le nom de *choléra stibié*.

diarrhéiques. A doses plus fortes (20 à 50 centigrammes), cette diarrhée devient plus abondante, on constate d'autres symptômes, tels que : pâleur et refroidissement de la peau, irrégularité, puis ralentissement du pouls, anxiété épigastrique, cyanose, anurie, aphonie, enfin tous les signes du choléra stibié.

Son action sur la circulation est évidente : il ralentit les battements du cœur et, d'après Trousseau et Pidoux, le pouls peut tomber de 72 à 74 pulsations. La température extérieure s'abaisse; d'après Hirtz, la température peut s'abaisser de 1 degré.

D'après Rabuteau, l'émétique, injecté à dose toxique dans le sang d'un chien, produit une mort subite par arrêt du cœur. Binz et Nothnaghel le considèrent comme un poison du cœur.

L'action du tartre stibié sur le sang lui-même n'est pas bien démontrée ; cependant Orfila, Pécholier ont vu que, chez les animaux empoisonnés par le tartre stibié, le sang était diffluent.

D'après Nothnaghel, « la respiration est d'abord accélérée, superficielle, irrégulière, puis elle se ralentit, et à ce moment l'inspiration est rapide, comme convulsive, ou extrêmement pénible, tandis que la respiration est lente et plaintive. Ces phénomènes doivent être considérés comme produits, en grande partie, par voie réflexe, avec point de départ dans les rameaux nerveux de l'estomac » (*a*).

Pour Jaccoud, l'émétique est un antifébrile; Bernheim, Fonssagrives partagent la même opinion. Pour Peter, il agit en produisant « un état général qui est une dépression profonde des forces, une tendance syncopale, une diminution du calibre des vaisseaux et par suite une anémie du poumon. »

(*a*) Nothnaghel et Rossbach, *Nouveaux Eléments de matière médicale et de thérapeutique,* trad. par Jules Alquier, 1880.

Il agit en même temps directement sur le cœur, comme l'a montre Binz ; il diminue ses contractions, affaiblit par cela même la circulation et amène du refroidissement; de plus, il déprime le système nerveux et produit, par l'état nauséeux qu'il provoque, une dépression physique analogue à celle que détermine le mal de mer.

La médication stibiée est donc, comme vous le voyez, une médication dépressive et antithermique, et on comprend facilement que Rasori ait préconisé indistinctement dans la pneumonie la saignée ou le tartre stibié, car ces deux médications ont des effets analogues.

L'action de l'émétique sur l'exsudat pulmonaire est absolument nulle; il n'agit que sur la fièvre en abaissant la température, mais cet effet n'est obtenu qu'en provoquant des perturbations graves dans l'économie, en déterminant des lésions souvent durables du tube digestif et en déprimant outre mesure les forces du malade. Le tartre stibié à haute dose est donc une médication dangereuse, et le souvenir que j'ai gardé des résultats obtenus par cette méthode, lors de mon début dans la carrière médicale, m'a laissé une impression peu favorable ; mais si je reconnais que l'émétique à haute dose est dangereux chez l'adulte, cette médication est encore plus déplorable chez les enfants, et j'ai vu, pour ma part, un grand nombre de cas où ces petits êtres atteints de pneumonie étaient plus malades de la médication qu'ils avaient subie que de la pneumonie dont ils étaient atteints.

Dangers du tartre stibié.

Il ne faut donc garder de l'emploi du tartre stibié que son usage comme évacuant et surtout comme vomitif pour expulser du poumon par les efforts de vomissement les mucosités qui l'encombrent.

Du kermès.

Cet effet vomitif, vous l'obtenez aussi par deux autres préparations antimoniales, le kermès (1) et l'oxyde blanc d'anti-

(1) Le kermès minéral paraît avoir été découvert par Glauber. Un des

moine, qui méritent d'être conservés à ce titre d'évacuants dans le traitement de la pneumonie.

Vous pouvez utiliser à cet effet la potion calmante dont je vous ai parlé et que vous formulerez ainsi :

℞	Kermès........................	0,50
	Eau de laurier-cerise...............	30 grammes.
	Eau de tilleul	30 —
	Eau de laitue......................	30 —
	Sirop diacode......................	30 —

L'oxyde blanc d'antimoine, ou bi-antimoniate de potasse, se donne à dose plus élevée. C'est un bon expectorant, surtout chez les enfants, pour lesquels Roger l'a spécialement recommandé (1). De l'oxyde blanc d'antimoine.

A côté de ces médicaments je placerai l'ipéca, dont on a vanté beaucoup les effets dans le traitement de la pneumonie. De l'ipéca

élèves de ce chimiste confia le secret de la préparation au chevalier de la Ligerie, qui lui-même vendit ce secret au gouvernement, en 1720.

Le kermès minéral (bisulfure d'antimoine hydraté, sulfure d'antimoine hydraté, hydrosulfate d'antimoine, poudre des Chartreux) s'obtient par deux procédés, par voie humide et par voie sèche. Le kermès obtenu par voie humide, par le procédé de Cluzel, adopté par le Codex, est le seul employé pour la médecine de l'homme : il se présente sous l'aspect d'une poudre d'un rouge pourpre foncé, veloutée, légère, inodore, insoluble dans l'eau, soluble dans l'acide chlorhydrique.

Le kermès obtenu par voie sèche n'est utilisé que dans la médecine vétérinaire.

Les effets du kermès sont à peu près les mêmes, moins accentués que ceux du tartre stibié. A petites doses, il est absorbé, puis éliminé par les reins, et surtout par la muqueuse bronchique. A hautes doses, il peut irriter le tube digestif et provoquer des vomissements et de la diarrhée.

On prescrit le kermès à la dose de 20 centigrammes à 2 grammes par jour pour les adultes, et à la dose de 10 à 50 centigrammes pour les enfants, soit dans un looch, soit dans une potion gommeuse.

Les pilules de kermès du Codex contiennent 1 centigramme. On fait aussi des dragées et des pilules de kermès.

(1) L'oxyde blanc d'antimoine ou biantimoniate de potasse, appelé aussi antimoine diaphorétique lavé, est une poudre blanche insoluble dans l'eau. On l'administre à la dose de 1 à 2 grammes, soit dans une potion, soit dans un looch.

Trousseau le donnait à la dose de 4 grammes dans un looch blanc de 150 grammes.

L'oxyde blanc d'antimoine entre dans la composition : 1° de la poudre de Cornachène ou de Trebas (employée autrefois comme purgatif et

C'est à l'Ecole de Montpellier que vous trouverez les plus chauds partisans de cette méthode; et parmi eux je vous citerai particulièrement Broussonnet, Pécholier, Rességuier, Dupré, Grasset. L'ipéca agirait dans ce cas de deux façons : en modifiant la sécrétion des glandes bronchiques, il aiderait à l'expectoration d'une part; de l'autre, en excitant les vomissements il anémierait les poumons et aiderait à l'expulsion du mucus bronchique. Peut-être même faut-il invoquer dans ce cas l'action de l'ipéca sur la circulation, action bien mise en lumière par les travaux de Pécholier, de d'Ornellas, de Dyce-Duckworth, de Podwyssotzki et de Grasset (1). L'ipéca se donne dans la pneumonie à la dose de 1g,50 à 2 grammes.

Arrivons maintenant, messieurs, à d'autres médicaments qui agissent aussi sur la circulation et la température : la digitale, le sulfate de quinine et la vératrine.

De la digitale. L'application de la digitale à la cure (2) des phlegmasies

abandonnée aujourd'hui); 2° de la poudre James, très usitée en Angleterre, administrée à la dose de 20 à 30 centigrammes, toutes les trois ou quatre heures.

Poudre de James (Ph. brit. Cod. fr.).
Oxyde d'antimoine par précipitation 1
Phosphate de chaux par précipitation 2

(1) Pécholier avait déjà observé l'action du principe actif de l'ipéca, l'émétine, sur le cœur, effets qui ont été constatés de nouveau par Dyce-Duckworth, par d'Ornellas et surtout par Podwyssotzki. Les expériences ont montré que l'émétine, appliquée directement sur le cœur ou injectée dans la peau de la grenouille, ralentit les battements du cœur, jusqu'à les supprimer. Cette chute dans les pulsations, comme l'a montré Gratiet, est brusque et ce serait là une des actions caractéristiques de l'émétine (a).

(2) Traube et ses élèves donnaient la poudre de feuilles de digitale en infusion à doses assez élevées, jusqu'à 2 grammes et plus; Hirtz la prescrivait à la dose de 1 gramme à 1g,50 en infusion.

D'après Hirtz, l'administration de la digitale dans la pneumonie fait

(a) Pécholier, *Recherches expérimentales sur l'action physiologique de l'ipéca* (*Montpellier médical*, 1862, t. IX, 520). — Dyce-Duckworth, *Edimb. Bartholom.* (*Hosp. Reports*, V, 218, 1869, et VII, 91, 1871). — D'Ornellas, *Mémoire sur l'action physiologique et thérapeutique de l'émétine* (*Soc. de thérap.*, 14 mai 1873; *Gaz. méd. de Paris*, 1873, p. 528). — Podwyssotzki, *Beitr. z. Kenntniss des Emetins. Arb. aus d. pharmakol. Institut der Univers. Dorpat* (*Arch. f. experim. Pathol. u. Pharmakol.*, Leipzig, 1879, XI, IV, 231). — Grasset et Amblard, *De l'émétine et de l'atropine* (*Montpellier médical*, août 1881, p. 101).

est d'origine allemande; c'est Traube qui, en 1850, l'a préconisée l'un des premiers; et de même que nous venons de voir l'Ecole de Montpellier se faire le défenseur de l'ipéca dans le traitement de la pneumonie, de même aussi c'est à l'Ecole de Strasbourg que revient le mérite d'avoir montré tout le parti que l'on pouvait tirer de la digitale dans le traitement des phlegmasies. Le docteur Hirtz a surtout beaucoup fait pour cette méthode, et vous trouverez dans les travaux de ses élèves Kulp et Coblentz toutes les théories du maître (*a*). Gallard, Tony Saucerotte, et plus récemment encore le docteur Picot (de Bordeaux), ont vanté les bons effets de la digitale à propos de la pneumonie.

Je vous ai déjà longuement entretenus de l'action physiologique et thérapeutique de la digitale à propos des maladies du cœur. Je ne puis donc m'appesantir ici de nouveau sur les effets de ce médicament, mais vous comprendrez facilement que la digitale, en agissant sur la circulation, puisse avoir une action sur les deux manifestations les plus caractéristiques de

tomber le pouls, baisser la température, cesser la dyspnée et rend plus calme la respiration.

Tony Saucerotte, Coblentz vantent beaucoup la digitale dans la pneumonie, et on parle des cas dans lesquels le médicament paraît avoir agi héroïquement.

Jaccoud donne la digitale, mais ne la considère que comme un antifébrile.

Duclos, de Tours, l'administre dans la pneumonie du jeune âge; Bucquoy, dans les formes catarrhales de la pneumonie; Gallard, dans les pneumonies dites *typhoïdes*.

Bucquoy donne par jour jusqu'à 2 grammes, et cela pendant plusieurs jours.

Trousseau prescrivait l'extrait de digitale associé au kermès et donnait des pilules contenant 10 centigrammes de kermès pour 1 centigramme d'extrait de digitale, à la dose de 10, 20 et même 25 pilules par jour (*a*).

(*a*) Traube, *Mémoire sur les effets de la digitale dans les maladies fébriles.* — *Deutsche Klinik et Annalen des Charités Krankenkanses zu Berlin*, 1850. — Duclos (de Tours), *Recherches sur l'action controstimulante de la digitale dans la pneumonie aiguë*, 1856.

(*b*) Picot, *Gaz. hebd. de Bordeaux*, 1881. — Hirtz, *Bull. de thérap.* et *Dict. de méd. et de chir. pratiques.*— Saucerotte, *Gaz. hebd.*, 1868-1875.— Hanot, *loc. cit.* — Coblentz, thèse de Strasbourg, 1862.

la fièvre, le pouls et la température. Mais ces effets antithermiques ne s'obtiennent pas sans certains dangers et, tout en reconnaissant qu'à la dose de 1 gramme de poudre de feuilles en infusion ou en macération, la digitale peut abaisser la température, elle peut amener quelquefois un trouble notable du côté du cœur. Aussi, malgré les efforts de l'Ecole de Strasbourg, cette médication est peu employée dans notre pays.

Sulfate de quinine.

J'en dirai autant du sulfate de quinine (1), dont l'application au traitement de la pneumonie a été faite surtout en Allemagne; Vogt, Wachsmuth, Liebermeister, Jürgensen l'ont employé avec succès. Mais le sulfate de quinine à dose thérapeutique est un médicament antithermique fort incertain, et, pour obtenir des abaissements notables dans la température, il faut atteindre des doses presque toxiques. C'est ce qu'ont fait d'ailleurs Liebermeister et surtout Jürgensen, qui ont administré jusqu'à 5 grammes de sulfate de quinine en une seule fois dans la cure de la pneumonie. C'est là, messieurs, une pratique dangereuse et que je ne puis vous conseiller, et, sauf les cas où la fluxion de poitrine se développe sous l'in-

(1) Il y a deux espèces de sulfate de quinine : le sulfate neutre et le sulfate acide. On emploie en médecine le sulfate neutre, qui cristallise en petites houppes soyeuses formées par des aiguilles prismatiques fines; il est inodore, d'une saveur très amère, peu soluble dans l'eau, soluble dans la glycérine, dans l'eau acidulée, et aussi dans 60 parties d'alcool à 60 degrés ; il s'effleurit à l'air.

Il est prescrit contre la pneumonie, surtout par les médecins allemands Vogt, Wachsmuth, Than, Liebermeister, Jürgensen.

D'après Binz, le sulfate de quinine paralyserait les globules blancs et, leur enlevant leur activité amèboïde, les empêcherait de passer à travers les parois des vasculaires et d'aller émigrer dans l'extrémité des tissus (Hanot).

Lépine pense que l'emploi du sulfate de quinine peut empêcher la pneumonie de devenir suppurative.

On administre le sulfate de quinine soit en poudre, dans du pain azyme, soit en pilules avec de la conserve de roses comme excipient, soit encore en potion ou en lavement, en ayant soin de la faire dissoudre avec de l'eau de Rabel.

Le sulfate de quinine est décomposé par les hydrates alcalins, le tannin, l'infusion de noix de galle l'iodure de potassium ioduré, l'iodure double de potassium et de mercure.

fluence des miasmes paludéens, l'emploi du sulfate de quinine doit être repoussé du traitement de la pneumonie.

De la vératrine et du vératrum.

A côté du sulfate de quinine il faut placer, comme médicament antithermique, la vératrine (1) et le vératrum dont cet alcaloïde est extrait. Vous savez, grâce aux travaux d'Aran, de Piedagnel, de Norwood, et surtout grâce à ceux de Thibirtz, l'action déprimante de cet alcaloïde sur la circulation, vous ne serez donc pas étonnés que l'on ait conseillé cet alcaloïde dans le traitement de la pneumonie; on emploie dans ce cas la vératrine sous forme de granules de 1 milligramme, et l'on ne doit jamais dépasser dans ce cas la dose de 3 à 5 milligrammes. Le plus ordinairement on utilise le *veratrum viride* très répandu en Amérique. Hirtz, Zuber, Oulmont nous ont montré les avantages de cette médication, qui consiste à prendre de 4 à 6 gouttes de teinture de *veratrum viride*.

(1) La vératrine, découverte en 1819 par Pelletier et Caventou, est extraite soit du *veratrum album*, soit du *veratrum viride*, soit du *veratrum officinale*.

Le *veratrum album* ou ellébore blanc (colchicacées) est une plante vivace de $1^m,25$ à peu près, qui croît en France, en Suisse, en Italie. Sa racine contient, d'après Caventou et Pelletier, du gallate acide de vératrine, une matière colorante jaune, de l'amidon, du ligneux, de la gomme, une substance grasse, composée d'oléine, de séatine et d'un acide volatil.

Le *veratrum officinale* (colchicacées) croît aux environs de Vera-Cruz: il contient, d'après Caventou et Pelletier, une matière grasse composée d'oléine et de stéarine, un acide organique, une matière colorante jaune, et enfin du supergallate de vératrine.

Le *veratrum viride* croît aux Etats-Unis, comme le *veratrum album*, il appartient à la famille des colchicacées (qu'on retrouve dans les plantes de la famille des mélanthacées).

La vératrine est une poudre blanche ou verdâtre, d'un goût amer et âcre, insoluble dans l'eau, soluble dans l'alcool; elle fond à 115 degrés.

D'après Bullock (de Philadelphie), elle serait un corps complexe formé de deux alcaloïdes associés à une résine: la véridine et la vératroïdine; cette dernière, d'après Wood, serait émétique et cathartique, la véridine ne purgeant ni ne faisant vomir. Contrairement à beaucoup d'expérimentateurs, Oulmont entre autres, Wood considéra la résine comme absolument inerte.

La vératrine est très irritante; aspirée par les narines, elle donne lieu à des éternuements, à du coryza; en friction sur la peau saine elle produit d'abord de la chaleur, puis de la cuisson. Prise à dose moyenne à

L'emploi de la vératrine et du *veratrum viride* dans le traitement de la pneumonie a eu peu de succès, du moins dans notre pays, et ceci résulte du danger de cette médication, qui amène rapidement des vomissements et du collapsus sans pour cela modifier notablement la fièvre, ni diminuer la durée de la pneumonie.

J'en aurai fini avec les médicaments qui produisent la diminution du pouls et de la température et qui agissent comme antithermiques, lorsque je vous aurai parlé de l'application de la réfrigération directe aux malades atteints de pneumonie.

Des bains froids pour la pneumonie.

Quoiqu'il y ait eu, il y a bien longtemps, des tentatives faites

l'intérieur, la vératrine provoque des nausées, des vomissements, des coliques, de la diarrhée séreuse.

Absorbée et portée dans la circulation, elle diminue la sensibilité, ainsi que la respiration, ralentit les mouvements du cœur, et abaisse la température.

A dose élevée, elle produit des étourdissements, de l'oppression, de l'anxiété, de la suffocation, des vomissements violents, du refroidissement des extrémités ; le pouls devient misérable, des convulsions tétaniques arrivent, puis l'asphyxie et la mort.

Pour Prevost, la vératrine est un poison musculaire, un poison du cœur, et, pour Hirtz, la vératrine agirait comme excitant du pneumogastrique et du cœur.

La vératrine s'élimine par les reins.

D'après les recherches de Labbé, l'action physique du médicament se fait sentir deux ou trois heures après l'administration du médicament.

Pour Kocher, l'abaissement de la température dure six heures et demie.

La teinture de vératrine (Magendie) contient : vératrine, 0,20 ; alcool, 30 grammes : elle se donne à la dose de 10 à 30 gouttes (Gubler) dans de l'eau sucrée ou dans une potion gommeuse.

En Amérique, on fait usage d'une teinture obtenue en faisant macérer pendant quinze ou vingt jours 250 grammes de racines sèches dans 500 grammes d'alcool. La dose est de 4, 5, 6 gouttes et on augmente par goutte jusqu'à production de nausées et de ralentissement du pouls, et l'on diminue alors de moitié.

Norwood associe cette teinture à la scille. Bernheim fait prendre toutes les heures une pilule de 0,005 jusqu'à ce que le malade ait absorbé de 0,020 à 0,030 (*a*).

(*a*) Aran, *Bull. de thérap.*, 1853. — Fournier, *Union médicale*, 1855. — Nawroski, *Dissertation*, Berlin, 1858. — Kocher, *Dissertation*, Wurtzbourg, 1866. — Norwood, *American Medical Monthly Journal*, 1861. — Drasche, *Wiener med. Zeitung*, 1861. — Linon, thèse, Strasbourg, 1869. — Alt, *Deutsche Archiv. für klin. Medicin*, 1871. — Hanot, thèse d'agrégation, 1880, p. 230.

au point de vue de l'application du froid au traitement des maladies inflammatoires, cette pratique n'est devenue courante que depuis que Brand, Liebermeister, Lebert (de Breslau), Fismer (de Bâle), Vogel (de Berne), et Jürgensen (de Kiel), nous ont montré que l'on pouvait, par les bains froids, traiter et guérir les pneumoniques (1).

Cette pratique, messieurs, est restée limitée à l'Allemagne et à la Suisse. Vous n'ignorez pas les longues discussions qui se sont élevées dans nos sociétés savantes à propos de l'application de la méthode de Brand au traitement de la fièvre typhoïde; vous n'ignorez pas non plus qu'après un débat con-

(1) Depuis 1850, Vogel (de Berne) emploie les bains froids dans la pneumonie; Liebermeister et Lebert (de Breslau) suivent aussi cette méthode. D'après Mayer (1870), grâce aux bains froids, la mortalité des pneumonies, qui était de 24 pour 100, serait tombée à 8,8 pour 100. Fismer (de Bâle) dit aussi avoir obtenu une diminution de la mortalité de 8,7 pour 100.

Jürgensen (de Kiel) suit la méthode suivante :

Si la température axillaire dépasse 39 degrés, le malade est plongé dans un bain de 22 degrés, qu'on refroidit progressivement jusqu'à 16 degrés. Après avoir laissé le malade de sept à vingt-cinq minutes dans le bain, on obtient un abaissement passager de la température. Deux heures après le thermomètre remonte au degré primitif et l'on donne un deuxième bain, et ainsi de suite. Jürgensen a soumis à ce traitement sa fille âgée de dix-neuf mois, et lui fit prendre pendant dix minutes des bains dont il abaissait la température jusqu'à 3°,60.

Pour les malades âgés ou faibles, il ordonne les bains tièdes de 20 à 24 degrés Réaumur, pris le matin de bonne heure et dans lesquels ils restent de 20 à 30 minutes.

Après comme avant le bain, Jürgensen fait prendre aux malades, suivant l'état du pouls, une ou trois cuillerées de vin de Madère, Porto ou Champagne.

En Allemagne on emploie aussi les compresses d'eau froide appliquées sur le thorax, contre le point de côté (*a*).

(*a*) Liebermester, *Jahresbericht*, 1869, Band II, p. 125. — Jürgensen, *Grundsätze fur die Behandlung der Croupösen Pneumonie Volkmann*, *Sammlung klinischer Vortrœge*, n° 45. — Fismer, *Die Resultaten der Kaltwasserbehandlung bei der acuten croupösen Pneumonie*, von 1867 bis 1871. *Deutsch. Archiv fur klinische Medicin*, Band XI, Leipzig, 1875. — Lewin, *Compresses froides*, Hygioea, 1876. — Samuel James, *American Journal of Med. Sciences*, 1877, vol. II, p. 54. — Dunsburg, *Hydriatische Behandlung*, *Wiener Med. Presse*, 1878, n° 2. — Winternitz, *Die Hydrotherapie and physiolosische und klinischer Grund lage*, *Vortræge für Praktische Aertze und Studirent*, Wien., 1877-1879. — Labadie et Lagrave, *Du froid en thérapeutique*, thèse de concours pour l'agrégation, 1878. — Hanot, *Traitement de la pneumonie*, thèse d'agrégation, 1880, p. 233.

tradictoire, les quelques tentatives qui avaient été faites dans nos hôpitaux ont cessé et qu'aujourd'hui la méthode de traitement par les bains froids compte en France de bien rares partisans. Parmi les inconvénients qu'on avait surtout observés dans l'usage de ce mode de traitement, on plaçait en première ligne le développement de pneumonies qui, au lieu d'être atténuées par cette méthode, prenaient une marche rapidement mortelle. On comprend donc les justes motifs qui ont mis en suspicion l'emploi des bains froids dans la pneumonie franche; mais l'exclusion dont je vous parle ne doit frapper que les bains froids, les bains chauds ou tièdes pouvant vous donner, comme je vous le montrerai pour la pneumonie des enfants, d'excellents résultats.

Des médications toniques.

En opposition à toutes ces médications, qui toutes agissent en déprimant l'économie au point d'abaisser le pouls et la température, il faut placer les médications toniques dont le type est représenté par la médication alcoolique. Le célèbre médecin anglais Todd, en introduisant l'alcool dans le traitement de la pneumonie, a produit, il faut le reconnaître, une véritable révolution.

De l'alcool.

Ce traitement a d'abord pour lui les résultats très nets de la statistique ; reportez-vous en effet aux chiffres donnés par Jaccoud (1) et vous verrez que tandis que les pneumonies

(1) Voici la statistique publiée par le docteur Jaccoud (*a*) :

Pneumonies traitées par la saignée.

Relevés d'Edimbourg.....	698 cas.	Mortalité.....	34,52 pour 100.
— de Dietl..........	95	Mortalité.....	20,40
Total.......	793 cas.	Mortalité.....	27,00 pour 100.

Pneumonies traitées par le tartre stibié seul.

Relevés de Rasori........	648 cas.	Mortalité.....	22,06 pour 100.
— de Dietl.........	106	Mortalité.....	20,76
Total......	754 cas.	Mortalité moyenne.	21,38 pour 100.

traitées par les saignées donnent une mortalité moyenne de 27 pour 100, cette mortalité n'est plus que de 3,10 pour 100 lorsqu'on emploie les toniques.

A l'égard de cette statistique, je vous renvoie à ce que je vous ai dit à propos de l'application de cette méthode numérique pour juger les résultats des médications. Pour vous montrer combien ces moyennes peuvent être différentes, je vous dirai qu'à Paris, dans nos hôpitaux, dans le premier trimestre de cette année, d'après les rapports si intéressants faits à la Société médicale des hôpitaux sur les maladies régnantes par notre secrétaire général, le docteur Ernest Besnier, la mortalité dans la pneumonie a été de 24 pour 100; cependant le plus grand nombre de nos collègues, si ce n'est tous, emploient contre la pneumonie ce traitement tonique. Entre le chiffre, signalé par Jaccoud, de 3 pour 100 et celui de 24 pour 100, la différence est grande; elle résulte simplement de ce fait: c'est que les pneumonies, au début de cette année, ont présenté, par suite des conditions climatériques qui les ont provoquées, une haute gravité.

Comment pouvons-nous expliquer l'action favorable de l'alcool dans la pneumonie ? C'est là une question fort impor-

Pneumonies traitées par le traitement mixte.

Expectation dans les cas légers, saignée et émétique dans les cas sérieux.
(Résultats groupés de Laennec, Grisolle, Skoda.)

Mortalité maximum................ 16,00 pour 100.
— minimum 12,05

Pneumonies abandonnées à elles-mêmes.

(Expectation pure.)

Relevés de Dietl........ 189 cas. Mortalité..... 7,4 pour 100.

Pneumonies traitées exclusivement par la médication tonique.

Relevés de Bennet....... 129 cas. Mortalité...... 3,10 pour 100.

(a) Jaccoud, *Leçons de clinique professées à l'hôpital de la Charité*, p. 70.

tante et sur laquelle je vous demande la permission de m'arrêter quelques instants.

De l'action physiologique de l'alcool.

Depuis bien des années, je m'occupe avec une certaine persévérance de cette action des alcools, et, quoique je n'aie pas encore la solution complète de ce problème physiologique, je crois cependant que l'on peut, dès aujourd'hui, affirmer que l'alcool agit de trois façons : comme aliment, comme médicament antidéperditeur et enfin comme tonique. Examinons chacune de ces propriétés.

L'alcool agit comme aliment; c'est là un des points les plus controversés de l'action physiologique de cette substance. Vous savez, en effet, qu'il existe à cet égard deux opinions très tranchées ; les uns soutiennent que la plus grande partie de l'alcool ingéré est comburé dans l'économie, c'est l'opinion défendue par Liebig, Bouchardat et Sandras; les autres, comme Perrin, Lallemand et Duroy, prétendent au contraire que l'alcool ne subit aucune modification dans nos tissus.

On a invoqué, à l'appui de chacune de ces opinions, des raisons chimiques et des raisons physiologiques; je ne puis, dans cette leçon consacrée à la pneumonie, vous les exposer dans leur entier (1), mais ce que je puis vous dire, et cela parce que j'ai étudié cette question sous toutes ces faces,

(1) Les preuves que l'on a invoquées pour soutenir la combustion ou la non-combustion de l'alcool dans l'économie sont de deux ordres, les unes chimiques, les autres physiologiques.

La chimie semble donner complètement raison à la théorie de la non-combustion.

Lorsque l'on fait, en effet, l'examen des excrétions, ou bien celui des viscères chez les alcooliques, c'est en nature que l'on retrouve l'alcool, et l'une des réactions les plus nettes à cet égard est à coup sûr celle que l'on obtient par la dissolution d'un bichromate alcalin par l'acide sulfurique. L'alcool réduit l'acide chromique en un oxyde vert de chrome, et de rouge qu'était le liquide il devient d'un vert émeraude des plus nets.

Notons cependant qu'à propos de ces réactifs, Anstie et Dupré ont soutenu qu'il pourrait donner lieu à des erreurs, et que les personnes qui n'ont absorbé aucune trace d'alcool présentent dans l'urine une substance qui agit comme l'alcool sur le bicarbonate de potasse.

c'est qu'il est impossible de fournir une solution expérimentale directe de ce problème.

D'ailleurs, dans ces recherches, les causes d'erreur sont nombreuses, surtout lorsqu'on veut démontrer la présence par l'analyse d'un des dérivés de la combustion alcoolique, soit les aldéhydes, soit l'acide acétique.

Dans les expériences faites par Dujardin-Beaumetz et Jaillet pour étudier cette question, ils avaient cru trouver dans les viscères de l'homme et des animaux empoisonnés par l'alcool éthylique de l'aldéhyde, et avaient même obtenu dans l'une de leurs expériences la réduction en miroir du nitrate d'argent, qui est une des caractéristiques de l'aldéhyde éthylique ; mais l'examen plus attentif des faits a montré à ces expérimentateurs que cet aldéhyde pouvait bien provenir de sa présence, à l'état normal, dans un grand nombre de boissons alcooliques.

Ils ont alors cherché à résoudre le problème en employant des alcools plus élevés dans la série, et en particulier l'alcool amylique; mais les difficultés mêmes des recherches n'ont pas permis de donner une solution définitive.

Depuis, Jaillet a démontré qu'en faisant passer un courant d'oxygène sur du sang additionné d'alcool, on transformait ce dernier en acide acétique.

Quant aux preuves physiologiques, elles ont porté surtout sur les effets de l'alcool sur les combustions de l'économie et en particulier sur la température; mais ici encore les opinions sont contradictoires.

Lorsqu'on administre des quantités considérables d'alcool, la température s'abaisse considérablement, et dans les expériences de Dujardin-Beaumetz et Audigé, on voit, sous l'influence de doses massives d'alcool, la température s'abaisser de 15 à 18 degrés.

Lorsque les doses sont beaucoup moins considérables, on a constaté aussi ce même abaissement; ainsi Bocker, Dupré et Anstie, et surtout Frantz Riegel, ont noté que, même à très faibles doses (40 à 80 grammes par jour), il y avait un abaissement constant de la température.

Cependant, pour être exacts, ces résultats étaient opposés à ceux qu'ont obtenus Parker et Wollowicz, qui ont montré que, chez l'homme, l'administration de 28,4 centimètres cubes à 56,8 centimètres cubes d'alcool par jour, n'a pas occasionné la diminution de la température, et cela à l'état physiologique comme à l'état pathologique.

Tels sont les faits qu'ont invoqués les partisans de la non-combustion de l'alcool.

Cependant il est une objection sérieuse que leur ont faite leurs adversaires: c'est de ne pas avoir fixé d'une manière précise l'espace qui sépare le moment où l'on a introduit les alcools et celui où l'on a pris la température.

Chez les animaux, Dujardin-Beaumetz et Audigé ont toujours constaté, même en employant des doses considérables d'alcool, qu'il existe une période qui suit immédiatement l'ingestion des boissons alcooliques, pendant laquelle il ne se produit pas d'abaissement de la température, quelquefois même c'est une élévation thermométrique que l'on constate. Cette période, dont la durée varie avec la quantité d'alcool admi-

Oui, nous retrouvons bien l'alcool en nature dans les tissus et dans les excrétions; l'analyse que nous avons faite, dans notre service, des viscères de cet homme qui, après avoir tué ses deux fils, s'était suicidé en avalant 1 litre d'eau-de-vie de marc, nous a montré la présence de cette eau-de-vie en notable proportion dans le cerveau, la moelle, les reins, le foie, les poumons, mais la quantité que nous

nistrée, devient très courte et à peine appréciable, lorsque la quantité de poison est énorme. Cette augmentation de la température correspond à la période d'excitation, mais cesse dans les périodes de résolution et de collapsus.

Aussi a-t-on invoqué d'autres arguments, qui portent, cette fois, sur la quantité d'acide carbonique exhalé et la quantité d'urée sécrétée. C'est Maurice Perrin qui a fait surtout ces expériences sur lui-même. Le dosage de l'acide carbonique se faisait au moyen de la méthode des pesées. On se servait de boissons alcooliques, telles que le vin rouge, le vin blanc, la bière, et toujours on a observé une diminution de l'acide carbonique exhalé après l'ingestion de ces différentes boissons. Cette diminution dans la production de l'acide carbonique est à son maximum trois heures environ après l'ingestion, et au bout de cinq heures cette influence paraît terminée.

Quant au dosage de l'urée, il y aurait un léger accroissement sous l'influence des boissons alcooliques dû, non pas à ce qu'il y ait accroissement des combustions, mais bien parce que ces boissons stimulent le rein et augmentent la quantité d'urine produite.

Comme on le voit, les résultats physiologiques, tout en donnant raison jusqu'à un certain point aux partisans de la combustion de l'alcool dans l'économie, ne jugent pas complètement cette question. Tout le monde, en effet, est d'accord pour admettre que l'alcool agit en nature sur les centres nerveux pour y déterminer les phénomènes d'excitation et de dépression que l'on observe; mais on peut se demander si, au début de l'expérience, dans la période d'ébriété, ce sentiment de chaleur et de bien-être qui l'accompagne, et que l'on recherche quelquefois dans les boissons alcooliques, n'est pas dû à la combustion d'une quantité d'alcool, quelque faible qu'on la suppose (*a*).

(*a*) Dujardin-Beaumetz et Audigé, *Recherches expérimentales sur les alcools*. — Grancher, *Des toniques*, thèse d'agrégation, Paris, 1875. — Geoffroy, *De l'action de l'alcool*, thèse d'agrégation, Paris, 1875. — Lallemand, Perrin et Duroy, *Du rôle de l'alcool*, Paris, 1860, et *Comptes rendus de l'Académie des sciences*, 1er août 1864. — Béhier, *De l'alcool*, article du *Dictionnaire encyclopédique*. — Frantz Riegel, *Ueber den Einfluss des alcohols auf die Korperwarme*, in *Deutsche Arch. f. klin. Med.*, 1873.— Parker et C. Wollowicz, *Proceed. of the Royal Soc. of London*, t. LXXXVIII, p. 363. Analyse dans *Arch. de méd.*, mai 1873, p. 629. — Dujardin-Beaumetz, article *Alcool* du *Dictionnaire de thérapeutique*.

avons trouvée égalait-elle celle qui avait été introduite ? C'est là toute la question.

Aujourd'hui, grâce aux expériences de mon excellent interne en pharmacie, Jaillet, on est en droit d'affirmer que l'alcool se transforme dans l'économie. Jaillet a démontré, en effet, que, en présence de l'hémoglobine et de l'oxygène, l'alcool se transformait en aldéhyde, puis en acide acétique. Cette réaction qui se produit dans nos appareils de laboratoire (*a*) doit aussi se réaliser lorsque l'alcool est introduit dans l'économie et passe dans le sang. L'alcool est donc un aliment ; on peut ajouter que c'est un aliment antidéperditeur.

Pour subir ces transformations successives, l'alcool puise en effet son oxygène dans le sang et en particulier dans les globules qui le contiennent, et si la dose est trop considérable, elle empêche l'hématose de se faire et l'individu meurt asphyxié. En retirant ainsi au sang l'oxygène nécessaire à sa transformation en acide acétique, l'alcool diminue les combustions de l'économie, et c'est probablement ainsi qu'il abaisse la température chez les individus atteints de fièvre.

Enfin, l'alcool agit en nature sur le centre cérébro-spinal et y détermine des phénomènes d'excitation et de tonicité, et c'est ainsi que nous pouvons expliquer son action tonique et stimulante.

Action thérapeutique de l'alcool.

L'alcool présentera donc au point de vue thérapeutique les trois qualités suivantes : il agira comme médicament tonique, comme antidéperditeur, comme aliment. On comprend facilement les avantages d'une pareille médication dans la pneumonie ; l'alcool nous permettra en effet de soutenir notre malade, de le tonifier sans augmenter sa thermalité et même en abaissant cette dernière. J'ai soutenu au congrès de Bruxelles, en 1875, avec Semmola (de Naples) et contre Des-

(*a*) Jaillet, *De la transformation de l'alcool dans l'organisme* (*Bull. de thérap.*, 14 août 1881, p. 121).

guin et Crocq, qui s'élevaient contre l'emploi de l'alcool dans le traitement de la pneumonie, que, de tous les antithermiques, le moins dangereux était à coup sûr l'alcool.

D'ailleurs, cette question de l'application de l'alcool à la médecine, et en particulier à la pneumonie, est une des questions les plus délicates de la thérapeutique et nous montre combien il est difficile de passer, sans secousse, du terrain expérimental au terrain clinique. Je partage à cet égard les idées de Peter, lorsqu'il nous montre la grande différence qui existe entre un animal dont on abaisse expérimentalement la température, en lui introduisant de l'alcool, et un malade atteint de pneumonie chez lequel, par les mêmes moyens, on ramène la température vers la normale; c'est en empoisonnant le premier et en guérissant le second qu'on obtient ces résultats.

L'expérimentation, en effet, n'apprécie sur les animaux que les effets toxiques de la substance qu'elle étudie; bien rarement elle peut en observer les effets thérapeutiques, et comme je vous le disais au début de ces leçons, il existe bien une toxicologie expérimentale et non une thérapeutique expérimentale; conclure de ce qui se passe chez les animaux, que l'on empoisonne par l'alcool, à ce qui se passe chez l'homme atteint d'hyperthermie, que l'on traite par le médicament, serait commettre une profonde erreur. Il nous faut donc, pour juger cette question, nous en rapporter à la clinique et à l'observation des malades, qui nous montrent que dans certaines conditions déterminées, conditions que je vous exposerai lorsque je vous donnerai les indications et contre-indications du traitement de la pneumonie, l'alcool donne d'excellents résultats.

Des inconvénients de l'alcool.

Cette médication par l'alcool a-t-elle des inconvénients? Oui, et ce sont les médecins anglais, et en particulier Drysdale et Keer, qui les ont les premiers signalés. L'emploi de l'alcool chez les malades atteints de fièvre déterminerait chez eux le goût des spiritueux, et l'on a vu particulièrement des femmes devenir alcooliques à la suite du traitement de leur pneumonie.

Vous savez, messieurs, la vivacité de la lutte qui existe en Angleterre contre les abus des boissons spiritueuses : les sociétés de tempérance ne cessent, avec une ardeur qui mérite tous nos encouragements, de combattre les progrès toujours croissants de l'alcoolisme. On comprend que de pareils résultats aient effrayé outre mesure les partisans des ligues de tempérance. Mais ce sont là, il faut le reconnaître, des faits exceptionnels, et il existe pour moi un inconvénient beaucoup plus grave de l'usage des alcools à haute dose : ce sont les perturbations qu'ils peuvent occasionner dans le tube digestif, surtout lorsque ces alcools sont de mauvaise qualité. Je reviendrai d'ailleurs sur ce point dans ma prochaine leçon.

De l'expectation.

A côté des grandes médications dont je viens de vous tracer l'histoire, il faut placer l'expectation, c'est-à-dire la doctrine qui veut qu'on laisse la pneumonie évoluer sans diriger contre elle un traitement actif.

Je vous ai déjà signalé que l'un des premiers résultats de la statistique dans l'étude du traitement de la pneumonie avait été de nous montrer que l'expectation pure donnait des résultats plus avantageux que l'emploi des médications énergiques, et Skoda, Dietl en Allemagne, Magnus Huss en Norwège, Bennet en Angleterre, et Laboulbène en France, ont produit de nombreuses statistiques démonstratives de ce fait.

Mais depuis l'introduction des médications toniques, l'expectation pure a perdu beaucoup de ses partisans, et nous verrons par la suite de ces leçons que, si l'expectation est la conséquence logique de la marche cyclique de la pneumonie, cette expectation ne peut être érigée en méthode thérapeutique, car, selon les circonstances et selon les complications, le devoir du médecin est d'intervenir.

Permettez-moi de terminer cette leçon en vous énumérant

Des médications diverses.

à côté des grandes médications dont je vous ai tracé l'histoire, les médications diverses qui ont encore été conseillées contre la pneumonie. C'est ainsi que l'on a conseillé : l'acétate de plomb, qui a été surtout vanté par Strohl (1) et par Leudet ; l'acide phénique, dont s'est servi Greenway (2) ; l'acide salicylique, conseillé par James ; les mercuriaux, dont Salvator Avigo (3) s'est fait le défenseur ; les sels d'ammoniaque et

(1) Strohl proposait la formule suivante :

Acétate neutre de plomb.	0,30 cent.
Eau distillée...........	100 gr.
Sirop blanc.............	20

A prendre dans les vingt-quatre heures par cuillerées toutes les deux heures.

Il obtiendrait par ce moyen une guérison rapide, et il a publié des statistiques favorables.

Cette médication a déjà été employée en Allemagne, surtout par Ritcher (*a*).

(2) L'acide phénique, ou phénol, alcool phénique ou phénylique, hydrate de phényle, acide carbolique, est un produit de la distillation de la houille, découvert par Runge en 1834. Il cristallise en longues aiguilles incolores fusibles, de 34 à 35 degrés, peu solubles dans l'eau, solubles dans l'acool, l'éther, la glycérine, les huiles fixes et volatiles ; d'une odeur forte, désagréable, rappelant celle du castoréum.

Employé à l'extérieur en solution pour pansement des plaies, lotions, pulvérisations, injections vaginales, désinfectant, il est la base du traitement de Lister. Il est donné aussi à l'intérieur dans certains cas de fièvre typhoïde, fièvre puerpérale, injection purulente ; on le prescrit en potion, sirop, à la dose de 50 centigrammes à 1 ou 2 grammes et plus ; le sirop phéniqué contient 2 centigrammes pour 20 grammes de sirop.

Henry Greenway (de Plymouth) considère l'acide phénique comme une ancre de sûreté (*sheet-anchor*) dans le traitement de la pneumonie et de la bronchite sans complication chez les malades de tout âge.

A la formule qu'il donne pour l'adulte on ajoute, pour les vieillards, 12 grammes de teinture composée de quinquina.

Henri Greenway (de Plymouth) l'a prescrit de la façon suivante :

Glycérine phéniquée.....	8 gr.
Extrait d'opium liquide..	30
Eau-de-vie camphrée....	200

A prendre une cuillerée à bouche dans de l'eau toutes les quatre à six heures (*b*).

(3) Le calomel a été donné dans la pneumonie autrefois à doses fractionnées.

En Italie, il a été administré sous forme d'injections hypodermiques par Giovani Fiorani, Arigo et Rosetti. Rosetti fit des injections de 10 centigrammes dans vingt-sept cas de pneumonies ; et dit que le calomel est

(*a*) Strohl, *Gaz. méd. de Strasbourg*, 1860. — Leudet, *Bulletin de thérapeutique*, t. LXVIII.

(*b*) Kunze, *Deutsche Zeitschrift*, 1874. — Canerosi, *Practitioner*, 1877. — Greenway, *British Med. Journ.*, 1877.

en particulier le carbonate d'ammoniaque (1), qui, suivant Patton, aurait guéri quatre-vingt-quatorze pneumonies sur quatre-

surtout indiqué dans la pneumonie parenchymateuse, et que l'injection doit être pratiquée du septième au huitième jour et même jusqu'au dixième jour, moment où l'on prescrirait la poudre de Plummer ou le calomel pris par la bouche ; chez les femmes l'injection peut se borner à 5 centigrammes dans de l'eau gommeuse.

Pour Rosetti les injections sont inutiles, sinon dangereuses dans la pleuro-pneumonie avec épanchement séreux ou séro-membraneux dans la plèvre.

Salvatore Arigo traite par les injections d'abord les malades chez lesquels tout autre traitement était impossible et chez lesquels les symptômes étaient les plus graves ; plus tard il applique ce traitement à tous les pneumoniques indistinctement et à tous les degrés de la maladie.

Rarement il eut à faire plus de trois injections : entre chacune il laissait un intervalle de quarante-huit à soixante-douze heures.

Il a noté que cinq à six heures après l'injection la température du malade s'abaisse de 1 degré 1 à degré et demi, le pouls devient plus mou et moins fréquent, la peau plus humide et la respiration moins brève. Il dit de plus que l'examen stéthoscopique dénote une amélioration notable, et que souvent une partie du poumon présentant déjà le souffle caractéristique de l'hépatisation n'offre plus à l'oreille, trente-huit à quarante-huit heures après, que le râle appelé *râle de retour* (a).

(1) Patton donna le carbonate d'ammoniaque dès les premiers jours de la maladie, et dit avoir constaté que l'excitation fébrile et la chaleur de la surface cutanée furent promptement diminuées, le pouls devint moins fréquent, mais plein et fort, la température baissa, la peau devint moite, la dyspnée cessa et les respirations devinrent moins fréquentes.

Wetherspoon, à l'exemple de Patton, donne avec succès le carbonate d'ammoniaque (1 mort sur 72 cas); Stevens par le même traitement accuse une mortalité de 1 cas sur 35 cas.

Pour Patton, le carbonate d'ammoniaque agit en diminuant l'hypercirose, rend les crachats moins visqueux et facilite l'expectoration. Donné de bonne heure, le carbonate d'ammoniaque aurait une action manifeste sur la marche de l'inflammation, il amènerait une prompte résorption des exsudats.

Le sous-carbonate de potasse a été employé par Mascagni et Lemaire, qui a obtenu par ce médicament une diminution de la fièvre.

Popham, de Cork, a administré le bicarbonate de potasse à la dose, répétée cinq à six fois dans les vingt-quatre heures, de 325 milligrammes chez l'enfant à 1g,94 chez l'adulte.

Dans les vingt-huit cas traités par Popham on constatait, dans la majorité des cas, un changement dans

(a) Kissel, *Canstatt's Jahrbücher*, 1852. — Wucherer, *Canstatt's Jahrbücher*, 1860. — Wittich, *Canstatt's Jahrbücher*, 1850. — Avigo, *Gaz. med. di Lombardia*, 1874. — Schutzenberger, *Fragments d'études cliniques et pathologiques*, 1879. — Strigo, *Injections sous-cutanées de calomel* (*Gaz. med. di Lombardia*, 1874).

vingt-seize cas. Enfin, l'aconit (1) et l'ergot de seigle, qui ont été aussi employés contre la pneumonie (2).

Des médications extra-ordinaires.

Enfin, je vous signalerai, en terminant, les médications que l'on peut qualifier d'*extraordinaires* et qui consistent, les unes,

l'expectoration, qui devient de plus en plus facile et dans la toux qui de rude, sèche, irritante devient douce; la fréquence du pouls diminue et la température baisse. Dès le troisième jour les urines augmentent de quantité, perdent leur coloration foncée et offrent une réaction alcaline.

Le traitement est contre-indiqué lorsqu'il y a de l'irritation de l'estomac ou du tube digestif.

Waters a donné avec le carbonate de potasse l'éther chlorhydrique, ou le carbonate d'ammoniaque.

Grimshaw et Moore prescrivent 1 gramme de nitrate de potasse et 30 grammes de quinine toutes les trois heures.

Le carbonate d'ammoniaque sous-carbonaté, alcali volatil concret, sel volatil d'Angleterre, est un sel blanc, cristallin, d'une odeur ammoniacale prononcée, d'une saveur âcre, piquante, soluble dans deux fois son poids d'eau, insoluble dans l'alcool.

Il entre dans la composition des gouttes céphaliques anglaises, de l'alcool aromatique de Sylvius, etc.

Se donne à l'intérieur en solution à la dose de 30 centigrammes à 2 grammes; ou en pilules.

Le bicarbonate de potasse, ou carbonate saturé, est un sel blanc, cristallisé en prismes rhomboïdaux inaltérables à l'air, solubles dans 4 parties d'eau froide; sa saveur est alcaline sans âcreté.

Il entre dans la préparation de la potion de Rivière (*a*).

(1) L'aconit, dont l'histoire et les propriétés ont été décrites, t. Ier, p. 114, a été fort préconisé comme antipyrétique. W. Dobie, dans quatre cas de pneumonie grave chez des sujets âgés de 42, 68, 20 et 4 ans a obtenu de bons résultats de son emploi; Dobie fait remarquer que c'est dans les vingt-quatre heures qui suivirent le début de la maladie que l'aconit fut donné et que c'est à cette époque qu'on en obtient les meilleurs effets.

De son côté, W. Foc a expérimenté ce médicament et dit n'en avoir pas constaté les bons effets; Tessier avait déjà aussi essayé sans succès l'aconit dans la pneumonie (*b*).

(2) Dans cinq cas de pneumonie, traités au moyen de l'ergot de seigle par Wycisk, aucun n'eut de terminaison fatale, ne devint chronique ou ne laissa après de lésions appréciables. Scearce obtint les mêmes résultats et administrait le médicament à la période congestive par doses de 2 grammes environ, répétées jusqu'à amélioration ou production des phénomènes d'ergotisme : dilatation des pupilles, vertiges, hébétude, sensation de plénitude cardiaque.

En 24 ou 36 heures la douleur était calmée, dit-il; la température, le pouls rapide, la dyspnée, revenaient à l'état normal, l'expectoration

(*a*) Lemaire, *Bull. de thérap.*, 1852. — Popham, *British Med. Journal*, 1867. — Waters, *British Med. Journal*, 1867. — Grimshaw and Moore, *Journal of Med. Science*, Dublin, 1874. — Patton, *Americal Journal of Science*, 1870.

(*b*) Dobie, *Practitioner*, juin 1879, p. 401, et *Bull. de thérap.*, XCVIII, 238.

à faire inhaler du chloroforme aux pneumoniques, comme l'ont fait Wucherer, Baumgartner, Uebing, Warentrapp, Clément, Smoler, Valentini (1), et les autres, à administrer, comme l'a fait Mendini (2), de la cantharide aux pneumoniques; on a même été jusqu'à pratiquer des saignées locales directement dans le poumon au moyen de l'appareil aspirateur de Dieulafoy.

Je viens de faire passer sous vos yeux la plupart des médica-

diminuait de quantité et cessait d'être teintée de sang. Enfin, au lieu d'attendre de 7 à 9 jours pour l'évolution de la maladie, comme cela a lieu pour le traitement habituel, nos malades étaient entièrement guéris dans la moitié de ce temps.

Yeaman obtient, par le seigle, un succès très rapide (3 jours) chez un malade présentant des phénomènes généraux très marqués. T. Wells se loue aussi de l'emploi du seigle, mais il ne le donne pas exclusivement; tantôt il faisait des injections sous-cutanées d'ergotine, tantôt il donnait l'extrait fluide associé à la digitale et à l'acétate de plomb; de toute façon il prescrit d'abord 40 à 50 grammes de sulfate de quinine, pour régulariser, dit-il, la circulation pulmonaire, diminuer la congestion et l'inflammation.

Boggs, Handfield Jones, ont employé aussi l'ergot; mais, pour ce dernier observateur, il ne peut pas trop compter sur son action.

Holmes a montré que le seigle ergoté en injections sous-cutanées et intra-veineuses amène l'oblitération incomplète des vaisseaux du poumon et que cette contraction des vaisseaux pulmonaires, en empêchant le sang d'arrêter dans le ventricule gauche, abaisse la tension artérielle (a).

(1) Voici comment, d'après Jansen, on devrait employer le chloroforme dans la pneumonie :

On applique sur la bouche et le nez du malade un tampon de ouate renfermant 20 à 30 gouttes de chloroforme jusqu'à produire la somnolence et on a soin de renouveler cette dose toutes les deux à trois heures. Cette médication calmerait la douleur et la toux et faciliterait l'expectoration. Valentini recommande de ne pas employer cette médication ni chez les vieillards, ni chez les enfants (b).

(2) Mendini, lorsque la pneumonie est réellement inflammatoire, le malade pléthorique, la réaction bien marquée, fait prendre, en vingt-quatre heures, une décoction de 80 centigrammes à 1 gramme de cantharides dans 250 grammes d'eau additionnée de 500 grammes d'émulsion d'amandes et de 180 grammes de gomme arabique (c).

(a) Wycisk, *Alleg. Med. Central. Zeitung*, 1875. — Scearce, *Treatm. of Pneumonia by Ergot* (*British Med. Journ.*, 1877. — Yeaman, *Practitioner*, 1878. — Boggs, *British Med. Journ.*, 1879. — Hanot, thèse d'agrégation, 1880.

(b) Warentrapp, *Henle und Pleufer's Zeitschrift*. — Valentini, *Journal de Lyon*, 1867.

(c) Mendini, *Medical Times and Gazette*, 1846. — Finn, *London Medical Record*, 1879.

tions proposées contre la pneumonie, en un mot, je vous ai fait connaître les armes dont vous pouviez vous servir; mais quel usage devez-vous en faire? c'est ce que je me propose de vous dire dans la prochaine leçon, en vous parlant des indications et contre-indications du traitement de la pneumonie.

QUATRIÈME LEÇON

DES INDICATIONS DANS LE TRAITEMENT DES PNEUMONIES.

SOMMAIRE : Des indications dans le traitement de la pneumonie. — Pneumonie franche simple. — Conduite du médecin. — De l'expectation raisonnée. — De la résolution des phénomènes locaux. — Des vésicatoires dans la pneumonie. — Avantages et inconvénients. — De l'action des vésicatoires. — Action révulsive. — Action résolutive. — Des expectorants dans la pneumonie. — Leurs rôles. — De l'ipéca. — Du traitement des symptômes locaux. — Du point de côté. — De la dyspnée. — Du délire. — De l'adynamie. — Etat typhoïde. — De l'intensité de la fièvre. — De l'embarras gastrique. — De la pneumonie bilieuse. — Pneumonie rémittente. — Pneumonie alcoolique. — Pneumonie tuberculeuse. — Pneumonie des diabétiques. — Pneumonie de la grossesse. — Pneumonie de l'enfant. — Pneumonie du vieillard. — Conclusions.

Messieurs, dans la leçon précédente, je vous ai exposé les principales médications de la pneumonie, il me reste maintenant à vous dire comment et dans quelle mesure vous devez utiliser ces divers agents thérapeutiques ; en un mot, je dois vous tracer ici les indications du traitement de la pneumonie.

Pour mettre de l'ordre dans mon sujet, nous allons d'abord indiquer la conduite que vous devez tenir dans le cas de pneumonie franche sans complications ; puis, nous examinerons chacune de ces complications et nous verrons quels moyens thérapeutiques nous pouvons leur opposer.

Du traitement de la pneumonie franche.

Je suppose donc que vous ayez affaire à un malade jeune encore, ordinairement bien portant et qui a pris, sous l'influence du froid, une pneumonie lobaire. Quelle sera votre conduite en présence de ce fait ? Trois points parmi les symptômes de la pneumonie, symptômes que je n'ai pas ici à vous énumérer, doivent surtout attirer votre attention : la date du début de la maladie, l'examen local du poumon, et enfin l'état général du malade (1).

La date du début de la maladie, qui d'ailleurs est facile à fixer, grâce au frisson violent qui l'accompagne, doit jouer un rôle fort important dans votre thérapeutique, puisque vous savez, par ce que je vous ai dit dans la précédente leçon, que vers le septième ou le neuvième jour, la pneumonie, à l'état normal, doit évoluer spontanément vers la guérison. L'examen local vous permettra de constater l'étendue des lésions et les complications qui peuvent survenir de ce côté. Enfin, l'état général de votre malade vous montrera comment il supporte cette phlegmasie pulmonaire.

Vous marcherez donc, le thermomètre à la main, attendant la période de la défervescence et surveillant avec soin les trois

(1) Quelquefois précédée de prodromes (malaises, perte d'appétit et de forces, sensibilité au froid) survenant souvent aussi dans le cours d'une bronchite aiguë, la pneumonie plus ordinairement débute brusquement par un frisson unique, plus ou moins violent, avec de la céphalalgie, de la courbature et des vomissements et une fièvre vive, le thermomètre mis dans l'aisselle marquant 39 degrés, 40°,8 et même 41 degrés. En même temps, ou le lendemain, apparaît un point de côté, siégeant au mamelon : cette douleur, vive, poignante, exaspérée par la toux, par de fortes inspirations et parfois par la pression, paraît être sous la dépendance de l'inflammation de la plèvre. Le malade a de l'oppression et de la toux. L'oppression, la dyspnée coïncide avec une accélération des mouvements respiratoires. La toux est quinteuse, pénible ; sèche d'abord, elle devient bientôt humide, et à la fin du deuxième jour ou au troisième jour le malade expectore des crachats colorés pathognomoniques : crachats visqueux, collants au vase, âcres, ambrés ou rouillés. Chez les vieillards, dans la pneumonie du sommet, les crachats manquent parfois complètement, ou, s'il y en a, ils sont beaucoup moins caractéristiques.

A cette période de la maladie la percussion de la partie malade dénote de la submatité, un son un peu obscur, et une élasticité moindre. Plus tard, à la deuxième et à la troisième période, le son deviendra plus obscur encore, il sera tout à fait mat et l'élasticité sera de même abolie. A l'auscultation, on perçoit un râle fin, sec, arrivant par bouffées à la fin de l'inspiration : râle crépitant.

A la deuxième période de la maladie, c'est-à-dire quelques jours après (hépatisation rouge), le point de côté diminue, mais la dyspnée augmente, les respirations s'accélèrent, au lieu de 16 à 18 par minute, on en compte 40 et plus ; le pouls, ample, résistant, offre une fréquence en rapport avec

points que je viens de vous signaler. C'est là, me direz-vous, de l'expectation; oui, je le concède, mais c'est une expectation raisonnée, et vous allez voir que, selon les circonstances, vous devez intervenir.

D'abord, en admettant même que tout évolue pour le mieux dans le cas que nous examinons en ce moment, il est nécessaire de donner des tisanes et des potions. L'expectation pure absolue n'est possible qu'à l'hôpital, elle est impraticable dans la pratique de la ville. Le malade, et surtout la famille qui l'entoure, réclame du médecin des soins et des remèdes, et nous devons céder à ce désir toutes les fois qu'il ne vient pas compromettre l'évolution normale de la maladie.

Vous donnerez donc à votre malade quelque tisane béchique, des infusions de polygala, de fleurs pectorales, édulcorées, soit avec du sirop de Tolu, soit avec du sirop de capil-

l'étendue du mal : il oscille entre 100 et 120; la température présente une légère rémission matinale, mais persiste entre 39°,5 et 40°,5 en moyenne.

La fièvre est plus vive, surtout le soir; la face est rouge, parfois une pommette est plus colorée; la langue saburrale, sèche; la soif vive, ardente; les urines moins abondantes et plus foncées. Parfois aussi paraît alors un délire variable selon l'individu et pouvant être très violent surtout chez les alcooliques.

Si on ausculte le malade au début de cette période, on entend un bruit sourd, un peu métallique, un souffle dit *souffle tubaire*. La voix résonne plus fortement, surtout si le poumon est hépatisé ; il y a de la bronchophonie. En appliquant la main sur la région malade, on constate que les vibrations thoraciques sont accrues.

La maladie peut s'arrêter à cette période ou passer à l'état chronique ou à l'hépatisation grise, à la purulence. Dans ce cas les forces se prostrent, l'amaigrissement est rapide, l'expectoration change de caractère, les crachats deviennent gris, couleur jus de pruneaux, ou même se suppriment ; la respiration est plus pénible, plus fréquente, les bronches s'obstruent, la face bleuit, se cyanose, la langue se dessèche ; le malade tombe dans un état d'adynamie profonde et meurt parfois dans le délire.

Si la maladie doit se terminer au contraire, la fièvre tombe, l'amaigrissement s'arrête, les crachats rendus plus facilement sont moins colorés; la matité disparaît peu à peu, le souffle tubaire est remplacé par un râle dit *crépitant* de retour, la peau devient moins sèche, plus humide, la langue perd son enduit saburral, et les forces se relèvent peu à peu. Il n'est pas rare, au moment de la défervescence, de voir chez quelques malades une éruption d'herpès aux lèvres.

laire; je vous énumérerai prochainement, à propos du traitement du catarrhe pulmonaire, la plupart de ces tisanes béchiques. Vous ajouterez à ces tisanes béchiques, pour calmer l'agitation de la nuit, des potions calmantes, et parmi ces potions permettez-moi de vous en signaler une dont la formule est très simple à retenir, et dans laquelle vous pouvez introduire, suivant les indications, l'aconit, le bromure de potassium ou tout autre médicament. Voici la formule qui sert de base à toutes les potions calmantes :

℞			
℞	Eau de laurier-cerise.....	30	grammes.
	Eau de tilleul...........	30	—
	Eau de laitue............	30	—
	Sirop diacode............	30	—

A prendre par cuillerées à bouche d'heure en heure.

Enfin, comme aliment, vous donnerez de l'eau vineuse légèrement sucrée, du bouillon léger et du lait.

Je suppose donc que tout marche pour le mieux, qu'au septième jour de la maladie la défervescence se produise et que le thermomètre, qui marquait jusque-là 39 ou 40 degrés, baisse brusquement à 38 degrés. A ce moment, votre rôle n'est pas terminé, je dirai même qu'il doit être plus actif que dans la première période de la maladie.

Il se produit, en effet, au moment de la défervescence, un phénomène très important; tandis que les symptômes généraux disparaissent, les symptômes locaux persistent; vous percevez du souffle et des râles sous-crépitants, et cela souvent quinze jours après la défervescence, ce qui tient à ce que, dans ce cas, le dépôt fibrineux intra-alvéolaire ne se résorbe que très lentement. Vous devez donc tâcher d'activer autant que possible cette résorption des produits inflammatoires, et vous pouvez atteindre ce but par deux sortes de médicaments, les révulsifs d'une part, les expectorants de l'autre.

Cette question des révulsifs, dans le traitement de la pneumonie, est fort discutée. Pour les uns, on en obtient d'excellents résultats; pour les autres, cette médication est inutile ou mauvaise (1).

De la médication révulsive dans la pneumonie.

Examinons donc cette question des révulsifs dans la pneumonie et, tout d'abord, voyons ce que nous donne l'expérimentation. La révulsion, par elle-même, faite sur une partie quelconque de la surface cutanée, modifie la circulation vasomotrice de points de l'économie plus ou moins éloignés de l'endroit où se pratique cette révulsion. Vous connaissez tous l'expérience faite par Halmann, qui, en excitant la peau du dos d'une grenouille avec du collodion cantharidien, observait sur la membrane interdigitale des troubles vaso-moteurs

De l'action des vésicatoires.

(1) L'application des révulsifs à la pneumonie remonte à la plus haute antiquité ; Celse recommande déjà de placer sur la poitrine des pneumoniques du sel mélangé au cérat pour provoquer une révulsion en ce point. C'est Arétée qui introduisit dans le traitement de la pneumonie le vésicatoire à la cantharide. Depuis, cette médication est entrée dans la pratique du traitement de cette affection ; cependant, elle a soulevé de très nombreuses objections.

Pour Rasori, les vésicatoires sont inutiles; Laënnec les considérait comme nuisibles ; Andral disait que, loin d'être un soulagement, le vésicatoire est souvent un tourment pour le malade; Rostan soutenait que le plus souvent c'était un mal nouveau ajouté au mal qui existe déjà ; Louis prétendait qu'il n'avait aucune action curative dans la pneumonie; Fonssagrives a soutenu que souvent le vésicatoire avait plus d'inconvénients démontrés que d'avantages probables. Grisolle est fort hésitant : dans les premières éditions de son travail, il déclare que dans aucun cas les symptômes de la pneumonie n'ont été sensiblement modifiés par le vésicatoire et il lui semble que l'on peut, sans inconvénient, le supprimer du traitement de la phlegmasie aiguë du poumon. Dans la seconde édition de son *Traité de la pneumonie*, Grisolle revient sur sa première opinion et reconnaît que, le plus souvent, l'application du vésicatoire coïncide avec une amélioration considérable dans l'état local et l'état général. Dauvergne, puis Alix, ont repris toutes ces objections et se sont efforcés de montrer les inconvénients des révulsifs.

Malgré toutes ces objections, le vésicatoire est resté de pratique courante dans la pneumonie, et Jules Besnier a montré surtout les avantages de cette médication dans le traitement de la pleurésie (*a*).

(*a*) Andral, *Cours de pathologie*, t. I, p. 395. — Louis, *Recherches sur la saignée*, p. 58 et 59, Paris, 1835. — Dauvergne, *De l'action, des effets, des résultats des vésicatoires* (*Bull. de thérap.*, t. XCVII, 1879, p. 156, 175, 213, 255). — Besnier (Jules), *Des vésicatoires dans la pleurésie* (*Journ. de thérap.*, 1876, p. 376).

caractérisés par une accélération de la circulation et par un rétrécissement très marqué des vaisseaux capillaires, phénomènes qui font place bientôt à un ralentissement du cours du sang avec dilatation de ces mêmes vaisseaux. La révulsion cutanée modifie donc la circulation capillaire dans des points plus ou moins éloignés de son lieu d'application.

D'ailleurs, l'observation clinique donne une démonstration évidente de l'action de la révulsion dans les affections pulmonaires : lorsque nous voyons, chez les individus atteints d'eczéma des jambes, se développer une pneumonie, la sécrétion eczémateuse cesse pour ainsi dire au début même de la pneumonie et ne reparaît que lorsque la phlegmasie pulmonaire est en voie de résolution. Enfin, n'observons-nous pas réciproquement lorsque la révulsion est trop considérable, comme celle qui est déterminée par une brûlure très étendue même au premier degré, se produire des troubles viscéraux graves soit du côté de l'intestin, soit du côté du poumon?

Lorsqu'on fait la révulsion avec la cantharide, il faut ajouter à l'action que nous venons de démontrer l'effet de la pénétration de ce médicament dans l'économie. Déjà, en 1852, Gendrin soutenait qu'il fallait chercher dans les vésicatoires un effet tonique qui résulterait de l'action stimulante du principe absorbé des cantharides, action stimulante qui est caractérisée par l'activité plus grande de la circulation et par le relèvement des forces du malade. Galippe, dans son intéressant travail sur la cantharidine, est revenu sur ces faits et nous a montré qu'en effet la cantharidine avait une action excitante vaso-motrice des plus marquées (*a*).

Ainsi donc, la révulsion cutanée, et en particulier celle faite par la cantharide, a un effet non douteux sur la circulation vaso-motrice des organes splanchniques que nous pourrons

(*a*) Gendrin, *Des larges vésicatoires* (*Bull. de thérap.*, 1852). — Galippe, *De la cantharidine*, thèse de Paris.

utiliser, lorsqu'il s'agira d'activer la résorption des produits inflammatoires. Vous savez que, en thérapeutique, on donne le nom de *résolutifs* aux médicaments qui activent cette résorption.

Des résolutifs.

L'ancienne pharmacopée avait même divisé les résolutifs en *fondants*, en *désobstruants*, en *résorbants* : les premiers ayant pour but d'amollir les produits morbides, les seconds ayant pour effet de rendre plus libre la circulation capillaire sanguine ou lymphatique, les troisièmes permettant de résorber les matériaux ayant subi des modifications plus ou moins profondes. Cette vieille division est encore exacte de nos jours et elle donne une explication très réelle des phénomènes physiologiques qui se passent dans les exsudats inflammatoires. J'ai longuement insisté sur ce point, au récent congrès qui vient de se tenir à Londres, et où j'ai eu l'insigne honneur d'être désigné dans la section de thérapeutique, pour ouvrir une discussion sur la question suivante : « Des remèdes employés pour rendre plus rapide la résorption des produits morbides et inflammatoires (*a*).

S'il me fallait classer le vésicatoire dans un des trois groupes que je viens de vous énumérer, j'en ferais surtout un désobstruant, et, si de nombreuses discussions se sont élevées et s'élèvent encore sur la valeur réelle des vésicatoires dans la pneumonie, c'est que l'on n'a pas eu le soin de fixer à quel moment de la pneumonie cette révulsion est surtout utile.

Je crois, messieurs, que le vésicatoire n'a aucune action favorable dans la période active de la pneumonie, et, à cet égard, je partage l'opinion des adversaires de cette révulsion, qui est inutile, sinon dangereuse; mais, une fois que le travail phlegmasique est terminé et que la défervescence s'est pro-

(*a*) Dujardin-Beaumetz, *Extrait du congrès international de Londres*, 1881, *Bull. de thérap.*, 1er septembre 1881, t. CI.

duite, il n'est pas, à mon sens, de moyen plus puissant pour activer la résorption de l'exsudat.

Vous n'utiliserez donc de cette révulsion qu'à la période que je viens de vous signaler; vous aurez soin d'appliquer de larges vésicatoires, ayant 15 centimètres de largeur et de hauteur. Je ne puis entrer ici dans tous les détails de l'application des vésicatoires, je me propose de revenir sur ce point lors du traitement de la pleurésie; mais je ne saurais trop vous recommander une pratique qui évitera le plus souvent les troubles qui se produisent du côté de la vessie et qui consiste à retirer le vésicatoire dès que la vésication est produite et à substituer, à ce moment, au vésicatoire un cataplasme.

Le vésicatoire n'est pas le seul moyen révulsif qu'on ait conseillé; Aran a proposé le marteau de Mayor (1); Power, l'essence de térébenthine (2) et Weber, les sinapismes et les bains sinapisés (3), mais ces moyens sont exceptionnellement employés.

(1) Aran pensait que le marteau de Mayor devait être employé dans les pneumonies avec symptômes asphyxiques, surtout aux périodes ultimes de la maladie, et il cite le cas d'un malade qui, au septième jour de la pneumonie et sur le point de succomber, aurait été guéri par ce moyen (*a*).

(2) Power emploie la térébenthine de la façon que voici: On fait d'abord sur le côté de la poitrine une fomentation térébenthinée chaude jusqu'à ce que la peau soit bien rouge; puis quelques gouttes d'essence de térébenthine sont projetées sur le point rubéfié et l'on recouvre ensuite le tout d'une compresse trempée dans l'eau chaude et tordue, que l'on recouvre d'une autre compresse sèche. Cette médication n'est pas prolongée au-delà de 24 à 48 heures. Par ce moyen Power affirme que la pneumonie guérit beaucoup plus rapidement (*b*).

(3) Weber emploie les bains chauds de moutarde dans les périodes ultimes de la pneumonie. Ce bain aurait, d'après lui, plusieurs actions; il amènerait le sang vers la peau et décongestionnerait le poumon. De plus, ce bain stimulerait les centres nerveux respiratoires par l'excitation réflexe des nerfs de la périphérie (*c*).

(*a*) Aran, *Du marteau de Mayor dans la pneumonie* (*Bull. de thérap.*, 1869).

(*b*) Power *On treatment of acute Pneumonia by terebenthina* (*Brit. Medical Journal*, 1877, vol. XI).

(*c*) Weber, *Value of the Mustard Baths in Pneumonia in Children* (*American Journal of Obstetric*, vol. XI, 1878).

Des expectorants.

En même temps que vous appliquerez des vésicatoires pour hâter la résorption de l'exsudat inflammatoire, vous donnerez aussi des expectorants qui faciliteront l'issue par les crachats de produits ayant subi la dégénérescence granulo-graisseuse. Je crois, pour ma part, que l'on fait le plus souvent abus de ces expectorants ; je vois beaucoup de mes confrères ordonner du kermès dès le début de la pneumonie ; je pense qu'à cette période, le kermès a peu ou pas d'utilité, mais que cette dernière devient grande lorsque la défervescence est produite et que le râle sous-crépitant a fait place au souffle. Il faut, dans cette période, vider le poumon et hâter la sortie de l'exsudat ; je parle, bien entendu, de la pneumonie franche ; car, dans les broncho-pneumonies, comme nous le verrons, on peut user, au contraire, des expectorants et des vomitifs dès le début de l'affection.

Ainsi donc, en résumé, dans les cas ordinaires de pneumonie franche chez l'adulte, votre traitement consistera en potions calmantes, en tisanes expectorantes, en boissons toniques, et, lorsque la défervescence se sera produite, dans l'application des révulsifs et l'usage des expectorants. Mais le plus souvent il survient certains phénomènes qui nécessitent une intervention plus active. Examinons chacun de ces faits.

Du point de côté

Le point de côté peut être très intense, et cette douleur peut aggraver assez l'état du malade pour qu'il soit nécessaire d'intervenir. Appliquez alors des ventouses scarifiées, c'est un remède héroïque en pareil cas ; mais n'oubliez pas qu'au fur et à mesure qu'on s'éloigne du début de la maladie, la douleur du point de côté (1) tend à s'atténuer.

(1) Le point de côté, dans la pneumonie, peut tenir à différentes causes ; il peut être déterminé par de la pleurésie, par de la congestion du foie, par de la péricardite.

Quant à la douleur déterminée par l'inflammation du poumon, on n'est pas d'accord pour en donner l'explication ; Grisolle pensait qu'elle pouvait se développer en dehors de toute

De la dyspnée.

La dyspnée est quelquefois des plus considérables et nécessite aussi une intervention souvent active; vous aurez tout d'abord à rechercher avec soin la cause de cette dyspnée, qui peut avoir des origines bien différentes. Elle peut dépendre de l'étendue des lésions, de la congestion pulmonaire concomitante, de l'intensité de la fièvre, et enfin des troubles apportés aux systèmes nerveux cardiaque et pulmonaire. Plusieurs médecins, et en particulier Coomis, ont fait jouer, en effet, aux troubles fonctionnels d'origine nerveuse un grand rôle dans l'évolution de la pneumonie; ils ont soutenu que les perturbations du côté du cœur, et surtout la dyspnée, étaient dues à l'action du sang altéré sur les centres nerveux (1).

Contre cette dyspnée, vous avez deux médicaments à employer, les émissions sanguines et les injections de morphine. Lorsque la congestion pulmonaire est intense, la dyspnée effrayante et l'asphyxie imminente, les émissions sanguines vous donnent, comme l'a bien montré Jaccoud, une amélio-

pleurésie; pour d'autres, comme Andral, par exemple, le point de côté correspondrait toujours à de la pleurésie concomitante; Beau a montré que c'était une névrite intercostale qui était la cause des phénomènes douloureux.

En résumé, comme le dit Peter, le point de côté de la pneumonie est une douleur pleurétique et la douleur pleurétique n'est elle-même qu'une névropathie intercostale. Ce point de côté a son maximum d'intensité le premier jour de la maladie et disparaît le plus souvent du troisième au quatrième jour de l'affection (a).

(1) Coomis, se basant sur les travaux de Michael Forster, de Wagner, de Goltz, d'Heidenhain, de Ludwig, de Dubois-Reymond et de Pflüger, admet que l'on peut considérer la pneumonie aiguë comme une affection dans laquelle le sang est altéré soit par un agent toxique, soit de toute autre manière, et les troubles cardiaques et respiratoires seraient dus dans ce cas à l'action toxique de ce sang altéré, soit sur la moelle, soit sur les ganglions des plexus cardio-pulmonaires. Il conseille dans ces cas l'emploi de l'injection sous-cutanée de morphine (b).

(a) Grisolle, *Traité de la pneumonie*, p. 203. — Beau, *Du point de côté dans la pneumonie* (*Arch. de méd.*, 1847). — Peter, *Leçons de clinique médicale*, t. I, p. 423.

(b) Coomis, *Des causes de la mort dans la pneumonie* (*Soc. méd. de New-York*, 1881, et *Union médicale*, 8 septembre 1881, p. 398).

ration réelle; mais n'oubliez pas que cette amélioration est momentanée, que la masse du sang diminuée par l'émission sanguine que vous venez de faire va se reconstituer au plus vite, et, avant de recourir à ce moyen, mettez bien en balance les avantages et les désavantages de cette méthode. Souvent, il est important de gagner quelques heures et d'atteindre, sans danger mortel, le moment si attendu de la défervescence; on comprend que dans ces cas la saignée puisse vous rendre de grands services et c'est à vous d'apprécier le moment opportun d'intervenir.

Vous connaissez tous les propriétés stimulante et antidyspnéique de la morphine; elles peuvent trouver une application dans cette période asphyxique de la pneumonie, elles soutiendront le malade et lui permettront de respirer pendant quelque temps. N'hésitez donc pas à recourir à ce moyen et injectez hardiment 1 centigramme de chlorhydrate de morphine.

Du délire.

Après le point de côté, après la dyspnée, le symptôme que l'on rencontre le plus souvent dans la pneumonie est le délire; il peut dépendre de bien des causes, du siège de la pneumonie, d'une susceptibilité du malade, que le moindre mouvement fébrile met immédiatement en délire, de l'intensité même de la fièvre, enfin des habitudes alcooliques du patient. Laissons de côté, pour un moment, cette dernière complication due à l'alcoolisme, nous y reviendrons dans un instant, et examinons comment vous pourrez traiter le délire dans les cas que je viens d'énumérer.

Trois médicaments peuvent être employés dans ces cas: le musc, le bromure de potassium et le chloral. Le musc a été surtout vanté par Trousseau; vous le donnerez en pilules ou en potion à la dose de 50 centigrammes. Je lui préfère de beaucoup le bromure et le chloral; l'association de ces deux médicaments vous donnera d'excellents résultats et vous permettra de calmer dans une certaine mesure le délire et l'agitation du malade. Vous donnerez, selon les besoins, de 1 à 2 grammes de bromure de potassium associé à une ou deux cuillerées de sirop de chloral dans une potion.

Une des bonnes préparations est la suivante :

℞	Bromure de potassium...	7 grammes.
	Eau	60
	Sirop de chloral........	60

Une cuillerée à bouche de ce mélange dans une tasse de lait additionné d'un jaune d'œuf.

D'ailleurs, il ne faut pas vous effrayer outre mesure du délire et de son intensité, car il suit la courbe thermométrique de la maladie et disparaît le plus souvent avec la défervescence.

De la pneumonie adynamique.

Dans d'autres circonstances, c'est l'ensemble des phénomènes généraux qui doit guider le médecin dans l'application du traitement ; c'est ce qui arrive lorsque la pneumonie s'accompagne d'une dépression considérable des forces et revêt un caractère typhoïde des plus marqués. C'est une forme bien fréquente dans nos hôpitaux et l'on peut se demander si, dans ces cas, la pneumonie ne doit pas être considérée comme une maladie infectieuse. Quoi qu'il en soit, la médication tonique s'impose dans ces cas et c'est ici le triomphe du traitement par l'alcool.

De la potion de Todd.

Comment devez-vous formuler le traitement alcoolique ? Dans la pratique hospitalière vous nous voyez prescrire la potion de Todd. Les formules de potions alcooliques sont très nombreuses (1), celle des hôpitaux de Paris est ainsi conçue :

℞	Cognac ou rhum........	60
	Potion diacode........	60

(1) Voici les différentes formules de potions de Todd :

Potion de Todd, suivant Dorvault.

Eau-de-vie vieille........	60 gr.
Eau distillée.............	90
Sirop de sucre............	40
Teinture de cannelle......	10

La formule proposée par Gubler est beaucoup plus simple :

Potion alcoolique de Gubler.

Alcool à 85 degrés........	50 gr.
Eau commune...............	50
Sirop simple ou d'écorce d'orange..................	50

L'alcool dont nous nous servons ne provient pas du vin, ce sont des trois-six du commerce marquant 50 degrés à l'aréomètre de Gay-Lussac (1).

Je crois, messieurs, que, lorsque vous le pourrez, et cela vous sera surtout utile dans la pratique des gens un peu aisés, vous aurez tout avantage à substituer les vins généreux et alcooliques à la potion de Todd que nous employons dans nos hôpitaux, et voici les motifs que j'invoque à cet égard. Nous avons démontré, M. Audigé et moi, l'action nuisible des alcools, surtout lorsque l'on fait usage de ceux qui ont pour origine les grains, les betteraves et les pommes de terre.

Le moins dangereux à coup sûr de tous ces alcools est celui provenant du vin. Mais depuis que le *phylloxera* a détruit nos vignobles de la Charente, les eaux-de-vie de vins sont devenues d'une extrême rareté; et si le mot *cognac* continue à être inscrit sur nos flacons, soyez persuadés que, dans l'immense majorité des cas, le contenu est un mélange plus ou moins

Une cuillerée à bouche à prendre toutes les deux heures.

Trastour conseille la potion suivante :

Eau	100 gr.
Eau-de-vie de Cognac	80
Sirop de quinquina	30

A prendre par cuillerée à bouche d'heure en heure.

La formule conseillée par Jaccoud est beaucoup plus compliquée. La voici :

Potion alcoolique.

Vin rouge	100 gr.
Alcoolat de cannelle	8
Extrait aqueux de quinquina, de	3 à 4
Eau-de-vie de Cognac, de	80 à 100
Sirop d'écorce d'orange	30

A prendre par cuillerée à bouche toutes les deux ou trois heures.

Une bonne préparation est la mixture alcoolique proposée par Dervault :

Eau-de-vie de Cognac	90 gr.
Hydrolat de cannelle	90
Jaune d'œuf	n° 2.
Sucre blanc pulvérisé	15

Cette dernière préparation est une imitation de l'*Egg-flip*, fort en usage en Angleterre, et qui est composé de bière, de jaunes d'œufs, de sucre et d'aromates.

(1) La potion diacode des hôpitaux contient :

Sirop diacode	30 gr.
Infusion de tilleul	100

Le cognac des hôpitaux pèse 50 degrés à l'aréomètre de Gay-Lussac.

Le rhum des hôpitaux a la même densité.

artificiel dans lequel l'eau-de-vie de vin fait complètement défaut. En présence de cette situation, je vous conseille donc d'employer le plus ordinairement des vins cuits du midi de la France et de l'Espagne, coupés avec de l'eau que vous ferez prendre en assez grande quantité à votre malade ; vous pourrez aussi user de grogs aux différentes liqueurs et en particulier au kirsch, grogs souvent fort appréciés par le malade. Enfin, le vin chaud fait avec de la cannelle peut nous donner en pareil cas de bons résultats.

Ainsi donc vous donnerez à votre malade la plus grande quantité de boissons alcooliques, boissons alcooliques que vous varierez le plus possible et que vous sucrerez aussi pour en diminuer l'action irritante ; puis, pour calmer la chaleur stomacale produite par un pareil régime, vous donnerez du lait non cuit ; et si le traitement ne suffit pas, vous ajouterez alors les préparations de quinquina à vos potions alcooliques (1).

De la pneumonie bilieuse.

Dans d'autres circonstances, il existe concurremment avec la pneumonie un état saburral des plus marqués. La langue est blanche, il y a de l'inappétence et souvent même une légère teinte subictérique. Lorsque cet ictère est bien prononcé, on a affaire à la *pneumonie bilieuse* (2). Ces pneu-

(1) Il existe un grand nombre de formules de vins toniques. Voici la formule des vins de cannelle des hôpitaux militaires :

1° *Vin de cannelle.*

Alcoolat de cannelle.....	8 gr.
Vin rouge..............	100

2° *Vin de cannelle composé.*

Alcoolé de cannelle......	8 gr.
Alcoolat de mélisse composé.................	5
Vin rouge...............	100
Sirop simple...........	30

Les formules des hôpitaux de Paris sont un peu différentes :

1° *Vin cordial.*

Teinture de cannelle.....	10 gr.
Vin rouge...............	90

2° *Potion cordiale.*

Vin cordial............	120 gr.
Sirop d'écorces d'orange.	30

(2) La pneumonie bilieuse, étudiée par Sydenham, Baglivi, Huxham, Zimmermann, Tissot, Stoll, etc., peut naître sous l'influence de certaines conditions : constitution médicale,

monies à complications stomacales ou hépatiques sont tributaires du traitement par les éméto-cathartiques.

C'est le triomphe indiscutable de l'ipéca et du tartre stibié et vous avez vu souvent dans ce service les résultats merveilleux de ce traitement. Vous donnerez donc soit une potion éméto-cathartique, soit 1g,50 à 2 grammes d'ipéca, soit 5 centigrammes d'émétique (1).

De la pneumonie miasmatique.

D'autres fois, la pneumonie revêt un caractère spécial qui indique une origine infectieuse ou miasmatique, et sans entrer dans le débat qui s'est élevé dans ces derniers temps à ce propos, il est positif que, par exemple, l'influence paludéenne peut se montrer d'une façon effective dans le développement et la marche de la pneumonie.

Dans ces cas, vous devez employer la médication tonique et surtout le sulfate de quinine. Dans la leçon précédente, je vous ai montré que la quinine appliquée au traitement de la pneumonie était une mauvaise médication, mais il n'en est plus de même de ces phlegmasies pulmonaires infectieuses ou miasmatiques dont je vous parle en ce moment.

température de la région; elle est assez fréquente dans les pays méridionaux.

Elle est caractérisée par de l'ictère plus ou moins prononcé; en même temps on observe une grande prostration des forces, de la constipation, des selles colorées, verdâtres, des douleurs épigastriques, des nausées, des vomissements; parfois aussi des étourdissements, des vertiges, une céphalalgie plus ou moins forte.

C'est surtout dans ces cas que l'ipéca a été préconisé. Stoll, Béhier, Jaccoud, Peter s'en sont bien trouvés dans les pneumonies bilieuses avec catarrhe gastro-intestinal.

On donne l'ipéca en poudre à la dose de 1g,50 à 2 grammes pris en trois fois à dix minutes d'intervalle; chez les gens robustes on peut ajouter à la dose d'ipéca 5 à 10 centigrammes de tartre stibié.

A Montpellier, on fait prendre aux malades, par cuillerées à bouche, d'heure en heure, une infusion de 1g,50 à 3 grammes d'ipéca concassé dans 100 à 180 grammes d'eau (*a*).

(1) Potion éméto-cathartique :

Emétique...........	0,1 décigr.
Sulfate de soude.....	15 gr.
Eau chaude.........	250 gr.

Faire dissoudre. A prendre en trois fois à un quart d'heure d'intervalle.

(*a*) Pour l'histoire de l'ipéca, voir t. Ier, p. 702, 2e édit.

Il est utile, il est nécessaire d'employer ici le sulfate de quinine (1).

De la pneumonie alcoolique.

D'autres fois, c'est l'état du sujet sur lequel s'est déclarée une pneumonie qui vient fournir des indications thérapeutiques dans le traitement de ces inflammations; le malade peut être alcoolique, et malheureusement c'est dans notre pratique hospitalière le cas le plus fréquent.

L'alcool prédispose aux pneumonies d'une façon non douteuse. Lorsque nous donnons en effet de l'alcool aux animaux à haute dose, nous constatons à l'autopsie une congestion apoplectiforme des poumons, et chez ce malade dont je vous ai parlé, et qui s'était tué en avalant un litre d'eau-de-vie de marc, nous avons constaté un grand nombre de noyaux apoplectiques dans le parenchyme pulmonaire. D'ailleurs, ce fait s'explique facilement par l'élimination de l'alcool à la surface de la muqueuse pulmonaire.

Cet état congestif presque permanent du poumon chez les alcooliques explique comment, sous l'influence du moindre coup de froid, peut se produire une phlegmasie du poumon. La pneumonie chez les alcooliques réclame un traitement alcoolique. et cela pour deux raisons : d'abord parce que chez les individus adonnés aux boissons la suppression brusque de ces dernières produit un état de dépression

(1) Dans ces dernières années, on a montré que la pneumonie n'a pas toujours pour origine l'action du froid et qu'à côté de la pneumonie *à frigore* existe une pneumonie infectieuse qui serait surtout caractérisée par la marche serpigineuse de l'hépatisation, par des phénomènes généraux typhoïdes ou bilieux. Ces faits ont été surtout observés en France par Marriotte, Bonnemaison, qui croit à la nature spécifique et contagieuse de la pneumonie; en Allemagne par Jürgensen, Friedercich et Leichstenstern; en Amérique par Rodman, et en Angleterre par Hardwick (*a*).

(*a*) Bonnemaison, *Sur une relation d'épidémie de pneumonie à Toulouse* (*Soc. méd. des hôpitaux*, 1875). — Friedereich. *Der acute Miltztumor und seine Beziehungen zu den acuten Infections Krankheiten* (in *Wolkmann's Sammlung Klinischer Vortrage*, n° 75, 1874, p. 16). — Jürgensen, *Die croupose Pneumonie* (*Ziemssen's Handb. der Pathol. und Therapie*, Bd, 2st Auf., p. 57, 1877.)

des forces des plus graves; puis, parce que, malgré l'agitation et l'activité du délire, ces malades présentent peu de résistance et tombent dans un état de profonde adynamie qui s'oppose à toute médication spoliatrice. Vous userez donc des toniques, vins généreux, grogs, et vous y ajouterez le chloral pour diminuer l'intensité des manifestations délirantes.

De la pneumonie diabétique.

Dans d'autres cas le malade est diabétique. La pneumonie, chez le diabétique, est un accident fréquent et qui souvent revêt un caractère grave et se termine par la suppuration et la gangrène. Ici encore il y a nécessité d'user de la médication tonique; la saignée nous est interdite, ainsi que l'application des révulsifs, puisque, comme vous le savez, l'on doit respecter avec un soin religieux la peau des glycosuriques; n'oubliez pas non plus de continuer, pendant la cure de cette phlegmasie, les prescriptions diététiques qui jouent un si grand rôle dans le traitement des diabétiques.

De la pneumonie brightique.

La pneumonie peut se montrer aussi chez les brightiques, et ici encore vous ne devez employer ni la saignée, ni les vésicatoires, ni surtout les injections sous-cutanées de morphine. Je n'ai pas besoin d'insister sur ces restrictions, dont vous comprenez facilement l'importance.

Je ne vous parle pas de la pneumonie des tuberculeux. J'y reviendrai lorsque nous traiterons de la cure de la phthisie et je vous signale en passant l'influence de la pneumonie dans la grossesse. La pneumonie est une complication grave de la grossesse et entraîne souvent l'avortement. Quoique les avis soient partagés à l'égard de l'emploi de la saignée dans ces cas, je crois cependant que, lorsque l'état congestif est très intense, on doit avoir recours à ce moyen. Il faut éviter l'émétique, qui favorise les contractions utérines et par cela même augmente les chances d'avortement. Mais lorsque ce dernier est imminent et ne peut être conjuré, je

De la pneumonie dans la grossesse.

crois, comme Ricau, qu'on peut employer l'émétique, qui tuera l'enfant, mais sauvera peut-être la mère (1).

Enfin, il me reste, pour terminer cette leçon sur les indications de la pneumonie, à vous dire quelques mots de la pneumonie des enfants et des vieillards.

De la pneumonie fibrineuse. de l'enfant.

Chez l'enfant la pneumonie fibrineuse est rare (2), le plus souvent on a affaire à de la broncho-pneumonie. C'est

(1) Anciennement, on pensait que toute maladie survenant chez une femme enceinte, étant mortelle, ne devait pas être traitée ; mais depuis Mauriceau, on a traité la pneumonie chez les femmes enceintes. Depaul et Peter conseillent dans ces cas l'usage de la saignée; quant à l'émétique, il serait contre-indiqué d'après les travaux de Young, Ales, Parker, Ganti, qui ont montré que le tartre stibié augmentait la contractilité musculaire des fibres de l'utérus, détruisait la rigidité du col et du périnée et excitait la sécrétion des mucosités du vagin. Pour Ricau, l'avortement s'imposerait dans les trois derniers mois de la grossesse et l'on peut par ce moyen quelquefois éviter la mort de la mère (*a*).

(2) Chez l'enfant, la pneumonie, parfois précédée de prodromes, débute souvent aussi d'une façon brutale pour ainsi dire, par du frisson, de la fièvre, un point de côté : elle s'accompagne quelquefois de délire, de vomissements, de céphalalgie, et en même temps que la pneumonie existe presque toujours de la pleurésie.

La pneumonie peut affecter deux formes spéciales :

1° La forme typhoïde : céphalalgie, délire, épistaxis, diarrhée, abattement au début, avant l'apparition des signes physiques de la pneumonie ;

2° La forme cérébrale, dans laquelle Rilliet et Barthez admettent des variétés : la forme méningée et la forme éclamptique.

Chez l'enfant, dès le début de la maladie, la température s'élève parfois très brusquement à 39, 40, 41 degrés, se maintient vers 40 degrés pendant quelques jours, pour tomber ensuite d'une façon brusque au moment de la défervescence, du sixième au huitième jour.

Rarement l'enfant meurt de pneumonie fibrineuse ; Ziemssen, sur deux cent un cas, n'a pu compter que sept décès ; Cadet de Gassicourt a eu un mort sur soixante-dix malades.

Le traitement doit se borner à bien peu de chose : contre le point de côté, une, deux ou trois ventouses scarifiées. Dans les formes typhoïdes, Cadet de Gassicourt insiste sur les toniques : bouillon, lait et parfois un peu d'alcool (10 à 30 grammes). Contre les formes cérébrales, le bromure de potassium (1 à 2 grammes) ; dans la forme délirante, l'ergot de seigle (30 à 50 centigrammes) ; et dans les convulsions, le chloral à la dose de 1, 2 ou même 3 grammes par jour, même chez ceux qui n'ont pas dépassé sept ans (*b*).

(*a*) Ricau, *Thèse de Paris* et *Bull. de thérap.*, t. LXXXIX, p. 95.
(*b*) Cadet de Gassicourt, *Traité clinique des maladies de l'enfance.*

ici le triomphe de l'expectation, l'enfant guérissant bien et sans aucun traitement, de cette forme de pneumonie; aussi ne saurais-je trop vous recommander d'être sobre dans votre médication; un peu de bromure pour calmer l'agitation du malade, des boissons toniques, comme du vin très sucré, pour soutenir ses forces, des vésicatoires et un peu d'oxyde blanc d'antimoine au moment de la défervescence. Voilà à quoi se bornera votre thérapeutique dans la pneumonie lobaire des enfants.

De la pneumonie du vieillard.

Enfin la pneumonie des vieillards (1) réclame toujours un traitement tonique, toute autre médication ne pouvant avoir que de mauvais résultats; vous repousserez surtout absolument et le tartre stibié et la saignée. Vous donnerez à votre malade des vins généreux, des grogs alcooliques; au moment de la défervescence, vous appliquerez des vésicatoires et vous don-

(1) La pneumonie des vieillards a surtout été bien étudiée par Dechambre et Hourmann (1838), par Beau (1842), par Gillette (1851), par Durand-Fardel et par Charcot (1863). Cette pneumonie ne s'éloigne pas autant du type ordinaire qu'on l'avait pensé; cependant, il faut reconnaître que les symptômes généraux sont souvent atténués, le frisson peu marqué, la température est moins élevée que chez l'adulte, la défervescence plus lente à se produire. Parmi les symptômes locaux, on trouve les particularités suivantes: l'expectoration est peu abondante, dans certains cas même elle est nulle, et le point de côté est presque nul.

La pneumonie, comme l'ont fait remarquer Charcot et Lépine, peut se terminer par une attaque d'apoplexie à laquelle le malade succombe.

Mais, comme le fait remarquer Hanot, la pneumonie des vieillards n'a pas une forme absolument distincte, et ces mêmes caractères se retrouvent chez les sujets affaiblis, quelle que soit la cause de cet affaiblissement.

Quoique Cruveilhier ait soutenu que le principal remède de la pneumonie chez le vieillard était la saignée dans les premières vingt-quatre heures, la plupart des auteurs sont d'avis d'abandonner ces émissions sanguines. Grisolle, Hourmann et Dechambre, Durand-Fardel, Hardy et Béhier sont unanimes à cet égard. A propos des vomitifs, Durand-Fardel fait remarquer qu'ils sont dangereux à cause des accidents qu'ils peuvent déterminer du côté de l'encéphale (*a*).

(*a*) Grisolle, *Traité de la pneumonie*. — Charcot, *Leçons sur les maladies des vieillards*, 1868. — Durand-Fardel, *Maladie des vieillards*. — Hourmann et Dechambre, *Des maladies des vieillards*. — Hanot, *Du traitement de la pneumonie*, thèse d'agrégation, 1880.

nerez quelques expectorants. Telles sont les principales indications du traitement de la pneumonie des vieillards.

Conclusions. Voilà, messieurs, les préceptes que je voulais vous tracer au sujet du traitement de la pneumonie. Si je me suis fait bien comprendre, vous voyez qu'il n'existe pas, dans le traitement de cette affection, des formules toutes faites et que la science et le talent du médecin consisteront à modifier son traitement suivant la marche de la maladie et les symptômes qu'elle présente. On ne peut dire, en effet, que tel remède est bon dans la pneumonie, car, s'il est utile dans certains cas, il peut être dangereux dans d'autres. C'est donc ici l'application réelle de cette clinique thérapeutique, thérapeutique dont je me fais le défenseur, et s'il me fallait résumer en une phrase tout ce que je viens de vous exposer dans ces deux leçons, je vous dirais : *Il n'y a pas de traitement de la pneumonie, il n'y a que des traitements des pneumoniques.*

CINQUIÈME LEÇON

TRAITEMENT DES BRONCHITES AIGUËS.

SOMMAIRE : Division des bronchites. — De la bronchite simple. — Grand nombre de moyens pharmaceutiques. — Nécessité d'en connaître les préparations. — De l'exigence des malades à cet égard. — Des tisanes. — Leur action. — Tisanes simples : par infusion, par décoction. — Tisanes composées : par infusion, par décoction. — Apozèmes. — Des sirops. — Grande variété des sirops pectoraux et béchiques. — Spécialités pharmaceutiques. — Sirops simples. — Sirops composés. — Alliance des tisanes et des sirops. — Des oxymels. — Des sucres-tisanes. — Des pâtes béchiques. — Des bonbons pectoraux. — Des potions et des juleps. — Des loochs. — Des laits de poule. — Des papiers chimiques. — Indication du traitement dans la bronchite simple. — De l'eau de laurier-cerise. — De l'aconit. — De la bronchite capillaire. — Traitement de la bronchite capillaire chez l'adulte. — De la broncho-pneumonie des enfants. — Ses variétés. — Son traitement. — Des médications dangereuses dans la bronchite capillaire. — Des vomitifs. — Des toniques. — Des révulsifs. — Des calmants. — De la bronchite épidémique. — Son traitement. — Du sulfate de quinine. — Du jaborandi. — De l'asthme des foins. — Ténacité de l'affection. — Des irrigations nasales.

L'affection la plus fréquente à coup sûr des voies respiratoires est la bronchite ; ce seul fait vous montrera l'importance de la leçon que je me propose de vous faire aujourd'hui, et qui portera sur le traitement de ces phlegmasies. Mais, pour bien comprendre les différentes médications que je vais vous exposer, il est nécessaire d'apporter dans ce sujet de grandes divisions.

Des bronchites aiguës. Leurs divisions.

L'inflammation des bronches se présente sous deux types distincts, à l'état aigu, ou bien, au contraire, à l'état chronique. A l'état aigu, les bronchites offrent de nombreuses subdivisions : les unes sont des affections bénignes, sans aucune intensité, telle est la bronchite simple ou bronchite des grosses bronches ; les autres, beaucoup plus graves, sont celles où l'inflammation porte sur une surface plus étendue et atteint les bronches de petit calibre et même les bronchioles du lobule pulmonaire ; telle est la bronchite capillaire, la broncho-pneumonie. Enfin, dans d'autres circonstances, la bronchite revêt un caractère tout spécial, elle devient épidémique et présente un ensemble de symptômes caractéristiques : c'est la bronchite épidémique ou grippe. Nous allons examiner successivement le traitement de chacune de ces affections.

La bronchite simple ou rhume ordinaire est une maladie qui, malgré son peu d'intensité et son peu de gravité, doit cependant appeler très sérieusement votre attention. La pharmacie a accumulé, contre ce simple rhume, un nombre infini de spécialités, et leur succès dépend surtout de l'ignorance ou de la négligence que met le médecin dans la prescription des petits moyens capables de diminuer l'intensité de cette maladie si légère.

Je sais que l'on va me répondre que c'est abaisser la médecine que de s'occuper de tous ces petits détails; que le médecin n'est ni un herboriste ni un garde-malade; que d'ailleurs le vertu thérapeutique de tous ces moyens est plus que douteuse; qu'enfin c'est éloigner la thérapeutique de la voie qu'elle doit suivre que de s'attacher à l'étude de pareils médicaments. Je sais tout cela; mais ce que je sais aussi, c'est que le médecin ne vit pas que de science et qu'il cherche dans la clientèle une rémunération, à peine suffisante, de tous ses travaux et de tous ses labeurs. Il faut donc qu'il souscrive, dans une mesure raisonnable, à ce courant qui porte le malade à réclamer de son médecin des moyens simples, comme les tisanes, les sirops, les pâtes, pour calmer l'affection dont il est atteint.

La clientèle, qui ne peut juger l'étendue de nos connaissances, ne nous apprécie que dans ces détails infimes qui constituent le plus petit côté de notre art, mais qui n'en a pas moins une énorme influence sur le succès de notre pratique, et vous connaissez, comme moi, des praticiens distingués, instruits, qui n'ont échoué que pour ne pas avoir apporté dans la prescription de ces petits moyens, toute l'attention désirable. C'est pourquoi je désire, avant d'aller plus loin, vous donner une rapide énumération des nombreuses préparations que la pharmacie a opposées à la bronchite simple.

Des tisanes.

Commençons d'abord par les tisanes (1). Qui dit rhume dit tisane, vous le savez, et vous devrez être très au courant de leur préparation, car vous aurez souvent à les changer sur l'insistance persévérante de votre client. Ces tisanes n'ont pas une action curative bien héroïque et n'ont en somme que peu de valeur thérapeutique; mais elles ne sont pas nuisibles, elles provoquent souvent un état sudoral bien marqué, elles calment la sécheresse de la gorge et le sentiment de chaleur

(1) Le mot tisane, ou plutôt le mot ptisane, vient du mot grec πτισάνη, sous entendu κρίθηνη, orge broyé (de πτίσσω, piler), et cela parce que chez les anciens l'orge broyé était la boisson que l'on donnait habituellement. On distingue deux espèces de tisanes : les tisanes magistrales et les tisanes officinales; ces dernières ne sont que des hydrolés très concentrés dans lesquels il suffit d'ajouter de l'eau pour avoir une tisane ordinaire.

Les tisanes se font par *solution* simple, comme la tisane de casse ; ou par *macération*, qui consiste à laisser en contact la plante dans l'eau froide (macération de gentiane, macération de quassia amara); ou par *infusion* : on jette de l'eau bouillante sur la substance médicamenteuse (tisane de bourrache, etc.) ; ou par *décoction*, où l'on fait bouillir l'eau avec la plante (tisane de lichen); par *digestion*, dans laquelle on fait d'abord macérer, puis on porte le liquide à l'ébullition (tisane de salsepareille); par *lixiviation*, dans laquelle on fait macérer et bouillir et que l'on filtre ensuite (tisane de racines de grenadier).

Les tisanes contiennent : 1° des tannins solubles dans l'eau, 2° des matières albuminoïdes, 3° des gommes et des mucilages, 4° des matières sucrées et des glucosides, 5° des alcalis organiques ordinairement à l'état de combinaison saline, 6° enfin des acides organiques, qui se trouvent rarement à l'état libre, mais le plus souvent à l'état de sels neutres ou de sels acides (*a*.)

(*a*) Bourgoin, *Traité de pharmacie galénique*, Paris, 1880, p. 215.

qui se produit de ce côté, enfin elles apaisent aussi la toux.

Des tisanes pectorales.

Les tisanes pectorales sont de deux sortes : simples ou composées, et se font soit par décoction, soit par infusion. Le plus grand nombre se fait par infusion. On emploie, vous le savez, pour faire ces infusions, 10 grammes à peu près de la plante qu'on fait infuser dans un litre d'eau bouillante pendant une heure ou une demi-heure au minimum.

Parfois, le malade ou son entourage vous demande combien il faut mettre de pincées de la plante pour confectionner la tisane que vous avez prescrite ; vous devez donc savoir ce que vaut une pincée ; en pharmacie, elle équivaut à 2 grammes de plante ; vous ordonnerez donc une pincée pour deux verres d'eau bouillante.

Des tisanes simples.

C'est ainsi que se préparent les tisanes de lierre terrestre (1), d'hysope (2), de pensée sauvage (3), de capillaire (4), de

(1) Le lierre terrestre (gléchome, lierre, herbe de Saint-Jean, corroie Saint-Jean, rondette, rondelette, etc.) (*glechoma hederacea*), de la famille des labiées, est une plante vivace qu'on trouve le long des haies et des murs, dans les fossés humides, dans les lieux ombragés.

Il a une odeur forte, aromatique, une saveur amère et âcre ; il contient : une huile essentielle, une matière résineuse amère qui noircit par l'addition du sulfate de fer, un extrait muqueux.

On fait, avec le lierre terrestre, des infusions (10 à 25 grammes par litre), du sirop, une eau distillée, un extrait, un suc (30 à 60 grammes).

(2) L'hysope (*hysopus officinalis*) est une labiée aromatique amère, plante vivace de 60 à 80 centimètres de hauteur, qui croît spontanément en Allemagne, Italie et midi de la France. L'hysope, ou hyssope, contient une huile volatile jaune, des principes amers, du soufre, du camphre, et un corps neutre décrit par Herberger sous le nom d'*hysopine*.

(3) La pensée sauvage (violette des champs, petite jacée, fleur de la Trinité, herbe à clavelée) (*viola tricolor*), famille des violacées, est une plante annuelle, très commune ; elle contient de la gomme, de l'albumine végétale, un extrait sucré et de la violine. Elle a été beaucoup préconisée dans les affections cutanées, et on la fait entrer dans la confection des tisanes dites *dépuratives*.

(4) Le capillaire du Canada (*adiantum pedatum*) est une fougère renfermant des acides tannique et gallique, un extractif amer et une huile volante. On le donne en infusion, comme le capillaire de Montpellier (adiante, cheveux de Vénus, capillaire à feuilles de coriandre), qui est aussi une fougère croissant abondamment dans les lieux humides et ombragés du midi de la France. Il entre

guimauve (1), de bouillon-blanc (2) et de violette (3). Le lichen d'Islande (4), seul, fait exception; il se fait par décoction, et voici comment on le prépare : on jette de l'eau bouillante sur le lichen pour enlever le principe amer de la plante, puis on la trempe dans l'eau froide pour la refroidir, et ensuite on la fait bouillir dans l'eau chaude.

Des tisanes composées.

Les tisanes composées (5) se font aussi par infusion ou par décoction; des premières, la plus souvent prescrite est la tisane de fleurs pectorales, qui sont, comme vous le savez, la

dans la composition du sirop d'érysimum composé. Pour la préparation du sirop de capillaire, on prend plus volontiers le capillaire du Canada.

(1) *Guimauve* (*althea officinalis*). Malvacées. Croît dans les lieux frais et humides. On emploie la racine, l'herbe et les fleurs. La racine renferme : huile grasse, mucilage, sucre incristallisable, amidon, albumine, asparagine, et enfin une matière colorante jaune.

(2) *Bouillon-blanc* (Molène, bonhomme, herbe de Saint-Pierre, cierge de Notre-Dame, bouillon mâle, herbe à bonhomme) (*verbascum thapsus*). Scrofularinées. Plante bisannuelle, qui croît dans les endroits pierreux, sur les bords des chemins. On emploie les feuilles et les fleurs.

(3) *Violette odorante* (violette de mars, violette de carême, violier commun (*viola odorata*). Violacées. Croît dans les bois, et dans les lieux un peu couverts. On emploie la racine, les feuilles, les fleurs et les fruits. Boullay, en 1823, a trouvé dans cette plante un alcaloïde analogue à l'émétine, la *violine*, qui est une poudre d'un goût âcre, amer, soluble dans l'eau, insoluble dans l'éther et les huiles fixes et volatiles.

On peut donner la poudre de racine, à la dose de 1 à 4 grammes, comme émétique.

(4) Le lichen d'Islande, mousse d'Islande, orseille d'Islande (*lichen islandicus*), de la famille des lichénacées, croît en touffes sur la terre, sur les rochers; il contient, d'après Berzélius : cire verte, extractif jaune, matière amère, sucre incristallisable, gomme, amidon, acides tartrique et phosphorique, potasse et chaux.

La matière amère extractive, ou cétratrine, est la partie active du lichen; elle a été administrée à la dose de 10 à 20 centigrammes comme fébrifuge.

A côté du lichen d'Islande il y a aussi le *lichen pulmonaire* (pulmonaire de chêne, lichen d'arbre, herbe aux poumons, hépatique des bois, thé des forêts, thé des Vosges), qui croît sur les troncs des vieux arbres. Il est plus amer que le lichen d'Islande. On le donne en poudre à la dose de 4 grammes; en infusion ou en décoction.

(5) On donne le nom d'*apozème* (ἀπόζεμα, décoction) aux tisanes composées, ce qui est en somme une erreur, puisqu'un grand nombre de tisanes composées ne sont pas faites par décoction. Les tisanes composées les plus connues sont la décoction blanche, la tisane de Feltz et le petit-lait de Weiss.

mauve (1), le pied-de-chat (2), le pas-d'âne (3) et les pétales de coquelicot (4). Vous faites infuser 10 grammes de ces plantes dans 1 litre d'eau bouillante.

A côté de ces espèces pectorales, il faut placer les fruits pectoraux (5), qui sont, comme les précédentes, au nombre de quatre : les dattes, les figues, les jujubes et les raisins secs ; mais cette tisane, au lieu de se faire par infusion, se fait par décoction.

(1) Mauve (*malva sylvestris*) (grande mauve, mauve commune) est une plante vivace de 30 à 80 centimètres de hauteur, qui croît partout, dans les lieux incultes, au bord des chemins.

Comme la petite mauve (*malva rotundifolia*), on la prescrit à l'intérieur (infusion ou décoction des feuilles ou racines) et à l'extérieur (décoction pour bains, lotions, lavements, etc.).

Les feuilles de mauve sont rangées parmi les espèces émollientes, les fleurs parmi les fleurs pectorales.

(2) *Gnaphale* (pied-de-chat) (*antennaria dioica, gnafalium dioicum*). Synanthérées. Plante vivace, croît dans les lieux secs. — On emploie les sommités et les fleurs.

(3) *Tussilage* (pas-d'âne, pas-de-cheval, herbe de Saint-Guérin, taconnet, procheton) (*tussilago farfara*). Composées. Plante vivace, qui croît dans les endroits humides, aux bords des ruisseaux, des fossés. On emploie les feuilles, les fleurs, quelquefois les racines.

(4) *Coquelicot*. (Pavot coquelicot, pavot des champs, pavot rouge, ponceau, mahon) (*papaver rheas*). Papavéracées.

D'après Beetz et Ludwig, les pétales de coquelicot contiennent : un principe colorant rouge, une matière astringente, de l'oxyde de fer et de manganèse, une résine molle, de l'acide gallique et malique, de l'acide sulfurique et hydrochlorique, de la cire, de la gomme, de la potasse, de la chaux, de la fibrine. Reffort et Chevalier disent y avoir trouvé aussi des traces de morphine.

(5) Les dattes sont les fruits du dattier (*phœnix dactylifera*). L. Palmiers. On les emploie en décoction pure ou mélangée avec du lait. On fait avec ces dattes du sirop et une pâte, et elles entrent dans la confection de l'électuaire diaphœnix, purgatif dans lequel entrent bien des substances (amandes, poudre de gingembre, poivre noir, macis, cannelle, safran, fenouil, rue, turbith, scammonée, etc.).

Les jujubes, fruits du jujubier officinal (*zizyphus vulgaris*), rhamnacées, s'emploient en décoction et parfois pour faire la pâte de jujube, qui le plus souvent n'est confectionnée qu'avec de la gomme et de l'opium.

Les figues, fruits du figuier (*ficus carica*), morées, sont originaires de l'Asie, mais parfaitement acclimatées dans le midi de la France, où l'on en fait grand usage dans l'alimentation. On utilise leur décoction pour tisane ou gargarisme.

Les raisins secs, fruits desséchés de la vigne (*vitis vinefera*), ampélidées, sont très employés, surtout associés aux dattes et aux jujubes, pour faire

Il y a encore bien d'autres tisanes composées. Permettez-moi de vous en signaler deux, dont la composition fort complexe, satisfera le désir du malade; l'une se fait par infusion, l'autre par décoction. Voici la formule de la première :

℞ Feuilles de guimauve.........	30	grammes.
Racine de guimauve..........	30	
— de polygala...........	10	
— de réglisse...........	10	
Fleurs de bouillon-blanc......	5	
— de pavots rouges.......	5	

Incisez, mêlez, divisez en 4 paquets.

Pour faire la tisane, faire infuser un de ces paquets dans :

Eau bouillante.................... 1000 grammes.

Edulcorer avec :

Sirop de capillaire................ 40

A prendre par grandes tasses.

Voici la formule de la seconde :

℞ Racine d'aunée	5	grammes.
— de réglisse...........	10	
Lierre terrestre	10	
Fleurs de tussilage...........	10	

Faire bouillir pendant cinq minutes dans :

Eau commune..................... 1000

Laisser refroidir, passer avec expression et ajouter :

Sirop de Tolu................ 35 grammes.

Telles sont les tisanes béchiques ou pectorales. A côté de ces préparations se placent les sirops pectoraux et béchiques. Des sirops béchiques.

une boisson pectorale. En médecine, on utilise deux sortes de raisins : 1° les raisins de Corinthe (*uvæ corinthiacæ*), très petits et sans pepins, et 2° les raisins de Malaga (*uvæ malacensæ*).

Pour constituer ces espèces, les doses sont :

Dattes privées de leurs noyaux.	32
Jujubes	32
Figues sèches...............	32
Raisins secs	32

On prend ensuite 10 grammes de ce mélange pour faire une décoction.

Leur nombre est innombrable, car chaque pharmacien a tenu à honneur de composer un sirop spécial contre la toux. Tels sont les sirops de Flon, de Lamouroux, de Deslauriers, etc. Presque toutes ces préparations ont pour base les espèces pectorales avec les fruits béchiques, auxquels on ajoute de l'eau de laurier-cerise, de l'opium, de la belladone et souvent aussi du mou de veau. Pourquoi le mou de veau? que vient-il faire dans le traitement de la bronchite?

C'est là une question de similitude, et de même qu'à l'origine on a donné les préparations martiales dans l'anémie, parce que le fer représentait la force, de même que la carotte a été donnée aux ictériques à cause de la coloration spéciale qu'ils présentent tous deux, de même aussi on a dû appliquer, à la cure des maladies de poitrine, le mou de veau, parce que l'on pensait que les produits tirés d'un poumon sain pouvaient avoir une influence favorable sur un poumon malade.

Les sirops béchiques se divisent en deux groupes: les sirops simples et les sirops composés. Les sirops simples sont fournis par les plantes pectorales, et, comme les tisanes, il y a le sirop de capillaire, le sirop d'hysope, le sirop de Tolu, etc.

A côté de ceux-ci se trouvent des sirops composés. Ce sont en particulier: le sirop pectoral du Codex (1), le sirop de la Compassion (2), très vanté dans le midi de la France, le sirop

(1) Sirop pectoral du Codex:

Espèces pectorales.....	100 gr.
Eau bouillante.........	1200
— de fleurs d'oranger.	50
Extrait d'opium........	0,03
Sucre................	2000

Faire infuser six heures les feuilles dans l'eau, passer avec expression de manière à obtenir 10 grammes de colature. Filtrer; ajouter l'extrait dissous dans l'eau de fleurs d'oranger, et faites avec le sirop une solution au bain-marie couvert.

50 grammes de ce sirop ajoutés à 100 grammes d'eau simple constituent une potion béchique extemporanée.

(2) Sirop de la Compassion, très vanté dans le midi de la France.

Fleurs de nymphéa.....	50 gr.
Dattes................	100
Jujubes...............	100
Capillaires...........	50
Graines de pavot........	40
Racine de réglisse......	30
— d'althéa.........	30
Sucre................	1000

pectoral de Deslauriers-Vauquelin (1), celui de Lamouroux (2), et de Flon (3).

L'usage, vous le savez, est d'unir ces sirops béchiques à une tisane pectorale différente, la tisane d'hysope, par exemple, au sirop de capillaire; la tisane de capillaire au sirop de polygala; la tisane de polygala au sirop pectoral.

A côté de ces sirops, il y a d'autres préparations usitées dans la bronchite. Ce sont les oxymels (4), qui résultent d'un mélange de miel et de vinaigre. Quant aux hydromels, dont les anciens faisaient un si fréquent usage, ce sont des liquides sirupeux formés d'un mélange d'eau et de miel. Il existe un hydromel composé béchique, c'est l'hydromel composé de la Charité (5). Oxymels.

(1) Sirop pectoral de Deslauriers-Vauquelin.

Mou de veau	n° 1
Lichen d'Islande	2000 kil.
Têtes de pavot	500
Fleurs béchiques	500
Fruits pectoraux	2000
Gomme arabique	2000
Fleurs d'érysimum	500
Racines de consoude	500
Tridace	125
Sirop simple	40000
— de violette	6000
— de Tolu	3000

(2) Sirop pectoral de Lamouroux.

Mou de veau	n° 12
Lichen d'Islande	3 kil.
Jujubes	3
Dattes	4
Réglisse	3
Pulmonaire	1 à 5
Fleurs de mauve	2
— de guimauve	2
— de violette	2
— de coquelicots	3
Sucre	180
Extrait d'opium	24 gr.

(3) Sirop lénitif de Flon.

Serait du sirop de morphine très faible coloré avec de la cochenille et aromatisé avec de l'eau de laurier-cerise.

Autre formule de sirop béchique :

Sirop de sulfate de morphine	25 parties.
Sirop de Tolu	25
Eau de laurier-cerise	5

(4) Les oxymels sont un mélange de miel et de vinaigre dans les proportions suivantes :

Vinaigre blanc	1 partie.
Miel blanc	4

On chauffe ce mellite dans une bassine d'argent ou de porcelaine; car il faut éviter le cuivre en pareil cas, jusqu'à ce qu'il marque 1,26 au densimètre, puis on filtre. L'oxymel simple possède une acidité plus grande que le vinaigre qui sert à le fabriquer. En remplaçant le vinaigre simple par le vinaigre de scille ou de colchique, on obtient les oxymels scillitiques ou de colchique.

(5) Voici la formule de l'hydromel composé de la Charité :

Hydromel composé de la Charité.

Racine d'aunée	30 gr.
Sommités d'hysope	10
Fleurs de lierre terrestre	10

Faire infuser dans :

Eau	1000 gr.

Ajouter :

Miel blanc	60 gr.

A prendre par grandes tasses.

Des sucres tisanes.

Enfin quelques pharmaciens, frappés des difficultés matérielles que peuvent présenter les confections des tisanes, ont fabriqué des tisanes sèches ou des sirops secs, préparations qui consistent dans l'incorporation des extraits des différentes plantes béchiques dans du sucre. C'est ainsi que Limousin a confectionné des *sucres tisanes*, qu'il suffit de mettre dans un verre d'eau pour obtenir instantanément une infusion béchique (*a*). Ces préparations sont peu usitées.

Pâtes béchiques.

Après les tisanes et les sirops viennent les pâtes béchiques (1) qui sont fort en honneur dans le traitement de la bronchite. Ce sont des saccharolés à base de gomme arabique renfermant des produits béchiques et souvent même des principes beaucoup plus actifs, tels que l'opium et la belladone. Le nombre de ces pâtes est considérable et certaines ont fait la fortune de leur inventeur ou de leur vendeur. Je vous citerai la pâte de jujube, de lichen, de réglisse, la pâte de Regnault, etc.

(1) Les pâtes sont des préparations de consistance assez ferme, formées de sucre et de gommes dissous soit dans de l'eau pure, soit dans une eau médicamenteuse, et traités par évaporation jusqu'à ce qu'on ait obtenu une masse ayant la consistance désirable.

Selon les divers modes de préparation de ces pâtes, on obtient les pâtes opaques (guimauve, lichen, réglisse brune, etc.), les pâtes transparentes (pectorales, jujubes, dattes, réglisse noire).

Voici quelques formules de pâtes :

1° *Pâte de guimauve.*

La pâte de guimauve n'est en somme que de la pâte de gomme opaque, dans laquelle il n'entre pas trace de guimauve, comme on peut en juger par la formule suivante :

Gomme arabique blanche ou du Sénégal	1000 gr.
Sucre très blanc	1000
Eau filtrée	1000
Eau distillée de fleurs d'oranger	100
Blancs d'œufs	n° 12

2° *Pâte de jujubes.*

Jujubes	500 gr.
Gomme arabique	2000
Sucre blanc	2000
Eau filtrée	3500
Eau de fleurs d'oranger.	200

3° *Pâte pectorale.*

Espèces pectorales	100 gr.
Eau filtrée	3000
Gomme arabique	3000
Sucre blanc	2000
Eau de laurier-cerise	100
Extrait d'opium	2

(*a*) Limousin, *Des sucres tisanes* (*Soc. de thérap.*, avril 1875, et *Contribution à la pharmacologie*, p. 266).

Près des pâtes se placent les bonbons pectoraux, préparations qui tendent à se perfectionner chaque jour et qui transforment souvent l'officine du pharmacien en une boutique de confiseur, changement qui, dans ce cas, n'est nullement préjudiciable au malade; telles sont les boules de gomme de différentes formes, les pastilles béchiques, etc. Bonbons pectoraux

Si vous ne voulez pas passer par les fourches caudines de la spécialité pharmaceutique, vous pourrez ordonner les pastilles formulées par Noël Guéneau de Mussy de la façon suivante :

♃		
Chlorate de potasse	0,10	centigrammes.
Teinture saturée de benjoin	0,10	
Alcool saturé de racine d'aconit	0,05	
Gomme adragante et sucre	Q. S.	

Pour une pastille.

Le malade en prend de 1 à 10 par jour.

A côté des tisanes, des sirops, des bonbons, il y a les potions béchiques et parmi elles les juleps, que vous nous voyez si souvent prescrire dans la pratique hospitalière (1). Juleps béchiques.

4° *Pâte de lichen.*

Lichen	500	gr.
Gomme arabique	2500	
Sucre blanc	2000	
Extrait d'opium	1,50	
Eau filtrée	Q. S.	

5° *Pâte de réglisse noire.*

Sucre de réglisse de Calabre	500	gr.
Gomme arabique	1000	
Sucre blanc	200	
Eau filtrée	3000	

6° *Pâte pectorale de Regnault.*

Quatre fleurs	500	gr.
Gomme arabique	3000	
Teinture de Tolu	24	
Eau	1500	
Sucre	2500	

7° *Pâte pectorale de mou de veau.*

Gelée de lichen	625	gr.
Sirop de mou de veau	625	
Sirop de mûres	375	
Sucre	375	
Baume de Tolu	8	
Tridace	3	
Extrait d'ipécacuanha	2	
Gomme	2500	

(1) Le julep gommeux des hôpitaux a la formule suivante :

Gomme arabique	8	gr.
Sirop de sucre	24	
Eau de fleurs d'oranger	4	
Eau	125	

La potion calmante des hôpitaux est ainsi faite :

Sirop d'opium	15	gr.
— de sucre	10	
Fleurs de tilleul	4	
Eau bouillante	150	

Les malades doivent prendre cette potion par cuillerées.

Le nombre des potions béchiques est considérable et vous les trouverez en abondance dans vos formulaires, je ne puis donc ici vous les signaler toutes et ne fais qu'une seule réserve, pour la potion de Delioux de Savignac, qui m'a donné souvent d'excellents résultats (1).

J'en aurai fini avec toutes les préparations dites pectorales lorsque je vous aurai parlé des loochs des substances et des laits de poule.

Des loochs. Les loochs sont très employés dans le traitement de la bronchite des enfants ; leur apparence laiteuse, leur goût agréable les font facilement accepter à cet âge. Vous pouvez ajouter aux loochs des substances actives : l'eau de laurier-cerise, le sirop d'opium et la teinture d'aconit ; mais n'y mettez jamais de calomel, car l'acide cyanhydrique contenu dans les amandes amères, qui font la base de ces loochs, transformerait, comme l'a montré Buignet, le calomel en sublimé (2).

(1) Voici la formule de potion due à Delioux de Savignac :

Gomme ammoniaque ...	1 à 2 gr.
Eau-de-vie..............	30
Eau de fleurs d'oranger..	40
Sirop de gomme..........	25
— de baume de Tolu.	20
— de morphine.......	15

A prendre par cuillerées à soupe.

(2) On distingue le looch huileux, dit *looch pectoral*, et le looch blanc ou amygdalin.

Looch huileux.

Huile d'amandes douces..	15 gr.
Gomme arabique pulvérisée....................	15
Sirop de gomme.........	30
Eau distillée de fleurs d'oranger.................	15
Eau commune............	100

On fait un mucilage avec la gomme et le double de son poids d'eau ; on ajoute l'huile par petites parties, de manière à la diviser par une trituration prolongée, et on délaye le mucilage avec le reste de l'eau.

Looch blanc.

Amandes douces mondées.	30 gr.
Amandes amères mondées.	2
Sucre blanc...............	30
Gomme adragante pulvérisée......................	0,50
Eau distillée de fleurs d'oranger.................	10
Eau commune...........	120

On prépare une émulsion simple avec les amandes, l'eau et la presque totalité du sucre ; on passe, on triture la gomme adragante avec le reste du sucre, et l'on fait avec une petite quantité d'émulsion un mucilage auquel on ajoute peu à peu le reste de l'émulsion et l'eau de fleurs d'oranger.

On emploie aussi la pâte à looch de Vée.

Amandes amères........	60 gr.
Amandes douces........	450
Sucre blanc..............	600
Eau de fleurs d'oranger..	200

On délaye 50 grammes de cette

Quant au lait de poule, il se prépare, comme vous le savez, en battant un jaune d'œuf dans de l'eau chaude ; vous pouvez ajouter au mélange des substances telles que l'eau de laurier-cerise et le bromure de potassium.

Des papiers chimiques.

Enfin on a préparé contre la bronchite des révulsifs spéciaux sous le nom de *papier chimique* et dont le plus connu à coup sûr est le papier Fayard. Ce sont, vous ne l'ignorez pas, des papiers imperméables sur lesquels on a étendu une couche de minium (1).

J'en ai fini avec cette longue et pénible énumération des moyens que vous pouvez utiliser contre la bronchite aiguë, voyons comment vous pourrez les employer avec le plus de succès dans le traitement des bronchites aiguës et commençons par le traitement de la bronchite ordinaire.

De la bronchite simple.

La bronchite simple est une affection le plus souvent béni-

pâte avec de l'eau dans un mortier et l'on passe avec une légère expression.

Le looch solide de Gallot contient de la gomme arabique.

Le looch fait avec les amandes amères ne peut renfermer du calomel. D'après Bussy et Buignet, l'acide cyanhydrique dédoublerait le calomel en mercure métallique et chlorure mercurique sublimé.

$$CyH + Hg^2Cl = CyH + HgCl + Hg$$ (*a*).

(1) Papier chimique (Cod. fr.).

Huile d'olive............	100 gr.
Minium pulvérisé........	50
Cire jaune...............	3

Faites chauffer l'huile dans une grande bassine jusqu'à ce qu'elle commence à répandre des vapeurs. Ajoutez peu à peu le minium en agitant jusqu'à ce qu'il se produise un boursouflement considérable et un dégagement de fumée ; retirez la bassine du feu et continuez de remuer le mélange jusqu'à ce qu'il se forme à la surface une écume blanchâtre ; ajoutez la cire, mêlez.

Cette espèce d'emplâtre est étalée sur du papier imprégné de la composition suivante :

Huile de lin.............	20 gr.
Ail haché................	2
Essence de térébenthine..	16
Oxyde de rouge de fer porphyrisé............	8
Céruse broyée à l'huile..	3

Faites chauffer l'ail avec l'huile jusqu'à ce qu'il soit torréfié ; pesez, remettez sur le feu, avec les autres substances ; remuez le mélange, étendez-le sur du papier mousseline au moyen d'une éponge ; faites sécher pendant quinze jours.

(*a*) Bourgoin, *Traité de pharmacie galénique*, p. 180.

gne (1); cependant, dans les premières périodes du rhume, les malades ont de la fièvre, une toux pénible et sèche et réclament souvent pour ces symptômes les soins du médecin. A une période plus avancée de la maladie, l'expectoration devient plus grasse, moins pénible; mais vous aurez encore à intervenir, dans ces cas, pour achever cette période dite de *coction*.

(1) Les causes de la bronchite sont nombreuses et diverses : les unes, telles que l'inspiration d'un air froid ou d'un air chargé de poussière, de vapeurs ou de gaz irritants, agissent directement sur les voies respiratoires ; les autres n'ont qu'une action indirecte. Ainsi, l'impression du froid sur le corps en sueur, sur les pieds, sur la tête, amènent le refroidissement brusque ; une laryngite, la fièvre typhoïde, des fièvres éruptives, la coqueluche, la grippe peuvent provoquer la bronchite; de même, la présence des tubercules pulmonaires, les tumeurs du médiastin, les collections purulentes de la plèvre, du foie ou des reins s'ouvrant dans les bronches. Enfin, il n'est pas très rare de voir la maladie se développer avec une grande intensité après la suppression brusque d'un eczéma, ou d'un accès de goutte, de même qu'elle cède dès que l'affection cutanée reparaît.

L'inflammation des bronches peut être généralisée ou localisée ; occuper, c'est le cas le plus ordinaire, les grosses et les moyennes bronches ou atteindre les dernières ramifications de l'arbre aérien et constituer la bronchite capillaire.

Les symptômes de la bronchite commune sont variables selon l'étendue de la lésion : au début de la maladie, l'on observe des symptômes généraux, tels que courbature, céphalalgie, douleurs musculaires, frissonnements, un peu d'oppression, de la fièvre et de l'agitation nocturne. Puis apparaissent les symptômes caractéristiques : douleurs pectorales, sensation de chaleur, de poids en arrière du sternum, oppression, douleur à la base de la poitrine occasionnée par les accès de toux. Celle-ci est variable, rare ou fréquente, souvent quinteuse, sèche et pénible ; elle donne lieu à de la céphalalgie et parfois provoque des vomissements. Mais bientôt elle devient humide, grasse, et le malade expectore des crachats qui, d'abord peu abondants, blancs, mousseux, très adhérents et difficiles à rendre, deviennent rapidement plus épais, gluants, jaunâtres, mucoso-purulents et souvent très abondants.

L'examen de la poitrine donne les signes suivants : à la percussion, rien n'est changé, le son pectoral est le même ; à l'auscultation, on entend, des deux côtés de la poitrine, dans la première période de la maladie, des sifflements, des râles sonores, ronflants, sibilants ; à la période de coction, alors que les mucosités bronchiques sont plus facilement traversées par l'air, on perçoit des râles humides, bulleux, sous-crépitants et à grosses bulles au niveau des grosses bronches.

Au bout de huit à dix jours, ordinairement, tous les symptômes se calment, l'expectoration cesse, l'appétit renaît et le malade guérit ; cependant parfois la toux persiste assez longtemps, accompagnée d'une expectoration abondante, et la maladie passe à l'état chronique.

Vous puiserez à larges mains dans les tisanes béchiques, vous les multiplierez de manière à amener une certaine variété dans ces préparations, vous pourrez y joindre quelques pâtes et bonbons béchiques, mais vous y ajouterez surtout trois médicaments qui ont, dans la première période de la bronchite simple, une influence des plus heureuses ; ce sont l'opium, le laurier-cerise, l'aconit.

De toutes les préparations opiacées, l'une des plus actives, à coup sûr, contre la toux, sera la pilule de cynoglosse ; vous pourrez aussi vous servir de potions calmantes édulcorées avec le sirop diacode et le sirop d'opium.

De l'aconit.

L'aconit a une action très favorable dans la cure de la première période de la bronchite, il est bien entendu que je parle de l'alcoolature de racines d'aconit. Je vous ai déjà dit dans les leçons précédentes combien était incertaine, pour ne pas dire nulle, l'action de l'alcoolature de feuilles, telle qu'elle se trouve inscrite à notre Codex. Vous ordonnerez donc au malade de prendre dix gouttes de cette alcoolature, matin et soir, et même au milieu de la journée, dans une tisane béchique.

De l'eau de laurier-cerise.

Le laurier-cerise est un des meilleurs calmants de la toux que je connaisse; c'est, de plus, une préparation agréable, ce qui ne gâte rien en pareil cas. Vous ferez prendre au malade une cuillerée à café de cette préparation dans un verre d'eau sucrée et vous renouvellerez cette dose trois fois par jour, sans dépasser toutefois ce chiffre, car vous savez que cette eau contient un principe actif très toxique, l'acide cyanhydrique; vous aurez soin de formuler : *Eau distillée de laurier-cerise,* car il existe une eau distillée de cerise, fort peu employée chez nous, mais usitée en Allemagne, et cette similitude a causé quelquefois des erreurs regrettables ; la première des préparations étant des plus actives, la seconde, au contraire, l'étant à peine. Je n'insiste pas davantage sur les préparations d'opium, de laurier-cerise et d'aconit dont je viens de vous parler, car je vous en ai déjà entretenu dans mes premières leçons sur les maladies du cœur et je vous ai dit alors tout le parti qu'on pouvait tirer de ces préparations pour la cure de la toux (1).

Quelquefois, pour activer la coction du rhume, vous vous servirez de préparations alcooliques ; c'est Laennec qui a, un des premiers, insisté sur cette médication spéciale du rhume, il a même formulé une potion qui peut vous rendre en pareil cas de bons services (2). L'association de l'eau-de-vie au lait très chaud et sucré vous donnera aussi des résultats analogues.

Il est bien entendu que vous varierez votre médication selon l'intensité de la bronchite et, suivant que la phlegmasie portera sur la trachée, les grosses bronches ou les bronches moyennes, vous aurez à augmenter vos moyens d'action ; vous pourrez même user des révulsifs modérés que je vous ai signalés, au début de cette leçon, sous le nom de papier chimique. Mais lorsque la bronchite atteint les petites bronches et même les bronchioles terminales, elle prend un haut degré de gravité et il faut diriger contre elle un traitement beaucoup plus actif.

De la broncho-pneumonie.

Je n'entrerai pas ici dans les discussions qui se sont élevées à propos de la nature de la broncho-pneumonie (3); qu'il

(1) Voir, t. Ier, *Traitement des maladies du cœur ; leçons sur le traitement des congestions passives des différents viscères.*

(2) Voici la formule conseillée par Laennec :

Bonne eau-de-vie.....	30 à 45 gr.
Infusion de violettes très chaude.........	60 à 90
Sirop de gomme......	Q. S.

A prendre aussi chaude que possible en une seule fois, au début du rhume.

(3) La broncho-pneumonie, en tant qu'individualité morbide, n'a pris rang dans le cadre nosologique que depuis 1837. Les auteurs anciens ont décrit une maladie analogue sous le nom de *pneumonie catarrhale*, de *peripneumonia notha ;* Laennec, qui a constaté les lésions de la broncho-pneumonie, ne l'a pas regardée comme une maladie spéciale, il l'a rattachée à la pneumonie lobaire. C'est seulement depuis les travaux de

y ait inflammation seulement des dernières ramifications des bronches ou bien des alvéoles pulmonaires, ceci nous importe peu et ne modifie en rien le traitement que nous avons à diriger contre cette affection. Nous étudierons la conduite que nous avons à tenir dans la broncho-pneumonie dans deux chapitres distincts lorsqu'elle atteint l'adulte ou lorsqu'elle frappe l'enfant.

Chez l'adulte, lorsque la bronchite atteint les dernières ramifications bronchiques, il apparaît des symptômes assez graves, de la gêne respiratoire, de l'anxiété, de la toux ; l'exsudat qui s'est fait dans les bronchioles terminales empêche la

Léger, Lanoix, Berton, Burnet, de la Berge, Rufz et Gerhard que la maladie est un peu connue ; ils ont vu les différences qu'il y a entre la pneumonie lobaire et la pneumonie lobulaire ; la dissémination des lésions dans les deux poumons, etc. Quelques auteurs : Legendre, Bailly, Barrier, Becquerel, Rilliet, Barthez, etc., ont nié la nature inflammatoire de la pneumonie lobulaire et l'ont considérée comme une congestion ; une induration analogue à celle qu'on observe dans le poumon du nouveau-né n'ayant pas respiré ; et ils ont désigné la lésion sous le nom d'*état fœtal*, d'*atélectasie* (Ziemssen).

L'anatomie pathologique est complexe, et les lésions portent sur deux éléments : l'élément bronchique et l'élément pulmonaire.

Les bronches sont enflammées, il y a production de muco-pus, surtout dans les petites bronches, qui, pour peu que la maladie ait une longue durée, subissent une dilatation ampullaire, fusiforme ou cylindrique ; en même temps, il y a une altération profonde des fibres musculaires de ces petites bronches ; d'après Stokes, la dilatation des bronches serait due à la paralysie des muscles de Reisessen, tandis que pour Trojanowsky et Charcot elle serait la conséquence de la destruction des fibres annulaires.

A la surface du poumon, ou sur une coupe de cet organe, on voit des petites masses jaunâtres, arrondies, petites granulations purulentes ou *grains jaunes* ; c'est cette altération que Rilliet et Barthez dénommaient *bronchite* ou *pneumonie vésiculaire*. On trouve aussi à la surface ou dans la profondeur du poumon, en nombre variable, des *vacuoles* ou *cavités* remplies d'air et de muco-pus. Pour quelques auteurs, ces vacuoles qui communiquent avec les bronches seraient une dilatation emphysémateuse des alvéoles ; pour d'autres, cette dilatation serait consécutive à la perte de l'anneau musculaire.

Le poumon présente des noyaux de broncho-pneumonie disséminés ou confluents, de grosseur variable, superficiels ou profonds, d'une teinte rouge-acajou uniforme ou marbrée de jaune. En pressant entre les doigts ces noyaux, on les trouve durs, résistants ; si on les plonge dans l'eau, ils gagnent le fond du vase. Ces noyaux sont du reste différents, selon le degré

respiration de s'effectuer, l'échange des gaz ne se fait plus, il y a des troubles de l'hématose.

Dans le traitement de la bronchite capillaire, il est surtout deux ordres de médicaments qui occupent le premier rang : ce sont les vomitifs et les révulsifs. Dans l'encombrement pulmonaire, résultat de la bronchite généralisée aux petites bronches, les vomitifs rendent de grands services, ils favorisent l'expectoration, d'une part, et de l'autre ils décongestionnent le poumon par l'action mécanique des vomissements. Vous userez surtout dans ces cas de l'ipéca et vous pourrez augmenter l'action de ce vomitif en l'unissant au tartre stibié ; mais le plus souvent l'ipéca seul, à la dose de 2 grammes, suffit parfaitement bien pour obtenir l'effet désiré.

de la maladie, et chacun peut passer isolément par les trois degrés de la pneumonie, sans que pour cela le lobule voisin soit à la même période.

L'examen microscopique, fait sur une coupe perpendiculaire au grand diamètre du lobule, permet de constater les changements suivants : le tissu conjonctif interlobulaire est épaissi ; les parois de la bronchiole intralobulaire sont congestionnées, parfois envahies par l'infiltration purulente ; elles peuvent même être détruites par les progrès de l'infiltration et devenir le centre d'un petit abcès.

Le tissu pulmonaire entourant la bronchiole ou *nodule péribronchique* est altéré, et peut passer par les diverses périodes de la pneumonie ; il est d'abord congestionné, puis, plus tard, l'exsudat contenu dans l'alvéole devient fibrino-purulent, très dense, puis se liquéfie, les parois alvéolaires s'infiltrent à leur tour et il peut y avoir alors formation d'abcès péribronchiques.

La zone de *splénisation* qui entoure le noyau péribronchique représente les lésions de la pneumonie épithéliale ; pour certains auteurs, cette splénisation n'est qu'un degré moins avancé de la maladie que les parties centrales ; pour d'autres, elle n'est pas inflammatoire, mais elle est consécutive à l'oblitération par un exsudat quelconque des bronches correspondantes aux parties splénisées.

Le tissu conjonctif périlobulaire est épaissi, les canaux lymphatiques de l'espace périlobulaire sont dilatés, l'inflammation se communique parfois à la plèvre.

Les ganglions bronchiques sont congestionnés et augmentés de volume. Enfin, on constate souvent une autre lésion d'ordre mécanique comme l'état fœtal et l'atélectasie qui surviennent par l'oblitération des bronchioles ; c'est l'emphysème qui, ordinairement, est vésiculaire ; il siège aux bords supérieurs et antérieurs du poumon.

La gangrène est une terminaison rare et ne se voit guère que chez les enfants très débiles et atteints de broncho-pneumonie pendant ou après la rougeole.

Les révulsifs, dans ces bronchites généralisées, ont aussi la plus heureuse influence et vous aurez recours soit aux onctions avec l'huile de croton, soit aux emplâtres stibiés ou de thapsia, soit enfin aux vésicatoires ; ce sont ces derniers que je préfère, reconnaissant toutefois que les emplâtres de thapsia (1) donnent souvent de bons résultats. Il faut chez l'adulte que les révulsions soient largement pratiquées sur la poitrine et que les vésicatoires couvrent une grande étendue du thorax.

A côté de ces deux grands moyens se placent les agents secondaires, comme les tisanes expectorantes, les potions au kermès ou à l'oxyde blanc d'antimoine, les juleps calmants, l'alcoolature de racines d'aconit, toutes préparations dont je vous ai déjà parlé à propos de la bronchite simple. Je repousse absolument dans le traitement de la broncho-pneumonie les médications spoliatrices, le tartre stibié comme les émissions sanguines.

Cependant, je fais une réserve à propos de la saignée, c'est lorsque la bronchite capillaire entraîne une asphyxie com-

(1) Le thapsia (*thapsia garganica*) est une ombellifère très commune des pays chauds ; on le trouve surtout en Algérie, où les Arabes le nomment *bou-nefaœ ;* son nom de thapsia lui vient de l'île de Thapsos, où on le trouva pour la première fois.

La racine renferme une résine jaune, molle, très rubéfiante, que Reboulleau et Bertherand ont isolée en 1857.

Cette résine de thapsia peut être appliquée directement sur la peau avec un pinceau ; on fait avec elle un emplâtre rubéfiant dont voici la formule :

Emplâtre de thapsia (Codex).

Cire jaune	420
Colophane	150
Cire blanche	150
Térébenthine cuite	150
Térébenthine	50
Glycérine	50
Miel blanc	50
Résine de thapsia	75

Voici une autre formule proposée par Desnoix :

Colophane	1000
Elémi	1200
Cire jaune	1000
Térébenthine	500
Résine de thapsia	350

Stanislas Martin a montré que la résine de thapsia vendue par le commerce contenait une grande proportion de substances étrangères (a).

(a) Stanislas Martin, *Sur la résine de thapsia* (*Bull. de thérap.*, 1868).

plète; le malade est cyanosé, l'hématose est rendue presque impossible et, dans ces circonstances, avec la saignée, on pare, momentanément du moins, à ces accidents asphyxiques; mais un agent qui, dans cette occurrence, a les avantages de la saignée, sans en avoir les inconvénients, c'est la ventouse dite *de Junod*, ou plutôt des ventouses sèches que vous pourrez appliquer en grand nombre tout autour de la poitrine.

Si les médications spoliatrices ont de sérieux inconvénients dans le traitement de la bronchite capillaire, il n'en est pas de même de la médication tonique et vous pourrez employer soit la potion de Todd, soit les tisanes chaudes auxquelles vous ajouterez, par verre, une cuillerée à bouche, ou à café, de bonne eau-de-vie.

N'oubliez pas, à propos du traitement de la bronchite, que la position du malade a une influence prépondérante sur l'hypérémie pulmonaire et qu'à la congestion aiguë, déterminée par l'inflammation des petites bronches, se joint, dans le plus grand nombre des cas, de la congestion passive et hypostatique. Recommandez donc à votre malade de se maintenir presque assis dans le lit et, s'il se couche, faites varier le côté de la poitrine sur lequel il repose : c'est là un petit moyen sur lequel Piorry insistait avec le plus de raison (*a*).

Du traitement de la broncho-pneumonie des enfants.

J'arrive maintenant à la broncho-pneumonie des enfants, c'est une des affections les plus fréquentes, car la pneumonie lobaire franche existe rarement à cet âge et dans l'immense majorité des cas, c'est une pneumonie lobulaire, une broncho-pneumonie, que l'on observe. Que devez-vous faire en pareil cas et surtout que ne devez-vous pas faire? car s'il y a des médications utiles pour le premier âge de la vie, il y a surtout des médications dangereuses.

Depuis que je suis attaché à cet hôpital j'ai pu me con-

(*a*) Piorry, *Des petits moyens en médecine.*

vaincre, grâce au service de crèche que je dirige et où nous recevons, comme vous le savez, des enfants jusqu'à l'âge de deux ans, combien il faut être prudent dans l'administration des remèdes chez ces petits êtres, qui résistent mal aux médications énergiques et chez lesquels, le plus souvent, la nature fait tous les frais de la guérison. Dans le cours de mes leçons, je vous ai déjà exprimé mon opinion très nette à cet égard et je ne saurais trop y revenir.

Permettez-moi donc de vous dire d'abord quelles sont les médications dangereuses dans la broncho-pneumonie des enfants. Je ne vous parlerai pas des saignées; déjà au temps où elles florissaient, on recommandait d'être très prudent à ce sujet; et quoique Guy Patin ait saigné des enfants de trois jours, ce sont là des faits, j'allais dire des forfaits, qu'on rencontre rarement dans l'histoire de la médecine. Aujourd'hui, il n'y a pas un médecin, je crois, qui oserait proposer un pareil traitement. Des médications dangereuses.

Mais si l'on ne saigne plus, on use encore du tartre stibié. Je pense que c'est là encore une médication mauvaise chez les enfants; ces petits êtres supportent mal ce médicament dépressif, qui détermine rapidement chez eux des troubles digestifs profonds et une diarrhée cholériforme. Je repousse donc entièrement le tartre stibié de la médication des enfants; je repousse également le kermès et même l'oxyde blanc d'antimoine, non qu'ils soient aussi dangereux que le tartre stibié, mais parce que l'ipéca me paraît remplir, sans aucun inconvénient, le but que l'on se propose : celui de vider, par des vomissements, le poumon des mucosités qui l'obstruent.

Il est un autre médicament que je combats aussi dans la thérapeutique des jeunes enfants, c'est l'opium. L'enfant, en effet, est rapidement intoxiqué par les préparations opiacées; il faut être aussi très réservé dans l'usage de la belladone, et vous trouverez dans les bromures et le chloral des médicaments qui vous donneront les mêmes résultats que les précédents sans en avoir les inconvénients.

Les Allemands usent beaucoup de sulfate de quinine (1) dans le traitement de la broncho-pneumonie des enfants, c'est leur médicament héroïque ; j'avoue que je n'ai pas obtenu les mêmes résultats dans ma pratique hospitalière ou dans celle de la ville et je ne partage nullement à cet égard l'enthousiasme de nos confrères. Je pense donc que, jusqu'à preuve du contraire, vous devez vous abstenir de ce médicament.

Des médications utiles.

Voilà ce que vous ne devez pas faire. Voyons maintenant quels moyens vous devez employer. Ces moyens sont de trois ordres : les vomitifs, les toniques et les révulsifs.

Des vomitifs.

Le meilleur vomitif chez l'enfant est l'ipéca; vous vous servirez de sirop d'ipéca additionné, selon l'âge de l'enfant, et sa résistance aux vomissements, de 20, 30, 50 centigrammes d'ipéca. L'enfant, d'ailleurs, vomit avec une extrême facilité et, comme il ne crache pas, c'est le seul moyen que nous possédions pour débarrasser méthodiquement sa poitrine. Il est bien entendu que les personnes qui entourent l'enfant auront soin de retirer de sa bouche les mucosités filantes qui l'encombrent, après chaque vomissement. On a bien conseillé l'apomorphine, mais c'est un médicament qui se conserve mal et dont l'application n'a été réservée, malgré les faits de Kormann (2), que pour des faits exceptionnels.

(1) Voici les préparations conseillées en Allemagne, et en particulier par Steiner, dans la pneumonie des enfants :

1° Chlorhydrate de quinine de .... 0,30 à 1 gr
Sucre blanc .... 2 gr.

F. S. A. 5 doses. Un paquet toutes les trois heures.

2° Sulfate de quinine.. 0,30 à 1 gr.
Acide sulfurique dilué. V gouttes.
Eau distillée .... 20 gr.
Sirop de framboises.. 20

Toutes les trois heures, une cuillerée à dessert.

3° Bisulfate de quinine.. 0,50 à 1 g.
Eau distillée .... 80 gr.

Pour deux lavements (*a*).

(2) Kormann emploie l'apomor-

(*a*) Johann Steiner, *Compendium des maladies des enfants*, trad. par Keraval, Paris, 1880.

A côté des vomitifs se placent les toniques. Les enfants supportent fort bien pendant la durée de leur phlegmasie pulmonaire les toniques alcooliques, surtout lorsqu'on a soin de bien les sucrer. Cette médication tonique s'impose dans nos grandes villes et surtout dans nos hôpitaux, où le plus grand nombre de nos enfants atteints de broncho-pneumonie sont très misérables ; vous prescrirez donc du vin chaud et même de la potion de Todd, dont vous augmenterez la quantité du sirop qui l'édulcore. Des toniques.

Si tout le monde est d'accord aujourd'hui sur l'emploi des toniques et des vomitifs, nous retrouvons, à propos des révulsifs, les mêmes discussions qui se sont élevées lorsqu'il s'est agi d'employer ce mode de traitement chez l'adulte, les uns considérant cette méthode comme mauvaise, les autres, au contraire, la considérant comme utile. Des révulsifs.

La vérité est entre ces deux opinions extrêmes ; les vésicatoires trop étendus déterminent en effet chez les enfants des douleurs inutiles, douleurs qui aggravent la situation plutôt qu'elles ne l'améliorent, mais lorsqu'on a soin d'employer des vésicatoires de petite étendue et proportionnés à la surface thoracique du petit être que l'on soigne, on peut retirer de ce moyen d'excellents effets. Vous pouvez aussi employer l'huile de croton (1) ; on fait alors une friction sur l'étendue de la poitrine avec un mélange de 10 gouttes d'huile de croton dans 2 ou 3 grammes d'huile d'amandes douces. Cette médication est aujourd'hui, il faut le recon-

phine dans le traitement de la bronchite des enfants comme expectorant.

Chlorhydrate d'apomorphine.	0g,02
Acide chlorhydrique dilué...	3 goutt.
Sirop de polygala...........	20 gr.
Eau distillée................	30

A donner toutes les heures par cuillerées à café pour un enfant de trois ans (*a*).

(1) Voir, t. Ier, *Traitement des maladies du cœur ; leçons sur le traitement des hydropisies.*

(*a*) Kormann, *Ueber Apomorphinum hydrochloreum crystallisatum purissimum als Expectorans in der Kinderpraxis* (*Jahrb. fr. Kinder*, Bd. XV, Heft 11, p. 180, 1880).

naître, un peu abandonnée, non pas qu'elle soit inefficace, mais parce qu'elle présente un inconvénient réel, c'est de laisser souvent des traces durables sur la peau, ce qui est surtout désagréable pour les jeunes filles. Quant à la teinture d'iode, il faut mettre une certaine réserve dans son application; car, comme l'a montré Jules Simon, des applications iodées répétées sur la peau des jeunes enfants peuvent déterminer chez eux de l'albuminurie.

Enfin il est nécessaire, dans certaines formes de broncho-pneumonie avec délire, qui constituent même une forme particulière de cette maladie, que l'on a décrite sous le nom de *forme pseudo-méningitique*, il est nécessaire, dis-je, d'employer les calmants. Vous connaissez ma répulsion pour l'usage de l'opium et la belladone en pareil cas; mes craintes à cet égard sont peut-être exagérées, je sais qu'elles ne sont pas partagées par plusieurs de mes confrères (1); mais, quoi qu'il en soit, je ne puis vous conseiller l'emploi de ces médicaments, puisque moi-même je n'en fais pas usage dans ma pratique, retirant du bromure et du chloral tous les effets que l'on demande à l'opium.

Des calmants.

Le chloral est très bien supporté par les enfants; mais, pour éviter son action irritante, vous aurez soin de l'associer au lait et au jaune d'œuf et de donner une cuillerée à café, une cuillerée à dessert ou une cuillerée à bouche de ce mélange, selon l'âge de l'enfant. Le bromure de potassium est aussi un excellent médicament; en pareil cas, chez les très jeunes

(1) En Allemagne, on se sert surtout pour les enfants d'une teinture d'opium benzoïque ou élixir parégorique.

Voici une des formules les plus employées :

Julep gommeux......	30 gr.
Eau de laurier-cerise.	XV gouttes.
Elixir parégorique de.	II à V

L'élixir parégorique a des formules différentes selon les pays. L'une est tiré de la Pharmacopée de Dublin et est adoptée dans le Codex français.

Extrait d'opium.....	3 gr.
Acide benzoïque.....	3
Essence d'anis	3
Camphre................	2
Alcool à 60 degrés	6,50

enfants, je préfère le bromure de sodium, que je donne à la dose de 1 gramme; mais à partir de trois ans je reviens au bromure de potassium, que j'administre à la dose de 25 à 50 centigrammes. A ces moyens, vous pourrez ajouter, mais avec plus de réserve, comme moyen calmant, les bains tièdes préconisés par Cadet de Gassicourt.

La broncho-pneumonie, chez l'enfant, est une affection le plus souvent curable; mais n'oubliez pas que bien des fois cette broncho-pneumonie n'est que la manifestation d'un état diathésique antérieur et que les poussées de granulie si fréquentes chez les enfants revêtent fréquemment cette forme (1). Dans ces cas, votre thérapeutique permetttra souvent de limiter les effets du mal et j'ai vu bien souvent, chez de jeunes enfants, des broncho-pneumonies manifestement tuberculeuses guérir, laissant, il est vrai, à leur suite, des lésions pulmonaires durables et persistantes.

Telle est l'histoire de la broncho-pneumonie et, pour en

D'ailleurs, même en Angleterre, la formule de l'élixir parégorique est variable, et la Pharmacopée d'Edimbourg et la Pharmacopée britannique de 1863 donnent des formules différentes de celles de Dublin.

En Amérique, l'élixir parégorique a la formule suivante :

Opium	3g,88
Camphre	2 ,58
Acide benzoïque	3 ,88
Essence d'anis	3
Miel	62
Alcool dilué	946

Le mot d'*élixir parégorique* vient du grec παρηγορέω (je calme, j'adoucis).

(1) Les formes de la broncho-pneumonie sont nombreuses et ont été groupées différemment suivant les auteurs. Roger divise la broncho-pneumonie en deux groupes : celles qui sont protopathiques et celles qui sont deutéropathiques, et chacun de ces groupes comprend trois subdivisions : un type léger, un type malin ou grave et un type chronique.

Cadet de Gassicourt étudie la broncho-pneumonie sous trois formes distinctes :

1° La forme disséminée ;

2° La forme pseudo-lobaire ;

3° La forme chronique.

Chaque forme se divise, au point de vue clinique, en forme subaiguë et en forme ordinaire.

Joffroy décrit, au point de vue symptomatique et clinique, cinq formes distinctes de broncho-pneumonie :

1° La spléno-pneumonie aiguë ;

2° La broncho-pneumonie à noyaux disséminés ;

3° La broncho-pneumonie à noyaux confluents ;

finir avec ce qui a trait aux bronchites aiguës, je n'ai qu'à vous dire quelques mots du traitement de la grippe (1).

Du traitement de la grippe.

La bronchite épidémique, la grippe, l'influenza, ne fait plus aujourd'hui les ravages qu'elle occasionnait autrefois et qui avaient fait considérer ces épidémies comme plus meurtrières que celles du choléra ; la grippe même n'est plus épidémique, elle est endémique et nous la voyons se reproduire chaque année à des époques saisonnières fixes. Que ferez-vous contre cette sorte de bronchite ? Vous emploierez, messieurs, deux médicaments surtout, le sulfate de quinine et l'aconit.

Le sulfate de quinine a été conseillé par Moutard-Martin, qui avait été frappé de l'intermittence, ou plutôt de la forme rémittente que prennent les accès fébriles dans la grippe. Vous donnerez donc de 25 à 50 centigrammes de sulfate de quinine dans la grippe.

4° La bronchite capillaire ;

5° La broncho-pneumonie subaiguë et chronique.

(1) La grippe est une fièvre catarrhale épidémique caractérisée par du coryza et les signes d'une bronchite ordinaire, mais avec fièvre, céphalalgie, brisement des membres, courbature, affaissement général, enfin un ensemble de symptômes généraux qui ne sont nullement en rapport avec l'état local.

Cette maladie, à peu près inconnue des anciens, n'a été décrite que dans le courant du seizième siècle; elle a sévi épidémiquement et avec une certaine gravité en 1520, en 1557, 1574 et 1580. Willès donne la description de l'épidémie de 1658, et Ettmuller et Sydenham décrivent celle de 1676 ; Lœw relate celle de 1729, qui fut très meurtrière, surtout à Paris et à Londres. En 1732, la maladie débute à Edimbourg et s'étend ensuite en Europe et en Amérique ; — à Paris on la désignait sous le nom de *follette* ; — elle règne dans différents pays pendant les années 1734, 1735, 1736 et 1737. En 1743, Sauvages étudie la maladie qu'il désigne sous le nom de *grippe*, et Huxham la décrit sous le nom d'*influence*.

Depuis cette époque des épidémies de grippe fort graves et meurtrières ont été constatées, en 1762, à Londres; en 1775 : en 1780, 1803, 1830, 1833, 1837, etc. Mais aujourd'hui la maladie n'offre plus un grand caractère de gravité et elle n'est redoutable que pour les vieillards ou les sujets cachectiques, anémiés ou atteints de lésions graves ou de complications pulmonaires.

La grippe est de tous les âges; et se montre dans tous les climats et sous toutes les températures ; cependant

L'aconit réussit merveilleusement pour calmer les maux de tête qui accompagnent si fréquemment la grippe et qui ont même fait décrire une variété de grippe, dite *grippe encéphalique;* vous ordonnerez, bien entendu, l'alcoolature de racines d'aconit. Vous pourrez même associer l'aconit et le sulfate de quinine en faisant des cachets médicamenteux contenant 10 centigrammes de sulfate de quinine et un quart de milligramme d'aconitine.

A propos de cette aconitine, comme il en existe de nombreuses variétés dont l'action est variable, je crois qu'il est bon de spécifier qu'il s'agit d'aconitine cristallisée et vous pourrez même ajouter le nom de son inventeur: Duquesnel. Vous pourrez faire prendre de deux à quatre de ces paquets par vingt-quatre heures, un toutes les quatre heures.

Souvent il est nécessaire de déterminer une crise salutaire qui dissipera l'intensité des phénomènes généraux; on arrive à ce résultat par le jaborandi. Gubler, Robin et plus récemment Toulaigne nous ont montré tout le parti que l'on pouvait tirer de ce médicament dans la cure des bronchites (*a*). Vous userez soit du jaborandi en infusion à la dose de 4 grammes, soit du nitrate de pilocarpine en injections sous-cutanées

dans toutes les grandes épidémies anciennes on a remarqué qu'elle s'était montrée après des chaleurs sèches et prolongées suivies d'un hiver humide et après des vicissitudes rapides de l'atmosphère.

Au début de la grippe les personnes frappées se plaignent de malaise, de courbature, de brisements des membres, de céphalalgie frontale plus ou moins violente, exaspérée par la lumière et la toux et accompagnée souvent de vertiges, de bourdonnements d'oreille. Le malade accuse des frissonnements, des crampes, des nausées, des vomissements parfois, de l'anorexie, et par-dessus tout une prostration extrême.

La face est altérée et exprime une grande fatigue, les yeux sont larmoyants et la muqueuse nasale est d'une congestion plus ou moins vive. La fièvre est ordinairement modérée, mais présente une légère exacerbation le soir.

La toux, d'abord sèche, quinteuse,

(*a*) Toulaigne, *De la pilocarpine dans les bronchites.* — Robin, *Journal de thérapeutique*, 1875, p. 168.

à la dose de 2 centigrammes; sous l'influence de ce médicament sialagogue et sudorifique, la toux devient moins pénible, l'expectoration plus facile, et les phénomènes s'atténuent souvent dans une notable proportion. Il est bien entendu que vous ajouterez aux moyens que je viens de vous énumérer les préparations béchiques que je vous ai décrites (1). Vous pourrez même user de la poudre recommandée par Noël Guéneau de Mussy (2).

fatigante, fait bientôt place à une expectoration muco-purulente assez abondante.

A l'auscultation on n'entend dans la poitrine que des râles sibilants, ronflants, sous-crépitants ou muqueux.

Quelques malades se plaignent souvent de dyspnée, d'oppression, sans que l'examen stéthoscopique en donne l'explication.

Selon le génie épidémique du moment, la maladie peut se montrer avec des symptômes, prédominant soit du côté du cerveau, soit du côté de la poitrine, soit du côté de l'abdomen; d'où les diverses formes décrites dans cette maladie : grippe encéphalique, pectorale, abdominale.

La grippe a une durée assez courte dans les formes bénignes, et la convalescence est rapide; dans les cas graves cependant, il n'est pas rare de voir persister assez longtemps de la faiblesse, et de l'amaigrissement comme après une grave maladie.

(1) On a conseillé contre la grippe les émissions sanguines. Graves les considérait comme utiles, seulement au début de la maladie et dans les premières heures du mal; cependant, il reconnaissait que l'application des sangsues pouvait être faite dans les deux ou trois premiers jours, et il plaçait huit ou dix sangsues au bas du cou, immédiatement au-dessus de la fourchette sternale. On a aussi conseillé l'émétique, mais Graves ne l'a jamais employé, il n'usait que de l'opium. Il vantait surtout la potion suivante:

Emulsion d'amande.....	192 gr.
Nitrate de potasse......	4
Liqueur de chlorhydrate de morphine..........	2

Graves repousse d'ailleurs les vésicatoires comme absolument inutiles.

Le docteur Peebles recommande l'eupatoire et voici comment il formule la tisane :

Feuilles sèches d'eupatoire (*eupatorium perfoliatum*).	30 gr.
Eau bouillante...........	500

Laisser infuser et administrer une tasse toutes les demi-heures. Après la cinquième tasse, il y a des nausées et des vomissements, puis une expectoration et une transpiration abondantes, on se contente alors d'administrer la tisane par tasse à trois ou quatre heures d'intervalle (*a*).

(2) Noël Guéneau de Mussy fait priser au malade atteint de grippe la poudre suivante :

Poudre de gomme arabique ..	11g,00
Racine de belladone.........	1 ,00
Chlorhydrate de morphine ...	0 ,10

(*a*) Graves, *Clinique médicale*, trad. de Jaccoud; t. Ier, p. 540. — Peebles, *The American Journal*, et *Revue médico-chirurgicale de Paris*, janvier 1848.

De l'asthme des foins.

Tel, le traitement de la grippe. A côté de cette bronchite épidémique, permettez-moi de placer une maladie encore mal connue et qu'on décrit sous le nom d'*asthme des foins* et qui devrait plutôt porter celui de *coryza des foins* (1).

Au printemps, au moment de la floraison des foins, on voit chaque année se produire, chez certains individus, avec une régularité pour ainsi dire mathématique, un catarrhe nasal d'une haute intensité s'accompagnant de bronchites et d'étouffements. Les yeux sont rouges, le nez gonflé, la face

Dans d'autres cas, il fait toucher la muqueuse laryngée avec la mixture suivante :

Chlorhydrate de morphine ...		0g,20
Glycérine neutre............		20 ,00
Borax..................	(*a*)	2 ,00

(1) L'asthme des foins, l'asthme d'été, est surtout fréquent en Angleterre, où il a été étudié par Heberden, Bortock, Gordon, Ellroston, Prater, King, Mackensie, etc. : il frappe le plus souvent des personnes nerveuses appartenant à la classe aisée ; on ne l'a pas vu se développer après l'âge de quarante ans (Parrot). Les hommes y sont beaucoup plus sujets que les femmes. La maladie est caractérisée par des éternuements plus ou moins fréquents, du larmoiement, du coryza, de la gêne respiratoire et même parfois des accès de suffocation. Au bout de quelque temps, les symptômes s'amendent et il y a souvent une expectoration abondante, et la maladie disparaît après une durée de deux à trois mois, pour reparaître souvent l'année suivante, à la même époque.

Les plantes qui auraient surtout la propriété de déterminer le *hay asthma* sont : l'*anthoxanthum odoratum*, le seigle en fleurs, le *lobium perenne*, le *phleum*, l'*alopecurus*, l'*agrostis*, etc.

Quant à la nature même de l'asthme d'été, tout le monde est loin d'être d'accord. Salter considère l'affection comme un asthme et le rapproche de celui que déterminent certaines poudres de nature végétale, celle d'ipéca, la balle d'avoine, etc.

Sée pense que l'asthme des foins se rapproche plus des affections catarrhales que de l'asthme simple. Dechambre croit que le *hay fever* et l'asthme sont deux affections distinctes ; la première étant caractérisée par la réunion de deux éléments : le spasmodique et le catarrhal. Parrot admet que le *hay fever* des Anglais est bien un asthme véritable. Noël Guéneau de Mussy décrit l'asthme des foins sous le nom de *rhino-bronchite spasmodique* et le rattache à l'arthritisme (*b*).

(*a*) Noël Guéneau de Mussy, *De quelques formules béchiques* (*Soc. de thérap.*, 9 février 1881).

(*b*) Bortock, *Of the Catarrhus æstivus or Summer catarrh* (*Trans. of Med. and Surg. Soc. of London*, 1819, t. X, p. 1). — Philipp Phœbus, *Der typische Frühsommer-Katarrh*, Giessen, 1862. — Louis Henry, *De l'asthme des foins* (*Journal du progrès*, 1859). — Dechambre, *De l'asthme des foins* (*Gaz. hebd. de méd. et de chir.*, 1860, p. 69). — Parrot, article *Asthme* du *Dictionnaire des sciences médicales*. — Noël Guéneau de Mussy, *Clinique médicale*, t. Ier, p. 519 et 539.

bouffie, et ces phénomènes durent pendant des mois. J'ai tout essayé contre ce catarrhe spécial et je n'ai obtenu aucun résultat; me basant sur la nature parasitaire de ce coryza, opinion généralement admise par la plupart des médecins, j'ai employé les pulvérisations avec des liquides antiseptiques; acide phénique, chloral, résorcine, sulfate de quinine, etc.; j'ai même usé des irrigations nasales avec l'irrigateur si commode de Weber. Tout a échoué, sauf toutefois l'iodure de potassium, qui à l'intérieur m'a donné quelques résultats avantageux. A vous, messieurs, de chercher une médication plus active contre cette maladie si incommode et si ennuyeuse.

Telles sont les principales indications que je voulais vous donner sur le traitement des bronchites aiguës, mais il me reste encore à vous exposer le traitement de la bronchite chronique : j'y consacrerai ma prochaine leçon.

SIXIÈME LEÇON

TRAITEMENT DU CATARRHE PULMONAIRE.

SOMMAIRE : Du traitement du catarrhe pulmonaire. — Division des catarrhes pulmonaires. — Caractères communs. — Indications thérapeutiques. — Des balsamiques. — Du copahu. — De la térébenthine. — Des bourgeons de sapin. — Du goudron. — Ses préparations. — De la créosote. — Son action. — Des baumes. — Baume de Tolu. — Baume du Pérou. — Des plantes à huiles essentielles. — De l'eucalyptus. — De l'eucalyptol. — Du buchu. — Du boldo. — Des gommes-résines. — Du galbanum. — Du sagapénum. — De la gomme ammoniaque. — Ses préparations. — Du chlorhydrate d'ammoniaque. — Des sulfureux. — Des eaux sulfureuses. — Eaux sulfatées calciques. — Eaux sulfatées sodiques. — Leurs grandes variétés. — Eaux sulfureuses artificielles. — Action des eaux sulfureuses. — Administration des balsamiques et des sulfureux. — Inhalations. — Pulvérisations. — Fumigations. — Des injections trachéales. — Des expectorants. — Du tartre stibié. — Des toniques des bronches et des astringents. — Du tannin. — Des calmants. — Du phellandrium aquaticum. — Du traitement aérothérapique. — Du traitement hygiénique. — De l'influence des diathèses sur la bronchite chronique. — Des indications du traitement thermal. — Eaux sulfureuses. — Eaux bicarbonatées sodiques. — Eaux arsenicales.

Le traitement des bronchites chroniques, des catarrhes pulmonaires, comme on le dit, mérite de nous arrêter quelque temps, et cela non seulement parce que les moyens thérapeutiques pour traiter ces affections sont nombreux et importants, mais surtout parce que ces catarrhes sont les maladies les plus fréquentes de l'âge mûr.

Dans l'étude de ce traitement, nous ne suivrons pas la pathologie interne, c'est-à-dire que je ne vais pas étudier devant vous les nombreuses variétés de bronchites chroniques (1).

(1) La bronchite chronique s'observe à tous les âges de la vie ; elle peut être simple, idiopathique ou symptomatique ; elle peut succéder à l'état aigu,

Vous savez que, pour mettre plus d'ordre dans la description de ces bronchites, on a admis, depuis Laennec, des catarrhes secs, pituiteux, etc. Ce qu'il nous importe seulement de connaître, ce sont les modifications qui se produisent, sous l'influence de l'inflammation, dans les parties constituantes de la bronche.

Altérations des bronches.

La première de ces altérations est le trouble apporté dans la sécrétion de la muqueuse bronchique, sécrétion qui devient abondante, mucoso-purulente et prend même, dans certains cas, comme dans les bronchites fétides, une odeur des plus désagréables; la seconde est une modification plus ou moins profonde de cette muqueuse, caractérisée par son ramollissement et son ulcération; la troisième consiste dans la paralysie de la couche musculaire de la bronche, qui lui fait perdre son élasticité et entraîne sa dilatation. Cette dilatation est quelquefois telle, qu'elle produit une véritable caverne pulmonaire.

aigu, mais aussi être chronique d'emblée chez les gens affaiblis, chez les diathésiques, rhumatisants, goutteux, scrofuleux, chez les malades déjà atteints de dartres, d'eczéma, etc. Elle survient aussi chez les ouvriers exposés à respirer des poussières (charbonniers, aiguiseurs, couteliers, tailleurs de silex, etc.); mais parmi les causes les plus fréquentes sont les tubercules pulmonaires, les affections cardiaques et l'emphysème, surtout chez les vieillards.

Les lésions anatomiques sont les suivantes : les bronches épaissies offrent une dilatation tantôt régulièrement cylindrique, tantôt fusiforme avec étranglement de distance en distance, formant une sorte de chapelet, tantôt ampullaire si la dilatation ne porte pas sur tout le calibre de la bronche. La muqueuse est aussi plus épaisse, irrégulière, rouge, livide, violacée par places, quelquefois pâle, recouverte d'un mucus plus ou moins épais, jaune ou verdâtre; le mucus abonde surtout dans les dilatations, ce qui explique les bruits de gargouillement perçus à l'auscultation.

Comme conséquence de la maladie, on constate souvent une stase dans la circulation pulmonaire et de la dilatation des cavités droites du cœur.

La marche de la bronchite chronique n'est pas continue; elle suit un peu les variations atmosphériques; faible en été, la maladie est plus grave en hiver et présente des exacerbations.

La gêne respiratoire varie avec l'étendue des lésions; souvent fort peu importante, elle devient inquiétante, s'il y a complication d'emphysème et d'affections du cœur, et si la

Les principales indications qui découlent d'un semblable état de la muqueuse pulmonaire sont les suivantes : modifier d'abord la sécrétion bronchique, entraîner ensuite au dehors les produits qui tendent à s'accumuler dans l'arbre aérien, puis tonifier les parois bronchiques, calmer enfin les phénomènes congestifs et douloureux qui sont la conséquence d'un pareil état Pour remplir la première de ces indications, vous vous adresserez aux balsamiques, aux gommes-résines et aux sulfureux.

Des modificateurs de la sécrétion bronchique.

En tête des balsamiques, je place le copahu ; j'avais été conduit à l'application du copahu dans la bronchite par l'action physiologique même de cette substance, qui, comme je vous l'ai déjà dit à propos du traitement des maladies des reins (1), subit dans l'économie une double élimination, le principe le plus fixe, la résine, étant excrété par les reins, le principe le plus volatil s'éliminant par la muqueuse pul-

Du copahu.

maladie gagne les petites bronches ; dans ces cas, il peut aller jusqu'à l'orthopnée, et à l'asphyxie.

La toux, un des symptômes les plus constants de la maladie, est plus ou moins pénible, parfois quinteuse, mais plus fréquente le matin. Elle est accompagnée d'une expectoration souvent très abondante (*bronchorrhée*). Les crachats sont, ou visqueux et collants, ou fluides, muqueux, transparents comme des blancs d'œufs ; parfois aussi, épais, verdâtres ou jaunâtres, nummulaires, nageant dans un liquide salivaire abondant ; leur odeur est nulle ou fade, et dans certains cas très fétide.

Si l'on percute la poitrine, qui souvent est déformée et bombée en avant, on trouve de la sonorité, quelquefois même exagérée.

A l'auscultation, on constate que la respiration est plus rude ; il y a des râles sonores, sibilants, ronflants ; donc la tonalité diffère selon l'état des sécrétions ; si le mucus est en grande abondance, s'il y a dilatation des bronches, on peut entendre des gargouillements, des râles crépitants.

Les phénomènes généraux, nuls si la maladie est légère et bénigne, sont caractérisés par de la fièvre plus ou moins vive, avec exaspération le soir, de l'anorexie ; un affaiblissement général, si l'inflammation est vraie, gagne les dernières ramifications ; et s'il y a des complications aiguës, quand il y a coexistence d'une maladie du cœur assez avancée, on note de la cyanose de la face et de l'œdème des extrémités.

Le pronostic de la bronchite chronique n'est pas grave, si la maladie est simple ; il ne le devient que par les complications qui peuvent survenir et par l'âge du malade.

(1) *Leçons sur les maladies des reins ; Considérations générales*, p. 153.

monaire. Comme j'avais obtenu par ce moyen des résultats fort avantageux, j'avais pensé trouver là une nouvelle application du baume de copahu, mais lorsque je consultai, à cet égard, les ouvrages spéciaux, je vis que depuis longtemps cette application avait été faite, et que Hamstrong, Bretonneau, Laroche, Reverdy, Saucerotte, Philippart (1), avaient montré tout le parti que l'on pouvait tirer de ce baume dans le traitement des bronchites.

Ce puissant modificateur de la sécrétion bronchique n'a qu'un inconvénient dans la pratique, c'est sa mauvaise réputation; qui dit copahu, dit blennorrhagie, et si vous trouvez quelques clients assez consciencieux pour accepter, sans broncher, ce médicament, il en est beaucoup d'autres, et des dames en particulier, auxquels vous ne pourrez le prescrire. Aussi ai-je tourné la difficulté en associant le goudron au copahu; je tire de cette association les avantages suivants : d'abord le goudron évite, dans une certaine mesure, les rapports nidoreux du copahu, ensuite il complète l'action du copahu au point de vue du traitement des bronchites, enfin il me permet de prescrire cette préparation sous le nom de

(1) Hallé avait déjà signalé l'application du copahu dans les catarrhes purulents, mais c'est surtout John Hamstrong, en 1818, qui a insisté sur ce moyen. Voici comment procédait Hamstrong : il donnait ce médicament dans de l'eau ou dans un mucilage à la dose de 30 ou 40 gouttes, trois fois par jour ; puis il augmentait cette dose de 5 ou 10 gouttes, jusqu'à ce qu'il fût parvenu à 60 ou 80 gouttes par jour.

Bretonneau utilisait dans le même cas les lavements de copahu.

Laroche employait le copahu dans le catarrhe chronique à la dose de 25 gouttes dans une boisson aromatique.

Archambault-Reverdy donnait, lui, le copahu à dose purgative (*a*).

(*a*) Hamstrong, *Edinburg Med. and Chir. Journ.*, 1818. — Bretonneau, Trousseau et Pidoux, *Traité de thérapeutique*, 1877, t. II, p. 992. — Laroche, *American Med and Chir. Journ.*, 1862. — Archambault-Reverdy, *Gazette médicale*, mai 1836. — Saucerotte, *Influence remarquable du copahu dans quelques bronchites* (*Bull. thérap.*, t. XLVII, p. 344, 1854). — Philippart, *Note sur l'emploi du copahu dans la bronchite chronique* (*Annales de la médecine belge*, mars 1877).

capsules balsamiques ou de capsules de goudron composées. Vous ordonnerez donc des capsules renfermant 50 centigrammes d'un mélange en parties égales de copahu (1) et de goudron, et vous ferez prendre à votre malade, selon la tolérance de l'intestin, de 4 à 8 de ces capsules. Vous pourrez même dans ces cas procéder comme l'a fait le pharmacien Paquet et ne donner alors que l'essence de copahu privée de sa résine (*a*).

A côté du copahu, qui est en résumé une térébenthine, se placent les térébenthines proprement dites et en particulier l'essence de térébenthine, qui s'élimine aussi par la surface

Des térébenthines.

(1) Le baume de copahu est fourni par plusieurs copayers (légumineuses), mais surtout par le Copayer officinal (*copaifera officinalis*), arbre de taille moyenne qui croît à la Trinité, au Venezuela, en Colombie et dans la partie méridionale et occidentale de l'Amérique du Nord. Ce baume est contenu dans des conduits résinifères qui, d'après Karbten, ont parfois un pouce de large et traversent toute la tige; on l'extrait en pratiquant à l'arbre de larges incisions. Il est d'abord très fluide et transparent, puis il jaunit et s'épaissit en vieillissant; il est constitué par un mélange de résine (contenant un principe cristallisable (acide copahivique) et un corps incristallisable) et d'huile essentielle. Le copahu a une odeur et une saveur toutes spéciales, il est soluble dans l'alcool rectifié et dans l'éther.

On l'administre par la bouche et par le rectum. On le donne soit pur, soit mélangé à du goudron, du cubèbe, du tannin, du cachou, etc.; pour le mettre en pilule, il faut l'associer à de la magnésie calcinée, qui permet de le solidifier; le plus souvent on prescrit le copahu en capsules.

Appliqué sur la peau le copahu est à peu près sans effet; sur les plaies et les muqueuses, il provoque une irritation plus ou moins vive.

Ingéré par la bouche à petites doses, il est assez bien toléré par l'estomac; à doses un peu fortes, il amène la perte de l'appétit et provoque souvent des vomissements et de la diarrhée. D'après Gubler, il accélère la circulation, élève la température du corps et produit de la céphalalgie congestive. Il s'élimine par différentes voies, l'huile volatile passe par les poumons (haleine caractéristique) et par les glandes sudoripares (éruption copahique par irritation des glandes de la peau); l'oléorésine s'élimine par le rein et provoque parfois une albuminerie passagère.

Le copahu s'administre à l'intérieur, surtout dans les affections des organes génito-urinaires, blennorrhagie et catarrhes vésicaux; on l'a donné aussi contre certaines affections de la peau, lichen et psoriasis, et contre le croup; dans cette affection, on le prescrit soit seul, soit uni au cubèbe.

(*a*) Paquet, *Des capsules d'acide copahivique* (*Soc. de thérap.*, 1881).

pulmonaire. Nous nous servons en thérapeutique surtout de deux espèces, l'une dite *de Bordeaux*, qui se retire du *pinus maritima*, l'autre appelée *térébenthine de Venise*, et qui est fournie par le *larix europea* (1). L'application de la térébenthine au traitement des bronchites est de date très ancienne, témoin les bols d'Arétée (2), qui renfermaient cette substance; vous prescrirez le plus ordinairement cette essence de térébenthine sous forme de capsules ou de perles et vous donnerez quatre ou six de ces capsules, suivant le besoin.

A côté de la térébenthine je placerai le goudron (3), qui jouit

(1) Les térébenthines proviennent d'un grand nombre d'arbres appartenant à la famille des conifères ; le nombre de ces conifères est assez considérable : le *pinus maritima* fournit la térébenthine dite de Bordeaux, l'*abies pictinea* la térébenthine dite de Strasbourg, le *larix europea* la térébenthine de Venise, l'*abies excelsa* la poix de Bourgogne, le *pistacia terebenthina* la térébenthine de Chio, l'*abies balsamea* le baume du Canada, le *pinus australis* la térébenthine de Boston, le *pinus strobus* la térébenthine d'Amérique, le *pinus mugus* la térébenthine de Hongrie.

L'essence de térébenthine est composée en grande partie de térébenthène ($C^{10}H^{16}$) bouillant à 156 degrés et de carbures plus volatiles. Cette essence de térébenthine est lévogyre et quelquefois dextrogyre; elle a quelquefois le même pouvoir rotatoire que celui de la térébenthine dont elle est extraite ; d'autres fois ce pouvoir est inverse.

(2) Voici la formule des bols d'Arétée :

Miel................	15 gr.
Térébenthine........	8
Galbanum	56

Faire cuire ces substances ensemble, puis, avec cet opiat, faire des bols de la grosseur d'une fève ou d'une noisette, puis en prendre une ou deux matin ou soir.

(3) Le goudron végétal peut être obtenu par la combustion incomplète de tous les arbres résineux, pins et sapins.

En pharmacie on distingue deux sortes de goudron, celui de Norwège ou du Nord, extrait du *pinus rubra*, et celui des Landes, extrait du *pinus maritima*.

Le goudron contient une résine empyreumatique, une huile pyrogénée, de la colophane, de l'huile de térébenthine, de l'acide acétique, de l'eau, de la créosote, de l'eupione, de la pyrélaïne, etc., etc. Il est soluble dans l'alcool, l'éther, les huiles fixes et volatiles ; chauffé il laisse échapper de l'acide acétique, de l'eau et une huile volatile, huile de goudron, contenant : acétone, acétate de méthylène, benzine, xylène. On administre le goudron à l'extérieur (pommade, glycéré) et à l'intérieur : solution aqueuse, pilules, capsules, dragées, sirops (30 à 100 grammes en potion).

Le goudron minéral, ou coaltar,

d'une grande réputation dans la cure des affections pulmonaires; sans partager l'enthousiasme de ceux qui vantent surtout, à la quatrième page de nos journaux, les vertus curatives du goudron, je crois que ce médicament peut rendre quelques services, mais je place son action comme bien inférieure à celles du copahu et des térébenthines. Quoi qu'il en soit, on a proposé de nombreuses préparations du goudron (1). Les plus usitées sont les capsules, puis

Du goudron.

Des préparations de goudron.

est obtenu par la distillation de la houille. Comme le goudron végétal, il est noir, semi-fluide; il a une odeur désagréable, il bout et s'enflamme à 90 degrés, il contient : 1° des acides phénique et rosalique, 2° de l'aniline, quinoléine, pyrrhose, cryptidine, collidine, lukidine, pékinine, picoline, pyrédine, parooline, 3° de la benzine, naphtaline, paranaphtaline, toluène, cumène, chrysène, pyrène et des carbures d'hydrogène.

On emploie le coaltar comme désinfectant et antiputride, en applications externes, soit en émulsions à parties égales avec du savon et de l'alcool. soit en mélange de 1 à 3 parties de coaltar pour 100 de plâtre en poudre (poudre Corne-Demeaux). On emploie aussi une préparation de goudron saponiné (1000 grammes de coaltar pour 2400 grammes de teinture alcoolique de saponine). (Lebeuf.)

(1) Voici la plupart des préparations internes du goudron :

Eau de goudron.

Goudron fluide....	20 gr.
Eau bouillante....	1000

Mettez le goudron dans un pot de faïence, versez un peu d'eau bouillante, agitez vivement pour que le goudron soit très divisé, ajoutez le reste de l'eau et laissez refroidir. Un verre (150 grammes) représente l'infusé de 3 grammes de goudron (Deschamps).

Eau concentrée de goudron.

Goudron fluide......	500 gr.
Eau................	1000

Le tout étant mis dans un grand ballon bouché légèrement, on fait chauffer dans un bain-marie bouillant, pendant six heures, en agitant de temps en temps : laissez refroidir et filtrez. 1 gramme de cette eau représente les principes solubles, dans cette circonstance, de 50 centigrammes de goudron.

Le Codex donne la préparation suivante :

Eau de goudron.

Goudron purifié............	1 gr.
Eau distillée ou eau de pluie.	30

Laissez en contact un jour, en agitant de temps en temps avec une spatule de bois ; rejetez cette première eau ; ajoutez une nouvelle quantité de 30 grammes d'eau distillée ou d'eau de pluie ; laissez en contact pendant huit jours ; agitez souvent, décantez, filtrez.

Eau de goudron (Magne-Lahens).

Goudron semi-liquide..	15 gr.
Sable lavé sec	400

Mettez dans un mortier de porce-

viennent les préparations liquides connues sous le nom d'*eau de goudron* ou d'*extrait de goudron*. Les capsules sont une assez bonne préparation, mais vous pourrez les remplacer par

laine; introduisez le mélange dans l'appareil à déplacement; ajoutez:

Eau commune à + 20°. 1200 gr.

Laissez écouler et rejetez 100 grammes d'eau; recueillez le reste, dont la quantité sera égale à 1000 grammes. Cette eau, parfaitement limpide, retient 1,75 pour 1000 de goudron.

Sirop de goudron (Cod. fr.).

Eau de goudron du Codex..	525 gr.
Sucre blanc................	1000

Faites dissoudre au bain-marie; filtrez.

Sirop de goudron (Péraire).

Goudron.........	4 parties.
Eau distillée.....	1

Faites digérer au bain-marie pendant douze heures, agitez de temps en temps; laissez refroidir et filtrez.

Liqueur filtrée......	500 gr.
Eau distillée........	1000

Faites dissoudre dans un vase fermé; laissez refroidir et passez.

Tablettes de goudron (Chauvet).

Goudron de bois.....	20 gr.
Alcool à 86 degrés....	30
Eau de goudron.....	250
Gomme adragante....	4
Sucre...............	450
Essence de citron....	25 gouttes

Pour des tablettes de 1 gramme.

Dissolvez le goudron dans l'alcool, mêlez le soluté à l'eau de goudron, concentrez pour avoir 45 grammes, laissez refroidir, filtrez et faites le mucilage avec ce liquide.

Bols de goudron (Ph. italien.).

Goudron de bois......	15 centigr.
Baume du Pérou......	15
Racine de réglisse pulvérisée............	3 décigr.
Iris pulvérisé.........	1

Faites un bol gélatinisé. Doses: 10 à 40 par jour.

Electuaire de goudron (Mignot).

Goudron de Norwège....	5 gr.
Baume du Pérou.........	5
Racine d'iris de Florence pulvérisée..............	4

Doses: 2 à 4 grammes.

Emulsion de goudron (Adrian).

Goudron...........	2 gr.
Jaune d'œuf........	3
Eau commune......	15

Triturez le goudron avec le jaune d'œuf; ajoutez l'eau peu à peu en triturant.

Emulsion de goudron (Jeannel).

Carbonate sodique cristallisé pulvérisé.............	10 gr.
Goudron de bois..	10
Eau commune....	100

Mettez le goudron et le carbonate sodique dans un mortier de porcelaine; introduisez le mélange avec l'eau dans un flacon de 2 litres de capacité; agitez fortement jusqu'à l'émulsion complète du goudron; filtrez.

Extrait de goudron de Guyot.

Goudron............	1000 gr.
Carbonate de soude..	100
Eau	4000

Lebœuf (de Bayonne), pour obtenir une émulsion très stable de goudron, emploie la teinture de quillaya saponaria.

Pour obtenir une division et une solubilité plus grande du goudron, Adrian se sert de coke finement pulvérisé; Magne-Lahens emploie aussi la sciure de bois de sapin.

On a, en résumé: 1° l'eau de gou-

des pilules que vous formulerez ainsi, d'après les conseils de Noël Guéneau de Mussy :

℞	Goudron purifié...............	1 gramme.
	Benjoin de Siam pulvérisé......	1
	Poudre de Dower..............	0,50

pour 10 pilules roulées dans de la craie ou de la magnésie.

Quant aux extraits de goudron, ils sont des plus nombreux : les uns ont employé, comme Guyot, les liqueurs alcalines pour obtenir cette dissolution ; les autres, comme Lebœuf, se sont servis de la saponine. Je crois, messieurs, que tous ces mélanges, s'ils sont utiles au point de vue de la dissolution du goudron, présentent, au point de vue thérapeutique, certains inconvénients et en particulier celui d'introduire dans cette préparation des substances étrangères au goudron, aussi je leur préfère de beaucoup celles obtenues sans l'introduction d'un corps actif ; Magne-Lahens nous a donné, à cet égard, un excellent pro-

dron du Codex, liquide faiblement acide, coloré en jaune clair, et contenant de un demi à 1 pour 100 de principes fixes ou volatils au-dessus de 100 degrés ; 2° l'eau de goudron préparée par les procédés Adrian, Magne-Lahens, Dreyer, Freissinge, etc. : liquides acides ou très acides, colorés en jaune brun, et contenant par litre, en plus de l'acide acétique, de 5 à 10 grammes de principes fixes ou volatils au-dessus de 100 degrés ; 3° la liqueur de goudron de Guyot et ses similaires : liquides alcalins, quelquefois neutres, ceux à l'ammoniaque, colorés en brun rouge, contenant par litre de 5 à 10 grammes de principes fixes ou volatils au-dessus de 100 degrés, déduction faite des carbonates alcalins.

Lefort, dans ses recherches sur le goudron, est arrivé aux conclusions suivantes :

1° Le goudron de Norwège ou du Nord et le goudron des Landes cèdent à l'eau des quantités presque identiques de matières solubles ;

2° Pour la préparation de l'eau de goudron médicinale, il est indifférent de se servir de goudron exotique ou de goudron indigène ;

3° Le goudron dense, liquide, est préférable au goudron épais ;

4° L'eau de goudron, préparée à chaud en vases clos, représente mieux les principes naturels du goudron, elle est plus constante dans sa composition que l'eau obtenue à froid à la suite d'une longue macération au contact de l'air ;

5° L'eau de goudron obtenue à chaud renferme en moyenne 2 gram-

cédé, qui consiste à diviser le goudron par une substance inerte, telle que le sable ou la sciure de bois, pour en rendre la dissolution plus facile, ce qui nous permet d'obtenir une eau de goudron à réaction acide, comme le veut le Codex.

Vous pourrez donc donner soit les capsules ou les pilules de goudron, soit l'eau de goudron, soit enfin les sirops de goudron.

De la créosote.

Le goudron végétal contient un principe qui y a été découvert en 1830 par Reichembach: c'est la créosote, qui, comme vous le savez, n'est pas un produit bien défini, mais une combinaison de la créosote avec un hydrogène carboné. Cette créosote a été aussi appliquée à la cure des affections pulmonaires, et vous verrez tout le parti qu'on en a tiré dans le traitement

mes de principes fixes et volatiles par litre;

6° L'eau de goudron est constituée principalement par de l'huile de térébenthine pyrogénée, de la créosote, des principes résinoïdes volatiles; par un ou plusieurs des acides picrisylvique et pimarique; enfin, par des acides acétique et oxyphénique;

7° L'iode se dissout dans la proportion de 75 centigrammes à 1 gramme par litre d'eau de goudron, et le liquide qui en résulte, tout en conservant ses propriétés physiques, contient des acides phénique et oxyphénique iodés;

8° L'eau de goudron iodée ne laisse apercevoir par les réactifs aucun des caractères qui appartiennent à l'iode libre ou aux iodures.

Claude Verne a repris récemment cette étude. Il propose de se servir d'un goudron soluble sodé. Voici sa formule :

Goudron soluble sodé de Verne.

Goudron des Landes	1000 gr.
Soude sèche	140
Eau	800

Faire dissoudre et ajouter :

Eaux mères	12400 gr.
Acide chlorhydrique étendu à 1100 de densité	250
Sel marin	175
Bicarbonate de soude	75

On porte le tout à l'ébullition.

Les eaux mères saturées sont ainsi composées :

Goudron des Landes	1000 gr.
Soude sèche	140
Eau	800

Faire dissoudre et ajouter :

Eau	9200 gr.
Sel marin	2500
Carbonate de soude cristallisé	1250

Faire dissoudre. Porter à l'ébullition et décanter (*a*).

(*a*) Adrian, *Bull. de thérap.*, t. LXXII. — Lefort, *Bull. de thérap.*, novembre 1868. — Claude Verne, *Du goudron soluble sodé*, Grenoble, 1881.

de la phthisie pulmonaire, lorsque je vous entretiendrai de cette affection.

Vous pourrez ordonner dans la bronchite la créosote sous trois formes, soit dans des capsules, dissoute dans l'huile de faîne, soit sous forme d'élixir, soit enfin à l'état de glycérolé. Voici les formules que je vous conseille d'employer ; pour l'élixir, vous ordonnerez :

℞	Créosote de goudron de hêtre...	3 grammes.
	Alcool........................	100
	Vin de Bagnols..............	300
	Sirop de sucre................	100

Pour le glycérolé, vous formulerez ainsi :

℞	Créosote végétale.........	3 grammes.
	Glycérine neutre.........	400

Vous ferez prendre d'une à deux cuillerées à bouche, matin et soir, de cet élixir ou de ce glycérolé dans un verre d'eau sucrée édulcorée avec du sirop de groseille.

Pardonnez-moi d'insister ainsi sur ces formules, mais la spécialité a tellement envahi ces produits créosotés, qu'il me paraît nécessaire de réagir contre cette tendance fâcheuse, en exigeant que chaque médecin formule lui-même ces préparations.

La liste des balsamiques est loin d'être épuisée et il faut que je vous dise maintenant quelques mots des baumes et des gommes-résines.

Les baumes.

Pour les baumes (1), si le baume du Pérou (2) est peu

(1) On donnait autrefois le nom de baumes aux compositions destinées à l'usage externe auxquelles on attribuait des vertus souveraines.

En matière médicale, le nom de baume est réservé à des résines unies à des huiles essentielles et renfermant ou de l'acide benzoïque ou de l'acide cinnamique ; on a même basé sur la présence de l'un ou l'autre de ces acides une division des baumes.

D'après Dulong d'Astafort, les résines des baumes prendraient, sous l'influence de l'acide sulfurique concentré, une magnifique couleur rouge.

Les principaux baumes sont : le benjoin, le baume de Tolu, le baume du Pérou, le styrax.

(2) Le baume du Pérou ou des

employé, le baume de Tolu (1) est en grand usage dans le traitement de la bronchite et on le donne surtout sous forme de sirop de Tolu, qui sert à édulcorer le plus souvent nos tisanes pectorales.

Des gommes-résines.

Je placerai à côté des baumes du Pérou ou de Tolu les gommes-résines, qui sont fournies, comme vous le savez, le plus souvent par la famille des ombellifères. Parmi les résines, je vous citerai l'assa fœtida, le galbanum (2), qui a eu aussi son moment de célébrité; enfin la gomme ammoniaque, que Delioux de Savignac a remise récemment en hon-

De la gomme ammoniaque.

Indes provient d'une légumineuse, le *myroxylum peniferum* ; il se trouve dans le commerce sous deux états : le baume du Pérou solide ou blanc, et le baume du Pérou liquide ou noir ; ce dernier proviendrait, suivant Guelmon, d'un autre arbre que le baume blanc.

Ces baumes renferment une huile volatile, de l'acide cinnamique, de la cinnaméine, de la métacinnaméine.

Ces baumes sont très solubles dans l'alcool, mais peu solubles dans l'éther.

(1) Le baume de Tolu (baume d'Amérique, de Saint-Thomas ou de Carthagène), produit d'une légumineuse, le *myroxylum* ou *myrospermum toluiferum*, arbre qui croît aux environs de la ville de Tolu et de Carthagène (Amérique méridionale); il s'écoule des incisions pratiquées dans le tronc de l'arbre et est recueilli dans des boîtes de fer-blanc ou dans des calebasses. Le baume est d'abord liquide, transparent, puis il devient plus ferme, mais peut être ramolli par la chaleur; il est formé de résine, d'huile volatile, de cinnameine, d'acide cinnamique et d'acide benzoïque. Il est soluble dans l'alcool et dans l'éther; il fond au feu et brûle en répandant une odeur agréable.

On donne le baume de Tolu en pilules, en pastilles, en teinture et en sirop ; le sirop se prescrit à la dose de 30 à 60 grammes et plus par jour.

(2) Le galbanum est fourni par plusieurs ombellifères. On le trouve dans le commerce en gouttes, en larmes ou en masses à l'état mou (*galbanum levanticum*) ou à l'état sec ; il est jaunâtre, d'une odeur aromatique spéciale, non alliacée, d'une saveur amère et désagréable. Il contient de la résine, de la gomme, du mucilage végétal, une huile volatile, de l'eau et des matières insolubles. Fondue avec de la potasse, cette résine donne de la résorcine ; traitée par l'acide azotique, elle donne de la trinitrorésorcine. On emploie le galbanum pour l'usage interne et pour l'usage externe. Les Allemands lui attribuent une action toute spéciale sur l'utérus, et ils l'appellent *résine utérine*.

On le prescrit à la dose de $0^{g},25$ à 1 gramme et plus en pilules ou en émulsion avec un jaune d'œuf dans une solution de gomme arabique. On fait aussi des teintures, des emplâtres. Le galbanum entre dans la composition de la thériaque, des emplâtres, diachylon gommé, mélicot, oxycroceum, diabotanum, etc., dans le baume de Fioraventi, etc.

neur ; ce médecin prétendait que ce médicament, qu'il ne faut pas confondre avec une préparation ammoniacale, mais qui est une gomme-résine provenant du *dorema ammoniacum* et que l'on a proposé d'appeler, pour éviter toute confusion, de ce dernier nom d'*ammoniacum*, avait des vertus héroïques dans la cure des catarrhes du poumon (1). Vous trouverez cette gomme ammoniaque dans une préparation inscrite autrefois au Codex sous le nom de *pilules balsamiques de Morton* (2). Mais les meilleures préparations de gomme ammoniaque dans le catarrhe pulmonaire sont les pilules de von der Corput (3) et la solution de Delioux de Savignac (4); ce dernier insistait surtout sur la nécessité de prescrire, pour en obtenir tous ses effets, la gomme ammoniaque à la dose relativement forte de 2 à 8 grammes par jour.

Je vous signalais, tout à l'heure, la confusion qui pouvait

(1) La gomme ammoniaque, ainsi nommée parce qu'on la trouvait autrefois près du temple de Jupiter Ammon, est formée par une ombellifère, le *dorema ammoniacum*, plante herbacée, abondante en Perse.

Dans le commerce, on trouve cette gomme sous deux aspects : en larmes et en masses ; elle a une odeur forte, un peu alliacée, une saveur amère, âcre, nauséeuse ; soluble dans l'eau, l'alcool, l'éther et le vinaigre, elle contient : résine, gomme soluble, bassorine, huile volatile et eau.

A l'intérieur, on donne la gomme ammoniaque à la dose de 0,60 à 2 ou 8 grammes en pilules, en émulsion dans une infusion d'hysope ou de lierre terrestre et en sirop. A l'extérieur, on l'emploie sous forme d'emplâtre.

Elle entre dans la composition du diachylon gommé et dans l'emplâtre de ciguë, etc.

(2) Voici la formule des pilules de Morton :

Poudre de cloportes... ..	72 gr.
Gomme ammoniaque.....	36
Fleurs de benjoin...... .	24
Poudre de safran....... .	4
Baume de Tolu sec.......	4
— de soufre anisé....	24

Faire des pilules de 20 centigrammes.

(3) Von der Corput vante dans le traitement du catarrhe pulmonaire la préparation suivante :

Extrait de scille........	0,05 à 0,08
Gomme ammoniaque....	0,10
Chlorhydrate de morphine	5 milligr.

Pour une pilule. On en prendra deux à quatre par jour.

(4) Voici la formule de la préparation de Delioux de Savignac :

Gomme-résine ammoniaque.	20 gr.
Vin blanc généreux........	100
Sucre..	160

Une cuillerée à soupe dans une tasse de tisane.

s'établir entre la gomme ammoniaque ou ammoniacum, avec les préparations d'ammoniaque, et si je reviens sur ce point, c'est qu'un médecin, Delveau, a proposé le chlorhydrate d'ammoniaque à la dose de 1 à 3 grammes par jour dans le traitement des catarrhes chroniques du poumon.

Des plantes à huile essentielle.

Les plantes à huile essentielle, comme le boldo, le buchu (1), les bourgeons de sapin (2) et l'eucalyptus, etc., etc., peuvent aussi être utilisées dans la cure des bronchites chroniques. Je vous signale tout particulièrement l'eucalyptus, que nous retrouverons d'ailleurs dans le traitement de la phthisie. L'alcoolature d'eucalyptus a été employé, avec grand succès, à la dose de 2 grammes, dans les bronchites fétides par Bucquoy (*a*).

Vous savez, en effet, que souvent la bronchite chronique survient avec dilatation accompagnée d'une gangrène superficielle de la muqueuse qui produit une expectoration d'une odeur des plus repoussantes. En Allemagne, Cruschmann, Fraenkel, Sénator emploient contre ces bronchites fétides des masques ou muselières renfermant des solutions d'acide phénique ou de térébenthine (3); je conseille d'utiliser dans

(1) Voir p. 185.

(1) Les bourgeons de sapin sont les sommités fleuries du sapin vrai, *abies pectinata*, *abies taxifolia*, *pinus picea*. Conifères-abiétinées, ces bourgeons, remplacés du reste assez souvent par des bourgeons de pin, sont recouverts d'une matière résineuse, formée de résine et d'essence.

On emploie les bourgeons de sapin à l'intérieur et à l'extérieur sous forme de : eaux distillées, infusions (8 à 16 grammes pour 100 grammes d'eau), décoctions, extraits, teinture et sirop.

(3) Israël a même pratiqué chez une jeune fille de dix-huit ans une injection directe de liquide désinfectant dans le foyer putride au moyen d'une seringue de Pravaz. Il se servait, dans ce cas, d'une solution phéniquée au centième, dont il a d'abord injecté 1 gramme, puis il a élevé les doses; mais par ce traitement il n'a obtenu qu'une amélioration transitoire (*b*).

(*a*) Bucquoy, *De l'emploi à l'intérieur de la teinture d'eucalyptus dans le traitement de la gangrène pulmonaire* (*Bull. de thérap.*, 1875, t. LXXXIX, p. 108).

(*b*) Israel, *Zur Localbehandlung der putriden Bronchial und Lungenaffectionen* (*Berlin. klin. Wochens.*, n° 29, p. 429; n° 30, p. 451; n° 27, p. 405, juillet 1879).

ces cas l'eucalyptol (1), que vous donnerez à l'intérieur dans une potion.

Des sulfureux.

Comme les balsamiques, les térébenthines, les gommes-résines, etc., qui doivent leurs propriétés curatives dans les bronchites chroniques à l'élimination par le poumon de certains de leurs principes volatils, les sulfureux produisent aussi les mêmes effets par suite de l'élimination de l'hydrogène sulfuré à la surface de la muqueuse pulmonaire, comme l'a montré d'ailleurs fort bien Claude Bernard.

L'application des sulfureux à la cure des catarrhes pulmonaires est de pratique courante et vous pouvez user soit des eaux naturelles, si nombreuses dans notre pays (2), soit des préparations artificielles. N'oubliez pas que, dans l'action des sulfureux, l'élimination par les poumons de l'hydrogène sulfureux ne joue pas l'unique rôle, il faut encore faire entrer en ligne de compte la congestion si marquée que produisent sur la peau les bains sulfureux, congestion qui agit comme révulsif et qui tend à diminuer l'état phlegmasique chronique du poumon.

Des eaux sulfureuses.

Les eaux sulfureuses, vous ai-je dit, sont nombreuses en

(1) L'*eucalyptus globulus* est un grand arbre à croissance rapide, qui a été découvert en 1792 par Labillardière dans l'île de Tasmanie. Aujourd'hui, sa culture est répandue dans tout le midi de l'Europe. C'est Tristani et Regulus Carlotti qui signalèrent les premiers, en 1865, ses vertus curatives dans la fièvre intermittente, qui ont été depuis étudiées par un grand nombre d'observateurs, en particulier par Gubler, Campion, etc. En 1870, Cloez découvrit une huile essentielle, l'eucalyptol, qui aurait pour formule $C^{24}H^{20}O^{2}$. C'est un liquide plus léger que l'eau, peu soluble dans l'eau, mais soluble dans l'alcool ; cette huile essentielle renfermerait un hydrocarbure, l'*eucalyptène*.

D'après Faust et Homeyer, l'eucalyptol ne serait pas une espèce chimique distincte, mais bien un mélange d'un térébinthacé et de cymène (*a*).

(2) Durand-Fardel divise les eaux minérales en cinq familles : sulfu-

(*a*) Tristani, *Il compilator medico*, janvier 1865. — Carlotti, *Soc. méd. d'Alger*, 1869. — Gubler, *Bull. de thérap.*, août et septembre 1871. — Campion, *l'Eucalyptus globulus et l'Eucalyptol*, Paris, 1872. — Cloez, *Comptes rendus de l'Académie des sciences*, 28 mars 1870. — Faust et Homeyer, *Berichte der deutschen chemischen Gesellschaft*, 1874, VII, 63.

France (1) et nous avons aux Pyrénées le choix le plus varié de ces eaux ; je vous montrerai, à la fin de cette leçon, lorsque je vous parlerai du traitement thermal de ces bronchites chroniques, les indications de ce traitement thermal. Mais je ne désire vous signaler ici que les préparations sulfureuses, dites *artificielles*, préparations qui sont, en somme, très inférieures, comme effet, aux eaux sulfureuses froides ou chaudes.

On fait, vous le savez, des pastilles de soufre, des sirops en

rées, chlorurées, bicarbonatées, sulfatées, indéterminées, et, dans une classe supplémentaire, il fait rentrer les ferrugineuses.

Les sulfurées se divisent en sulfurées sodiques : Luchon, Aix, Cauterets, Bonnes, Baréges, Eaux-Chaudes, Saint-Sauveur, Amélie, le Vernet, Molegt, la Presle, Bagnoles, Saint-Honoré, Aix, Marlioz, et en sulfurées calciques : Enghien, Pierrefonds, Allevard, Euzet.

Les sulfatées se divisent en : 1° sulfatées sodiques et magnésiennes : Miers, Montmirail, Sedlitz, Pullna, Birmenstrof, Friedrichstall ;

2° Sulfatées calciques : Bagnères-de-Bigorre, Encausse, Aulus, Capvern, Cambo, Saint-Amand ;

3° Mixtes : Vittel, Lavey, Bath.

Durand-Fardel divise les eaux en eaux froides au-dessous de 18 degrés, eaux tièdes de 18 à 28 degrés, eaux chaudes de 28 à 36 degrés, eaux très chaudes au-dessus de 36 degrés.

(1) Les eaux sulfureuses de France sont nombreuses.

Nous donnons, dans le tableau suivant, la liste de beaucoup d'entre elles, avec indication de leur température :

Eaux sulfureuses chaudes de France.

Olette (Pyrénées-Orientales).........	25 à 75°	sulfurée sodique.
Ax (Ariège).........................	25 à 70°	sulfurée sodique.
Amélie-les-Bains (Pyrénées-Orientales).	32 à 62°	sulfurée sodique.
Bagnères-de-Luchon (Haute-Garonne).	20 à 60°	sulfurée sodique.
Cauterets (Hautes-Pyrénées).........	30 à 60°	sulfurée sodique.
Vernet (Pyrénées-Orientales).........	30 à 58°	sulfurée sodique.
Pietra-Pola (Corse).................	32 à 58°	sulfurée sodique.
Bagnères-de-Bigorre (Hles-Pyrénées).	15 à 50°	sulfurée, ferrugineuse, saline.
Aix-les-Bains (Savoie)...............	40 à 50°	sulfurée saline.
Escaldas (Pyrénées-Orientales).......	35 à 46°	sulfurée sodique.
Baréges (Hautes-Pyrénées)	20 à 45°	sulfurée sodique.
Bagnols (Lozère).................. ...	30 à 45°	sulfureuse.
Thuez (Pyrénées-Orientales).........	45°	sulfurée sodique.
La Presle (Pyrénées-Orientales)... ..	44°	sulfurée sodique.
Digne (Basses-Alpes)................	33 à 40°	sulfurée calcique.
Saint-Antoine de Guagno (Corse)....	30 à 40°	sulfurée sodique.
Saint-Sauveur (Hautes-Pyrénées)....	20 à 40°	sulfurée sodique.

soufre (1) et enfin des poudres spéciales, comme celle de Pouillet (2), qui imitent plus ou moins complètement la composition des eaux sulfureuses.

J'en aurai fini avec cette longue énumération des médicaments qui agissent sur les bronchites chroniques en s'éliminant par le poumon, en vous signalant les iodures et les bromures, médicaments sur lesquels je reviendrai lorsque je vous parlerai du traitement de l'asthme, mais il n'est pas douteux que ces médicaments, et surtout l'iodure (3), aient une action favorable dans la cure de la bronchite chronique.

Ce n'est pas tout de connaître les médicaments qui peuvent modifier la sécrétion bronchique, il vous faut encore

Modes d'administration des balsamiques.

Greoulx (Basses-Alpes)	38°	sulfurée calcique.
Moligt (Pyrénées-Orientales)	25 à 38°	sulfurée sodique.
Eaux-Chaudes (Basses-Pyrénées)	15 à 36°	sulfurée sodique.
Eaux-Bonnes (Basses-Pyrénées)	15 à 35°	sulfurée sodique.
Saint-Honoré (Nièvre)	32°	sulfurée sodique.
Vinça (Pyrénées-Orientales)	23°	sulfurée sodique.
Cambo (Basses-Pyrénées)	22 à 23°	sulfurée calcique.

Eaux sulfureuses froides.

Pierrefonds (Oise)	13°	sulfurée calcique.
La Roche-Posay (Vienne)	14°	sulfurée ferrugineuse.
Labassère (Hautes-Pyrénées)	14°	sulfurée sodique.
Enghien (Seine-et-Oise)	12 à 15°	sulfurée calcique.
Gamarde (Landes)	17°	sulfurée sodique.
Saint-Christau-Cadeac	17 à 18°	sulfurée sodique.

(1) Voici la formule d'un de ces sirops :

Foie de soufre	4 décigr.
Eau distillée	8
Sirop simple	32

Prendre 50 centigrammes dans un verre d'eau.

(2) La poudre de Pouillet est composée de :

Sulfure de calcium	parties égales.
Bicarbonate de soude	
Sulfate de soude	
— de potasse	
Gomme arabique	
Acide tartrique	

(3) Spurgin vante beaucoup l'iodure de potassium contre les bronchites et l'asthme. Ce médicament fait merveilles (I has acted like a charm).

Spurgin fait une potion dans laquelle il réunit l'iodure de potassium, le carbonate d'ammoniaque, la teinture de belladone et le vin d'ipéca (*a*).

(*a*) Spurgin, *British Med. Journ.*, 5 septembre 1874.

savoir comment vous les administrerez. On peut en effet les utiliser de différentes façons : toutes les formules que je viens de vous énumérer ne s'adressent qu'à la voie stomacale et l'on se fonde sur l'élimination par la muqueuse pulmonaire des parties volatiles de ces substances pour expliquer, dans ce cas, leurs vertus curatives; mais on a pensé qu'il était peut-être plus simple de les porter directement sur la muqueuse pulmonaire par les pulvérisations ou les inhalations.

Pour les pulvérisations, je vous ai dit ce que j'en pensais dans des leçons précédentes et je vous ai montré que cette méthode, excellente pour les affections du pharynx, ne pouvait avoir aucun résultat dans les affections des bronches; restent les inhalations qui ont une action réelle. On comprend, en effet, que des vapeurs chargées des principes essentiels qui se dégagent de la térébenthine, du goudron, de la créosote, etc., etc., puissent agir directement sur la muqueuse pulmonaire, et c'est ici le cas d'employer ces inhalateurs nombreux, tels que les masques, les inhalateurs permanents, les goudronnières. Je me propose d'ailleurs de revenir sur ce point avec plus de détails lorsque nous traiterons de la phthisie pulmonaire, où ces moyens ont été employés.

Des injections trachéales.

On a voulu faire plus et l'on a proposé de pénétrer directement dans la trachée. Il y a vingt-cinq ans environ, un médecin de New-York, Horace Green (1), introduisit

(1) C'est en 1855 que Horace Green fit paraître son travail. Voici comment il procédait. Il se servait d'une sonde de gomme élastique de 32 centimètres de longueur qu'il poussait à travers la glotte jusqu'à la bifurcation trachéale ; il prétendait même pouvoir aller à volonté dans la bronche droite ou la bronche gauche, puis il injectait 8 grammes d'une solution de 2 grammes de nitrate d'argent dans 30 grammes. L'Académie de médecine de New-York, après une longue discussion, adopta les conclusions suivantes :

1° Le cathétérisme des voies aériennes remonte au temps d'Hippocrate. 2° Le meilleur témoignage du passage de l'instrument dans les conduits de l'air est fourni par les signes

dans la trachée-artère des solutions de nitrate d'argent pour combattre l'inflammation chronique des bronches. Cette pratique souleva des discussions passionnées et malgré les faits favorables de Bennett et de Griesinger cette méthode fut promptement condamnée comme dangereuse et inutile.

Dans ces dernières années on est revenu de nouveau sur cette question, et l'on a proposé le traitement chirurgical des bronchites chroniques et des dilatations qui en résultent, en ouvrant directement la poitrine par les caustiques ou en pénétrant avec des seringues à injections sous-cutanées ou à l'aide de l'appareil de Dieulafoy dans la trachée ou dans l'intérieur des cavités bronchiques. Ce sont des médications étranges, et c'est être poli que de les classer parmi les traitements extraordinaires.

Des expectorants.

Par tous les médicaments que je viens de vous énumérer, nous avons rempli la première indication de notre traitement, c'est-à-dire que nous avons modifié la sécrétion des bronches, il nous faut maintenant expulser les mucosités bronchiques, et c'est ce que nous obtiendrons par les expectorants; l'ipéca, soit sous forme de potion, soit sous forme de pastilles, le kermès et surtout le tartre stibié ont été conseillés en pareil cas.

rationnels et non par les signes physiques. 3° La facilité de l'opération dépend de la bonté de l'instrument. Le meilleur est un tube à grande courbure; la tige de baleine munie d'une éponge est bien moins disposée pour pénétrer dans la trachée. 4° La baleine porte-éponge peut pénétrer dans les cordes vocales et au delà. 5° Il n'est pas démontré aux yeux de la commission que l'instrument puisse être introduit à volonté dans la bronche droite ou dans la bronche gauche. 6° Dans la majorité des cas où l'on a cru que les injections étaient faites dans la trachée, elles auraient pénétré directement dans l'estomac. 7° Quant à l'utilité des injections au nitrate d'argent dans les poumons, les faits recueillis dans les expériences de la commission lui font regarder l'opération comme aussi dangereuse que difficile à pratiquer.

Bennett, d'Edimbourg, et Gresinger soutinrent que l'on pénétrait bien avant et dans la trachée et dans les bronches; malgré l'opinion de ces auteurs, on est en droit d'affirmer que,

Du tartre stibié.

C'est Gintrac, de Bordeaux (1), qui s'est fait le défenseur du tartre stibié dans la bronchite chronique, il administrait de 30 à 60 centigrammes de ce médicament et dans les observations qu'il a recueillies à l'hôpital Saint-André de Bordeaux, il prétend avoir obtenu par ce moyen de bons résultats. Je crois que ces doses sont beaucoup trop élevées et je vous ai déjà dit, à propos de la pneumonie, les inconvénients d'une pareille méthode. Aussi vous ne devrez donner dans la bronchite chronique le tartre stibié que comme expectorant, c'est-à-dire à petites doses, et administrer, comme le faisait Laennec, que de 5 à 10 centigrammes de ce médicament. Ces doses ont même été abaissées par Schützenberger (de Strasbourg) et Bernardeau (de Tours), qui donnaient, le premier de 1 à 2 centigrammes et le second une dose encore plus faible.

Modifier la sécrétion des bronches, faciliter l'expulsion de ces produits au dehors ne suffit pas encore pour remplir

dans la majorité des cas, si ce n'est dans tous, ce médicament a été porté dans l'estomac (*a*).

(1) Gintrac, de Bordeaux, a résumé quarante et un faits de bronchite chronique ; le tartre stibié fut donné aux doses de 30, 40, 50 et 60 centigrammes avec 3 ou 4 centigrammes d'opium ou sans opium. Ce traitement stibié dura chez neuf malades moins de cinq jours ; chez treize, de cinq à dix jours ; chez neuf, de dix à quinze jours ; chez quatre, de quinze à vingt jours ; chez trois, de vingt à vingt-cinq jours ; chez trois, de vingt-cinq à trente jours. Les effets obtenus par cette méthode furent assez bons. La toux céda la première, puis vint la diminution de la respiration.

Schützenberger a montré toute l'utilité des expectorants dans la bronchite chronique ; il donnait de 1 à 2 centigrammes de tartre stibié ; Laennec administrait de 5 à 10 centigrammes ; enfin Bernardeau, de Tours, donnait les pilules suivantes :

Tartre stibié..........	0gr,05
Extrait de réglisse....	6 ,00

En 25 pilules. Prendre trois pilules par jour (*b*).

(*a*) Horace Green, *Injections par les bronches et les cavernes tuberculeuses* (*Gaz. hebd.*, 1855, p 851). — Gresinger, *Injections dans les bronches* (*Gaz. hebd.*, 1858, p. 373, et 1859, p. 300). — Bennett, *Traitement des affections pulmonaires par les injections dans les bronches* (*Edinburg Med. Journ.*, 1857).

(*b*) Gintrac (Henri), *Etude sur les effets du tartre stibié à haute dose* (*Journ. de méd. de Bordeaux*, 1845. *Dict. de Jaccoud*, article *Bronchite*). — Schützenberger, *Des expectorants* (*Gaz. méd. de Strasbourg*, 1846).

toutes les indications de la bronchite chronique ; il nous faut encore calmer la toux si pénible qui accompagne ces bronchites et nous efforcer de rendre aux bronches leur élasticité première.

Des toniques des bronches.

Cette dernière indication serait surtout remplie par les astringents et l'on a conseillé contre la bronchite chronique le tannin, le ratanhia, l'acétate de plomb, administrés de diverses façons. C'est Enderson qui a soutenu ce dernier médicament qu'il administrait sous forme de pilules (1); c'est une médication aujourd'hui complètement abandonnée. Il n'en est pas de même de celle par le tannin, et Woillez (2) nous a montré tout le parti que l'on pouvait tirer de ce médicament. Depuis que Debauque a découvert que le tannin avait la propriété de dissoudre l'iode, on a utilisé des solutions iodo-tanniques (3), avec un certain succès, dans le traitement des bronchites chroniques.

(1) Enderson conseillait les pilules suivantes :

Acétate de plomb......	2 gr.
Extrait de jusquiame...	2
Scille................	2

F. S. A. quarante pilules, dont on prendra trois ou quatre par jour (*a*).

(2) Woillez rappelle que Pezzoni, médecin à Constantinople, avait déjà vanté le tannin comme supérieur au quinquina dans le marasme, et que Cavarra l'a signalé comme exerçant une action bienfaisante et préservatrice contre la phthisie.

Woillez administre le tannin à la dose journalière de quatre pilules de 15 ou de 20 centigrammes, prises deux par deux au moment des repas. On peut aussi employer l'extrait de ratanhia.

Il faut remarquer que le tannin a surtout une action favorable dans la bronchite aiguë avec hypersécrétion ; il amènerait promptement, dans ce cas, la diminution des râles ; l'action serait beaucoup moins marquée dans les bronchites chroniques (*b*).

(3) Il y a plusieurs préparations de sirop iodo-tannique. L'une des plus complètes est, à coup sûr, celle de Guilliermond, qui est la suivante :

Iode.................	2 gr.
Extrait de ratanhia....	8
Eau et sucre	Q. S.

pour obtenir 1000 grammes de sirop.

(*a*) Enderson, *Traitement de la bronchite chronique par l'acétate de plomb* (*London Med. Gaz.*, t. XXVI, p. 263, 1839-40).

(*b*) Woillez, *De l'emploi du tannin dans les affections des organes respiratoires et principalement dans la phthisie pulmonaire* (*Bull. de thérap.*, t. LXIV, 1863, p. 12, 49, 145).

Enfin, pour calmer la toux vous emploierez les mêmes préparations que pour la bronchite aiguë, préparations d'opium, de belladone, eau de laurier-cerise, chloral, etc., etc. Je ne vous parlerai que comme mémoire du *phellandium aquaticum*, qui a été plus spécialement vanté par Michéa dans le traitement de la bronchite (1).

A tous ces médicaments vous pouvez ajouter, comme dans la bronchite aiguë, les révulsifs, surtout lorsqu'il s'agit de ces poussées si fréquentes dans le cours des bronchites chroniques; vous userez donc des vésicatoires, des emplâtres de thapsia et des papiers chimiques. Tels sont les principaux médicaments pharmaceutiques appliqués à la bronchite chronique; vous y joindrez, bien entendu, les tisanes béchiques, que je vous ai énumérées dans la leçon précédente; il en est même que l'on a particulièrement dirigées contre le catarrhe pulmonaire (2).

Mais ce serait une erreur de croire que par les seuls moyens pharmaceutiques on arrive à la cure des bronchites chroniques; il faut y joindre deux médications qui jouent

Cette formule a été modifiée récemment de la façon que voici :

Iode	1 gr.
Alcool à 90 degrés	11
Sirop de ratanhia du Codex	900

Ce sirop contient un millième de son poids d'iode.

Le sirop de Guilliermond renferme, lui, 0,09 d'iode pour 30 grammes (*a*).

(1) Le phellandre (*phellandrium aquaticum*), que l'on décrit aussi sous le nom de *fenouil d'eau*, est une ombellifère qui croît dans les lieux humides. Heltet fils (de Lyon) aurait retiré, du phellandre, un principe actif, la phellandrine. Teussiny regardait les semences de phellandre comme jouissant d'une action tonique spéciale sur le poumon. Franck, Hufeland, Lange, Bertini, Chioppa, Rothe, ont vanté ses effets curatifs dans la bronchite chronique et la phthisie. Michéa employait surtout le sirop à la dose de 2 à 4 cuillerées; Sandras utilisait les semences à la dose de 1 à 2 grammes par jour, incorporées dans du miel (*b*).

(2) Voici les formules de tisanes

(*a*) Guilliermond, *Sur la formule d'un sirop iodo-tannique* (*Bull. de thérap.*, t. XLVIII, p. 78).

(*b*) Michéa, *De l'efficacité des semences de phellandrium aquaticum dans les affections des voies respiratoires* (*Bull. de thérap.*, décembre 1847, t. XXXIII).

dans ce cas un rôle prépondérant : ce sont les agents hygiéniques, d'une part, et la médication thermale de l'autre.

On comprend toute l'importance de l'hygiène dans la cure des bronchites chroniques, lorsqu'on songe à l'influence si considérable des modifications atmosphériques sur cette affection. Éviter les temps humides et les changements brusques de température, vivre autant que possible sous un climat doux et tempéré sont des conditions on ne peut plus favorables à la cure des catarrhes pulmonaires, et si les stations dites *hivernales* peuvent nous donner dans la cure de la phthisie pulmonaire certains éléments de succès, c'est surtout dans le traitement des catarrhes chroniques qu'elles fournissent des résultats durables et persistants. Vous enverrez donc, lorsque la chose sera possible, vos catarrheux sur les bords de la Méditerranée, à Cannes, à Menton, à Nice, etc. Du traitement hygiénique.

Lorsque ce déplacement ne sera pas possible, vous pourrez user de l'aérothérapie (1). Les bains d'air comprimé, ou mieux

composées que l'on a surtout employées contre la bronchite chronique.

Græfe conseillait la formule suivante :

Tisane contre la bronchite chronique.

Mousse d'Irlande choisie et coupée (*fucus crispus*)........... 1/2 gros (2 gr.)
Lait de vache frais. 9 onces (250 gr.)

Faites réduire jusqu'à réduction de 5 onces (155 grammes). Ajoutez :

Sucre blanc.... 1 once 1/2 (46 gr.)
Eau d'amandes amères concentrée...... 1 scrupule (1g,25.)
Mêlez et laissez refroidir.

Autre formule.

Mousse d'Irlande (*fucus crispus*).............. 46 gr.

Faire cuire avec :

Eau commune.... 370 gr.

Réduire à 155 grammes.

Ajouter à la colature :

Sirop de framboises.... 46 gr.

Richter vantait au contraire la tisane composée suivante :

Garance................ 1 gros.
Eryngium des champs.. 6
Eau commune......... Q. S.

Faites bouillir pendant une demi-heure et ajoutez vers la fin :

Racine de salep... 1 gros.

Filtrez et ajoutez :

Sirop de guimauve.. 1 once.

(1) Il y a longtemps que l'on a conseillé l'air dans le traitement des bronchites chroniques, et le traitement le plus connu a été celui de Drake, de

encore l'emploi de l'appareil de Waldenburg, plus ou moins modifié, vous donneront, dans la cure du catarrhe pulmonaire, de bons résultats. Grâce à l'inspiration dans l'air comprimé et l'expiration dans l'air raréfié, il s'établit dans l'arbre bronchique un double courant aérien, qui modifie la surface de la muqueuse bronchique, aide à l'expectoration des mucosités et permet aux bronches de reprendre leur élasticité première; c'est donc, comme vous le voyez, une médication très rationnelle et très physiologique.

Vous augmenterez encore les vertus curatives de ce traitement si vous avez soin de faire passer l'air comprimé à travers un flacon laveur renfermant des solutions balsamiques et aromatiques, solutions de goudron, de créosote, d'eucalyptol.

Enfin vous recommanderez aux malades atteints de catarrhes d'éviter les causes de refroidissement; pendant l'hiver, vous leur ferez porter soit des muselières, soit des cache-nez qui tamisent l'air froid et empêchent son action directe sur la muqueuse trachéale.

Vous leur éviterez les efforts trop violents et toutes les circonstances qui viendraient augmenter le travail du cœur, travail du cœur qui, comme l'a montré Xavier Gouraud, est déjà perturbé par le trouble apporté à la petite circulation (*a*).

Du traitement thermal.

J'arrive maintenant au traitement thermal proprement dit; mais, avant d'aborder ce sujet, il est nécessaire que je re-

New-York, qui a conseillé les aspirations d'air froid. Voici comment procédait Drake : il faisait envelopper la poitrine avec un vêtement ouaté; il plaçait le malade dans un lit bien chaud, puis, dans cette situation, il faisait respirer, au moyen d'un tube, de l'air qu'il faisait refroidir en le faisant passer par un réservoir contenant de la glace; ces aspirations d'air frais duraient une heure; on y revenait trois fois par jour.

(*a*) Xavier Gouraud, *Influences pathologiques des maladies pulmonaires sur le cœur droit*, thèse de Paris, 1865.

vienne sur un point que j'ai laissé dans l'ombre, c'est le suivant : la bronchite aiguë et surtout la bronchite chronique ne présentent pas une marche identique chez tous les sujets ; elles prennent un caractère personnel et individuel, et ce caractère, elles le puisent dans la constitution pathologique du sujet : un scrofuleux, un goutteux, un dartreux atteints tous les trois de catarrhe pulmonaire présenteront trois formes différentes de ce catarrhe.

De l'influence des diathèses sur le catarrhe pulmonaire.

Le scrofuleux aura une expectoration des plus abondantes, de la bronchorrée, les symptômes généraux seront peu marqués, la forme sera presque apyrétique et le catarrhe présentera une marche lente et prolongée. Chez le goutteux, au contraire, les phénomènes prendront un caractère d'intensité considérable ; la toux sera quinteuse, intense, violente ; l'expectoration peu abondante, filante ; la fièvre excessivement vive, allant même jusqu'au délire. Chez le dartreux, il y aura une irritabilité générale de tout l'arbre bronchique qui entraîne une toux laryngée continuelle et spasmodique ; l'expectoration est presque nulle et si vous examinez votre malade vous constatez presque toujours chez lui, du côté de la gorge, une angine de nature granuleuse.

Laennec, Graves, Jaccoud, Bazin, Pidoux, Noël Guéneau de Mussy, et plus récemment Constantin Paul, nous ont montré la réalité de ces faits (1). Ce point est important à connaître

(1) Laennec, l'un des premiers, a appelé l'attention sur l'influence des diathèses dans l'évolution des bronchites chroniques. Voici ce qu'il disait à cet égard :

« Le catarrhe sec chronique est le plus souvent une affection idiopathique ; il est commun chez les goutteux, les hypochondriaques, les dartreux et particulièrement les sujets dont la constitution a été détériorée par des excès quelconques. »

Graves est tout aussi explicite et montre que la bronchite goutteuse a une marche chronique et qu'elle persiste jusqu'à ce qu'une attaque de goutte la fasse disparaître. Son traducteur Jaccoud ajoute, à ce propos, la note suivante :

« Je ne pense pas qu'on puisse révoquer en doute la bronchite et la toux goutteuses que signale ici le médecin de Dublin.

« Outre cette toux produite par les

lorsqu'il vous faut diriger le traitement hydro-thermal des catarrheux, et ce n'est pas tant la bronchite que l'état diathésique qui doit vous guider en pareil cas. Vous vous guiderez aussi sur la susceptibilité du malade, qui présente un état d'atonie ou un état d'irritation marquée.

Lorsque vous aurez affaire à un goutteux ayant une atonie des bronches, vous l'enverrez aux Eaux-Bonnes, à Cauterets, à Saint-Honoré, à Saint-Sauveur. S'agit-il, au contraire, d'un rhumatisant ayant un catarrhe à forme congestive ou irritative, vous lui recommanderez surtout le Mont-Dore, la Bourboule, Plombières.

Pour les scrofuleux atteints de catarrhe pulmonaire, vous

déterminations de la goutte sur la muqueuse bronchique, on observe souvent, avant les paroxysmes de la goutte régulière, une toux avec sécrétions muqueuses abondantes. Cette toux est alors un des signes précurseurs de l'accès et, le plus ordinairement, elle cesse lorsqu'apparaissent les douleurs articulaires. »

Quant à Bazin, voici comment il s'exprime à ce propos :

« Le catarrhe arthritique se caractérise par une expectoration claire, visqueuse, filante, par la durée de la sibilance, de l'oppression, de la fièvre à l'état aigu, l'intensité des phénomènes sympathiques et ses rapports avec l'arthropathie. »

A cette bronchite intense, violente, il oppose le caractère d'atonie de la bronchite des scrofuleux, et d'éréthisme de la bronchite des dartreux.

Voici dans quels termes il les caractérise :

« Le catarrhe scrofuleux, après deux ou trois jours, se caractérise par une expectoration abondante de mucosités, avec oppression, suffocations intermittentes, état apyrétique, conservation de l'appétit, marche lente et longue durée de l'affection.

« Le catarrhe dartreux se distingue par la longue durée de la période irritative (catarrhe sec de Laennec), par les accès d'asthme, par sa marche plus ou moins saccadée, ses alternances avec les éruptions cutanées. »

Pour Pidoux, les rhumes qui se développent chez les herpétiques, lymphatiques ou arthritiques, ne sont autre chose, en effet, que des poussées superficielles et mobiles vers la membrane muqueuse des voies respiratoires, des espèces d'herpétides muqueuses rhumatico-lymphatiques, analogues au pityriasis de la face et du cuir chevelu.

« Lorsque l'élément strumeux, dit-il, domine chez les sujets, l'affection catarrhale est humide et sécrétante, l'expectoration est abondante, opaque, facile. Lorsque, au contraire, c'est l'élément arthritique qui l'emporte, la toux est sèche, quinteuse, l'expectoration est presque nulle, pituiteuse ou perlée, la tendance à l'asthme et à l'emphysème pulmonaire plus prononcée. »

Quant à Noël Guéneau de Mussy, il

les dirigerez sur Barèges, Aix, Challes, Marlioz (1), Uriage, Saint-Gervais.

Enfin chez les herpétiques vous userez surtout des eaux arsenicales et vous conseillerez la Bourboule, Royat, etc. Nous reviendrons sur la plupart de ces stations à propos du traitement de la phthisie.

Telles sont, messieurs, les principales indications du traitement du catarrhe pulmonaire. Il faut que vous soyez bien persuadés que, dans un pareil traitement, les moyens pharmaceutiques, quoique puissants, occupent cependant le second rang, et qu'il faut placer avant eux la cure thermale et les moyens hygiéniques. C'est donc sur ce point que votre

considère les affections des muqueuses comme des endermoses analogues aux arthritides, aux scrofulides, etc.

Collin a constaté dans les bronchites et les congestions pulmonaires arthritiques un bruit de râles fins qu'il décrit sous le nom de *froissement arthritique*, qui existe surtout aux parties externes du thorax.

Constantin Paul a donné une bonne description de la bronchite chez le rhumatisant et le goutteux ; il a insisté sur le caractère de la toux dans le catarrhe goutteux, et voici comment il s'exprime à ce sujet : « Si vous venez à le rencontrer dans la rue, vous le reconnaîtrez immédiatement. Le goutteux tousse par quintes qui rappellent par certains côtés celles de la coqueluche. Au moment où la quinte commence, il est obligé de s'arrêter ; puis vient la toux brusque, spasmodique, sonore, précipitant les expirations les unes après les autres, sans laisser une inspiration possible. L'effort augmente peu à peu, les yeux s'injectent ; puis l'injection gagne toute la tête, le cou se gonfle, l'effort se précipite et va jusqu'à la suffocation.

« Dès le début de l'accès, les yeux deviennent fixes, puis au moment de la suffocation survient le vertige, et le goutteux est souvent obligé de se retenir après les murailles.

« L'effort d'expiration terminé, le goutteux rejette, par un mouvement d'expuition, un petit crachat gris perlé : c'est la montagne qui accouche d'une souris (*a*). »

(1) *Challes* (Savoie, France) est situé à 6 kilomètres de Chambéry.

(*a*) Laennec, *Traité de l'auscultation médiate*, t. I, p. 171, 1826. — Graves, *Leçons de clinique médicale*, traduction Jaccoud, t. II, p. 46, 1862. — Pidoux, *La susceptibilité catarrhale et les Eaux-Bonnes*, p. 5, 1862. — Bazin, *Leçons théoriques et cliniques sur la scrofule*, 2e édition, 1861, p. 461. — Collin, *Du diagnostic des affections pulmonaires arthritiques et de leur traitement par les eaux de Saint-Honoré*. — Constantin Paul, *Du traitement de la bronchite chez les arthritiques* (*Ann. de la Société d'hydrol. méd.*, t. XXIV, 1879).

attention doit être surtout appelée, si vous voulez obtenir, dès le début de l'affection, et avant qu'elle ait pris droit de demeure dans l'économie, un effet durable et persistant.

Ce sont des eaux froides, sulfurées sodiques et iodo-bromurées. Il existe trois sources : la grande source, la petite source et celle du Puits. Leur température varie de 9°,5 à 8 degrés.

Voici, d'après Willm, l'analyse de ces eaux pour 1 litre :

		Grande source.	Petite source.
	Titre sulfhydrométrique : soufre	0,2127	0,00337
	Gaz acide carbonique	0,0675	»
	Azote	24cc,3	»
Dépôt.	Carbonate de calcium	0,0772	0,1325
	Carbonate de magnésium	0,0496	0,0206
Principes dissous.	Silice	0,0227	0,0232
	Alumine	0,0059	
	Sulfhydrate de sodium	0,3594	0,0059
	Carbonate de sodium	0,5952	0,1146
	Sulfate de sodium	0,0638	0,1557
	Chlorure de sodium	0,1554	0,0232
	Bromure de sodium	0,00376	»
	Iodure de sodium	0,01235	0,0080

Marlioz (Savoie, France), à 2 kilomètres d'Aix-les-Bains. Eaux froides, sulfurées sodiques. Il y a trois sources : celles d'*Esculape*, d'*Adélaïde* et de *Bonjean*. La température de l'eau est de 14 degrés.

Willm groupe ainsi les éléments qui constituent 1 litre de cette eau :

Carbonate de sodium	0g,1923
Sulfhydrate de sodium	0 ,0295
Sulfate de sodium	0 ,2631
— de calcium	0 ,0605
Chlorure de magnésium	0 ,0640
Iodure de sodium	0 ,0015
Silice	0 ,0260
Alumine	0 ,0024
	0g,6393 (a)

(a) H. Cazalis, *L'eau de Challes et ses principales indications*, 1876. — E. Willm, *Analyse des eaux de Challes*, 1878. — Ed. Willm, *Sur la composition des eaux d'Aix et de Marlioz* (*Bull. de la Société chimique*, Paris, 1879).

SEPTIÈME LEÇON

TRAITEMENT DE LA COQUELUCHE.

SOMMAIRE : De la coqueluche. — Pathogénie et nature de la coqueluche. — Différentes hypothèses faites à cet égard. — Théorie de la laryngite. — Théorie du spasme. — Théorie de l'adéno-bronchite. — Théorie parasitaire. — Du traitement de la coqueluche. — Grand nombre de médicaments proposés. — Leur succès et leur insuccès. — Des antispasmodiques. — De la belladone. — De l'acide cyanhydrique. — Des anesthésiques. — De l'éther et du chloroforme. — Du chloral. — Des bromures. — De la ciguë et de la conicine. — De l'opium. — De la médication vomitive. — De la médication antiparasitaire. — De l'ammoniaque et du gaz des usines. — Des pulvérisations phéniques. — Des révulsifs. — Médication empirique. — De la cochenille. — Du succin. — De la teinture de drosera. — De la teinture de myrrhe. — Des moyens hygiéniques. — De l'alimentation. — Du changement d'air. — Indication et contre-indication du traitement de la coqueluche.

Lorsque vous voyez, messieurs, les traitements se multiplier pour une même affection, soyez persuadés que cette prétendue richesse thérapeutique n'indique que notre impuissance et notre embarras, et s'il me fallait un exemple, je ne pourrais en choisir de meilleur que l'histoire du traitement de la coqueluche.

Contre cette affection, par bonheur bénigne, et à laquelle peu de personnes échappent, on a conseillé un nombre innombrable de remèdes; mais, en ces sortes de choses, abondance ne veut pas dire richesse, et vous verrez, malgré les nombreux moyens mis en usage, combien nous avons peu de prise sur la marche d'une pareille affection. Cela résulte, messieurs, de l'ignorance dans laquelle nous nous trouvons sur la nature réelle de la coqueluche, et lorsque la connaissance de la cause nous échappe, notre thérapeutique devient hésitante et le plus souvent impuissante.

Bien des hypothèses ont été faites sur la cause réelle de la

Pathogénie de la coqueluche. coqueluche, et comme, suivant la pathogénie invoquée, on a établi une médication spéciale, je dois vous dire quelques mots de cette pathogénie. Je ne m'occuperai, ici, ni de la symptomatologie ni du diagnostic de la coqueluche, que vous connaissez tous, et je ne puis que vous renvoyer, à cet égard, aux nombreux traités des maladies des enfants que vous avez entre les mains et surtout à ce que vous voyez chaque jour dans mon service de crèche.

Pour les uns la coqueluche résulte d'un trouble matériel apporté soit au larynx, soit aux bronches, soit aux ganglions péribronchiques; pour les autres, au contraire, c'est l'élément spasmodique qui domine et la coqueluche peut être considérée comme une névrose portant plus particulièrement sur le pneumogastrique. Enfin, quelques médecins, frappés de la contagiosité de la coqueluche, l'ont considérée comme une fièvre catarrhale, analogue aux fièvres éruptives, ou bien comme une affection de nature parasitaire. Comme chacune de ces hypothèses a eu pour conséquence un traitement spécial, permettez-moi de les passer rapidement en revue.

Théorie de la laryngite. C'est Gendrin, le premier, qui localisa dans une simple inflammation des isthmes du larynx et du pharynx la cause de la coqueluche. Cette doctrine fut adoptée par Beau et soutenue par Wannebroucq, qui plaça dans l'inflammation du ventricule interglottique le point de départ de tous les symptômes observés chez les coquelucheux; Watson (de Glascow), et plus récemment Lélu, ont maintenu la réalité de ces faits.

On a fait à cette localisation si restreinte bien des objections. D'abord on n'a pas constaté, dans tous les cas, des lésions inflammatoires limitées exclusivement au larynx, et en admettant même que ces lésions existassent toujours, elles ne peuvent expliquer ni la contagion, ni les périodes prodromiques très nettement catarrhales de l'affection, ni la persistance pendant des mois de la toux spasmodique, lorsque tous les symptômes inflammatoires ont complètement disparu; enfin, la laryngite observée chez l'enfant ne s'accompagne pas des symptômes de la coqueluche. Aussi, malgré la persistance que l'on a mise à maintenir cette hypothèse, elle est loin d'être adoptée par tous les médecins.

La doctrine du spasme dans la coqueluche a eu de nombreux partisans, mais cette doctrine ne peut être exclusive, car, tout en admettant que l'élément spasmodique joue dans la coqueluche un rôle important, elle ne peut expliquer les autres symptômes qui accompagnent cette affection. Aussi a-t-on admis qu'il existait concurremment une laryngite avec un élément spasmodique, et cette opinion du catarrhe avec spasme est celle adoptée par le plus grand nombre des médecins, par Trousseau, Roger, Bouchut, etc., etc.

Théorie du spasme.

Tout autre est l'explication donnée par Noël Guéneau de Mussy : frappé des rapprochements qui existent, au point de vue de la toux, entre les coquelucheux et les malades atteints d'adénite trachéo-bronchique; ayant constaté de plus, à l'autopsie de certains coquelucheux, les ganglions intra-thoraciques tuméfiés, il rapporta à cette cause même l'origine de la coqueluche. On a adressé à cette manière de voir de nombreuses objections; la plus sérieuse est la suivante : c'est que, comme on ne meurt pas de la coqueluche et que, lorsque la mort survient, elle est le plus souvent déterminée par des complications pulmonaires, on peut se demander si ces dernières ne sont pas uniquement la cause de l'hypertrophie des ganglions que l'on trouve à l'autopsie.

Théorie de l'adéno-bronchite.

Mais ce qui a le plus appelé l'attention, dans ces dernières années, au point de vue de l'étiologie de la coqueluche, c'est, à coup sûr, son caractère spécifique et contagieux. Vous savez l'impulsion considérable que les théories de Pasteur ont imprimée à l'étude de ces maladies contagieuses; de toutes parts on s'est empressé à découvrir les organismes inférieurs, cause

Théorie parasitaire.

première de cette contagion. Ces recherches n'ont pas manqué à la coqueluche.

Poulet, en 1867, avait cru déjà trouver, dans la respiration des malades atteints de coqueluche, des bactéries spéciales; mais c'est Letzerich (1) qui a poussé plus loin cette étude et qui a décrit le *micrococcus*, cause de la maladie, et sur lequel Tschamer vient de faire de nouvelles recherches.

Pardonnez-moi, messieurs, d'avoir insisté aussi longtemps que je l'ai fait sur la pathogénie de la coqueluche; mais cette pathogénie nous servira à ranger d'une manière méthodique les innombrables médicaments conseillés contre cette affection et, selon qu'on a considéré la coqueluche comme une névrose et comme un spasme, ou comme une affection due à l'inflammation des bronches et du larynx, ou bien comme

(1) Letzerich a commencé ses recherches en 1873; il a montré, par la culture du champignon, que ce micrococcus appartenait au genre *Ustilagines* Tul. Dans des expériences faites sur des lapins trachéotomisés et dans la trachée desquels on introduit ces micrococcus, Letzerich a étudié comment se comportent ces organismes, et il a vu que ces bactéries ne pénètrent pas dans l'épithélium et ne vivent qu'à la surface de la muqueuse au détriment du mucus.

Tschamer (de Gratz) a continué les recherches de Letzerich; il a d'abord démontré ce premier fait que les microbes ne se trouvaient que dans l'expectoration de la coqueluche; puis il a cultivé ce microbe dans des milieux différents et il a constaté l'identité de ce microbe avec un champignon noirâtre que l'on voit se développer sur l'écorce de toutes les oranges.

Après avoir constaté cette identité, Tschamer fit, avec cette poudre qui se développe à la surface des oranges, des expériences sur lui-même. Il se mit à respirer cette poudre noire. Au début, cette respiration ne produisit aucune toux; huit jours après cette expérience, il eut une toux convulsive, et les crachats contenaient de ces champignons en abondance. D'après lui, voici comment on pourrait expliquer la coqueluche : Après une incubation de sept jours, ces champignons détermineraient une irritation des bronches qui amènerait le catarrhe et la toux spasmodique; puis, à mesure que l'irritation augmente, l'expectoration devenant plus abondante entraînerait les champignons au dehors (*a*).

(*a*) Letzerich, *Ueber Lungenmycose beim Keuchkusten, nebst Angabe einer Methode zur Heilung der Letztern* (*Virchow's Arch.*, 1873, LVII, et *Arch. für path. Anat. und Path.*, t. LX, p. 409). — Tschamer, *Zur Pathogenese des Keuchkusten* (*Jahrb. für Kinderheilk.*, X Bd., H. IV, p. 174-183, 15 août 1876).

une affection parasitaire, on a institué des traitements qui s'adressent à ces causes premières.

Contre la coqueluche considérée comme spasme ou névrose, on a conseillé les antispasmodiques, et tous les médicaments qui constituent ce groupe thérapeutique ont été tour à tour employés chez les coquelucheux.

De la belladone.

A leur tête se place la belladone ; déjà signalée au début de ce siècle par Scheffer, Widemann, Michaëlis, Hufeland, la belladone a été employée contre la coqueluche par tous les médecins qui se sont occupés des maladies des enfants. Guersant, Baron, Blache, Roger, Bouchut, et plus récemment Cadet de Gassicourt ont adopté cette médication ; mais, à coup sûr, c'est Trousseau et son maître Bretonneau qui en ont été les propagateurs les plus actifs, et s'il s'est élevé des discussions à ce propos, c'est plutôt sur la dose qu'il faut administrer que sur la valeur réelle de ce médicament.

Certains médecins, en effet, comme Jackson en Amérique, Mascarel en France (1), veulent que l'on donne la belladone

(1) Pour le docteur Mascarel, la coqueluche repose sur deux éléments : un élément nerveux qui réside dans les branches inférieures des pneumogastriques, et un état catarrhal ayant son siège à l'orifice de la glotte et du larynx, ainsi que sur toute l'étendue des membranes muqueuses, soit aériennes, soit digestives, sous-jacentes à la partie supérieure du larynx et qui reçoivent les filets des deux pneumogastriques.

Le traitement donc doit agir sur ces deux causes réunies, et le docteur Mascarel institue la médication suivante :

1° Tous les matins, de cinq à huit heures on fait prendre, à l'enfant, une cuillerée à café, à dessert ou à soupe, suivant l'âge, de la solution suivante :

Eau de fontaine...	125 gr.
Tartre stibié......	5 centigr.

Pour les enfants au-dessous de deux ans, ou d'un an à quinze mois, on peut, dit le docteur Mascarel, remplacer le tartre stibié par l'ipécacuanha en pastilles ou en sirop ; mais il faut donner le médicament tous les matins, quoique au bout de quelques jours la tolérance s'établisse ;

2° Tous les soirs, au dernier repas principal, on donne, dans une cuillerée de potage une pilule d'extrait de belladone de 1 centigramme, et tous les cinq jours on augmente de 1 centigramme, de manière à porter la dose jusqu'à cinq, six, sept pilules à la fois de 1 centigramme. La pilule doit être préalablement dissoute dans la cuillerée de potage pour que l'enfant puisse bien l'avaler. On peut même,

jusqu'à effet toxique ou du moins jusqu'à la production de phénomènes pupillaires ou d'éruption sur la peau; d'autres médecins, au contraire, s'efforcent d'atténuer les effets toxiques de cette substance soit en la donnant à dose minime, soit en l'associant à l'opium.

Les préparations belladonées contre la coqueluche sont des plus nombreuses et l'on peut administrer la belladone sous formes de potions, de pilules, de sirops et de poudre; on a aussi employé l'atropine, et Trousseau (1) avait même prescrit un sirop de sulfate neutre d'atropine.

La belladone n'est pas la seule plante du groupe des sola-

pour les enfants d'un an, porter sans inconvénient la dose jusqu'à 4 centigrammes.

Le docteur Mascarel ajoute que, depuis dix-huit ans qu'il emploie cette médication, il est sans exemple que la maladie ne soit pas enrayée et même arrêtée du vingtième au trentième jour. Quand il n'y a plus qu'une ou deux crises dans les vingt-quatre heures, alors on diminue d'une pilule tous les cinq jours pour terminer à zéro.

La condition essentielle du succès, c'est d'avoir de l'extrait de belladone pur.

Quand la coqueluche est à forme stomacale, c'est-à-dire quand chaque quinte de toux est accompagnée de vomissements tellement violents qu'on peut craindre la formation de hernies et des extravasations de sang dans les conjonctives oculaires :

1° Les vomitifs sont interdits, et la médication par l'extrait de belladone est continuée comme ci-dessous;

2° De trois heures en trois heures ou de quatre heures en quatre heures, jour et nuit, suivant l'âge et suivant la fréquence et l'intensité des crises, on donne une cuillerée à café de :

Sirop de morphine..........	50 gr.
Eau distillée de laurier-cerise.	50
Sirop d'éther................	50

3° Après le déjeuner, et suivant l'usage, on donne d'une à cinq ou six cuillerées de café noir.

Pour les enfants de quinze mois, le sirop n'est donné que par gouttes, 3 ou 4 à la fois, ou bien est remplacé par une pilule de 1 centigramme de belladone, et toujours on donne une cuillerée de café noir après le déjeuner.

(1) Les préparations de belladone contre la coqueluche sont des plus nombreuses. Voici les principales :

D'abord le sirop proposé par Trousseau :

Extrait de belladone..	0,20 centig.
Sirop d'opium	30 gr.
Sirop de fleurs d'oranger................	30

D'une à huit cuillerées à café dans les vingt-quatre heures.

Trousseau conseillait aussi la formule suivante :

Sirop d'opium..........	20 gr.
— de belladone......	20
— de fleurs d'oranger.	20
— d'éther...........	20

nées qui ait été conseillée contre la coqueluche; Hufeland, Fescher, Scheider ont vanté la jusquiame.

Les autres antispasmodiques, comme le musc (1), l'asa

De 10 à 20 grammes par jour, par petites cuillerées à café.

Trousseau ordonnait une poudre dont voici la formule :

Poudre de racine de belladone.	0g,25
Sucre pulvérisé...............	2 ,50

Pour vingt doses.

C'était le même traitement que celui conseillé par Bretonneau, qui donnait :

Belladone en poudre.	0,40 centig.
Sucre en poudre....	1 gr.

F. S. A. trente paquets.

Un paquet par jour pour un enfant d'un an.

Deux paquets par jour pour un enfant de deux ans.

Quatre paquets par jour pour un enfant de six ans.

Wetzler a formulé une poudre sédative ayant la même composition :

Poudre de racine de belladone..	1 gr.
Poudre de réglisse.............	4

En soixante prises.

Deux prises pour les enfants au-dessous d'un an.

Trois prises pour les enfants au-dessous de deux ans.

Et augmenter graduellement selon l'âge jusqu'à douze prises en vingt-quatre heures.

Bouchut formule des pilules de la manière suivante :

Poudre de belladone.....	2 gr.
Extrait de serpolet.......	1
Oxyde de zinc...........	1

Pour quarante pilules. Une à six par jour.

Cadet de Gassicourt emploie le sirop suivant :

Sirop de belladone......	50 gr.
Sirop de Tolu..........	150

Une cuiller à café représente 1g,25 de sirop de belladone.

On commence par une demi-cuillerée à café le matin, une demi-cuillerée le soir ; on augmente progressivement par deux cuillerées à café, jusqu'à sédation dans les quintes.

En Allemagne, on associe la belladone au bicarbonate de soude de la façon suivante :

Poudre de racine de belladone.	0g,10
Bicarbonate de soude.........	0 ,20
Sucre blanc..................	3 ,00

F. S. A. dix doses.

Trois à quatre paquets par jour.

Trousseau conseillait un sirop de sulfate neutre d'atropine ainsi constitué :

Sulfate neutre d'atropine..............	0,1 centig.
Sirop de sucre......	200 gr.

5 grammes de ce sirop, c'est-à-dire une cuillerée à café, renferment un quart de milligramme de sulfate d'atropine.

(1) Le *musc* a été surtout employé par Frank, qui le considérait comme héroïque chez les enfants très impressionnables. Il administrait la potion suivante :

Potion de Frank.

Musc..............	0,10 centigr.
Mucilage de gomme.	8 gr.
Sirop de roses......	8
Eau de roses.......	30

Une cuillerée à café toutes les deux heures.

Des antispasmodiques. fœtida (1), la valériane (2), l'oxyde de zinc (3), ont été conseillés dans la coqueluche, et malgré les faits favorables signalés pour le musc par Rofenstein, Fuller, Frank, Lefèvre (de Saint-Pétersbourg) ; pour l'asa fœtida par Kopp, Samuel, Maire (du Havre), Bérinquin ; pour l'oxyde de zinc par Rilliet et Barthez ; pour la valériane par Michéa, ces médications sont complètement abandonnées.

De l'acide cyanhydrique. Il n'en est pas de même de l'acide cyanhydrique ou des substances qui le renferment, qui a été employée, il y a de longues années, par Fontaneilles et Edwin Altée (de Philadelphie) dans la coqueluche. West a repris cette médication et s'en loue beaucoup (4).

(1) L'*asa fœtida* a été employée par Kopp en potion et en émulsion. Le plus souvent on a utilisé ce remède en lavement pendant la période spasmodique de la maladie. Voici la formule de la potion de Kopp :

Potion de Kopp.

Asa fœtida..................	4 gr.
Mucilage de gomme arabique.	30
Sirop de guimauve............	30

Une cuillerée à café de deux heures en deux heures, pour un enfant de deux à quatre ans.

(2) La *valériane* a été surtout administrée sous la forme de valérianate d'atropine par Michéa. On donne ce médicament aux enfants à la dose d'un demi-milligramme, sans jamais excéder un milligramme par jour.

Bérend a allié la valériane à l'oxyde de zinc dans la formule de la poudre contre la coqueluche qui porte son nom.

Poudre de Bérend.

Oxyde de zinc......	0,30 centigr.
Poudre de valériane.	2 gr.
Sucre en poudre....	2

F. S. A. six paquets.

Un paquet toutes les trois heures.

(3) L'*oxyde de zinc* a été donné par Rilliet et Barthez à la dose de 5 centigrammes toutes les trois heures pour les enfants d'un à trois ans et à la dose de 10 à 15 centigrammes toutes les trois heures pour les enfants plus âgés. Guersant employait le mélange suivant :

Poudre de ciguë....	0,01 centigr.
Poudre de belladone.	0,01
Oxyde de zinc......	0,01

Pour un paquet. On donnait trois de ces paquets par jour.

(4) West se sert de la solution d'acide cyanhydrique de la Pharmacopée de Londres, qui est plus faible que la solution du Codex français. Voici d'ailleurs les formules de ces deux acides :

Acide cyanhydrique (Cod. fr.).

Cyanure de mercure pulvérisé...............	100 gr.
Chlorhydrate d'ammoniaque pulvérisé.....	45
Acide chlorhydrique (densité de 1,17)..........	90

Une fois l'acide cyanhydrique obtenu, on ajoute neuf fois son poids d'eau distillée, de telle sorte que l'a-

Des anesthésiques.

Tout autre est l'effet des anesthésiques proprement dits, comme le chloroforme, l'éther, le chloral, qui ont été proposés contre la coqueluche.

De l'éther et du chloroforme.

C'est en Angleterre surtout que l'on s'est servi des anesthésiques. En 1853, Fleetwood Churchill avait déjà employé les inhalations d'éther contre la coqueluche, puis il lui substitua le chloroforme. Malgré l'appui que West a donné à cette médication, et quoiqu'on se soit efforcé par des mélanges, comme l'a fait Wilde, d'augmenter l'action thérapeutique de ces inhalations, cette méthode est peu usitée, du moins dans notre pays (1).

cide cyanhydrique renferme un dixième d'acide anhydre.

Celui de la Pharmacopée anglaise a la formule suivante :

Acide cyanhydrique extemporané.

Cyanure d'argent	134 gr.
Acide chlorhydrique (densité de 1,18)	10
Eau distillée	30

Cet acide cyanhydrique renferme 2,7 pour 100 d'acide anhydre.

Les préparations que conseille West sont les suivantes :

Acide cyanhydrique dilué à 2 pour 100	0g,26
Sirop simple	6 ,00
Eau distillée	25 ,00

Une cuillerée à café toutes les six heures pour un enfant de neuf mois, ou bien :

Acide cyanhydrique à 2 pour 100	0g,24
Emulsion d'amandes gommée	30 ,00

Cette potion s'administre aux mêmes doses que la précédente.

Pour West, ce médicament donnerait des résultats quelquefois merveilleux, il diminuerait les paroxysmes de toux d'une manière presque immédiate. Il reconnaît toutefois que ce médicament est souvent inerte et produit même des accidents toxiques. Aussi recommande-t-il de diviser les doses et de donner toutes les deux heures un centigramme et demi d'acide cyanhydrique dilué à 2 pour 100 (*a*).

(1) West réserve l'usage des inhalations de chloroforme pour les cas où la violence des quintes est telle, qu'elle amène des convulsions générales ; il reconnaît toutefois que la puissance de ce moyen cesse au bout de vingt-quatre à quarante heures, et que dans les cas bénins, les résultats ne sont pas très favorables, parce que les inhalations de chloroforme produisent des besoins de vomir presque aussi désagréables que la quinte elle-même.

Aussi Fleetwood Churchill avait-il recommandé cette médication chez les enfants raisonnables et chez les adultes. On trouve dans le *Bulletin de thérapeutique* le cas d'un médecin qui fut guéri d'une coqueluche con-

(*a*) West, *Leçons sur les maladies des enfants*, trad. d'Archambault, p. 95.

Du chloroforme.

On avait aussi proposé le chloroforme à l'intérieur et Roger et Bouchut ont fait à cet égard quelques tentatives, tentatives qui n'ont pas eu de suite depuis qu'on a introduit le chloral dans la thérapeutique.

Du chloral.

Le chloral a été appliqué dès 1870, par Ferrand, à la cure de la coqueluche et depuis ce médicament a continué à rester dans la pratique courante du traitement de cette affection; non pas qu'il soit un spécifique de la coqueluche, mais parce qu'il permet d'obtenir le sommeil, de faire disparaître les vomissements et de diminuer le nombre des quintes; les résultats obtenus par Karl Lorey en Allemagne, et ceux qu'a constatés Chatin en France, sont absolument démonstratifs sur cette action du chloral (1).

tractée auprès d'une de ses malades par les inhalations de chloroforme.

Wilde fait respirer à ses malades un mélange de chloroforme, d'éther et d'essence de térébenthine, dont voici la formule :

Chloroforme...........	30 gr.
Ether.................	60
Essence de térébenthine.	10

Dès que l'enfant éprouve les prodromes de la quinte, on verse immédiatement sur un linge plié en plusieurs doubles une cuillerée à dessert du mélange et l'on tient la compresse au-devant de la bouche du malade jusqu'à la fin de l'accès.

Roger administrait le chloroforme à l'intérieur dans une potion gommeuse et il donnait ainsi progressivement, aux enfants, de six à trente gouttes de chloroforme.

Jacquart, de Tourcoing, a d'ailleurs recueilli tous ces faits dans sa thèse.

Bouchut préconisait au contraire le sirop de chloroforme suivant :

Chloroforme........	1 gr.
Alcool.............	7
Sirop de sucre......	100 (a).

(1) Karl Lorey administrait le chloral dans la forme suivante :

Hydrate de chloral.....	5 gr.
Eau distillée..........	150
Sirop d'aconit d'orange.	15

de une à trois petites cuillerées selon l'âge de l'enfant.

C'est à l'hôpital de la Charité de Lyon que Chatin a fait ses recherches; il employait l'hydrate de chloral mélangé à l'iodure de potassium et donnait 50 centigrammes à 2 grammes de bromure associés à 2 grammes de chloral.

Dans trente cas de coqueluche, il a ainsi obtenu vingt-trois cas de guérison rapide (b).

(a) Jacquart, *Traitement de la coqueluche par le chloroforme*, thèse de Paris, 1859. — West, *Leçons des maladies des enfants*, trad. d'Archambault, p. 498. — *Zur Therapie des Keuchhustens* (*Deutsch Arch. für klin. Med.*, XIV vol., p. 261).

(b) Ferrand, *Du traitement de la coqueluche par le chloral* (*Bull. de thérap.*, janvier 1870). — Karl Lorey, *Deutsch Klinik*, 1861.

A côté des antispasmodiques et des anesthésiques, il faut placer les médicaments qui diminuent le pouvoir excito-moteur de la moelle et du système ganglionnaire, comme les bromures et les préparations de ciguë, qui ont trouvé leur application dans la coqueluche, considérée comme névrose.

Les bromures ont été très employés dans le traitement de la coqueluche. En France nous usons surtout du bromure de potassium (1), soit seul, soit associé à d'autres médicaments actifs, l'aconit par exemple, comme l'a fait Antonin de Beaufort. Les médecins anglais et en particulier Arley et Gibb préfèrent le bromure d'ammonium, qu'ils administrent à la dose de 15 à 20 centigrammes trois à quatre fois par jour (1). Kœrner (de Trebnitz) a proposé de faire pénétrer le bromure de potassium non par l'estomac, mais par des pulvérisations. Vous verrez, par la suite, que les bromures sont un bon médicament dans la coqueluche et qu'ils méritent d'être conservés. Des bromures.

Les préparations de ciguë ont été autrefois vantées par Storck et par Butter; plus récemment, en 1871, Schlesinger De la ciguë.

(1) On a associé le bromure ou les bromures à un grand nombre de médicaments. Blache prescrivait, par exemple, la formule suivante :

Sirop de Tolu........	20g,00
Bromure de potassium.	0 ,30
Alcoolature d'aconit..	0 ,25

d'une à huit cuillerées à café en vingt-quatre heures.

Antonin de Beaufort préconisait le sirop suivant :

Alcoolature d'aconit....	XX gouttes.
Bromure de potassium..	2 gr.
Sirop de Tolu........	120

Kœrner (de Trebnitz) a repris, dans le traitement de la coqueluche, la médication conseillée par Waldenburg, Helnicke et Gerhardt, et il a employé les pulvérisations de bromure de potassium.

C'est ainsi qu'il se sert d'une solution à 5 pour 100, et il fait ses pulvérisations de 20 grammes, lesquelles sont répétées trois fois par jour.

Après une durée de cinq jours de traitement, selon lui, les quintes devraient généralement disparaître (a).

(a) Kœrner, *Ueber der Inhalation von Bromkali bei Tussis Convulsiva* (*Berliner klinische Wochens.*, n° 46, p. 687, 17 novembre 1879).

les a utilisées de nouveau associées au tartre stibié (1). Malgré la découverte de la conine ou cicutine cristallisée par Mourrut, malgré les expériences que j'avais faites avec le bromhydrate et qui m'avaient montré que cette substance diminue la neurilité du pneumogastrique (2), je n'ai obtenu dans le traitement de la coqueluche que des résultats négatifs.

On pourrait placer à côté de ces préparations les sels d'argent, qui, administrés à l'intérieur, auraient la propriété de diminuer les fonctions excito-motrices de la moelle. Le nitrate d'argent a été employé en Allemagne; Trousseau (3) en aurait usé aussi avec avantage; plus récemment Robert Bell a repris cette médication et a substitué au nitrate d'argent l'iodure d'argent (4).

De l'opium.

J'en aurai fini avec cette longue énumération des préparations antispasmodiques et calmantes, si je vous signale l'opium, qui, comme vous le pensez bien, a été conseillé depuis longtemps contre la coqueluche, soit qu'on l'ait administré seul, soit associé à d'autres substances, soit qu'on ait pris un de ces alcaloïdes, la morphine ou la codéine.

Quelle est la valeur thérapeutique de tous ces médicaments

(1) Voici la formule de la potion préconisée par Schlesinger :

Tartre stibié.... 0,05 centigr.

Dissolvez dans :

Eau.............. 60 gr.

Ajoutez :

Extrait de ciguë..... 0g,10
Sirop de framboises.. 15 ,00

A prendre en deux jours.

(2) Voir, t. Ier, *Leçons sur les maladies de l'orifice aortique; du traitement de la dyspnée cardiaque.*

(3) La préparation de Trousseau était la suivante :

Nitrate d'argent cristallisé.. 0g,01
Eau distillée.............. 30 ,00
Sirop simple.............. 20 ,00

Par petites cuillerées à café d'heure en heure.

(4) Robert Bell a proposé dans le traitement de la coqueluche l'iodure d'argent; il donne ce médicament à l'intérieur à la dose de 6 milligrammes trois fois par jour; il pense que ce médicament agit en diminuant la sensibilité morbide du pneumo-gastrique (a).

(a) Bell, *The Treatments of Howping caugh by the Iodide of Silver* (*Obst. Journ.*, t. XXXIII, p. 589).

administrés dans la coqueluche considérée comme une névrose spasmodique ? L'expérimentation et la clinique ont répondu à cette question. Wolkenstein, dans des expériences fort curieuses faites sur des lapins, et chez lesquels il a cherché expérimentalement quels étaient les médicaments qui diminuaient d'une façon sensible l'excitabilité du laryngé supérieur et les actes réflexes qui en résultent, nous a montré que seuls la morphine, le cyanure de potassium, le chloral et le bromure avaient cette propriété, tous les autres médicaments étant sans action (1). De la valeur des antispasmodiques et des calmants.

La clinique, elle, met en lumière cet autre fait, qu'aucun de ces médicaments n'a une vertu spécifique dans la coqueluche, et que si un grand nombre d'entre eux calment et atténuent certains symptômes, aucun d'eux ne possède une vertu curative indiscutable.

En présence de ce double résultat, je suis d'avis qu'il ne faut user chez les enfants que des substances les moins dangereuses à leur économie ; c'est pourquoi je repousse d'abord l'opium et vous recommande d'être très prudents dans l'emploi de la belladone, mais vous pouvez user au contraire des bromures, du chloral, de l'eau distillée de laurier-cerise, qui sont généralement bien supportés par les enfants.

(1) Wolkenstein a fait des expériences sur les animaux : chats, chiens, lapins, pour savoir quel était le médicament qui diminuerait le plus l'excitabilité du laryngé supérieur ; il fixait d'abord le pouvoir réflexe de l'animal vivant en mesurant le temps qui sépare les excitations des réflexes, puis il empoisonnait les animaux avec les médicaments suivants : bromure de potassium, belladone, chloroforme, hyoscyamine, aconit, alcool, morphine, cyanure de potassium, calomel et hydrate de chloral. Il pratiquait la trachéotomie et examinait de nouveau l'excitabilité du laryngé supérieur. La belladone, le chloroforme, l'aconit, l'hyoscyamine, l'alcool, le calomel, n'ont jamais détruit cette excitabilité, tandis qu'au contraire, la morphine, le cyanure de potassium, le chloral, le bromure la font disparaître en totalité ou en partie ; le plus actif de tous ces médicaments est la morphine (*a*).

(*a*) Wolkenstein, *Zür Kenntnip der Rational therapie des Stickhusten* (*Centralblatt*, 1875, n° 55, p. 868).

Des expectorants.

Considérée comme bronchite et comme simple catarrhe pulmonaire, la coqueluche a été l'objet de certaines médications spéciales, telles que les vomitifs, le soufre, le tannin, l'alun, etc., etc.

Tout le monde est d'accord pour admettre l'utilité des vomitifs dans le traitement de la coqueluche, surtout dans les premières périodes de la maladie; c'est là une médication qui s'impose et sur laquelle ne s'élève aucune discussion, On a associé la médication vomitive à d'autres médicaments antispasmodiques; c'est ce qu'ont fait Mascarel, Gibert (du Havre), etc. (1).

Le soufre a été conseillé dans la coqueluche par Horst, mais la vertu curative réelle est plus que douteuse. Le tannin et l'alun ont été considérés comme plus actifs, et Dorey, Durr (2), Geigel, Gerhardt nous ont vanté les effets de ces médicaments, qui ont d'ailleurs été peu employés (3). Enfin Griepenkerl a traité avec succès les coquelucheux par le seigle ergoté (4).

(1) Gibert (du Havre) conseille contre la coqueluche des pilules composées de :

Extrait de belladone.	0,001 milligr.
Tartre stibié........	0,001

Il en donne de trois à six par jour à un enfant de trois ans.

Cette méthode a été expérimentée par Bergeron et aurait donné des succès dans le quart environ des cas, une amélioration notable dans la moitié, et un résultat nul dans le reste (a).

(2) Voici la potion de tannin préconisée par Durr :

Tannin..........	2 à 5 milligr.
Fleurs de benjoin.	2 à 5
Sucre candi pulvérisé...........	8g,50

Faire huit paquets. Un paquet toutes les deux heures.

(3) A l'hôpital de Londres, on fait usage de la potion à l'alun suivante :

Alun................	1g,25
Extrait de ciguë	0 ,60
Sirop de pavots rouges.	8 ,00
Extrait de fenouil	90 ,00

Toutes les six heures une cuillerée à dessert.

West conseille, lui, la potion suivante :

Alun...............	1g,50
Acide sulfurique dilué.	0 ,75
Sirop de coquelicots.	18 ,00
Eau pure............	61 ,00

Une cuillerée à dessert toutes les six heures.

(4) La potion de Griepenkerl était ainsi conçue :

Poudre grossière de seigle ergoté....	1g,50 à 2 gr.

(a) Cornilleau, *Du traitement de la coqueluche par les pilules de tartre stibié et de belladone*, thèse de Paris, 7 avril 1879, n° 415.

J'en aurai fini avec les médicaments administrés contre la coqueluche, considérée comme bronchite ou comme laryngite, en vous signalant les cautérisations du larynx faites au moyen de solutions de nitrate d'argent, proposées par Ebenezer Waston (a).

De la médication anti-parasitaire.

L'origine parasitaire, réelle ou supposée, de la coqueluche a été l'objet d'un grand nombre de médications (1). D'abord nous avons le traitement par le séjour dans les salles d'épuration des usines à gaz, traitement il y a une dizaine d'années très en vogue et qui est aujourd'hui complètement abandonné.

Faire bouillir une demi-heure avec :

Eau commune........	Q. S.
Colature.............	32 gr.

Ajouter :

Sucre blanc en poudre...	48 gr.

Une cuillerée à café toutes les deux heures pour un enfant de cinq à sept ans.

(1) Dans les salles d'épuration, on fait passer les gaz résultant de la distillation de la houille, sur un mélange de sciure de bois et de sulfate de fer qui ont pour propriété d'absorber l'acide sulfhydrique et l'ammoniaque. Commenge, à l'usine à gaz de Saint-Mandé, a traité 142 enfants, sur lesquels il y a eu 34 guérisons et 24 améliorations, 10 insuccès et 54 cas sur lesquels on n'a pas eu de renseignements. Bertholle, à l'usine des Ternes, a observé 901 enfants traités par ce moyen, 219 ont été guéris, 112 ont été améliorés, et il y en a 406 sur lesquels on n'a pas eu de renseignements ; Créquy, à l'usine à gaz de la Villette, a observé 10 coquelucheux, 4 ont été améliorés et 6 n'ont éprouvé aucun résultat de la médication.

On a observé de nombreux faits de pneumonie à la suite de cette médication.

On a fait aussi, sous le nom de gazéol, des atmosphères artificielles rappelant celles des usines à gaz. Monti (de Vienne) a fait l'expérience avec un de ces produits dont voici la composition :

Ammoniaque impur du gaz.	1 kilogr.
Acétone..................	10 gr.
Naphtaline...............	1
Benzine impure (benzol)...	10
Goudron récent des barillets.	100

On place de deux à quatre cuillerées à bouche de ce gazéol dans une soucoupe chauffée au bain-marie. D'après le docteur Monti, ce gazéol n'aurait eu aucune action favorable sur la marche de la coqueluche (b).

(a) Ebenezer Waston, *An the Topical Medication of the Larynx*, in-8°, London, 1854.

(b) Roger, *Du traitement de la coqueluche sur les usines à gaz* (*Acad. de méd.*, 19 octobre 1880). — Monti, *Ueber die Behandlung der Keuchhustens mit Inhalationem von Gazeol* (*Jahrb. f. Klinderheilk.*, 5 décembre 1872, p. 102-105).

Atmosphère des salles d'épuration.

L'atmosphère de ces salles d'épuration est très complexe, mais elle renferme surtout du sulfhydrate d'ammoniaque, de l'acide phénique et du goudron ; malgré les résultats favorables signalés par Commenge, Bertholle et Créquy, dans son récent rapport à l'Académie, Roger nous a montré l'incertitude de ce traitement et les dangers qui peuvent en résulter.

Des pulvérisations d'acide phénique.

Depuis, la méthode s'est perfectionnée, est devenue plus scientifique ; on a fait vivre les enfants atteints de coqueluche dans un air chargé de principes antiparasitaires, comme l'acide phénique, le pétrole, le benzoate de soude. Ortille (de Lille) (1) s'est fait en France le défenseur de ces inhalations d'acide phénique, qui ont été employées, en Alle-

(1) Voici comment procède Ortille pour le traitement de la coqueluche : au moment de l'inspiration soufflante qui suit la quinte, il fait approcher de la bouche du malade un flacon à large tubulure contenant une solution d'acide phénique. Pendant la nuit, il fait placer dans la chambre une assiette remplie de pétrole, de benzine et d'acide phénique. Ajoutons qu'il joint à ce traitement les préparations antispasmodiques, telles que la belladone.

Scheiding fait vivre les enfants dans une atmosphère d'acide phénique, et pour cela il dispose au chevet du lit une tenture de draps que l'on arrose trois ou quatre fois par jour avec une solution au centième.

Robert Lee emploie un inhalateur de son invention, fait inhaler pendant dix à quinze minutes, toutes les quatre heures 7 grammes d'une solution au dixième d'acide phénique dans 120 grammes d'eau.

Gerhardt et Burchardt emploient une pulvérisation par la vapeur d'une solution contenant 1g,50 d'acide phénique pour 100 grammes d'eau. On place l'enfant à 10 centimètres du tube pulvérisateur et l'on répète ces séances trois fois par jour.

Thorner emploie contre la bronchite les inhalations d'acide phénique au centième, qu'il élève rapidement au cinquantième ; il fait surveiller avec soin l'état des urines et discontinuer les inhalations aussitôt qu'apparaissent les signes d'intoxication.

Oltramare (de Genève) donne à l'intérieur l'acide phénique de la façon suivante dans la coqueluche :

Acide phénique cristallisé..	1 gr.
Sirop de menthe	40
Eau	80

Hildebrant est partisan des inhalations de pétrole ; il les fait pratiquer de la façon suivante : on trempe dans l'huile de pétrole de petits chiffons, on les abandonne sur l'oreiller du patient. Pendant le jour, on met dans la chambre du sujet des petites assiettes recouvertes de pétrole.

Henke, qui a trouvé des organismes inférieurs dans l'expectoration des coquelucheux, a proposé de traiter cette coqueluche par les inhalations de sulfate de quinine et il prétend n'avoir eu qu'à se louer de cette pratique.

magne, par Scheiding, Gerhardt, Burchardt, Thorner, etc.; en Suisse, par Oltramare; en Angleterre, par Robert Lee. Hildebrant a conseillé le pétrole en inhalations; Henke, les pulvérisations avec le sulfate de quinine; Tordeus, le benzoate de soude.

Après les médications antispasmodiques, anticatarrhales et anti-parasitaires, se placent celles qui ne se rattachent à aucune théorie, ce sont les médications empiriques, à savoir : la cochenille (1), qui a été successivement proposée par Wachlt, De la médication empirique.

On a aussi appliqué la quinine à l'intérieur dans la coqueluche. Edward Bruen a donné des doses assez fortes en vingt-quatre heures. Pour un enfant de trois ans, il administre 30 centigrammes, même jusqu'à 1 gramme et 1g,20 pour les enfants de onze ans; malgré ces doses, l'auteur reconnaît que la quinine n'a jamais une action curative complète. Raymund partage le même avis.

Keating a retiré de bons effets de cette médication; il associe le carbonate d'ammoniaque à la quinine et donne aussi des doses relativement fortes, jamais moins de 60 centigrammes.

Tordeus emploie à l'intérieur le benzoate de soude, suivant la formule donnée par Letzerich, et que voici :

Benzoate de soude.......	5 gr.
Eau....................	40
Eau distillée............	40
Sirop d'écorces d'oranges.	10

Prendre une cuillerée d'heure en heure. Cette potion diminuerait le nombre et la fréquence des accès (*a*).

(1) Les cochenilles sont des insectes hémiptères formant la famille des coccidés ou cochenilles et désignés par les naturalistes sous le nom générique de *coccus*. Laboulbène divise les cochenilles en quatre groupes subdivisés eux-mêmes en genres. Dans le quatrième groupe, ou tribu des coccidés, rentrent le genre kermès, dont l'espèce la plus remarquable est le *kermès vermillio* (Planchon)

(*a*) Ortille, *Du traitement de la coqueluche par les inhalations phéniques* (*Abeille médicale*, 14 juin 1875, p. 223). — Scheiding, *Traitement de la bronchite par les inhalations phéniques* (*Allgemeine med. Centralzeitung*, 23 novembre 1879, in *Bull. Klin. Wochens.*, n° 52, p. 772, 29 décembre 1879). — Burchardt, *Contribution à l'étude de la coqueluche* (*Deutsche Klinik*, 1874, n° 41). — Oltramare, *Congrès médical*, octobre 1880. — Hildebrant, *Med. Woch.*, janvier 1878, et *Med. Times*, février 1878.— Henke, *Ueber Mikroskopische Organismen in den Sputis Keuchhustenkranken Kinder und über die Wirkung der Chinininhalationen in dieser Krankheit* (*Deutsche Arch. für klinische Medicin*, XIIe vol.) — E. Bruen, *Philadelphia Med. Times*, juillet 1875. — Raymund, *Deutsche Klin.*, 1874. — W. Keating, *Philadelphia Med. Times*, décembre 1874. —Thorner, *Deutsche Arch. für klin. Med.*, t. XXII, p. 314. — Tordeus, *Du traitement de la coqueluche par le benzoate de soude* (*Journ. de méd. de Bruxelles*, mai 1880, p. 281).

Bennewitz, Zimmermann, Paresi, Dieudonné, Rilliet; le succin (1), dont l'huile volatile a été recommandée par Danet;

vivant sur le chêne, et le genre coccus proprement dit; à côté d'eux, d'autres nombreux genres tels que les cochenilles des genres *nidularia* (vivant sur le chêne vert), *antonina* (vivant au pied des charmes), *ericoccus* (vivant dans le midi sur les feuilles de buis, bruyère, thym, etc.), *acanthococcus* (dans les sillons de l'écorce de l'érable champêtre), etc., etc.

D'une façon générale, on considère les cochenilles comme nuisibles pour l'arbre sur lequel elles vivent; elles peuvent entraîner, dit-on, la mort des plus grands arbres.

Les cochenilles utiles soit pour les arts, soit pour la médecine, sont:

1° La cochenille proprement dite, ou du nopal, ou du Mexique, ou de Honduras, vivant sur les cactus. Dans le commerce, il y en a trois espèces: la mestègue (fine ou jaspée), la noire, la silvestre brune ou d'un rouge terne.

De la cochenille ordinaire on retire le carmin, qui, s'il est pur, se dissout complètement dans l'ammoniaque;

2° La cochenille kermès ou cochenille du chêne, kermès animal ou végétal, graine d'écarlate, vivant sur le *quercus coccifera* des bords de la Méditerranée.

3° La cochenille laque (*carteria lacca*), importante pour l'industrie et qui fournit la résine laque et la laque carminée; la laque est un produit très résineux, entourant l'insecte lui-même et résultant de l'exsudation produite par les piqûres de la *carteria lacca*;

4° La cochenille mannipare, vivant sur le *tamarix mannifera*, et amenant par ses piqûres sur les branches de cet arbre l'extravasation d'un suc qui tombe à terre et constitue, d'après Ehrenberg, la manne des Israëlites ou sinaïtique;

5° Les cochenilles à cire, céroplastes. On fait bouillir dans l'eau ces insectes et après le refroidissement on obtient de la cire qu'on utilise pour l'éclairage.

En pharmacie, on se sert des cochenilles femelles. On en fait un sirop et une teinture.

Les médecins anglais et allemands prescrivent contre la coqueluche la poudre de cochenille à la dose de 1 gramme dans 30 grammes de sirop de sucre dissous dans 192 grammes d'eau tiède; on donne dans les vingt-quatre heures trois cuillerées à café de cette préparation. Vigier a fait le sirop suivant:

Cochenille...............	2g,50
Carbonate de potasse....	2
Eau distillée bouillante...	140
Sucre..................	225

Pour faire un quart de litre de sirop.

Dose: une à trois cuillerées à soupe par jour.

Voici comment Wachlt donnait la cochenille aux enfants:

Cochenille............	0g,50
Bitartrate de potasse...	0 ,50
Sucre en poudre......	30 ,00
Eau bouillante........	120 ,00

A prendre par cuillerée à café toutes les deux heures.

La prescription de Bennewitz s'éloignait peu de la précédente. La voici:

Cochenille..........	0g,20
Sel de tartre	0 ,40
Eau bouillante.......	45 ,00
Sirop de sucre	30 ,00

(1) Le succin, ou karabé, ou ambre jaune, est une résine fossile qu'on

le gui de chêne (1), dont les effets ont été vantés dans la coqueluche par Willis, Baglivi et surtout par Dumont (de Gand) ; le

trouve dans les terrains à lignites de la Picardie, sur les bords de la mer et surtout sur les bords de la Baltique. C'est un corps dur, semi-transparent, léger, cassant, jaunâtre ; il est recouvert de couches ligneuses appelées *bois minéral ;* il a une odeur développée par le frottement et une saveur âcre et désagréable ; il est inflammable.

D'après Berzélius, il contient : huile odoriférante ; deux résines, une soluble dans l'alcool, l'éther et les alcalis, une autre peu soluble dans l'alcool, mais soluble dans l'éther et les alcalis ; acide succinique, soluble dans l'eau et l'alcool, mais non dans l'essence de térébenthine ; et un principe (bitume) soluble dans le chloroforme.

Soumis à la distillation sèche dans une cornue, le succin donne : 1° acide succinique impur ou sel volatil de succin ; 2° liquide aqueux contenant de l'acide acétique, de l'acide succinique et de l'huile pyrogénée : c'est l'esprit volatil de succin ; 3° un liquide huileux surnage, c'est l'huile volatile de succin.

Le succin entre dans la préparation du baume de Fioravanti, eau de Luce, sirop de karabé ou sirop d'opium succiné.

On a beaucoup vanté le succin contre les affections spasmodiques, et on l'a ordonné comme aphrodisiaque et emménagogue.

On le prescrit en poudre (50 centigrammes à 4 grammes), teinture (2 à 4 grammes en potion), fumigations.

L'huile volatile qui entre dans la teinture d'ammoniaque composée, se prescrit à l'intérieur à la dose de 10 à 15 gouttes dans l'hystérie et l'aménorrhée.

Danet formulait ainsi sa potion contre la coqueluche :

Sirop de succin.	X à XX gouttes.
Huile volatile de succin.......	X à XX
Teinture de succin..........	1 à 4 gr.

(1) Le gui (gui blanc, gui commun, gui parasite, gillon, verguet), *viscum album*, est un arbuste parasite et toujours vert de la famille des loranthacées. Il croît sur le chêne, le pommier, l'orme, le tilleul, etc. ; il est inodore à l'état frais, d'une odeur désagréable et d'une saveur amère et âcre à l'état sec. On emploie les fruits, mais surtout l'écorce, qui contient le plus de principes actifs. On trouve dans les fruits : de la glu, de la cire, de la gomme, une matière visqueuse insoluble, de la chlorophylle, des sels de potasse, de chaux, de magnésie, et de l'oxyde de fer (Henry).

Le gui a été étudié récemment, au point de vue physiologique, par Payne. L'extrait de gui paralyserait les nerfs moteurs et sensitifs.

On l'a ordonné contre les affections convulsives, contre l'épilepsie, l'hystérie, l'asthme convulsif, le hoquet, la coqueluche, la goutte, les fièvres intermittentes, etc.

On l'administre en décoction (30 à 60 grammes par litre d'eau), poudre (4 à 12 grammes en pilules), extrait aqueux ou vineux (1 à 8 grammes en pilules ou potions).

Le gui de chêne a été administré sous la forme de sirop pour édulcorer les boissons (*a*).

(*a*) Payne, *De l'action thérapeutique et physiologique du gui de chêne* (*North. Carolina Med. Journ.*, 1881).

sous-carbonate de fer (1), expérimenté par Lombard (de Genève); l'acide nitrique, dont l'action a été signalée par Gibb (de Londres) et Arnoldi (de Montréal) (2). Enfin dans ces dernières années le drosera a été conseillé par Louvet-Lamare et la teinture de myrrhe (3) par le docteur Campardon (*a*).

(1) Le sous-carbonate de fer est donné à la dose de 1g,5 dans les vingt-quatre heures dans un looch ou un julep.

Voici la formule de la poudre de Steyman:

Sous-carbonate de fer...	1g,25
Sucre blanc............	Q. S.

En dix paquets. Un paquet toutes les trois heures pour les enfants d'un à trois ans.

On peut donner toute autre préparation ferrugineuse; c'est ainsi que Barthez utilise le sirop de tartrate, et West la potion suivante:

Teinture de fer composée....	14g,00
— de scille....... ...	0 ,80
— de ciguë...........	2 ,00
Emulsion d'amandes gommées	70 ,00

Une cuillerée à dessert trois fois par jour pour un enfant de deux ans.

La teinture de fer composée de la Pharmacopée anglaise contient du carbonate de fer gélatineux avec un mélange d'eau de roses, de sucre, de myrrhe et d'alcool de muscade.

(2) Gibb prescrivait l'acide nitrique relativement à haute dose.

Holmes prescrivait la potion suivante:

Acide nitrique dilué..	50 gr.
Teinture de cardamome composée...	10
Eau pure...........	300
Sirop simple.........	100

West affirme que cette méthode, employée à l'Hôpital des enfants de Londres, a été complètement impuissante (*b*).

(3) La myrrhe est une gomme-résine, soluble dans l'eau et dans l'alcool, et contenant, d'après Brandes: huile volatile, résine molle et sèche, gomme soluble et insoluble, sels de potasse et de chaux. Cette résine est fournie par le *balsamodendron myrrha*, de la famille des térébinthacées (Ehrenberg et Hemprich), et en partie par l'*amyres kalaf* de Forskal ou *balsamodendron kalaf* de Kunt (Baillon).

Elle est sous forme de larmes de grosseur variable, rougeâtres, fragiles, cassant nettement, brillantes, très aromatiques; sa saveur est amère, légèrement piquante.

On administre la myrrhe, à l'intérieur, depuis 25 centigrammes jusqu'à 2, 4 et 6 grammes, en poudre (pilules, bols, électuaires, infusion), teinture (soit dans de l'eau, soit mieux dans une potion alcoolique ou vineuse), saccharure, eau distillée, vins.

Delioux de Savignac a fait un vin antigastralgique à la myrrhe:

Myrrhe de premier choix pulvérisée.............	20 gr.
Ecorces d'amandes amères.	15
Vin de Malaga............	1 litre.

Laissez macérer dix jours; filtrez. On en fait prendre un verre à madère deux ou trois fois par jour avant ou après le repas, selon le moment où les douleurs gastriques se font le plus sentir.

(*a*) Campardon, *Du traitement de la coqueluche par la teinture de myrrhe* (*Bull. de thérap.*, t. XCV, 1878, p. 193).

(*b*) Gibb, *Traité de la coqueluche* (Londres, 1854, p. 341).

J'en ai fini, messieurs, avec cette longue et fatigante énumération des moyens proposés pour combattre la coqueluche, et soyez persuadés, que malgré le soin que j'ai mis à les relever, un grand nombre de ces médications m'ont encore échappé.

Bien des causes nous permettent d'expliquer cette accumulation si grande d'agents thérapeutiques contre une affection en résumé bénigne. D'abord, c'est qu'aucun des médicaments proposés n'a de vertus curatives positives, puis c'est que la coqueluche est une affection variable d'intensité suivant les circonstances climatériques. Tel coquelucheux qui a pris son affection en été guérit promptement, tandis que tel autre qui a contracté sa maladie au début de l'hiver, la verra, malgré tous les efforts médicaux, se prolonger pendant de longs mois. N'oubliez pas aussi que la coqueluche est une maladie à cycle défini, et que, selon que l'on intervient au début ou à la fin de la maladie, on a des insuccès ou des succès. Ces raisons expliquent suffisamment la grandeur et la décadence du plus grand nombre des médications que je vous ai citées, et c'est à propos de la coqueluche que l'on peut appliquer ce mot si connu : « *Usez de ce remède, car il guérit en ce moment.* »

Des indications dans le traitement de la coqueluche.

Maintenant, me direz-vous, que devons-nous faire contre la coqueluche (1) ? Voici, messieurs, quelle est ma pratique à cet

(1) La coqueluche est une des maladies les plus communes de l'enfance ; elle peut atteindre le nouveau-né, l'enfant à la mamelle, mais elle est surtout fréquente entre un et sept ans, rare au-dessus de dix ans, et n'atteint ordinairement qu'une fois le même individu. Les filles seraient plus souvent et plus gravement atteintes que les garçons.

La coqueluche est contagieuse à toutes ses périodes ; elle peut sévir épidémiquement et en toute saison, particulièrement au printemps et en automne.

On divise la maladie en quatre périodes plus ou moins distinctes : période d'invasion, de sécrétion, de spasme, et période ultime ou catarrhale.

La coqueluche débute souvent comme un simple rhume, par du malaise, de l'abattement, de la fièvre, de la laryngo ou trachéo-bronchite catarrhale. La toux est d'abord sèche,

égard. Dans la première période de la coqueluche, j'emploie la méthode vomitive; puis, à mesure que la toux devient plus spasmodique et les accès plus fréquents, je conseille l'alcoolature de drosera ou la teinture de myrrhe, non que j'aie une confiance absolue dans l'action curative de ces médicaments, mais parce qu'ils peuvent être administrés à très haute dose sans produire aucun effet nuisible à l'enfant.

Je repousse entièrement du traitement de la coqueluche, chez les enfants, les médications dangereuses et qui peuvent

un peu bruyante, quelquefois fréquente, surtout la nuit, et accompagnée parfois de coryza, d'éternuements, de gonflement des paupières avec rougeur et larmoiement, ce qui peut faire croire à l'imminence d'une fièvre éruptive. Puis, après quelques jours, quatre à cinq, parfois davantage, les symptômes de catarrhe diminuent, mais la toux devient plus violente, plus ou moins fréquente, surtout le soir, et quinteuse ; les quintes, souvent sans caractère au début, deviennent bientôt caractéristiques : elles sont formées de plusieurs expirations rapides suivies d'une inspiration longue, sifflante, sonore.

Lorsque l'enfant est menacé de son accès, il devient anxieux, maussade, quitte ses jeux, pleure et s'accroche aux personnes ou aux objets voisins ; souvent aussi, effrayé et impatient, il frappe des pieds et des mains avant de tousser ; puis la toux apparaît, formée de plusieurs expirations courtes, rapprochées, sifflantes, terminées par une inspiration longue, sonore, bruyante, caractéristique ; puis, tout se calme pour reprendre avec la même intensité, et l'accès ainsi composé de plusieurs reprises successives se termine par une expectoration de mucosités filantes, glaireuses, mêlées parfois à des matières alimentaires.

Survenant sous des influences diverses, brusquement ou précédés de malaise, ces accès durent de 15 secondes à 1 ou 2 minutes et même davantage ; ils sont plus ou moins fréquents : dans les cas légers, on en compte de 20 à 30 par jour ; dans les cas plus graves, il peut y en avoir 40 et plus.

Pendant l'accès, l'enfant, anxieux, a le visage bouffi, congestionné, les yeux injectés ; l'accès passé, l'enfant redevient calme et retourne à ses jeux, ou se rendort, s'il a été pris pendant son sommeil, et ne paraît nullement malade jusqu'au prochain accès.

Lorsque les accès sont très violents, il peut survenir des épistaxis, de l'infiltration du sang sous les conjonctives, une évacuation involontaire des urines et des matières fécales ; parfois même il y a production de hernies.

A l'auscultation de la poitrine, on n'entend souvent rien pendant la quinte ; après, on perçoit nettement le murmure vésiculaire normal, à moins de complications pulmonaires.

Cette période convulsive a une durée variable : quinze jours, cinq semaines, six semaines et plus. Au début, les quintes sont fréquentes, rapprochées, puis elles se calment, restent stationnaires, s'éloignent peu

altérer la santé de ces derniers ; l'opium, la belladone même ne doivent être employés qu'avec un extrême ménagement ; quant à moi, je n'en fais point usage, et cela parce que j'ai vu, pour ma part, des enfants plus malades du médicament qu'on leur administrait que de la maladie dont ils étaient atteints ; car la coqueluche, qui n'entraîne la mort qu'exceptionnellement, est une affection pénible et ennuyeuse, je le reconnais, mais, en somme, peu dangereuse.

Je donne donc d'abord 10 gouttes d'alcoolature de drosera (1) ou de teinture de myrrhe; je préfère la première préparation à la

à peu et perdent leur caractère convulsif ; la dyspnée diminue et l'expectoration change ; elle devient muqueuse, plus épaisse, et quelque temps après, tout rentre dans l'ordre et l'enfant guérit. Il n'est pas rare cependant de voir la toux persister pendant quelques mois, et même, sous l'influence du froid, d'une frayeur ou de toute autre cause, reprendre son caractère primitif. Aussi ne doit-on considérer comme guéris que les enfants qui ne présentent plus de toux depuis plusieurs semaines.

Pendant la durée de la maladie, on ne constate ordinairement pas de fièvre, à moins de complications ; le pouls est en général rapide et la respiration accélérée.

Le pronostic de la coqueluche sporadique simple est le plus souvent favorable; il n'en est pas de même lorsque la maladie se complique d'affections pulmonaires (bronchite, broncho-pneumonie, phthisie) ou d'affections cérébrales (convulsions, congestion cérébrale, méningite tuberculeuse), ou lorsque des troubles gastriques graves empêchent l'alimentation des malades.

La coqueluche épidémique n'a plus aujourd'hui la gravité qu'elle a présentée à certaines époques. Les auteurs des seizième et dix-septième siècles nous ont en effet laissé la relation d'épidémies qui paraissent avoir été fort nombreuses. Telles sont les épidémies de 1403 et de 1414, de 1510 et 1557, celle de 1578 décrite par Baillou et appelée quintane, celles de 1580 à 1590, de 1724, 1732, 1746 à Vienne, 1751 à 1760 à Paris, 1749 à 1764 en Suède ; puis, plus près de nous, les épidémies de 1808 à Gênes, 1842 à Saint-Pétersbourg, 1847 à Genève, 1836 à Paris, etc., etc., qui toutes ont été remarquables par leur caractère de malignité et par les complications qui les accompagnèrent.

(1) L'action du *drosera rotundifolia* a été surtout étudiée par Currie, qui aurait constaté que ce médicament amènerait une accumulation de leucocytes dans les organes de l'abdomen et produirait un gonflement considérable de la rate, des ganglions mésentériques, des follicules clos et des corpuscules de Malpighi. Il a été conseillé depuis longtemps contre les affections de la poitrine par Dodoen (1586), par Heermann (1715), par Siegenbeck (1716).

Les homœopathes, depuis Hahnemann, ont usé de cette préparation.

seconde; puis j'augmente graduellement les doses et je donne 30, 40, 50 et 60 gouttes de ces médicaments, en les administrant de 1 à 6 gouttes toutes les heures.

Si je ne parviens pas à calmer la toux, j'utilise alors les bromures associés au chloral, et je donne, matin et soir, dans un verre de lait additionné d'un jaune d'œuf, une cuillerée à café, à dessert ou à bouche, selon l'âge de l'enfant, de la solution suivante :

℞ Bromure de potassium....	2 grammes.
— de sodium......	4
— d'ammonium....	2
Eau..................	60
Sirop de chloral	60

Enfin, j'insiste surtout sur le traitement hygiénique, qui domine en effet toute la thérapeutique de la coqueluche; aussi devons-nous ici l'examiner avec soin.

Du traitement hygiénique.

Comme l'enfant vomit les aliments et que c'est là même une des causes du dépérissement dans lequel il se trouve, vous lui donnerez souvent à manger et vous saisirez surtout le moment où une des quintes vient de se terminer. Vous pourrez y joindre, comme le conseillait Guyot, le café noir et même quelquefois quelques liqueurs alcooliques qui stimulent la digestion et l'activent; vous donnerez aussi des aliments rapidement digérés.

Vigier a étudié les préparations de *drosera*. Il conseille, comme la meilleure l'alcoolature, et à défaut de cette dernière, il recommande la teinture suivante :

Alcool à 60 degrés...	1 kilogr.
Drosera sec.........	100 gr.

Après quinze jours de macération, passer avec expression et filtrer.

Louvet-Lamare donnait 1 gramme de drosera pour un enfant de sept ans.

Dujardin-Beaumetz a montré que cette substance n'était pas toxique et qu'on pouvait la donner à dose très élevée sans inconvénients (*a*).

(*a*) Currie, *Sur l'action du drosera* (*Acad. des sciences*, 2 septembre 1861). — Louvet-Lamare, *Traitement de la coqueluche par la teinture de drosera* (*Soc. de thérap.*, 12 mai 1878). — Vigier, *Des droseras et de leur emploi en thérapeutique* (*Bull. de thérap.*, 1878). — Dujardin-Beaumetz, *Sur l'action du drosera* (*Soc. de thérap.*, mai 1878).

L'influence de l'air est considérable dans le traitement de la coqueluche, et tout le monde est d'accord pour reconnaître que le changement de localité a une influence réelle sur la marche de la coqueluche; pour qu'il soit efficace, il est nécessaire que le changement d'air soit notable et que l'enfant s'éloigne de dix ou vingt lieues au moins; il faut aussi que la coqueluche ne soit pas à son début, car l'effet que l'on obtient agit surtout aux périodes terminales de la maladie dont on diminue ainsi la durée; il faut enfin que la saison soit favorable.

Sans adopter absolument l'opinion de Maclean (1), qui veut que l'on sorte les enfants en toute saison, je crois que cette sortie ne peut donner que de bons résultats; mais il faut surveiller les enfants et éviter les temps trop brumeux ou trop froids à cause des bronchites aiguës ou des broncho-pneumonies qui viendraient compliquer d'une façon fort grave la coqueluche (2). Aussi, pendant la mauvaise saison, au moment où les déplacements sont difficiles, je vous conseille d'employer les bains d'air comprimé (3), qui, dans ces cas, comme l'ont montré Bertin, Tabarié, Gent, Standahl et Brünniche, donnent d'excellents résultats.

(1) Le docteur Maclean recommande les moyens hygiéniques suivants : vêtements chauds en hiver, légers en été. Aliments nourrissants et de facile digestion. En toute saison, exposition à l'air libre combinée avec des exercices musculaires. — Bains froids matin et soir avec frictions sur la peau. — La température de l'eau variant un peu suivant les âges. — De temps en temps purgatifs légers (*a*).

(2) Allan recommande de sortir l'enfant au grand air en ayant soin de l'envelopper chaudement et de le couvrir de flanelle. Ces promenades devront être faites en voiture. Il fait aussi pratiquer des frictions belladonisées le long de la colonne vertébrale ; enfin, il recommande d'éviter les changements brusques de température.

Comme médicament, il a recours au chloral ou au croton-chloral (*b*).

(3) L'air comprimé a été très em-

(*a*) Maclean, *The « Open air » treatment of coping-caugh* (*The Glascow Medical Journal*, novembre 1871).

(*b*) James W. Allan, *Du traitement de la coqueluche* (*Glascow Med. Journ.*, 1880, p. 93).

Tels sont, messieurs, les conseils que je vous donne pour le traitement de la coqueluche. Tout en les suivant scrupuleusement, ne comptez pas avoir des succès éclatants et n'espérez pas arrêter cette affection brusquement dans son cours; le plus souvent vous diminuerez le nombre des quintes, vous éviterez les complications, et c'est à ce rôle, fort modeste, mais fort utile, que devra se borner votre thérapeutique.

Dans la prochaine leçon nous étudierons le traitement de l'asthme.

ployé dans la cure de la coqueluche par Bertin, Tabarié, Gent.

Standahl, en 1862, a obtenu treize guérisons sur seize cas avec une moyenne de vingt et un bains; en 1863, seize guérisons sur dix-neuf cas, au bout de trois à quatre semaines; en 1864, vingt-neuf guérisons sur trente-quatre cas.

Brünniche (de Copenhague) a obtenu, en suivant le même traitement, des résultats analogues.

HUITIÈME LEÇON

TRAITEMENT DE L'ASTHME.

SOMMAIRE : De l'asthme. — Pathogénie de l'asthme. — Traitement général de l'asthme. — De l'iodure de potassium. — De l'iodure d'éthyle. — De l'ammoniaque et des sels ammoniacaux. — De l'air des étables. — Des gommes-résines. — De l'asa fœtida. — Du galbanum. — De la gomme ammoniaque. — Des sulfureux. — Des calmants. — De l'opium. — Des injections de morphine. — Des solanées vireuses. — Du datura stramonium. — Du lobelia inflata. — Des cigarettes antiasthmatiques. — Des papiers nitrés. — Des cartons fumigatoires. — Des anesthésiques. — Du chloroforme et du chloral. — Des médicaments reconstituants. — De l'arsenic. — Indications et contre-indications du traitement. — Du traitement pendant l'accès. — Du traitement entre les accès. — De l'asthme simple essentiel. — Traitement médical. — Traitement hygiénique. — Traitement hydrothermal. — De l'asthme avec emphysème. — Bains d'air comprimé. — De l'asthme cardiaque. — De l'asthme gastrique. — Des asthmes diathésiques.

Messieurs, je désire consacrer cette leçon à l'étude du traitement de l'asthme, et, comme pour la coqueluche, je vais être forcé tout d'abord de vous dire quelques mots sur la pathogénie de l'asthme, car c'est elle qui nous permettra de grouper d'une façon méthodique les différentes médications que l'on a proposées contre cette affection. Nous allons donc, comme dans la leçon précédente, passer rapidement en revue les différents médicaments qui ont été utilisés dans la cure de l'asthme, puis je vous exposerai ce que je crois le plus utile à faire en pareil cas.

D'une façon générale, l'asthme se présente sous deux aspects : dans l'un, cette maladie est considérée comme essentielle; dans l'autre, au contraire, c'est un symptôme secondaire dû aux troubles du cœur, des poumons, des gros vaisseaux, etc. Les progrès incessants de l'anatomie pathologique font diminuer chaque jour le premier de ces groupes au profit du second, et il arrivera un moment sans doute où, connaissant mieux l'asthme, nous pourrons toujours le rattacher à une lésion plus ou moins étendue; car ce mot essentiel dissimule le plus souvent notre ignorance et devra, par les progrès de la science, disparaître de notre cadre nosologique.

De la pathogénie de l'asthme.

Quoi qu'il en soit, pour expliquer l'asthme dit *essentiel*, on a invoqué trois théories : une théorie humorale, une théorie spasmodique, et enfin une théorie mixte qui se base sur l'une et l'autre de ces hypothèses (1).

(1) Nombreuses et variées sont les opinions émises sur la pathogénie de l'asthme. Pour Galien et pour beaucoup de ses successeurs (Arétée, Paul d'Egine, Fernel, Rivière, Sydenham, Hollerius, etc.), l'asthme est dû à la présence d'une humeur épaisse et visqueuse qui obstrue les bronches. Brée et Beau admettent cette manière de voir, et pour eux l'accès d'asthme n'est qu'un effort nécessaire fait pour débarrasser les voies aériennes de ce mucus tenace, visqueux et filant qui pour Brée existe dans les poumons avant l'attaque. Beau considère l'asthme comme une affection catarrhale, il peut être favorisé par une disposition héréditaire, mais le plus souvent il dépend d'un refroidissement, et la dyspnée ressentie par les malades est due au mucus qui tapisse les bronches et empêche le libre passage de l'air.

Pour van Helmont, l'asthme « n'est pas dans le monde imaginaire du catarrhe, il a son siège dans le duumvirat et a pour cause une semence virulente faisant contracter les forces du poumon ; c'est un mal caduc du poumon ». Thomas Willis admet le spasme des rameaux bronchiques et des organes de la respiration. Baglivi, Floyer admettent aussi le spasme. Pour Cullen, c'est « une constriction contre nature et jusqu'à un certain point spasmodique des fibres musculaires des bronches, laquelle s'oppose non seulement à leur dilatation nécessaire à une inspiration libre et entière, mais produit aussi une rigidité qui empêche que l'expiration se fasse librement et complètement ».

Cette opinion du spasme des muscles de Reisessen est partagée par beaucoup d'auteurs ; pour beaucoup aussi, l'asthme a son siège dans le système nerveux (Lefèvre, Salter) ; pour d'autres auteurs, la maladie dépend d'une lésion du pneumogastrique.

Bretonneau rapprochait l'asthme de l'épilepsie, et admettait sa nature nerveuse ; mais, pour lui, la gêne de la respiration était due à une congestion violente des poumons.

Trousseau considérait l'asthme comme une névrose diathésique, et les accès de dyspnée seraient dus à la contraction spasmodique des bronches s'opposant à la libre circulation de l'air dans les poumons. G. Sée attribue la dyspnée à une contraction

Doctrine humorale.

La doctrine humorale remonte à la plus haute antiquité. Galien l'avait même formulée d'une façon fort nette, en accusant les humeurs épaisses et filantes qui occupent les premières voies d'être la cause de ces accès asthmatiques. Cette doctrine galénique a été reprise à notre époque, avec beaucoup de talent, par Beau, qui attribuait, comme Galien, à la présence d'un mucus tenace, non fluide, l'obstruction des voies bronchiques, tous les symptômes de l'asthme. Pour ces auteurs, l'asthme n'est qu'un catarrhe.

Théorie spasmodique

Van Helmont combattit la doctrine de Galien; il considéra l'affection comme spasmodique et la décrivit comme le *mal caduc* du poumon, expression qui devait être reprise bien longtemps après par Trousseau, lorsqu'il qualifiait l'asthme d'*épi*-tétanique du diaphragme survenant à la suite d'une excitation directe ou réflexe du nerf vague.

Pour quelques auteurs, l'asthme est toujours symptomatique d'une autre lésion; pour Rostan et Constatt, il est symptomatique d'une lésion du cœur ou des gros vaisseaux; pour Louis et Rokitanski, il dépend d'un emphysème pulmonaire.

Todd attribue l'asthme à un empoisonnement des nerfs respiratoires ou des parties des centres nerveux avec lesquelles ils sont en rapport par une matière morbide particulière qui provoque un besoin de respiration faux et le spasme bronchique n'est qu'un symptôme qui accompagne l'asthme, sans être la cause de la dyspnée.

Parrot définit l'asthme: une névrose sécrétoire du poumon, constituée par des attaques intermittentes, dont la dyspnée est le symptôme prédominant.

Pour Jaccoud, c'est une névrose essentielle constituée par des accès de dyspnée qui résultent de la convulsion des muscles inspirateurs et des muscles bronchiques (*a*).

(*a*) Brée, *Recherches sur les désordres de la respiration*, trad. Ducamp, Paris, 1819. — Beau, *Examen des théories de la production de l'asthme par le spasme et par la retenue du mucus bronchique* (*Arch. gén. de méd.*, 3e série, t. IX, 1840; *Union médicale*, 1855; *Gaz. des hôpitaux*, 1855). — Dechambre, *Gaz. hebd. de méd. et de chir.*, 1860. — Floyer, *A Treatise on Asthma*, London, 1726. — Lefèvre, *Recherches sur l'asthme* (*Journ. hebd. des progrès des sc. et instit. méd.*, Paris, 1835). — Salter, *The Lancet*, 1866. — Trousseau, *Clinique médicale*. — G. Sée, article *Asthme* (*Nouveau dict. de méd. et de chir. pratiques*, 1865). — Rostan, *Mémoire sur l'asthme des vieillards* (*Journ. de méd.*, 1818, et *Gaz. des hôp.*, 1856). — Louis, *Mémoire sur l'emphysème*, Paris, 1826; article *Emphysème du poumon*, in *Dict. de méd.*, 1835. — Todd, *The Med. Gaz.*, 1850. — Parrot, article *Asthme* (*Dict. encyclop. des sc. méd.*, 1867). — Jaccoud, *Traité de pathologie interne*, 1872.

lepsie du poumon. Reisessen, en découvrant les fibres musculaires des bronches, donna à cette théorie une base physiologique, et depuis, tous les efforts des expérimentateurs ont tendu à localiser, autant que possible, la cause première de cet asthme, et vous trouverez, dans l'important article du professeur Sée sur l'asthme, une discussion fort intéressante à ce propos.

Théorie mixte.

Enfin la troisième théorie, ou théorie mixte, défendue surtout par Parrot, admet, comme dans la théorie de Galien et de Beau, que la sécrétion bronchique joue un rôle prédominant dans les manifestations asthmatiques; mais cette sécrétion serait sous la dépendance d'un trouble nerveux, très analogue à ce qui se passe du côté de l'œil dans les cas de névralgie faciale. En un mot, l'asthme devrait être considéré comme une névralgie sécrétoire.

La plupart des médicaments proposés (1) pour combattre l'asthme se rattachent à l'une ou l'autre de ces théories; les uns agissent comme modificateurs de la sécrétion bronchique, les autres comme antispasmodiques, les troisièmes comme antinévralgiques.

En tête des modificateurs de la sécrétion bronchique, je

(1) G. Sée, qui a étudié avec un grand soin l'action des divers médicaments employés dans l'asthme, les a groupés en huit classes de la façon suivante :

1re classe. *Anesthésiques*, qui comprennent les médicaments qui diminuent la sensibilité, comme la combustion du papier nitré, l'acide carbonique et le chloroforme ;

2e classe. *Médicaments cardiaques et vasculaires*, qui se divisent en trois groupes : *a*, auxiliaires de l'innervation vasculaire et du centre cardio-spinal, comme le bromure de potassium ; *b*, les modificateurs des nerfs vasculaires et pneumogastriques, comme la nicotine, la belladone et le datura ; *c*, les excitants des ganglions cardiaques, la caséine, la théine, l'alcool ;

3e classe. *Les poisons soporifères*, opium ;

4e classe. *Les poisons des nerfs moteurs*, ammoniaque ;

5e classe. *Modificateurs de la nutrition*, arsenic, iodure de potassium ;

6e classe. *Médicaments agissant sur les gaz du sang*, aérothérapie ;

7e classe. *Modificateurs de l'épithélium et de la sécrétion*, alcalins, soufre.

placerai l'iodure de potassium (1), qui, comme vous le savez, s'élimine par le poumon et par les fosses nasales, et détermine, dans les premières voies aériennes, un catarrhe plus ou moins intense. Ce médicament a été donné, d'une façon absolument empirique, d'abord en Angleterre, par Green, en 1860, et en France surtout par Aubrée, qui, dès 1864, faisait connaître, dans le *Bulletin de thérapeutique*, la recette d'une potion antiasthmatique qui a joui et jouit encore d'une grande réputation. Salter, Trousseau et plus récemment le profes- De l'iodure de potassium.

8e classe. *Médications complexes*, eaux minérales et hydrothérapie.

Le docteur Lamothe présente le tableau suivant à propos du traitement de l'asthme :

Asthme intermittent.	Dans les intermittences : 1° Liqueur de Fowler. Dans les accès : 2° Injections de morphine.

Dans les deux cas : 3° Macérations de digitale.

Asthme arthritique. Asthme continu.	4° Iodure de potassium. Dans les exacerbations: 5° Expectorants, sirop d'ipéca, potion émétique, et puis des injections de morphine *(a)*.

(1) C'est Green qui, en 1860, a signalé le premier l'emploi de l'iodure de potassium dans l'asthme, en indiquant la formule d'un remède secret qu'on vantait à Boston comme antispasmodique. Cette formule était la suivante :

Iodure de potassium.........	8 gr.
Teinture de lobélia...........	25
Teinture d'opium camphrée..	25
Décoction de polygala........	100

Aubrée publia la formule de son remède antiasthmatique en 1864. Elle est la suivante :

Racine de polygala..	2 gr.
Eau................	125

Faites réduire par décoction à 60 grammes et ajoutez :

Iodure de potassium..	15 gr.
Sirop d'opium........	120
Eau-de-vie...........	60

Colorez la liqueur.

Teinture de cochenille.... Q. S.

Filtrez.

Trousseau, en 1869 ; Betz, en 1869 ; Weber, en 1871 ; Leiden, en 1872 ; Spurgen, en 1874, ont employé l'iodure de potassium dans l'asthme.

Germain Sée en a fait le sujet d'une communication en 1869 à l'Académie de médecine. Il donne au début 1g,25 et augmente les doses jusqu'à 3 grammes, et fait prendre une cuillerée à dessert avant chaque repas de la solution suivante :

Iodure de potassium..	10 gr.
Eau.................	200

Sée associe souvent l'opium et le chloral à l'iodure de potassium *(a)*.

(a) G. Sée, article *Asthme* (*Dict. de médecine et de chirurgie*). — Lamothe, *Du traitement de l'asthme par la médication altérante*, thèse de Paris, juillet 1879, n° 324.

(b) Aubrée, *Bull. de thérap.*, t. LXVII, 1864, p. 289. — G. Sée, *Du traitement de l'asthme par l'iodure de potassium* (*Bull. de thérap.*, t. XCIV, 1878, p. 97).

seur Sée, ont montré tous les avantages de cette médication.

A côté de l'iodure de potassium doit se placer la gomme ammoniaque, que vantait Trousseau dans le traitement de l'asthme humide et dont je vous ai déjà parlé, dans la leçon précédente, à propos des catarrhes pulmonaires; puis l'ammoniaque et, en particulier, le carbonate d'ammoniaque, que Melsens a de nouveau proposé d'employer en inhalations, en faisant porter à chaque malade, en avant de la poitrine, un sachet renfermant une plus ou moins grande quantité de ce sel (1). Floyer (*a*) employait, lui, le chlorhydrate d'ammoniaque mêlé à l'eau panée; on a aussi conseillé l'acétate, à la dose de 10 à 20 grammes. Mais, à coup sûr, la médication qui eut autrefois le plus de vogue fut celle préconisée par Ducros (de Marseille) (2), sous le nom de *cautérisation encyclique*, et qui consistait à toucher le plancher vertébral du pharynx, chez les asthmatiques, avec un pinceau trempé dans l'ammoniaque;

(1) Melsens a fait sur lui-même l'expérience: atteint d'une forte bronchite, il plaça sur sa chemise, en avant de la poitrine, un sachet renfermant de petits blocs de carbonate d'ammoniaque: l'amélioration fut très prompte. Depuis, ce moyen employé chez d'autres malades lui a toujours donné de bons résultats. Chaque malade porte ainsi avec lui, dit Melsens, sa petite étable (*b*).

(2) Le procédé de Ducros consistait à toucher le plancher vertébral du pharynx avec un pinceau de charpie ou de blaireau trempé dans l'ammoniaque liquide. L'effet de cette cautérisation est des plus violents; le malade est pris d'un accès de suffocation des plus intenses, puis survient une toux convulsive amenant au bout d'un certain temps l'expectoration de mucosités abondantes.

Hervieux a étudié l'action de ces cautérisations et la décompose en trois phases distinctes : 1° action locale déterminée par le contact du pinceau avec la muqueuse; 2° retentissement de cette action locale sur le système nerveux par l'intermédiaire des nerfs directement impressionnés; 3° l'action des vapeurs ammoniacales sur les voies aériennes (*c*).

(*a*) Floyer, *Traité de l'asthme*, Paris, 1761.

(*b*) Melsens, *De l'emploi thérapeutique de l'ammoniaque, de ses sels et des composés des mélanges ammoniacaux complexes* (*Bull. de l'Acad. royale de médecine de Belgique*, mai 1881).

(*c*) Ducros (de Marseille), *Acad. des sciences*, 19 septembre 1842. — Hervieux, *De la cautérisation ammoniacale et de son utilité dans la dyspnée qui accompagne quelques maladies de l'appareil respiratoire* (*Union médicale*, 31 juillet 1847).

cette médication, qui n'est pas sans danger, est aujourd'hui complètement abandonnée.

Je ne puis quitter ce qui a trait à l'ammoniaque sans vous signaler l'air des étables qui a été souvent préconisé contre cette affection. On place les malades dans des chambres situées sur les étables et communiquant avec elles par des ouvertures faites au plancher de la chambre. Outre le carbonate d'ammoniaque dont cet air est chargé, il y a encore de l'acide carbonique, de la vapeur d'eau et surtout une température assez élevée.

On a aussi vanté les infusions des différentes plantes béchiques, comme le marrube (1), l'hysope, l'aunée (2), la menthe et surtout la camphrée de Montpellier, dont Debreyne s'était fait le défenseur (3).

C'est aussi parmi les médicaments qui agissent dans l'asthme

(1) Le marrube (*marrubium vulgare*, labiées) est une plante vivace qui croît en abondance sur le bord de nos chemins. Thorel aurait extrait du marrube un principe actif sous le nom de *marrubine*.

Il contiendrait aussi une huile volatile et un principe amer ; cette plante agit comme tonique et expectorant au même titre que le lierre terrestre et l'hysope.

(2) L'aunée (*inula helenium*, synanthérées) a été employée dès la plus haute antiquité. Pline affirmait que l'*helenium* d'Egypte provenait des larmes d'Hélène et jouissait de grandes propriétés thérapeutiques. Gubler a remis cette plante en honneur. L'aunée renferme trois principes : l'*inuline*, l'*hélénine* et une essence aromatique très volatile. L'*inuline* ($C^{12}H^{10}O^{10}$) est un isomère de l'amidon et l'*hélénine* est un camphre oxygéné. L'huile essentielle s'élimine par les poumons, et c'est à elle que l'on doit l'action thérapeutique de cette plante dans les maladies respiratoires. A. de Korab a récemment repris l'étude de ces préparations d'aunée (*a*).

(3) La camphrée (*camphorosma Monspeliaca*), est un sous-arbrisseau semblable à une bruyère, qui croît dans le midi de la France et en particulier dans les environs de Montpellier.

Debreyne employait la camphrée dans l'asthme, et il a signalé une observation d'asthme compliqué d'emphysème, où les infusions de cette plante avaient produit une grande amélioration (*b*).

(*a*) A. de Korab, *De l'aunée comme expectorant* (*Bull. de thérap.*, 1881).

(*b*) Debreyne, *Du traitement de l'asthme par la camphrée* (*Bull. de thérap.*, 30 mars 1851).

sur la sécrétion bronchique qu'il faudrait placer le jaborandi et son alcaloïde, la pilocarpine, que Berkart emploie en injections sous-cutanées, à la dose très faible de 1 milligramme.

Des antispasmodiques.

Les préparations dirigées contre l'asthme, considéré comme spasme, sont beaucoup plus nombreuses, et nous allons retrouver ici le plus grand nombre des médicaments qui constituent le groupe des antispasmodiques, depuis la belladone jusqu'au bromure de potassium. A leur tête se place le bromure, qui agit dans l'asthme de plusieurs façons, non seulement parce qu'il atténue dans de notables proportions l'excitabilité de la partie supérieure de la moelle, mais encore parce qu'il s'élimine à la surface des poumons; c'est un bon médicament, et vous verrez qu'il doit rester dans le traitement de certaines formes de l'asthme.

Du datura.

La belladone, la jusquiame ont aussi été employées; mais, à coup sûr, des solanées vireuses, celle dont on a fait le plus grand usage dans le traitement de l'asthme, c'est le *datura stramonium* (1) et son alcaloïde, la daturine. Non seulement ces substances ont été employées à l'intérieur, mais on a fait

(1) Le stramoine (*datura stramonium*, solanées) est une plante annuelle que l'on trouve en Europe. Brandes a trouvé dans cette plante une substance active qu'il a décrite sous le nom de *daturine*. Cette daturine serait isomère avec l'atropine. Geiger et Hesse lui donnent la formule suivante : $C^{34}H^{28}AzO^{6}$.

Dans ces derniers temps, la daturine a été étudiée par Laurent et Oulmont au point de vue physiologique ; ces expérimentateurs ont montré que la daturine exerce spécialement son action sur le système du grand sympathique ; ce médicament produirait des intermittences du côté du cœur et même l'arrêt du cœur. Il accélérerait surtout la respiration.

Les fumigations de feuilles de stramoine contre l'asthme sont connues depuis longtemps. English, Krimer, Martin-Solon, Andral, Trousseau, Pidoux et Lefèvre considèrent son action comme incontestable dans le traitement de l'asthme.

Pour des fumigations, on se sert des racines de datura et surtout des feuilles, que l'on hache en petits fragments pour les mélanger avec de la sauge et du tabac, et l'on fume ce mélange dans des pipes ou sous forme de cigarettes.

La daturine est peu employée ; on l'administre sous forme de pilules à la dose de 1 à 2 milligrammes (*a*).

(*a*) Lefèvre, *De l'asthme*, Paris, 1847, p. 108 et 180.

encore, avec ces solanées, des cigarettes antiasthmatiques encore fort en usage aujourd'hui, et pour la formule desquelles je vous renvoie à ce que j'ai dit des fumigations dans ma première leçon (1).

D'ailleurs, ces fumigations de feuilles de datura sont un remède fort populaire, et il n'est pas un asthmatique qui n'ait fumé ce mélange de feuilles de sauge et de feuilles de datura que l'on conseille contre cette affection.

A côté du datura, je placerai une plante qui a joui aussi d'une grande réputation; je veux parler du *lobelia inflata*, dont on a vanté surtout la teinture, à la dose de 1 à 3 grammes (2).

Des antinévralgiques

Enfin l'asthme, considéré comme névralgie sécrétoire, a été traité par les médicaments dits *antinévralgiques*, et ici c'est l'opium et ses alcaloïdes qui occupent la première place. Vous savez, depuis les travaux de Huchard, la place importante qu'occupe la morphine dans le traitement de la dyspnée; aussi vous ne serez pas étonnés de voir les injections de chlorhydrate de morphine constituer un de nos plus puissants moyens d'action sur l'accès de l'asthme. Dans certains cas même, on

(1) Voir p. 265.

(2) La lobélie enflée (*lobelia inflata*, campanulacées) est une plante très répandue dans le nord de l'Amérique; elle renfermerait, suivant Proctor, un alcaloïde liquide, la *lobéline*, et une huile essentielle, la *lobélialine*. On y trouverait aussi une substance âcre, qui serait la *lobélacrine*. La *lobélie* est un poison narcotique âcre, qui détermine rapidement des nausées et des vomissements.

Le *lobelia inflata* a été surtout employé en Amérique contre l'asthme. Ruttler dit même qu'on donne dans ce pays, à cette plante, le nom d'*asthmaweed*.

C'est Michéa qui, le premier en France, a vanté le *lobelia inflata* contre l'asthme, et Barallier, de Toulon, qui en a fait connaître les propriétés physiologiques.

Il existe deux autres espèces de lobélies : la lobélie brûlante (*lobelia urens*) et la lobélie syphilitique (*lobelia syphilitica*), qui croissent dans notre pays (*a*).

(*a*) Barallier, *Sur les propriétés physiologiques et l'action thérapeutique de la lobelia inflata* (*Bull. de thérap.*, 1864). — Michéa, *Du traitement de l'asthme par le lobelia inflata* (*Journal de l'Observation*, 1860).

a associé, comme l'a fait Oliver (1), la morphine à l'atropine.

La ciguë et surtout la conicine ont été aussi conseillées dans l'asthme. Ces préparations agiraient, comme je l'ai montré, en diminuant la sensibilité du pneumo-gastrique (*a*); je vous ai d'ailleurs parlé de ces préparations de ciguë et de leur valeur thérapeutique, à propos du traitement de la dyspnée cardiaque (2).

On devrait aussi placer, parmi les médicaments qui diminuent la sensibilité du pneumo-gastrique, la nicotine (3), qui, d'après G. Sée, aurait le pouvoir de diminuer l'action de ce nerf

(1) J. Oliver conseille, dans le traitement de l'asthme, les injections sous-cutanées de morphine et d'atropine. Les injections se pratiquent dès les premières atteintes de l'attaque ; le soulagement est des plus prompts et se manifeste généralement cinq minutes après l'injection sous la forme d'un sommeil calme et d'une respiration tranquille. L'attaque la plus intense a disparu après vingt minutes (*b*).

(2) Voir, t. Ier, *Maladies du cœur, Leçons sur les troubles dus aux affections aortiques*.

(3) La nicotine est l'alcaloïde du tabac ; elle se trouve en quantité différente selon la provenance de la plante ; ainsi le tabac du Lot contient 7,96 pour 100 de nicotine, tandis qu'il n'y en a que 2 pour 100 dans le tabac de la Havane.

C'est un liquide oléagineux, transparent, incolore et fluide lorsqu'il est récent, jaunâtre et un peu épais lorsqu'il est ancien ; d'une odeur âcre, d'une saveur brûlante, d'une densité de 1,024. Il entre en ébullition à 250 degrés et répand des vapeurs âcres ; il est soluble dans l'eau, l'alcool et l'éther, les huiles fixes et volatiles ; il se combine avec les acides en dégageant de la chaleur et forme des sels déliquescents.

La nicotine est éminemment toxique et ses effets sont presque instantanés ; 2 gouttes suffisent pour tuer un chien, 8 gouttes foudroient un cheval en quelques minutes.

La nicotine a une action dépressive manifeste sur le système nerveux ; lorsque la dose donnée à un animal n'est pas suffisante pour le tuer, on observe, soit une contracture tétanique des muscles, soit une violente excitation avec raideurs musculaires suivies de secousses convulsives, cloniques ; puis survient une période d'épuisement et de résolution complète ; l'animal paraît curarisé (Vulpian).

La respiration, accélérée tout d'abord, se ralentit ensuite : au début, on entend un bruit particulier, dû soit au passage de l'air à travers les cordes vocales resserrées, soit, d'après Cl. Bernard, à la contraction très brusque du diaphragme.

(*a*) Dujardin-Beaumetz, *De la conicine et de ses sels* (*Bull. de thérap.*, 1876).
(*b*) Oliver, *The Practitioner*, février 1873, p. 137.

modérateur du cœur et de la respiration; l'arsenic, qui a une grande place dans le traitement de l'asthme, agirait aussi dans le même sens, c'est-à-dire en modifiant les fonctions du système nerveux cardio-pulmonaire; les vertus antidyspnéiques de l'arsenic sont d'ailleurs connues depuis très longtemps, car Dioscoride appliquait déjà ce médicament au traitement de l'asthme (1).

Des papiers nitrés.

A côté de ces médications, qui agissent soit comme anticatarrhales, soit comme antispasmodiques, soit comme antinévralgiques, il faut citer celles dont le mécanisme nous échappe encore, comme, par exemple, les inhalations de papier nitré. A propos de l'aérothérapie, je vous ai déjà parlé de ces papiers dits *antiasthmatiques*, qui ont pour base le nitrate de potasse. Nous n'avons pas encore une explication très nette des effets de la combustion du papier nitré; les uns prétendent que son action est due à l'oxygène qu'il dégage; d'autres affirment, au contraire, comme Viaud-Grandmarais, que c'est à un composé ammoniacal qu'il faut attribuer cet effet favorable (2); enfin Martin soutient que c'est par l'acide carbonique qui se produit qu'agit le papier nitré.

Du côté du cœur, on remarque d'abord une accélération des battements avec augmentation de tension, puis un ralentissement et diminution de tension (*a*).

(1) Dioscoride, Celse, Galien, Pline vantaient les propriétés de l'arsenic, à l'intérieur, contre la dyspnée.

On prétend que dans les pays de montagnes, dans le Tyrol, par exemple, les montagnards placent, dans leur bouche, des pierres contenant des composés arsenicaux pour faire plus facilement leurs ascensions. Dans l'art vétérinaire, l'arsenic est très employé contre la *pousse* des chevaux.

(2) On se servait autrefois, en Amérique, d'une façon empirique, de l'amadou nitré. Depuis 1843, Frisi, Lefèvre et surtout Viaud-Grandmarais ont conseillé l'emploi du papier nitré. Pour les formules de ces papiers nitrés, se reporter à la page 267 (*b*).

(*a*) Cl. Bernard, *Leçons sur les substances toxiques et médicamenteuses*. — Vulpian, *Note sur les effets de la nicotine chez les grenouilles* (*Comptes rendus de la Société de biologie*, 1855); *Leçons sur l'appareil vaso-moteur*. — Bordier, *Dict. encyclop. des sc. méd.*

(*b*) Viaud-Grandmarais, *De l'asthme et de son traitement*, thèse de Paris, 1858, nº 178).

Je viens, messieurs, de passer en revue aussi brièvement que possible les diverses médications que l'on a conseillées contre l'asthme, il me reste à vous formuler le traitement de cette affection.

L'asthme, comme vous le savez, n'est pas une maladie continuelle ; elle se présente sous l'aspect de crises plus ou moins longues, crises caractérisées par des accès de suffocation surtout nocturnes et offrant souvent un haut degré d'intensité (1). Nous pouvons intervenir, au point de vue thérapeutique, dans les trois phases de la maladie : dans la période où il n'existe pas de crise, pendant la crise, pendant l'accès. Le

(1) L'asthme, maladie souvent héréditaire et pouvant naître sous l'influence de la diathèse herpétique ou de la diathèse arthritique, survient à toutes les époques de la vie, dans l'enfance comme dans la vieillesse, et s'observe plus fréquemment chez l'homme que chez la femme.

L'attaque peut être ou subite ou précédée de prodromes, spontanée ou provoquée par une cause accidentelle : changement d'air, variations de température, respiration de vapeurs, de poussières, d'odeurs, écarts de régime, mauvaises digestions, fatigues intellectuelles, émotions morales.

Avant leur attaque, les malades accusent des troubles gastriques, des pesanteurs d'estomac, du gonflement, des renvois; d'autres sont accablés et atteints d'une sorte de torpeur intellectuelle, ou bien encore sont avertis d'une attaque prochaine par des sensations bizarres, des picotements, des démangeaisons, de la toux, etc., sensations qui toujours se produisent chez eux d'une façon identique avant l'accès d'asthme.

L'attaque survient ordinairement la nuit et après le premier sommeil : elle peut être pour ainsi dire instantanée, mais le plus souvent elle vient progressivement et rapidement aussi. Le malade, quelquefois réveillé par une violente envie d'uriner ou par des douleurs articulaires ou musculaires, ressent un sentiment de malaise, d'oppression, de constriction de la poitrine ; il se lève alors, cherchant l'air qui lui manque, il court à la fenêtre, l'ouvre et, s'appuyant aux meubles voisins, il fait de violents efforts d'inspiration pour introduire l'air dans la poitrine, mettant pour cela en jeu tous les muscles inspirateurs.

Il a la tête renversée en arrière, les traits anxieux, les yeux brillants, saillants hors de l'orbite, les conjonctives injectées, le visage rouge et parfois couvert de sueur, les lèvres cyanosées, les veines du cou gonflées, saillantes ; le pouls est petit, quelquefois intermittent. Le malade ne peut ni parler, ni bouger, ni boire, sans être menacé de suffocation ; il fait entendre une sorte de sifflement rauque, de piaulement interrompu par une toux petite, pénible.

Pendant ce paroxysme, où tout est en jeu pour faciliter l'entrée de l'air dans la poitrine, le thorax est aug-

traitement de la première période est prophylactique et s'adresse plus particulièrement à la cause même de l'asthme.

Traitement en dehors des crises.

Les circonstances qui déterminent l'asthme sont nombreuses, et nous voyons les auteurs qui ont traité de cette affection s'efforcer de les grouper (1) le plus clairement possible.

Des conditions climatériques.

En première ligne se placent les conditions atmosphériques. On s'est efforcé de chercher quelles étaient les influences climatériques qui déterminaient l'accès d'asthme; mais il a été impossible de fixer d'une manière précise ces influences, et telle localité qui convient à un asthmatique peut être la cause efficiente d'un accès chez un autre malade. On cite ce fait d'un commis voyageur asthmatique qui avait marqué avec grand soin toutes les localités où il était pris de ces accès et toutes celles, au contraire, où ces accès ne s'étaient jamais reproduits; eh bien, messieurs, c'était dans les endroits les plus humides et placés dans les plus mauvaises conditions

menté de volume, agrandi ; les mouvements inspiratoires sont diminués et, d'après Salter, l'expiration est plus longue que l'inspiration, contrairement à l'état normal.

La sonorité du thorax est exagérée et le murmure vésiculaire est aboli par places, affaibli dans d'autres ; on entend aussi des râles sibilants, des râles vibrants, aigus même, et plus abondants pendant l'expiration.

Puis, peu à peu, la toux change de caractère, elle est plus facile, plus fréquente, et s'accompagne alors d'une expectoration visqueuse très adhérente, constituée, d'après Salter, par de petites masses distinctes du volume d'un pois, ayant la consistance d'une gelée ou d'arrow-root épais, couleur gris pâle, opalescentes, transparentes et d'une saveur salée.

La respiration devient plus libre, l'angoisse disparaît et tout se calme. L'attaque est terminée, pour reparaître soit dans la même nuit, soit la nuit suivante, soit à une époque plus éloignée : certains accès reviennent périodiquement, tous les quinze jours, tous les mois, tous les deux mois, etc. ; il est rare qu'il n'y ait qu'une seule attaque.

Telle est la physionomie habituelle de l'asthme ; elle peut varier selon les sujets affectés, et tel ou tel symptôme morbide se montre avec une intensité plus ou moins grande chez tel ou tel individu.

(1) G. Sée a divisé les causes de l'asthme de la façon suivante :

A. *Accès d'origine névro-motrice*, qui se divisent ainsi :

1° Impression par la poussière organique (ipéca, foin) ;

2° Actions de certaines vapeurs ;

hygiéniques que les accès d'asthme ne se produisaient pas.

Mais il ne faudrait pas croire que c'est là une règle immuable et, pour ma part, je connais un grand nombre de faits qui la contredisent. J'ai donné mes soins à un haut personnage égyptien qui était obligé d'habiter l'Europe, parce que, toutes les fois qu'il mettait le pied sur la terre égyptienne, il était pris d'accès d'asthme de la plus haute intensité. D'ailleurs ces localités favorables ou défavorables à

3° Influence de l'atmosphère ;
B. *Accès d'origine réflexe :*
1° L'estomac et les intestins ;
2° Les organes utéro-ovariens ;
3° La peau et les nerfs des sens ;
C. *Accès d'origine centrale :*
1° Emotions morales ;
2° Lésions médullaires ;
D. *Accès d'origine humorale ou mixte :*
1° Altération du sang :
2° Empoisonnements ;
3° Vices de constitution.

Salter a ainsi divisé les causes de l'asthme :

ASTHME.
- Idiopathique non compliqué ou asthme spasmodique.
  - 1° Cause excitante manifeste.
    - Asthme intrinsèque, irritant appliqué aux poumons eux-mêmes.
      - I. A. par les brouillards, la fumée, les vapeurs de différentes matières.
      - II. A. d'ipéca.
      - III. A. d'été.
      - IV. A. par émanations animales.
      - V. A. produits par certains airs.
      - VI. Asthme toxhoemique.
    - Asthme réflexe ou par action excito-motrice.
      - I. A. peptique.
      - II. A. par irritation du système nerveux.
      - III. A. par irritation périphérique du système nerveux cérébro-spinal.
    - Asthme central. A. épileptique, émotif, etc.
  - 2° Pas de cause excitante appréciable des attaques. A. périodique.
- Symptomatique compliqué ou asthme organique.
  - Cause organique vasculaire.
    - 1. Asthme compliquant la bronchite, asthme humide commun, asthme sénile.
    - 2. Asthme cardiaque.
  - Cause organique nerveuse. Cas d'Heberden.

l'asthme occupent des espaces très restreints, et dans une grande ville, comme Paris, vous verrez des asthmatiques qui ne peuvent quitter leur quartier et habiter dans un autre, sans être pris d'accès d'asthme. Je connais une de mes clientes qui n'a pu quitter le quartier des Invalides, qu'elle habite, sans être prise d'accès d'asthme qui l'ont obligée à revenir toujours à l'habitation première.

Votre premier devoir sera donc, messieurs, de placer l'asthmatique dans la localité où ces accès sont très rares ou nuls, et ici vous devez faire table rase de toutes les conditions hygiéniques connues. Comme l'a très bien dit Salter (1), c'est dans les grandes villes et dans les quartiers aux rues étroites, aux odeurs quelquefois infectes, que l'asthmatique trouvera l'habitat qui le débarrassera de sa maladie. Par ce seul fait d'une localité bien choisie, l'asthmatique peut donc guérir complètement, à condition toutefois de rester fidèle à cette habitation, car, dès qu'il s'en éloignera, il verra reparaître immédiatement ses accès.

(1) Salter a fixé ainsi les règles qui président à l'influence du climat sur les asthmatiques :

1° La résidence dans une localité peut guérir des asthmes qui ont été rebelles à tout traitement dans une autre localité.

2° Les localités qui sont le plus favorables aux asthmatiques sont les grandes cités très peuplées et brumeuses. L'air qui convient le moins pour le maintien de la santé publique est celui qui, en général, paraît le mieux convenir aux asthmatiques, et les parties les plus malsaines des villes sont précisément celles qui conviennent le mieux à ces malades.

3° Ce n'est pas toutefois une règle absolue; l'inverse peut même avoir lieu, l'air des cités n'étant pas toléré, tandis que l'air pur agit dans un sens avantageux.

Il semble qu'en général tout asthmatique doive trouver une atmosphère curative ; toutefois la guérison n'est jamais définitive ; en ce cas, le retour dans la contrée primitive peut toujours entraîner les mêmes accidents.

4° Le changement d'air par lui-même, pratiqué sans discernement, est préjudiciable.

5° L'asthme, par l'irrégularité de sa marche, arrange quelquefois, dérange parfois la constance des résultats fournis par l'expérience, quelquefois même des phénomènes observés sur le même malade (*a*).

(*a*) Salter, *On Asthmatis Pathology and Treatment*, London, 1860.

Des poussières.

Une autre cause déterminante de l'asthme, c'est la présence, dans l'atmosphère, de poussières minérales et végétales ou de vapeurs. Vous connaissez tous ces observations si curieuses et devenues classiques d'accès d'asthme occasionnés par l'inhalation de ces poussières. Trousseau, qui se plaisait à signaler l'histoire de ce pharmacien de Tours (1) qui, toutes les fois qu'on pilait de l'ipéca, était forcé de se réfugier dans les parties les plus élevées de son habitation pour éviter les accès d'asthme, Trousseau, dis-je, était un exemple d'une influence analogue; chez lui la poussière de l'avoine produisait le même effet. Dans deux circonstances il voulut monter dans son grenier pour vérifier la probité de son cocher, et deux fois, en ouvrant ses sacs d'avoine, il tomba foudroyé par un accès d'asthme. Ces faits sont très nombreux, très connus; je ne m'y arrêterai donc pas davantage.

Dans d'autres circonstances, ce n'est ni dans l'atmosphère, ni dans les poussières qu'il faut chercher la cause de l'asthme, mais bien dans les troubles apportés à certains organes plus ou moins éloignés du centre respiratoire ou circulatoire. C'est ce que Sée a décrit sous le nom d'*asthme d'origine réflexe*.

Des asthmes réflexes.

En première ligne je signalerai les troubles circulatoires. Je vous ai déjà parlé dans mes leçons sur les maladies du

(1) Les faits d'accès d'asthme occasionnés soit par des poussières animales ou végétales, soit par des vapeurs ou des gaz irritants, sont très nombreux.

Pour les substances irritantes, on doit d'abord signaler l'ipéca; tout le monde connaît l'histoire, signalée par Cullen, de la femme d'un apothicaire qui avait un accès d'asthme chaque fois qu'on pulvérisait la racine de cette plante.

La poussière d'avoine, le battage du riz, ont été aussi signalés par Thery, Bosquillon, Trousseau, Floge. Un vieux lit de plumes déterminerait des accès d'asthme (Thery et Ramadge). La poussière des fourrures déterminait les mêmes accidents chez une jeune fille (Bree). Chez un ecclésiastique, c'était la poussière des couvertures (Salter).

Quant aux gaz, on a cité les émanations de chlorure de chaux (Beau), la vapeur de graisse fondue (Floge), le moût fermenté (Bonnet), etc.

cœur de l'asthme cardiaque qui accompagne si fréquemment les lésions de l'orifice aortique et celles de l'aorte (1) ; je n'y reviendrai pas. Puis, viennent les troubles digestifs ; il existe, en effet, un asthme stomacal, ou du moins l'on voit chez certains dyspeptiques se produire de véritables accès d'asthme coïncidant avec les troubles fonctionnels de l'estomac et il suffit de guérir ces derniers pour faire disparaître les accès de dyspnée.

Dans d'autres circonstances, il faut chercher plus loin l'origine même de l'asthme, c'est la constitution du sujet qu'il nous faut invoquer, et, de même que vous avez vu les grandes diathèses influer sur la marche de la bronchite, de même aussi vous les verrez être une cause efficiente de l'asthme. L'arthritisme et la dartre s'accompagnent souvent d'asthme ; étudiez les antécédents de vos asthmatiques comme l'a fait Gueneau de Mussy, et vous rencontrerez bien souvent, dans leurs ascendants, le rhumatisme ou la goutte. D'autre part, vous voyez aussi l'accès d'asthme alterner avec l'apparition de certains exanthèmes dartreux ; pour ma part, j'ai été à même de constater souvent la réalité de ces faits, ainsi que la fréquence de l'asthme chez les hémorrhoïdaires et les migraineux. Il y a là, messieurs, des renseignements précieux pour la thérapeutique. Influence des diathèses.

Pour les asthmatiques arthritiques, vous emploierez les alcalins et les eaux thermales telles que celles de Royat, de Plombières, d'Aix. Pour les asthmatiques dartreux, vous userez de l'arsenic et des eaux thermales comme la Bourboule et le Mont-Dore (2). Cette dernière station jouit, dans Médications thermales.

(1) Voir, t. Ier, *Traitement des maladies du cœur ; leçons sur les maladies de l'orifice aortique.*

(2) Le *Mont-Dore* (Puy-de-Dôme, France), 1 045 mètres d'altitude, est un village sur la rive droite de la Dordogne, près de Clermont-Ferrand, à 43 kilomètres de cette ville. Ses eaux sont bicarbonatées et arsenicales. Il y a huit sources : ce sont la source de *César* et la source *Caroline* réunies dans un même bassin, la source du

notre pays, d'une grande réputation dans le traitement de l'asthme, surtout pour celui qui complique le catarrhe pulmonaire, et Bertrand, Mascarel, Richelot, etc., ont longuement insisté sur ce point. A propos de ces eaux, je puis vous citer aussi Saint-Alban (1) et les inhalations d'acide carbonique que l'on y pratique. Goin affirme que ces inhalations ont une action curative dans l'asthme.

Pavillon, la source *Bertrand*, la source *Ramond*, la source *Rigny*, la source *Bayer*, la source *Pigeon* et la source *Marguerite*. Sauf cette dernière, qui a une température de 10°,5, toutes les autres sont thermales et varient entre 45 et 42 degrés.

Voici la composition des principales sources pour 1 kilogramme d'eau, d'après Lefort :

	Source Bertrand.	Source n° 3 du Pavillon.	Source César.	Source Ramond.
Acide carbonique libre	0g,3522	0g,3810	0g,5967	0g,4997
Bicarbonate de soude	0 ,5362	0 ,5432	0 ,5361	0 ,5362
— de potasse	0 ,0309	0 ,0309	0 ,2218	0 ,0212
— de rubidium / — de cœsium / — de lithine	Indices.	Indices.	Indices.	Indices.
— de chaux	0 ,3423	0 ,3142	0 ,3209	0 ,2720
— de magnésie	0 ,1757	0 ,1676	0 ,1676	0 ,1647
— de fer	0 ,0207	0 ,0235	0 ,0258	0 ,0317
— de manganèse	Traces.	Traces.	Traces.	Traces.
Chlorure de sodium	0 ,3685	0 ,3630	0 ,3587	0 ,3578
Sulfate de soude	0 ,0661	0 ,0761	0 ,0756	0 ,0737
Arséniate de soude	0 ,0009	0 ,0009	0 ,0009	0 ,0009
Borate de soude / Iodure et fluorure de sodium	Traces.	Traces.	Traces.	Traces.
Silice	0 ,1654	0 ,1686	0 ,1552	0 ,1550
Alumine	0 ,0112	0 ,0094	0 ,0083	0 ,0065
Matière organique	Traces.	Traces.	Traces.	Traces.
	2g,0801	2g,2077	2g,2673	2g,1194
Gaz acide carbon. en volume	177cc,69	199cc	301cc	252cc

Bertrand prétendait que les eaux du Mont-Dore n'amélioraient pas l'état des personnes atteintes de dyspnées nerveuses ou d'asthmes convulsifs; elles guériraient au contraire les asthmes humides succédant au catarrhe pulmonaire chronique ou à la rétrocession du catarrhe pulmonaire ou dartreux, cause première de l'asthme.

Richelot pense que les eaux du Mont-Dore ont un effet manifeste dans le traitement de l'asthme et possèdent une action propre directe, élective, contre cette maladie. C'est aussi l'opinion soutenue par Mascarel (*a*).

(1) *Saint-Alban* (Loire, France), à

(*a*) Bertrand, *Sur les propriétés des eaux du Mont-Dore*, 1823, p. 321. — Richelot, *Du traitement de l'asthme par les eaux thermales du Mont-Dore*.— Mascarel, *Ann. de la Soc. hydrol. de Paris*, t. V, p. 407.

Mais revenons aux asthmatiques dartreux. Il vous faudra, chez ces derniers malades, respecter les manifestations cutanées, les déterminer même en certains cas et appliquer, comme le fait Noël Gueneau de Mussy, un exutoire permanent. Pour les hémorrhoïdaires, il faut non seulement respecter les hémorrhoïdes, mais les provoquer.

Telles sont, messieurs, les indications thérapeutiques relatives au traitement de l'asthme en dehors de la période des accès, et, sachez-le bien, vous pourrez empêcher la production des crises d'asthme par ce seul fait que vous aurez choisi une localité convenable pour le malade, ou que vous lui aurez évité l'action des poussières irritantes ou bien encore que vous vous serez adressés à la diathèse primitive. Mais dans d'autres circonstances vous échouerez, et vous devrez traiter les crises asthmatiques; ici nous avons à établir une distinction entre la crise asthmatique et les accès qui la constituent.

Traitement de la crise.

Pendant la crise il existe trois médicaments qui ont une action réelle et indiscutable sur l'asthme, ce sont : l'iodure de potassium, le bromure de potassium et l'arsenic. Je place en première ligne l'iodure de potassium; dans le traitement de l'asthme, vous donnerez 50 centigrammes à 1 gramme et même davantage de ce médicament à votre malade, suivant en cela sa tolérance individuelle. Vous joindrez au médicament le bromure de potassium, et pour ma part j'ai l'habitude

10 kilomètres de Roanne, est une eau froide, ferrugineuse, bicarbonatée, très gazeuse. Il y a quatre sources dont la température est en moyenne de 17°,3. Ces sources contiennent à peu près la même quantité d'acide carbonique libre ou combiné et cette quantité varie de 3g,5100 à 3g,3781 par litre. On se sert de l'acide carbonique en inhalations.

C'est Goin qui a appliqué les inhalations d'acide carbonique au traitement de l'asthme et en aurait tiré de bons résultats (*a*).

(*a*) Goin, *Des eaux minérales de Saint-Alban*. — Nepple, *Notice sur l'emploi du gaz acide carbonique pur dans l'établissement des eaux minérales de Saint-Alban* (*Journ. de méd. de Lyon*, 1842, t. II, p. 291).

de donner aux asthmatiques 1 gramme de bromure le matin, et le soir 50 centigrammes à 1 gramme d'iodure. J'administre ces deux médicaments dans du lait pour éviter leur action irritante sur la muqueuse de l'estomac, et enfin je joins à ce traitement l'arsenic, que j'administre alors au moment des repas, soit sous forme de liqueur de Fowler, soit sous celle de granules de Dioscoride.

Comme médicament adjuvant, vous pourrez utiliser les cigarettes antiasthmatiques ou bien encore le mélange de *datura stramonium* et de sauge, et par ces moyens thérapeutiques vous diminuerez le nombre des accès, leur intensité et leur fréquence; vous pourrez même, en continuant longtemps ce traitement, reculer la période des accès.

Mais, chez un grand nombre d'asthmatiques, l'accès d'asthme, qui au début pouvait être essentiel, détermine, par le trouble qu'il apporte aux fonctions circulatoires et respiratoires, des lésions persistantes du cœur et du poumon; l'emphysème et le catarrhe bronchique, suivis bientôt de la dilatation du cœur droit, marchent de pair avec des accès d'asthme, laissant, dans l'intervalle des crises, une dyspnée plus ou moins persistante.

De l'aérothérapie.

Dans ces cas, messieurs, il est une médication héroïque pour soulager les emphysémateux asthmatiques, c'est l'usage de l'aérothérapie; vous utilisez soit les bains d'air comprimé, soit les inhalations d'air comprimé et les expirations dans l'air raréfié. L'emploi des bains d'air comprimé surtout (1) fait diminuer dans une portion très notable et la dyspnée emphysémateuse et la dyspnée asthmatique; cela grâce à la

(1) Les statistiques fournies par Sandahl (de Stockolm), Bertin (de Montpellier), Daupley (de Paris) sont fort concluantes au point de vue de l'efficacité des bains d'air comprimé sur l'asthme et l'emphysème.

D'après Sandahl, de 1860 à 1866, sur 282 malades atteints de bronchites chroniques avec emphysème et asthme, 211 ont été guéris ou améliorés. Daupley donne bien la statistique suivante: sur 138 malades atteints

circulation aérienne plus active qui se produit dans les alvéoles pulmonaires, ce qui permet aux échanges gazeux de se rétablir.

Comme vous le voyez, messieurs, nous avons successivement étudié les indications thérapeutiques qui découlent chez l'asthmatique de la période qui se montre entre les crises et des crises elles-mêmes, il nous reste maintenant à étudier le traitement de l'accès; car, lorsque notre thérapeutique n'a pas été assez efficace pour prévenir l'arrivée de la crise, elle peut intervenir au début de l'accès, le faire disparaître ou en atténuer la durée. Pour qui a assisté à un accès d'asthme et qui a observé la violence de la dyspnée et les phénomènes pénibles et douloureux qui l'accompagnent, c'est là un point bien important de pouvoir, dans une certaine limite, en atténuer la durée.

Du traitement de l'accès.

Vous arriverez à ce but en employant trois ordres de médicaments : les injections de morphine, les injections de pilocarpine, ou bien les inhalations de certaines vapeurs ou de certains gaz.

Les injections sous-cutanées de morphine, associées ou non à l'atropine, me paraissent le plus sûr moyen d'arrêter à son début l'accès d'asthme. J'ai vu, pour ma part, bien souvent ces accès disparaître en dix ou quinze minutes, après une injection de 5 à 10 milligrammes de chlorhydrate de morphine. Vous userez donc de ce médicament avec ménagement, pour éviter l'habitude qui en résulte et qui fait que bien des malades, soulagés par la morphine, tendent à devenir morphiomanes.

J'ai moins d'expérience des injections de pilocarpine; je les crois, comme effet prompt et rapide, très inférieures à la morphine ; mais je reconnais, toutefois, avec Berkart (1),

d'asthme avec emphysème et d'emphysème avec asthme, on trouve 68 guérisons complètes, 39 améliorations et 21 insuccès (*a*).

(1) Berkart emploie les injections de pilocarpine à la dose de 1 centigramme au moment des accès d'asthme ; il affirme que c'est le

(*a*) Berthier, *Note statistique sur l'efficacité des bains d'air comprimé dans l'asthme et l'emphysème* (*Bull. de thérap.*, 30 nov. 1881).

que ce médicament hâte l'expulsion des crachats opalins qui terminent l'accès d'asthme.

On emploie aussi le papier nitré et les papiers antiasthmatiques que l'on brûle sur une assiette, dans la chambre du malade et près de son lit. Sée leur préfère de beaucoup l'iodure d'éthyle (1), dont il fait respirer au malade de 5 à 10 gouttes lors de l'accès dyspnéique.

Telles sont, messieurs, les principales indications du traitement de l'asthme ; elles sont, comme vous le voyez, nombreuses et méritent toute votre attention. Je me propose de terminer ces quelques leçons sur les maladies du poumon par l'étude de la thérapeutique de la phthisie pulmonaire.

moyen le plus puissant pour s'opposer à la congestion des bronches et à la formation des bouchons muqueux qui obstruent les voies aériennes (*a*).

(1) L'iodure d'éthyle a été découvert en 1825 par Gay-Lussac. C'est une combinaison à parties égales d'alcool et d'acide iodhydrique. Cet éther, qui a pour formule atomique C^2H^5I, bout à 64 degrés.

C'est Huette qui, l'un des premiers, a proposé en 1850 de substituer aux inhalations d'iode dans la phthisie pulmonaire celles de l'éther iodhydrique.

Depuis, il n'avait pas été employé en thérapeutique. C'est Germain Sée qui a repris de nouveau ce médicament, et qui l'a appliqué à la cure des accès d'asthme (*b*).

(*a*) Berkart, *Brit. Med. Journ.*, p. 960, n° 26, juin 1880.

(*b*) Huette, Thèse de Paris, 1850. — G. Sée, *Du traitement de l'asthme par l'iodure de potassium et l'iodure d'éthyle* (*Bull. de thérap.*, 1878, t. XCIV, p. 97).

NEUVIÈME LEÇON

TRAITEMENT PHARMACEUTIQUE DE LA PHTHISIE.

SOMMAIRE : Du traitement de la phthisie. — Difficulté du sujet. — Curabilité de la phthisie. — Curabilité définitive. — Curabilité relative. — Division des médicaments. — Médication spécifique. — Du benzoate de soude. — Médication pulmonaire. — De la créosote. — Des balsamiques. — Des opiacés. — Des expectorants. — Des inhalations médicamenteuses. — Des pulvérisations. — De la médication révulsive. — Des médicaments agissant sur la nutrition. — De l'arsenic. — Des huiles de foie de morue. — Des phosphates. — Du fer. — Du traitement des symptômes et des complications. — Du traitement de l'hémoptysie. — Des astringents végétaux et minéraux. — Du traitement des sueurs. — De l'atropine. — De l'agaric.— Du phosphate de chaux. — Du traitement de la diarrhée. — Du traitement de la fièvre. — Des traitements antiseptiques. — Du traitement thermal. — Des eaux sulfureuses. — Leur action. — Indications et contre-indications. — Des eaux arsenicales.

Ce n'est pas sans de nombreuses hésitations que j'aborde aujourd'hui ce sujet, si important, du traitement des phthisiques. J'avais bien des raisons pour être hésitant : d'abord, la phthisie pulmonaire est une phase locale d'une maladie générale, la tuberculose, et il eût été plus logique et peut-être plus instructif, même au point de vue thérapeutique, d'étudier la marche du tubercule dans tous les points de l'économie. De plus, la phthisie pulmonaire est une de ces maladies trop nombreuses, il est vrai, dans nos salles d'hôpital, mais qui se prêtent peu, dans ces conditions spéciales hospitalières, à des études thérapeutiques.

J'ai vu bien peu de tuberculeux améliorés dans mon service, malgré les soins les plus attentifs dont je les ai entourés, et cela résulte des conditions nosocomiales défectueuses dans lesquelles ils se trouvent placés; l'hôpital est donc un mauvais terrain pour juger les moyens thérapeutiques dirigés contre la phthisie. Je ne pouvais donc, comme je l'ai fait pour les autres leçons, baser mon dire sur des faits que vous puissiez constater chaque jour, et j'étais obligé de m'en rapporter à la pratique de la ville. Enfin deux ouvrages de la plus haute importance viennent, pour ainsi dire, d'épuiser ce sujet; je veux parler des travaux des professeurs Peter et Jaccoud, sur la cure de la phthisie, auxquels viennent s'ajouter le livre de mon collègue Ferrand.

Mais vous avez insisté près de moi pour que je vous expose ce traitement, qui, dans la pratique, vu le nombre toujours croissant des phthisiques, a une importance capitale, et j'ai cédé à vos désirs. Mais n'attendez pas de moi des leçons très étendues sur de pareilles matières; il faudrait un volume pour exposer d'une façon complète le traitement de la tuberculose pulmonaire; je serai donc bref, et vous dirai non ce que l'on a fait, mais ce qu'il me paraît le plus utile de faire dans la cure des phthisiques; j'y consacrerai deux leçons; dans l'une, je vous enseignerai les moyens pharmaceutiques dont vous pouvez disposer; dans l'autre, beaucoup plus importante, je vous exposerai le traitement hygiénique de la phthisie pulmonaire.

De la curabilité de la phthisie.

Cependant il est une question préalable à vider, avant d'entrer dans le cœur même de notre sujet: c'est de savoir quelles sont les conditions de curabilité dans la phthisie.

La phthisie est curable, cela est un fait indéniable, et on peut dire même qu'elle est curable à toutes ses périodes. Cela est basé, d'une facon indiscutable, sur les observations cliniques et même sur les constatations nécroscopiques; d'une part, des individus possédant des cavernes tuberculeuses, observés pendant la vie avec le plus grand soin, ont vu leurs symptômes cavitaires disparaître; de l'autre, nous trouvons souvent, à l'autopsie, des cicatrices résultant d'anciennes cavernes pulmonaires.

D'ailleurs Grancher nous a montré d'une façon très nette, en se basant sur l'étude histologique même du tubercule (1),

(1) Bien des théories, bien des opinions ont été émises sur le tubercule et la tuberculose, qu'on divisait et subdivisait. Portal admettait quatorze espèces de phthisies, Bayle en décrivait six. Aujourd'hui, depuis Laennec, en France on admet généralement l'unité de la phthisie, en Allemagne la dualité.

Laennec refusait au tubercule la nature inflammatoire, et le considérait comme une production accidentelle, une sorte de parasite organisé, vivant; pour d'autres, le tubercule était ou du sang transformé, ou du pus.

En 1845, Lebert décrit le corpuscule tuberculeux et admet la spécificité du tubercule. En 1856, paraît le travail de Reinhardt, qui démontre la nature inflammatoire du tubercule, et cette opinion est admise par beaucoup de médecins; en France, elle est adoptée par Cruveilhier et par Andral. En 1854, Robin, en France, étudie avec Lorain le tubercule et la granulation tuberculeuse, qu'il considère comme un produit spécial différent du tubercule. Virchow, à Berlin, étudie la caséification et décrit alors la granulation comme étant la seule expression anatomique de la tuberculose : pour lui, la caséification n'a rien qui appartienne spécialement à la tuberculose et la pneumonie caséeuse ne ressemble pas au tubercule.

Cette opinion, admise par Niemeyer, Hoffman, Rindfleisch et beaucoup d'auteurs allemands, a été fortement combattue et l'objet de travaux remarquables. Les mémoires importants de Grancher, Hérard et Thaon, les leçons du professeur Charcot, ont nettement démontré la nature tuberculeuse de la pneumonie caséeuse, et, en France, l'unité de la phthisie paraît à peu près universellement admise.

Virchow considère la granulation comme ayant une origine lymphatique, et pour certains auteurs, toujours ou presque toujours, le tubercule débute dans les vaisseaux et les ganglions lymphatiques ; Rindfleisch décrit la tuberculose pulmonaire sous le nom de lymphangite noueuse.

A côté de cette opinion, il en est une qui a eu et a encore, surtout en Allemagne, de nombreux défenseurs : c'est celle qui fait de la cellule géante la caractéristique du tubercule et a donné naissance à la théorie de la tuberculose locale. Pour quelques autres, en effet (Koster et Friedlinder), toutes les tumeurs qui contiennent des cellules géantes, des *Riesenzellen*, sont de la tuberculose locale. Cette opinion est fort combattue et les travaux de Hering, Thaon, W. Fox, Heindenhain, Ziegler, Weiss, Jacobson, montrent que ces cellules ne doivent pas être considérées comme tuberculeuses et qu'on les rencontre dans beaucoup de produits qui n'ont rien de tuberculeux.

Grancher définit le tubercule : une néoplasie fibro-caséeuse, nodulaire et caractéristique d'une maladie diathésique ; la tuberculose se développant dans les poumons sous trois formes cliniques différentes : forme aiguë ou pneumonique (pneumonie tubercu-

cette marche spontanée vers la guérison. La granulation tuberculeuse donne lieu, en effet, à deux processus : l'un qui amène sa régression granulo-graisseuse, l'autre, au contraire, véritable travail cicatriciel, qui permet aux tissus de

leuse), forme lente ou commune, forme aiguë ou granuleuse.

Le tubercule est une néoplasie d'abord embryonnaire, composée de cellules formant un petit nodule microscopique, et pouvant devenir fibreux et constituer la granulation grise ou devenir caséeux et constituer la granulation jaune ou tubercule miliaire jaune : dans ce dernier cas, si les granulations sont confluentes dans un poumon, elles se fusionnent et vont constituer le gros tubercule pneumonique. Dans certains cas, on peut rencontrer ces deux états dans le même individu.

Dans la pneumonie tuberculeuse à marche rapide, on ne trouve que les tubercules miliaires fusionnés pour constituer le tubercule pneumonique ; dans la phthisie suraiguë, dans la phthisie suffocante, on ne voit souvent que des granulations grises ; dans les phthisies rapides, catarrhales ou broncho-pneumoniques, on rencontre les granulations grises et les tubercules miliaires, et ces derniers forment, par places, des lobules de broncho-pneumonie tuberculeuse, c'est-à-dire histologiquement des tubercules pneumoniques (Grancher).

Grancher considère le tubercule pneumonique comme une affection localement plus grave que la granulation miliaire; il est à proprement parler une maladie d'organe et la granulation est une véritable graine de diathèse qui va répandre le poison tuberculeux dans toute l'économie.

Le tubercule pneumonique, s'il guérit, se limite par une coque fibreuse et subit en son centre la dégénérescence calcaire : le tubercule miliaire peut guérir par sclérose et cette guérison est une loi de l'évolution du tubercule. « Toute granulation qui se développe lentement, devient fibreuse et guérit, c'est-à-dire se transforme en un produit anatomique scléreux et inoffensif. » (Grancher.)

Pour H. Martin, qui admet pour le poumon deux formes distinctes de la néoplasie tuberculeuse : tubercules à petites cellules rondes ou caséo-sarcomateuses, tubercules à cellules géantes ou caséo-épithéliales, « l'inflammation est la cause unique du tubercule pulmonaire, qui n'est en somme qu'une variété de pneumonie, tout comme il ne serait qu'une variété d'hépatite, s'il siégeait dans le foie, une variété d'orchite, s'il avait le testicule pour siège... » Le tubercule n'étant qu'une inflammation parenchymateuse du poumon, ses caractères spéciaux sont dus à l'existence et au mode de combinaison de l'endartérite, de l'endo-bronchite et de l'endalvéolite, de sorte que le mot de *tubercule* est absolument synonyme de *pneumonie tuberculeuse*, et les pneumonies dites secondaires, qui évoluent autour du tubercule, ne sont le plus souvent que des pneumonies tuberculeuses imparfaites, à forme catarrhale ou mieux fibrineuse, mais destinées à se caséifier, si le malade vit assez longtemps pour permettre l'évolution complète du processus pathologique.

En résumé, dit Martin, « le tubercule pulmonaire est une artéro-bron-

réparer l'ulcération tuberculeuse. Malheureusement, le plus souvent, de ces deux processus à tendances opposées, c'est le premier qui l'emporte et, par suite de poussées successives, la phthisie suit une marche progressive et fatale.

Cependant, dans certaines circonstances, le processus fibreux ou cicatriciel domine et, s'il ne se fait pas de nouvelles productions de granulations tuberculeuses, le malade guérit d'une façon complète et définitive. Mais, si la phthisie est curable, elle l'est plus ou moins, et ce sont ces conditions dont je vais vous dire maintenant quelques mots.

Au point de vue de la curabilité (1), la tuberculose se divise en deux groupes : dans l'un, la phthisie est acquise ; dans l'autre, elle est héréditaire, la première étant infiniment plus curable que la seconde. De plus, les chances de curabilité sont d'autant plus grandes que les lésions seront moins avancées et surtout que les poussées tuberculeuses seront plus

cho-pneumonie, caractérisée par la marche et le mode de combinaison des lésions prolifératives qui évoluent simultanément dans les vaisseaux, les bronches et les cavités alvéolaires. »

(1) Jaccoud étudie les conditions de la curabilité de la phthisie dans trois chapitres distincts : celles qui résultent de l'étiologie, celles qui résultent de la forme anatomique, celles qui résultent des symptômes que présente le malade.

Au point de vue étiologique, il distingue trois espèces de phthisie : la phthisie héréditaire, la phthisie innée et la phthisie acquise.

La phthisie héréditaire est la moins accessible à la thépeutique, mais elle est surtout tributaire d'un traitement prophylactique. La phthisie innée est celle qui résulte de ce que les parents, tout en n'étant pas tuberculeux, sont cependant affaiblis par la scrofule, la syphilis, le diabète, l'alcoolisme, ou par toute autre cause d'épuisement de l'organisme. Celle-ci est moins incurable que la précédente et est encore sous la dépendance d'un traitement prophylactique. Quant aux phthisies acquises, il faut les diviser en deux groupes ; dans l'un, la phthisie est primitive et résulte de la débilité générale : ce sont les plus curables de toutes les phthisies, surtout lorsqu'elles sont tardives. Les phthisies acquises secondaires résultent des conditions diathésiques, comme la scrofule, l'arthritisme, la syphilis. Toutes ces phthisies sont curables.

Quant à la forme anatomique, Jaccoud distingue deux formes : la granulose lente ou forme commune et la forme pneumonique, la forme pneumonique étant beaucoup plus curable que la forme granuleuse.

Au point de vue des phénomènes symptomatiques qui influent sur la

rares, et comme ces poussées sont toujours accompagnées de fièvre, on peut dire d'une façon générale que chez un tuberculeux, moins il y a de fièvre, plus il y a de chance de guérison.

Curabilité relative.

Jusqu'ici je ne vous ai parlé que de la curabilité complète de la phthisie; mais, au point de vue thérapeutique, il est une curabilité relative qui a la plus haute importance; nous pouvons, en effet, non pas guérir complètement le phthisique, mais lui permettre de vivre longtemps avec sa lésion, et nous voyons chaque jour des tuberculeux atteindre un âge avancé, quoique porteurs de lésions pulmonaires assez étendues, et cela grâce à un traitement méthodique et surtout hygiénique. Vous devrez donc vous efforcer d'atteindre, chez vos malades, ces deux buts : curabilité complète, ce qui vous arrivera bien rarement; curabilité relative, que vous obtiendrez beaucoup plus fréquemment.

Quels sont les moyens pharmaceutiques que vous pourrez employer pour atteindre votre but? Pour vous les exposer le plus brièvement possible et dans les conditions mêmes où je me suis placé, je vais suivre le phthisique dans les diverses manifestations qu'il présente et voir quelles sont les différentes médications que nous pouvons opposer à ces divers symptômes.

Lorsqu'on embrasse d'un coup d'œil général les différents agents thérapeutiques qui ont été conseillés contre la tuber-

maladie, il faut placer en première ligne : les accidents gastro-intestinaux, les lésions pharyngées et l'intensité de la fièvre, qui sont toutes des circonstances aggravantes.

Peter distingue trois formes chroniques de la tuberculose : les formes apyrétiques, les plus curables; les formes incidemment pyrétiques avec périodes de rémission plus ou moins prolongées, qui sont moins curables; enfin la forme pyrétique sans rémission de fièvre, qui est intraitable (*a*).

(*a*) Jaccoud, *Curabilité et Traitement de la phthisie pulmonaire*, Paris, 1881. — Peter, *Leçons de clinique médicale*, t. II, 1879.

culisation pulmonaire, on voit qu'ils peuvent être groupés en trois grandes classes : les uns, les moins nombreux, s'adressent au tubercule lui-même, ce sont de véritables médicaments spécifiques; les autres, aux troubles pulmonaires; enfin les troisièmes, à l'état général du malade et à sa nutrition. Examinons chacun de ces groupes.

Médication spécifique.

Quoique les récents travaux sur le tubercule aient fait faire un pas considérable à l'étude de la phthisie, il faut reconnaître cependant que nous ne sommes pas complètement d'accord sur la nature même de ce tubercule. Villemin, en nous montrant la contagion du tubercule, a placé la phthisie dans les maladies virulentes, contagieuses et transmissibles ; de là à la nature parasitaire de cette maladie il n'y avait qu'un pas; il a été franchi par Toussaint (1), qui pense avoir trouvé le microbe de la phthisie.

(1) Toussaint a commencé ses premières recherches en 1880 ; il a recueilli dans un ballon purifié du sang d'une vache tuberculeuse et le sérum de ce sang fut placé dans des tubes Pasteur, dans des bouillons de chat, de porc et de lapin. Au bout d'un certain temps, les liquides de culture présentaient des granulations très petites, simples, géminées ou réunies en petits amas. Inoculé à des chats, ce sérum contenant des microbes déterminait chez l'un d'eux, après quarante-sept jours, des granulations tuberculeuses dans les deux lobes pulmonaires.

Ces expériences, reproduites depuis, ont donné les mêmes résultats. Les microbes de la tuberculose forment, au fond des vases à culture, un dépôt de couleur légèrement jaunâtre.

Ce dépôt est exclusivement composé de très petites granulations isolées, géminées, réunies par groupes de trois à dix ou en petits amas irréguliers. Dans les premiers jours de la culture, on voit des flocons blanchâtres assez consistants, qui ressemblent beaucoup aux filaments des cultures de bactéridie ; lorsqu'on aspire avec un tube effilé, la plus grande partie du nuage monte dans le tube ou reste suspendu à son extrémité; ce nuage persiste plusieurs jours dans le liquide clair sans se diluer : le microbe est donc entouré à ce moment par une atmosphère de matière gluante et assez consistante.

Examinés au microscope, les points agglomérés montrent des amas extrêmement riches d'un microbe qui paraît alors immobile et répandu isolément sur toute la surface de la préparation. Dans les parties liquides, on observe, au contraire, dans les granulations isolées, géminées ou réunies en plus grand nombre, des mouvements browniens très prononcés. Plus tard, la couleur blanchâtre du liquide devient uniforme et enfin

Du benzoate de soude.

Il faut laisser au temps le soin de juger ces questions; quoi qu'il en soit, elles n'ont pas encore eu, dans le domaine de la pratique, d'application possible, et jusqu'ici nous n'avons pas de traitement véritablement spécifique du tubercule; je me trompe cependant, et récemment, en Allemagne, on a voulu baser, sur des expériences bien discutables de Schueller (de Greifswald) (1), l'action spé-

les microbes tombent au fond du liquide. Leur réfringence est beaucoup plus grande à la fin qu'au début de la culture, le diamètre a diminué: il est un peu inférieur à celui du microbe du choléra des poules et n'offre guère que $0^{mm},0001$ à $0^{mm},0002$ de diamètre (*a*).

(1) C'est en Allemagne, et particulièrement à la clinique d'Inspruck, que l'on a vanté l'action du benzoate de soude dans la phthisie.

Schueller (de Greifswald) a fait, à ce sujet, le premier des expériences; chez des lapins qu'il trachéotomisait et chez lesquels il introduisait des particules tuberculeuses, il développait la tuberculose et amenait la mort de l'animal; mais il pouvait éviter cette terminaison en faisant chez l'animal des inhalations de benzoate de soude à la dose de 50 centigrammes à 1 gramme par kilogramme du poids de l'animal.

Rokitanski, professeur à Inspruck, a fait, en suivant les indications de Schueller, des inhalations au benzoate de soude à quinze tuberculeux. Il leur faisait inhaler 50 grammes de benzoate de soude en solution aqueuse à 5 pour 100; par ce moyen, il aurait vu des guérisons complètes chez des phthisiques qui étaient près de succomber.

Kleps a prétendu qu'avec des inhalations et en administrant 20 à 30 grammes de benzoate de soude, on produisait toujours une amélioration sensible, mais ces résultats ont été, même en Allemagne, très vivement contestés.

Guttman a montré que jamais il n'avait obtenu d'amélioration par ce moyen, si ce n'est une amélioration dans la toux et l'expectoration, que l'on obtient aussi bien avec la pulvérisation de vapeur d'eau simple.

Sénator, Waldenburg, Fritsche, Wolff, n'ont obtenu aucun succès; Wenzel aurait même vu s'aggraver la phthisie.

Murri (de Bologne) a aussi étudié la méthode de Rokitanski et n'en a pas obtenu des effets bien appréciables. Il reconnaît d'abord l'impossibilité de faire inhaler par jour 50 grammes de benzoate de soude en solution à 5 pour 100; c'est à peine si l'on arrive à 16 grammes. L'unique avantage de cette méthode est de calmer la toux (*b*).

(*a*) Toussaint, *Acad. des sciences*, octobre 1881.

(*b*) Schueller, *Zur Behandlung der Tuberculose* (*Berliner klin. Wochens.*, n° 45, p. 674, 10 novembre 1879). — Guttmann, *Ueber Inhalationen von Benzeösaurem Natron bei Lungenschwindsucht* (*Soc. méd. de Berlin*, 5 novembre 1879). — Wenzel, *Ueber Anwendung und Wirkung des Natrum benzoicum bei Phthisie* (*Berlin. klin. Wochens.*, n° 49, p. 727, 8 décembre 1879). — Peletti, *Du traitement de la phthisie pulmonaire par le benzoate de soude.*

ciale du benzoate de soude sur l'évolution tuberculeuse. Malgré les résultats miraculeux que Rokitanski dit avoir obtenus, Senator, Waldenburg, Fritsche, Wolff, Wenzel, Murri, nous ont montré l'infidélité de cette méthode et son peu de succès. Examinons maintenant les médicaments qui s'adressent plus particulièrement à l'affection pulmonaire.

En première ligne se place la créosote; si ce médicament ne combat pas essentiellement la tuberculose, c'est à coup sûr un des agents les plus actifs, pour atténuer et modifier l'expectoration chez les phthisiques. Cette suppuration incessante affaiblit considérablement les malades et l'on comprend facilement les avantages que l'on retire en diminuant cette cause de déchéance de l'organisme. Médication pulmonaire.

C'est à Bouchard et Gimbert (de Cannes) que l'on doit l'application méthodique de la créosote (1) dans le traitement de De la créosote

(1) Il y a deux sortes de créosotes : la fausse, qu'on retire du goudron de houille et qui a l'odeur de l'acide phénique ; la vraie, qui est obtenue par la distillation du goudron de hêtre. Celle-ci a été découverte en 1830 par Reichenbach (de Blausko, en Moravie). C'est un liquide huileux, incolore, se colorant en brun ambré à l'air et à la lumière, d'une saveur brûlante et caustique, d'une odeur forte de goudron ; sa densité est de 1066. La créosote bout à 203 degrés sans se décomposer et se volatilise ; elle est soluble dans l'alcool, l'éther, le sulfure de carbone, les acides, les huiles, le naphte, très peu soluble dans l'eau ; elle dissout l'iode, le soufre, le phosphore, les résines, les matières grasses et beaucoup de sels et des oxydes alcalins.

La créosote *vraie*, dissoute dans l'alcool et très diluée, puis traitée par une solution étendue de perchlorure de fer, donne une coloration verte qui passe rapidement au brun ; la créosote *du commerce* ou *fausse*, dissoute et traitée par le perchlorure de fer, donne une coloration bleue, puis violette persistante (Bouchard) ; la créosote fausse coagule le collodion en gelée ; la vraie n'a pas cette action.

La créosote, dès la découverte de Reichenbach, a été prescrite dans la phthisie pulmonaire ; on a compté des succès, puis des insuccès, et le médicament, après avoir joui d'une grande vogue, est tombé dans l'oubli, partageant ainsi le sort de bien d'autres médications, qui, peut-être comme elle, seront reprises un jour.

Dans ces derniers temps, Bouchard et Gimbert (de Cannes) ont expérimenté à nouveau, et d'une manière sérieuse, la créosote, et ils sont arri-

la phthisie, et l'on peut dire qu'aujourd'hui cette méthode est adoptée par le plus grand nombre des praticiens. Cette

vés à des résultats encourageants, en donnant ce médicament à l'intérieur, non à l'extérieur, en inhalations, comme firent Miguet et Martin-Solon.

Sur quatre-vingt-treize phthisiques, pris à des degrés divers, et soumis presque sans interruption à l'action de la créosote pendant toute la durée du traitement, avec dose initiale de 40 centigrammes de créosote par jour (la plupart ont pris 40 centigrammes pendant toute la durée du traitement, d'autres ont pris 60, 80 et même 1 gramme), Bouchard et Gimbert ont observé :

25 guérisons apparentes (disparition de la toux et de l'expectoration, cessation de la fièvre et de la consomption, retour de l'embonpoint, suppression des râles bullaires et modifications graduelles des signes physiques) ;

29 améliorations (retour de l'embonpoint ou suppression de la consomption, diminution durable de la toux et de l'expectoration, diminution ou état stationnaire des signes physiques) ;

18 insuccès (états stationnaires et aggravations) ; 21 morts.

Le tableau suivant montre les résultats qui ont été obtenus suivant le degré auquel était arrivée la maladie, quand la médication a commencé.

1er degré, 8 cas.	Guérisons	5	62 pour 100.
	Améliorations	3	38
	Insuccès	0	0
	Morts	0	0
2e degré, 67 cas.	Guérisons	20	29
	Améliorations	20	30
	Insuccès	15	23
	Morts	12	18
3e degré, 18 cas.	Guérisons	0	0
	Améliorations	6	33
	Insuccès	3	17
	Morts	9	50
93		93	

On voit que la médication a été surtout avantageuse dans le premier degré de la phthisie, dans plus de la moitié des cas au deuxième degré, dans le tiers au troisième degré, et qu'elle a échoué dans les deux tiers des cas au troisième degré, dans moins de la moitié au deuxième degré, et dans aucun cas au premier.

D'après Bouchard et Gimbert, la créosote n'exerce aucune action sur la toux, ou plutôt aucune action favorable ; au début du traitement, la toux paraît au contraire augmenter, puis elle diminue de fréquence avec l'apaisement de la maladie pulmonaire. Dans quelques cas, cependant, la créosote exaspère assez la toux pour qu'il soit impossible de continuer le traitement.

La purulence de l'expectoration se modifie rapidement, l'odeur fétide et nauséeuse des crachats disparaît aussi assez rapidement au bout de huit à quinze jours.

En général, la créosote, contraire-

créosote de goudron de bois de hêtre est irritante et il faut mettre, dans son usage, de certains ménagements. Contrairement à l'avis de Bouchard et de Gimbert, je suis d'avis de n'ordonner que de faibles doses de créosote ; aussi ai-je baissé

ment à l'opinion de beaucoup de médecins, ne provoque pas l'hémoptysie et au contraire la rend plus rare. Elle exerce en même temps une action stimulante sur l'estomac, réveille l'appétit, fait disparaître les enduits de la langue et permet une alimentation plus complète.

Du travail de Bouchard et Gimbert on peut conclure que la créosote *bien dissoute et fortement diluée* peut être donnée dans tous les cas de phthisie chronique et que deux circonstances seules peuvent s'opposer au traitement : l'intolérance de l'estomac pour le médicament et l'aggravation de la toux et de la dyspnée dans certaines formes asthéniques de la maladie.

Le docteur Hugues, dans sa thèse, arrive aux mêmes résultats.

De ses observations portant sur vingt-sept malades soumis au traitement pendant deux mois en moyenne, il résulte que la créosote a surtout été utile à ceux qui étaient à une période peu avancée de la maladie : les malades au premier et au deuxième degré ont été notablement améliorés, ceux qui étaient au troisième ont été soulagés, et cela d'autant plus que les lésions étaient moins avancées et que l'état général était meilleur.

Bouchard et Gimbert prescrivent la créosote sous forme d'alcool créosoté, de rhum créosoté, de vin créosoté ou d'huile créosotée.

Vin créosoté.

Créosote pure de goudron de bois	13g,50
Teinture de gentiane	30 ,80
Alcool de Montpellier	250 ,00
Vin de Malaga	Q. S.

Pour faire 1 litre.

On prend deux à quatre cuillerées à bouche de ce mélange en vingt-quatre heures ; chaque cuillerée dans un verre d'eau.

Huile créosotée.

Huile de foie de morue	150 gr.
Créosote pure de goudron de bois	1 à 2 (a)

(a) Bouchard et Gimbert, *Note sur l'emploi de la créosote vraie dans le traitement de la phthisie pulmonaire*, 1877.— J.-L. Hugues, *Quelques considérations sur le traitement de la phthisie pulmonaire par la créosote vraie*, 1878. — Reichenbach, *De la créosote et de ses propriétés* (*Arch. de méd.* et *Bull. de thérap.*, 1833 ; *Créosote et sa préparation* (*Bull. de thérap.* et *Journ. de pharm.*, 1833). — Fremanger, *Recherches sur la créosote* (*Bull. de thérap.*, 1833). — Kunckel, *Sur quelques faits recueillis à Paris sur l'action de la créosote* (*Bull. de thérap.*, 1833). — Mignet, *Recherches cliniques sur la créosote, sa préparation, ses propriétés, son emploi*, Paris, 1834. — Granjean, *Action de la créosote dans un cas de phthisie pulmonaire* (*Bull. de thérap.*, 1834). — Breschet, *Essai sur la créosote à l'Hôtel-Dieu* (*Bull. de thérap.*, 1834). — Martin-Solon, *Rapport à l'Acad. de médecine*, 1835. — Louis, *Traité de la phthisie pulmonaire*, 1837. — Kœltler, *Recherches sur l'action de la créosote à l'hôpital de la Charité de Berlin*, analysé dans le *Bull. de thérap.*, 1836. — A. Gubler, *Commentaires thérapeutiques du Codex*, 1874. — A. Bouchardat, *Formulaire magistral*. — Trousseau et Pidoux, *Traité de thérapeutique et de matière médicale*, 1877.

de moitié la quantité prescrite par ces médecins. Voici la formule que j'adopte le plus ordinairement (1) :

℞	Créosote de goudron de hêtre..	3 grammes.
	Alcool.....................	100
	Vin de Bagnols.............	300
	Sirop de sucre.............	100

Je donne, matin et soir, une cuillerée à bouche de cet élixir dans un verre d'eau édulcorée avec du sirop de groseilles.

Vousp ourrez aussi user de glycérolé de créosote, ou bien encore de la créosote dissoute dans de l'huile de faîne ou de l'huile de foie de morue; j'administre ces préparations au moment des repas. Sous l'influence de ce médicament on voit se produire deux ordres de phénomènes, une diminution très nette de l'expectoration et souvent une augmentation notable de l'appétit; mais n'oubliez pas que si vous élevez trop la dose, ce médicament, déjà désagréable à prendre à cause des ardeurs qu'il fait naître dans l'arrière-gorge, devient très difficile à avaler et qu'il produit alors très facilement une inflammation gastrique, qu'il faut éviter à tout prix.

Des balsamiques.

Puis viennent, après la créosote, toutes les substances balsamiques, goudron, térébenthines, gommes-résines, etc., dont je vous ai parlé à propos du traitement du catarrhe pulmonaire et qui peuvent trouver leur emploi dans la cure de la tuberculose pulmonaire. Parmi ces substances, permettez-moi de vous signaler l'eucalyptus ou plutôt l'eucalyptol, que vous pourrez surtout utiliser en le mélangeant à l'huile de foie de morue; par cette association vous masquez, dans une certaine mesure, le goût si désagréable de l'huile tout en introduisant dans la préparation un médicament utile.

Puis, viennent toutes les substances que l'on a proposé

(1) Voir p. 415.

de prendre en inhalations (1) et en pulvérisations; on avait fondé, sur les inhalations des substances médicamenteuses, des espérances qui ne se sont pas complètement réalisées, et tour à tour l'iode, le goudron, la créosote, l'acide phénique ont été vantés. Je crois que ce traitement est utile, mais il ne peut agir que contre un des éléments de la tuberculose, l'élément bronchique, et ces inhalations n'ont qu'un but, celui de diminuer l'expectoration chez les phthisiques; quant à espérer qu'elles peuvent favoriser le processus fibreux qui doit amener la cicatrisation des ulcérations tuber-

Des inhalations médicamenteuses.

(1) On a proposé de nombreuses inhalations ; les plus vantées sont les suivantes :

Gannat et Cottereau ont conseillé les fumigations chlorurées ; elles se pratiquaient avec un flacon de Wolf, dans lequel on verse 120 grammes d'eau et deux à quinze gouttes de chlore liquide ; ce moyen est aujourd'hui abandonné.

L'iode a eu plus de succès. Chantmille, Macario, Piorry, employaient les inhalations de teinture d'iode.

Baron et Morton conseillaient les inhalations du mélange suivant :

Iode	0g,25
Hydrolat de potasse	0 ,15
Eau distillée	150 ,00
Alcool	4 ,00
Teinture de ciguë	25 ,00

Champoullion n'aurait obtenu aucun effet de l'iode sur cent dix-neuf phthisiques ; Pereira est arrivé au même résultat.

On a aussi conseillé les fumigations de styrax (Billard), les inhalations de vapeurs d'une solution de 2g,50 de nitrate d'argent dans 100 grammes d'eau distillée (Freund, Payne, Cotton).

Chéron emploie des inhalations d'essences oxygénées, telles que celle du *laurus camphora* ou celle du cèdre, et prétend arrêter ainsi la marche de la phthisie.

On a fait vivre les phthisiques dans une atmosphère de vapeur de goudron. Crichton, l'auteur de cette méthode, faisait bouillir dans les chambres des malades un mélange de goudron et de carbonate de potasse.

Sales-Girons employait aussi le goudron, mais pour désoxygéner l'air : c'était une sorte de diète respiratoire.

Chevandier emploie les inhalations résineuses de pin Mugho (*a*).

(*a*) Cottereau, *Arch. gén. de méd.*, 1re série, 1830, t. XX, p. 289, t. XXIV, p. 347. — Chantmille, *Bull. de l'Acad. de méd.*, 16 août 1833, t. XVIII, p. 1109. — Piorry, *Bull. de l'Acad. de méd.*, Paris, 1853-1854, t. XIX, p. 335. — Macario, *Efficacité des vapeurs iodées dans un cas de phthisie pulmonaire* (*Bull. de thér.*, 1851, t. XL, p. 27). — Champoullion, *Gaz. des hôp.*, décembre 1858. — Jules Chéron, *De l'arrêt de la destruction du poumon dans la phthisie par l'inhalation des vapeurs des essences oxygénées* (*Gaz. hebd.*, 20 décembre 1872). — Crichton, *Practical obs. on the treatment and cure of several varieties of pulmonary consumption, and on the effects of the vapor of boiling far in chest diseases*, London, 1823. — Chevandier, *Gaz. méd. de Lyon*, juillet 1880.

culeuses, c'est là, je le crains, une pure hypothèse et qui n'est basée sur aucun fait scientifiquement démontré.

Parmi ces inhalateurs il en est un que je vous recommande comme des plus simples et des plus économiques, c'est celui de Le Fort (de Lille), qui consiste dans un flacon à large tubulure présentant sur sa partie latérale une ouverture plus étroite placée au milieu de sa hauteur. On remplit le flacon du liquide à inhaler jusqu'au niveau de l'orifice latéral, puis le malade respire par l'orifice supérieur, et grâce au courant d'air qui s'établit alors dans le flacon à travers ces deux ouvertures, le malade fait pénétrer facilement, dans l'intérieur de la poitrine, de l'air chargé de vapeurs médicamenteuses. Je me suis servi avec avantage, dans mon service, de ces inhalateurs avec le mélange d'iode, de camphre et de goudron, proposé par Le Fort (1).

Des pulvérisations.

Quant aux pulvérisations, vous savez que je ne leur fais jouer aucun rôle dans la cure de la bronchite tuberculeuse. Je vous ai dit en effet que, jusqu'à preuve du contraire, cette méthode, excellente pour le traitement des affections du pharynx, ne peut donner aucun résultat dans la cure des maladies de la trachée et du poumon, puisque le liquide ainsi pulvérisé ne peut y pénétrer.

Des expectorants.

De même que les balsamiques, les expectorants (2) ont été

(1) Le Fort (de Lille) use dans son inhalateur du mélange suivant :

Camphre	80 gr.	
Goudron	40	
Teinture d'iode	40	
Liqueur d'Hoffmann	10	(a)

(2) Giovanni de Vittis a expérimenté, de 1828 à 1832, le tartre stibié dans la phthisie à l'hôpital de Capoue; d'après Clark, il aurait obtenu par ce moyen cent soixante-seize guérisons; il donnait matin et soir une cuillerée à soupe d'une solution renfermant 3 grains de tartre stibié dans 5 onces d'infusion de fleurs de sureau et 1 once de sirop.

Lanthois donnait de 1 à 3 grains d'émétique dans 8 litres d'eau que l'on donnait à boire comme tisane au malade.

Bricheteau administrait de 5 à 15 centigrammes de tartre stibié dans

(a) Le Fort, *Sur un nouvel inhalateur et son action dans les affections pulmonaires* (*Bull. de thérap.*, t. CI, p. 362).

employés dans la phthisie : le kermès, l'ipéca, le tartre stibié, les sulfureux ont été utilisés, ce dernier surtout ; Giovanni de Vittis, Lanthois, Bricheteau, ont employé surtout le tartre stibié à dose vomitive ; Fonssagrives, au contraire, l'administre à dose rasorienne et s'efforce d'obtenir la tolérance. Ces médications sont aussi presque abandonnées, et il est peu de médecins qui usent des expectorants dans la phthisie, et surtout du tartre stibié.

Des révulsifs.

C'est dans le même groupe que doivent être compris les révulsifs que l'on applique sur la poitrine. Ces révulsifs ont pour but de diminuer ou d'empêcher la congestion qui se produit du côté du poumon. S'il est un fait bien acquis dans l'histoire de la tuberculose, c'est, à coup sûr, l'influence des hyperhémies sur le développement des poussées tuberculeuses ; on voit toujours, en effet, sous l'influence de ce travail congestif, les lésions tuberculeuses s'aggraver d'une part et une nouvelle évolution de granulie se produire de l'autre.

Combattre la congestion pulmonaire chez les tuberculeux, c'est donc combattre la tuberculose ; aussi a-t-on vanté avec juste raison l'action des révulsifs sur la poitrine ; non seulement les badigeonnages à la teinture d'iode et les vésicatoires ont été employés, mais on leur a préféré des révulsifs beaucoup plus énergiques. Mon regretté

150 grammes d'infusion de fleurs de sureau (30 grammes de sirop), une cuillerée à bouche matin et soir.

Fonssagrives, lui, administre le tartre stibié à la dose de 20 à 30 centigrammes et obtient la tolérance en ajoutant du sirop d'opium et de l'eau de laurier-cerise.

En Amérique, Simmons donne le sulfate de cuivre, et Salter, de son côté, le sulfate de cuivre associé à l'ipéca (*a*).

(*a*) Clark, *Traité de la consomption pulmonaire et des matières scrofuleuses*, Bruxelles, 1836, p. 329. — Lanthois, *Théorie nouvelle de la phthisie pulmonaire*, Paris, 1822. — Bricheteau, *Emploi du tartre stibié et du camphre dans la phthisie pulmonaire* (*Gaz. des hôp.*, décembre 1855). — Fonssagrives, *De la généralisation de l'emploi du tartre stibié à doses rasoriennes dans le traitement de toutes les maladies fébriles de l'appareil respiratoire* (*Bull. de thérap.*, juillet 1859), et *Thérapeutique de la phthisie pulmonaire*, 2e édition, 1880, p. 117.

maître, Béhier, vantait beaucoup une série de petits cautères à la pâte de Vienne qu'il plaçait à la partie supérieure et antérieure du thorax. Jules Guérin, au contraire, leur préfère la cautérisation ponctuée au fer rouge ; je me range absolument de cet avis, et depuis la remarquable découverte de Paquelin, qui, grâce à son cautère, nous rend ces cautérisations si faciles, on peut, par des cautérisations ponctuées et répétées, s'opposer dans une certaine limite à la congestion pulmonaire chez les tuberculeux.

Les intéressantes recherches de Peter (1) sur la tempé-

(1) D'après le professeur Peter, partout où il y a tubercule, il y a hyperthermie locale, hyperthermie pendant et par la germination, tuberculeuse, qu'il appelle *hyperthermie trophique tuberculeuse,* comme hyperthermie pendant l'évolution et l'involution du tubercule, et qui devient une hyperthermie rayonnante, faisant la congestion, l'hémorrhagie et la phlegmasie.

A toutes les phases de la tuberculisation pulmonaire, Peter a toujours constaté une élévation de la température au niveau des espaces intercostaux supérieurs, et cette élévation parait être en rapport avec le degré de la lésion.

Ainsi, dans un premier degré caractérisé par de la respiration sèche, avec expiration prolongée, et lorsque surtout il n'y a que de la respiration saccadée, on note une élévation locale de 0°,5 à 1 degré et même 1°,5.

Lorsqu'il y a des craquements secs et humides, l'élévation peut être de 1 degré, 1°,5 et même 2 degrés ; dans quelques cas cependant, Peter n'a noté, avec des craquements humides, qu'une faible élévation, quelques dixièmes au-dessus de la moyenne (à 36°,2) ; la température axillaire étant dans ces cas au-dessous de 37 degrés (à 36°,4).

Au niveau des cavernes tuberculeuses, il y a hyperthermie et la température peut être de 1°,5 à 2°,5 plus considérable qu'à l'état normal.

Lorsque chez un malade les deux poumons sont atteints, on note presque toujours aussi une disparité de la température ; le plus atteint est aussi celui qui a la température la plus élevée.

Au moment des hémoptysies, la température locale s'élève, reste plus élevée pendant la crise et s'abaisse après ; et dans les cas d'hémoptysie au début de la tuberculisation, et alors qu'il n'y a presque aucun indice de tuberculose, la température du premier espace intercostal est ordinairement de 0°,5 plus élevée que la moyenne, quelquefois de 1 degré.

Pour déterminer la température locale, on opère ainsi :

Le thermomètre (à cuvette conoïde de préférence) sera placé dans le deuxième espace intercostal, la cuvette à 2 ou 3 centimètres du sternum, la tige parallèle à l'espace intercostal, la cuvette et la partie inférieure de l'instrument recouvertes d'une couche d'ouate qui permet d'exercer une

rature extérieure du thorax dans les affections de la poitrine sont venues récemment nous montrer, d'une façon fort nette, l'influence de la révulsion dans les maladies chroniques de la poitrine et nous démontrer l'utilité de cet agent thérapeutique, que je ne saurais trop vous conseiller en pareil cas.

Des médicaments agissant sur la nutrition.

La nutrition a, chez le tuberculeux, la plus haute importance; c'est elle qui est, pour ainsi dire, la clef de la curabilité complète ou relative de la tuberculose, puisque, lorsque les fonctions de nutrition se font d'une façon normale, elles permettent au processus fibreux pérituberculeux de se produire et s'opposent à de nouvelles poussées de granulie; lorsqu'au contraire elles sont défectueuses, la marche de la phthisie devient rapide et fatale. Elever le taux de la nutrition et la favoriser doit donc être une préoccupation incessante dans la thérapeutique de la phthisie pul-

compression élastique sur le thermomètre et de l'enfoncer, pour ainsi dire, dans l'espace, le rapprochant ainsi le plus possible du poumon. Le tout est maintenu par une petite courroie en toile, serrée à l'aide d'une boucle et passée obliquement autour du thorax en allant de l'aisselle au côté opposé du cou, ou plus simplement et plus exactement encore, c'est un doigt du malade ou du médecin appliqué sur la couche d'ouate qui fixe le thermomètre.

On ne doit pas recourir à l'application du thermomètre lorsque l'individu a trop chaud, lorsqu'il vient de prendre un bain ou lorsqu'il vient de se livrer à un effort prolongé ; il faut attendre qu'il soit reposé.

Le professeur Peter attache une grande importance à l'investigation des espaces intercostaux supérieurs, qui permet de poser le diagnostic entre la tuberculose commençante, dans laquelle il y a toujours élévation de la température, et le dépérissement par anémie ou chlorose, dans lesquelles la température des espaces intercostaux est égale ou inférieure à la moyenne.

Mais toujours, pour pouvoir conclure, il est nécessaire que la disparité de la température soit constante et atteigne ou dépasse cinq dixièmes, c'est-à-dire qu'elle soit de 0,5, 0,7, 1 degré, etc.

Dans les cas de tuberculisation pulmonaire à forme bronchitique, la température locale (pariétale) présente sur la température générale une surélévation manifeste. Mais c'est dans le cas d'*infiltration tuberculeuse fébrile* (pneumonie caséeuse) que le professeur Peter a noté les plus hautes températures ; en effet, l'hyperthermie locale est ordinairement de plus de 3 degrés et peut s'élever jusqu'au chiffre énorme de 4°,5 ; elle est en général plus élevée de 0°,5, 1 degré et 1°,5 que l'hyperthermie dans l'aisselle.

monaire. On arrive à ce but surtout par les moyens hygiéniques; cependant quelques médicaments peuvent vous rendre des services en pareil cas, ce sont : l'arsenic, l'huile de foie de morue, la glycérine, les phosphates, le fer, etc.

De l'arsenic. De même que j'ai placé en première ligne, parmi les substances qui agissent contre la tuberculose, la créosote, de même aussi je placerai l'arsenic en tête des reconstituants; je suis un des plus chauds partisans de la médication arsenicale et j'en ai vu, pour ma part, des résultats merveilleux. Vous userez donc de l'arsenic sous toutes les formes, granules de Dioscoride, arséniate de soude, liqueur de Fowler, eau de la Bourboule. Je ne connais qu'une seule contre-indication à cette médication : c'est la diarrhée.

Des huiles de foie de morue. Après l'arsenic je place l'huile de foie de morue; si l'on s'en rapportait aux expériences de Joanny Rendu (de Lyon) (1), c'est l'inverse qui devrait exister. Cependant, malgré ces recherches, je maintiens mes conclusions et voici pourquoi: c'est que, tandis que l'arsenic est toujours bien supporté par les tuberculeux, sauf les cas de diarrhée, il est bien des estomacs rebelles à l'usage de l'huile de foie de morue.

(1) Joanny Rendu a étudié à l'hôpital de Lyon comparativement, sur trente phthisiques, dans des conditions extérieures semblables, l'action de l'huile de foie de morue et de l'arsenic. Ces malades étaient divisés en trois catégories de dix malades. Les premiers ont été soumis à un traitement tonique simple; les seconds à un traitement tonique, plus l'arsenic; les troisièmes à un traitement tonique, plus l'huile de foie de morue. Tous les huit jours, les malades étaient pesés. La moyenne du traitement a duré de deux mois et demi à trois mois.

Voici les résultats de ces expériences : les malades qui ont été soumis au régime tonique simple ont diminué de 5 kilogrammes par rapport à 100 kilogrammes de poids du malade. Les malades traités par l'arsenic ont également diminué de poids (4k,703 pour 100 kilogrammes). Les malades qui ont pris de l'huile de foie de morue ont augmenté de poids (2 kilogrammes pour 100).

Malheureusement, les lésions pulmonaires ne sont pas influencées par ce dernier traitement.

Rendu a noté aussi que l'élévation de la température et les sueurs sont d'autant plus accusées que l'individu a un poids moindre.

Dans des expériences comparatives faites par Cutler et Bradford sur le

C'est là, il faut le reconnaître, un des plus sérieux inconvénients de cette huile, et quel que soit l'artifice que l'on emploie pour masquer son goût désagréable ou en rendre la digestion plus facile, il faut bien reconnaître que beaucoup de phthisiques ne peuvent la supporter. Mais quand elle est tolérée, elle possède souvent, chez le tuberculeux, une action merveilleuse; elle augmente son poids, favorise sa nutrition et a un véritable rôle curateur, surtout chez les strumeux.

Parmi les huiles de foie de morue, laquelle choisirez-vous? Il y a, vous le savez, plusieurs sortes d'huiles (1), des brunes et des claires; les premières à goût très désagréable, les secondes plus supportables; vous préférerez toujours ces dernières, car

fer, l'huile de foie de morue et la liqueur de Fowler, ces auteurs auraient trouvé que l'huile de foie de morue et la liqueur de Fowler augmenteraient, même sur l'homme sain, le nombre des globules blancs et des globules rouges (*a*).

(1) L'huile de foie de morue est fournie ordinairement par la morue fraîche ou cabillaud, *gadus morrhua, L. morrhua vulgaris* Cl.; mais elle provient aussi d'autres poissons : *gadus callarias, gadus carbonarius, lota vulgaris, lota molva, bromicus vulgaris*.

On trouve dans le commerce différentes huiles dites : d'Islande, de Norwège, de Terre-Neuve, de Dunkerque; on les distingue aussi en blanche, ambrée, blonde, brune, selon leur coloration.

On obtient l'huile incolore et presque inodore en chauffant au bain-marie les foies frais, remuant continuellement jusqu'à ce que l'huile se sépare et soumettant ensuite à la presse (Codex); l'huile au contraire est brune et d'une odeur désagrable si on la prépare avec des foies de poissons venus d'Islande et de Terre-Neuve, ayant longtemps séjourné dans les tonneaux dans lesquels ils ont fermenté, puis soumis à une haute température ou abandonnés à la fermentation avant d'être mis à la presse.

Pour obtenir une huile blonde ou d'un jaune doré, on emploie des foies de morue bien débarrassés des membranes qui y adhèrent et coupés en tranches minces ; on les fait bouillir dans une bassine étamée, et on passe avec expression dans un linge de laine l'huile qui se sépare des foies et vient surnager; après un repos de quelques jours, on passe de nouveau cette huile dans un filtre en papier.

L'huile *vierge*, qui est légèrement

(*a*) Joanny Rendu, *Etude expérimentale et comparée sur l'arsenic et l'huile de foie de morue dans le traitement de la phthisie pulmonaire* (*Lyon médical*, 14 avril 1878). — Cutler et Bradford, *Action du fer, de l'huile de foie de morue et de l'arsenic sur la richesse globulaire du sang* (*The American Journal of Medicin. Sc.*, janvier 1878).

il n'est pas démontré que la putréfaction des foies, qui donne lieu à l'huile de foie de morue la plus colorée et au goût le plus prononcé, soit préférable comme préparation à la simple expression des foies frais qui produit, au contraire, l'huile claire et peu odorante. Vous donnerez, et c'est là une condition des plus importantes, ces huiles aux repas, pour que, mélangées avec les aliments, elles puissent être plus facilement digérées. Quant à la dose, vous devrez l'élever autant

ambrée, est obtenue par l'expression à froid des foies frais entassés dans les tonneaux, aux lieux mêmes de production.

Carles a démontré que l'huile vierge était beaucoup mieux digérée et mieux assimilée que l'huile brune empyreumatique.

On rejettera les huiles décolorées au charbon, ou après un certain nombre de manipulations chimiques qui altèrent leur qualité.

L'huile contient, d'après Jongh : de l'acide oléique avec de la gaduine et les substances suivantes : acide margarique, glycérine, acide butyrique, acide acétique, acides fellénique et cholique avec de petites quantités de margarine, d'oléine et de bilefulvine ; acide bifellénique, et deux substances particulières : principe soluble dans l'alcool, principe soluble dans l'eau, l'alcool et l'éther ; iode, chlore et traces de brome ; acide phosphorique, sulfurique, phosphore, chaux, magnésie, soude et fer.

A cette huile naturelle, on a ajouté diverses substances, telles que le fer, l'iode, le brome, le phosphore, et l'on a fait des huiles ferrées, iodées, bromées, phosphorées et même iodo-bromo-phosphorées.

On administre l'huile à la dose de une à quatre cuillerées par jour, aux adultes, de préférence au commencement des repas. Certains malades ne peuvent la supporter et elle provoque chez eux des vomissements, de la diarrhée, de l'anorexie et des renvois gazeux abondants : dans ce cas, il faut supprimer le médicament. Lorsqu'au contraire il est bien supporté, c'est un véritable reconstituant ; sous son influence, l'appétit renaît peu à peu, les fonctions digestives se font mieux et au bout de quelque temps on note une augmentation de poids.

Parfois, si surtout on a fait usage d'une huile de mauvaise qualité, on voit survenir des éruptions cutanées ; c'est, du reste, un fait assez rare avec les bonnes huiles.

Comment agit l'huile de foie de morue ? est-ce par l'association entière de tous ses éléments ? est-ce par l'un d'eux ? est-ce par les éléments biliaires (Williams) qu'elle contient ? est-ce comme corps gras, comme élément respiratoire ? Ce sont autant de questions qui ne sont pas résolues.

Les maladies tributaires de l'huile de foie de morue sont surtout le rachitisme, la scrofule, la tuberculose ; et, d'une façon générale, elle est utile dans tous les cas de misère physiologique.

Bazin l'a administrée à des individus atteints de scrofulides malignes, de lèpre, aux doses énormes de 200, 300 et 400 grammes par jour.

que l'estomac la supportera. Jaccoud ne craint pas de donner jusqu'à 300 grammes d'huile par jour (1).

Des succédanés de l'huile de foie de morue.

Vous repousserez le plus ordinairement tous les mélanges que l'on a proposés (2) pour masquer la saveur de l'huile de foie de morue; et pour débarrasser la bouche du malade du goût désagréable et surtout persistant qui résulte du passage de l'huile, vous le ferez mordre dans un citron ou dans une orange, ou bien vous vous servirez de ces cuillers si effilées et si longues, munies d'un couvercle, qui permettent de verser l'huile jusque dans l'isthme du gosier, ou bien encore du procédé si simple de Ferrand.

On a proposé bien des succédanés à l'huile de foie de mo-

Les différents auteurs qui se sont occupés de l'huile au point de vue de la phthisie, paraissent d'un avis unanime : c'est de supprimer le médicament dans les formes inflammatoires, congestives, avec hémoptysies, et Fonssagrives, qui le prescrit dans la première période de la phthisie, ne le donne à la troisième période que si les lésions pulmonaires sont peu étendues et s'il n'y a pas de symptômes graves de colliquation.

(1) Jaccoud donne 100 grammes d'huile de foie de morue par jour. Il considère cette dose comme à peine suffisante, en bien des cas il a administré de 200 à 300 grammes par jour. Il cite un malade qui a pu prendre ces 300 grammes d'huile de foie de morue, c'est-à-dire vingt-cinq cuillerées, sans inconvénients pendant quarante-huit jours.

Il donne cette huile de foie de morue en dehors ou pendant les repas, et associe à l'huile, quand elle est mal supportée, des alcools (eau-de-vie, rhum, kirsch, whisky), ou bien de l'éther ou bien 1 milligramme de strychnine par dose d'huile (a).

(2) On a proposé un grand nombre de procédés pour enlever à l'huile de foie de morue son goût désagréable.

Beauclair et Viguier ont proposé le mélange suivant :

Huile de foie de morue.	20 gr.
Sucre porphyrisé.......	25
Carbonate de potasse...	1
Essence de menthe	VI gouttes
Essence d'amandes amères............	II gouttes

Fonssagrives conseille la formule suivante :

Huile de foie de morue blonde.............	100 gr.
Iodoforme............	25 centigr.
Huile essentielle d'anis.	X gouttes.

Grimaut use de la nitro-benzine; sept à huit gouttes de cette substance suffiraient à désinfecter 100 grammes d'huile de foie de morue.

Jeannel agite l'huile de foie de morue avec l'eau de laurier-cerise, puis on décante.

On a aussi proposé de saler l'huile

(a) Jaccoud, *Du traitement et de la curabilité de la phthisie*, p. 170.

rue(1). En première ligne se placent les huiles de squale, qui sont absolument analogues aux huiles de morue; puis viennent les huiles artificielles, préparations très incomplètes, qui ne remplacent en aucune façon l'huile de foie de morue, et que je vous conseille de ne pas employer.

de foie de morue. Fonssagrives a adopté cette pratique.

Ferrand indique le moyen suivant: se laver la bouche avec de l'eau sucrée, mouiller l'intérieur d'un verre et y verser une quantité d'eau, puis ajouter l'huile; boire le tout très rapidement et prendre après une gorgée d'eau aromatique.

On a aussi conseillé les pastilles de menthe, l'eau-de-vie, le citron ou l'orange.

Dans d'autres cas, on a solidifié l'huile de foie de morue. Benedetti solidifiait l'huile avec l'arrow-root. Beauclair et Viguier faisaient, eux, une véritable saponification, Mouchon une gélatinisation. Voici la formule d'une de ces potions :

Huile de foie de morue.. ..	60 gr.
Blanc de baleine..	10
Sirop simple	Q. S.
Rhum de la Jamaïque	25 gr.

On a aussi fait des pains à l'huile de foie de morue, des salades avec la même huile (Deschamps, d'Avallon), des sardines à l'huile de foie de morue (Guichard); enfin, en émulsion, l'huile de foie de morue avec la pancréatine (Defresne) et le suc pancréatique (Horace Dobell).

(1) Les succédanés de l'huile de foie de morue sont nombreux :

1° L'huile de foie de squale (*squalus catulus*), riche en phosphore et en iode, mais contenant moins de brome et de soufre que l'huile de morue;

2° L'huile de foie de raie (*oleum rajæ*), riche en iode;

3° L'huile de foie de requin, de scie;

4° L'huile dite de poisson, retirée de toutes les parties du corps des cétacés, et non pas seulement du foie;

5° L'huile de pied de bœuf;

6° Les huiles d'olive (*olea europæa*), d'œillette ou de pavot, de lin (*linum usitatissimum*);

7° Le lard à peine frit, recommandé par Pophen, à la dose de 8 grammes, suivi de l'absorption d'un potage contenant la partie graisseuse qui s'est écoulée du lard par l'action de la chaleur, et une heure après, d'une tasse de café de glands avec des tartines de pain beurrées. Le malade fait usage aussi de jambon bien fumé, mangé cru, et de bonne bière non fermentée;

8° Le beurre seul ou additionné d'iodure de potassium, de bromure de potassium, de chlorure de sodium et de phosphore (Trousseau) :

Beurre frais..........	390gr,00
Iodure de potassium...	0 ,05
Phosphore	0 ,003
Bromure de potassium.	0 ,30
Chlorure de sodium...	1 ,00

A prendre en trois jours sur du pain;

9° La crème fraîche, à laquelle on ajoute du sel, du sucre et du rhum;

10° Les pâtés de foies gras de Strasbourg ou de Nérac, auxquels Gubler attribue les mêmes vertus qu'à l'huile de morue;

11° Les escargots, les huîtres, les moules, les clovis (Gubler);

12° L'hélicine, préparée avec le suc extrait de l'*helix pomatia* (escargot des vignes ou limaçon des vignes);

13° La propylamine, le caviar, etc.;

La glycérine (1), ce principe doux des huiles, que l'on a considérée comme un succédané des huiles de foie de morue, doit être rangée dans un tout autre groupe; vous savez, en effet, que depuis les savantes recherches de Berthelot, la glycérine ap-

14° Les sirops phosphatés, les sirops au chlorhydro-phosphate de chaux. (Voir t. Ier, p. 543 et suiv.).

(1) La glycérine, $C^3H^8O^3$, a été découverte en 1779 par Scheele, qui lui donna le nom de principe doux des huiles ; elle a été étudiée par Chevreul, Pelouze, Redtenbacher ; mais c'est Berthelot qui, en 1861, montra la véritable constitution de ce corps, qui joue le rôle d'un alcool triatomique, car il fournit avec les acides trois séries d'éthers que l'on a appelés *glycérides*.

La glycérine pure a une densité de 1,26 à 15 degrés. Elle doit être incolore, inodore, d'une saveur douce et sans arrière-goût âcre ni amer ; elle ne doit pas rougir le papier de tournesol, ni verdir le sirop de violettes.

Il existe, en dehors de la glycérine propylique, qui est la seule habituellement en usage, deux autres glycérines: la glycérine amylique, découverte par Bauer, et la glycérine butylique, étudiée par Prunier.

Employée d'abord en applications externes et étudiée à cet égard par Demarquay, la glycérine a été utilisée pour la première fois dans la phthisie, en 1853, par Crawcourt; puis Lindsay d'Edimbourg a montré qu'on pouvait la substituer à l'huile de foie de morue. Davasse et Benavente ont partagé le même avis.

En 1876, Dujardin-Beaumetz et Audigé ont montré qu'à la dose de 8g,50 à 10 grammes par kilogramme du poids du corps, elle déterminait un ensemble de symptômes promptement mortels, auquel ils ont donné le nom de *glycérisme aigu*.

Catillon a repris ces recherches en 1877 et a montré que, chez les animaux auxquels on donne la glycérine, l'exhalation d'acide carbonique dans l'air expiré est augmentée, et cela à tel point que la presque totalité du carbone fourni par la glycérine serait comburée et éliminée par les voies respiratoires. Il a aussi constaté qu'à la dose de 15 à 30 grammes par jour, la glycérine régularisait les fonctions digestives, augmentait le pouls de l'animal et la température, tout en s'accompagnant d'une diminution notable dans le chiffre de l'urée ; aussi considère-t-il la glycérine comme un médicament d'épargne.

Jaccoud donne 40 à 60 grammes de glycérine par jour, auxquels il ajoute une goutte d'essence de menthe et 10 grammes de cognac ou de rhum (*a*).

(*a*) Demarquay, *Note sur les avantages du pansement des plaies par la glycérine.* — Crawcourt, *New-Orleans Medical News and Hosp. Gaz.*, 1855. — Sander Lindsay, *Notes on Glycerine* (*Edinburg Medical Journal*, 1856-1857). — Davasse, *Note de matière médicale et de thérapeutique sur la glycérine.* — Bonavente, *El Siglo medical*, 13 avril 1862 et 27 mai 1877. — Dujardin-Beaumetz et Audigé, *Sur les propriétés toxiques de la glycérine* (*Soc. méd. des hôp.*), et *Recherches expérimentales sur l'action toxique des alcools*, Paris, 1879. — Catillon, *Des propriétés physiologiques et thérapeutiques de la glycérine* (*Compte rendu de l'Acad. des sciences*, janvier 1877, et *Soc. de thérap.*, 26 décembre 1877).

partient à la classe des alcools triatomiques, et de plus j'ai démontré, dans mes recherches avec Audigé, qu'administrée à haute dose chez les animaux, cette substance déterminait un ensemble de symptômes auquel j'ai donné le nom de *glycérisme*, comparable, jusqu'à un certain point, à l'alcoolisme. La glycérine est donc un médicament d'épargne, analogue à l'alcool, et qui peut, comme nous l'a démontré Jaccoud, rendre des services dans la cure des phthisiques. Vous administrez cette glycérine soit dans des potions, soit à l'état pur ; vous prescrirez, bien entendu, la glycérine neutre, et, malgré la pureté de votre produit, vous n'éviterez pas toujours l'irritation des voies digestives.

Des phosphates.

A côté de ces médicaments reconstituants il faut placer les phosphates. On a fait jouer un rôle très important au phosphore et à ses dérivés dans le traitement de la tuberculose. Les uns ont même considéré ces substances comme des spécifiques de la phthisie ; les autres, comme n'ayant qu'une simple action sur la nutrition. Cette action des phosphates dans la nutrition est une des plus intéressantes de la thérapeutique, et je vous en ai dit déjà quelques mots à propos de la dyspepsie des nouveaux-nés (1) ; elle est loin d'être résolue et mérite de nouvelles recherches ; quoi qu'il en soit, je crois que l'on peut admettre que, dans certains cas, les phosphates sont utiles (2).

On a fait d'innombrables préparations de phosphates : les uns ont proposé le chlorhydro-phosphate, les autres le lacto-phosphate ; on a fait des poudres plus ou moins complexes, comme la poudre zootrophique de Polli. On a aussi employé les

(1) Voir, t. Ier, *Maladies de l'estomac ; traitement de la dyspepsie.*

(2) On a proposé contre la phthisie le phosphore et les phosphates. Le phosphore a été très peu conseillé à cause des dangers de cette médication, mais on a proposé les phosphates et les hypophosphites.

Les phosphates, et en particulier les phosphates calcaires, ont été surtout employés par Mourics, qui en avait fait la base d'une fécule phos-

hypophosphites (1), et Churchill s'est fait leur défenseur; aujourd'hui cette question des hypophosphites, qui, il y a vingt-cinq ans, a passionné le public médical, est parfaitement jugée, et, si ces médicaments ont une action favorable, ce qui est encore douteux, ce n'est qu'en agissant sur la nutrition.

Je n'utilise aucune de ces spécialités, et, lorsque je veux prescrire les phosphates, je me sers de la formule suivante :

℞	Phosphate de soude......	6 grammes.
	Phosphate de potasse.....	3
	Vin de Bagnols..........	200
	Sirop d'écorces d'oranges.	60

Le malade prend la valeur d'un verre à liqueur de ce vin à la fin de chaque repas.

Cette préparation vous donnera d'excellents résultats, surtout chez les tuberculeux constipés, qui ne peuvent supporter l'usage du quinquina.

phatée. Polli (de Milan) a proposé, lui, une poudre beaucoup plus complexe sous le nom de *poudre zootrophique*, et dont voici la formule :

Poudre zootrophique de Polli.

Hypophosphate de chaux.	10 parties
Phosphate de chaux tribasique	10
Phosphate de soude	15
Carbonate de chaux	10
Hyposulfate de magnésie.	15
Chlorure de sodium.....	10
Bicarbonate de potasse..	15
Oxyde de fer...........	10
Oxyde de manganèse....	2,5
Silicate de potasse......	2,5
	100 parties

On donne 5 ou 6 grammes de cette poudre dans la première cuillerée de potage.

C'est un médecin américain, le docteur Francis Churchill, qui a mis en vogue les hypophosphites ; il employait les hypophosphites de chaux et de soude et considérait cette médication comme spécifique. Cette méthode fut expérimentée dans les hôpitaux par Trousseau et Vigla en France, et en Angleterre par Quain, sans résultats bien appréciables. Dechambre, tout en reconnaissant que cette médication n'avait rien de spécifique, la reconnut bonne au point de vue de la nutrition.

On donne les hypophosphites à la dose de 50 centigrammes à 2 grammes. On a aussi proposé les lacto et chlorhydro-phosphates de chaux et de soude (*a*).

(*a*) Quain, *Bull. de thérap.*, 1869, t. LVIII, p. 555. — Polli, *Influence des matières minérales dans les processus nutritifs de l'organisme humain*, 1870. — Churchill, *De la cause immédiate et du traitement spécifique de la phthisie pulmonaire et des maladies tuberculeuses*, 1858. — Vigla, *Sur l'action des hypophosphites* (*Journ. de pharm. et de chim.*, 1858). — Dechambre, *Sur les hypophosphites* (*Gaz. hebd. de méd.*, 1858).

Du fer.

L'emploi du fer (1) dans la tuberculose a donné lieu à de vives discussions, les uns, comme Trousseau, prétendant qu'il faut respecter l'anémie des tuberculeux, les autres, au contraire, comme Gallard, Peter, etc., soutenant que ce fer est nécessaire au relèvement des forces. Je suis, quant à moi, peu partisan des préparations ferrugineuses dans le traitement de la tuberculose, non pas parce que je crois que le fer ait dans la phthisie les effets désastreux que lui attribuait Trousseau, mais parce que ces préparations irritent souvent l'intestin et sont mal supportées, et au point de vue de la nutrition, je leur préfère de beaucoup l'arsenic, l'huile de foie de morue et les phosphates.

J'en ai fini avec les médicaments qui s'adressent à la tuberculose, et, pour compléter ce traitement pharmaceutique, il me reste à vous exposer les substances que l'on peut employer dans les accidents qui compliquent si fréquemment la phthisie. Nous allons donc étudier successivement le traitement de l'hémoptysie, de la diarrhée, des sueurs et de la fièvre des tuberculeux.

L'hémoptysie (2) est un des accidents les plus fréquents

(1) Gallard pense que le fer n'est pas contre-indiqué dans la phthisie, et voici la préparation qu'il ordonne :

Sous-carbonate de fer.........	5g,00
Extrait mou de quinquina.......	5 ,00
Extrait gommeux d'opium.....	0 ,25

Faire cinquante pilules.

En prendre quatre par jour, deux avant le déjeuner et le dîner (*a*).

(2) On donne le nom d'hémoptysie (de αἷμα, sang, et de πτύω, je crache) à l'expectoration de sang pur ou à l'expectoration de crachats presque entièrement formés par du sang. Les causes de l'hémoptysie sont nombreuses et Spring les divise de la façon que voici :

1° Hémoptysies traumatiques causées par les plaies du poumon et chez les personnes qui font des efforts trop violents ;

2° Hémoptysies irritatives qui dépendent des congestions légères et qui se produisent sous les influences climatériques lorsqu'on passe brusquement du froid au chaud ;

3° Hémoptysie vicariante ; c'est celle qui alterne avec un flux naturel ou pathologique ; on lui donne aussi le nom d'hémoptysie métastatique ;

(*a*) Gallard, *Efficacité du fer dans la phthisie* (*Union méd.*, 29 septembre 1874, p. 181).

de la phthisie, et cette fréquence est telle, que dans le monde on assimile le crachement de sang à la consomption pulmonaire, ce qui est, comme vous le savez, une profonde erreur, puisque toute congestion pulmonaire, quelle qu'en soit la cause, qu'elle soit active ou passive, peut s'accompagner d'hémoptysie. Quoi qu'il en soit, ce symptôme est des plus effrayants (1) et pour le malade qui en est porteur et pour les personnes qui l'entourent; vous serez donc, le plus souvent, appelés en toute hâte et il vous faudra employer les moyens les plus énergiques pour combattre cet accident.

4° Hémoptysie phlébostatique ; c'est celle qui se produit chez les individus atteints de maladies du cœur ou des gros vaisseaux;

5° Hémoptysie angiolytique ; c'est le crachement de sang qui résulte de l'ulcération ou de la dégénérescence des vaisseaux du poumon ;

6° Hémoptysie laryngée ; c'est celle qui est déterminée par les maladies du larynx ;

7° Hémoptysie dyshémique, produite par les maladies générales qui amènent une altération du sang (scorbut, variole, alcoolisme) ;

8° Hémoptysie constitutionnelle, qui se montre au début de la phthisie pulmonaire (a).

(1) Il y a souvent de grandes difficultés à diagnostiquer l'hémoptysie, et l'on confond souvent le vomissement de sang avec le crachement de sang; cette confusion est d'autant plus facile, que les efforts de toux s'accompagnent souvent d'efforts de vomissements.

Dans les cas les plus ordinaires, l'hémoptysie s'accompagne d'une toux quinteuse, avec chatouillement désagréable du côté du larynx et des bronches. Cette toux s'accompagne d'expectoration de crachats aérés sanglants, d'un rouge vermeil. Chaque quinte de toux ramène, pour ainsi dire, de nouveaux crachats. Puis, vers la fin de l'hémoptysie, les crachats deviennent noirâtres, et dans certains cas même on voit de véritables caillots fibrineux, moulés sur les bronches, qui sont rendus par l'expectoration.

Dans l'épistaxis, le sang provient de la cavité nasale, et on trouve de plus du sang dans le fond de la gorge ; il ne faut pas oublier cependant que, lorsque le crachement de sang est très abondant, le liquide sanguin peut sortir par le nez.

Dans les hémorrhagies buccales, il n'y a pas de crachements proprement dits, c'est une sputation de salive sanguinolente ; il n'y a pas de chatouillement du côté du larynx.

Dans l'hématémèse, le sang est noir, le plus souvent mélangé à des débris d'aliments, mais il faut reconnaître que le diagnostic est très difficile entre l'hémoptysie très abondante et l'hématémèse. En effet, dans les hémoptysies très considérables, il y a des efforts de vomissements,

(a) Spring, *Symptomatologie*, t. Ier, p. 340.

L'hémoptysie, chez le phthisique, se présente sous deux formes: tantôt c'est un phénomène du début qui accompagne la congestion qui se produit autour de la poussée de granulie; tantôt c'est un accident beaucoup plus grave qui résulte de la rupture, dans une excavation tuberculeuse, soit d'un vaisseau, soit, comme l'a montré Damaschino (*a*), de véritables petits anévrysmes. Dans ce cas la gravité du crachement de sang dépend du calibre du vaisseau lésé, et l'on comprend alors que dans certains cas, malgré tous les efforts thérapeutiques, il puisse entraîner la mort du malade.

Du traitement de l'hémoptysie.

Quels moyens emploierez-vous pour combattre l'hémoptysie chez les tuberculeux? En première ligne je place l'ergotine et l'ergotinine. Vous introduirez l'un ou l'autre de ces médicaments en injections sous-cutanées, en vous servant, pour la première de ces préparations, des solutions d'ergotine de Bonjean, à 2 grammes pour 30 grammes, suivant la formule de Moutard-Martin, ou bien encore de la solution d'Yvon; pour l'ergotinine, vous vous servirez de solutions contenant 2 milligrammes par centimètre cube; vous injecterez une demi-seringue de cette solution, et vous pourrez renouveler ces injections toutes les deux ou trois heures. D'ailleurs, j'ai déjà insisté sur ces moyens lorsque je vous ai parlé du traitement de l'hémoptysie dans les maladies du cœur (1).

Puis vous vous servirez de tous les astringents que vous puiserez dans le règne végétal et dans le règne minéral. C'est ainsi que vous pourrez utiliser les infusions de plantain, de lierre terrestre, de monésia, de tormentille (2), et surtout

et réciproquement l'hématémèse peut s'accompagner d'efforts de toux. Quant à la couleur du sang dans les hémorrhagies très abondantes, elle est identique dans les deux cas, et pour faire le diagnostic, il faut remonter aux symptômes locaux et aux circonstances qui ont précédé l'hémoptysie.

(1) Voir, t. Ier, *Leçons sur le traitement des congestions dues aux affections mitrales*.

(2) Le plantain (plantain à larges

(*a*) Damaschino, *Deux cas d'hémoptysie foudroyante chez les phthisiques* (*Soc. méd. des hôp.*, t. XXI, p. 48).

d'ortie blanche et de grande consoude (1), et les préparations

feuilles, grand plantain, plantain ordinaire), *plantago major*, de la famille des plantaginacées, est une plante vivace, commune dans les prés, les chemins et les terrians incultes. Il y a d'autres espèces de plantain : le plantain moyen, le plantain lancéolé, le plantain psyllion, ou herbe aux puces, et le plantain des sables.

On emploie les sommités fleuries de ces herbes pour faire des décoctions ou des hydrolats. On les considérait autrefois comme fébrifuges et hémostatiques.

Le plantain d'eau (*alisma plantago*) est employé comme diurétique; il a été préconisé contre l'hydrophobie, en 1817, par Leswin et plus tard par Burdach.

Lierre terrestre, voir V[e] leçon.

La monésia, ou buranhem, ou guaranhem, est un arbre exotique du Brésil, le *chrysophyllum glyciphlœum*, de la famille des sapotacées; son écorce contient une matière grasse, cristalline, de la chorophylle, de la cire, une matière âcre (monésine), une matière colorante rouge, de la glycyrrhizine, du manganèse ou du fer.

On en fait un extrait, une teinture et un sirop. On l'emploie à l'extérieur (injections, lavements, lotions, pommades) et à l'intérieur : pilules (1 à 4 grammes), sirop (30 à 100 grammes en potion), teinture (4 à 10 grammes en potion).

D'autres plantes ont été encore conseillées comme hémostatiques ; parmi les principales, il faut citer les suivantes, dont on emploie surtout la racine :

Tormentille (*tormentilla vulgaris*); on en fait : décoction (15 à 30 grammes pour 1 litre d'eau), teinture 5 à 10 grammes en potion), poudre et extrait (2 à 10 grammes en pilules ou en vin) ;

Benoîte (*geum urbanum*) : décoction (30 à 60 grammes pour un litre d'eau), teinture (15 à 30 grammes en potion), extrait (1 à 6 grammes). La benoîte aquatique et la benoîte des montagnes ont à peu près les mêmes propriétés ;

Argentine (*potentilla anserina*), employée surtout en décoction, racine et feuilles, dans du lait, comme la quintefeuille (*potentilla reptans*) ;

Fraisier (*fragaria vesca*) : décoction (30 à 60 grammes par litre d'eau), racines et feuilles ;

Ronce (*rubus fruticosus*) et ronce bleue ou petite ronce (*rubus cœsius*). décoction de l'écorce des racines (30 grammes pour 500 d'eau).

(1) L'*ortie dioïque* (grande ortie, ortie commune, ortie vivace), *urtica dioïca*, famille des urticées, croît dans les terrains incultes ; elle contient, d'après Saladin (*Journal de chimie médicale*, 1830), du nitrate de chaux, de l'hydrochlorate de soude, du phosphate de potasse, de l'acétate de chaux, du ligneux, de la silice, de l'oxyde de fer et, dans les glandes situées à la base des aiguillons, du carbonate acide d'ammoniaque, qui provoque l'irritation survenue après les piqûres d'orties.

La *petite ortie* (ortie brûlante, ortie piquante, ortie grièche) croît aussi dans les lieux incultes; elle est plus petite que la précédente ; sa tige, en effet, a 30 à 50 centimètres, au lieu de 60 à 90 ; elle a la même composition que la grande ortie.

On a employé ces plantes dans toutes les hémorrhagies, les épistaxis, hémoptysies, métrorrhagies. Chomel regardait l'ortie comme le remède le

de ratanhia (1), qu'on ne manque jamais d'ordonner en pareil cas.

Parmi les astringents minéraux se place d'abord le perchlorure de fer (2). L'action que joue le perchlorure de fer, administré par la voie stomacale, dans les hémorrhagies, a été

plus certain contre l'hémoptysie et toutes les hémorrhagies.

On donne le suc d'ortie à la dose de 100 grammes ; Ginest dit avoir vu des métrorrhagies céder à l'administration de 60 à 125 grammes de ce suc. Pour la décoction ou l'infusion, on emploie 30 à 60 grammes de feuilles pour 1 litre d'eau.

La grande consoude (consoude officinale, oreille-d'âne, langue de vache, herbe aux charpentiers, herbe aux coupures), *symphytum officinale*, de la famille des borraginées, est une plante très commune. On la donne en décoction (15 à 30 grammes par jour) et en sirop (60 à 100 grammes en potion ou tisane) (*a*).

(1) Le ratanhia (*krameria triandra*) est une polygalacée qui se trouve dans les cordillères des Andes du Pérou et de la Bolivie. Outre le *krameria triandra*, il y a deux autres sortes de ratanhia : le *savanilla* de la Nouvelle-Grenade et le *krameria ixine* des Antilles. C'est la racine qui est employée : elle est divisée en radicules cylindriques assez longues et d'une grosseur variant de celle d'une plume d'oie à celle du pouce ; elle est recouverte d'une écorce rouge-brun qui contient, d'après Peschier, 42 pour 100 de tannin, acide gallique, gomme, extractif, matière colorante, acide kramérique et, de plus, d'après Cotton, une substance volatile odorante et un sucre particulier.

On administre le ratanhia à l'intérieur : en tisane (20 à 30 grammes par litre d'eau), poudre 50 centigrammes à 4 grammes), infusion, teinture alcoolique (5 à 20 grammes), extrait (2 à 4 grammes en pilules ou potions), sirop (30 à 60 grammes en potion). A l'extérieur, il est donné en lavement (4 à 10 grammes), suppositoire (1 pour 3 de beurre de cacao), pommade (4 grammes pour 20 d'axonge).

(2) Le perchlorure de fer, chlorure ferrique ou sesquichlorure de fer, s'obtient, soit en dirigeant un courant de chlore sur de la tournure de fer chauffée dans un tube de porcelaine, soit en faisant dissoudre de l'oxyde de fer anhydre dans de l'acide chlorhydrique ; on évapore la solution et dessèche le résidu, qu'on chauffe ensuite au rouge sombre dans une cornue de grès vernissée. Le sel anhydre est cristallisé en tables brillantes noires, qui se volatilisent à une température d'un peu plus de 100 degrés ; il a une saveur styptique ; il est soluble dans l'eau, l'alcool et l'éther.

La solution officinale du Codex ne dépasse pas 30 degrés et a une densité de 1,26 ; elle est de couleur brun-rougeâtre.

On administre cette solution à l'intérieur et à l'extérieur. A l'intérieur, on la donne à la dose de 5 à 40 gouttes dans de l'eau pure, en capsules, en potion et rarement en sirop.

(*a*) J. Frank, *Path. interne*, t. II, p. 479. — Ginest, *Bull. de l'Acad. royale de médecine*, 1845. — Mérat et Delens, *Dictionnaire*. — Cazin, *Traité des plantes médicinales indigènes*, 1868.

bien étudiée dans ces derniers temps (1), d'abord par Vincenzo Cervello, puis par Guestre et Lereboullet ; ils nous ont montré que le perchlorure de fer agissait en ce cas non pas en amenant la coagulation du sang, mais bien en ralentissant les battements du cœur, effet que l'on obtient avec les autres préparations ferrugineuses. Vous ordonnerez 10 à 20 gouttes de perchlorure de fer dans un verre d'eau sucrée ; puis viennent, sur un plan tout à fait secondaire, l'acétate de plomb vanté par Sirus Pirondi, et les préparations de fer connues sous le nom de *pierre hématique*, de bols d'Arménie, dont les anciens faisaient grand usage (2).

A l'extérieur, on la prescrit en pommade (3 grammes pour 30 d'axonge), injection (10 grammes par litre d'eau), lavement (10 à 40 gouttes pour un quart de lavement), injections hypodermiques (3 à 15 gouttes).

On l'emploie en lotions contre la leucorrhée, les plaies de mauvaise nature, les fistules, les fausses membranes de la diphthérie (dans ce cas, on le donne aussi en même temps à l'intérieur), les hémorrhagies légères, etc. ; on pratique les injections hypodermiques dans les varices, les tumeurs érectiles, les anévrysmes.

La solution du Codex ne doit pas être, à moins d'indications spéciales, employée pure ; elle produit en effet des eschares qui, en se détachant plus tard, peuvent donner lieu à des hémorrhagies.

(1) Vincenzo Cervello (de Palerme) a démontré, par des expériences sur les animaux, que le perchlorure de fer est absorbé à l'état de sel ferreux ou de protochlorure et qu'il reste dissous dans le sang à la faveur des substances albuminoïdes ; il détermine un ralentissement des battements du cœur et une diminution dans l'amplitude des pulsations.

Guestre a repris ces expériences sur lui-même. Il a constaté par des tracés sphygmographiques, après l'ingestion de 50 centigrammes à 1 gramme de perchlorure de fer, la diminution de l'amplitude et du dicrotisme des pulsations, en même temps que le ralentissement des battements cardiaques. Mais l'ingestion du tartrate ferrico-potassique produit le même effet ; d'où il semble résulter que l'action hémostatique attribuée au perchlorure de fer, administré à l'intérieur, appartient à tous les ferrugineux (*a*).

(2) Le bol d'Arménie (argile ocreuse, bol oriental, bol rouge) *bolus orientalis*, est une terre rouge vif, douce au toucher, tachant les doigts, happant à la langue, composée, d'après Bergmann, de silice,

(*a*) Vincenzo Cervello, *Sull' azione fisiologica dei chloruri di ferro*, Torino, 1880. — Guestre, *Essai sur l'emploi du perchlorure de fer à l'intérieur contre les hémorrhagies*, thèse de Paris, 1881. — Lereboullet, *Soc. de thérap.*, 26 octobre 1881.

Après les astringents et même au-dessus d'eux se place la médication vomitive, que Trousseau a remise en honneur. Trousseau vantait beaucoup l'ipéca, qu'il donnait à la dose vomitive; on a proposé aussi de le donner à dose nauséeuse et d'administrer, toutes les dix minutes, 10 centigrammes de poudre d'ipéca. Willis, Cullen, Stoll, Giovanni de Vittis, et plus récemment Dauvergne, ont vanté, eux, le tartre stibié. Quant à moi, je préfère l'ipéca (1) au tartre stibié et j'administre, comme Trousseau, ce médicament à dose vomitive, mais je ne l'emploie que lorsque tous les autres moyens ont échoué.

A tous ces agents vous joindrez les calmants, et en particulier la morphine, pour apaiser cette toux si fatigante et si pénible qui accompagne l'hémoptysie. Hartz et Hoffmann avaient vanté autrefois la jusquiame, qui est aujourd'hui abandonnée (2). Enfin, vous ordonnerez les boissons fraîches acidulées et l'immobilité absolue; vous placerez votre malade dans une chambre à demi éclairée et vous lui défendrez de prononcer la moindre parole; tels sont les moyens

d'alumine, de magnésie, de chaux, de fer et d'eau.

On retirait autrefois cette terre, qui doit sa coloration au peroxyde de fer qu'elle contient, de la Perse et de l'Arménie; aujourd'hui, on trouve la même aux environs de Blois.

La terre sigillée ou terre de Lemnos a les mêmes propriétés astringentes.

(1) Voici la formule conseillée par Dauvergne :

Tartre stibié...........	0g,30
Extrait de digitale......	0 ,15
Eau de fleurs d'oranger.	120 ,00
Sirop d'ipéca..........	30 ,00

Par cuillerées à bouche d'heure en heure (*a*).

(2) Voici les préparations de Hartz et d'Hoffmann :

Potion de Hartz.

Feuilles de jusquiame blanche fraîches..................	60 gr.
Huile d'olive................	240

Faire bouillir, passer et ajouter après le refroidissement :

Huile d'amandes douces.	250 gr.

Une cuillerée à café, deux à trois fois par jour.

Potion d'Hoffmann.

Graine de jusquiame blanche..	2g,00
Yeux d'écrevisses.............	2 ,00
Nitrate de potasse............	0 ,60
Camphre......................	0 ,10

Pulvérisez en dix paquets; trois fois par jour.

(*a*) Dauvergne, *Du traitement de l'hémoptysie* (*Bull. de thérap.*, 1881).

dont vous userez contre l'hémoptysie des tuberculeux. Je passe maintenant à l'étude du traitement des sueurs et de la diarrhée.

Du traitement des sueurs.

Les sueurs chez les phthisiques constituent une cause de déperdition incessante qu'on a tout intérêt à faire cesser le plus tôt possible; aussi a-t-on multiplié les moyens thérapeutiques pour arriver à ce but. Trois médicaments ont été surtout recommandés, ce sont: l'agaric blanc, le phosphate de chaux et enfin l'atropine. Le plus actif de ces moyens, à coup sûr, est l'atropine. Employée dès 1868 par Bartholow, cette méthode s'est promptement généralisée en Amérique et en Angleterre; Williamson, Hassal (1) ont vanté ses effets, et Vulpian nous a donné l'explication physiologique de son action; aussi le sulfate neutre d'atropine a-t-il pris droit de cité dans le traitement des sueurs des phthisiques.

On emploie ce médicament sous forme de granules contenant un demi-milligramme de sulfate d'atropine et on donne

(1) Bartholow a signalé, l'un des premiers, en 1868, l'action de l'atropine contre les sueurs; il associe l'atropine à la morphine pour enlever la toux.

Williamson a employé l'atropine contre les sueurs des phthisiques, et il se servait de pilules de sulfate d'atropine renfermant 7 dixièmes de milligramme; d'après lui, on ne devrait pas dépasser la dose de 10 milligrammes. Dans seize cas de phthisiques atteints de sueurs, il y a eu une amélioration très considérable dès les premières doses.

Hassal a expérimenté aussi l'atropine contre les sueurs, et il en a toujours tiré de très bons résultats.

Vulpian emploie des pilules d'un demi-milligramme de sulfate d'atropine, il donne une pilule par jour et va jusqu'à 3 pilules. Si l'on ne donne qu'une pilule, on la fera prendre deux ou trois heures avant l'arrivée des sueurs; si l'on en fait prendre deux, la première sera prise quatre heures avant l'accès de sueurs et la seconde deux heures avant; si l'on en prend trois, il faut les espacer de deux heures en deux heures; la médication ne doit pas se prolonger outre mesure et doit être continuée pendant une quinzaine de jours (*a*).

(*a*) Bartholow, *On the Treatment of certain forms of phthisis pulmonalis by the internal administration of atropia* (*The American Journ. of Medicin. Soc.*, avril 1877). — Williamson, *Observations on the use of atropia in phthisical sweating, made at the Royal National Hospital for consumption* (*the Lancet*, 25 juillet 1874). — Hassal, *the Lancet*, 25 juillet 1874. — Royer, *De l'emploi du sulfate d'atropine contre les sueurs pathologiques,* thèse de Paris, 8 août 1877, nº 399.

de un à quatre granules, espacés de deux heures en deux heures, au moment où les sueurs sont les plus abondantes. Vous surveillerez, bien entendu, l'emploi de ce médicament, qui n'est pas toujours bien toléré et qui détermine quelquefois, même aux doses de 2 milligrammes, des phénomènes délirants.

Après l'atropine, et occupant un rang secondaire, se place l'agaric blanc (1), inférieur au précédent, mais supérieur à tous les autres moyens, comme l'a montré Finot (2); cet agaric se formule en pilules de 10 à 20 centigrammes. Puis vient le phosphate de chaux insoluble, tribasique, que notre collègue Guyot a préconisé et que l'on donne à la dose de 6 grammes par jour. Je ne vous signale que pour mémoire les astringents et l'*ammanita muscaria* proposée par

(1) Agaric blanc (agaric du mélèze, bolet du mélèze, agaric purgatif), *boletus laricis*, de la famille des champignons; croît sur les vieux mélèzes et se présente sous forme de grosses masses irrégulières, d'un blanc jaunâtre, recouvertes d'une sorte d'écorce grise, assez épaisse.

Il a une saveur d'abord douceâtre, puis amère et nauséabonde; il contient des acides fongique et bolétique, différents principes organiques et végétaux, et une résine, principe actif, insoluble dans l'eau, soluble dans l'alcool, l'éther, les huiles fixes et volatiles, les alcalis.

L'agaric blanc entre dans la confection de la thériaque et de l'élixir de longue vie.

Il a été employé comme drastique, éméto-cathartique; mais c'est surtout contre les sueurs des phthisiques qu'il a été ordonné à la dose de 50 centigrammes à 1 gramme par jour. Il a été donné aussi pour tarir la sécrétion lactée (*a*).

(2) Finot a étudié comparativement chez les phthisiques l'agaric, l'alcoolature d'aconit, les lotions vinaigrées, le tannin, l'acétate de plomb, la poudre de Dower, le phosphate de chaux employés contre les sueurs. Le médicament qui réussirait le mieux serait l'agaric à la dose de 10 milligrammes à 1 gramme. Puis viendraient l'alcoolature d'aconit et les lotions vinaigrées proposées par Peter. Le phosphate de chaux serait aussi un bon médicament.

Le tannin, la poudre de Dower, l'acétate de plomb seraient complètement inefficaces (*b*).

(*a*) Berbat, *Journal de médecine*, t. XLVII. — Andral, *Journal de pharmacie*, t. XX. — Max Simon, *Bull. de thérap.*, 1834. — Philippe, *Journ. de méd. et de chirurg. pratique*, t. IV. — Besson, *Mémoire sur l'emploi de l'agaric blanc contre les sueurs des phthisiques*, 1832, Paris. — Cazin, *Plantes médicinales indigènes*. — Trousseau et Pidoux, *Traité de thérapeutique*.

(*b*) Finot, *Des moyens à opposer aux sueurs chez les phthisiques*, thèse de Paris, 1872.

Murrel (1), ainsi que la poudre conseillée par Cohnhorn (2).

Ne comptez pas trop, messieurs, sur l'action des médicaments pour faire disparaître les sueurs des phthisiques ; ces sueurs sont en rapport avec l'état d'affaiblissement dans lequel se trouvent les malades, et vous les verrez s'atténuer et disparaître à mesure que la nutrition deviendra meilleure. D'ailleurs, il est un moyen plus puissant que ceux que je viens de vous citer pour modifier heureusement les fonctions de la peau : c'est l'emploi des bains tièdes, et surtout des lotions froides, comme les pratique Peter.

Du traitement de la diarrhée.

Quant à la diarrhée, c'est un des obstacles les plus insurmontables de la thérapeutique ; le flux intestinal affaiblit le malade et s'oppose à une médication active. Vous pourrez employer tous les moyens que je vous ai énumérés lors de ma leçon sur la diarrhée (3) ; mais vous échouerez souvent et vous n'aurez, pour améliorer cet état, qu'à recourir à des prescriptions alimentaires et à soumettre votre malade au régime de la viande crue et du lait.

Du traitement de la fièvre.

La fièvre chez les tuberculeux dépend d'un grand nombre de causes. Elle peut résulter du travail congestif qui se fait du côté du poumon, mais le plus souvent elle est en rapport avec la suppuration déterminée par le travail tuberculeux ulcératif du poumon, c'est alors une fièvre suppurative à forme

(1) Murrel a conseillé, contre les sueurs des phthisiques, l'*ammanita muscaria*, qu'il donne sous la forme d'un extrait liquide offrant à peu près la consistance de la mélasse et dont il fait une solution au centième (*a*).

(2) Cohnhorn emploie contre les sueurs des phthisiques la poudre qui sert, dans l'armée allemande, à combattre la sueur des pieds. Il saupoudre le corps des phthisiques d'une poudre nommée *struepulver*, qui renferme de l'acide salicylique et du silicate de magnésie. Il recommande de faire recouvrir la bouche du malade d'un linge pour éviter l'action irritante de cette poudre sur les voies respiratoires (*b*).

(3) Voir, t. Ier, *Leçons sur les maladies de l'intestin ; traitement de la diarrhée*.

(*a*) William Murrel, *the Practitioner*, août 1880.
(*b*) Cohnhorn, *Berlin. klin. Wochens.*, 5 janvier 1879.

rémittente ou intermittente. Lorsqu'elle est franchement intermittente, elle est quelquefois tributaire du sulfate de quinine et l'on voit de petites doses de ce sel modifier ces accès, sans les faire toutefois disparaître complètement; Jaccoud, lui, préfère comme antithermique l'acide salicylique au sulfate de quinine (1). On a surtout conseillé, dans les formes rémittentes, des moyens qui s'adressent plus à la suppuration qu'à la fièvre elle-même, c'est-à-dire qu'on a fait une médication antiseptique de la phthisie comparable en tous points aux procédés employés en chirurgie dans les cas de grandes suppurations. C'est ainsi que récemment on a conseillé les inhalations d'acide phénique et même l'application au-devant de la bouche, comme le propose Williams (*a*), des tissus antiseptiques si usités maintenant en chirurgie. Ce sont là des moyens qui méritent d'être expérimentés à nouveau pour

Traitement antiseptique.

(1) Jaccoud traite la fièvre de résorption chez les tuberculeux par l'acide salicylique, le salicylate de soude et le bromhydrate de quinine ; il considère le premier de ces médicaments comme le plus actif. Il donne, lorsque le tube digestif est en bon état, le premier jour 2 grammes d'acide salicylique, le deuxième et le troisième jour 1 gramme et demi ou 1 gramme selon les cas. Si au bout de trois jours la fièvre n'a pas cédé, il redonne 2 grammes, et recommence une nouvelle série.

Il administre l'acide salicylique en nature par cachets de 50 centigrammes, de manière que la dose totale soit prise dans l'intervalle d'une heure ; la dose totale d'acide salicylique doit être prise quatre heures avant l'accès de fièvre.

Lorsque le malade est forcé de prendre des doses plus rapprochées, il emploie alors la potion suivante :

Acide salicylique......	2 gr.
Rhum ou cognac......	50
Vin cordial...........	120
Salicylate de soude.....	5
Eau distillée...........	5

Quand les malades ne peuvent prendre par l'estomac ni l'acide salicylique ni le salicylate de soude, Jaccoud utilise les injections sous-cutanées de salicylate de soude. Il fait alors des injections sous-cutanées d'une solution à parties égales d'eau et de salicylate de soude.

Il injecte une seringue tout entière du mélange à l'un et l'autre bras; dans ce cas, l'abaissement thermique est beaucoup plus lent à se produire. Jaccoud fait remarquer que, chez les alcooliques, l'acide salicylique ou le salicylate de soude ont peu d'action au point de vue de l'abaissement de la température (*b*).

(*a*) Williams, *British Med. Journ.*, 1881.

(*b*) Jaccoud, *Curabilité et traitement de la phthisie*, 1881, p. 215.

connaître leur véritable valeur. Quoi qu'il en soit, la fièvre chez le tuberculeux est une affection tenace, en rapport direct avec l'évolution tuberculeuse, et qui nous permet même de juger de la rapidité, plus ou moins grande, avec laquelle évoluent les lésions du poumon; il ne faut donc pas compter sur nos moyens pharmaceutiques pour en arrêter la marche.

Enfin, aux périodes avancées de la tuberculose et dans cette longue et pénible agonie qui dure des mois entiers chez certains tuberculeux, il est un médicament qui donne de merveilleux résultats, c'est la morphine. Thaon (de Nice) (*a*), nous a montré tous les avantages qu'on peut tirer, dans ce cas, des injections sous-cutanées de morphine; elles ramènent l'activité de toutes les fonctions de l'économie, stimulent le cerveau, diminuent la dyspnée; c'est là une des meilleures applications des propriétés toniques et excitantes de cet alcaloïde.

Telle est, messieurs, l'énumération fort incomplète des principaux agents pharmaceutiques que nous pouvons utiliser dans la cure de la tuberculose. Ces agents peuvent avoir des résultats favorables, très inférieurs cependant à ceux que vous obtiendrez par le traitement hygiénique, à cette condition, toutefois, qu'ils ne viendront pas troubler les fonctions digestives du malade.

Entourez de soins pieux les fonctions de l'estomac du tuberculeux, a dit le professeur Peter, et je connais peu de paroles aussi profondes et aussi justes. Evitez donc toute drogue qui, pour obtenir un résultat souvent problématique, viendrait compromettre un seul jour, un seul instant les fonctions digestives. Je vous montrerai, dans la prochaine leçon, que c'est dans la conservation de ces fonctions que réside la seule chance de salut; je vous montrerai aussi que c'est l'hygiène qui constitue le véritable traitement de la phthisie.

(*a*) Thaon, *Clinique climatologique des maladies chroniques*, 1877, p. 70.

Mais, avant de terminer cette leçon, permettez-moi de vous entretenir d'un sujet qui est intermédiaire entre le traitement pharmaceutique et le traitement hygiénique : je veux parler de la médication thermale de la phthisie ; c'est là une grosse question qui a suscité des travaux très importants, et que je vais vous résumer ici en quelques mots.

Traitement thermal.

Deux variétés d'eaux minérales se disputent encore aujourd'hui la priorité dans ce traitement : ce sont, d'une part, les eaux sulfureuses ; d'autre part, les eaux arsenicales. Malgré la vivacité de la lutte, malgré les nombreux mémoires qu'a suscités cette question entre les deux types de ces eaux rivales, dans notre pays du moins, les Eaux-Bonnes et le Mont-Dore, elle n'est pas encore complètement élucidée.

Des eaux sulfureuses.

Les eaux sulfureuses agissent dans la phthisie de plusieurs façons : elles relèvent les forces des malades ; par leur action tonique, elles stimulent les fonctions digestives et par leur élimination par le poumon, elles modifient heureusement les sécrétions de la muqueuse pulmonaire ; enfin, par leur action locale sur la peau, elles agissent comme de véritables révulsifs.

Leur action.

Mais l'effet physiologique de ces eaux peut dépasser quelquefois la limite ; aussi, voyons-nous sous leur influence stimulante la diarrhée augmenter ou des hémoptysies se produire. Il ne faut donc envoyer à ces eaux thermales que les formes atoniques de la phthisie, et dans lesquelles les congestions pulmonaires sont rares ; il faut aussi que le tube digestif des malades soit en bon état, et enfin que les lésions pulmonaires ne soient pas trop avancées.

Dans ces conditions, vous pourrez tirer des eaux sulfureuses un bon effet, inférieur toutefois, à mon sens, à celui que l'on obtient par le séjour dans des stations soit d'altitude, soit de plaine ; mais comme l'habitation de ces stations n'est pas permanente, on comprend que l'on puisse combiner l'emploi de ces deux moyens. Quant au choix de la station, vous pourrez envoyer vos malades soit aux Eaux-Bonnes (1), soit à Allevard (2), soit à Saint-Honoré (3), soit à Cauterets, soit aussi à

(1) *Eaux-Bonnes* (Basses-Pyrénées, France), à 44 kilomètres de Pau, renferme cinq sources : la source vieille (32 degrés), la source nouvelle (31 degrés), la source d'En-Bas (28 degrés), la source d'Ortech (22 degrés), et enfin une source froide marquant 12 degrés.

Voici comment peuvent se grouper les différents éléments que renferment ces eaux :

	Source vieille.	Source d'Ortech.
Hyposulfite de sodium	0g,0080	
Sulfhydrate d'ammonium	0 ,0054	0g,0015,5
— et sulfure de sodium	0 ,0098	0 ,0141
Carbonate de calcium	0 ,0120	0 ,0072
Silice	0 ,0625	0 ,0670
Sulfate calcique	0 ,1401	0 ,1568
— sodique	0 ,0479	0 ,0421
Chlorure de sodium	0 ,2665	0 ,2775
— de potassium	0 ,0216	0 ,0222
— de lithium	0 ,0005	0 ,0007
— de magnésium	0 ,0012	0 ,0020
Bromure de sodium	0 ,0040	0 ,0031
Matière organique	0 ,0210	0 ,0220
	0g,6005	0g,6162,5
Résidu observé	0 ,5990	0 ,6210

(2) *Allevard* (Isère, France), à 40 kilomètres de Grenoble, est une ville de 3000 habitants, située sur les bords du Bréda ; c'est une eau froide sulfurée calcique d'une température de 16°,7. Il n'y a qu'une seule source appelée l'*Eau noire*. Les analyses de ces eaux sont très variables.

Voici une analyse comparée des Eaux-Bonnes et des eaux d'Allevard :

	Eaux-Bonnes.	Allevard.
Gaz acide sulfhydrique	0,0055	0,052
— carbonique	0,0064	0,022
— azote	Traces.	Traces.
Carbonate de chaux	0,0048	0,034
Chlorure de sodium	0,3423	0,334
— de magnésium	0,0044	0,068
Sulfate de magnésie	0,0160	0,065
— de chaux	0,1180	0,055
Sulfate de soude	0,0002	0,021
Oxyde de fer	Traces.	Traces.
Iode	Traces.	Traces.
Totaux	0,604	0,668

La saison, à Allevard, commence le 1er juin et se termine vers le 15 septembre.

(3) *Saint-Honoré* (Nièvre, France) est un bourg de 1 400 habitants, situé sur les montagnes du Morvan ; il y a cinq sources d'eaux thermales sulfurées sodiques, dont la température varie entre 26 et 31 degrés.

Ces eaux sont très analogues à

Amélie-les-Bains (1) et au Vernet (2). Ces deux stations présentent les avantages de réunir les conditions climatériques des stations d'hiver à l'action médicatrice de leurs eaux.

Des eaux arsenicales.

Les eaux arsenicales et les eaux chlorurées sodiques, représentées par le Mont-Dore, la Bourboule, Royat, Ems, sont des eaux qui s'adressent surtout à la nutrition du phthisique; elles s'appliquent moins à la cure des bronchites concomitantes, qu'à la nutrition, mais paraissent modifier très heureusement les fonctions de l'économie. Elles conviennent surtout à certaines formes de tuberculose, à celles qui se développent chez les arthritiques.

Il vous faudra donc, lorsque vous aurez à décider le choix d'une station, que vous examiniez avec soin les conditions que présentent les malades, et surtout les diathèses qui ont présidé à l'évolution de la tuberculose, quoique, à mon sens, on ait beaucoup exagéré l'influence de ces diathèses sur la phthisie; maladie développée surtout par l'action dominante de deux causes: l'hérédité et la déchéance de l'organisme.

celles des Pyrénées. Elles renfermeraient de l'arsenic, d'après Odin et Cotton.

La saison commence pour ces eaux le 15 mai et finit au 1er octobre.

(1) *Amélie-les-Bains* (Pyrénées-Orientales, France), à 39 kilomètres de Perpignan; renferme vingt sources d'eaux sulfurées sodiques dont la température varie de 31 à 63 degrés.

Cette station est placée au pied du Canigou, à une altitude de 222 mètres, dans un cercle qui l'entoure de toutes parts, sauf du côté de l'est. Le climat, pendant l'hiver, est tempéré, et la moyenne de la température, de novembre à mars, est de 9°,55. Au printemps, il y a des pluies abondantes; en été, la chaleur est accablante.

(2) *Le Vernet* (Pyrénées-Orientales, France), à 51 kilomètres de Perpignan. Ce sont des eaux thermales sulfurées sodiques, renfermant dix sources, dont la température varie de 54°,8 à 57°, 8. Cette station est située à côté d'Amélie-les-Bains, à une altitude de 629 mètres. Les trois derniers mois de l'année ont une température moyenne de 11°,5. C'est une station hivernale.

DIXIÈME LEÇON

TRAITEMENT HYGIÉNIQUE DE LA PHTHISIE.

SOMMAIRE : Importance du traitement hygiénique. — Influence de l'alimentation. — Du lait. — Du koumys. — Des laits médicamenteux. — Du beurre. — Des corps gras. — De la viande crue. — Du sang. — Des poissons. — Des escargots. — Des féculents. — Des alcools. — De l'alimentation forcée. — Manière de la pratiquer. — De l'influence du climat. — Des stations d'altitude. — Des stations de plaine. — Des indications et contre-indications des stations hivernales. — De la gymnastique respiratoire. — De l'aérothérapie. — Des exercices. — Des bains. — De l'hydrothérapie. — Des bains de mer. — Influence de l'air maritime, des voyages sur mer. — Des vêtements. — De la chambre à coucher. — De l'hygiène morale. — — De la cohabitation. — Conclusions.

Importance du sujet.

Dans la dernière leçon, messieurs, je vous ai laissé entrevoir que les agents pharmaceutiques, quelle que soit d'ailleurs leur énergie, n'avaient qu'une action secondaire sur la marche de la tuberculose et que, dans ce traitement, le premier rôle appartenait à coup sûr aux moyens diététiques. Je vais donc consacrer cette leçon tout entière à l'étude de ces agents hygiéniques, et, pour mettre plus d'ordre dans mon sujet, je suivrai, si vous le voulez bien, la vieille division de vos traités d'hygiène, en *ingesta*, *percepta*, etc.

Alimentation.

L'alimentation joue le rôle le plus important au milieu de tous ces moyens hygiéniques et l'on peut dire que, dans bien des cas, le pronostic de la tuberculose réside tout entier dans l'intégrité du tube digestif. Si les fonctions de celui-ci restent intactes et conservent leur activité, le malade verra sa santé se maintenir dans un état relativement satisfaisant, et cela malgré des désordres pulmonaires très avancés ; c'est ce qui nous explique comment nous rencontrons souvent des tuberculeux avec des cavernes pulmonaires très étendues et conservant encore les apparences de la santé; c'est que ces malades mangent et digèrent bien. Lorsque, au contraire, les vomissements et la diarrhée surviennent, soyez persuadés que l'affection tuberculeuse marchera rapidement, à moins que vous ne soyez assez heureux pour rétablir les fonctions du tube digestif.

Son rôle. Le traitement de la tuberculose est donc réduit à une question de nutrition: toutes les fois que celle-ci s'abaissera, nous aurons un terrain favorable aux poussées de granulie et à leur évolution; toutes les fois, au contraire, que nous relèverons ces fonctions, nous arrêterons la tuberculose dans sa marche, et lorsque Bouchardat est venu nous montrer, d'une manière si lumineuse, l'influence de la misère physiologique sur la marche et l'évolution de la phthisie, il a mis en évidence une vérité pathologique qui trouve sa confirmation dans la thérapeutique. Tout ce que je viens de vous dire vous montre donc l'importance de la prescription du régime alimentaire chez le tuberculeux, et nous aurons à examiner avec soin les aliments qui conviennent le mieux à ces malades.

Du lait. Le lait, et en particulier le lait d'ânesse (1), a été considéré

(1) On a proposé non seulement le lait d'ânesse, mais encore le lait de femme dans le traitement de la phthisie, et cela depuis la plus haute antiquité. Arétée (de Cappadoce), Herodicus, Prodicus affirmaient qu'il était supérieur au lait d'ânesse, et l'on a cité un certain nombre d'observations de malades atteints d'étisie pulmonaire, et qui furent guéris par ce moyen.

Galien recommandait l'allaitement direct des phthisiques, et explique ainsi la supériorité du lait de femme : « Lac muliebre tanquam naturæ ejusdem, nobisque familiarissimum. » (Galeni Opera, De euchemia et cacochymia).

On a même cité des cas de femmes qui avaient assez de lait pour nourrir des enfants et fournir du lait pour les phthisiques et même du beurre. Borelli et Ridley ont cité des exemples semblables, et en particulier celui d'une femme qui nourrissait deux enfants, plusieurs petits chiens, et donnait par jour 1 livre et demie de beurre (*a*).

(*a*) Fonssagrives, *Thérapeutique de la phthisie pulmonaire*, 2e édit, p. 233.

comme ayant une vertu souveraine dans la tuberculose. Vous connaissez mes préférences pour le régime lacté, vous ne serez donc pas étonnés de voir combien je tiens au lait dans la tuberculose; mais ce serait une erreur de croire qu'il faut soumettre les tuberculeux à un régime lacté, régime qui, exclusif, affadit l'estomac, diminue l'appétit et qui aboutit, s'il est prolongé, à un résultat opposé à celui que l'on veut atteindre. Il faut faire prendre à vos malades un ou deux grands bols de lait, froid, non cuit, et le plus près possible du moment où il a été trait. Quant à la variété du lait, tout en reconnaissant que le lait d'ânesse est plus digestif que celui de vache, je fais peu de différence entre eux.

Du koumys.

A propos de ce lait, on a fait grand bruit du koumys (1) et de son action dans la cure de la tuberculose; vous savez que les Russes vont en grand nombre sur les bords de la Cas-

(1) On trouvera dans le tome Ier, à propos des aliments complets, des renseignements très étendus sur le koumys et sa préparation. Nous complétons ces renseignements par des indications spéciales sur le traitement de la phthisie par le koumys; suivant Bogoiawlenski, sur 100 phthisiques qui suivent les cures de koumys, on compte en moyenne 15 guérisons, 70 améliorations notables, 10 résultats nuls et 2 décès.

Dans la cure du koumys, on commence par boire du lait de jument non fermenté, puis on débute par du koumys faible, dont on prend 3 bouteilles par jour: 2 le matin et 1 le soir; le quatrième jour, on prend 4 bouteilles par jour; le huitième jour, on absorbe 5 bouteilles, et l'on commence le koumys fort; on va ainsi en augmentant jusqu'à prendre 15 bouteilles par jour. Cette quantité de koumys produit une certaine ivresse. L'influence la plus grande de ce traitement est l'augmentation de poids.

Les résultats obtenus dans les hôpitaux par Chauffard et Desnos avec le koumys de Landowski, ont aussi montré cette augmentation de poids chez les phthisiques.

Sur 30 malades observés par Landowski, il y aurait eu un accroissement en moyenne de 2[k], 206. Stahlberg, sur 38 phthisiques, aurait eu une augmentation en moyenne de 2[k],206; Schnepp est arrivé à des résultats à peu près analogues.

Voir, t. Ier, *Traitement des dyspepsies; leçons sur les aliments complets et complexes* (*a*).

(*a*) Bogoiawlenski, *Manuel pratique de l'emploi et de la préparation du koumys comme moyen curatif*. — Landowski, *Sur le koumys* (*Journ. de thérap.* de Gubler, 1874). — Hurdy, *De l'emploi du koumys en thérapeutique* (*Bull. de thér.*, 1874, t. LXXXVII, p. 57). — Schnepp, *Traitement efficace par la galazyme des affections catarrhales de la phthisie et des consomptions en général*, Paris, 1865.

pienne, chez les tribus tartares et kirghizes, pour se soumettre à ce traitement; en France, Landowski nous a montré que l'on pouvait obtenir cette boisson d'une manière courante, et vous me l'avez vu employer dans mon service.

Ce lait fermenté, ce *lait de Champagne*, comme on l'a dit, et sur lequel j'ai longuement insisté lors de mes leçons sur les aliments, est un produit intermédiaire entre le lait et les alcools, puisqu'il contient des éléments de l'une et de l'autre de ces substances, qui peut vous rendre, au point de vue de la médication tonique, de grands services chez les tuberculeux; cependant, son usage est très restreint et cela à cause du goût de cette boisson, qui répugne à bien des malades. Je passe sous le silence le petit-lait, très vanté par les Allemands dans le traitement de la phthisie; car son action curative dans ces cas est loin d'être démontrée (1).

On a proposé aussi des laits médicamenteux (2), soit en

(1) On trouvera aussi dans les leçons sur les dyspepsies, à propos des aliments complets, une note très détaillée sur le petit-lait.

Ce petit-lait est très vanté dans la cure de la phthisie par les Allemands, sans grande preuve à l'appui. Cette cure se fait de la façon suivante: Le petit-lait est bu dans des verres d'une contenance de 120 à 130 grammes; on prend généralement deux verres à jeun, à un quart d'heure de distance; le soir, on prend un troisième verre. La durée de la cure est de 1 à 3 mois (*a*).

(2) Par l'emploi de certains médicaments, on a fait varier les sécrétions des animaux domestiques, et on les a utilisées dans le traitement de certaines maladies et en particulier de la phthisie. Ainsi Labourdette et Bouyer (de Saint-Pierre de Fursac) ont surtout utilisé le lait iodé provenant de vaches auxquelles on administre l'iodure de potassium.

Latour a proposé le lait chloruré. Voici comment il obtient ce lait: il donne à une chèvre une nourriture saine et abondante, à laquelle il ajoute de 13 à 20 grammes de sel; au bout de trois jours, le lait de cette chèvre a un goût salé manifeste. Le malade doit prendre 1 litre de ce lait.

Roussin a été plus loin, et il a montré qu'en nourrissant des poules avec certaines substances médicamenteuses, on les rencontrait non seulement dans la coquille, mais encore dans la partie liquide de l'œuf, et voici comment il s'exprime à cet égard: « L'iode, le brome, le fluor, se retrouvent dans la partie liquide de l'œuf, mais la

(*a*) Carrière, *les Cures de petit-lait et de raisin en Allemagne et en Suisse*, Paris, 1860.

ajoutant à ce lait des produits pharmaceutiques, soit en nourrissant les vaches, qui le fournissent, d'une façon spéciale. Je crois peu à l'efficacité de ces laits médicamenteux, et tout ce que vous pourrez autoriser, c'est d'additionner le lait soit de chlorure de sodium, comme le recommandait Latour, soit d'eaux alcalines.

Lait médicamenteux.

La crème, le beurre sont recommandés dans la cure de la phthisie; Béhier, qui avait une profonde horreur pour l'huile de foie de morue, prétendait que le beurre, corps gras, beaucoup plus agréable et plus facile à digérer, rendait les mêmes services que les huiles de morue les plus nauséabondes. Sans partager cette manière de voir, je crois que l'ingestion d'un corps gras, agréable, facile à digérer comme le beurre, ne peut avoir que de bons effets; aussi je recommande à mes tuberculeux l'usage non seulement du beurre, mais encore d'autres graisses souvent fort appréciées, la graisse d'oie par exemple, ou la graisse de cheval, qui a la plus grande analogie avec la précédente.

Du beurre.

L'importance de ces corps gras (1) dans l'alimentation des phthisiques est très considérable. Bouchardat (*a*) a pu dire, en effet, que la continuité dans la perte des *aliments de la*

Des corps gras

quantité de ces principes est tellement considérable, qu'il est permis de supposer que leur majeure partie s'élimine par cette voie, lorsque la poule commence à pondre. L'iode, le brome, le fluor, semblent se répartir en partie égale entre le jaune et le blanc de l'œuf. »

Cette absorption des substances médicamenteuses est assez appliquée aux végétaux, et Chatin a montré que le cresson venant dans des eaux iodurées peut absorber une quantité notable d'iode (*b*).

(1) On a proposé comme aliment gras : la graisse de viande, le gras de jambon, l'huile de pied de bœuf, l'huile de lin, l'huile de noix de coco, la moelle des os de buffle d'Amérique, etc.

(*a*) Latour, *Note sur le traitement de la phthisie pulmonaire* (*Union médicale*, août-septembre-octobre 1856). — Roussin, *Gaz. méd.*, 1864, p. 36. — Cyr, *Traité de l'alimentation*, p. 561.

(*b*) Bouchardat, *De l'étiologie et de la prophylaxie de la tuberculisation pulmonaire* (*Ann. de thérap.*, 1861, p. 1).

calorification, lorsqu'elle atteint des proportions considérables, conduit à la tuberculisation pulmonaire. Il est donc nécessaire, comme vous le voyez, d'augmenter autant que possible, dans le régime alimentaire, la quantité des substances hydrocarbonées qui servent à la combustion.

De la viande crue.

La viande crue (1) a été considérée comme un médicament de la tuberculose et nous avons vu un professeur de Montpellier, Fuster, soutenir qu'un mélange d'alcool et de viande crue était un traitement spécifique de la tuberculose; il ne faut pas aller jusque-là, la viande crue est un bon aliment pour le phthisique, elle permet de soutenir les forces du malade et d'élever le taux de la nutrition, et il n'est pas un tuberculeux, à notre époque, qui n'ait pris de la viande crue; quant à l'administration de cette viande crue, je vous renvoie à ce que je vous en ai dit à propos du traitement des dyspepsies (2).

Du sang.

Je rapprocherai de la viande crue le sang (3), remède populaire et très employé dans les abattoirs de grande ville, où l'on voit les phthisiques, femmes et hommes, se presser chaque matin pour boire le sang chaud des animaux qui viennent d'être abattus. Je crois, quant à moi, que cette médication n'a aucune valeur thérapeutique et je la repousse d'une manière

(1) Voici comment Fuster procédait dans son traitement: il donnait 100 grammes de viande crue de bœuf ou de mouton réduite en pulpe, puis il augmentait la dose et la portait jusqu'à 300 grammes dans les vingt-quatre heures; la potion alcoolique qu'il conseillait de prendre en même temps, était la suivante :

Alcool à 20 degrés Réaumur.	100
Eau	200
Eau de fleurs d'oranger....	60 (*a*)

(2) Voir, t. Ier, *Traitement des dyspepsies; leçons sur les aliments complets et complexes.*

(3) Magendie, en donnant à des chiens 1000 grammes de sang liquide par jour, n'a pu faire vivre ses chiens, qui ont succombé du 120e au 126e jour de l'expérience. Payen, qui a essayé la même alimentation chez les chiens, est arrivé au même résultat, c'est-à-dire que les animaux dépérissaient chaque jour.

(*a*) Fuster (de Montpellier), *Acad. des sc.*, juin 1865.

absolue, malgré les faits récents de Bermond (1), et cela en me basant sur les expériences de Magendie et de Payen, qui ont montré que le sang administré aux animaux ne pouvait suffire à leur nutrition.

Des poissons et des mollusques.

On a fait jouer aussi à certains poissons et à quelques mollusques un rôle prédominant dans la cure de la phthisie: c'est ainsi qu'en Allemagne on a vanté la laitance de hareng saur; c'est ainsi que l'escargot (2) est devenu partout un remède

Des escargots.

(1) Le docteur Bermond cite l'observation d'une femme hystérique atteinte d'une pleurésie et d'une excavation tuberculeuse de la grosseur d'une noix et dont l'état de faiblesse était extrême, qui a été considérablement améliorée par l'emploi du sang à l'intérieur. Il cite aussi d'autres observations analogues; quant au *modus faciendi* de ce traitement, il est des plus simples : on va le matin à l'abattoir, on commence par boire un verre à jeun, puis, si on ne le vomit pas, au bout de quelque temps on peut en ordonner deux verres. Sous l'influence de ce traitement, Bermond a observé l'apaisement de la toux et le retour de l'appétit (*a*).

(2) L'escargot, limaçon des vignes, colimaçon, hélice (*helix pomatia*), est un mollusque de l'ordre des pulmonés, section des pulmonés terrestres. C'est un animal herbivore, à corps allongé, à tête ornée de quatre tentacules dont les deux supérieurs sont oculifères; il est pourvu d'une coquille enroulée en spirale, et variable de forme et de couleur, dans laquelle il peut disparaître tout entier selon sa volonté. Pendant l'hiver, les hélices s'enfoncent dans quelque trou et s'y endorment: l'orifice de la coquille est alors fermé par un opercule calcaire qui se détache au printemps.

Il y a de nombreux genres d'hélices, parmi lesquelles beaucoup sont comestibles : le grand escargot (*H. pomatia*), ou hélice vigneronne, à coquille rougeâtre, qui se trouve dans les jardins et les vignes; le petit escargot ou la liorée (*helix nemoralis*), à coquille vivement et diversement colorée, abondante sur les arbres fruitiers; l'hélice à bouche noire ou hélice mélanostome des environs de Marseille; l'hélice chagrinée (*helix aspersa*); l'hélice vermiculée (*helix vermiculata*); l'hélice naticoïde (*H. aperta*), etc., etc.

L'escargot contient un mucus abondant auquel on a autrefois attribué de grandes propriétés médicinales, surtout contre les affections catarrhales, la tuberculisation pulmonaire et les cachexies.

C'est un remède populaire à la campagne.

Avant de les employer, on débarrasse les escargots de leur coquille et on les administre : soit crus et simplement trempés dans du sucre, soit sous forme de bouillon, de mucilage, de sirop ou de pâte.

(*a*) Bermond, *De l'action thérapeutique du sang dans la phthisie pulmonaire* (*Journ. de thérap.*, 10 octobre 1881, nº 19, p. 725).

populaire. Je ne sais d'où vient ce rapprochement entre la tuberculose et l'escargot; quoi qu'il en soit, on fait des sirops, des pâtes d'escargots; on a même proposé de faire vivre ces escargots dans de l'eau additionnée d'iode ou de brome pour en faire de véritables préparations pharmaceutiques. Je comprends mieux l'usage des huîtres, qui renferment, elles, au moins, des principes bromo-iodurés.

Des féculents. Parmi les aliments herbacés et féculents, je dois signaler: le pain de son, à cause des phosphates qu'il renferme; la farine de lentilles, qui contient aussi des phosphates et du fer en notable proportion, et surtout le maïs, à cause de la quantité considérable de matières grasses qu'il renferme (1). On a

Pour préparer le bouillon on prend :

Escargots.........	120 gr.
Eau..............	1000
Capillaire.........	5

On met les escargots dans l'eau, qui est soumise pendant deux heures à la chaleur du bain-marie, puis on ajoute le capillaire un peu avant la fin de l'opération.

Pour confectionner les mucilage, sirop, pâte, on réduit les escargots en une pâte fine et en les pilant avec cinq fois leur poids de sucre, on filtre et on ajoute un mucilage de gomme arabique et de blancs d'œufs, puis on évapore au bain-marie pour obtenir la consistance voulue.

D'après Figuier, l'escargot doit ses propriétés non au mucus, mais à un principe soufré qu'il a appelé *hélicine*.

L'hélicine de Lamare et Caulier est un mélange de: pulpe de limaçon, sucre et gomme, séché à l'étuve et réduit en poudre. On l'aromatise au citron.

A côté des escargots se placent les limaces, mollusques dépourvus de coquille, de la classe des gastéropodes, ordre des pulmonés, section des pulmonés terrestres. Comme les escargots, les limaces sont herbivores, mais mangent aussi des matières animales en décomposition. Il y a de nombreuses espèces de limaces : limaces brunes, jaunes, blanches, à tête noire, limaces des jardins, la grande limace grise, la limace des caves, la petite limace grise, etc.

Comme les escargots, les limaces ont été employées en thérapeutique, soit crues, soit sous forme de sirop adoucissant.

D'après Gubler, l'escargot, comme l'huître, la moule, etc., aurait l'avantage d'introduire dans le tube digestif des substances nutritives éminemment variées, ou plutôt l'ensemble de toutes celles dont l'économie a besoin et notamment la matière grasse de la glande hépatique.

(1) La farine de maïs est un des féculents qui contiennent le plus de substances grasses. Cette quantité de matière grasse s'élève de 7 à 9 pour 100, et l'on comprend parfaitement l'importance du maïs dans l'alimentation des phthisiques. D'après Fonssagrives, le maïs contiendrait dix fois plus de substances grasses

même imaginé des produits plus ou moins complexes, et aux farines naturelles on a mélangé des poudres calcaires, comme le phosphate de chaux (1).

Parmi les herbacés, je citerai le cresson, auquel on attribue des propriétés stomachiques particulières, et les plantes marines, comme le fucus, qui renferment de l'iode et des bromures; on fait même avec le fucus (2) une tisane que j'ai souvent employée.

Des vins et des alcools.

Les vins et les alcools ont été conseillés dans la tuberculose et, de même que l'on a traité les pneumonies par la potion de Todd, de même aussi on a employé les mêmes préparations alcooliques dans la cure de la phthisie, et vous trouverez dans vos formulaires un grand nombre de ces préparations alcooliques. Je m'élève, messieurs, contre cet abus des alcools dans la phthisie; l'usage prolongé de ces potions ou des boissons alcooliques fatigue l'estomac, le détériore même et

que le riz, quatre fois plus que le blé, trois fois plus que les lentilles et une fois et demie que l'avoine, qui cependant en contiendrait le plus après le maïs, c'est-à-dire 5,50 pour 100.

(1) Mouriès a introduit, dans la farine qui porte son nom, une notable proportion de phosphate de chaux. Baud a préconisé une préparation qu'il appelle *phospholéine*, et qu'il retire de la moelle de bœuf de la façon suivante : on lave la moelle de bœuf très fraîche avec de l'eau alcoolisée, puis on la broie et on la filtre avec de l'eau aiguisée d'alcool, on sucre le résultat de la filtration, puis on le dessèche et on le réduit en poudre. On donne 10 grammes de cette poudre qui contiennent 1k,25 de matière phosphorée. Garot a aussi tiré de la moelle des animaux une substance analogue.

Noël Guéneau de Mussy propose de remplacer la phospholéine par des cervelles de mouton fraîches.

(2) Les différentes variétés de fucus, *fucus crispus* ou *fucus vesiculosus*, donnent une tisane que l'on confectionne de la manière suivante : sur du fucus que l'on trouve en abondance sur nos halles et marchés, parce qu'ils servent à envelopper les envois de poissons et de coquillages, on jette d'abord de l'eau bouillante pour laver le fucus, puis on fait une infusion de 20 grammes de ce fucus pour 1 litre d'eau.

On obtient ainsi, au bout d'une heure, un liquide un peu louche que l'on édulcore avec du sirop de bourgeons de sapin ou du sirop de Tolu.

Cette tisane ne peut se conserver; elle fermente avec la plus grande activité.

aggrave souvent la situation plus qu'il ne l'améliore; vous vous contenterez de prescrire quelques vins généreux, vin de Sicile, d'Espagne; vous pourrez même donner de temps en temps quelques verres de bonne et vieille eau-de-vie. Mais n'allez pas plus loin et ne prescrivez pas d'une façon habituelle l'alcool à vos phthisiques.

Difficultés de l'alimentation.

Mais il ne suffit pas de régler avec le plus de rigueur possible le régime alimentaire de votre malade, il faut que ce dernier ait assez d'appétit pour absorber les divers aliments que vous lui ordonnerez, et, malheureusement, il faut le reconnaître, l'anorexie est l'obstacle infranchissable que nous rencontrons dans nos prescriptions alimentaires. Contre cette anorexie, tous vos efforts échoueront; vous aurez beau démontrer au malade l'importance de l'alimentation; vous aurez beau en appeler à sa raison, à sa volonté; vous aurez beau employer les rigueurs et les prières, il vous répondra : « Je n'ai pas faim, j'ai le dégoût de la nourriture, et, quand j'ai les aliments dans la bouche, ou je les crache aussitôt, ou je les vomis; » et il refusera obstinément votre régime alimentaire. J'en appelle à tous ceux qui ont été atteints d'anorexie pour juger combien, dans ces cas, l'alimentation volontaire est souvent pénible, pour ne pas dire impossible.

Contre un pareil état nous étions, jusqu'ici, désarmés; le malade, faute d'une alimentation suffisante, dépérissant de plus en plus, les lésions pulmonaires s'aggravaient de jour en jour et la terminaison fatale s'avançait à grands pas. Aujourd'hui, grâce à la méthode de notre collègue Debove, méthode que vous me voyez mettre en pratique dans mes salles avec succès et qui consiste dans l'alimentation forcée des phthisiques, nous pouvons lutter avec avantage contre l'anorexie.

Alimentation forcée.

Vous savez, messieurs, comme nous pénétrons avec facilité dans l'estomac, grâce au tube de Faucher, et, pour ma part, j'ai toujours pu, dès la première séance, et surtout lorsque le malade nous aide par des efforts de déglutition, arriver sans trop de difficulté dans la cavité stomacale. Les malades s'habituent vite à ce cathétérisme, et au bout de trois ou quatre séances ils avalent eux-mêmes le tube élastique; c'est par ce tube que Debove fait pénétrer dans l'intérieur de l'estomac un mélange alimentaire.

Les résultats véritablement merveilleux que j'ai obtenus dans mon service par ce moyen, résultats que vous avez pu contrôler vous-mêmes, font présager un grand avenir à cette méthode de l'alimentation forcée dans la cure des phthisiques; aussi permettez-moi de vous donner quelques détails sur ce procédé alimentaire.

Procédé opératoire.

Vous introduisez le tube le plus volumineux possible; celui dont je me sers le plus habituellement a un diamètre d'un centimètre. Ce tube doit être terminé par un entonnoir de grandes dimensions, d'une contenance d'au moins un litre. Cette introduction sera d'ailleurs rendue facile par les efforts de déglutition du malade; mais je crois inutile de graisser le tube soit avec de la glycérine, soit avec de la vaseline: il nous suffira de le tremper dans de l'eau ou dans du lait.

Une fois le tube introduit, deux circonstances peuvent se produire : ou bien l'estomac du malade est tolérant et les efforts de vomissement sont peu considérables, ou il y a intolérance et les vomissements sont très pénibles. Dans le premier cas, vous pourrez laver l'estomac du malade avec de l'eau de Vichy, ce qui est toujours une bonne pratique; dans le second, vous introduirez le mélange alimentaire. Ce mélange est des plus variables; le plus ordinairement, celui que j'introduis est le suivant, il est très analogue à celui de Debove :

Dans un grand bol, je place de 100 à 150 grammes de viande crue très finement hachée, j'y ajoute quatre œufs, jaunes et blancs compris, et je fais du tout un mélange homogène, que je rends plus liquide par l'adjonction d'une certaine quantité de lait, 500 grammes environ. Ce mélange passe facilement à travers l'entonnoir et le tube de Faucher; puis je nettoie le tube avec 500 grammes de lait tiède, que je verse encore dans l'entonnoir. D'ailleurs, vous pouvez varier à l'infini ce mélange; j'y ajoute le plus souvent quatre à cinq cuillerées de peptones, quelquefois 150 à 200 grammes d'huile de foie de morue, de la pepsine ou de la pancréatine, suivant les indications. Une fois le mélange alimentaire introduit dans l'estomac, vous pouvez retirer lentement le tube.

Les résultats que l'on obtient par cette méthode (1) sont les suivants : les vomissements cessent, l'anorexie disparaît, il y a augmentation de force et de poids, les sueurs et la toux s'atténuent. Parmi ces résultats, les uns étaient prévus, les autres imprévus; on pouvait s'attendre à ce que l'état général et l'état local des phthisiques sous l'influence d'une alimentation plus abondante, devinssent meilleurs, et c'est là une con-

(1) Debove a communiqué, dans son mémoire, les résultats qu'il a obtenus à l'hospice de Bicêtre chez trois phthisiques arrivés aux périodes ultimes de la maladie. Pour faire pénétrer le tube de Faucher dans l'estomac, Debove se sert d'un conducteur rigide qui lui permet d'y entrer d'un seul coup. Il ne pratique pas de lavage à ce malade et introduit, matin et soir, le mélange suivant : 5 œufs, blancs et jaunes compris, 150 grammes de viande crue et 1 litre de lait. Il a obtenu, chez deux de ces malades, une augmentation de poids en moyenne de 85 grammes par jour.

Dujardin-Beaumetz a obtenu en moyenne la même augmentation de poids chez trois malades soumis à ce régime. Chez une quatrième phthisique, qui avait conservé l'appétit, il n'y avait pas eu augmentation de poids.

D'après lui, la méthode serait surtout applicable aux phthisiques qui sont atteints ou de vomissements, ou de dyspepsie, ou d'anorexie (*a*).

(*a*) Debove, *De l'alimentation forcée chez les phthisiques* (*Soc. méd. des hôp.*, 11 novembre 1881, et *Bull. de thérap.*, 30 novembre 1881, t. CI). — Dujardin-Beaumetz, *De l'alimentation forcée chez les phthisiques* (*Bull. de thérap.*, 1881, t. CI, p. 381).

firmation évidente de l'influence prépondérante de la nutrition dans la cure de la phthisie.

Mais le résultat inattendu, c'est que ces malades qui ne pouvaient supporter aucun aliment, sans le vomir au moindre effort de toux, puissent garder le mélange alimentaire, d'une part; et de l'autre, c'est que l'anorexie si intense des malades puisse coexister avec une intégrité complète des fonctions digestives; de telle sorte que si l'on vient à faire pénétrer les aliments directement dans l'estomac, on voit la digestion se faire facilement et l'appétit renaître. Ce sont là des faits curieux, qui doivent attirer l'attention des physiologistes et que je ne cherche nullement à expliquer.

Quoi qu'il en soit, le procédé est bon; l'expérimentation n'est pas assez avancée pour que nous puissions, dès aujourd'hui, en fixer d'une manière certaine les indications et contre-indications; mais nous savons déjà qu'il s'adresse aux phthisiques atteints de dyspepsie et de vomissements, ou d'anorexie, ou bien encore de lésions laryngées ou pharyngées qui rendent l'alimentation difficile; en un mot, à tous les phthisiques qui ne s'alimentent pas. Les résultats sont bien moins probants chez les tuberculeux qui ont conservé l'appétit, ou chez ceux qui sont atteints d'une fièvre intense et continue.

Telle est cette méthode de l'alimentation forcée, méthode physiologique, puisqu'elle s'adresse à la nutrition des malades, et qui est appelée à vous rendre les plus importants services; aussi, dès aujourd'hui, la méthode de Debove doit-elle prendre la première place dans le traitement de la tuberculose chez certains phthisiques.

Après l'alimentation, se placent comme importance, à un degré un peu inférieur, l'air et surtout le climat. D'ailleurs cet air est lui-même un aliment, et il fait tout autant partie des *ingesta* que des *circumfusa*. On a attaché cependant plus d'importance à l'étude de ces conditions atmosphéri- De l'air.

ques (1) qu'à l'alimentation, et tous les auteurs qui ont traité de la phthisie, se sont efforcés d'étudier avec le plus grand

(1) Le docteur Théodore Williams a étudié l'action des climats sur deux cent cinquante phthisiques qu'il avait envoyés dans différentes stations hivernales.

Voici les résultats auxquels il est arrivé :

1° Pour ce qui est d'abord de la santé générale, il y a eu, sur 100 : amélioration, 65 fois ; état stationnaire, 6 fois ; aggravation où mort, 29 fois ;

2° Quant aux phénomènes locaux, ils ont été, sur 100 : améliorés, 43,5 fois ; stationnaires, 14 fois ; aggravés, 42 fois ;

3° Il y eut 8 guérisons complètes à la première période (7 fois, lésions d'un seul côté), 2 à la deuxième période (poumon gauche seul affecté), et 2 à la troisième période (dans l'un des cas, lésions bilatérales) ;

4° Sans entrer dans les détails pour chaque station, indiquons seulement les résultats pour les principaux groupes :

	Amélioration. Pour 100.	Etat stationnaire. Pour 100.	Aggravation. Pour 100.
A. Climats tempérés de l'intérieur de la France (Pau, etc.)	50,00	4,55	45,45
A. Rome	55,56	11,11	33,33
B. Littoral de la Méditerranée (Cannes, Hyères, Nice, etc.)	58,53	20,73	20,73
B. Iles de la Méditerranée (Alger)	55,55	22,22	22,22
B. Malades voyageant dans les stations méditerranéennes et les régions du midi de l'Europe. Total	62,50	20,39	17,18
C. L'Egypte et la Syrie	65,00	25,00	10,00
C. Cap de Bonne-Espérance	58,62	24,13	17,24
D. Madère et localités analogues	51,43	14,28	34,29
E. Voyages sur mer (Amérique, Océanie, Chine, etc.)	89,00	5,50	5,50

Ainsi, en s'en rapportant à la statistique, les climats les plus favorables seraient les climats secs de la Méditerranée et spécialement l'Egypte, par opposition aux climats humides comme Pau, d'une part, et Madère, de l'autre ; et quant aux voyages sur mer, ils auraient, contrairement à l'opinion de Rochard, une influence très heureuse.

L'auteur fait encore une distinction dans les résultats obtenus, suivant que la phthisie est inflammatoire ou catarrhale (malheureusement ces termes ne sont pas suffisamment définis). Pour la première, il faut faire choix d'un climat chaud et sec, et dans la forme catarrhale, il faut surtout rechercher l'égalité de la température. Comparant ensuite, au point de vue de la prolongation de la vie, les malades qui ont été dans un climat chaud (251) avec ceux qui n'ont pas quitté l'Angleterre (749), l'auteur arrive à ce résultat, que les premiers ont en moyenne vécu quatre mois et demi de plus que les autres.

Il attache du reste une grande importance à l'usage régulier de l'huile de foie de morue et à l'exercice. La

soin les indications et contre-indications du climat ; nous voyons même le professeur Jaccoud se donner la peine de se rendre dans chacune des stations hivernales pour

plus grande mortalité a porté sur les malades qui ne suivaient point ces préceptes.

Voici d'ailleurs comment Williams pose les indications et contre-indications du déplacement et des voyages chez les tuberculeux :

1° Quels sont les malades qui doivent hiverner à l'étranger, et quels sont ceux qui peuvent ne pas quitter leurs foyers ?

2° Quels sont les cas qui sont les mieux modifiés par les voyages au long cours ?

3° Quels malades doivent être envoyés dans les climats secs ?

4° A quels cas peuvent convenir les climats humides, chauds ou froids ?

Premier cas. Si les malades peuvent sortir sans que l'air extérieur impressionne trop leurs poumons, si l'appétit est bon, la toux rare et les forces en bon état, ils doivent rester chez eux en observant les règles d'une bonne hygiène. Si, au contraire, ils ne peuvent s'exposer à l'air extérieur sans contracter un rhume plus ou moins intense, si l'appétit se perd et si le mauvais état des organes digestifs ne permet point de prendre les médicaments nécessaires, alors il faudra conseiller l'hivernage soit sur les côtes anglaises, soit dans une des localités que nous avons passées en revue, à moins que les lésions ne soient trop avancées ; dans ces cas, le changement de climat est moins important que le confort hygiénique et alimentaire que les malades trouveraient difficilement au dehors.

Deuxième cas. Les longues traversées doivent être conseillées avec la plus grande prudence, en raison du petit nombre d'escales et des dangers que provoquerait un mal de mer trop prolongé, bien que, d'après les observations, ce malaise soit moins commun chez les phthisiques. Ce moyen thérapeutique aurait réussi dans les cas de phthisie hémoptoïque, ou dans les formes à lésions très limitées sans fièvre chez les sujets surmenés par un travail intellectuel prolongé et soumis à une existence trop sédentaire.

Troisième cas. Les climats secs et frais et les stations élevées conviennent aux sujets qui réagissent facilement et dont l'appétit serait languissant. Mais il est indispensable dans ces cas de ne conseiller que le séjour dans des endroits où la nourriture soit substantielle, avantages que ne présentent point les stations élevées de l'Amérique du Sud.

Les meilleurs climats dans ce genre sont ceux de l'Europe méridionale. Toutes les formes de phthisies sont avantageusement modifiées dans ces circonstances.

Quatrième cas. Les climats chauds et humides, dont Madère est un type, conviennent surtout dans les cas de phthisie chronique commune, et principalement dans celle d'origine catarrhale.

Enfin, à ces modificateurs, l'auteur ajoute naturellement toutes les ressources de l'hygiène et de la thérapeutique (*a*).

(*a*) Williams, *Etude sur les effets des climats chauds sur la consomption pulmonaire*, trad. par Nicolas Duranty, et *British Med. Journ.*, janvier 1876.

s'assurer *de visu* des conditions favorables ou défavorables qu'elles présentent.

Du climat. Cette préséance donnée à l'influence du climat dans la phthisie sur tous les autres moyens diététiques ne me paraît pas justifiée, et, tout en reconnaissant l'heureuse influence que le climat peut avoir dans la cure de la phthisie, je mets toujours au premier rang le régime alimentaire. Je ne saurais trop insister sur ce point; aussi, avant d'envoyer votre malade dans des stations plus ou moins lointaines, informez-vous s'il y trouvera une cuisine selon ses goûts, et des aliments qui aiguiseront son appétit; car tous ces déplacements sont inutiles si votre malade ne peut manger, et le plus beau ciel du monde ne peut remplacer un bon repas.

D'ailleurs, ces voyages au loin et ces séjours dans des stations dites *hivernales* ne s'adressent qu'à une classe privilégiée et, dans votre clientèle, ce n'est que bien rarement que vous pourrez faire profiter vos malades de ces avantages; le plus souvent, ils restent dans la localité qu'ils habitent et vous n'avez pour les guérir ou les soulager que les moyens qui sous sous votre main. Je serai donc bref sur cette partie de mon sujet, qui, pour être complète, demanderait un grand nombre de leçons; aussi ne puis-je vous signaler que quelques points de cette étude climatérique.

Climats d'altitude. Dans l'ensemble météorologique qui constitue le climat, deux points surtout sont intéressants à étudier : l'altitude d'une part, la température de l'autre. Dans mes premières leçons, je vous ai montré l'importance de l'altitude ; il paraît aujourd'hui démontré, grâce aux travaux de Jourdanet (1), qu'à certaines hauteurs la phthisie devient tellement rare, qu'on

(1) Nous avons exposé précédemment, dans la leçon sur l'aérothérapie, toutes les données statistiques sur lesquelles Jourdanet a basé sa loi d'immunité pour la phthisie. Ajoutons que Hirtz a beaucoup insisté sur les avantages de ces stations d'altitude. Plus récemment, le docteur Von Corval a

peut dire qu'elle n'existe plus. Mais, sauf les altitudes qui existent dans la zone torride et qui permettent, comme pour les villes placées sur le plateau de l'Anahuac, d'avoir une température constante de 15 degrés en toute saison, dans nos climats, au contraire, l'altitude entraîne toujours une diminution de température et l'on peut se demander alors si le bénéfice que l'on peut obtenir par l'altitude n'est pas détruit, et au delà, par l'abaissement de la température. Il n'est pas douteux, en effet, que l'air froid n'ait une influence déterminante sur les congestions pulmonaires, congestions qu'il faut, vous le savez, éviter à tout prix chez les tuberculeux ou ceux qui sont prédisposés à le devenir.

Influence des climats d'altitude.

C'est la part faite à chacune de ces influences contraires : altitude d'une part, abaissement de la température de l'autre, qui ne me paraît pas avoir été faite d'une façon assez approfondie pour les stations hivernales à altitudes élevées. Vous savez, messieurs, qu'en Suisse, dans les Alpes grisonnes, à

étudié, dans le pays de Bade, l'action de l'altitude sur la phthisie ; il a réuni la statistique mortuaire de 1 581 villes ou villages, donnant un total de 1 422 860 habitants, qui ont donné en 4 ans, de 1869 à 1872, 17 545 cas de décès par la phthisie. En divisant ces cas de phthisie suivant l'altitude, on obtient les résultats suivants :

Altitude.	Décès par phthisie pour 100 hab.
1000 pieds et au-dessous..	1,33
1500 —	0,27
2000 —	0,25
3000 —	0,23
Au-dessus de 3000 pieds..	0,21

D'après le docteur Denison, les climats froids et secs conviendraient mieux aux phthisiques que les climats chauds et humides.

Les altitudes élevées exerceraient une influence favorable sur la marche de la phthisie, principalement au début. Cependant le séjour des montagnes serait nuisible aux individus atteints d'une maladie de cœur ou d'une affection aiguë du poumon.

L'habitation des régions élevées est si importante, d'après Denison, que le médecin doit la conseiller même en cas de doute (*a*).

(*a*) Denison, *The Influence of high altitude on the progress of phthisis* (*Transact. of the Internation. Congress of Philadelphia*, p. 287). — Von Corval, *Ein Beitrag Beurtheilung der Einwirkung der Hohenlage auf die Entwickelung der Phthisis* (*Deutsche Viertel jahrschrift für offentliche Gesundteitspflege*, 1874). — Hirtz, *Quelques considérations de climatologie à propos de la phthisie pulmonaire* (*Journ. de thérap.*, 1874, nos 11 et 12).

Davos (1), dans l'Engadine, à Saint-Moritz (2), on a établi des stations de plus en plus florissantes, où se sont élevés des hôtels réunissant tout le confort désirable et où l'on envoie les phthisiques passer une partie de l'année au milieu des glaciers. Cette pratique, qui est surtout suivie en Allemagne et en Angleterre, n'a pas, malgré les efforts de Hirtz et de Jaccoud, encore été très adoptée dans notre pays. Les observations cliniques paraissent cependant favorables à la cure faite dans ces stations d'altitude; mais il faut, pour cela, des conditions toutes spéciales que vous ne trouverez pas toujours

(1) Davos est situé dans une vallée des Alpes grisonnes, à 1 556 mètres d'altitude. La température moyenne de l'année est seulement de 2 degrés; celle de l'hiver, de — 5°,80. La température moyenne des mois compris entre octobre et mars est la suivante: octobre, + 2,23; novembre, — 2,90; décembre, — 5,93; janvier — 8,13; février, — 3,51; mars, — 3,45. Le sol est couvert, durant tout l'hiver, d'un manteau de neige pulvérulent. L'atmosphère y est ordinairement claire. Les modifications de température y sont d'ailleurs très considérables, puisque, au lever du soleil, le thermomètre marque jusqu'à — 22 degrés, et + 3 degrés au soleil à une heure, tandis qu'à l'ombre il marque — 1 degré. Il faut ajouter que les jours sont très courts en hiver; au solstice d'hiver, le soleil se lève, pour Davos, à huit heures trente-cinq minutes, et se couche à trois heures vingt-cinq. Davos se compose de deux villages placés l'un à côté de l'autre: ce sont Davos am Platz et Davos Dörfli.

D'après Jaccoud, l'époque la plus convenable pour se rendre à Davos est l'été jusqu'à la fin de septembre. Il faut éviter la période équinoxiale, soit pour le voyage, soit pour l'arrivée. Si le malade n'a pu s'y rendre vers le 15 septembre, il peut y aller pendant le mois d'octobre.

Le séjour de Davos est surtout indiqué dans les cas de prophylaxie. Dans les formes ordinaires de la phthisie, il faut repousser absolument de Davos la forme pneumonique (*a*).

(2) On a établi, dans l'Engadine, des stations analogues à celle de Davos; ce sont celles de Samaden et de Saint-Moritz. Saint-Moritz est à une altitude de 1 855 mètres. La moyenne de la température pour l'hiver est de — 7°,6. Comme à Davos, on y a établi des hôtels à promenoirs des plus confortables. Le docteur Brehmer a établi, dans la haute Silésie, au village de Gœrbersdorf, situé à une altitude de 557 mètres, un établissement pour la cure des phthisiques; mais, comme le fait remarquer Jaccoud, tandis que, pour le traitement des tuberculeux par les climats d'altitude, les stations d'altitude sont Davos, Samaden et Saint-Moritz, — Gœbersdorf, Falkenstein, Aussée sont des stations de suppléance.

(*a*) Jaccoud, *Curabilité et traitement de la phthisie pulmonaire*, p. 399. — Lombard, *Des stations sanitaires*, 1881, p. 61.

réunies. D'abord il est nécessaire que le malade soit au début de l'affection, que de plus l'évolution de la tuberculose soit lente, et qu'enfin le malade veuille bien se soumettre à un véritable emprisonnement, qui résulte des conditions d'habitation à de pareilles hauteurs.

En admettant donc comme absolument démontré que l'abaissement de la température ne vient pas détruire les effets de l'altitude dans les affections pulmonaires, vous voyez que les stations dites *d'altitude*, dans notre climat du moins, ne s'adressent qu'à un nombre très limité de phthisiques.

Les résultats que l'on obtient surtout sont les suivants : augmentation des fonctions digestives (1) (c'est, à mon avis, là le point le plus important); puis activité plus grande des fonc-

(1) Théodore Williams a bien étudié l'action des hautes altitudes sur les tuberculeux. Voici, d'après lui, les modifications qui se produisent dans les différents systèmes de l'économie.

Peau. L'influence sur la peau est démontrée par la coloration du teint même en hiver, qui est due à la diathermanie de l'air et à l'effet tonique sur les glandes sudorifiques, qui arrête les sueurs nocturnes.

Appétit et poids. L'appétit est augmenté, sauf dans les cas de phthisie avancée, et une augmentation de poids en est le résultat (de 7 à 25 livres).

Systèmes musculaire et nerveux. L'exercice quotidien et les ascensions des montagnes développent les muscles. Le système nerveux est stimulé et parfois trop excité, et l'insomnie s'ensuit; mais, comme règle générale, on a besoin de moins de sommeil dans les montagnes.

Température. Chez les personnes saines ou dans les cas de phthisie chronique, il y a peu de changement. Quand il y a une tendance à la fièvre, l'effet excitant du climat la développe; et s'il y a déjà de la fièvre, celle-ci peut se trouver augmentée. Les climats de montagne sont contre-indiqués dans les cas de phthisie avec fièvre.

Circulation. Le premier effet produit sur les phthisiques, c'est l'accélération du pouls, suivie d'un retour à la vitesse normale avec une pulsation plus forte et une impulsion cardiaque plus puissante. La rapidité du pouls chez les indigènes est la même que celle des habitants des plaines (Weber).

Respiration. Dans le commencement du séjour, les respirations sont plus fréquentes que dans les plaines, leur profondeur étant moindre, ainsi que le démontrent les tracés de Lortet; après quelque temps, elles gagnent en profondeur et diminuent de fréquence, revenant à la normale à mesure que le thorax et les poumons se dilatent. Il n'y a rien à noter sur la respiration des indigènes.

Changements dans le thorax. L'é-

-tions respiratoires et circulation plus vive du côté de la périphérie.

largissement de la poitrine a été noté par Jourdanet et Walshe dans des cas de phthisie au Mexique et dans les Andes; par Rellet, chez des soldats phthisiques dans les stations de l'Himalaya, et par l'auteur chez des personnes qui revenaient du sud de l'Afrique ; par H. Weber, Mac-Call, Anderson et par Williams, chez des personnes traitées à Davos.

Cet élargissement a été noté par le docteur Ruedi quatre-vingt-quinze fois sur cent cinq phthisiques qui ont passé l'hiver de 1880-81 à Davos; dans ce chiffre tous les cas de phthisie étaient réunis, même ceux qui étaient alités et qui maigrissaient. On peut conclure que l'élargissement de la poitrine n'est pas dû à la superposition de graisse et de muscles, mais à l'expansion des parois du thorax par pression interne.

Le degré de l'élargissement varie de 1 à 3 pouces. Les mesures prises à des hauteurs différentes et les tracés cyrtométriques faits par l'auteur pour savoir quels étaient les points du thorax qui étaient le siège de l'expansion et leur rapport avec les poumons malades, lui ont permis de formuler les conclusions suivantes :

1° Que les parties qui recouvrent le poumon sain sont le siège de la dilatation ;

2° Que celle-ci peut se faire dans n'importe quel sens, antérieur, postérieur, latéral ;

3° Qu'elle est plus fréquente dans les parties supérieures du thorax que plus bas;

4° Que si la maladie est limitée au sommet d'un poumon, la partie inférieure du thorax de ce côté peut se dilater, entraînant une déformation du thorax. Les études entreprises pour connaître le temps qu'il faut pour que ces changements aient lieu montrent que cela dépend de la vitesse respiratoire et de la plus ou moins grande tendance à céder que présentent les parois.

Cette expansion thoracique continue à se faire après le retour dans les plaines, pendant un temps variable. Dans un cas, après le retour en Angleterre, la dilatation avait persisté trois mois, dans un autre six. Dans la majorité des cas, elle est de longue durée et probablement permanente.

Changements dans les poumons. Les changements dans le thorax sont accompagnés ou précédés d'une augmentation de sonorité dans toute la poitrine, de la diminution de matité dans les parties malades, de la substitution de râles secs aux râles humides, et de l'apparition de craquements emphysémateux autour des vieilles lésions, masquant parfois d'autres bruits. La tendance des cavités à se rétracter ne paraît pas plus grande que chez des malades traités dans les plaines. Sur les points sains de la poitrine la respiration devient rude et puérile, l'inspiration très longue, l'expiration courte et faible. La bronchophonie et la respiration bronchique s'amoindrissent. L'apparence de la poitrine est remarquable : on aperçoit à peine les espaces intercostaux; la poitrine est pleine et bien développée, mais diffère de la forme cylindrique de la poitrine emphysémateuse. Les phénomènes précédents indiquent :

1° Le développement de l'emphysème vésiculaire autour des points malades des poumons, localisant la

TABLEAU SCHÉMATIQUE DE LA TEMPÉRATURE DES STATIONS HIVERNALES

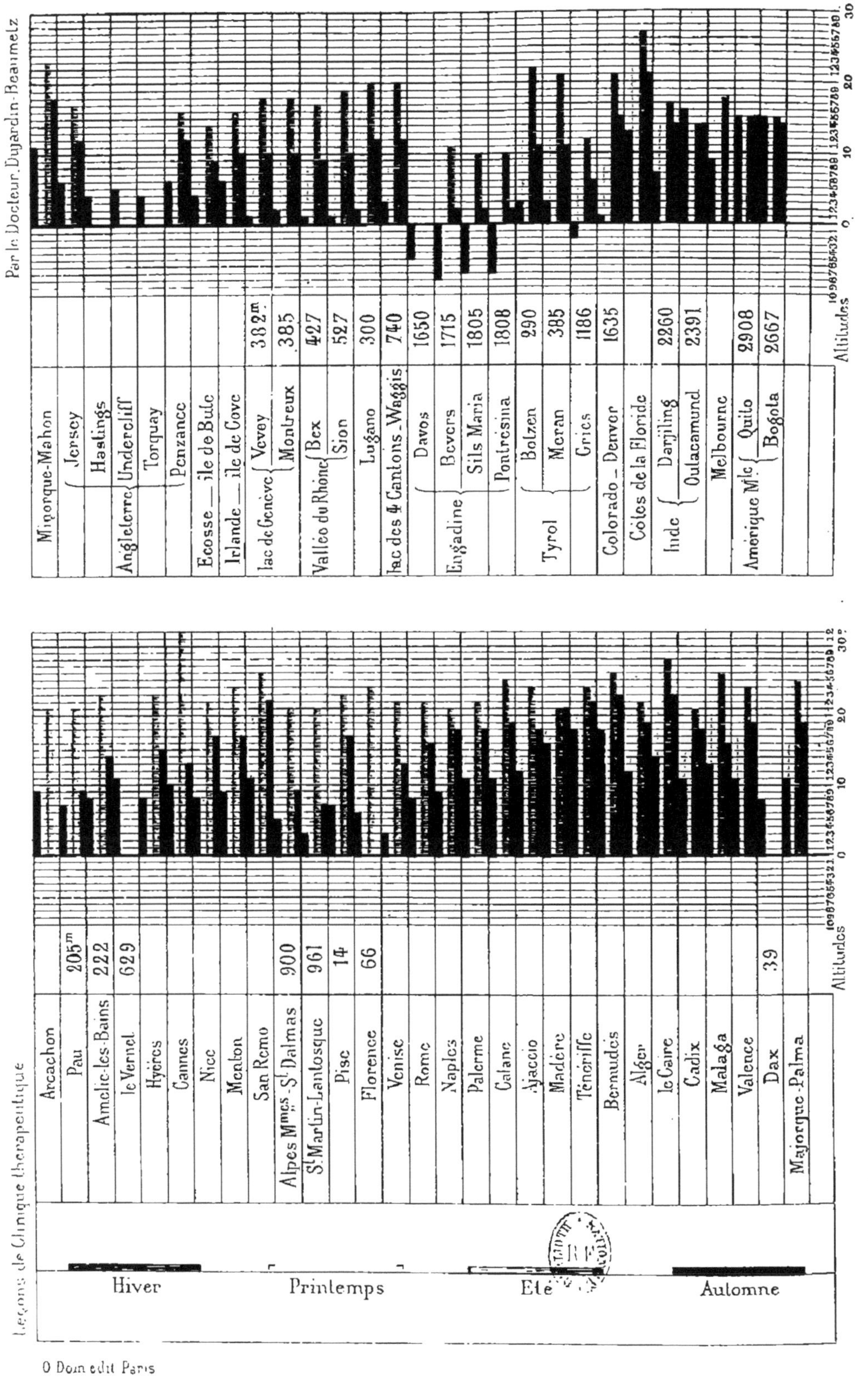

Par le Docteur Dujardin-Beaumetz

Stations	Altitudes
Minorque-Mahon	
Angleterre — Jersey	
Angleterre — Hastings	
Angleterre — Undercliff	
Angleterre — Torquay	
Angleterre — Penzance	
Ecosse — île de Bute	
Irlande — île de Cove	
lac de Genève — Vevey	382m
lac de Genève — Montreux	385
Vallée du Rhône — Bex	427
Vallée du Rhône — Sion	527
Lugano	300
lac des 4 Cantons_Waggis	740
Engadine — Davos	1650
Engadine — Bevers	1715
Engadine — Sils Maria	1805
Engadine — Pontresina	1808
Tyrol — Bolzen	290
Tyrol — Meran	385
Tyrol — Gries	1186
Colorado_Denver	1635
Côtes de la Floride	
Inde — Darjiling	2260
Inde — Oulacamund	2391
Melbourne	
Amérique Mle — Quito	2908
Amérique Mle — Bogota	2667

Stations	Altitudes
Arcachon	
Pau	205m
Amélie-les-Bains	222
le Vernet	629
Hyères	
Cannes	
Nice	
Menton	
San Remo	
Alpes Mmes_St Dalmas	900
St Martin-Lantosque	961
Pise	14
Florence	66
Venise	
Rome	
Naples	
Palerme	
Catane	
Ajaccio	
Madère	
Ténériffe	
Bermudes	
Alger	
le Caire	
Cadix	
Malaga	
Valence	
Dax	39
Majorque-Palma	

30 degrés — 20 — 10 — 0

Hiver — Printemps — Eté — Automne

Leçons de Clinique thérapeutique

O Doin édit Paris

LIGNES ISOTHÈRMES DE L'EUROPE

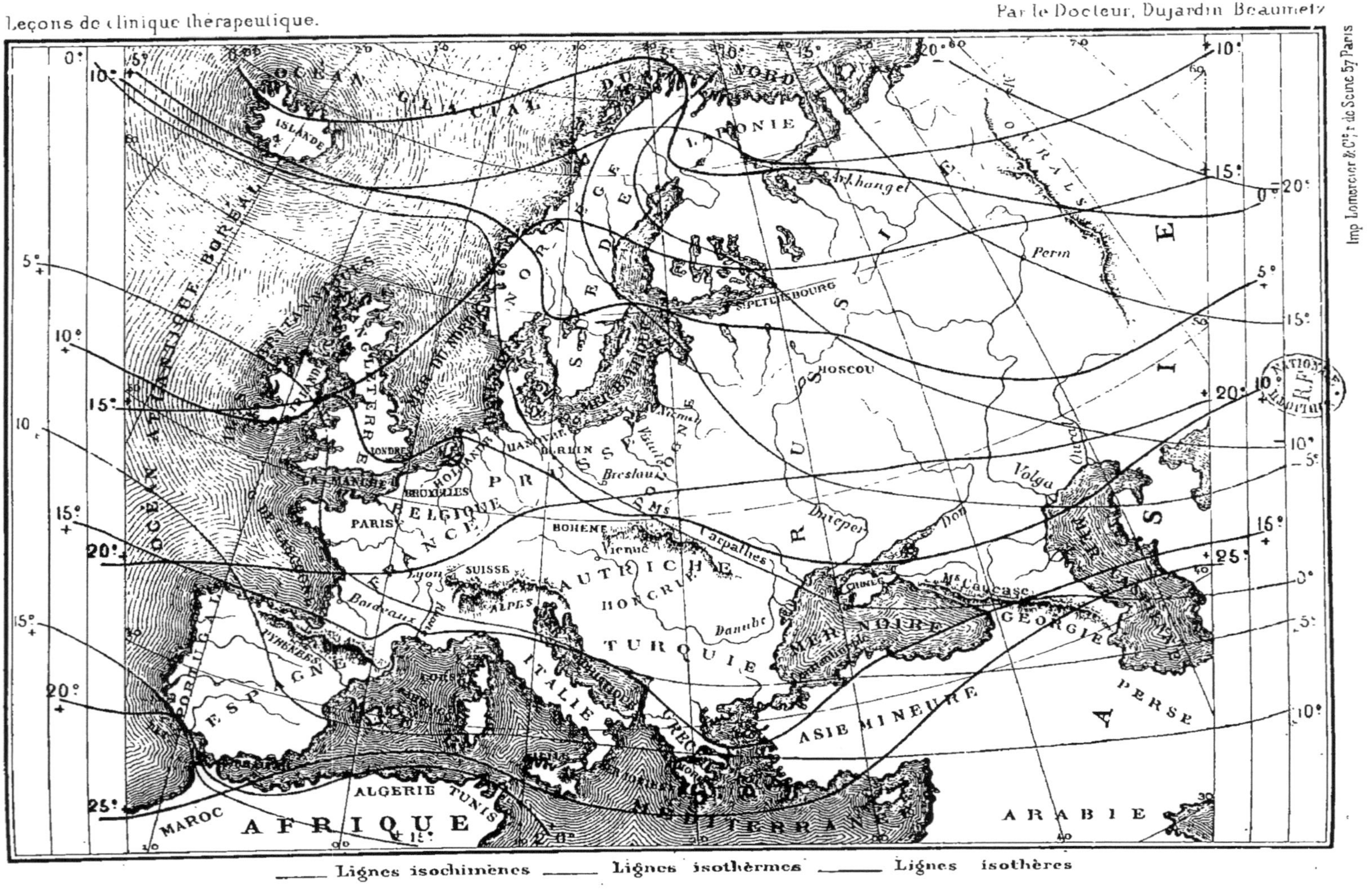

Imp Lemercier & Cie r de Seine 57 Paris

Climats de plaine.

Les climats de plaine, où la température joue le rôle le plus important, conviennent, il faut le reconnaître, à un bien plus grand nombre de phthisiques (1). Eviter les refroidissements si nombreux qui surviennent à chaque instant sous l'influence des changements brusques de la température; éviter les rhumes et les bronchites que nous contractons une ou deux fois par hiver, dans les conditions atmosphériques dans lesquelles nous sommes placés; éviter l'action directe de l'air froid sur la muqueuse pulmonaire; éviter, en un mot, toute cause de congestion pulmonaire, tel est le but qu'on se propose dans les stations hivernales. Aussi voyons-nous chaque jour, grâce aux communications de plus en plus faciles, augmenter l'importance toujours croissante de nos stations hivernales.

Stations hivernales.

Notre pays est d'ailleurs admirablement doué à cet égard; en dehors de l'Algérie, qui occupe un des premiers rangs parmi ces stations, nous avons sur les bords de la Méditer-

maladie et empêchant son extension à des parties saines par infection d'un centre caséeux ou d'une cavité qui sécrète;

2° La résorption des indurations pulmonaires;

3° L'hypertrophie ou développement du poumon sain et d'une partie du poumon malade.

Ces changements dans l'état des tissus entraînent forcément la dilatation du thorax, le résultat total étant probablement dû à la raréfaction de l'air et à la nécessité au début d'un plus grand nombre de respirations, et plus tard de respirations profondes, et à la gymnastique pulmonaire qu'entraînent les ascensions de montagnes (*a*).

(1) Cazalas a montré par des statistiques faites dans l'armée que les climats chauds présentaient une influence favorable sur la phthisie pulmonaire; en France, il y a eu dans l'armée, de 1862 à 1869, 26,23 malades pour 100, et en Algérie, 52,81; mais, sur 100 malades en France, il y a 2,26 phthisiques, et en Algérie, 0,65.

Dans une statistique personnelle, Cazalas démontre qu'à Metz il y a, dans l'armée, 3,40 phthisiques pour 100 malades; au Val-de-Grâce, 2,82, et à Alger, 0,65 (*b*).

(*a*) Th. Williams, *Du traitement de la phthisie par la résidence dans les hautes altitudes* (*Congrès international de Londres*, 1881).

(*b*) Cazalas, *Influence des climats sur la phthisie pulmonaire* (*Union médicale*, 1873, p. 928).

ranée, de Cannes jusqu'à Menton, sur les bords de cette route admirable de la Corniche, une bande étroite de terre, véritable paradis terrestre, où, pendant les plus mauvaises saisons et les plus rudes hivers, nous voyons la température se maintenir entre 12 et 15 degrés; dans toutes ces villes, aux beautés du climat sont venus s'ajouter tout le luxe et tout le confortable modernes. Du côté des Pyrénées, nous avons les stations d'Arcachon, de Pau, d'Amélie-les-Bains, qui, quoique moins favorisées que leurs rivales des bords de la Méditerranée et des Alpes, n'en ont pas moins une haute valeur. A ces localités viennent s'ajouter de nombreuses stations étrangères : Bordighiera, Pise, Naples, Madère, etc.

Mais n'oubliez pas, messieurs, lorsque vous enverrez des phthisiques passer les mauvaises saisons aux stations hivernales, qu'il est nécessaire de réunir les conditions suivantes : d'abord, que la lésion pulmonaire ne soit pas trop avancée, et nos confrères de ces stations ont raison de se plaindre de voir arriver, dans ces villes, des malades à toute extrémité, qui succombent quelque temps après leur arrivée, car par ce voyage on n'a fait que hâter leur fin; il faut de plus que les hémoptysies ne soient pas très abondantes et que la fièvre ne présente pas un type continu; il faut enfin que la tuberculose n'ait pas une marche aiguë, l'influence du climat étant absolument nulle dans ce cas.

Cela ne suffit pas encore; il est nécessaire aussi que les fonctions digestives soient bonnes et que, en admettant qu'elles soient bonnes, votre malade puisse trouver des habitudes culinaires qui lui plaisent, ce qui ne se rencontre pas toujours. Enfin, le tuberculeux doit trouver, dans la station où vous l'enverrez, des distractions capables d'agir sur son moral. Retirer un tuberculeux du milieu qui l'entoure, de sa maison, de son logis, pour le transporter, sous prétexte de climat, dans une localité lointaine, où il ne rencontrera ni visage ami, ni personne avec qui il puisse parler sa langue, où il se trouvera seul, isolé, sans relations; c'est le placer dans de mauvaises conditions, quelque bonne d'ailleurs que soit la température de la localité où vous l'avez exilé.

Comme vous le voyez, messieurs, cette désignation des stations hivernales est des plus complexes; elle touche à un grand nombre de points que je n'ai fait ici qu'effleurer, mais qui doivent attirer votre très sérieuse attention. Quoi qu'il en soit, on a spécialisé les diverses stations hivernales à certaines formes de phthisie (1).

Dans la période du début et dans les formes torpides et lentes, ce sont les stations de l'Engadine qui ont été surtout

(1) Voici comment Champouillon a fixé les indications climatériques pour les phthisiques :

1° *Disposition héréditaire à la phthisie, poitrine faible* : Pau (les mois de février, mars, avril exceptés), Cannes, Villefranche, la campagne de Nice, Mantoue, Sorrente, Madère (l'automne excepté), Alger (du mois de janvier au mois de mai), Rome (en octobre, mars et avril), le Caire (pendant l'automne et l'hiver);

2° *Phthisie avec toux brève, fréquente, aride ; muqueuse pulmonaire irritable* : Venise, Madère, Pise, le Caire, Alger ;

3° *Phthisie catarrhale* : Pau, Madère, Alger, Cannes, Villefranche, Hyères ;

4° *Phthisie chez les sujets opprimés par la tristesse* : Venise, Alger, Albano, Frascati, environs de Naples, Florence ;

5° *Phthisie chez les sujets nerveux* : Mantoue, Pise, Madère, Venise ;

6° *Phthisie à forme hémoptoïque* : toutes les stations méridionales (Pise, Rome et Naples exceptées) ;

7° *Phthisie colliquative* : Pau, Hyères, Cannes, Villefranche, Madère, Alger.

De Valcourt a proposé une classification plus simple ; il a ainsi classé les stations hivernales françaises :

Climat sédatif : Pau ;

Climat tonique peu excitant : Le Cannet ;

Climat tonique et passablement excitant : Amélie - les - Bains, Hyères, Cannes ;

Climat tonique et excitant : Menton, Costabelle, Cannes ;

Climat tonique et très excitant : Nice.

Lombard a divisé les stations sanitaires en trois groupes : les stations maritimes proprement dites, les stations hivernales et les stations montagneuses.

Les stations hivernales se divisent en deux groupes :

1° Les climats plus toniques que sédatifs, qui comprennent : Hyères, Cannes, Nice, Menton, Bordighiera, San-Remo, Nervi, Pegli, Naples, Palerme, Ajaccio, Valence et Malaga, le Caire, Alger, Mogador et Madère ;

2° Les climats plus sédatifs que to-

conseillées; aux formes actives, compliquées de fièvre et d'hémoptysies, ce sont les climats doux, pluvieux, à température constante et dépressive, comme Pise, Madère, que l'on a proposés. Quant à la forme commune, c'est Alger et ses environs, Hyères, Cannes, Nice, Menton, Pau, etc., qui ont été vantés.

Mais ces déplacements sont coûteux et, comme je vous le disais tout à l'heure, ne peuvent s'adresser qu'à une partie restreinte de votre clientèle. Il vous faudra donc trouver d'autres agents qui vous permettront de modifier sur place les conditions respiratoires de vos malades; ces agents vous seront fournis par l'aérothérapie et par la gymnastique respiratoire.

De la gymnastique respiratoire.

Nous devons par tous les moyens possibles favoriser le développement des fonctions pulmonaires; il paraît aujourd'hui démontré que la phthisie qui frappe si rigoureusement le prolétaire résulte, comme l'a bien montré Lagneau (1), des

niques : Amélie-les-Bains, le Vernet, Biarritz, Pau, Venise, Pise et Rome.

Letellier a surtout étudié les conditions de séjour dans les villes d'Italie pour la cure de la phthisie, et voici ses conclusions :

1° *Villes d'hiver*. Séjour d'octobre à la fin d'avril : Palerme, Pouzzoles, Salerne, Pise; séjour de la fin de septembre à mai : Venise;

2° *Villes de printemps et d'automne*. Séjour en mars, avril, mai, septembre, octobre, novembre : Rome ; de mai à la fin d'octobre : Albano ; de la fin d'avril à la fin d'octobre : Sorrente et Castellamare ;

3° *Climats d'été*. Séjour en juin, juillet, août, fin septembre : lac de Côme, lac de Lugano, lac Majeur ; séjour en juin, juillet, août : bains de Lucques, bains de Pise (*a*).

(1) Lagneau a étudié les mesures d'hygiène publique propres à diminuer la fréquence de la phthisie. Il a recommandé surtout les travaux dans la campagne et de favoriser autant que possible les exercices du corps, ainsi que ceux du chant (*b*).

(*a*) Champouillon, *Traitement de la phthisie par le déplacement des malades* (*Bull. de l'Acad. de méd.*, 24 novembre 1857, t. XXIII, p. 103). — De Valcourt, *Climatologie des stations hivernales du midi de la France*, Paris, 1865, p. 182. — Lombard, *Les stations sanitaires au bord de la mer et dans les montagnes, les stations hivernales. Choix d'un climat pour prévenir ou guérir les maladies*. Paris, 1880. — Letellier, *Thèse de Paris*, 6 novembre 1876.

(*b*) Lagneau, *Du traitement prophylactique de la phthisie* (*Acad. de méd.*, septembre 1877).

mauvaises conditions respiratoires dans lesquelles il se trouve placé, au milieu des ateliers où on l'entasse en grand nombre; c'est là une des influences désastreuses de ce que Peter a si heureusement qualifié d'*air ruminé*. A l'opposé de cette médication étrange qui prétend guérir la phthisie (1) en diminuant l'étendue des mouvements respiratoires, vous devez, au contraire, augmenter le plus possible la capacité pulmonaire. Vous y arriverez par le chant et surtout par la gymnastique respiratoire; vous pourrez d'ailleurs vous rapporter, pour la prescription de ces exercices respiratoires, aux règles si précises que Dally a récemment formulées (2).

(1) Le docteur Mac-Crea propose de traiter la phthisie par l'application d'une cuirasse en diachylon pour entraver les mouvements du thorax et empêcher son ampliation. Cette cuirasse doit être renouvelée tous les quinze jours (*a*).

(2) Nous avons déjà, dans l'article Aérothérapie, donné les indications sur la gymnastique respiratoire.

Voici, pour compléter le sujet, les exercices prescrits par Dally :

1. Prendre et conserver l'attitude normale du corps en s'appliquant contre un mur de une à dix minutes plusieurs fois par jour.

2. Les deux bras et les mains étant tendus horizontalement en avant, les paumes des mains se regardant, écarter lentement les bras en même temps que l'on penche la poitrine en avant. Rester dans cette position trente secondes. Inspiration nasale profonde.

Retour à la position initiale. Expiration. Recommencer six fois.

3. Les bras étant baissés le long du corps, les élever en avant, les doigts bien tendus, très lentement, au-dessus de la tête, paume en avant. Inspiration profonde. Descendre lentement sur les côtés du corps, paume en l'air, en expirant lentement *jusqu'au bout*.

4. Doubles cercles latéraux. Le sujet étant dans la position normale, il exécutera d'arrière en avant des doubles cercles latéraux aussi larges que possible, les bras bien tendus, en ayant soin de pencher le corps en avant chaque fois que les bras sont rejetés en arrière, et de ne jamais pousser le ventre en avant. Le mouvement doit se passer entièrement dans les articulations scapulo-humérales.

5. Les bras en croix horizontalement, la paume des mains regardant en haut :

Flexion latérale et alternative du tronc; les bras s'abaissent ou s'élèvent avec le tronc. La flexion se fera dans

(*a*) Mac-Crea, *On Shapping the Chest in Phthisis* (*the Lancet*, 18 juillet 1874, p. 76).

De l'aérothérapie.

L'aérothérapie (1), soit au moyen des bains d'air comprimé, soit au moyen de l'appareil de Waldenburg, a le même effet; elle agrandit mécaniquement le champ respiratoire.

On a même proposé de modifier la composition de l'air atmosphérique; mais, à cet égard, on est loin d'être d'accord. Le plus grand nombre a pensé qu'il fallait user d'un air désoxygéné et qu'il était nécessaire, pour guérir la tuberculose, de laisser reposer les fonctions du poumon. Ces médecins ont

le plan transversal régulier, l'abdomen rentré, les jambes raidies, le bassin fixe. La limite de la flexion est l'attitude verticale du bras élevé. Inspiration lente pendant la flexion. Arrêt. Expiration.

Recommencer six ou huit fois *ut supra*.

Burq a montré l'heureuse influence de la gymnastique respiratoire par les instruments à vent. En étudiant comparativement la mortalité par la phthisie des musiciens et des soldats de la garnison de Paris et de Versailles pendant une période de 26 années, il a montré que les musiciens fournissent trois fois moins de phthisiques que la troupe. Aussi, comme moyen prophylactique de la phthisie, met-il en première ligne la gymnastique rationnelle des poumons, obtenue, suivant les cas, par des exercices appropriés de la voix, par la déclamation ou le chant, et plus particulièrement, toutes les fois que faire se peut, par le jeu d'un instrument à vent.

Smith a proposé le procédé suivant: le malade place entre ses lèvres un petit tube (une simple plume d'oie ou un cure-dents) dont il se sert exclusivement autant pour l'inspiration que pour l'expiration. Il doit agir lentement, de façon à prolonger les deux temps respiratoires. L'expiration forcée est tout aussi importante que l'inspiration prolongée. Après trois mouvements respiratoires opérés de la sorte, il retire promptement le tube d'entre ses lèvres alors que le poumon est dilaté au maximum par l'inspiration et retient son haleine aussi longtemps qu'il le peut sans douleur. Ce procédé si simple doit être renouvelé six à huit fois par vingt-quatre heures, et chaque fois que le malade le répète, il fait une douzaine d'inspirations forcées (*a*).

(1) On peut utiliser dans le traitement de la phthisie soit les bains d'air comprimé, soit les appareils portatifs.

Les bains d'air comprimé ont une double action : action mécanique sur le poumon, qui augmente le champ respiratoire, action sur la nutrition par l'introduction d'un air plus oxygéné et par les combustions plus énergiques de l'économie. Pravaz père, Devay, Lazarus, et surtout Bertin,

(*a*) Dally, *De l'exercice méthodique de la respiration dans ses rapports avec la conformation thoracique et la santé générale* (*Bull. de thérap.*, t. CI, p. 186 et 268.— Burq, *De la gymnastique pulmonaire*, Paris, 1875).— Smith, *Gymnastique pulmonaire* (*Med. and Surg. Reporter*, 25 juin 1881).

donc institué ce que Sales-Girons a appelé la *diète respiratoire*, et ils ont proposé, pour arriver à leur but, des inhalations d'air mélangé d'azote, ou bien encore de faire passer l'air sur des substances, aromatiques ou non, qui le privent d'une partie de son oxygène. D'autres ont soutenu qu'il fallait relever les fonctions de la nutrition et que par cela même il était nécessaire d'employer un air suroxygéné, et ils ont conseillé les mélanges d'oxygène et d'air. La question n'est pas encore jugée et mérite d'être étudiée à nouveau.

De la gymnastique.

Il n'en est pas de même de la capacité pulmonaire, et il paraît démontré aujourd'hui que, plus cette capacité est faible, plus les prédispositions à la tuberculose sont fortes; ainsi donc, lorsque vous aurez affaire à de jeunes sujets prédisposés à la phthisie, ou bien lorsque vous aurez à prescrire les règles hygiéniques qui doivent présider à l'éducation de la jeunesse de nos villes, vous devrez insister avec une grande vigueur sur la gymnastique, qui non seulement développe le thorax des adolescents, mais encore, par des mouvements bien coordonnés et bien dirigés, favorise et régularise leur nutrition.

J'ai pu constater bien souvent l'heureuse influence de ces exercices dans la phthisie, et le docteur Tourangin m'a montré des guérisons complètes qu'il avait obtenues par cette mé-

ont signalé des cas de guérison de la phthisie par ce moyen.

Les appareils portatifs, comme ceux de Waldenburg et de Schnitzler, n'ont qu'une action mécanique; ils augmentent le champ respiratoire. Nous avons signalé précédemment la plupart de ces faits dans la leçon sur l'aérothérapie.

Pour Jaccoud, voici quels sont les résultats que l'on peut obtenir de l'hydrothérapie dans la cure de la tuberculose: d'abord maintien prolongé des lésions à un état stationnaire, puis diminution plus ou moins notable de l'étendue des lésions, enfin disparition complète de ces mêmes lésions. Le premier de ces résultats serait constant, le second fréquent, le troisième exceptionnel (*a*).

(*a*) Devay, *Du bain d'air comprimé dans les affections graves de la poitrine.* — Fontaine, *Effets physiologiques de l'air comprimé.* — Jaccoud, *Traitement de la phthisie pulmonaire*, p. 152.

thode. Mais n'allez pas trop loin dans cette voie et n'abusez pas de ce moyen, car si la gymnastique peut avoir une heureuse influence, il est bien reconnu aujourd'hui que les mouvements exagérés entraînent des fatigues qui affaiblissent les individus et peuvent, comme toute fatigue, être le point de départ du développement de la tuberculose (1).

Ainsi donc, bonne nourriture, respiration d'un air salubre, développement des forces générales et des fonctions respiratoires par une gymnastique méthodique et bien comprise, voilà les grandes bases du traitement hygiénique de la phthisie. Il me reste à vous parler cependant de l'influence des bains et de l'influence morale et passionnelle.

De l'hydrothérapie.

En France, nous sommes très réservés pour l'emploi de l'hydrothérapie (2) dans la tuberculose ; il n'en est pas de même

(1) Bartholow s'élève contre les exercices violents et prolongés chez les phthisiques, et il dit que les mouvements ainsi exagérés favorisent la dénutrition et la consomption. Il recommande toutefois, pour stimuler l'appétit, un exercice modéré et régulier (*a*).

(2) Sokolowski a étudié, à l'établissement de Gœrbersdorf, en Silésie, sur 105 malades, l'action de l'eau froide dans la phthisie.

Il aurait obtenu 39 guérisons complètes ;

34 auraient été très améliorés ;

19 auraient été améliorés légèrement ;

7 ont été soumis sans succès à cette cure ;

2 sont devenus plus gravement malades ;

4 sont morts.

D'après lui, voici quelles seraient les indications de ces douches froides :

D'abord, chez tous les sujets prédisposés à la phthisie ; puis, pour les individus déjà phthisiques, surtout dans la tuberculose acquise et dans la tuberculose héréditaire, lorsque les lésions ne sont pas très étendues, et encore dans ces cas faut-il manier l'eau avec une extrême prudence.

L'eau froide serait, au contraire, contre-indiquée dans les cas suivants : chez les individus ayant une anémie profonde, puis chez les tuberculeux à la période hectique, enfin chez les individus qui ne sont pas améliorés dès les premières douches.

L'hémoptysie ne serait pas une contre-indication de l'hydrothérapie.

Ces douches doivent être très courtes. On doit commencer par quatre à cinq secondes pour aller jusqu'à

(*a*) Bartholow, *Of the Treatment of certain forms of phthisis pulmonalis by rest and internal administration of atropia* (*American Journal of medicin. sc.*, avril 1877).

à l'étranger, et Sokolowski nous a montré tout le parti que l'on pouvait tirer de l'eau froide dans le traitement des tuberculeux. Malgré ces faits, je crois que vous devez être très prudents dans l'emploi de ce moyen, non que je doute de son efficacité dans certains cas, mais parce que cette pratique demande à être surveillée avec le plus grand soin.

L'hydrothérapie bien faite peut avoir une heureuse influence dans la tuberculose, mais ses résultats seront désastreux si elle est pratiquée d'une façon défectueuse. Il faut que les douches soient très courtes, que les malades réagissent suffisamment; j'ajoute que, si l'amélioration ne se produit pas dès les premiers jours, vous devez cesser cette médication. Mais en général je préfère de beaucoup aux douches froides les lotions sur tout le corps, proposées par Peter (1), ou bien encore les bains tièdes préconisés par Lasègue (2).

trente secondes chez la femme, et cinquante chez l'homme.

G. Herbecq partage l'opinion de Sokolowski, et pense que les affusions d'eau froide, le drap mouillé, les douches froides excitantes, sont un puissant adjuvant à la médication tonique et reconstituante chez les phthisiques. Il pense même que ce moyen soulage toujours les malades, même dans les cas les plus graves (*a*).

(1) Peter fait ainsi pratiquer à ses phthisiques des lotions froides. Au sortir du lit, le malade se découvre la poitrine et, avec l'éponge imbibée, se frotte la face, le cou et la poitrine. Au bout de quelques jours, il étend les lotions à tout le tronc, puis plus tard à tout le corps. Au bout d'un certain temps, le malade se fait les mêmes lotions, non plus avec l'éponge imbibée, mais avec l'éponge *ruisselante* (*b*).

(2) Souplet, dans sa thèse basée sur les résultats de la pratique du professeur Lasègue, a montré que les bains tièdes simples, ou faiblement minéralisés, ne sont pas nuisibles dans les maladies de poitrine et surtout dans la phthisie. Ils sont très efficaces dans les sueurs dites *du sommeil*; ils augmentent l'appétit, calment l'irritation nerveuse des malades et leur procurent un sommeil réparateur. La température de ces

(*a*) Sokolowski, *Ueber den kalten Douchen and Abreibungen bei Behandlung der kronischen Lungenschwendsucht* (*Berlin. klin. Wochens.*, n° 39, p. 564; n° 40, p. 577; n° 43, p. 621; n° 45, p. 635, 1876, et *Bull. gén. de thérap.*, t. XCII, p. 345, 1877). — Georges Herbecq, *Du traitement de la phthisie par l'eau froide*, thèse de Paris, 1879, n° 209.

(*b*) Peter, *Leçons de clinique médicale*, t. II, p. 503.

De l'air marin.

Cette question de balnéothérapie me conduit à vous parler de l'influence des bains de mer et de l'air maritime chez les phthisiques; on a beaucoup discuté sur cette question : les uns affirment que l'air marin et en particulier les voyages sur mer sont des agents très efficaces de la cure de la phthisie; les autres, au contraire, soutiennent, avec Rochard et Leroy de Méricourt, que la navigation n'a qu'une action nuisible (1).

Je n'ai pas par moi-même un nombre suffisant de faits pour me permettre de juger ce débat; mais, après avoir parcouru le grand nombre de travaux qui ont été publiés sur ce sujet, je crois que l'air marin ne peut avoir qu'une action favorable sur la tuberculose, surtout aux premières périodes de la maladie. Je ne connais pas de plus puissant excitant de la nutrition et en particulier des fonctions digestives, que l'air

bains doit être de 3 degrés environ au-dessous de celle du malade (a).

(1) L'influence de l'air maritime doit être étudiée sous deux aspects différents : A. le séjour sur le bord de la mer ; B. les voyages sur mer.

A. Le séjour sur le bord de la mer, lorsque viennent s'y joindre des conditions climatériques favorables, est considéré par tous les médecins comme des plus utiles dans la cure de la phthisie; aussi le plus grand nombre des stations hivernales sont-elles placées sur le littoral de la Méditerranée. Pietra-Santa caractérise l'action favorable de l'atmosphère maritime par les trois faits suivants :

1° Température plus modérée et plus uniforme de l'atmosphère ambiante ;

2° Pression atmosphérique constamment forte ; baromètre, 760 millimètres maintenant, toutes choses égales d'ailleurs, un équilibre plus stable dans les fonctions du poumon ;

3° Oscillations du baromètre, du thermomètre, de l'hydromètre, se faisant avec les variations les plus minimes.

A ces signes il faut ajouter : 1° la pureté plus grande de l'air ; 2° sa plus grande oxygénation ; 3° son odeur particulière, due aux plantes chargées de brome et d'iode ; 4° enfin sa composition spéciale, due à la présence du chlorure de sodium.

B. Les voyages maritimes n'ont pas réuni la même unanimité d'opinion. Les uns les trouvent favorables, les autres défavorables.

Fonssagrives, qui a bien étudié l'action de la navigation sur la tuberculose, montre que cette action est très complexe : les mouvements habituels du navire amènent une gymnastique musculaire considérable, d'une part ; de l'autre, la modification de la pression de l'air océanique et sa pu-

(a) Souplet, *De l'emploi des bains tièdes dans les maladies de poitrine et en particulier dans les maladies pulmonaires*, thèse de Paris, 1873.

de la mer, et, comme c'est dans l'activité de ces fonctions que je place la clef de la cure de la tuberculose, je suis donc disposé à admettre que cet air marin est favorable.

Quant aux voyages sur mer, il faut une habitude spéciale, comme celle des Anglais, pour trouver sur un navire tout le confortable nécessaire à la vie de chaque jour, et

De la navigation.

reté peuvent aussi agir en pareil cas; aussi conclut-il que la navigation, faite dans de bonnes conditions, peut être favorable dans la cure de la tuberculose.

Williams arrive aux mêmes conclusions, et, d'après la statistique que nous avons citée (p. 534), ce sont les voyages au long cours, faits dans des conditions déterminées, qui donneraient le chiffre le plus considérable d'améliorations.

Maclaren a observé sur lui-même et sur plusieurs phthisiques qui s'étaient embarqués pour l'Australie, que le voyage sur mer, qui avait duré quatre-vingt-douze jours, avait eu sur le plus grand nombre des malades une influence favorable qui s'est traduite par la cessation de la toux et des hémoptysies, ainsi que par l'augmentation des forces et du poids du corps.

Un des adversaires de la navigation dans la cure de la phthisie est surtout Rochard, qui dans son travail conclut de la façon que voici : 1° les voyages sur mer accélèrent la marche de la tuberculisation beaucoup plus souvent qu'ils ne la ralentissent; 2° à part de rares exceptions qu'il faut bien admettre, en présence de quelques faits rapportés par des hommes dignes de foi, la phthisie marche, à bord des navires, beaucoup plus rapidement qu'à terre; 3° les tuberculeux ne pourraient tirer quelque fruit de la navigation qu'en se plaçant à bord dans des conditions hygiéniques spéciales, qu'en changeant de climat et de localité au gré des saisons et des vicissitudes atmosphériques, toutes choses qu'il est impossible de réaliser à bord des navires qui ont une mission à remplir.

Leroy de Méricourt soutient que les inconvénients de la navigation l'emportent de beaucoup sur les avantages qu'on peut en retirer. Cazalas a même soutenu que les voyages au long cours, comme traitement de la phthisie, étaient une illusion théorique.

Toutefois, on doit faire remarquer que les conclusions si opposées auxquelles sont arrivés d'une part Williams et de l'autre Rochard, résultent de ce fait que, tandis que le premier puisait les éléments de sa statistique parmi les phthisiques qui voyageaient avec tout le confortable désirable, le second n'a compris dans son travail que les marins soumis à tous les labeurs et à toutes les privations des longues traversées (*a*).

(*a*) Pietra-Santa, *Essais de climatologie théorique et pratique*, Paris, 1865. — Fonssagrives, *Thérapeutique de la phthisie pulmonaire*, p. 497. — Rochard, *De l'influence de la navigation et des pays chauds sur la marche de la phthisie pulmonaire* (*Mémoire de l'Acad. de méd.*, 1856, t. XX).— Leroy de Méricourt, *Considérations sur l'air marin et la navigation dans la phthisie* (*Arch. gén. de méd.*, octobre et novembre 1863, p. 577).

je suis persuadé que bien peu de nos compatriotes phthisiques voudraient passer des mois et des années sur un navire, quelque bien aménagé qu'on puisse le supposer.

Cette horreur des voyages maritimes est même poussée si loin chez nous, que bien des malades se refusent à profiter des avantages de la station qui doit peut-être occuper la première place dans la cure de la tuberculose, je veux parler d'Alger, à cause de la traversée qu'on est obligé de faire pour y arriver.

Mais si l'on discute encore sur la valeur curative des voyages sur mer, tout le monde paraît d'accord pour reconnaître que les voyages en voiture et à cheval paraissent être favorables (1).

Des vêtements.

Il faut encore que vos prescriptions s'adressent aux vêtements des phthisiques. Vous exigerez des gilets de flanelle, des plastrons s'appliquant sur la poitrine. Vous ferez recouvrir avec soin les épaules du malade ; pour Peter, c'est là un des points faibles de la poitrine. Vous recommanderez que des cravates montantes mettent le cou à l'abri du froid ; vous ordonnerez des vêtements larges, qui ne gênent pas la respiration. En un mot, vous prendrez toutes les dispositions nécessaires pour que le malade puisse respirer librement, tout en évitant les circonstances qui pourraient développer chez lui soit de la bronchite, soit de la congestion pulmonaire.

(1) C'est Sydenham qui a le plus vanté les voyages en voiture pour la cure de la phthisie. Voici comment il s'exprime à cet égard : *Atque hoc multiplici experientia, quæ via me fefellit unquam, didici. Et licet equo vehi phthisicis præcipue conferat, tamen et itinera curru facta mirandos sanos effectus quandoque ediderunt.*

H. Bennet pense que le déplacement trop rapide serait dangereux chez les phthisiques. Fonssagrives préfère aussi la gymnastique de la voiture à la trépidation monotone et insipide du wagon (*a*).

(*a*) Sydenham, *Op. omnia*, Genovæ, t. I, p. 275.— Bennet, *De l'influence défavorable du changement subit de climat* (*Bull. de thérap.*, 1862, t. LXV, p. 241). — Fonssagrives, *Thérapeutique de la phthisie pulmonaire*, 2e édit., p. 294.

Du coucher des phthisiques.

Vous surveillerez même la chambre du malade: qu'elle soit grande, bien aérée, exposée à une bonne orientation; rejetez les tentures trop épaisses, qui viendraient empêcher le jour et la lumière d'y pénétrer; repoussez les rideaux qui entourent le lit, et surtout les alcôves, dont Peter a bien montré les effets désastreux (1).

Du moral des phthisiques.

Enfin, et ceci sera souvent la partie la plus délicate de votre mission, soutenez le moral de votre phthisique: le tuberculeux demande toujours à être trompé, il se trompe lui-même sur son état à chaque instant. Rien n'est plus curieux, à cet égard, que ce qui se passe dans nos stations hivernales, où vous voyez le phthisique ayant une barbe épaisse, aussi longue que possible, qui dissimule aux autres et à lui-même son amaigrissement, porter les vêtements les plus épais pour simuler un embonpoint factice, vanter sa force, son énergie, et devenir surtout empressé auprès des femmes. Ces conditions morales demandent à être entretenues.

Dans d'autres circonstances, au contraire, le phthisique qui a vu mourir autour de lui tous les membres de sa famille frappés du même mal, et s'attendant chaque jour au sort qui lui est réservé, est triste, mélancolique, et il vous faudra toute votre persuasion pour le tirer de cet état de dépression morale.

(1) Voici comment s'exprime Peter à propos de l'alcôve : « Je ne sais rien de plus hideusement fétide que la chambre d'un phthisique riche. C'est un endroit soigneusement clos, où il est interdit à l'air d'entrer comme à l'espérance. Bourrelets aux portes, bourrelets aux fenêtres; épais rideaux enveloppant le lit, où mijote à l'étuvée, dans sa moiteur et dans son air vingt fois prérespiré, vingt fois souillé déjà par le contact de ses poumons ulcérés, le malheureux phthisique. Et ce n'est pas seulement lui qui le souille, cet air, mais l'épouse ou la garde qui le veille; mais la « veilleuse » de la table de nuit, mais la lampe et le feu du foyer, mais plus encore les odeurs vireuses de l'opium ou affadissantes des tisanes attiédies, et les émanations fétides des sueurs, des crachats, des déjections alvines. L'ensemble est odieusement repoussant (*a*). »

(*a*) Peter, *Leçons de clinique médicale*, t. II, p. 488.

Je vous ai parlé tout à l'heure de l'ardeur des phthisiques auprès des femmes; c'est là, il faut le reconnaître, un écueil devant lequel échouera toute votre thérapeutique; et lorsque vous serez parvenu, après bien des efforts, à relever ses forces et sa nutrition, le phthisique, en quelques nuits, fera disparaître tout le résultat de votre thérapeutique.

Puisque j'aborde cette question, permettez-moi de la compléter en vous parlant de la cohabitation et de la grossesse chez les phthisiques. On vous demandera, dans bien des ménages où l'un des conjoints est tuberculeux, s'il y a des inconvénients à ce que les deux époux passent les nuits dans le même lit. Vous devez toujours répondre par l'affirmative; non pas que cette question de la contagion de la tuberculose par la cohabitation soit absolument vidée; mais, en mettant de côté la possibilité de la contagion (1), il n'en résulte pas moins que la sueur incessante du phthisique, son sommeil interrompu, sa toux fréquente, sont des conditions hygiéniques mauvaises pour la personne qui cohabite avec lui, conditions qui affaiblissent l'organisme et rendent par cela même le développement de la tuberculose possible.

De la contagion de la phthisie.

Quant à l'influence de la grossesse et de l'allaitement, elle

(1) La question de la contagion de la phthisie est des plus intéressantes. Autrefois on croyait à la contagiosité de la phthisie, et l'on retrouve dans les auteurs anciens un grand nombre de faits confirmatifs de cette manière de voir. Plus récemment, Bernardeau (de Tours), puis Bergeret (d'Arbois), Castan, Guibout et surtout de Musgrave-Clay ont montré des observations non douteuses de contagion de la phthisie par la cohabitation avec des tuberculeux. Les faits expérimentaux de Villemin sont venus donner à ces observations un appui éclatant, et aujourd'hui on admet que la granulation tuberculeuse est non seulement inoculable, mais que la viande et le lait des animaux tuberculeux peuvent engendrer la tuberculose; les expériences récentes de Chauveau (de Lyon) seraient à cet égard démonstratives (*a*).

(*a*) Bernardeau, *Histoire de la phthisie pulmonaire*, 1845.— Bergeret (d'Arbois), *Phthisie dans les petites localités* (*Ann. d'hygiène publique*, 2e série, octobre 1867). — Guibout, *Bull. et Mém. de la Société méd. des hôp. de Paris*, 1866, 2e série, t. III, p. 47. — De Musgrave-Clay, *De la contagiosité de la phthisie pulmonaire*, Paris, 1879.

est des plus pernicieuses. Voyez dans nos services de crèches, interrogez les mères phthisiques, et vous observerez que toujours la grossesse, et surtout la lactation (1), sont des causes déterminantes ou aggravantes de la tuberculose.

Je viens de vous esquisser à grands traits dans cette leçon cette question du traitement hygiénique de la tuberculose et j'espère vous en avoir montré toute l'importance. Si jamais la phthisie doit disparaître, elle ne le peut que par les progrès incessants de l'hygiène. Cependant, dans les conditions de la vie moderne il s'établit, entre les circonstances qui ne cessent d'affaiblir l'organisme d'une part et les moyens hygiéniques qui tendent à progresser chaque jour de l'autre, une lutte inégale; aussi voyons-nous le nombre des phthisiques, malgré tous les efforts de nos édilités, augmenter chaque année et nos services d'hôpitaux regorger de phthisiques; cela résulte non seulement des mauvaises conditions hygiéniques de la classe ouvrière, mais encore de l'hérédité, car, par une loi fatale, lorsque le père, par son travail et malheureusement aussi par ses excès, devient phthisique, il crée par sa descendance une source prodigieusement féconde de tuberculeux. Conclusions.

Quoi qu'il en soit, votre devoir est de lutter pas à pas, et s'il est une maladie où le médecin, par son savoir, ses soins, son influence morale, puisse avoir quelque influence, c'est à coup sûr la phthisie, cette maladie à évolution lente et pro-

(1) Morton et plus récemment Perroud ont soutenu que l'allaitement par les mères tuberculeuses était une chose profitable pour elle. La fluxion permanente des seins servirait de dérivatif à la tuberculose. Grisolle a démontré au contraire l'influence désastreuse de la grossesse, et tout le monde aujourd'hui partage cette manière de voir (*a*).

(*a*) Perroud, *De la tuberculose et de la phthisie pulmonaire*, Paris, 1861, p. 254. — Grisolle, *De l'influence que la grossesse et la phthisie pulmonaire exercent réciproquement l'une sur l'autre* (*Bull. de l'Acad. de méd.*, 1849-1850, t. XV, p. 10; *Arch. gén. de méd.*, janvier 1849).

gressive dont on peut prévoir le début aux premiers moments de la vie et dont on peut souvent aussi éloigner la terminaison fatale.

Mais rappelez-vous, et je voudrais que ces paroles restassent profondément gravées dans votre mémoire, car elles résument les deux leçons que je viens de vous faire, rappelez-vous qu'il n'existe pas plusieurs médications de la phthisie, qu'il n'y en a qu'une, celle qui s'adresse à la nutrition; les autres ne sont que des méthodes adjuvantes, qui deviennent dangereuses si elles arrivent à troubler un seul jour, un seul instant, les fonctions digestives.

J'en ai fini avec les considérations thérapeutiques que je voulais vous présenter sur les maladies du poumon. Dans de prochaines leçons, je compléterai ce sujet en vous exposant le traitement des maladies de la plèvre, du larynx et du pharynx.

TRAITEMENT

DES

MALADIES DE LA PLÈVRE

PREMIÈRE LEÇON

DU TRAITEMENT DE LA PLEURÉSIE.

SOMMAIRE : Considérations générales sur les affections des séreuses. — Division des pleurésies. — Pleurésies exsudatives. — Pleurésies prolifératives. — Traitement de la pleurésie avec épanchement. — Traitement du début. — De la révulsion. — Des vésicatoires. — Des inconvénients des vésicatoires. — Avantages de la méthode révulsive. — Des émissions sanguines. — Difficulté d'apprécier la valeur de la médication antiphlogistique. — Traitement de l'épanchement. — De la thoracentèse. — Progrès de la thoracentèse. — De la méthode aspiratrice. — Des indications et contre-indications de la thoracentèse. — De la quantité de l'épanchement. — De la durée. — Du traitement médical de la pleurésie. — De l'appareil instrumental. — Manuel opératoire. — Des dangers de l'aspiration. — Des pleurésies sèches. — Des variétés de pleurésie. — Des pleurésies tuberculeuses. — Des pleurésies diaphragmatiques.

Messieurs, j'ai étudié récemment avec vous le traitement des maladies du poumon; je désire aujourd'hui compléter ce sujet en vous exposant la thérapeutique des maladies de la plèvre, affections qu'il est difficile de séparer de celles du poumon. L'union intime de l'enveloppe pleurale et du parenchyme pulmonaire explique comment les maladies de la plèvre et celles du poumon se confondent souvent dans une même symptomatologie clinique; les affections du poumon s'accompagnant presque toujours de troubles du côté de la plèvre et réciproquement les maladies de la plèvre produisant du côté du poumon des désordres plus ou moins accusés.

Considérations générales sur les affections des séreuses.

Au point de vue thérapeutique, comme au point de vue pathologique, les maladies de la plèvre appartiennent au grand groupe des lésions des séreuses, lésions qui ont une symptomatologie et un traitement presque uniformes. Constituées par le génie de Bichat (1), qui montra que les viscères

(1) La plèvre est une membrane séreuse qui tapisse la cavité thoracique, et comme celle de toutes les séreuses, la découverte de la séreuse pulmonaire est due à Bichat, qui en fit un de ses *organes premiers de glissement*, théorie reprise aujourd'hui par Robin et Cadiat.

Comme toutes les séreuses, la plèvre se développe aux dépens du feuillet séreux du blastoderme et dans cette partie de l'embryon qui, formée par la réunion des deux lames ventrales, prend le nom de *cavité pleuro-péritonéale*. Les détails de sa formation sont assez obscurs ; Cadiat pense que la plèvre se forme dans la cavité du capuchon céphalique, les deux bourgeons pulmonaires s'avançant dans cette cavité. Ce qui est certain, c'est que, en tant que membrane, la plèvre est déjà distincte au bout de la dixième semaine.

Constituée, pour certains auteurs, par une simple couche épithéliale, la plèvre est formée en réalité par une trame de tissu conjonctif, un épithélium, des vaisseaux et des nerfs.

a. *Trame.* — D'une épaisseur d'un dixième de millimètre. Elle présente des fibres lamineuses entrecroisées, en faisceaux ou isolées, un certain nombre de fibres élastiques, une matière amorphe formant une couche d'un millième à trois millièmes de millimètre d'épaisseur, que Tood et Bowman ont appelée *basement membrane* ; pour Cadiat, ce serait cette matière amorphe qui donnerait à la muqueuse son aspect lisse et uni.

Dans la trame de la séreuse on trouve des capillaires lymphatiques avec leur épithélium caractéristique ; plus rapprochés de la surface de la plèvre que les vaisseaux sanguins, ils n'y arrivent jamais ; ils présentent sur leur parcours certaines dilatations que les Allemands ont considérées comme des *lacunes*.

b. *Epithélium.* — Il est composé de cellules plates, polygonales, plus ou moins dentelées, de quatre à cinq millièmes de millimètre, disposées, sans interruption, en couche mince sur la surface de la séreuse ; au niveau des espaces intercostaux, on voit des traînées de petites cellules, au niveau desquelles, par un vice de préparation, Dyblkowsky a cru voir des stomates.

c. *Vaisseaux et nerfs.* — Les vaisseaux de la plèvre, dont le feuillet viscéral est beaucoup plus riche que le feuillet pariétal, forment deux réseaux, l'un à mailles larges sous-séreuses, l'autre à mailles plus fines sous-épithéliales. Les nerfs viennent du grand sympathique, du phrénique et des intercostaux (?). Dans les filets du feuillet viscéral, Kölliker aurait vu des cellules ganglionnaires.

Même à l'état normal la plèvre sécrète un liquide dont Colin a recueilli de 100 à 200 grammes chez un cheval.

L'anatomie descriptive de la plèvre étant de connaissance courante, nous n'y insisterons pas et nous ne ferons

étaient entourés d'une membrane partout continue à elle-même, véritable sac sans ouverture qui, par la sérosité qui les lubrifie (1), en facilitait les mouvements et les glissements, les

ici qu'en donner les principaux traits. La plèvre est peut-être celle des membranes séreuses qui répond le mieux à la comparaison classique qu'en a faite Bichat avec un bonnet de coton double, dont une moitié serait pour ainsi dire invaginée dans l'autre, comprenant alors deux feuillets continus entre eux, un feuillet interne tapissant l'organe et dans l'espèce le poumon, un feuillet externe tapissant la cavité et dans le cas présent les parois pectorales.

Pour la plèvre, le point où le feuillet viscéral et le feuillet pariétal se continuent est situé au hile du poumon.

La plèvre pariétale prend différents noms suivant la partie avec laquelle elle se trouve en contact; c'est ainsi que nous avons *la plèvre costale, la plèvre médiastine, la plèvre diaphragmatique*. Voici en quelques mots le trajet de la séreuse.

Nous la supposons partir en avant du hile; elle se dirige d'arrière en avant d'une part, verticalement de haut en bas de l'autre. Elle constitue jusqu'au niveau du bord antérieur du poumon la plèvre médiastine antérieure ; juxtaposée à celle du côté opposé, elle en est séparée par un intervalle de 2 à 3 centimètres de haut chez les individus à large poitrine. Arrivée au niveau de la paroi thoracique antérieure, par son trajet antéro-postérieur, elle constitue la plèvre costale, tapisse la face interne du sternum, des cartilages costaux et des côtes, se trouvant ainsi en rapport avec les organes, les muscles triangulaires, intercostaux internes, et les vaisseaux mammaires internes. Des côtes elle se dirige en arrière et en dedans et recouvre les gouttières vertébrales, affectant à ce niveau des rapports avec les vaisseaux et les nerfs intercostaux en dehors des gouttières et avec le nerf grand sympathique en dedans. En haut elle dépasse la côte de 10 à 12 millimètres (*cul-de-sac supérieur de la plèvre*). De la gouttière vertébrale la plèvre se réfléchit en avant, revêt l'aorte thoracique, l'œsophage, une partie du péricarde, et rencontre alors la racine du poumon, où elle se continue avec la plèvre viscérale. Cette dernière portion (allant des gouttières vertébrales au hile, se nomme *plèvre médiastine postérieure*. Un prolongement allant du hile du poumon au diaphragme constitue le ligament triangulaire de cet organe.

Par son trajet vertical la séreuse pariétale, tant costale que médiastine, arrive au diaphragme, qu'elle tapisse partout, excepté au niveau du centre phrénique ; c'est là la plèvre diaphragmatique. La plèvre costale, en se réunissant à la plèvre diaphragmatique, forme le *cul-de-sac inférieur* de la plèvre, dont la longueur est de 31 centimètres chez l'homme et de 29 centimètres chez la femme, d'après le professeur Sappey. Des recherches de l'éminent professeur d'anatomie, il résulte que le poumon ne s'élève jamais au-dessus du cul-de-sac de plus de 7 centimètres.

Quant à la plèvre viscérale, elle tapisse le poumon lobe par lobe, lui adhérant de la façon la plus intime, s'adossant à elle-même dans chaque scissure interlobaire et constituant à ces niveaux la plèvre interlobaire.

(1) A l'état normal, la surface de la

séreuses présentent, dans tous les points de l'économie où on les rencontre, une constitution histologique à peu près analogue. Si l'on discute encore au point de vue anatomique et surtout au point de vue histologique sur la véritable nature ou plutôt sur l'origine exacte de ce tissu séreux, tout le monde est d'accord pour admettre que ce tissu réagit, sous l'influence de causes générales ou de causes locales, d'une façon analogue.

Des pleurésies.

On observe, au point de vue de l'inflammation de la plèvre, deux manifestations distinctes (1) : — dans l'une, c'est le

plèvre, comme celle de toutes les séreuses, se trouve humidifiée par de la sérosité. On n'est pas absolument d'accord sur le mécanisme même de la formation de cette sérosité; les uns, se basant sur les recherches de Recklinghausen sur les ouvertures qu'il dit exister entre les lymphatiques et la surface épithéliale des séreuses, affirment que c'est par cette voie que se fait le passage du liquide lymphatique; les autres pensent qu'il s'agit d'une transformation des liquides sanguins et lymphatiques.

Cette opinion a été vivement combattue par Robin, qui montre, par l'analyse, que ces sérosités ne sont jamais comparables ni au sérum sanguin, ni même entre elles. Ainsi il y aurait une composition différente de la sérosité pleurale, de la sérosité péritonéale, du liquide sous-arachnoïdien, de la synovie. Pour Robin, il se ferait une dialyse variable suivant les cavités séreuses, et qui modifierait ainsi le liquide de chacune d'elles.

Les troubles circulatoires ou les altérations du liquide sanguin amènent une production exagérée de liquide dans cette cavité ; mais là encore, malgré l'origine commune qui préside à ces épanchements, comme les maladies du cœur ou l'albuminurie, il y a des différences de composition de liquide, suivant le point où l'on recueille la sérosité.

Schmidt et Lehmann ont montré que c'était dans la plèvre que se rencontrait la plus grande quantité d'albumine, et que c'était, au contraire, dans le cerveau que le chiffre d'albumine était le moins considérable; ainsi voici les chiffres trouvés par Schmidt chez un malade atteint d'albuminurie :

Liquide de la plèvre ..	2,58 0/0
— du péritoine..	1,13
— crânien	0,80
Tissu conjonctif sous-cutané.............	0,36

Dans une affection organique du foie, Lehmann aurait trouvé :

Liquide de la plèvre..	1,85 0/0
— du péricarde..	1,06
— du péritoine..	1,05
— des ventricules cérébraux ..	0,56

Dans les phénomènes inflammatoires, il se fait une congestion vive des vaisseaux, qui produit alors dans les séreuses des épanchements séro-fibrineux (*a*).

(1) Au point de vue anatomo-patho-

(*a*) Schmidt, *Poggendorff's Annalen der Physik and Chemie*, 1856, t. XCIX.

tissu même de la plèvre qui bourgeonne pour ainsi dire, donnant lieu à des prolongements plus ou moins considérables, prolongements doués d'une organisation rudimentaire ; ce sont les néo-membranes qui cloisonnent bientôt en tous sens la cavité pleurale, c'est ce que Lancereaux appelle *pleurites prolifératives*, et c'est ce que nous connaissons sous

logique, les pleurésies se distinguent en deux groupes : les pleurésies exsudatives et les pleurésies prolifératives.

Les pleurésies exsudatives se divisent en deux parties, les pleurésies à exsudat fibro-séreux et les pleurésies purulentes. On connaît mal le début des pleurésies fibro-séreuses; les modifications initiales sont caractérisées par une augmentation endothéliale des cellules, les vaisseaux lymphatiques et sanguins se dilatent, la plèvre s'épaissit, devient friable et inégale à la surface et elle sécrète un exsudat composé de deux parties : l'une solide, l'autre liquide.

L'exsudat liquide est constitué par un liquide alcalin un peu jaunâtre; il se prend en masse lorsqu'il est retiré de la plèvre, et donne de la fibrine par le battage. Cette partie liquide est très analogue au plasma du sang et ne s'en distingue que par la diminution des matériaux solides. Au microscope cet exsudat liquide renferme des grumeaux de fibrine, des leucocytes en petit nombre et quelquefois des hématies.

La partie solide est constituée par des fausses membranes qui sont histologiquement constituées par des filaments fibrineux qui emprisonnent des leucocytes et des cellules endothéliales ; ces fausses membranes, qu'il ne faut pas confondre avec des néo-membranes organisées, sont des produits temporaires qui subissent toujours la régression granulo-graisseuse. Ces fausses membranes se désagrègent et leur émulsion graisseuse est reprise par les vaisseaux.

Dans les épanchements purulents, le liquide est blanc, crémeux, verdâtre ou bien brunâtre, ou lie de vin, et a l'aspect du pus des abcès phlegmoneux. La plèvre est souvent épaissie et recouverte de produits purulents séro-membraneux.

Dans les pleurésies prolifératives, ou pleurésies sèches, il y a production d'un tissu jaune qui possède une organisation plus ou moins complète : ce sont les néo-membranes. Ces néomembranes sont composées d'éléments cellulaires, de fibrine conjonctive et de canaux vasculaires. Ces néomembranes de la plèvre ont toutes les propriétés du tissu cicatriciel, et elles amènent la déformation du thorax et le déplacement des organes qui y sont contenus ; elles peuvent être aussi le point de départ d'hémorrhagies. D'après Lancereaux on distinguerait trois espèces de pleurésies prolifératives : la pleurésie villeuse ou verruqueuse, la pleurésie tuberculeuse, la pleurésie gommeuse (*a*).

p. 337. — Lehmann, *Lehrbuch der physiologischen Chemie*, 1853, t. II, p. 275. — Robin, *Dict. encycl. des sc. méd.*, art. TISSU SÉREUX.

(*a*) Lancereaux, *Anatomie pathologique*, vol. II, p. 231.

le nom de *pleurésies sèches* ; — dans d'autres cas, la sérosité qui humidifie la cavité pleurale augmente en grande abondance, et la fibrine que contient ce liquide se dépose en couche plus ou moins étendue; ce sont les *pleurites exsudatives* de Lancereaux, c'est-à-dire les *pleurésies avec épanchement.*

Ces deux variétés de manifestations inflammatoires marchent souvent de pair, et à une pleurésie exsudative succède une pleurésie sèche, de même que dans le cours d'une pleurésie sèche peut survenir un épanchement.

Comme dans les leçons précédentes, je passerai sous silence les symptômes de la pleurésie, symptômes que vous connaissez tous (1), et je n'insisterai, chemin faisant, que sur

(1) La pleurésie, une des maladies les plus fréquentes, peut être aiguë ou chronique, unilatérale ou double, générale ou partielle, simple ou compliquée (bronchite, congestion pulmonaire, pneumonie, etc.).

La *pleurésie simple aiguë* a un début parfois insidieux et ne s'accuse que par un peu de gêne respiratoire ou un essoufflement modéré; fréquemment la maladie débute brusquement au milieu de la santé la plus parfaite par du frisson, de la fièvre, un point de côté et de la toux.

La douleur du point de côté, qui serait dû à une névrite des nerfs intercostaux, siège le plus souvent du côté malade dans la région mammaire, au-dessous et en dehors du sein, rarement au sommet de la poitrine; parfois vague et diffuse, elle est ordinairement limitée, vive, pongitive, déchirante, fixe, exaspérée par la toux, les inspirations et la pression. Elle s'accompagne d'une dyspnée parfois excesssive. La toux est rare, sèche, quinteuse, pénible.

Si on examine le malade, on constate, à la simple vue, une ampliation moindre des parois thoraciques, parfois même une immobilité presque complète du côté affecté (due à la douleur qui empêche les mouvements); à l'auscultation, un affaiblissement du murmure vésiculaire et un bruit sec, isochrone aux mouvements respiratoires, mais plus accentué pendant l'inspiration, non modifié par les quintes de toux : c'est le bruit de frottement, qui offre dans certains cas une rudesse telle, qu'il peut être perçu par la main.

La percussion de la poitrine du côté affecté ne donne à cette période rien de précis, parfois seulement une diminution de l'élasticité sous le doigt.

Au bout de quelques jours, la fièvre, qui oscille entre 38°,5 et 39°,5, le point de côté diminuent ou disparaissent et la pleurésie *sèche* peut se terminer par résolution, adhérence ou plus souvent par épanchement.

L'épanchement, ordinairement séro-albumineux, peut s'étendre en nappe (Hirtz); mais le plus souvent il gagne d'abord les parties déclives, c'est-à-dire, d'après Damoiseau et Maillot, au niveau de la concavité de

quelques manifestations qui ont un rapport direct avec le point qui nous intéresse particulièrement ici, c'est-à-dire le traitement de la pleurésie.

la grande courbure des côtes, à peu près à égale distance de la colonne vertébrale et du sternum; puis il gagne les parties supérieures et antérieures de la poitrine et la région sous-claviculaire.

On peut alors constater, *à la vue*, du côté affecté, un affaiblissement des mouvements respiratoires, et, si l'épanchement est abondant, une immobilité absolue de ce côté, en même temps qu'une ampliation du thorax, ampliation que la mensuration (cirtomètre) permet de suivre pas à pas.

Si on applique la main sur le thorax pendant que le malade parle, on constate, selon le degré de l'épanchement, soit un simple affaiblissement, soit une disparition complète des vibrations thoraciques dans tous les points occupés par le liquide.

A la percussion : une matité plus ou moins intense, matité variant souvent suivant les ondulations du liquide et les positions du malade. Si l'épanchement est très abondant, le poumon est refoulé au sommet et, tandis que, à la partie inférieure du thorax, on a une matité extrême, à la région sous-claviculaire on note un son exagéré, tympanique (*bruit skodique*). L'épanchement est-il à son summum? il y a matité partout, excepté en arrière, dans l'angle costo-vertébral, où est refoulé le poumon.

A l'auscultation, du côté sain : respiration exagérée, souvent puérile ; — du côté malade : au niveau de l'épanchement, diminution ou abolition du murmure respiratoire et pendant l'expiration souffle d'abord doux, voilé, un peu vibrant, s'il n'y a qu'une légère couche de liquide, bronchique, tubaire, amphorique (Landouzy), si le poumon est condensé à ce niveau ; il cesse dès que le liquide est assez abondant pour empêcher l'air d'arriver aux bronches.

Si on fait parler le malade, on constate que le retentissement de la voix suit pour ainsi dire les variations du souffle ; avec une couche mince, ou sur les limites du liquide, la voix est chevrotante, saccadée (égophonie, voix de polichinelle, de mirliton); on peut dans certains cas avoir de la bronchophonie et même de la pectoriloquie.

Quand l'épanchement est très abondant, il peut y avoir déplacement des organes, abaissement du foie et de la rate, refoulement du cœur, qui vient battre à droite du sternum. Le malade reste couché le plus habituellement sur le côté affecté.

Avec la quantité du liquide s'accélère ordinairement la respiration, qui devient saccadée et se fait surtout par le diaphragme ; quelquefois cependant on a vu des malades se promener avec un côté du thorax plein d'eau et ne pas accuser d'essoufflement.

La pleurésie peut devenir purulente, passer à l'état chronique ou se terminer par la mort (asphyxie ou mort subite par déplacement du cœur).

Quand la maladie doit se terminer par la résolution, la fièvre, qui a été toujours continue, quoique plus ou moins faible, subit une défervescence et l'épanchement se résorbe peu à peu (comme on peut le constater par le cirtomètre, la percussion et l'auscultation). Le poumon reprend sa place, et à l'auscultation, à mesure que la

Pleurésie avec épanchement.

Prenons donc d'abord le cas le plus ordinaire et examinons quelle conduite vous devez tenir avec un malade atteint de pleurésie avec épanchement. Un malade se présente à vous

couche liquide a moins d'épaisseur, on entend une égophonie redux, puis la respiration et un bruit de frottement perceptible parfois à la main. Ce bruit (murmure ascendant et descendant de Laennec) indique la résorption du liquide et la production de fausses membranes. La sonorité reparaît aussi, mais la matité persiste souvent fort longtemps à la base de la poitrine, soit que le liquide ne soit pas complètement résorbé, soit qu'il se soit formé des fausses membranes. Il est assez fréquent du reste que la résorption ne suive pas une marche régulièrement progressive, et à une résorption partielle, rapide au début, succède souvent une phase stationnaire d'une durée parfois très longue.

La *pleurésie chronique* peut être consécutive à une pleurésie aiguë ou être chronique d'emblée; elle peut être idiopathique ou symptomatique.

Elle est sèche ou avec épanchement, et dans ce dernier cas le liquide est séro-albumineux, hémorrhagique ou purulent.

La pleurésie sèche, générale ou partielle, est sèche d'emblée ou succède à une pleurésie avec épanchement; dans ce dernier cas le liquide s'est résorbé et des fausses membranes se sont développées, tapissent la cavité pleurale, soudent les lobes pulmonaires et maintiennent le poumon immobile ou ne lui permettent qu'un jeu très modéré.

Lorsque les fausses membranes tapissent toute la plèvre, on note souvent une diminution des mouvements des côtes, parfois une immobilisation du thorax du côté affecté, une matité absolue et une abolition complète du murmure vésiculaire.

Dans cette forme sèche, s'il n'y a pas de lésion du poumon ou des organes voisins, le malade présente des symptômes généraux peu accusés; mais si, comme c'est le cas le plus fréquent, la maladie est symptomatique de tubercules pulmonaires, il est rare qu'un épanchement ne survienne pas au bout d'un certain temps, et on voit le malade s'affaiblir peu à peu, être pris de fièvre, de sueurs nocturnes, d'affaissement graduel, puis tomber dans le marasme et mourir.

Lorsque la pleurésie chronique avec épanchement succède à l'état aigu, après la cessation de la fièvre et de la douleur thoracique on constate la persistance de l'épanchement ou même son augmentation. Si la maladie est chronique d'emblée, la marche de la pleurésie est lente, graduelle, avec réaction fébrile peu intense. Parfois même le malade n'accuse qu'un léger essoufflement dans la marche. L'épanchement s'est fait peu à peu et a refoulé le poumon à la partie supérieure de la poitrine ou le maintient aplati le long de la colonne vertébrale.

Dans cette variété les signes sont les mêmes que ceux de la pleurésie aiguë avec un épanchement modéré et pas de fausses membranes : égophonie, souffle, etc.; puis, après l'augmentation du liquide et la formation de fausses membranes : matité complète, abolition des vibrations thoraciques, absence du bruit respiratoire, son tympanique sous la clavicule, exagération de la respiration du côté opposé.

atteint d'une pleurésie franche, non diathésique, sans complication; les signes fournis par la percussion et l'auscultation vous permettent d'affirmer qu'il existe un épanchement; la maladie est à son début et l'épanchement est peu considérable. Que devez-vous faire en pareil cas?

De la révulsion.

Il est une médication qui s'applique, en général, à toutes les affections des séreuses avec épanchement : c'est la médication révulsive, et, quoique l'on ait, dans ces derniers temps, fait de nombreuses objections à cette méthode, elle est universellement adoptée et a reçu la consécration, depuis des siècles, de la pratique médicale; dans les épanchements articulaires, comme dans les épanchements thoraciques et abdominaux, on emploie la révulsion.

Quel révulsif faut-il employer? à quel moment l'action de ces révulsifs est-elle la plus favorable à la cure de la pleurésie? C'est ce qu'il faut maintenant examiner avec soin. Le vésicatoire (1) est le révulsif le plus universellement employé;

La pleurésie chronique a une durée ordinairement longue; elle se termine soit par la mort (suffocation brusque, consomption, purulence), soit par la guérison.

Dans ce dernier cas, sous l'influence d'un traitement approprié, le liquide disparaît peu à peu et le poumon reprend progressivement sa place s'il n'a pas été trop longtemps comprimé et s'il n'est pas retenu par des fausses membranes trop épaisses. Il n'est pas rare, surtout chez les jeunes sujets, de voir les parois thoraciques subir un certain aplatissement, les espaces intercostaux diminuer; on constate parfois une très notable incurvation du thorax et de la colonne vertébrale, en même temps qu'une différence très appréciable entre la capacité des deux côtes de la poitrine.

La respiration se rétablit partiellement peu à peu, mais les sujets restent le plus souvent faibles et chétifs et s'essoufflent facilement.

La terminaison de la maladie par vomique ou évacuation spontanée du liquide est très rare.

(1) Les vésicatoires ont pour base la cantharide (*cantharis vesicatoria*), qui est un coléoptère du groupe des hétéromères; mais ce ne sont pas les seuls insectes jouissant de propriétés vésicantes, et on les retrouve chez les mylabres et les méloés; en particulier, comme l'a démontré Fonssagrives, chez le *Mylabris pustulata* et chez le *Mylabris punctata*.

La *cantharis vesicatoria* doit ses propriétés épispastiques à la cantharidine qu'elle renferme.

Il y plusieurs formules d'emplâtre

nous verrons que, dans les pleurésies chroniques, quand l'épanchement tarde à se résorber, il devient quelquefois né-

vésicant à la cantharide; d'abord l'emplâtre vésicatoire du Codex, qui a la formule suivante :

Résine élemi purifiée...	100
Huile d'olive...........	40
Onguent basilicum.....	30
Cire jaune............	400

Pour empêcher l'altération des vésicatoires, qui rancissent facilement, on a proposé de substituer à l'huile et à l'axonge de la formule du Codex la vaseline ou la pétroléine; cette modification dans la préparation donne un emplâtre cantharidien qui peut se conserver pendant des années, tout en gardant ses propriétés vésicantes.

Il y a ensuite le vésicatoire de Bretonneau, formé de parties égales d'huile d'aloès et de poudre de cantharide ; le vésicatoire de Trousseau, qui consiste à verser sur du papier de l'extrait éthéré de cantharide.

Enfin on a fait des collodions vésicants à la cantharidine et Gobley a donné la formule suivante :

Cantharidine.............	0g,05
Collodion élastique.......	20 ,00

On a aussi employé le cantharidate de potasse, avec lequel on a fait un taffetas vésicant qui a la formule suivante :

Cantharidate de potasse..	0g,20
Gélatine.................	2 ,00
Eau.....................	10 ,00
Glycérine...............	q. s.

Pour diminuer l'action irritante de la cantharidine sur les organes génitaux, on a proposé plusieurs procédés: d'abord d'appliquer sur le vésicatoire une couche fine de camphre au moyen de l'éther camphré, ou bien, comme l'a proposé Mialhe, de mélanger le camphre dans la pâte du vésicatoire. Selon Gubler, le camphre ne s'opposerait nullement à l'action de la cantharidine.

Bretonneau et Trousseau recommandaient de placer une feuille de papier huilé entre le vésicatoire et la peau ; enfin Dannecy a proposé de placer dans les derniers temps une poudre alcaline sur les vésicatoires, soit du bicarbonate de soude, soit du carbonate de soude effloré.

D'ailleurs, le cantharidisme produit par le vésicatoire serait, si l'on s'en rapporte à la statistique fournie par Landrieux et Gubler, beaucoup moins fréquent qu'on ne le suppose; sur 176 cas d'emploi de vésicatoires on n'aurait observé que 16 fois des accidents dus aux cantharides, soit 9 pour 100.

Ce cantharidisme dépend de l'étendue du vésicatoire, de la durée de son application et de l'intégrité de la peau. Plus le vésicatoire est étendu et son application prolongée, plus les chances de cantharidisme sont grandes; quant à l'intégrité de la peau, on a remarqué que toute lésion antérieure de la peau et en particulier les ventouses scarifiées favorisaient les accidents.

Toutes ces conditions s'expliquent d'ailleurs aisément par la plus ou moins grande facilité qu'a la cantharidine de pénétrer dans l'économie pour être ensuite éliminée par la vessie, où sa présence détermine des accidents locaux (*a*).

(*a*) Gubler, Article CANTHARIDE du *Dictionnaire des sciences médicales*.— Dannecy, *Sur un nouvel emplâtre vésicant* (*Bull. de thér.*, t. XCVI, 1879, p. 26).

cessaire de recourir à une révulsion plus énergique, soit au cautère, soit au fer rouge.

J'ai peu de chose à vous dire sur le vésicatoire, dont vous connaissez tous et l'usage et l'emploi. Comme ces vésicatoires doivent avoir de grandes dimensions, il faut prendre toutes les précautions nécessaires pour éviter le cantharidisme qui résulte de leur action. Ce cantharidisme, qui a pour origine la pénétration de la cantharidine en plus ou moins grande proportion dans l'économie, et son élimination par les reins, peut être provoqué par des causes diverses, les unes tenant au vésicatoire, les autres au malade.

Des vésicatoires.

Du cantharidisme.

Pour les premières, on a surtout invoqué l'étendue du vésicatoire, sa consistance trop molle, sa préparation mauvaise ; pour les secondes, l'intégrité de la peau, l'épaisseur de l'épiderme et surtout la susceptibilité du malade; mais, de toutes ces causes, de beaucoup la plus importante, est à coup sûr, la durée de l'application du vésicatoire.

Aussi, pour moi, la méthode la plus certaine d'éviter le cantharidisme est de surveiller l'application du vésicatoire, de retirer celui-ci dès que l'épiderme est soulevé, et de lui substituer alors un large cataplasme. Comme, suivant la finesse de la peau, ce soulèvement de l'épiderme est obtenu dans un temps qui varie entre six et douze heures, vous devez recommander, aux personnes qui entourent le malade, de relever de temps en temps une des parties du vésicatoire, pour opérer cette substitution dès que la phlyctène est formée.

Chez les sujets qui ont une maladie des reins et une sensibilité exagérée du côté de la vessie, il faudra même, malgré tout le soin que vous apporterez à surveiller le vésicatoire, recourir à l'application, sur le ventre, de cataplasmes recouverts d'huile de camomille camphrée et à l'emploi de tisanes légèrement diurétiques. Quant au camphre dont on a soin de recouvrir le vésicatoire, c'est un moyen absolument inefficace et qu'il faut abandonner ; la feuille de papier huilée proposée par Bretonneau et Trousseau est de beaucoup préférable, sans pour cela s'opposer au cantharidisme lorsque l'application du vésicatoire est trop prolongée.

Pansement des vésicatoires.

Lorsque la poche de sérosité s'est formée, il vous faut l'inciser avec quelques coups de ciseau et panser alors le vésicatoire avec de l'ouate ; ce pansement avec de l'ouate, que vous laisserez en place trois ou quatre jours, me paraît bien préférable à l'ancien pansement avec le papier et le cérat que l'on renouvelait chaque jour. Je me permets d'insister sur tous ces petits moyens, parce qu'ils ont une certaine utilité ; car dans les familles, on vous demandera souvent comment on doit appliquer ce vésicatoire, quel temps on doit le laisser et comment il doit être pansé.

Des avantages de la méthode révulsive.

On a nié l'action favorable des révulsifs au début de la pleurésie; Dauvergne, Alix, Jarry et le professeur Sée se sont faits les détracteurs de cette méthode et ont soutenu que la révulsion était inutile, sinon dangereuse. Je ne partage nullement cette manière de voir, et je crois avec Jules Besnier (1) que le vésicatoire même au début de la pleurésie est un mode de traitement qui peut donner souvent de bons résultats; reconnaissant toutefois que les bénéfices qu'on

(1) Jules Besnier a étudié l'action du vésicatoire dans la pleurésie et croit qu'on le doit appliquer dès le début de la maladie. Il insiste sur l'action antipyrétique de la cantharidine, action démontrée par les travaux de Galippe.

Dechange, médecin militaire de l'armée belge, a montré aussi les avantages du vésicatoire sur la thoracentèse. Sur 41 cas de pleurésie, 37 auraient été traités par les vésicatoires et il n'y aurait eu qu'un seul décès, tandis que sur 4 cas où la thoracentèse aurait été pratiquée il y aurait eu 3 décès.

Alfred Jarry a soutenu, au contraire, que l'application du vésicatoire dans la pleurésie était au moins inutile, sinon dangereuse.

Alix et Dauvergne ont aussi combattu l'utilité du vésicatoire dans la pleurésie ; ils prétendent que la médication révulsive est plus nuisible qu'utile.

Sée soutient que personne n'a dé-

retire de cette méthode, sont d'autant plus grands que la période d'acuité de la maladie a disparu.

Aucune méthode ne me paraît mieux indiquée dans le traitement de l'épanchement séreux que cette médication révulsive, et je demanderai aux adversaires de l'application des révulsifs dans la pleurésie, s'ils n'usent pas avec avantage de la révulsion dans les autres épanchements et en particulier dans ceux des articulations ou du péricarde; je ne sais pas pourquoi ce qui réussit bien dans l'hydarthrose ou dans la péricardite ne réussirait pas aussi dans la pleurésie.

Je sais combien il est difficile de juger par des chiffres cette question du traitement de la pleurésie et ces difficultés, nous les voyons aussi apparaître à propos de l'utilité ou de l'inutilité des émissions sanguines.

Dans ces derniers temps, Peter (1) a soutenu que c'était à

montré l'utilité des vésicatoires et il croit que cette pratique est basée sur la légende populaire qui croit par le vésicatoire *faire sortir l'eau de la poitrine*. Il ne connaît qu'un moyen d'évacuer le liquide pleural, la thoracentèse (*a*).

(1) Le professeur Peter est partisan des émissions sanguines dans les pleurésies aiguës et pense que si on n'obtient pas de résultats aussi avantageux que dans le passé dans cette maladie, c'est que l'on a trop abandonné la méthode antiphlogistique. Il insiste surtout sur les émissions sanguines locales, sangsues et ventouses scarifiées. Frantzel préconise la même méthode.

Cette pratique des émissions sanguines dans la pleurésie aiguë était fort en vogue au commencement de ce siècle; Bouillaud pratiquait de une à quatre saignées générales, Andral employait aussi la saignée générale.

Dauvergne, en 1861, a soutenu les avantages de la saignée sur les vésicatoires; il a prétendu que les vésicatoires n'ont qu'une mauvaise influence sur la pleurésie. Il conseille la diète rigoureuse et les émissions sanguines jusqu'à ce que la fièvre soit suspendue (*b*).

(*a*) Alix, *De l'inutilité des vésicatoires dans les maladies aiguës* (*Lyon méd.*, 1877). — Dauvergne, *De l'action, des effets, des résultats des vésicatoires* (*Bull. de thér.*, t. XCVII, 1879, p. 156, 175, 213, 255). — Besnier (Jules), *De l'emploi du vésicatoire dans la pneumonie aiguë* (*Journ. de thér.*, mai 1876).— Dechange, *Traitement de la pleurésie par le vésicatoire et la thoracentèse* (*Arch. méd. belges*, 1874, p. 249). — Alfred Jarry, Thèse de Paris, 14 juillet 1874, n° 240. — G. Sée, *Sur quelques anomalies seméiologiques et étiologiques de la pleurésie* (*Union méd.*, 21 janvier 1882, p. 97).

(*b*) Peter, *Clin. méd.*, t. I, p. 595. — Bouillaud, *Clin. méd. de la Charité*, Paris, 1837, t. II, p. 252. — Andral, *Clin. méd.*, t. IV, p. 411, 4e édit., 1834.

Des émissions sanguines.

tort que nous avions abandonné l'emploi des antiphlogistiques dans la cure de la pleurésie et qu'il était utile de revenir à cette ancienne méthode, non pas qu'il conseillât la saignée générale dans ces cas, mais il insistait surtout sur l'usage des émissions sanguines locales, telles que les ventouses scarifiées ou les applications de sangsues. Frantzel, à qui l'on doit un travail fort important sur la pleurésie et sur son traitement, partage les mêmes idées (*a*).

Malgré l'appui que Peter et Frantzel ont apporté à la méthode antiphlogistique dans la pleurésie, il faut reconnaître que, dans notre pays du moins, cette pratique ne s'est pas généralisée, et ce n'est que dans des cas exceptionnels que l'on emploie les émissions sanguines dans la pleurésie. Il est d'ailleurs bien difficile de juger expérimentalement ou cliniquement cette méthode.

Expérimentalement, nous n'avons aucune expérience nous permettant d'apprécier quelle influence peut avoir une émission sanguine sur la marche d'un épanchement séreux inflammatoire; car, les données physiologiques que nous possédons sur le tissu séreux sont des plus incomplètes. Il est donc bien difficile de baser, comme on le voit, sur la physiologie expérimentale, l'action des émissions sanguines dans la pleurésie.

Difficulté d'apprécier la valeur des émissions sanguines.

La clinique permet-elle de mieux apprécier ce point de la thérapeutique? Malheureusement, non. Il faudrait un grand nombre d'observations pour baser avec quelque certitude son opinion, et, en admettant même qu'on les eût recueillies, il faudrait que ces faits fussent comparables entre eux, ce qui est à peu près impossible dans la pleurésie; car,

— Dauvergne père, *Des indications particulières et du traitement des différentes formes de pleurésie avec épanchement* (*Bull. de thér.*, 1860, t. LIX, p. 167).

(*a*) Frantzel, *Handbuch der speciellen Pathologie und Therapie*, von Ziemssen, article PLEURÉSIE, t. IV, 2e partie, p. 355; 2e édit., 1872.

ici, la constitution du sujet et le terrain sur lequel se produit l'inflammation des séreuses ont une influence prépondérante sur la quantité et la durée de l'épanchement, et ce que je dis de l'inflammation du tissu séreux s'applique à tout le système lymphatique. Voyez, en effet, ce qui se passe pour l'adénite : tel individu aura sous l'influence la plus légère une inflammation ganglionnaire des plus graves, tandis que tel autre, au contraire, après les traumatismes les plus violents, ne verra jamais se produire les mêmes accidents.

Des pleurésies latentes.

Il en est de même de l'inflammation pleurale, et il nous est impossible, au début de la pleurésie, de dire quelle sera la gravité de cette affection et ce que sera la quantité du liquide épanché. Nous n'avons pas, comme dans la pneumonie, un guide à peu près certain dans la manifestation des phénomènes fébriles; la fièvre peut complètement manquer dans la pleurésie et cependant l'épanchement être des plus notables. Il vous arrivera souvent de rencontrer des individus qui ne se plaignent que d'une gêne respiratoire assez légère, sans fièvre et avec un point de côté très peu intense, et qui, cependant, ont des épanchements inflammatoires considérables.

Ce n'est pas tout : quelquefois la cause productrice de l'épanchement pleurétique peut le faire apparaître et disparaître dans un très court espace de temps. Nous ignorons encore pourquoi le rhumatisme a une tendance si marquée à déterminer des troubles inflammatoires du côté des tissus séreux ; mais ce que nous savons, c'est que les modifications séreuses rhumatismales se produisent et disparaissent avec une extrême rapidité.

De la pleurésie rhumatismale.

La pleurésie rhumatismale est de ce nombre; dans le cours d'un rhumatisme articulaire aigu, votre malade se plaint d'un léger point de côté; vous l'examinez, vous constatez un épanchement notable; deux jours après, cet épanchement a disparu, et cela sans aucune médication, se comportant absolument comme un épanchement articulaire qui apparaît et disparaît en vingt-quatre heures.

La clinique et la méthode expérimentale ne pouvant juger la valeur de la méthode antiphlogistique, on a eu recours à la statistique.

Peter a invoqué, à l'appui de son opinion, la mortalité plus grande par la pleurésie dans ces dernières années, mortalité qu'il attribuait à l'abandon de la méthode antiphlogistique employée par nos devanciers. Je reviendrai plus complètement sur ce fait lorsque je vous parlerai de la thoracentèse. Mais cet argument, je puis vous le dire tout de suite, ne me paraît pas valable : les maladies subissent, sous des influences épidémiologiques qui nous échappent, des modifications qui en augmentent et la fréquence et la léthalité, et, de ce que l'on meurt plus aujourd'hui de la pleurésie, il ne faudrait pas croire que cela dépend des méthodes thérapeutiques employées. Je tâcherai, au contraire, de vous montrer que la médication de la pleurésie a fait d'immenses progrès dans ces dernières années.

Je tenais à vous signaler les difficultés d'apprécier le résultat des méthodes thérapeutiques au début de la pleurésie. Mais si notre médication est incertaine à cette période initiale de la maladie, elle devient beaucoup plus rigoureuse à une période plus avancée. Lorsque l'épanchement est formé, la thérapeutique devient plus active et nous pouvons alors intervenir d'une façon directe en donnant issue au liquide épanché, en pratiquant la thoracentèse.

De la thoracentèse.

Cette question de la thoracentèse est une des plus intéressantes de la thérapeutique moderne (1), et, s'il fallait donner

(1) L'idée de la thoracentèse remonte à la plus haute antiquité; mais, avant d'être entrée dans la pratique courante, cette opération a passé par des

un exemple des progrès de l'art de guérir, je n'en connais pas de meilleur exemple à signaler que ce point du traitement des épanchements pleurétiques.

Il y a une trentaine d'années, lorsque je débutais dans la carrière médicale, la thoracentèse était une opération assez rarement pratiquée. Trousseau, par le talent de sa parole, par l'éclat de son enseignement, par la sûreté de son sens clinique, avait cependant fait beaucoup pour cette méthode : on se servait alors du trocart ordinaire, dont on

phases diverses ; admise par les uns dans les cas extrêmes seulement, décriée par les autres qui la repoussent systématiquement, acceptée, sans enthousiasme, par d'autres qui la considèrent comme sans inconvénient, mais aussi sans grande utilité, accusée même par quelques-uns de hâter la mort des malades, cette opération n'a été réellement acceptée que depuis les travaux de Trousseau.

Hippocrate et les auteurs qui lui ont succédé conseillaient l'incision de la poitrine pour évacuer le liquide contenu dans sa cavité ; parmi les auteurs arabes, les uns (Sérapion, Rhazès) acceptent l'opération ; les autres (Haly, Abbas, Avenzoar) la repoussent, et l'opération tombe dans l'oubli jusqu'au seizième siècle. Ambroise Paré, Fabrice d'Aquapendente cherchent à la remettre en honneur, et, en 1624, Goulu, qui la préconise, prétend que la ponction thoracique donne plus de succès que la paracentèse abdominale. Lusitanus, Gaudin, Robin, Birch, Barbette, la conseillent dans l'hydrothorax et dans les épanchements purulents.

En 1658, Bontius et Purmann, à l'incision étroite de l'espace intercostal et de la térébration de la côte qui se faisaient alors, proposent de substituer l'incision large et de pratiquer des injections dans la cavité pleurale pour combattre les conséquences de la pénétration de l'air dans cette cavité.

Bartholin, au contraire, veut qu'à tout prix on s'oppose à l'entrée de l'air et qu'on ne maintienne plus la plaie béante comme le voulaient certains auteurs.

Cependant, malgré les travaux de Rivière, Riedlin, Hoffmann, de la Motte, Wiedmann, malgré le mémoire de Morand, l'opération est pratiquée de moins en moins, du moins par les médecins ; car bon nombre de chirurgiens, Garengeot, J.-L. Petit, Ledran, Poteau, Chopart, Desault, y ont recours.

C'est en 1694 que Vincent Drouin conseilla le premier l'application du trocart à l'opération de la thoracentèse ; mais cette application ne fut pas adoptée ; cependant, en 1765, Surdi reprit la pratique de Drouin ; A. Mick proposa, au contraire, l'emploi, non plus du trocart, mais celui d'une aiguille mince pour pratiquer l'ouverture de la poitrine.

Plus près de nous, à l'exception de Dupuytren, de Roux, presque tous les chirurgiens, Boyer, Larrey, Sanson, Lisfranc, Blondin, Velpeau, se montrent partisans de l'opération, tandis que des médecins tels que Corvisart et

avait soin d'entourer l'extrémité d'une baudruche comme l'avait recommandé Reybard, pour empêcher l'entrée de l'air dans la poitrine; cette précaution était des plus importantes et avait rendu cette opération plus inoffensive que par le passé; mais, je le répète, c'était une opération, et les élèves s'empressaient d'accourir lorsqu'on la pratiquait; aussi ne l'appliquait-on que dans des cas exceptionnels, où, l'épanchement étant considérable, le malade était suffocant.

Chomel la repoussent en l'accusant de hâter la fin des malades. Laennec lui-même ne la conseille qu'avec restriction.

Enfin, malgré les nombreuses discussions dans les sociétés savantes (*Académie de médecine*, 1838), malgré les monographies et les travaux publiés en France (Faure, Reybard); en Allemagne (Becker, Schuh, Skoda); en Angleterre (Davies), la paracentèse, loin d'être en faveur, est, au contraire, fortement combattue par des auteurs de mérite (Stokes, Watson, Hope). En Angleterre, Hamilton Roe (1844) et Hughes (1846) publient d'importantes monographies en faveur de l'opération qu'ils préconisent comme donnant des résultats très satisfaisants. En France, à la même époque, Trousseau (*Bulletin de l'Académie de médecine*, 1843-1844) publie des Mémoires, fait des leçons qui imposent enfin l'attention et font entrer la paracentèse dans la pratique; à lui, chez nous, revient l'honneur d'avoir précisé les indications de la thoracentèse et d'avoir popularisé une méthode de traitement qui a permis de sauver bien des malades.

Divers instruments ont été proposés pour empêcher l'air de pénétrer dans la poitrine pendant l'opération (Schuh, Récamier, etc.); c'est au trocart de Reybard (trocart terminé, à son pavillon, par un manchon de baudruche mouillée faisant fonction de soupape) que Trousseau donnait la préférence.

Le lieu d'élection pour l'opération était le sixième ou septième espace intercostal, en comptant, de haut en bas, à peu près à 4 ou 5 centimètres, en dehors du bord externe du muscle grand pectoral.

La paracentèse se faisait de la manière suivante : Le malade étant à demi couché sur le bord de son lit, le tronc soutenu par des oreillers, un aide est chargé de maintenir la poitrine du côté opposé, de manière à résister au mouvement de recul involontaire que fera le patient au moment où le trocart pénétrera dans la plèvre. Avec la main gauche, on tend fortement la peau, puis, avec une lancette tenue de la main droite, on fait une ponction qui, n'intéressant que la peau, sera juste assez grande pour donner passage au trocart. Cela fait, on place le trocart dans la petite plaie et, par un coup sec, on pénètre sans peine, à travers les muscles, dans la cavité thoracique. On retire le dard et le liquide s'écoule peu à peu. Quand l'écoulement est arrêté complètement, on retire brusquement la canule et l'on applique sur la petite plaie un morceau de taffetas gommé ou de diachylon. Trousseau recommandait d'a-

Mais l'introduction d'un trocart aussi volumineux dans la cavité thoracique effrayait un grand nombre de praticiens, et c'est cette crainte qui explique le nombre peu considérable de thoracenthèses que l'on pratiquait à cette époque. Aussi, avait-on bien soin de préciser les points où l'on devait pénétrer dans la poitrine, et Barth (1), qui était à cette époque un des hommes qui connût le mieux les maladies du poumon et de la plèvre, les avait fixés d'une manière rigoureuse. C'était sur le milieu d'une ligne verticale, abaissée au creux axillaire perpendiculairement à la base du thorax, entre la cinquième et la sixième côte, que devait se pratiquer la ponction.

Des progrès de la thoracentèse.

Le premier progrès que l'on fit subir à la thoracentèse, après la modification ingénieuse de Reybard, ce fut la substitution, proposée par Blachez (2), du trocart capillaire au gros trocart dont on se servait auparavant; la petitesse de l'instru-

bord, pour empêcher l'entrée de l'air, d'éviter le parallélisme entre les deux ouvertures externe et interne; il renonça plus tard à cette précaution, qu'il jugea inutile, étant donnés les changements qui surviennent après l'évacuation du liquide.

Depuis les travaux de Trousseau, on a abandonné les anciens moyens de paracentèse, incision, cautères, térébration des côtes, pour ne recourir qu'à la ponction, soit au moyen du trocart de Reybard, soit au moyen de trocarts capillaires (Blachez), destinés à donner un écoulement plus lent.

En 1869, Dieulafoy a appliqué la méthode d'aspiration aux épanchements pleurétiques et, aujourd'hui, cette méthode est universellement adoptée et même souvent employée d'une façon abusive, avec les différents appareils construits depuis cette époque (Dieulafoy, Potain, Casteaux Regnard, etc.).

(1) Barth fixait ainsi les règles pour pratiquer la thoracentèse. Pour pratiquer la ponction, disait-il, il faut choisir le sixième espace intercostal suivant une ligne perpendiculaire abaissée au creux axillaire. Avant de pratiquer cette ponction, on aura toujours soin de percuter attentivement la partie où l'on va pénétrer; pour y constater l'absence du murmure respiratoire et la matité complète, il faut pénétrer d'un seul coup dans la poitrine. Barth repousse, en effet, l'incision préalable faite avec le bistouri.

Pour Barth, il faut éviter l'entrée de l'air, et aussi, quoiqu'en approuvant l'idée proposée par Piorry de faire une ponction sous l'eau, il reconnaît ce moyen comme difficile et peu praticable. Il donne la préférence à l'emploi de la baudruche (*a*).

(2) En 1868, le docteur Blachez a proposé de faire la thoracentèse avec un trocart capillaire. Il proposait même

(*a*) Barth, *Manuel de la thoracentèse* (*Bull. de thér.*, 1865, t. LXIX, p. 116).

ment, son introduction facile rendant cette opération plus commode et plus pratique. Cette idée était déjà ancienne, car Cook, bien des années auparavant, en 1844, avait proposé d'employer, dans les épanchements de la poitrine, le trocart capillaire de nos trousses. Mais l'heureuse application que venait de faire Blachez des petits trocarts à la thoracentèse devait être complétée par un moyen physique, l'aspiration.

De la méthode aspiratrice.

Le 2 novembre 1869 (1), Dieulafoy communiquait à l'Académie de médecine les principes de la *méthode aspiratrice* qu'il aussi, pour diminuer la douleur, d'anesthésier avec un appareil de Richardson le point où l'on pratiquait la ponction.

Il reprenait aussi une idée déjà proposée par Cook, qui proposait de faire la thoracentèse avec un trocart fin dont la canule avait un douzième de pouce de diamètre et dans les cas douteux de se servir d'un trocart absolument capillaire (*a*).

(1) L'application de l'aspiration des épanchements thoraciques est de date très ancienne. Galien avait proposé un appareil de son invention appelé *pyulque* et *pyulcon*, de πύον, pus, et ἕλκω, je retire. C'était une seringue aspirante garnie d'une longue canule avec laquelle on aspirait les liquides contenus dans la plèvre.

On peut voir dans l'ouvrage de Jean-André de la Croix une figure représentant des *pyulques* de différentes formes. Dans l'article CHIRURGIE, fait par Briau, du *Dictionnaire des antiquités*, on trouve aussi, sous le nom de *seringue aspiratrice*, une figure reproduisant le pyulque des anciens.

Ce procédé par succion a été repris par Jean de Vigo, puis par Scultet, en 1640 ; en 1661, par Lamzwerdin ; en 1707, par Pierre Dionis, qui employait un pyulque à canule courbe ; par Anel, qui a publié un livre sur l'art de sucer les plaies sans le secours de la bouche ; en 1769, par Ludwig, qui décrivit une machine inventée par Breuer ; c'était une canule garnie d'une boule de sûreté pour recevoir le liquide à mesure qu'il était aspiré. A notre époque, Jules Guérin a proposé aussi une seringue aspirante avec laquelle il a retiré le liquide de pleurésies purulentes.

C'est le 2 novembre 1869 que Gubler présenta à l'Académie de médecine l'appareil de Dieulafoy, qui servait de base à sa méthode des aspirations des liquides morbides, et qui était basée sur les deux moyens suivants :

1° l'usage d'aiguilles creuses d'une extrême finesse ;

2° la création d'un vide préalable.

Depuis la découverte de Dieulafoy, les aspirateurs se sont multipliés, et pour faire le vide on a employé soit la vapeur, soit des pompes plus ou moins puissantes, et l'on a vu naître

(*a*) Cook, *Guy's Hospital Reports* (*Arch. gén. de méd.*, mai 1844, et *Bull. de thér.*, t. XXVI, p. 476). — Blachez, *Du traitement des épanchements pleuraux par la thoracentèse capillaire* (*Soc. méd. des hôp.*, 1858, et *Bull. de thér.*, t. LXXV, p. 422).

venait de découvrir; cette méthode a révolutionné, il faut bien le reconnaître, la thérapeutique des épanchements liquides dans les cavités closes de l'économie. On a soutenu que l'application de l'aspiration aux poches suppurantes était d'origine ancienne et qu'en particulier l'appareil proposé par Dieulafoy n'était, en résumé, qu'une modification du *pyulque* ou du *pyulcon* de Galien, employé dans les plaies de poitrine par Jean de Vigo, Scultet, Pierre Dionis, etc., etc. Il n'en est rien, c'est à Dieulafoy que l'on doit d'avoir établi les bases et tracé l'histoire complète des ponctions aspiratrices, qui, avant lui, n'étaient pas pratiquées, et qui, à partir de ce moment, ont été universellement employées. Grâce à cette merveilleuse méthode, on pouvait, le vide à la main, comme le dit fort ingénieusement Dieulafoy, pénétrer dans les cavités les plus profondes et les plus reculées et y puiser les liquides morbides; c'était, en résumé, une très grande découverte.

Potain, dont Dieulafoy était l'interne et qui avait suivi avec tant d'intérêt les progrès de la nouvelle méthode aspiratrice, la compléta bientôt fort heureusement en substituant à l'appareil un peu volumineux de Dieulafoy, celui qui porte aujourd'hui son nom et qui est universellement adopté aujourd'hui. Nous avions donc désormais un moyen très commode et peu douloureux pour retirer les liquides épanchés dans la plèvre.

Grâce à la petitesse du trocart, on pouvait pénétrer dans

successivement les aspirateurs de Hammon, de Potain, de Smith (de Londres), de Remussen (de Copenhague), de Weiss (de Londres), de Castiaux, de Regnard, de Leiter (de Vienne), de Thénot, de Fleuret, le double aspirateur de Dieulafoy, etc., etc. (*a*).

(*a*) Bouchut, *De la thoracentèse par succion ou aspiration pneumatique*, Paris, 1871, p. 10. — Scultet, *Arm. chirurgiæ*, part. Ire, p. 20, tab. XIII, fig. 1, 2, 13; tab. XXXIII, fig. 1, 11; tab. XXXV, fig. 1 et 7. — Dieulafoy, *Traité de l'aspiration*, 1873. — Jean-André de la Croix, *Chirurgia universalis*, Venetis, 1596. — Briau, art. CHIRURGIE, *Dictionnaire des antiquités* de Daremberg.

tous les points de la paroi thoracique; aussi vit-on, à ce moment, ponctionner tous les épanchements, les plus considérables comme les plus faibles. Béhier, Constantin Paul et bien d'autres soutinrent que, dès que le liquide pleurétique commençait à s'épancher, il fallait le retirer; aussi, dans nos hôpitaux, les ponctions se pratiquèrent-elles avec une extrême fréquence.

Il arrivait, à propos de cette découverte, ce qui survient toujours dans les premières périodes des applications d'une nouvelle méthode : c'est l'abus du moyen proposé. Ce fut Ernest Besnier (1) qui calma cet enthousiasme pour les ponctions aspiratrices, lorsqu'il vint déclarer à la Société des hôpitaux que la mortalité de la pleurésie, dans les dernières années, au lieu de diminuer, avait pris des proportions de plus en plus grandes.

L'émotion fut vive à la suite de cette communication; on expliqua d'abord cet accroissement de la mortalité en affirmant que le traitement n'y entrait pour rien, que les constitutions médicales seules pouvaient l'expliquer et qu'on était loin de l'époque où Louis pouvait dire que la pleurésie franche n'était jamais mortelle. Cependant, en revoyant les faits avec plus de sang-froid, on comprit que les ponctions, dans la pleurésie, pouvaient ne pas avoir l'innocuité absolue qu'on leur attribuait, et la théorie des germes et des microbes, qui dans ces dernières années a modifié si complètement la pratique chirurgicale, contribua à ce résultat. On se demanda

(1) La mortalité, dans les hôpitaux, de la pleurésie a augmenté d'une manière considérable dans ces dernières années. Voici, d'après Ernest Besnier, les chiffres de cette progression :

1867	7,89 0/0	1870	12,02 0/0
1868	11,55 0/0	1872	13,20 0/0
1869	11,14 0/0	1873	15,69 0/0

C'est-à-dire qu'en six années la mortalité a doublé (*a*).

(*a*) Ernest Besnier (*Soc. méd. des hôp.*, séance du 25 avril, 1873, et *Bull. de thér.*, t. LXXXIV, p. 554).

alors si, par ces instruments, on ne faisait pas pénétrer dans la cavité pleurale des organismes, cause première de la suppuration, et, sans repousser les ponctions aspiratrices, on devint plus ménager dans leur emploi.

Des indications et contre-indications de la ponction aspiratrice.

Aujourd'hui, cette question de la thoracentèse, qui a donné lieu à tant de travaux et de discussions, surtout au sein de la Société médicale des hôpitaux, me paraît absolument jugée, et nous pouvons établir sur des bases précises les indications et contre-indications de cette opération. Il y a des circonstances dans lesquelles la ponction aspiratrice s'impose et où cette opération est indiscutable; il en est d'autres, au contraire, où cette intervention peut être discutée. Voyons le premier point.

De la quantité de l'épanchement.

La ponction aspiratrice est indiquée toutes les fois que l'épanchement, dépassant certaines limites, devient une gêne trop grande pour la respiration et la circulation. La quantité de l'épanchement, comme vous le voyez, joue un rôle prédominant dans ces indications, aussi a-t-on multiplié les moyens physiques qui permettent de reconnaître et d'apprécier le volume de l'épanchement, et, parmi les travaux qui ont été faits à cet égard, je ne saurais trop vous signaler celui de Bouilly (1).

(1) Tout d'abord, dit Bouilly, pour le diagnostic de l'épanchement et de sa quantité, nous avons plus de confiance dans les résultats de l'examen chirurgical de la poitrine que dans ceux fournis par l'auscultation.

1° *Percussion. Matité.* — C'est un signe de premier ordre. Les caractères que nous assignons à la matité pleurale sont ceux-ci :

(*a*) Pour affirmer qu'il y a un épanchement, elle doit être dure, absolue, avec perte complète de l'élasticité, sensation douloureuse sous le doigt percuté ;

(*b*) Pour affirmer que l'épanchement est abondant, cette matité, avec les caractères ci-dessus, doit s'étendre à la partie antérieure du thorax, et plus elle commence près de la clavicule, plus elle indique du liquide en abondance. C'est un fait que nous avons remarqué souvent et qui ressort de nos observations : même quand la matité est peu élevée en arrière et dans l'aisselle, s'il y a de la matité en avant, on peut affirmer presque à coup sûr que l'épanchement est considérable, plus considérable que ne semblent l'indiquer les signes.

Des signes qui permettent de juger la quantité de liquide épanché.

Pouvons-nous évaluer, par les moyens physiques que nous possédons, les quantités de liquide épanché dans la plèvre? C'est une question préjudicielle à laquelle on peut répondre

2° *Palpation.* — Nous groupons dans l'ordre suivant, d'après la valeur que nous leur accordons, les signes fournis par la palpation.

(*a*) Vibrations thoraciques. — Dans presque tous les cas, pour ne pas dire dans tous, elles sont diminuées. Mais leur simple diminution, pouvant se produire dans beaucoup de circonstances, n'a que peu de valeur pour affirmer la présence d'un épanchement. Leur abolition absolue, au contraire, dans toute l'étendue de la matité, abolition s'étendant à la région antérieure, peut faire affirmer l'épanchement et l'épanchement abondant.

(*b*) Sensation de plénitude, de tension, d'un côté de la poitrine. — Nous accordons, au point de vue de la quantité du liquide, une grande importance à ce signe; quand la main, étendue à plat, sent un côté de la poitrine ou la base d'un côté, comme plein, résistant, tendu, ne cédant pas à la pression, comme si la paroi était constituée par un corps dur, solide.

(*c*) Déplacement des organes voisins. — Foie : Nous n'accordons de valeur à son abaissement que quand il coïncide avec de la matité à la région antérieure du thorax.

Cœur : Son déplacement est important dans les pleurésies gauches, mais il perd de son importance si l'on réfléchit que, presque constamment dans ce cas, la matité du liquide existe en avant, augmente la matité précordiale, et constitue déjà un signe important de la présence du liquide.

3° *Inspection* — (*a*). Effacement des espaces intercostaux. — Ne peut se constater à la vue que chez les sujets qui ont peu d'embonpoint.

(*b*) Dilatation du thorax. — Rarement appréciable à la vue pour tout un côté du thorax. Nous accordons une bien plus grande valeur à la voussure localisée en une région du thorax; elle indique soit un épanchement enkysté au point où elle existe, soit un épanchement abondant. C'est ainsi que nous avons vu la voussure, surtout prononcée, soit à la région postéro-latérale, soit à la région antérieure du thorax, coïncider avec un épanchement occupant spécialement l'un ou l'autre de ces points, et que nous avons remarqué souvent l'effacement de la gouttière costo-vertébrale, dans le cas de l'épanchement abondant, au siège ordinaire, c'est-à-dire à la partie postérieure du thorax.

Cet effacement, pour nous, a une grande valeur, d'autant plus qu'il est très facile à constater par comparaison avec le côté sain.

4° *Mensuration.* — La mensuration simple n'a que peu de valeur. Evidemment, quand elle indique une ampliation d'un côté du thorax, c'est un signe de plus à ajouter aux autres; mais, considérés isolément, les renseignements qu'elle fournit sont d'une faible importance.

Nous n'avons pas assez souvent pratiqué la mensuration cystométrique pour pouvoir la juger ici.

Résultats fournis par l'auscultation. — Dans presque tous les cas de pleurésie avec épanchement, on constate la présence du souffle et de l'égophonie, soit diffus, soit limités en un point.

par l'affirmative, du moins dans certaines limites, en disant que l'appréciation est d'autant plus exacte que l'épanchement est plus considérable; ou, en d'autres termes, qu'autant nous sommes indécis lorsque l'épanchement est faible, autant nous pourrons être affirmatifs lorsqu'il atteint certaines limites. Examinons rapidement, à ce propos, la valeur des signes fournis par la mensuration, la percussion, l'auscultation.

De tous les procédés mis en usage, la mensuration est cliniquement peut-être le moins employé, et malgré les procédés de mensuration proposés par Fernet et par Fourmentin, et surtout malgré la très ingénieuse invention du cystomètre de Woillez, il faut reconnaître que l'on voit exceptionnellement employer ce mode d'appréciation. Je ne sais à quoi attribuer ce dédain, car la méthode de la mensuration est des plus exactes et peut nous fournir des renseignements positifs sur les progrès journaliers de l'épanchement; je crois cependant que cet abandon résulte de deux causes, d'abord du temps qu'il faut consacrer à faire une bonne mensuration de la poitrine, puis de ce que les autres moyens physiques nous donnent des résultats suffisants. Mensuration.

(*a*) Souffle. — Le très grand nombre de cas dans lesquels on le trouve fait qu'on peut le considérer comme très bon signe d'un épanchement; mais, pour la même raison, on ne peut lui accorder aucune valeur au point de vue de l'appréciation de la quantité de l'épanchement.

(*b*) Egophonie. — Nous en dirons presque autant de l'égophonie. C'est un bon signe d'épanchement pleural; mais elle ne peut pas être considérée comme appartenant exclusivement à des épanchements peu abondants. On la trouve aussi avec de grandes quantités de liquide. Nous en avons, du reste, cité un assez grand nombre d'exemples.

(*c*) Silence absolu. — Voilà, pour nous, le seul signe très important qui soit fourni par l'auscultation, pour l'appréciation de la quantité du liquide. Quand ce signe coïncide avec de la matité dans une étendue correspondante, avec une sensation de tension à la main et de plénitude dans un côté de la poitrine, on peut hardiment affirmer un grand épanchement, même la plupart du temps un très grand épanchement. (*Archives de médecine*, avril et mai 1876).

Percussion.

La percussion est un des meilleurs moyens d'apprécier la quantité de l'épanchement; lorsque vous la trouverez complète dans une grande étendue et lorsqu'elle s'étendra non seulement à la partie postérieure, mais encore à la partie antérieure de la poitrine, vous pouvez affirmer que l'épanchement est notable, et qu'il devient considérable lorsque cette matité est complète dans toute l'étendue du côté malade.

Palpation.

L'absence de vibrations est encore un signe excellent de la présence du liquide et de son abondance, et vous devez constater ce symptôme avec grand soin. Malheureusement ce signe peut faire défaut; car il est des personnes chez lesquelles la poitrine ne vibre pas. Dans ces cas, l'application de la main sur la poitrine vous fournira un élément de diagnostic sur laquelle Bouilly insiste avec raison: c'est une sensation de plénitude qui contraste avec la sensation d'élasticité que l'on perçoit du côté sain, dans les mêmes circonstances.

Auscultation.

Quant à l'auscultation, il faut reconnaître que si le souffle et l'égophonie sont des signes importants dans le diagnostic de l'épanchement, il ne joue qu'un rôle secondaire pour reconnaître sa quantité. En revanche, l'absence absolue de la respiration a une valeur réelle et indique un épanchement considérable.

En un mot, messieurs, lorsque chez un malade vous trouverez un côté fortement distendu, lorsque vous constaterez une matité absolue dans toute la poitrine et surtout à la partie antérieure, lorsque les vibrations auront disparu ou bien lorsque votre main appliquée sur la poitrine y aura une sensation de plénitude caractéristique, lorsqu'enfin vous constaterez une absence complète du murmure respiratoire, soyez persuadés que vous avez affaire à un épanchement considérable et dont la quantité atteint de 2 litres et demi à 3 litres.

De la congestion pulmonaire.

Je ne connais, comme cause d'erreur dans la valeur des signes cliniques que je viens de vous énumérer, qu'une seule circonstance, c'est la congestion du poumon. Le professeur Potain, qui a étudié avec un soin si minutieux tous les signes physiques de la pleurésie et leur valeur diagnostique, a montré que dans certains cas, malgré tous les symptômes d'un épanchement notable, il n'existait, en résumé, que peu de liquide. Cela résulte de ce que le poumon, au lieu de revenir sur lui-même et d'être comprimé par l'épanchement contre la gouttière vertébrale, formant ainsi autour de la bronche ce qu'on a appelé *le moignon pulmonaire*, résiste à l'épanchement, et cette résistance est due le plus souvent à une induration de son tissu, déterminée soit par l'inflammation, soit par la congestion. Comment peut-on reconnaître cette congestion pulmonaire dans la pleurésie? La difficulté est grande, et le plus souvent, pour vous guider, vous n'aurez que les symptômes qui se sont produits au début de la maladie, et surtout l'examen du poumon du côté sain, sans oublier toutefois, comme l'a montré Woillez, que, sous l'influence de la pleurésie, le poumon sain peut être seul congestionné.

Il ne suffit pas qu'un épanchement soit considérable pour vous déterminer à faire la ponction; il faut encore deux autres conditions: la première, que cet épanchement gêne d'une façon notable la respiration et la circulation; la seconde, qu'il ait résisté aux autres médications et qu'il existe depuis longtemps.

De la dyspnée.

La gêne de la respiration est un fait très variable dans la pleurésie; on voit des épanchements très considérables exister sans dyspnée; on observe, en revanche, une gêne respiratoire notable, avec des épanchements peu considérables. Cela résulte de deux circonstances : la première, de l'état du poumon, surtout du côté sain : on comprend que la congestion pulmonaire augmente dans une proportion très notable la dyspnée dans la pleurésie; la seconde, de la lenteur avec laquelle s'est fait l'épanchement, qui permet à l'individu de respirer à peu près normalement, par l'accoutumance, avec un seul poumon.

De la déviation du cœur.

Si la dyspnée ne constitue pas une indication positive de la thoracentèse, il n'en est pas de même du déplacement du cœur, qui joue un rôle fort important et pour ainsi dire capital dans ces indications. Sous l'influence des épanchements pleuraux, le cœur se dévie, il est repoussé en totalité vers le côté sain, en subissant, comme l'a bien montré Peyrot dans ses expériences, un mouvement de torsion autour de son grand axe.

Cette déviation du cœur, que nous pouvons percevoir par l'examen de la poitrine, a une importance très considérable, de beaucoup supérieure aux signes respiratoires; car c'est une des causes de la mort subite dans la pleurésie. On comprend, en effet, que la torsion du cœur et son déplacement puissent produire, dans les gros vaisseaux qui arrivent ou qui partent du cœur, des déplacements suffisants pour empêcher la circulation de se produire et déterminer, par cela même, la mort subite, soit par embolie, soit par anémie bullaire.

De la mort subite dans la pleurésie.

Ces faits de mort subite dans la pleurésie avec épanchement sont aujourd'hui bien connus et j'en ai observé quelques faits; un surtout m'avait vivement frappé (*a*). J'étais alors à la Pitié comme chef de service; un malade y avait été amené, il était atteint de pleurésie du côté gauche. Je constatais un déplacement du cœur et je fis remarquer aux élèves qui m'entouraient qu'il y avait, dans ce cas, urgence de pratiquer la thoracentèse; mais comme l'appareil aspirateur était en mauvais état et ne pouvait fonctionner, on remit la ponction au lendemain; pendant la nuit le malade, en voulant se redresser dans son lit, fut pris d'une syncope et mourut subitement.

Il faut avoir toujours dans l'esprit des faits semblables

(*a*) Dujardin-Beaumetz, *Sur un cas de mort subite dans la pleurésie* (*Soc. de thérap.*, 1872, et *Gaz. méd.*, 1872).

lorsqu'on se trouve en présence d'un malade atteint de pleurésie avec déviation du cœur et ne jamais tarder à pratiquer la ponction aspiratrice; si l'on venait à repousser cette intervention, prévenez les personnes qui entourent le malade que si cette ponction n'est pas faite, il peut en résulter des accidents mortels, dont vous déclinez la responsabilité.

De la durée de l'épanchement.

La seconde grande indication de la thoracentèse, après la quantité de l'épanchement, c'est sa durée. Les épanchements pleurétiques ne peuvent guérir qu'à condition que le poumon ou la paroi costale prendront la place du liquide épanché, car il ne peut exister de vide dans la cavité pleurale. Il faut donc que le poumon conserve sa perméabilité, et la paroi costale sa souplesse, pour se prêter ainsi à ce double mouvement, l'un d'expansion pour le poumon, l'autre d'affaissement pour la paroi costale.

Du rôle du poumon et de la paroi costale.

Pour le poumon, on comprend facilement que, s'il est comprimé trop longtemps par l'épanchement pleurétique et surtout si, par l'organisation des fausses membranes, il est, pour ainsi dire, enchatonné, qu'il ne puisse reprendre sa place première lorsque le liquide viendra à disparaître. Ces troubles pathologiques du côté du poumon se produiront d'autant plus que la pleurésie sera plus ancienne.

Quant à la paroi costale, sa souplesse joue un rôle considérable dans le pronostic des épanchements pleurétiques et nous explique la gravité d'autant plus grande des épanchements à mesure que l'on s'avance en âge; en effet, avec la vieillesse survient l'ossification des cartilages costaux et une rigidité progressive des parois thoraciques.

Nous avons d'ailleurs, au point de vue clinique, une preuve du rôle que joue la paroi de la poitrine dans la guérison des épanchements pleurétiques, puisque tout malade qui a eu une pleurésie un peu notable conserve, sa vie entière, un aplatissement du thorax du côté malade, et quelquefois même une déformation de la colonne vertébrale qui a la même origine.

Cette double action du poumon et des parois costales qui doivent prendre la place du liquide épanché nous explique aussi la reproduction extrêmement rapide de l'épanchement après la ponction aspiratrice. Vous ponctionnez un individu, vous lui retirez un litre de liquide et le lendemain vous êtes étonné de trouver l'épanchement à la même hauteur, vous recommencez et les mêmes phénomènes se reproduisent. Dans ces cas qui résultent justement de l'impossibilité où se trouve le poumon de se développer suffisamment, ou la paroi costale de s'affaisser, il ne faut pas renouveler la ponction aspiratrice; ces ponctions, véritables saignées blanches, fatiguent le malade, l'affaiblissent, et, par cela même, n'ont aucune action favorable.

Mais revenons à notre sujet; nous venons de voir que la durée très prolongée d'un épanchement était une circonstance défavorable à la guérison; mais alors, me direz-vous, à quel moment faut-il intervenir (1)?

(1) Le docteur Lemoine a étudié l'influence de la thoracentèse dans la pleurésie aiguë, il a analysé 71 observations qui lui ont donné la mortalité suivante:

De 14 à 20 ans la mortalité atteint.................... 18,6 0/0
De 20 à 30 ans la mortalité atteint.................... 24,6
De 30 à 40 ans la mortalité atteint.................... 36
De 40 à 50 ans la mortalité atteint.................... 39
De 50 à 60 ans elle retombe à........................ 35
De 60 à 70 ans elle retombe à........................ 32

Il a montré ensuite qu'à partir de la quatrième semaine plus on retarde la ponction, plus la mortalité est grande, comme le prouve le tableau suivant:

Durée de l'épanchement.	Nombre de cas.	Guérisons.	Améliorations.	Morts.		
1 à 2 semaines..........	11	8	1	2	18,2	0/0
2 à 4 semaines..........	26	16	2	8	37	0/0
1 à 2 mois..............	5	2	2	1	20	0/0
2 à 3 mois..............	9	4	1	4	44,4	0/0
3 à 3 mois..............	6	2	1	3	38	0/0
6 à 12 mois.............	3	1	0	2	66,6	0/0

Dans la phase d'engouement qui succéda à l'introduction des ponctions aspiratrices dans le traitement de la pleurésie, on proposa de faire les ponctions dans les épanchements les plus récents, et, au lieu de recourir aux vésicatoires, on proposa, comme l'a fait Béhier, de faire la ponction lorsque des signes physiques d'auscultation ou de percussion permettaient de reconnaître la présence de liquide dans la cavité pleurale. On prétendait qu'une ponction étant moins douloureuse et plus active qu'un vésicatoire, on pouvait retirer, sans inconvénient, à plusieurs reprises, de 100 à 200 grammes de liquide.

Cette pratique est aujourd'hui absolument abandonnée et, à moins de cas d'urgence, c'est-à-dire d'épanchement considérable avec menace d'asphyxie ou de déviation du cœur, on ne pratique pas la ponction aspiratrice dans les épanchements récents, et l'on attend ordinairement que les symptômes fébriles aient complètement disparu. On va même plus loin, et l'on veut que l'épanchement résiste à une médication méthodique et prolongée.

Le docteur Troussin a étudié les résultats de la thoracentèse dans la pleurésie aiguë; il a rassemblé à cet égard deux cent soixante-trois cas qui fournissent la statistique suivante :

Durée de l'épanchement.	Nombre de cas.	Guérisons.	Améliorations en insuccès.	Morts.
1 à 20 jours...........	176	171	1	4
20 jours à 2 mois..........	80	73	1	6
2 à 4 mois et plus..........	7	5	1	1

Les résultats seraient, selon lui, d'autant plus favorables que la thoracentèse serait faite dans les vingt premiers jours de la maladie.

Ewald a étudié 250 cas de pleurésie observés, à la Charité de 1860, à 1875. D'après ces conclusions, on ne devrait ponctionner les pleurésies séreuses qu'à partir de la troisième semaine, à moins d'indication vitale. Lorsqu'on empêche l'entrée de l'air et qu'on désinfecte les intruments, on ne voit jamais se produire d'épanchements purulents. Enfin, dans le cas de pleurésies purulentes, il faut faire l'empyème le plus vite possible (*a*).

(*a*) Ewald, *Zur Operatinen Behandlung pleuretischen Exsudate* (*Charité Annalen*, 1874, 1876). — Troussin, *Th. de Paris*, 20 mars 1878, n° 109.— Lemoine, *De la thoracentèse dans le traitement de la pleurésie aiguë* (*Th. de Paris*, 1876, n° 218, et *Bull. de thér.*, XCI, p. 188, 1876).

Traitement de la pleurésie par la pilocarpine.

Cette médication sera basée sur les révulsifs d'une part, et, d'autre part, sur l'emploi des médicaments qui activeront la résorption du liquide. Parmi ces médicaments, il en est un qui doit occuper dans ce traitement une place très importante : je veux parler du jaborandi et de son alcaloïde, la pilocarpine. Signalée pour la première fois par Créquy (1), puis par Grasset, l'action favorable de ce médicament est aujourd'hui indiscutable. Aussi, dans tous les cas de pleurésie qui résistent à la médication révulsive, ai-je soin, avant d'avoir recours à la ponction aspiratrice, de pratiquer une ou deux injections sous-cutanées de pilocarpine. Ces injections se font, vous le savez, à la dose de 2 centigrammes et produisent une sueur et une salivation abondantes.

Les diurétiques.

On peut aussi utiliser les diurétiques, sans toutefois user d'une quantité trop grande de liquide. Lasègue soutient que dans les pleurésies avec épanchements ; il y a avantage à mettre les malades à une diète relative des boissons. On a aussi conseillé, en pareil cas, des médications plus ou moins bizarres ; en Italie, Concato (2) a proposé de comprimer le côté sain, pour permettre ainsi au poumon affaissé par l'épanchement de reprendre sa place première ; cette méthode n'a jamais été expérimentée en France. Lorsqu'après une médication méthodique l'épanchement conserve la même hauteur et ne paraît pas être influencée par ces diverses méthodes, il faut intervenir avec la ponction aspiratrice.

(1) C'est Créquy qui, l'un des premiers, a appliqué, en 1875, le jaborandi au traitement de la pleurésie.

Grasset, de Montpellier, et Lequesne ont signalé presque à la même époque des résultats avantageux. Wemaere a indiqué dans sa thèse des observations recueillies dans les services de Gubler et de Vulpian, où on avait obtenu des résultats avantageux dans la pleurésie par le jaborandi. Landrieux recommande aussi l'emploi du jaborandi et de la pilocarpine ; c'est ce dernier alcaloïde qui est seul employé aujourd'hui et qui donne, contrairement à l'opinion soutenue par Frantzel, des résultats souvent très favorables (*a*).

(2) Concato a proposé comme traitement des exsudats pleurétiques la

(*a*) Créquy, *Soc. de thér.*, 1875. — Grasset, *Du jaborandi dans les épanche-*

Ainsi donc, en résumé, messieurs, vous ne pratiquerez cette ponction que dans les deux cas que voici : ou bien l'épanchement est considérable, gêne la respiration et surtout dévie le cœur, et dans ce premier cas vous devrez intervenir à toutes les périodes de la pleurésie; ou bien l'épanchement est notable et résiste à toutes les médications; dans ce second cas, bien entendu, vous ne ponctionnerez qu'à une période tardive de la maladie et lorsque les symptômes fébriles auront disparu.

Manuel opératoire de la ponction aspiratrice.

Comment devrez-vous pratiquer cette ponction aspiratrice? Depuis l'intervention du trocart capillaire et des appareils de Dieulafoy et de Potain, le manuel opératoire s'est grandement simplifié et l'on peut pratiquer la ponction dans tous les points de la poitrine, sauf, bien entendu, ceux où la paroi costale se trouve en rapport avec le cœur ou les gros vaisseaux. L'appareil instrumental, vous le connaissez tous; aujourd'hui le plus employé est, à coup sûr, celui de Potain: il se compose, comme vous le savez, de trois parties, d'un trocart, d'un réservoir dans lequel on fait le vide et d'une pompe pour le pratiquer; des tubes font communiquer chacune des trois parties de cet appareil.

compression intermittente et méthodique du côté sain de la poitrine. Voici comment on y procède : Le malade étant couché sur un lit résistant, une personne robuste appuie fortement sur le côté sain du thorax avec la paume de la main largement ouverte pendant un temps qui varie entre 5 et 15 minutes.

D'après des expériences faites par Concato, la compression du thorax diminue de 480 centimètres cubes la capacité du poumon comprimé et, au contraire, elle augmente de 380 centimètres cubes celle du côté opposé.

On ne doit pas employer ce traitement dans la pleurésie tuberculeuse ou lorsqu'il y a encore de la fièvre (*a*).

ments pleurétiques, 1876. — Wemaere, *Du traitement de la pleurésie par le jaborandi* (*Th. de Paris*, 1876).— Landrieux, *Du chlorhydrate de pilocarpine dans les pleurésies à marche lente* (*Journ. de thér.*, n° 13, 1879).

(*a*) Concato, *Della compressioni di torace dal lato sano, come mezzo curativo degli essudate pleuretique* (*Rivista clinica di Bologna*, janvier 1875).

Des trocarts. Examinons chacune de ces trois parties : les trocarts sont de diamètres différents; vous devez absolument repousser les aiguilles aspiratrices, ce sont de mauvais instruments; la pointe dont elles sont pourvues vient, en effet,

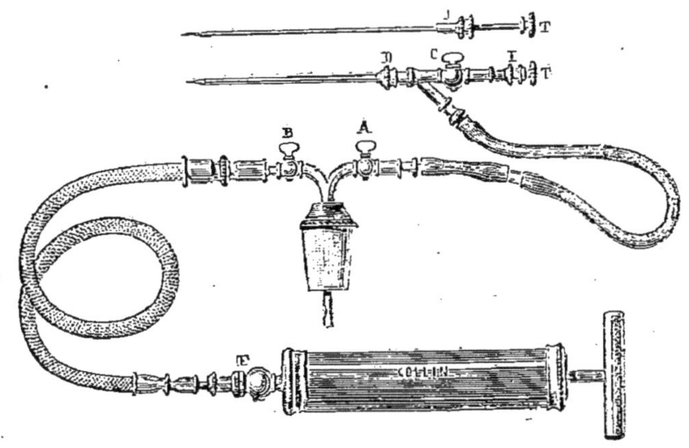

pendant l'aspiration du liquide, rencontrer la face externe du poumon, qui se dilate à chaque mouvement inspiratoire, et l'on comprend que par ces chocs successifs cet organe soit blessé ou irrité; quant à la facilité de leur introduction, elles n'ont sur les trocarts aucun avantage. Je ne dirai rien, bien entendu, du récipient où l'on fait le vide; il a ce grand avantage d'être une bouteille que l'on peut trouver partout.

De la pompe. Quant à la pompe, vous ne devez prendre que des pompes aspirantes. On a voulu, dans ces derniers temps, perfectionner l'appareil de Potain et le faire à la fois aspirateur et injecteur; on a donc muni la seringue de deux ouvertures, l'une aspirante, l'autre foulante; c'est là, il faut le reconnaître, un détestable perfectionnement. Dans l'émotion inséparable d'une pareille opération, surtout au début de la carrière médicale, on confond les deux ouvertures; au lieu de faire vide dans le réservoir, on y comprime de l'air, et vous comprenez facilement les inconvénients d'une pareille méprise.

Vous devrez toujours vérifier, avant de pratiquer l'opération, le jeu de vos robinets et si le passage est libre dans tous les points de votre appareil ; c'est là une précaution indispensable. Vous devrez aussi, et j'insiste sur ce point, examiner la propreté même de vos instruments.

Propreté de l'instrument.

Les immenses avantages que la chirurgie tire des méthodes antiseptiques nous montrent qu'en pareil cas, nous devons suivre les mêmes procédés et nous opposer autant que faire se peut, à l'introduction de particules nuisibles dans la cavité thoracique ; le moyen qui assurerait dans la ponction aspiratrice ce résultat, accomplirait un des plus grands perfectionnements apportés à cette opération. Debove (1) a bien conseillé d'élever d'abord la température du trocart et des tubes en caoutchouc au-delà de 100 degrés centigrades, mais cela réclame des instruments spéciaux qui compliquent l'aspiration ; le plus souvent il vous suffira de faire passer à travers tout votre appareil instrumental la solution phéniquée ou antiseptique et de plonger votre trocart dans le même liquide.

Donc, tout est prêt, le vide bien fait dans la bouteille, les tubes bien nettoyés, le trocart plongé dans l'acide phénique ou dans l'huile phéniquée, vous êtes prêt à ponctionner : où et comment allez-vous faire votre ponction ?

Quoique, grâce à la finesse du trocart capillaire, on puisse

(1) Debove ayant observé chez une de ces malades, à la suite d'une ponction, l'altération très prompte du liquide épanché, altération qui avait amené non seulement l'apparition en nombre considérable d'organismes inférieurs, mais aussi la formation de gaz constituant un véritable hydropneumothorax sans perforation, a pensé que cette altération était due à l'introduction de substances nuisibles par l'appareil aspirateur. Pour remédier à cet inconvénient, il a fait construire par Mathieu une étuve portative qui permet de porter les trocarts et les tubes qui servent à l'aspiration à une température qui peut dépasser 120 degrés, température suffisante pour amener la mort des microbes (*a*).

(*a*) Debove, *De la transformation putride des épanchements pleuraux* (*Soc. méd. des hôp.*, séance du vendredi 10 mars 1882).

Du point où l'on doit ponctionner. pénétrer dans tous les points de la poitrine, le plus ordinairement, à moins de cas spéciaux, on fait cette ponction dans un point déterminé ; ce point est placé dans l'espace intercostal qui répond à l'angle inférieur de l'omoplate, et un peu en dehors de cet angle, lorsqu'il est dévié en dehors par le mouvement du bras porté en avant. Ce point présente de grands avantages : d'abord, vous le retrouvez facilement ; de plus, il vous permet de placer le malade dans une position commode pour l'opération, position qui consiste à le faire asseoir sur le lit, les bras croisés en avant de la poitrine ; enfin, le malade ne voit pas le moment où l'on pénètre dans la cavité thoracique.

A mesure que l'on s'éloigne de cette région pour aller vers la colonne vertébrale ou vers le sternum, les difficultés ou les dangers de la ponction augmentent ; si l'on se rapproche trop de la colonne vertébrale, les espaces intercostaux deviennent trop étroits et la ponction devient de plus en plus difficile ; si vous vous rapprochez du sternum, nous pouvons rencontrer le cœur surtout dans les pleurésies aréolaires, où l'on observe des déplacements considérables de cet organe, et ce fait malheureux a été observé par un médecin de Riga. Si vous faites votre ponction en un point trop inférieur, vous pouvez blesser le foie et la rate, et, sans dire comme Maurice Raynaud que les septièmes espaces intercostaux sont les colonnes d'Hercule de la ponction aspiratrice, je reconnais, toutefois, qu'il ne faut pas, le plus souvent, dépasser cet espace.

De la ponction. Le plus ordinairement, avant de ponctionner, vous vérifiez à l'aide de la percussion s'il y existe de la matité, puis avec l'indicateur de la main gauche vous déprimez l'espace intercostal pour bien marquer le point où vous allez introduire le trocart ; cette dépression de l'espace intercostal est très importante chez les personnes qui ont de l'embonpoint, ou lorsqu'il existe un peu d'œdème. Une fois que par le doigt vous sentez bien l'espace intercostal, saisissant largement le trocart de la main droite, vous en placez la pointe près de l'extrémité unguéale du doigt placé dans l'espace intercostal et, d'un coup sec et brusque, vous pénétrez en un seul temps dans la cavité thoracique.

Cette pénétration est généralement facile; cependant il peut arriver qu'elle ne se produise pas, et ceci résulte de deux circonstances : dans la première, vous n'avez pas bien saisi l'espace intercostal, ce qui n'est pas toujours commode chez les personnes très obèses, et votre trocart, au lieu de trouver l'espace intercostal libre, rencontre la côte; dans ce cas, il faut recommencer la ponction en un autre point. Le plus souvent c'est un autre mécanisme qui empêche la pénétration du trocart; sous l'influence de la douleur le malade incline le thorax du côté où l'on fait la ponction, et par le rapprochement des côtes fait disparaître momentanément l'espace intercostal. Cela se produit surtout lorsqu'on fait lentement la ponction et qu'après avoir percé la peau on pénètre ensuite dans la cavité thoracique. Dans ce cas, il faut laisser le trocart en place, puis prier le malade de faire une large inspiration, et au moment où l'espace intercostal s'agrandit pénétrer d'un seul coup dans la poitrine.

De l'aspiration.

Le second temps de l'opération commence et consiste à aspirer le liquide contenu dans la cavité pleurale. Vous retirez la pointe du trocart, vous fermez le robinet du trocart et ouvrez celui du réservoir, le liquide s'écoule dans la bouteille. Quand le diagnostic est bien posé, cette seconde partie de l'opération ne présente aucune difficulté; cependant il peut se faire que l'écoulement n'ait pas lieu, et cela malgré l'existence du liquide. Les fausses membranes qui se trouvent dans le liquide épanché peuvent être, en effet, un obstacle à cet écoulement.

Vous trouverez dans les accessoires qui accompagnent l'aspirateur Potain des conducteurs mousses, qui sont destinés à remplacer la pointe du trocart et qui ont pour but de remédier à cet inconvénient, en permettant de pénétrer dans la canule du trocart et de repousser ainsi les fausses membranes. Je ne vous conseille pas, messieurs, d'user de ces instruments ; dans ces manœuvres il est toujours bien difficile de ne pas permettre à l'air de pénétrer dans la poitrine. Je crois qu'en pareil cas le plus sage est de renouveler la ponction en un autre point, si, bien entendu, vous êtes sûrs de la réalité de la présence du liquide dans la plèvre. D'ailleurs, les ponctions sans résultat ne s'accompagnent pas d'accidents; pour ma part il m'est arrivé souvent de ponctionner des individus sans obtenir de liquide, et je n'ai jamais vu ces ponctions déterminer la moindre complication.

De la quantité de liquide que l'on doit retirer.

Ce n'est pas tout d'avoir ponctionné votre malade et d'avoir obtenu du liquide, il faut savoir maintenant quand vous cesserez votre aspiration. C'est là un point fort important et sur lequel j'appelle toute votre attention; je vous conseille de ne jamais retirer plus d'un litre à un litre et demi de liquide en une seule séance. J'avoue qu'il est fort difficile quelquefois de renoncer à mener plus loin l'aspiration; le malade et son entourage vous poussent à vider complètement la poitrine, et comme tout marche pour le mieux, on cède bien souvent aux désirs exprimés autour de vous.

C'est là, il faut le reconnaître, une faute; car, lorsque vous avez dépassé la limite d'un litre à un litre et demi et atteint deux à trois litres, au moment où vous retirez le trocart et où le malade, assis sur son lit, va reprendre la position horizontale, il surviendra de violentes quintes de toux, qui peuvent durer des heures et s'accompagner même de phénomènes asphyxiques de la plus haute gravité; c'est alors que vous regrettez d'avoir poussé si loin votre aspiration.

Ces phénomènes asphyxiques que l'on observe après la thoracentèse et qui peuvent entraîner la mort (1) résultent de plusieurs circonstances ; ou bien d'une expectoration excessivement abondante, séro-albumineuse, sur laquelle mon collègue et ami Terrillon (2) a eu le mérite d'appeler le premier l'attention, expectoration qui est due, non pas,

De l'expectoration albumineuse.

(1) On a donné plusieurs explications de la mort subite ou rapide après la thoracentèse. Les uns, comme Legroux, ont invoqué la syncope produite par l'anémie cérébrale et bulbaire, anémie produite elle-même par l'afflux du sang du côté des poumons. Maurice Raynaud et Ernest Besnier pensent, au contraire, que cette anémie encéphalique est due à une irritation douloureuse périphérique qui a son point de départ au lieu où se pratique la piqûre et qui met en jeu le pouvoir excitomoteur du bulbe. Raynaud a même cité des cas de convulsions épileptiformes sous l'influence d'injections d'eau faites dans la cavité pleurale.

Desnos, au contraire, a soutenu que probablement l'asphyxie produite par la congestion pulmonaire, résultat de la soustraction du liquide, était dans ces cas la cause de la mort (*a*).

(2) Terrillon a le premier décrit l'expectoration albumineuse qui se produit après la thoracentèse ; cette expectoration, qui contient de l'albumine, se présente sous trois formes : tantôt elle est légère et dure un court espace de temps, tantôt elle est intense et s'accompagne de dyspnée et d'asphyxie, tantôt elle peut être grave et entraîner la mort. Cet accident se produit quelques instants après la thoracentèse.

Quant à l'explication de cette expectoration albumineuse, elle n'est pas encore absolument connue. Les uns, comme Féréol, soutiennent qu'elle est due à une fistule pleuro-bronchique sans pneumothorax qui permettrait le passage du liquide de la plèvre dans le poumon et s'opposerait au passage de l'air du poumon dans la plèvre.

Dujardin-Beaumetz a montré que même lorsqu'il existait une fistule pleuropulmonaire, l'expectoration albumineuse ne provenait pas du liquide contenu dans la plèvre et il a soutenu l'opinion que ce liquide provenait, comme le veut Hérard, d'une congestion du poumon.

C'est l'opinion d'ailleurs qui a été admise après la discussion qui a eu lieu à ce sujet à la Société médicale des hôpitaux. Desnos, Moutard-Martin, Besnier et Ferrand ont montré par des faits que c'était là le mécanisme le plus habituel de cette expectoration. Woillez a cependant soutenu que peut-être cette expectoration était due à la piqûre du poumon, qui permettrait ainsi la transsudation du liquide pleural dans les bronches.

Johnson a localisé encore davan-

(*a*) Legroux, *Note sur un cas de mort par syncope survenue trois quarts d'heure après la thoracentèse*, rapport par Desnos (*Union méd.*, nos 118, 120, 122, 123, 1875). — Maurice Raynaud, *Des morts inopinées pendant et après la thoracentèse* (*Union méd.*, p. 137 et suiv., 1875). — Foucart, *De la mort subite ou rapide après la thoracentèse* (*th. de Paris*, 1875).

comme le voulait Féréol, à des fistules pleuro-bronchiques, mais bien, comme l'ont démontré Herard, Moutard-Martin et moi-même, à la congestion pulmonaire.

Dans d'autres circonstances, comme dans le fait de Legroux, le mécanisme des accidents est différent : il résulte de l'anémie cérébrale et surtout bulbaire, qui sont la conséquence de l'afflux sanguin qui se fait dans le poumon, qui n'est plus comprimé par le liquide.

Vous éviterez, je le répète, ces accidents en ne retirant jamais trop de liquide en une seule fois des ponctions aspiratrices pleurales. Ces précautions devront être d'autant plus suivies qu'il existera de la congestion pulmonaire concomitante.

La quantité de liquide que vous voulez soustraire est atteinte, vous n'avez plus qu'à retirer d'un seul coup votre trocart, en ayant soin de placer le doigt sur l'ouverture qui vient d'être faite. Par mesure de précaution, vous mettez sur la plaie un morceau de baudruche collée avec du collodion, ou bien un disque de diachylon.

Ces ponctions aspiratrices ainsi pratiquées ne s'accompa-

tage la cause de l'expectoration albumineuse, il a prétendu que cette expectoration était due aux troubles circulatoires apportés dans le réseau des veines pulmonaires par la présence de petites coagulations dans les vaisseaux. Au moment de l'entrée de l'air dans le poumon, il se produirait une congestion en arrière des veines oblitérées, congestion qui amènerait la transsudation du sérum sanguin.

Laboulbène a analysé le liquide expectoré et le liquide extrait de la cavité pleurale et il a montré que le poids des matières minérales anhydres par rapport à celui du résidu sec est plus élevé dans le liquide expectoré que dans le liquide pleurétique (*a*).

(*a*) Terrillon, *De l'expectoration albumineuse après la thoracentèse* (*Th. de Paris*, 1873). — Féréol, *Des perforations pleuro-bronchiques sans pneumo-thorax à propos de l'expectoration albumineuse* (*Union méd.*, 1873, p. 838 et 856).— Dujardin-Beaumetz, *Sur un cas d'hydropneumo-thorax avec expectoration albumineuse* (*Union médicale*, 1873, *Soc. méd. des hôp.*, Compte rendu, 1875). Johnson, *Clinical Pecture on a case of Pleuresy* (*Brit. Med. Journ.*, 1873, p. 419). Laboulbène, *Gaz. hebd. de méd. et chir.*, 1874, p. 41.

gnent le plus ordinairement d'aucun accident; on a cité cependant des cas de mort subite pendant la ponction aspiratrice, et l'un des plus intéressants est celui d'Ernest Besnier (1). On peut se demander quel est le rôle joué par la ponction aspiratrice dans ces faits de mort subite, et sans nier que l'émotion jointe à un épanchement considérable avec déviation du cœur puisse être la cause des accidents mortels, il faut rechercher, dans ces cas, s'il n'y a pas eu coïncidence et se rappeler toujours à ce sujet la curieuse observation de Libermann (2), qui, à la fin de la ponction aspiratrice, voit succomber son malade ; on fait alors l'autopsie et l'on découvre que la mort est due à la rupture d'un gros vaisseau par un ulcère du duodénum.

Des dangers de la ponction aspiratrice.

Mais, en laissant de côté ces faits exceptionnels, il est une autre complication dont on a accusé la ponction et surtout la ponction aspiratrice : c'est de favoriser la purulence de l'épanchement; il est bien difficile de juger cette question, qui a été soulevée par les partisans et les adversaires des ponctions aspiratrices, les uns affirmant que la ponction ne détermine jamais cette purulence, les autres,

De la transformation des épanchements.

(1) Ernest Besnier a observé un cas de mort subite dans la pleurésie. Il s'agit d'une femme à laquelle E. Besnier avait pratiqué la ponction aspiratrice; 300 à 400 grammes de liquide à peine avaient été retirés — c'était du pus sanieux d'une horrible fétidité — lorsque la malade mourut subitement sans pousser un cri. Pour Besnier la mort serait déterminée par un brusque arrêt du cœur, résultat de la douleur éprouvée pendant la ponction. Les expériences de Claude Bernard et de Tarchanoff seraient à cet égard des plus concluantes.

Quant au cas de Legroux, il est le suivant : trois quarts d'heure après une thoracentèse pour une pleurésie d'origine traumatique chez un homme de cinquante-deux ans, on avait retiré par l'aspirateur de Potain 2 000 grammes de sérosité, louche légèrement rosée. Le malade se trouvait très soulagé lorsque tout à coup il s'écrie : « Ah ! je me sens faible. » Il s'étend sur son lit et meurt (a).

(2) Mort subite après la thoracentèse produite par une hémorrhagie

(a) Legroux, *Soc. des hôp.*, 23 juillet 1875, et *Bull. de thér.*, LXXXIX, p. 140 et 875.

au contraire, prétendant que cette opération produit quelquefois ce résultat.

En effet, la purulence de l'épanchement peut être le fait seul de la pleurésie, et comme l'ont très bien montré les recherches de Cornil (1), on peut affirmer que tout épanchement pleurétique, même le plus bénin, renferme les éléments de cette suppuration, puisqu'il contient des leucocytes. On est donc en droit de dire, dans les cas où, à la suite d'une ponction, le liquide sérofibrineux est devenu purulent, que c'est là une coïncidence et que, par le fait même de la marche de la maladie, cette même transformation se serait produite.

Mais quoique je reconnaisse qu'il faut absoudre, dans bien des cas, la ponction aspiratrice de cette suppuration, je ne voudrais pas affirmer qu'elle ne joue aucun rôle : lorsqu'on voit le moindre organisme infectieux déterminer en d'autres points la suppuration, on peut se demander si le trocart et même tout l'appareil instrumental, au travers duquel le liquide épanché peut, aspiré par les inspirations du malade, refluer dans la cavité pleurale, ne contiendraient pas des germes morbides qui seraient une cause d'infection pour le liquide épanché.

Votre ponction terminée, plusieurs circonstances peuvent se produire. Vous constatez, à ce moment, la résorption graduelle du liquide restant et la guérison a lieu; dans d'autres

par lésion de la gastro-épiploïque droite avec ulcère du duodénum resté latent pendant la vie (*a*).

(1) Cornil a montré que la purulence de l'épanchement n'est autre chose que l'exagération du nombre des globules blancs que l'on trouve toujours en certaine quantité dans les épanchements séreux. Cette augmentation peut être liée soit à des causes générales, état cachectique, etc., soit par un petit abcès qui se fait au niveau de la piqûre.

Brouardel pense que la succion

(*a*) Libermann, *Soc. des hôp.*, 26 novembre 1875, et *Bull. de thér.*, LXXXIX, p. 518, 1875.

cas, et c'est ce qui arrive le plus fréquemment, le liquide reste stationnaire et vous agissez comme précédemment, c'est-à-dire que vous usez des révulsifs, des sudorifiques et des diurétiques ; enfin, d'autres fois le liquide se reproduit de nouveau et vous êtes forcés alors de revenir à d'autres ponctions (1). Je vous ai dit que lorsque la reproduction était immédiate, c'était là une contre-indication formelle à la thoracentèse, mais au contraire, lorsque la reproduction est lente, on peut recourir sans inconvénients à de nouvelles ponctions.

faite avec les appareils aspirateurs, lorsqu'elle est poussée trop loin, produit des hémorrhagies pleurales et que le sang, dans ce cas, peut être la cause de la purulence.

Dieulafoy a aussi insisté sur l'influence du sang dans la formation des épanchements; il croit que la pleurésie purulente est à son début une pleurésie *histologiquement hémorrhagique* et renfermant de 4 000 à 5 000 globules rouges par millimètre cube.

R. Moutard-Martin a soutenu, au contraire, que les pleurésies franchement hémorrhagiques ne deviennent presque jamais purulentes.

Pour Méhu, cette transformation purulente est d'autant plus facile que le liquide contient moins de matière coagulante; aussi ce fait est un argument invoqué par les partisans de la ponction pratiquée au début même de la maladie, comme le voulait Béhier (*a*).

(1) Bouilly, dans une statistique faite à Cochin dans le service de Bucquoy a montré que dans 35 cas de pleurésie simple la ponction a été pratiquée 25 fois et 6 fois seulement le liquide s'est reproduit. D'après l'examen de la température, il a montré qu'il existait une fièvre pleurétique dont la durée moyenne était de trente jours et que la thoracentèse ne diminue pas notablement la durée de cet état fébrile, mais en atténue l'intensité.

Martineau a donné une statistique de la thoracentèse : sur dix-neuf cas de pleurésie séro-fibrineuse, 14 fois la guérison a été obtenue par une seule ponction, 5 fois il en a fallu une seconde (*b*).

(*a*) Dieulafoy, *Traité de l'aspiration*, Paris, 1873. — Dieulafoy, *De la thoracentèse par aspiration dans la pleurésie aiguë*, Paris, 1878. — Méhu, *Recherches sur les liquides pathologiques de la cavité pleurale* (*Arch. gén. de méd.*, juin et juillet 1872 et février 1875). — Béhier, *De la thoracentèse avec le trocart capillaire et l'aspiration* (*Gaz. des hôp.*, novembre 1871, p. 2, 5, 7 et 12; *Soc. méd. des hôp.*, *Union méd.*, octobre, novembre, décembre 1872, p. 553, 598, 665, 745, 781). — R. Moutard-Martin, *Sur les pleurésies hémorrhagiques* (*Th. de Paris*, 1878, p. 89).

(*b*) Bouilly, *Considérations sur la pleurésie* (*Mouvement médical*, 1873, p. 90). — Martineau, *Du traitement de la pleurésie par la thoracentèse* (*Union méd.*, 1874, n°s 123 et 152).

On peut dire que la guérison de la pleurésie n'est jamais complète, en ce sens que, lorsque l'épanchement a disparu, surviennent le plus souvent des frottements, puis une adhérence plus ou moins intime avec la paroi costale, et vous savez qu'à l'autopsie nous trouvons bien des fois ces adhérences pleurales, traces de pleurésie ancienne. Souvent, même, la pleurésie est proliférative dès le début, c'est-à-dire qu'il n'existe, à aucune de ces périodes, d'épanchement pleural.

Des pleurésies sèches.

Contre ces adhérences pleurales, qu'elles soient secondaires à une pleurésie exsudative ou bien qu'elles soient primitives, la thérapeutique a peu de prise ; on conseille bien dans ce cas l'application de teinture d'iode souvent répétée, ou bien de vésicatoires, mais ces moyens paraissent avoir dans ces cas peu d'action, et la preuve en est dans la persistance, pendant de longues années, des bruits pleuraux.

Cependant, lorsque des adhérences amènent une déformation notable du thorax, on peut par la gymnastique, en particulier par la gymnastique respiratoire, lutter avec un certain succès contre ces déformations en augmentant la capacité pulmonaire. L'emploi de l'appareil de Waldenburg (1), ou bien encore les bains d'air comprimé, ont le même effet et, en distendant le poumon, ils aident à la guérison et à la rupture de ces adhérences. Cette gymnastique respiratoire ou cette aérothérapie n'a rien de particulier dans ces cas, et je vous renvoie à ce que je vous en ai dit à propos des maladies du poumon.

Ce que je viens de vous dire s'applique à la pleurésie franche, qu'elle soit aiguë ou chronique, qu'elle soit sèche ou

(1) Kélimen utilise dans le traitement de la pleurésie les inhalations d'air comprimé ; il a remarqué que la quantité d'urine, sous l'influence de ces inhalations augmentait, d'une façon notable et que cette augmentation était proportionnelle à la disparition graduelle de l'épanchement (*a*).

(*a*) Kélimen, *Berlin. klin. Woch.*, n° 27, 1879.

exsudative; nous avons à nous demander maintenant quelles modifications devra subir le traitement suivant les différentes formes de la maladie.

Des variétés de pleurésie.

Les variétés de la pleurésie dépendent soit de leur nature, soit du siège qu'elles occupent, soit des symptômes qu'elles présentent. Examinons rapidement chacun de ces points :

De la pleurésie tuberculeuse.

Quant à la nature, la tuberculose y joue un rôle principal, et les granulations se développent primitivement dans la plèvre et même quelquefois dans des exsudats pleuraux, et si l'on s'en rapportait aux autopsies, on peut affirmer qu'il n'existe pas de tuberculeux exempts de pleurésie. Cette pleurésie est le plus souvent sèche, mais elle peut être exsudative, et dans ce cas l'exsudat a une tendance à la suppuration. Il faut donc se montrer réservé de la thoracentèse chez les tuberculeux et ne la pratiquer que dans les cas d'urgence, puisque la moindre intervention dans ces cas peut être le point de départ de la suppuration.

Aussi, Grancher nous a rendu un véritable service en nous donnant le moyen de reconnaître cette tuberculose sous l'épanchement. Son attention a été appelée dans cette région antérieure et supérieure de la poitrine où Skoda (1) a décrit le bruit qui porte son nom. Refoulé par l'épanchement, le

(1) En 1837, Skoda appela le premier l'attention sur le tympanisme sous-claviculaire, et le considéra comme un des symptômes de la pleurésie. Ce signe fut étudié ensuite par Roger et par Woillez.

Woillez admet même cinq variétés de tympanisme sous-claviculaire, d'après leur intensité, leur tonalité et leur timbre.

L'explication de ce tympanisme sous-claviculaire est différente suivant les auteurs; pour Skoda, le tympanisme est réalisé toutes les fois que le poumon contient une moindre quantité d'air qu'à l'état normal (*a*).

(*a*) Roger, *Recherches cliniques sur quelques nouveaux signes fournis par la percussion et sur le son tympanique produit par les épanchements de la plèvre* (*Arch. gén. de méd.*, juillet 1852. — Barth et Roger, *Traité pratique d'auscultation et de percussion*, Paris, 1865, p. 655). — Woillez, *Du tympanisme dans la poitrine* (*Arch. gén. de méd.*, septembre 1856), et *Traité de la percussion et de l'auscultation*, Paris, 1880. — Weil, *Traité de la percussion*, Leipzig, 1880.

poumon vient se placer dans le sommet du thorax et au niveau de la clavicule, nous percevons une sonorité dont la valeur diagnostique et pronostique a été surtout discutée en Allemagne.

Cette sonorité à la percussion s'accompagne de troubles du côté des vibrations et surtout de la respiration, qui peuvent être augmentés ou diminués (1). Quand il y a concordance,

(1) C'est sur le mode de combinaison et d'association des signes physiques fournis par l'auscultation et la percussion, avec le tympanisme sous-claviculaire que Grancher se fonde pour établir le pronostic des épanchements pleuraux.

Il peut y avoir avec le tympanisme sous-claviculaire association des signes physiques, c'est-à-dire augmentation parallèle de la respiration et des vibrations vocales; il peut y avoir, au contraire, dissociation des signes physiques, et dans ce cas on peut observer soit avec l'augmentation du son une augmentation des vibrations vocales et une diminution de la respiration, soit avec l'augmentation du son une diminution des vibrations et de la respiration.

Quand on observe le tympanisme sous-claviculaire associé, c'est-à-dire uni à une modification parallèle en + des vibrations vocales et de la respiration, il y a intégrité du parenchyme pulmonaire, qui subit les effets de la compression et du refoulement, mais ne prend qu'une part indirecte et passive au processus morbide; la pleurésie est simple et offre les plus grandes chances de guérison complète.

Grancher propose d'appeler cette variété : *tympanisme de suppléance.*

Quand il y a dissociation des signes physiques, si, avec l'augmentation du son, on observe une augmentation des vibrations vocales et une diminution de la respiration, on doit conclure que le lobe supérieur du poumon est atteint d'une lésion propre, concomitante ou même complice de la pleurésie, et cette lésion est le plus souvent une lésion tuberculeuse, qui peut rester plus ou moins longtemps latente, pour ainsi dire, mais qui, le plus ordinairement, évoluera plus tard dans le sens d'une phthisie.

Pour cette variété, Grancher propose le terme *tympanisme de congestion.*

Dans la troisième variété, enfin, c'est-à-dire si l'on observe avec l'augmentation du son, une diminution ou absence des vibrations vocales et un affaiblissement de la respiration, il faut admettre qu'il y a une compression du hile du poumon ou des grosses bronches, du lobe inférieur, ou bien encore un œdème pulmonaire concomitant de l'hydrothorax.

Grancher appelle cette variété : *tympanisme de compression et d'œdème pulmonaire* (a).

Voici, d'ailleurs, un schéma qui résume les trois variétés décrites par Grancher :

	1re variété.	2e variété.	3e variété.
Son........	+	+	+
Vibrations..	+	+	—
Respiration.	+	—	—

(a) Grancher, *Du tympanisme sous-claviculaire* (*Soc. des hôp.*, janvier 1882, *Union méd.*, 1882).

comme dit Grancher, c'est-à-dire augmentation des vibrations et de la respiration avec l'augmentation du son, le poumon est sain; lorsque, au contraire, avec le bruit skodique persiste une augmentation des vibrations et une diminution de la respiration, il est à craindre que le poumon ne soit atteint de tuberculose ; enfin, lorsqu'il y a diminution des vibrations et diminution de la respiration, c'est le signe d'une compression supportée par le poumon; vous devrez donc examiner avec attention tous ces détails chez les pleurétiques, puisqu'ils vous permettront d'établir votre diagnostic et votre traitement.

Non pas que je repousse la thoracentèse chez les tuberculeux, car il ne m'est pas démontré que la compression du poumon par l'épanchement soit une condition favorable ; au contraire, je crois utile d'augmenter chez le phthisique autant que possible le champ respiratoire; mais cependant il est important de connaître les suites de la thoracentèse et d'être prévenu à l'avance de la marche que pourra suivre la maladie.

La pleurésie rhumatismale, par sa rapide évolution, et surtout par sa rapide disparition, ne nécessite le plus souvent qu'un traitement révulsif, et il est rare que l'on ait à intervenir au point de vue de la thoracentèse. Quant aux pleurésies de nature cancéreuse et traumatique, elles s'accompagnent d'épanchements de sang, et je vous en parlerai dans la prochaine leçon.

Le siège de la pleurésie a quelquefois une importance considérable au point de vue thérapeutique et, à cet égard, la pleurésie diaphragmatique (1) mérite une description spéciale;

(1) La pleurésie diaphragmatique a été longtemps confondue avec les affections du diaphragme; c'est Laennec et surtout Andral qui décrivirent les premiers l'inflammation de la plèvre diaphragmatique. Auparavant cette maladie était considérée comme une inflammation du diaphragme, une *diaphragmite*, et c'est ainsi que Lieutaud, Cullen, Stoll, Portal, Pierre Franck décrivent cette maladie, qui dans l'antiquité portait le nom de

Pleurésie diaphragmatique.

elle s'accompagne souvent d'une douleur et d'une dyspnée considérables, symptômes qui ne sont pas calmés par la méthode révulsive et qui nécessitent des injections morphinées.

Pleurésie interlobaire.

La pleurésie interlobaire donne lieu à des vomiques et son traitement se rapproche, dans certains cas, de celui des grandes excavations pulmonaires, surtout lorsque ces épanchements, après s'être ouvertes dans les bronches, s'accompagnent d'une certaine fétidité; dans ces cas, les in-

phrenitis; cette phrénitis ou parophrénésie était aussi confondue avec les maladies délirantes.

Le symptôme le plus important de la pleurésie diaphragmatique est la douleur. Cette douleur occupe la région de l'hypochondre droit ou gauche avec irradiation spontanée vers le creux épigastrique. Cette douleur est si vive et si poignante, qu'elle oblige le malade à rester le corps plié en deux du côté affecté. Les moindres mouvements inspiratoires augmentent considérablement cette douleur. La pression faite sur ces mêmes points produit le même effet.

Noël Guéneau de Mussy a décrit un point douloureux auquel il donne le nom de *bouton diaphragmatique*; ce point est situé à un ou deux travers de doigt de la ligne blanche, à la hauteur de la dixième côte environ, à l'intersection de deux ligues dont l'une continuerait la partie osseuse de la dixième côte et dont l'autre prolongerait le bord externe du sternum.

Il existe aussi une sensibilité très vive entre les attaches inférieures du muscle sterno-cléido-mastoïdien sur le trajet des nerfs phréniques.

A ces symptômes douloureux il faut ajouter une dyspnée très intense et surtout un hoquet très pénible et fort douloureux. La percussion et l'auscultation donnent peu de résultats.

Enfin on a noté des nausées et des vomissements, de l'ictère lorsque la pleurésie siège à droite, et de la dilatation considérable de l'estomac lorsque l'affection siège à gauche (Peter).

Quant à la marche de cette affection, elle peut être longue et grave, et dans ces derniers cas la mort peut survenir très rapidement. Hermil a insisté sur une forme presque latente de pleurésie diaphragmatique.

Comme traitement, en dehors des injections de morphine et des révulsifs, Bucquoy a conseillé l'émétique à la dose de 10 à 15 centigrammes quand il y a de la congestion pulmonaire concomitante.

Guéneau de Mussy s'est demandé si, dans les cas de pleurésie purulente diaphragmatique, il ne serait pas bon de pratiquer l'empyème (*a*).

(*a*) Andral, *Arch. de méd.*, 1823. — Lieutaud, *Historia anatom. med.*, 1767, vol. II, p. 95. — Cullen, *Eléments de méd. prat.*, 1813. — Joseph Franck, *Path. méd.*, vol. IV, p. 371. — Guéneau de Mussy, *De la pleurésie diaphragmatique* (*Arch. de méd.*, 1863 et 1879. — Hermil, *Etude sur la pleurésie diaphr.* (Thèse de Paris, 1879).

halations de liquide antiseptique donnent de bons résultats.

Enfin, la pleurésie peut s'enkyster et Jaccoud (1) nous a montré dernièrement que dans ces cas les ponctions ne produisent que peu ou pas de résultats. La médication révulsive est seule ici applicable et vous pouvez employer non seulement les vésicatoires, mais même les cautères, comme l'a conseillé Antonin Martin (2).

Telles sont, messieurs, les quelques réflexions thérapeutiques que je voulais vous soumettre à propos de la pleurésie

(1) Jaccoud a insisté sur les pleurésies multiloculaires ; il montre que la conservation des vibrations dans les cas d'épanchements pleurétiques correspond à la présence des fausses membranes. Tantôt cette conservation des vibrations coïncide avec une matité absolue dans toute l'étendue de la poitrine, tantôt on ne perçoit des vibrations que dans une zone plus ou moins étendue.

La présence de ces adhérences dans la pleurésie a une grande importance au point de vue thérapeutique ; en effet, il en résulte des déplacements des organes intra-thoraciques et l'on a vu des ponctions pratiquées au point d'élection amener dans ces cas la perforation du cœur, comme dans le fait de Girginshon (de Riga). Dans un autre cas, Dieulafoy en ponctionnant dans le neuvième espace intercostal a pénétré dans la rate ; aussi Raynaud considérait-il le septième espace intercosta comme les colonnes d'Hercule de la thoracentèse (*a*).

(2) Les anciens employaient beaucoup la cautérisation ignée dans le traitement de la pleurésie et l'on utilise encore aujourd'hui cette pratique dans le traitement des inflammations des séreuses articulaires.

Broussais conseillait dans la pleurésie l'application d'un cautère sur la poitrine. Monneret a insisté sur l'efficacité de ce procédé ; il recommandait d'appliquer quatre ou cinq cautères sur différents points du côté malade. Ces cautères devaient être placés dans les espaces intercostaux et on devait y entretenir une abondante suppuration. On trouve aussi dans la clinique chirurgicale de Larrey de nombreux cas de guérison par les cautères. Antonin Martin se sert, lui, de cautère potentiel ; dans un certain nombre d'observations où ces cautérisations ignées ont été pratiquées, elles ont produit de bons résultats (*b*).

(*a*) *De la pleurésie multiloculaire* (*Comptes rendus de l'Académie de médecine*, 1879, et *Bull. de thér.*. 1879, t. XCVIII, p. 189).

(*b*) Broussais, *Histoire des phlegmasies chroniques*, p. 348. — Monneret, *Compendium de méd. et de chir.*, art. PLEURÉSIE. — Larrey, *Clin. chir.*, t. II, p. 490. — Antonin Martin, *De la cautérisation dans les affections intra-thoraciques* (*Union méd.*, année 1880, et *Soc. de méd. de Paris*, 10 juillet 1880).

aiguë ou chronique, mais cette longue leçon ne m'a pas permis d'épuiser mon sujet, et il me faut maintenant vous parler de la cure des épanchements pleuraux, soit que ces épanchements résultent de l'inflammation, comme dans les pleurésies purulentes, soit qu'ils aient une origine différente; c'est là un point capital dans les traitements des affections de la plèvre : j'y consacrerai ma prochaine leçon.

DEUXIÈME LEÇON

TRAITEMENT DES ÉPANCHEMENTS PLEURÉTIQUES.

SOMMAIRE : Division des épanchements pleuraux. — Des pleurésies purulentes. — Diagnostic de la pleurésie purulente. — Signes généraux. — Signes locaux. — Traitement de la pleurésie purulente. — Historique. — Manuel opératoire. — Ponction. — Incision. — Agrandissement de l'ouverture. — Du pansement. — De l'appareil en flûte de Pan. — De l'anesthésie dans l'empyème. — Des procédés antiseptiques. — Des tubes à demeure. — Du siphon. — Du drainage. — De la perforation de la côte. — De la résection de la côte. — Du thermocautère. — Résultats de l'opération. — De l'opération de l'empyème. — Des conditions de cicatrisation. — Statistique de Moutard-Martin. — Des lavages de la poitrine. — Choix des liquides. — Des dangers de la teinture d'iode. — De l'absorption pleurale. — Des phénomènes nerveux produits par le lavage. — De l'altération du pus. — Des pleurésies gangréneuses. — Du traitement général. — Des épanchements de pus dans la plèvre. — De l'hydrothorax. — Des pleurésies hémorrhagiques. — De l'hydro-pneumothorax.

Dans la dernière leçon, nous avons étudié le traitement de la pleurésie, et en particulier celui de la pleurésie avec épanchement séro-fibrineux ; mais ce ne sont pas les seuls cas dans lesquels la thérapeutique doive intervenir, et je me propose aujourd'hui de vous entretenir de la conduite que vous devez tenir en présence des divers épanchements pleuraux.

Division des épanchements.

Ces épanchements sont de différente nature ; tantôt ils renferment un très grand nombre de globules de pus et constituent ce qu'on a décrit sous le nom de *pleurésie purulente* (1) ; tantôt ce sont les globules rouges qui dominent,

(1) La pleurésie purulente, fréquente surtout chez l'enfant après la scarlatine, la rougeole, pendant le cours de la tuberculose, etc., peut être purulente d'emblée ou succéder à une pleurésie aiguë séreuse ; elle naît sous l'influence de causes locales (traumatisme, cancer des organes voisins, kystes hydatiques, abcès costaux, etc.) ou de causes générales (maladies in-

on a affaire à un épanchement sanguin dans la plèvre, à *une pleurésie hémorrhagique.* Dans d'autres cas, l'épanchement,

fectieuses, puerpéralité, tuberculose, misère physiologique, etc.).

Chez l'adulte comme chez l'enfant, les débuts de la maladie sont le plus souvent lents, insidieux ; parfois cependant le début est brusque. Quoi qu'il en soit, au début, il est parfois impossible, étant donnée une pleurésie, de savoir quelle est la nature de l'épanchement.

Les signes physiques sont les mêmes dans la pleurésie séreuse et la pleurésie purulente : matité plus ou moins étendue, suivant l'abondance du liquide, abolition des vibrations thoraciques; à l'auscultation : abolition ou diminution du murmure respiratoire, souffle, égophonie, broncho-égophonie, etc, ; quelquefois cependant, avec un épanchement très dense, abondant, on perçoit du côté affecté les bruits respiratoires transmis par le côté sain.

Quand la maladie est un peu avancée, on constate parfois un œdème de la paroi thoracique, soit au-dessous du creux de l'aisselle, soit sur le prolongement de la ligne axillaire postérieure ; on observe aussi la disparition des dépressions intercostales, ce qui donne une apparence lisse à ce côté de la poitrine (H. Marsh); quelquefois, mais rarement, une sorte de fluctuation dans les espaces intercostaux.

Ce sont surtout les commémoratifs et les signes généraux qui permettent, en dehors de la ponction aspiratrice et des vomiques, d'établir le diagnostic : dans la pleurésie purulente, la fièvre persiste, il survient des frissons répétés, des sueurs profuses, froides, de la fièvre le soir, une dyspnée plus forte, puis plus tard de la diarrhée, de l'anorexie, de l'amaigrissement avec œdème des extrémités, un facies pâle et terreux, puis mort dans le marasme.

Cependant, que la pleurésie purulente soit aiguë ou chronique, le pus peut se faire jour à l'extérieur, soit par les bronches (vomiques), soit à travers les parois thoraciques. Quand l'ouverture est le résultat d'une fistule pleuro-bronchique, le malade rend brusquement, si la fistule est large, un flot de pus, ou bien dans le cas contraire expectore à chaque accès de toux une certaine quantité de pus, qui est d'abord inodore, puis devient peu à peu fétide, surtout si l'ouverture de la fistule permet à l'air de pénétrer dans la plèvre et de donner ainsi naissance à un pyo-pneumothorax.

Quand le pus doit se faire une issue à travers la paroi thoracique, à un certain moment le malade accuse une douleur plus ou moins forte dans un espace intercostal. La palpation permet souvent de reconnaître en ce point une petite grosseur rénitente, qui augmente de jour en jour, fait saillie, forme une tumeur allongée le long de la côte, devient élastique, fluctuante et persiste ainsi plus ou moins longtemps, jusqu'au jour où la peau s'amincit, devient violacée et se rompt pour donner issue plus ou moins largement à l'empyème. Si la fistule est suffisamment large et ne permet pas l'entrée de l'air dans la poitrine, l'écoulement d'un pus inodore se fait peu à peu et le malade guérit; si au contraire l'air pénètre dans la cavité pleurale, le pus devient fétide et on assiste à tous les symptômes d'un pyo-pneumothorax.

au lieu d'être séro-fibrineux comme dans les pleurésies inflammatoires, est complètement séreux et constitue un des symptômes des altérations du sang ou des troubles de la circulation, c'est l'*hydrothorax*. Enfin, l'air peut pénétrer dans la plèvre, soit par la paroi costale, soit par la surface pulmonaire : c'est le *pneumothorax*, qui se complique le plus souvent d'un épanchement séro-purulent et constitue ainsi l'*hydro-pneumothorax*. Qu'il soit gazeux, séro-purulent, sanguin, séreux, l'épanchement n'en comprime pas moins le poumon, gêne les fonctions respiratoires et donne lieu à des symptômes généraux et locaux qui nécessitent l'intervention médicale. Ce sont les règles de cette intervention que je veux vous donner.

Commençons tout d'abord par les pleurésies purulentes. La présence du pus dans la plèvre peut dépendre de bien des circonstances : elle peut résulter de l'évolution régulière de l'inflammation, et le nombre toujours croissant des leucocytes transforme d'abord l'épanchement pleurétique en liquide trouble, puis en véritable pus ; ou bien encore, elle peut être favorisée par certaines dispositions de l'économie à la purulence, telles que la tuberculose ou la puerpéralité. Dans d'autres circonstances, le pus est versé directement dans la plèvre ; et constitue d'emblée un épanchement purulent ; c'est ce qui arrive dans les cas d'abcès ossifluents, ou bien d'abcès du foie s'ouvrant dans la plèvre. Pleurésie purulente.

Qu'il résulte de l'ouverture d'un abcès dans la cavité pleurale, ou bien qu'il soit le résultat d'un travail inflammatoire, l'épanchement du pus dans la cavité pleurale n'en constitue pas moins une affection des plus graves, qui compromet rapidement la vie du malade et qui, si l'on n'intervient pas énergiquement, ou bien amène la mort par consomption et asphyxie, ou bien se termine par l'ouverture de l'épanchement soit à travers le parenchyme pulmonaire, soit, ce qui est beaucoup plus rare, à travers la paroi costale.

Comme, dans ces cas de pleurésie purulente, l'intervention médicale doit être rapide, on s'est efforcé de multiplier les signes qui permettent de reconnaître la présence du pus dans la plèvre; je vais donc être forcé d'entrer dans quelques détails à ce sujet, et ici je ferai une double distinction entre les pleurésies purulentes proprement dites, résultant de l'inflammation, et les épanchements de pus, c'est-à-dire l'ouverture d'abcès dans la cavité pleurale.

Diagnostic de la pleurésie purulente.

Dans la pleurésie purulente, le médecin doit être guidé dans son diagnostic par les symptômes généraux et les symptômes locaux. Pour les symptômes généraux, lorsque, chez un malade atteint de pleurésie avec épanchement, on constate une élévation journalière et vespérale de la température, élévation de la température qui s'accompagne de frissons, on peut supposer la présence d'un liquide purulent. Un des faits les plus saisissants que j'aie pu voir à cet égard, est celui que j'ai observé avec le docteur Lemaire (de Compiègne), qui me demandait mon avis sur un cas de pleurésie dont il m'envoyait la courbe thermique; par cette seule inspection, je pensai, avant d'avoir vu la malade, à l'épanchement purulent, et la ponction que l'on fit vint confirmer complètement mon diagnostic.

Symptômes généraux.

Symptômes locaux.

Pour les symptômes locaux, nous avons d'abord l'œdème de la paroi costale; cet œdème, lorsqu'il existe, est un bon signe de l'épanchement purulent; seulement, dans certains cas, l'application réitérée de vésicatoires détermine une tuméfaction qui peut vous induire en erreur.

Quant aux signes fournis par la percussion, Peter, qui a repris les travaux de Damoiseau (1), nous a montré que les mo-

(1) Damoiseau a étudié la ligne de contour de la matité dans les épanchements pleurétiques. Cette ligne de contour appartient à l'ordre des sections coniques et varie selon que le malade est assis ou étendu horizontalement dans le lit. Comme l'a fait remarquer très justement Peter, la na-

difications du niveau de l'épanchement, lorsque le malade est dans le décubitus horizontal ou lorsqu'il est assis, pouvaient fournir des renseignements importants sur la consistance du liquide épanché; mais il faut reconnaître que ce sont là des moyens de diagnostic qui demandent une grande habitude de la percussion, et qui sont peu employés. Il n'en est pas de même des indications fournies par l'auscultation; Baccelli (1), par l'étude de la pectoriloquie aphone, nous a fourni un bon signe des épanchements purulents de la plèvre. A ces symptômes locaux je joindrai l'abaissement du foie; lorsque dans un épanchement pleurétique notable, surtout au côté droit, vous trouverez un abaissement tel du foie, qu'il est descendu, pour ainsi dire, tout entier au-dessous du rebord costal, vous pourrez

ture du liquide épanché a une action sur les causes de variation de ces courbes dans les deux positions.

Plus le liquide est dense, moins il y a de variation de la courbe dans les deux positions. Lorsque le liquide, au contraire, est absolument séreux, la ligne de contour de la matité, qui était oblique lorsque le malade était couché, devient horizontale lorsque le malade est assis (*a*).

(1) Baccelli a montré que, par la transmission des sons, on pouvait reconnaître la nature des liquides; il a, en effet, démontré que les liquides les plus épais augmentaient la résonnance des ondes sonores pulmonaires, sans les transmettre à une certaine distance.

Voici comment procède Baccelli : Le médecin applique fortement son oreille sur la poitrine du malade en ayant soin de boucher avec l'index l'oreille opposée ; la tête du malade doit être dirigée du côté opposé au point ausculté, de telle sorte que le faisceau des vibrations buccales soit dans une direction perpendiculaire à l'oreille du médecin.

Dans cette situation le malade prononcera à voix basse et à plusieurs reprises le mot *trente-trois* (*trentatre*). Si l'épanchement est séreux, la voix pénétrera à l'oreille de l'observateur; si l'épanchement est purulent, la transmission de la voix n'aura pas lieu.

Noël Guéneau de Mussy a vérifié la véracité des faits invoqués par Baccelli et a insisté sur la valeur diagnostique de ce signe (*b*).

(*a*) Damoiseau, *Recherches cliniques sur plusieurs points de diagnostic des épanchements pleurétiques* (*Arch. de méd.*, octobre 1843, p. 129). — Peter, *Leçons de clinique médicale*, t. Ier, p. 519.

(*b*) Baccelli, *Sulla transmissione del suoni attraverso i liquidi endopleuriti di differente natura* (Extrait des *Arch. di medicina, chirurgia e igiene*). — N. Guéneau de Mussy, *Quelques considérations sur ses lignes physiques de la pleurésie* (*Union méd.*, nos 1 et suiv.).

assurer l'existence d'un épanchement purulent, surtout lorsque ce signe viendra s'ajouter aux autres symptômes que je viens de vous décrire. D'ailleurs, aujourd'hui, grâce à la facilité avec laquelle on peut pratiquer les ponctions, tous les signes que je viens de vous énumérer ont perdu de leur valeur, car il vous suffira de faire la ponction aspiratrice pour vérifier *de visu* et d'une façon positive, cette fois, la nature du liquide épanché (1).

Lorsqu'il s'agit de l'ouverture d'un abcès dans la plèvre, le diagnostic est encore plus certain; la soudaineté des accidents, l'existence antérieure soit d'abcès du foie, soit d'une lésion de la colonne vertébrale, vous permettent d'affirmer votre diagnostic.

Traitement de la pleurésie purulente.

Ainsi donc, après avoir examiné consciencieusement votre malade, par la marche de l'affection et par les symptômes locaux et généraux, vous croyez à un épanchement pleurétique purulent, une ponction aspiratrice vient confirmer vos prévisions et vous retirez une certaine quantité de pus de la poitrine. Qu'allez-vous faire ?

Votre rôle, messieurs, est ici tout tracé; par la ponction aspiratrice, vous avez soutiré une certaine quantité de pus et vous avez ainsi paré aux premiers accidents, ce qui vous permet d'attendre un ou deux jours; votre conduite ultérieure dépendra de ce qui va se produire. On a vu, en effet, des

(1) L'examen du liquide que l'on retire de la ponction peut faire prévoir la transformation possible de l'épanchement séreux en épanchement purulent.

Ainsi, d'après Méhu, la densité du liquide pleurétique fournirait des renseignements fort importants ; lorsque la densité du liquide épanché est supérieure à 1,019 et que le liquide se prend en masse, la pleurésie est franche et le pronostic favorable ; lorsque le liquide a une densité inférieure à 1,015, il s'agit d'un hydrothorax; enfin, lorsque la densité est de 1,018 et que le liquide ne se prend pas en masse, on peut penser que la pleurésie est de nature tuberculeuse (*a*).

(*a*) Méhu, *Etudes sur les liquides épanchés dans la plèvre* (*Arch. gén. de méd.*, juin, juillet 1872).

épanchements purulents pleuraux guérir à la suite d'une simple ponction aspiratrice, et Marrotte, dans son remarquable rapport sur la paracentèse thoracique, Jules Guérin, Legroux, Noël Guéneau de Mussy, Bourdon, Hérard, Moutard-Martin, Dieulafoy, etc., etc., ont cité des faits de guérison de pleurésie purulente, à la suite d'une simple ponction, sans lavage de la poitrine, et cela contrairement à l'opinion de Woillez, qui a soutenu que la pleurésie purulente ne guérissait que par l'établissement d'une fistule pleuro-costale ou pleuro-bronchique (*a*). Mais ce sont là des faits exceptionnels, le plus ordinairement le liquide purulent se reproduit avec une extrême rapidité et les symptômes généraux s'aggravent. Vous pouvez encore tenter une ou deux autres ponctions; mais, si l'amélioration ne se produit pas, vous devez abandonner la méthode aspiratrice et recourir à une opération plus radicale, mais plus efficace, à l'opération de l'empyème.

De l'opération de l'empyème.

Conseillée dès la plus haute antiquité, puisque nous voyons Hippocrate (1) indiquer l'incision de la poitrine comme moyen de guérir les épanchements purulents, l'opération de l'empyème a été pratiquée, pour ainsi dire, à toutes les époques; mais elle n'a pris véritablement droit de cité, dans

(1) Voici comment Hippocrate s'exprime à propos des indications de l'empyème : « Après l'incision et la cautérisation, servez-vous de la tente en lin écru et faites sortir le pus peu à peu. Quand vous allez inciser ou cautériser, observez que le patient conserve la même attitude où vous l'avez mis pour l'opérer, afin que la peau, élevée ou abaissée par le changement d'attitude, ne soit pas une cause d'erreur. Au douzième jour on évacuera tout le pus restant, on fera la tente en linge, on évacuera le pus deux fois par jour et l'on desséchera autant que possible, par le régime, le ventre supérieur (la poitrine) (*b*). »

Paul d'Egine, dans sa *Chirurgie*,

(*a*) Marrotte, *État de la thoracentèse en* 1864 (*Bull. de thér.*, t. LVII, p. 158). — Moutard-Martin, *la Pleurésie purulente et son Traitement*, Paris, 1872, p. 94. — Woillez, *Traitement des maladies aiguës des organes respiratoires*, p. 402). — Dieulafoy, *Traité de l'aspiration des liquides morbides*, p. 353.

(*b*) Hippocrate, *Des maladies*, liv. III, trad. de Littré, t. VII, p. 155.

notre pays, que dans ces dernières années, et cela grâce aux efforts et à la pratique de notre maître Moutard-Martin (*a*); et, chose étrange, les médecins ont beaucoup plus fait pour la généralisation de cette méthode que les chirurgiens. C'est là, d'ailleurs, un fait que nous verrons se reproduire pour la trachéotomie; aussi a-t-on pu dire que l'empyème et la trachéotomie étaient des opérations médicales plutôt que chirurgicales.

La chirurgie, en effet, enchaînée par les traditions qui voulaient que l'on ne touchât qu'avec la plus grande réserve aux plaies de poitrine, a montré toujours certaines hésitations pour l'ouverture des voies aériennes, qu'il s'agisse de la trachéotomie ou bien de l'empyème, et je ne connais rien de plus frappant à cet égard que ce qui s'est passé lors de la pleurésie purulente dont fut atteint Dolbeau, pleurésie dont il guérit d'ailleurs (1).

parle aussi longuement de l'empyème; il repousse l'incision de la poitrine et conseille l'application du cautère.

Voici d'ailleurs comment il s'exprime à cet égard : « On a trouvé que la cautérisation appliquée aux empyèmes est un moyen très efficace ; il faut en conséquence imbiber d'huile la racine de la grande aristoloche et leur pratiquer des eschares à l'aide de la flamme. » Et il ajoute plus loin : « D'autres, comme le dit aussi Léonidès, avec un cautère olivaire incandescent, poussent la brûlure jusqu'au foyer purulent après avoir marqué dans l'espace intercostal l'endroit de l'abcès. Quelques-uns même ont osé faire une autre opération: ils divisent un peu obliquement la peau par une incision transversale entre la cinquième et la sixième côte; puis, perçant avec le bistouri pointu la membrane qui tapisse les côtes, ils évacuent le pus. Mais ceux-là, ainsi que ceux qui brûlent avec le fer jusqu'au foyer, ou donnent immédiatement la mort, l'esprit vital s'échappant entièrement avec le pus, ou produisent des fistules incurables » (*b*).

On voit que, si, dès l'antiquité, on pratiquait l'empyème d'une façon méthodique et absolument identique comme manuel opératoire à ce que nous faisons aujourd'hui, les idées préconçues sur l'air vital faisaient craindre l'issue trop rapide du pus au dehors. Ce sont ces idées qui ont influé sur toute la chirurgie au moyen âge et qui ont empêché d'ouvrir les plaies du thorax.

(1) Millard a donné une description fort complète de la maladie qu'avait

(*a*) Moutard-Martin, *La pleurésie purulente et son traitement*, Paris, 1872.

(*b*) Paul d'Egine, *Chirurgie*, trad. de René Briau, p. 209.

L'empyème ayant été décidé, Dolbeau voulut que son maître, Nélaton, pratiquât l'opération, et ce grand chirurgien, qui était alors le praticien le plus recherché de toute l'Europe et qui venait d'atteindre l'apogée de sa carrière, n'ayant jamais encore pratiqué cette opération, dut la répéter un grand nombre de fois sur le cadavre, avant d'opérer son éminent élève. Cependant, à cette époque, nous étions en 1872, les médecins pratiquaient couramment cette opération, et Moutard-Martin en avait déjà recueilli un très grand nombre d'observations.

présentée Dolbeau. Voici le résumé de cette observation.

Au commencement de l'année 1872, 25 mars, Dolbeau, âgé de quarante ans, est pris de douleur au côté.

Le 26, il fait demander Millard.

Le 27, on constate un léger épanchement au côté gauche et l'on applique des ventouses.

Le 28, on met un large vésicatoire.

Le 29 mars, Béhier voit le malade en consultation et conseille une potion de Todd et l'application de douze sangsues ; malgré l'énergie du traitement, les douleurs du côté étaient toujours très intenses.

L'état se continua ainsi jusqu'au lundi 6 avril, la dyspnée et les douleurs de côté augmentant continuellement, la fièvre devenant considérable (104 à 116 pulsations).

Le 6 avril, Barth vit le malade en consultation et conclut à l'existence d'un épanchement contenant de 3 à 4 litres de liquide, et il ajouta que l'intensité de la douleur était un signe de gangrène pulmonaire. Dieulafoy fit alors une ponction avec l'appareil aspirateur, mais cette ponction n'amena aucun résultat.

L'état ne fit que s'aggraver, la fièvre se présenta par accès, les crachats devinrent fétides, et le 19 avril, en présence de Béhier, de Nélaton, de Sappey, de Denonvilliers, de Potain et de Millard, on fit une seconde ponction, qui donna lieu cette fois à un écoulement de 2 kil. 250 de pus d'une fétidité repoussante ; on fit alors un lavage quotidien de la poitrine.

L'état général ne s'améliorait pas, il y eut de l'œdème, il se reproduisit des vomiques.

Le mercredi 4 mai, Nélaton pratiqua l'empyème, qui donna issue à une grande quantité de pus et à des fausses membranes très épaisses, qui furent reconnues, à l'examen microscopique fait par Sappey, comme constituées par du parenchyme pulmonaire.

A partir de ce moment, les lavages furent faits, l'amélioration survint graduellement et la plaie était définitivement cicatrisée le 15 juillet. Dolbeau a succombé depuis, en mars 1879, à d'autres accidents qui n'avaient aucune relation avec l'affection pleurale dont il avait été atteint cinq ans auparavant. (*a*).

(*a*) Millard, *Relation de la maladie du professeur D.* (*Bull. et Mém. de la Soc. des hôp.*, t. XII, 2e série, 1875, p. 81).

Manuel opératoire.

Vous me permettrez donc, messieurs, d'insister sur le manuel opératoire de l'opération de l'empyème, manuel opératoire qui ressortit plus à la médecine qu'à la chirurgie, et les détails dans lesquels je vais entrer, je les ai puisés presque tout entiers à la pratique de mon maître Moutard-Martin.

Cette opération comprend trois parties : une ponction, une incision, des pansements. Voici comment vous devez procéder :

Une fois le malade assis dans son lit, le buste nu, vous choisissez le point où vous allez pratiquer l'incision de la poitrine. Ce point est presque toujours sur le milieu d'une ligne abaissée du creux axillaire perpendiculairement à la base du thorax et un peu en arrière de cette ligne, surtout du côté gauche; ce point correspond au cinquième ou sixième espace intercostal. Je vous conseille de tracer d'abord avec de l'encre ou avec un crayon dermographique l'inclinaison de l'espace intercostal, de manière à bien suivre cet espace, lorsque vous ferez votre incision.

Ponction.

C'est à l'extrémité de cette ligne que vous venez de tracer, que vous plongerez le trocart aspirateur; cette ponction est toujours nécessaire, et c'est ce trocart qui vous servira pour ainsi dire de sonde cannelée, pour arriver au point où se trouve l'épanchement purulent, point quelquefois assez éloigné par suite de la présence de fausses membranes plus ou moins épaisses.

Incision.

Une fois la présence du pus bien constatée, vous cessez l'aspiration, vous prenez un bistouri, et, suivant le bord supérieur de la côte inférieure de l'espace intercostal que vous avez choisi, vous pratiquez une incision de 5 centimètres, en vous guidant toujours sur la ligne que vous avez tracée. Cette première incision ne doit comprendre que la peau et le tissu cellulaire; une fois cette incision faite, vous guidant toujours avec le doigt indicateur de la main gauche, qui est placé sur le bord supérieur de la côte inférieure, vous incisez, couche par couche, l'espace intercostal jusqu'à la plèvre (1).

Moutard-Martin insiste beaucoup sur la nécessité de faire toujours l'incision de la peau plus grande que celle des

(1) L'espace intercostal est, ainsi que son nom l'indique, l'intervalle compris entre deux côtes, intervalle dont l'anatomie varie suivant la région plus ou moins élevée où on l'étudie, et il est évident que la description des premier et deuxième espaces sera différente, à cause de leurs rapports avec l'artère axillaire et les branches du plexus brachial, de celle des cinquième et sixième espaces intercostaux, par exemple ; aussi laisserons-nous de côté les premiers, car ils ne nous intéressent nullement ici, puisque nous ne considérons l'anatomie de cette région qu'au point de vue du sujet qui nous occupe actuellement : de l'opération de l'empyème.

Etant donné un espace intercostal quelconque, de ceux bien entendu qui ne présentent pas de rapports spéciaux, de ceux en un mot auxquels on peut penser pour donner issue au contenu de la cavité pleurale d'un individu atteint de pleurésie purulente, quelles sont les différentes couches qu'incisera le scalpel se dirigeant de dehors en dedans ?

En premier lieu, la *peau*, fine, plus ou moins recouverte de poils, pouvant présenter depuis le plus léger duvet jusqu'au velu le plus prononcé, absolument glabre supérieurement chez la femme, où elle présente les caractères propres à la région mammaire.

Au-dessous de la peau, on trouve une couche cellulo-graisseuse variable en épaisseur suivant l'embonpoint du sujet. Plus profondément, on trouve une couche aponévrotique résistante et assez dense, au-dessous de laquelle sont placés, suivant la région, les muscles grand et petit pectoral, le grand dentelé, le grand droit de l'abdomen et le grand dorsal, qui recouvrent une nouvelle couche de tissu cellulaire qui protège elle-même les muscles intercostaux.

Le bistouri trouve alors à inciser le muscle intercostal externe, muscle qui s'insère supérieurement à la lèvre externe de la gouttière costale, et inférieurement à la lèvre externe du bord supérieur de la côte par des fibres alternativement charnues et aponévrotiques. Il est constitué par des fibres en grande partie tendineuses, qui se dirigent d'arrière en avant et commencent à la gouttière vertébrale pour se terminer au niveau du cartilage. Donc, depuis le commencement du cartilage jusqu'au sternum, pas d'intercostal externe.

En dedans de ce muscle se trouve le contenu de l'espace, contenu sur lequel nous aurons à revenir et qui est constitué, disons-le tout de suite, par une artère, deux veines, un nerf, le tout plongé dans du tissu cellulaire ; enfin, en dedans de ce contenu lui-même, se présente la paroi interne de l'espace intercostal ou muscle intercostal interne, tapissé par une couche de tissu cellulaire abondant (tissu cellulaire sous-pleural) et par le feuillet pariétal de la plèvre costale.

Le muscle intercostal interne, qui s'insère en haut à la lèvre interne de la gouttière costale et en bas à la

muscles, et celle des muscles plus grande que celle de la plèvre. Si l'on ne suit pas cette règle, dans les mouve-

lèvre interne du bord supérieur de la côte qui est au-dessous, et qui est composé de fibres de même nature que celles de l'intercostal externe, mais de direction inverse, c'est-à-dire d'avant en arrière, commence à l'angle de la côte pour se terminer au sternum.

Nous avons ainsi étudié les parois externe et interne de l'espace intercostal. La paroi supérieure, elle, est formée par le bord inférieur de la côte supérieure : ce bord est mince, tranchant, et présente une gouttière dont les lèvres nous sont déjà connues (insertions des intercostaux) ; la paroi inférieure est formée par le bord supérieur mousse, arrondi, de la côte inférieure, qui présente la même insertion.

Les espaces intercostaux n'ont pas tous la même largeur ; le plus large est le troisième ; puis viennent le second et ensuite le premier. Nulle au niveau des huitième, neuvième et dixième côtes, cette largeur varie d'ailleurs suivant que le malade est en inspiration ou en expiration, état pendant lequel les côtes peuvent aller jusqu'à s'imbriquer. C'est dans ces circonstances qu'une balle peut frapper la paroi thoracique, sans pénétrer dans la poitrine, arrêtée qu'elle est par cette sorte de bouclier osseux. En outre, la largeur va en diminuant d'arrière en avant, vu la direction spiroïde des côtes.

Revenons à présent au contenu de l'espace intercostal.

Nous avons d'abord l'*artère intercostale*, qui provient, suivant les régions où on la considère, de l'aorte (intercostale postérieure), de l'intercostale supérieure (intercostales supérieures), qui, elle-même, émane de la sous-clavière, et enfin de la mammaire interne, qui naît du même tronc vasculaire (intercostales antérieures). Insistons sur les intercostales postérieures ou aortiques. L'aorte étant située à gauche les intercostales droites seront plus longues que les gauches, puisque, pour arriver à leur espace, elle devront passer au-devant de la colonne vertébrale. Elles sont situées à ce niveau derrière l'œsophage. Des deux côtés, l'artère intercostale passe en arrière de la plèvre pariétale et des ganglions nerveux, s'infléchit de bas en haut et se divise en une branche postérieure qui ne nous intéresse pas et une branche antérieure, véritablement intercostale, qui, après avoir cheminé entre la plèvre et l'intercostal interne, arrive dans l'espace, qu'elle traverse obliquement de bas en haut et va se loger dans la *gouttière costale* (bord inférieur de la côte supérieure) pour ne la quitter qu'au niveau du tiers antérieur de l'intervalle qui sépare les deux côtes, où elle s'anastomose avec l'intercostale antérieure.

Si l'on considère les rapports de l'artère intercostale proprement dite vers sa partie moyenne, où elle est protégée par la gouttière costale et où sa lésion par conséquent est presque impossible, si l'on considère d'autre part son faible calibre vers sa partie antérieure, où elle est facilement accessible, mais où elle ne peut donner lieu à une hémorrhagie inquiétante, on verra qu'il n'y a qu'en arrière où elle puisse être lésée sérieusement, mais là encore elle est protégée par la masse des muscles spinaux, protection cependant des plus virtuelles, et la présence

ments d'inspiration et d'expiration qui font passer à travers la plaie un double courant, il ne manquerait pas de se faire une infiltration d'air et de pus sous la peau, infiltration qui vient compliquer d'une façon fâcheuse l'opération.

Vous avez incisé la peau et les muscles, vous êtes sur la plèvre. Arrivés à ce point, vous aidant avec le trocart resté à demeure, vous faites une ponction peu étendue qui vous permet d'introduire le doigt dans la poitrine; à ce moment, un flot de pus s'échappe et l'air pénètre dans le thorax; la première partie de l'opération est faite, et il faut maintenant agrandir l'ouverture et panser le malade.

Agrandissement de l'ouverture.

Vous retirez le trocart, qui devient inutile; puis, pour agrandir l'incision de la plèvre, vous saisissez un bistouri boutonné et, guidé par le doigt plongé dans la poitrine, qui vous sert de conducteur, vous agrandissez l'incision de la plèvre. N'oubliez jamais, messieurs, de faire précéder toujours de l'introduction de votre doigt dans la cavité pleurale

de ces masses charnues, en cas de blessure de l'artère, ne ferait que rendre sa recherche des plus difficiles. C'est en raison de cette difficulté d'une part, et en raison de la rareté de la lésion artérielle de l'autre, que l'on a, suivant l'expression de Malgaigne, à enregistrer plus de procédés pour arrêter l'hémorrhagie de ce vaisseau que d'exemples authentiques de sa lésion.

Inutile donc de dire qu'il ne faut pas débrider en arrière. Ajoutons immédiatement qu'on ne pratique ni l'empyème ni la thoracentèse au niveau des deux derniers espaces intercostaux, à cause de la blessure possible à ce niveau du diaphragme. Il n'est pas d'ailleurs nécessaire d'opérer sur le point le plus déclive de l'épanchement, précaution rendue inutile par la position horizontale du sujet et surtout par l'emploi des méthodes d'aspiration, aujourd'hui en faveur (Tillaux).

Outre l'artère, l'espace intercostal contient encore deux veines qui suivent le trajet de l'artère et vont se jeter à droite dans la grande azygos, et parfois dans le tronc veineux brachio-céphalique droit, ainsi que dans la veine cave supérieure, à gauche dans la veine azygos et le tronc brachio-céphalique du côté correspondant.

L'espace intercostal contient enfin un nerf très souvent atteint de névralgie, le nerf intercostal, se divisant, comme l'artère, au niveau du trou de conjugaison, et dont la branche antérieure suit partout la direction de ce vaisseau.

cet agrandissement de l'ouverture de la paroi thoracique, et pour vous montrer l'importance de ce fait, je puis vous raconter ce qui s'est passé lors de l'opération pratiquée sur Dolbeau, par Nélaton.

Avec son habileté ordinaire, le grand chirurgien avait pratiqué les premiers temps de l'opération, la ponction de la plèvre avait été faite, et comme l'ouverture était insuffisante, il réclama un bistouri pour l'agrandir; il allait prolonger son incision vers l'extrémité antérieure et inférieure, lorsqu'il retira l'instrument prêt à inciser les tissus, mit son doigt dans la plaie et dit avec une certaine émotion : « Non pas de ce côté; » et il débrida vers la partie postérieure. Après l'opération, les assistants qui avaient été frappés de l'émotion de Nélaton, lui demandèrent ce qui s'était passé, et il répondit que son doigt plongé dans la plaie lui avait fait sentir la pointe du cœur, qu'il aurait infailliblement coupé s'il avait prolongé l'incision vers sa partie antérieure et inférieure. L'empyème, en effet, était à gauche dans le cas de Dolbeau, et l'on sait que dans les pleurésies chroniques les rapports du cœur avec les parois de la poitrine peuvent subir des modifications profondes, grâce aux fausses membranes qui le fixent dans les positions les plus anormales.

Du pansement.

Votre incision est agrandie : par des efforts de toux, le malade a vidé largement sa poitrine; il ne vous reste plus maintenant qu'à passer au dernier temps de l'opération, c'est-à-dire au pansement du malade. Après avoir bien lavé la plaie avec une solution antiseptique, chloral, solution phéniquée, phénol ou thymol, vous introduirez dans la plaie des tubes à drainage disposés en jeu d'orgue, ou, si vous aimez mieux, en flûte de Pan. Ces tubes, accolés l'un à l'autre, plongent à différentes hauteurs dans la plèvre et, tout en maintenant la plaie béante, permettent non seulement aux liquides de s'écouler, mais encore de faire des lavages par chacune de leurs ouvertures.

Mais je vous recommande tout particulièrement de bien fixer ces tubes aux parois de la poitrine; il arrive malheureusement quelquefois, lorsque cette précaution n'a

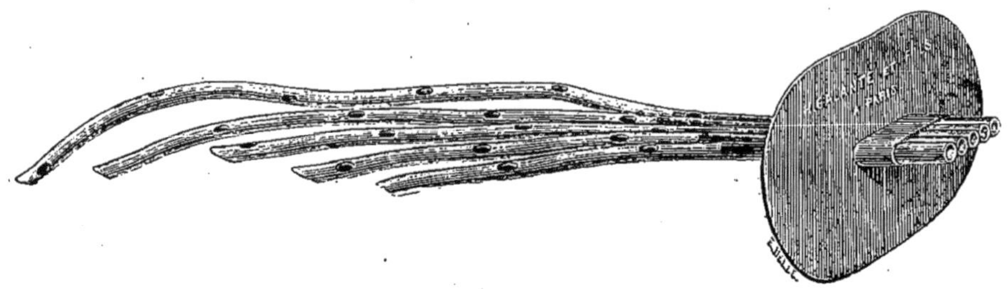

pas été prise, que, par des mouvements respiratoires, les tubes se trouvent entraînés dans la cavité thoracique, et peuvent donner lieu alors à des accidents de la plus haute gravité. Rien de plus facile, d'ailleurs, que d'obtenir cette

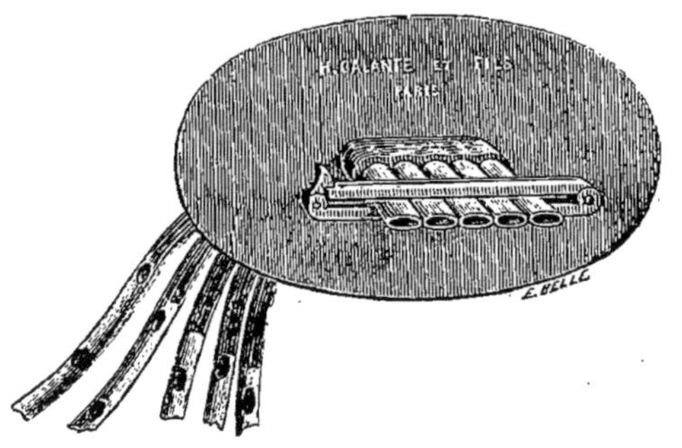

solidité dans la fixation des tubes; après avoir traversé par un fil, au moyen d'une aiguille, les quatre ou cinq tubes à drainage qui vont constituer votre appareil en flûte de Pan, vous attachez les deux extrémités du fil à un ruban que vous fixez à l'épaule opposée. De l'appareil en flûte de Pan.

D'ailleurs, ce petit appareil, que vous pouvez facilement établir vous-même, se trouve tout fait dans le commerce, et Galante, sur mes indications, a construit le modèle que je vous présente et qui a ce grand avantage de se fixer facilement à la paroi de la poitrine, grâce à la plaque de caoutchouc qui l'entoure; de plus, on peut, par un petit clamp qui ferme l'orifice des tubes, éviter, à certains moments, l'issue du liquide. La fixation de la canule en flûte de Pan de Galante est des plus faciles, et il vous suffit de faire une ouverture à une bande, ouverture destinée à recevoir l'orifice extérieur des tubes à drainage, pour fixer la plaque en caoutchouc contre l'ouverture que vous venez de pratiquer dans les parois de la poitrine. Puis vous recouvrez le tout soit d'un appareil de Lister, soit d'un gâteau de charpie, recouvert lui-même d'une grande quantité d'ouate. Votre opération est terminée et votre malade est pansé, vous le changez de lit et vous n'avez plus maintenant qu'à renouveler deux fois par jour votre pansement.

De l'anesthésie dans l'empyème.

Telle est cette opération de l'empyème, et avant d'en discuter la valeur, je veux revenir sur quelques petits détails de cette opération; d'abord sur l'anesthésie. Dans de pareils cas, on comprend que l'anesthésie générale soit interdite; on peut cependant faire l'anesthésie locale chez les personnes très pusillanimes; le plus souvent cependant, je vous conseille de ne pas en user. J'ai vu, en effet, l'anesthésie locale occasionner après l'opération des hémorrhagies plus ou moins intenses; de plus, si la douleur est diminuée pendant l'anesthésie, elle apparaît très vive lorsque cette dernière a cessé.

Des procédés antiseptiques.

L'empyème est-il tributaire de la méthode listérienne (*a*)? En un mot, y a-t-il avantage à opérer dans l'atmosphère phéniquée? J'avoue qu'ici ma compétence est nulle; je ne me suis jamais servi, dans les nombreuses opérations d'empyème que j'ai faites, de la méthode listérienne, que nous, médecins, nous employons très rarement, et, sans espé-

(*a*) Andrew Marshall, *Procédé de Lister appliqué au traitement de l'empyème* (*Edinb. Med. Journ.*, mai 1876, p. 1008).

rer que par cette pulvérisation on puisse empêcher la putréfaction du pus de se produire, je reconnais toutefois que la méthode n'est pas dangereuse et ne peut être que favorable. Ainsi donc, si vous disposez d'appareils à pulvérisation, vous pourrez en user dans ce cas.

Une fois ces petits points discutés, j'aborde maintenant la partie la plus intéressante de cette question, c'est d'apprécier la valeur de l'opération dont je viens de vous parler. D'abord, comme opération, le manuel opératoire proposé par Moutard-Martin est de beaucoup supérieur à tous les moyens jusqu'ici employés. Ces moyens sont de deux ordres : les uns consistent à ponctionner la poitrine et à laisser, à la suite de cette ponction, une canule à demeure, les autres, à faire dans le thorax une ouverture permanente.

Examinons le premier moyen. On a proposé d'abord de laisser, après la ponction, la canule du trocart en demeure. Woillez a même construit un instrument spécial, trocart courbe et aplati suivant sa courbure, qui permettait à la canule de rester en place, sans heurter, à chaque inspiration, la surface extérieure du poumon. On a aussi proposé alors d'introduire par la canule du trocart des tubes souples en caoutchouc, simples ou à double courant, que l'on maintient par une plaque en caoutchouc, une fois le trocart enlevé. Potain a même fort ingénieusement complété ce procédé, en ajoutant à cette canule en caoutchouc, introduite par le tube du trocart, un siphon qui permet un lavage constant de la poitrine.

Des tubes à demeure.

Du siphon.

Mon maître, Chassaignac, à qui la chirurgie moderne doit la découverte du drainage, avait appliqué au traitement de l'empyème sa méthode ; grâce à un trocart courbe, qui perçait les parois thoraciques en deux endroits, il faisait passer dans la poitrine un tube à drain en anse, et par ce tube on pratiquait des injections plus ou moins répétées.

Du drainage.

Le professeur Gosselin se sert aussi du tube à drainage, mais il l'introduit par un autre procédé : il fait, avec un bistouri, une incision dans les parois thoraciques, et par cette incision il introduit un trocart pour pratiquer une seconde ouverture, qui lui permet de placer une anse de tube à drainage.

Le grand reproche que l'on peut faire à tous ces procédés, c'est qu'ils ne donnent pas à l'écoulement du pus une voie suffisante ; n'oubliez pas qu'il s'agit, dans ce cas, d'une collection de pus énorme, puisqu'elle peut aller jusqu'à 4 litres, et même davantage. Croyez-vous que si cette collection existait dans un point quelconque de l'économie, un simple tube à drainage pût en avoir raison ? Assurément non, aussi voyez-vous le chirurgien s'empresser d'ouvrir largement et hardiment les phlegmons volumineux. La même conduite doit être tenue pour l'abcès pleural, et cela d'autant plus que cette ouverture doit souvent donner issue à des débris pseudo-membraneux d'un certain volume.

D'ailleurs, au point de vue de l'introduction de l'air dans la poitrine, les petites ouvertures ont les mêmes inconvénients que les grandes, sans en avoir les avantages; ajoutons enfin que s'il est un point de l'économie où la stagnation du pus peut avoir des inconvénients, c'est à coup sûr la cavité pleurale, où nous trouvons un organe aussi vasculaire que le poumon baignant dans le pus et prêt à être ainsi le point de départ, à chaque instant, d'une résorption putride.

Ainsi donc il est nécessaire que, par une ouverture suffisante, le pus s'écoule facilement d'une part, et que d'autre part on puisse, par des lavages réitérés, nettoyer à chaque instant et assainir cette grande poche suppurante; c'est ce que l'on obtient par l'opération de l'empyème, telle que je vous l'ai décrite.

On a proposé de faire plus et de remplacer la simple incision de l'espace intercostal, incision que les efforts de cicatrisation tendent à fermer chaque jour, par une ouverture permanente obtenue par la perforation de la côte, ou par la résection. C'est Sédillot qui a mis en pratique la première de ces méthodes, dont il avait d'ailleurs trouvé l'indication dans les livres hippocratiques; elle consiste à mettre la côte à nu, à la trépaner et à maintenir ainsi une ouverture permanente que l'on ferme avec un bouchon C'est là, il faut le reconnaître, une opération qui n'a sur l'incision aucun avantage, mais n'offre au contraire que des inconvénients, parmi lesquels je signalerai d'abord l'étroitesse de l'ouverture, puis les altérations osseuses qui résultent de la térébration de la côte. J'en dirai tout autant de l'opération pratiquée en Allemagne par Konig (1), et décrite par Peitavy et par Wagner, opération qui consiste dans la résection sous-périostée de la côte. C'est acheter bien cher la permanence de l'ouverture que de recourir à de pareils désordres, aussi je vous recommande de vous en tenir à la simple incision.

De la perforation de la côte.

De la résection de la côte.

Enfin, pour faire cette incision, on a proposé certains instruments. Féréol (2), pour éviter les hémorrhagies, a conseillé de

Du thermocautère.

(1) Le procédé de Konig consiste à pratiquer la résection sous-périostée d'une partie de la côte et à pénétrer ainsi dans la cavité pleurale ; il fait une incision de 4 centimètres dans les parties molles au niveau d'une côte, il incise le périoste, puis il le détache et le soulève avec un instrument approprié de manière à découvrir la surface osseuse de la côte ; ensuite, à l'aide d'un sécateur introduit par la fente du périoste, il résèque un morceau de côte de 1 centimètre et demi à 2 centimètres et l'on pénètre enfin dans la plèvre (*a*).

(2) Dans un cas de pleurésie purulente, Féréol a employé le thermocautère de Paquelin pour inciser les parties molles jusqu'à la plèvre. Cette dernière fut ponctionnée par le bistouri ; cette opération fut très douloureuse et fort longue, elle dura près d'un quart d'heure ; à partir du troisième jour, la plaie s'agrandit de plus en plus, l'espace devint béant et la côte se dépouilla de son périoste

(*a*) Wagner, *l'Empyème et son Traitement* (*Sammlung klinischer Vortræge v. Volkmann*, n° 91, 24 mai 1881). — Peitavy, *Berlin. klin. Wochens.*, 8 mai 1876, et *Bull. de thérap.*, t. XCI, p. 237, 1876.

pénétrer dans la poitrine avec un thermocautère; Vergely (de Bordeaux) a construit un bistouri spécial qui s'adapte au trocart et qui permet d'entrer d'un seul coup dans la cavité pleurale. Tous ces procédés ont été promptement abandonnés, car ils présentent plus d'inconvénients que d'avantages.

Résultats de l'opération de l'empyème.

Examinons maintenant les résultats que vous pouvez attendre de l'empyème. Le vaste abcès pleural ne peut guérir après son incision que par l'adossement et l'adhérence des deux feuillets de la plèvre, et l'on comprend, en présence de l'étendue qu'offrent les surfaces suppurantes, combien cette guérison définitive doit être rare; elle l'est d'autant plus que les parois costales d'une part, et les parois pulmonaires de l'autre, ont moins de tendance à se rapprocher. C'est ce qui nous explique le pronostic si différent du résultat de l'empyème chez l'enfant, l'adulte et le vieillard.

Des conditions de cicatrisation.

Chez l'enfant, l'opération de l'empyème donne presque toujours de bons résultats; cette guérison complète de la pleurésie purulente résulte de la souplesse de la paroi costale à cet âge. A vingt ans, cette souplesse existe encore assez pour voir de nombreux cas de guérison; mais, à partir de cet âge et plus le sujet est vieux, plus la guérison définitive devient rare, et l'on voit alors les individus garder, pendant toute leur

sur une étendue de 10 à 12 millimètres; on craignit même un instant que l'artère intercostale ne fût comprise dans les eschares: le huitième jour il se fit une hémorrhagie grave par l'angle postérieur de la plaie.

Verneuil a pratiqué trois fois l'empyème par le thermocautère ou le galvano-cautère, et les résultats n'ont jamais été très avantageux; il conseille donc de repousser complètement cette méthode.

L'emploi du cautère remonte d'ailleurs à une haute antiquité et l'on trouve dans Hippocrate, dans Paul d'Egine, dans Albucasis, dans Ambroise Paré des indications pour pratiquer l'opération de l'empyème au moyen du fer rouge (*a*).

(*a*) *Soc. de chir.*, séance des 4 et 11 juillet 1877 et *Bull. de thér.*, t. XCII, p. 88.

vie, une fistule pleurale, point de départ d'un écoulement intermittent d'une certaine quantité de pus.

Cette guérison relative est un résultat encore très avantageux et que vous n'obtiendrez pas toujours, car, avant d'en arriver là, votre opéré passera par des phases critiques.

Il faut d'abord que son économie suffise à la production incessante de pus que fournit la plèvre enflammée; il faut qu'il résiste à la résorption putride qui résulte de l'introduction de l'air dans la cavité pleurale, et des altérations du pus qui en sont la conséquence; il faut que le poumon, ainsi mis en contact direct avec l'air extérieur, ne s'enflamme pas; il faut enfin que le poumon sain suffise à la respiration. Cependant, malgré tous ces obstacles à la guérison complète ou relative, ces circonstances se trouvent assez souvent réunies pour que l'empyème ait donné à ceux qui l'ont pratiqué des résultats très satisfaisants. On pourra en juger, d'ailleurs, par la statistique suivante, que je dois à l'extrême obligeance de mon maître Moutard-Martin, qui a pratiqué jusqu'à ce moment 84 fois l'opération de l'empyème, et voici les résultats qu'il a obtenus :

	Guérisons.	Morts.
Pleurésie purulente d'emblée suraiguë	9	»
— — consécutive à la pleurésie séreuse	28	9
— — consécutive à la pleurésie séreuse sans amélioration après la thoracentèse	2	3
— — avec fistule pleuro-bronchique, mais sans pleurésie	12	7
— — consécutive à l'ouverture du kyste hydatique dans la plèvre, avec ou sans fistules bronchiques	7	»
Pyopneumothorax tuberculeux	»	4
Pleurésie purulente tuberculeuse	»	3
	57	27
Total	84 (1)	

(1) A propos de cette statistique Moutard-Martin fait les réflexions suivantes :

Si l'on retire de cette statistique les sept cas de pyopneumothorax tuberculeux et de pleurésie purulente tuberculeuse dans lesquels la terminaison fatale ne peut pas être attribuée à l'opération, on voit que sur 77 malades non tuberculeux opérés de l'empyème, on a obtenu 57 guérisons.

Deux formes de pleurésie purulente :

1° Pleurésie purulente d'emblée, ou pleurésie purulente suraiguë;

2° Pleurésie purulente succédant à une pleurésie séreuse, soit avant toute intervention chirurgicale, soit après thoracentèse.

I. La pleurésie purulente d'emblée peut être diagnostiquée, même *avant l'épanchement* par l'extrême acuité des accidents de début, point de côté, *anxiété*, fièvre.

Dans ce cas, il faut faire la thoracentèse aussitôt que l'épanchement se manifeste. Quatre exemples de guérison après une seule évacuation de 220 grammes, 300 grammes, 350 grammes et 370 grammes de pus bien lié. Abcès pleural.

En cas de reproduction du pus, après deux thoracentèses et persistance des accidents fébriles, il ne faut pas hésiter et pratiquer l'opération de l'empyème. Neuf guérisons sans un seul insuccès, et guérisons très rapides : une fois 23 jours; une fois 27 jours; une fois 28, etc. J'entends jusqu'à cicatrisation absolue sans fistule.

II. Dans la pleurésie purulente consécutive à la pleurésie séreuse, il faut commencer le traitement par des ponctions successives qui suffisent souvent pour amener la guérison.

Toutefois :

1° Si après l'évacuation d'une petite quantité de liquide purulent ou séro-purulent l'écoulement du liquide s'arrête, empêché par des fausses membranes, il faut opérer de suite, et alors on donne souvent issue à d'énormes quantités de gros paquets pseudo-membraneux;

2° Si le liquide se reproduit rapidement après la thoracentèse, et si le bien-être qui lui succède est de peu de durée, il faut opérer;

3° Si la thoracentèse n'amène pas de sédation de l'état fébrile et n'améliore pas l'état général, il faut opérer;

4° Dans quelques cas, le liquide se reproduit lentement, de plus en plus lentement après chaque thoracentèse; l'état général s'améliore peu à peu, le malade guérit après deux, trois, quatre, etc., thoracentèses.

Le nombre de malades que j'ai opérés dans les cas portant les numéros 1 et 2 est de 37 : 28 guérisons, 9 décès; sur les 28 guérisons, 5 sont restés pendant plusieurs mois avec des fistules fournissant quelques gouttes de pus chaque jour.

Cinq opérés du numéro 3, 3 morts, 2 guéris.

III. Pleurésie purulente ouverte dans les bronches avec ou sans pneumothorax, avec ou sans odeur putride du pus expectoré, mais sans tubercules. 19 opérations, dont 8 pratiquées *in extremis*, 12 guérisons, 7 décès; des 8 opérés *in extremis* 4 ont guéri, 1 a vécu pendant plusieurs mois, ayant laissé espérer la guérison pendant longtemps, 2 sont morts dans les quinze jours qui ont suivi l'opération.

Sur les 11 malades opérés dans des conditions paraissant à peu près passables, 7 ont guéri, mais lentement,

Aujourd'hui que les pansements antiseptiques sont beaucoup mieux entendus, on peut affirmer, et cela avec Moutard-Martin, que la proportion des guérisons est d'un peu plus de 4 sur 5 opérations. C'est là, comme vous voyez, un magnifique résultat pour une maladie qui, livrée à elle-même, est toujours fatalement mortelle; pour être exact cependant, il faudrait dire presque toujours fatalement mortelle, car on a vu des pleurésies purulentes guérir par l'ouverture spontanée de la collection purulente au dehors, soit par le poumon, soit par la paroi costale, et même on a vu des pleurésies purulentes guérir sans ouverture, par la résorption de l'épanchement purulent, et Moutard-Martin en a cité un curieux exemple (1).

Mais revenons à notre sujet. Nous avons vu l'importance

à cause de la fistule pleuro-pulmonaire, 3 ont fini par succomber à la persistance de la fistule bronchique, même après cicatrisation de la plaie extérieure, 1 a succombé au bout de trente et un jours.

IV. Kystes hépatiques ouverts dans la plèvre avec pleurésie purulente et avec ou sans fistule bronchique, 7; 6 guéris, après évacuation de membranes hydatiques plus ou moins volumineuses.

V. Pyopneumothorax tuberculeux, 4 opérés, 4 morts dans un délai d'un à quatre mois, mais toujours après un grand soulagement momentané.

VI. Pleurésie purulente tuberculeuse, 3 opérés, 3 morts; 2 pendant le traitement, 1 huit mois après la cicatrisation complète.

A ce propos, j'appelle l'attention sur certaines pleurésies purulentes à forme chronique avec fièvre hectique, accompagnées de gros râles humides ou de craquements secs dans le sommet du côté malade; avec pâleur, amaigrissement, sueur nocturne, crachats muco-purulents. Pleurésies que tous les signes peuvent et doivent faire regarder comme secondaires et liées à une fonte tuberculeuse du poumou.

Il m'est arrivé plusieurs fois de ne pas vouloir opérer dans ces conditions, et à l'autopsie on ne découvrait pas de traces de tubercules. J'ai plusieurs fois regretté d'avoir été trop prudent ou trop timide (a).

(1) Voici cette curieuse observation : il s'agit d'un homme âgé de quarante-deux ans, menuisier, qui était entré, le 17 avril 1854, à l'hôpital Beaujon, dans le service de Moutard-Martin; on constata chez lui tous les signes d'un épanchement pleurétique du côté gauche.

(a) Moutard-Martin, *Résultat statistique de l'opération de l'empyème* (*Bull. de thérap.*, 28 fév. 1882, t. CII, p. 137).

des pansements dans les résultats que l'on doit obtenir de l'opération de l'empyème; en effet, pour atteindre cette guérison, il faut des soins constants et journaliers, et c'est sur la description de ces soins et de ces pansements que je désire maintenant vous dire quelques mots.

Des lavages de la poitrine.

Une fois l'opération faite et le premier pansement appliqué, vous devez, dès le lendemain, faire deux pansements dans les vingt-quatre heures, et même, malgré ces deux pansements, vous ne pourrez pas parer à l'un des inconvénients les plus sérieux de l'opération de l'empyème, inconvénient impossible à éviter et qui provient de l'écoulement incessant de pus par l'ouverture que l'on vient de pratiquer. Ce pus, en effet, imbibe non seulement tout le pansement, mais encore toutes les parties déclives du lit du malade, de telle sorte qu'il est pour ainsi dire couché dans une nappe de pus, pus le plus souvent odorant et qui place le malade, malgré tous les soins de propreté, dans les conditions d'insalubrité les plus dangereuses. Mais ce sont là des inconvénients passagers, car à mesure que l'on s'éloigne de l'opération, la quantité de pus tend à diminuer d'une part, et de l'autre, l'oblitération de la plaie par les tubes est de plus en plus complète.

Vous pratiquez par les ouvertures que présente la flûte de Pan des injections soit au moyen d'une seringue, soit au moyen de cet injecteur si commode dont l'action résulte de

Au bout de huit jours de traitement par les diurétiques, et les vésicatoires ne donnant pas de résultats, Moutard-Martin pratique une ponction exploratrice qui donne issue à quelques gouttes de pus ; on se décide alors à pratiquer la thoracentèse avec le trocart ordinaire muni de baudruche. Mais avant de faire l'opération, on s'aperçut que le trocart était rouillé ; on remit l'opération au lendemain, mais l'amélioration se produisit et s'accrut les jours suivants, et, le 20 juin, cet homme sortait complètement guéri de l'hôpital sans que la ponction lui eût été faite (*a*).

(*a*) Moutard-Martin, *la Pleurésie purulente et son Traitement*, Paris, 1872, p. 77.

la pression de l'air et dont on se sert en chirurgie pour les pansements.

Le liquide dont vous devez vous servir a une certaine importance. Dans une communication que j'ai faite en 1872 à la Société des hôpitaux (1), j'ai montré que la teinture d'iode avait une action toute spéciale sur les tubes en caoutchouc et déterminait des altérations qui étaient caractérisées par un durcissement du tissu, une perte complète d'élasticité et une fragilité extrême ; ces altérations sont d'autant plus accusées que le caoutchouc est plus vulcanisé. Vous comprenez facilement l'importance de pareils faits, puisque, à la suite d'injections de teinture d'iode, on pourrait voir se briser dans l'intérieur de la poitrine le tube en caoutchouc qu'on a introduit par la plaie; et ne croyez pas qu'il s'agisse ici de faits imaginaires, Bucquoy nous a montré les difficultés qu'il avait éprouvées à retirer

Choix des liquides.

Dangers de la teinture d'iode.

(1) Bucquoy a montré à la Société des hôpitaux, un tube en caoutchouc que l'on avait introduit dans la poitrine d'un individu atteint d'empyème et auquel on avait pratiqué par ce moyen des injections iodées. Ce tube offrait des altérations telles, que la sortie ayant été rendue impossible, il avait fallu, par une longue et douloureuse opération, le lui extraire du thorax.

Dujardin-Beaumetz, à la suite de cette communication, fit une série d'expériences sur l'action de l'iode sur les tubes en caoutchouc. Il montra que les modifications dues au contact de cette substance sont les suivantes : une modification considérable du diamètre du tube, une fragilité avec durcissement du tissu et perte complète de l'élasticité. De plus, la surface extérieure du tube devient striée, inégale et rugueuse ; les altérations se produisent lorsque la solution contient 5 grammes et demi de teinture d'iode pour 100 grammes d'eau. Toutes les teintures d'iode, quelle que soit leur formule, produisent la même action.

Duquesnel a vérifié les faits avancés par Dujardin-Beaumetz et a montré que le caoutchouc naturel n'était pas atteint par la teinture d'iode et que le caoutchouc vulcanisé seul présentait les altérations précédemment décrites.

Baudrimont a montré que les altérations signalées par Dujardin-Beaumetz étaient dues à l'action de l'iode sur le soufre (*a*).

(*a*) Dujardin-Beaumetz, *Des altérations des tubes en caoutchouc par les injections iodées* (*Soc. méd. des hôp. de Paris*, séance du 11 oct. 1872, p. 237, 243, 275). — Duquesnel, *Soc. méd. des hôp.*, 1872, p. 267. — Baudrimont, *Bordeaux méd.*, n° 43, p. 5, déc. 1872, et *Tribune méd.*, n° 228.

ainsi un de ces tubes de la poitrine d'un individu qu'il avait opéré pour une pleurésie purulente.

Ainsi donc, ou vous repousserez la teinture d'iode de vos lavages, ou bien vous ne vous servirez que de caoutchouc non vulcanisé. Mais, je vous conseille surtout d'utiliser en injections pour les lavages soit les solutions d'acide phénique ou des solutions chloralées au centième, soit les solutions de resorcine au cinquantième. Vous pourrez encore vous servir du thymol ou du phénol, le premier, bien supérieur au second, à cause de son odeur plus agréable ; mais il faut que vous sachiez que la plèvre absorbe une certaine quantité de ces solutions, ce qui a une certaine importance lorsqu'on se sert d'acide phénique ou de chloral.

De l'absorption pleurale.

Cette absorption est d'ailleurs très variable, car elle dépend de l'épaisseur plus ou moins grande des fausses membranes, et il suffit de se reporter aux lésions cadavériques, pour comprendre les différences qui peuvent exister dans ce cas. Le plus souvent, la poche suppurante absorbe si peu, que l'on peut négliger ce phénomène; mais cependant, chez les jeunes enfants, j'ai constaté trois fois les faits suivants : dans l'un, chaque pansement au chloral était suivi d'un profond sommeil ; dans l'autre, l'emploi de l'acide phénique amenait promptement la coloration noire des urines qui caractérise ordinairement l'absorption et l'élimination de cette substance ; enfin, dans un troisième cas, j'ai vu des phénomènes d'ivresse produits par l'alcool employé dans les pansements. Ce sont là des faits rares, je le répète, et il suffit que l'absorption se produise pour vous faire atténuer le titre de vos solutions.

Des phénomènes nerveux produits par les lavages.

En dehors de l'absorption des solutions employées dans le pansement de la plèvre, il est encore d'autres phénomènes qui peuvent survenir à la suite de ces lavages : ce sont des phénomènes convulsifs quelquefois assez graves pour déterminer la mort et que Maurice Raynaud (1), Leudet (de Rouen), et d'autres observateurs ont constatés; je crois que vous éviterez le plus souvent de pareils phénomènes, en ayant soin de ne jamais distendre la cavité thoracique par des injections trop abondantes ou poussées avec trop d'énergie.

Quel que soit le soin que vous mettiez à faire vos pansements, quelle que soit l'énergie de vos solutions antiseptiques, vous n'empêcherez pas la putridité du pus de se produire, mais elle va s'atténuant de jour en jour, et finit souvent par disparaître complètement. Cette putridité est d'ailleurs fort variable, et les circonstances dans lesquelles elle a lieu ne sont pas encore toutes bien connues. De l'altération du pus.

Le plus ordinairement, l'altération du pus ne se fait que quelques jours après l'ouverture de la poitrine, et dépend de l'introduction de l'air et des particules organiques qu'il contient dans la cavité suppurante; mais, dans d'autres cas, cette altération est spontanée et a lieu en dehors de toute autre intervention, de telle sorte qu'on voit se produire des gaz en assez grande quantité pour déterminer un pneumo-thorax sans perforation. Dans ces cas, dès votre première ponction

(1) Maurice Raynaud a cité deux observations dans lesquelles des injections faites dans la plèvre ont déterminé des convulsions épileptiques. Dans l'un des cas, les injections chaudes étaient faites par un tube à drainage et le malade guérit complètement; dans l'autre, il s'agissait d'une opération de l'empyème où les injections déterminèrent des phénomènes convulsifs qui entraînèrent la mort du malade.

Leudet a observé dans un cas d'empyème des accidents épileptiformes au moment où l'on introduisait la sonde par la plaie. Leudet pense que l'on peut rapprocher ces troubles de ceux qu'on détermine expérimentalement chez les animaux par l'irritation produite sur la zone dite *épileptogène* (a).

(a) Leudet, *Assoc. franc. pour l'avanc. des sc.*, Clermont, 1875, et *Bull. de thér.*, t. XCI, p. 273. — Maurice Raynaud, *Des morts inopinées pendant ou après la thoracentèse et des convulsions épileptiformes à la suite des injections pleurales* (*Bull. et Mém. de la Soc. des hôp.*, 1875, p. 96).

Des pleurésies gangréneuses.

ou au moment où vous ouvrez largement la poitrine, l'odeur du pus est extrêmement fétide. Bucquoy (1) nous a montré que dans la plupart de ces faits cette fétidité était produite par une gangrène superficielle du poumon, gangrène qui marche parallèlement avec la pleurésie, et qui amène souvent l'élimination d'une plus ou moins grande partie de la surface pulmonaire.

Grâce à vos pansements et à vos soins journaliers, la cicatrisation pleurale se fait, la sécrétion du pus s'affaiblit de jour en jour, et la quantité de liquide que l'on peut injecter suit aussi une diminution progressive. Enfin il arrive un moment où les liquides injectés ne pénètrent qu'en très faible quantité dans la poitrine et où les tubes sont repoussés par les bourgeons charnus; vous devez alors retirer ces derniers et cesser les injections, la plaie se ferme rapidement et votre malade est guéri. Dans d'autres cas, la plaie se cicatrise incomplètement et il reste une fistule qui donne lieu à certains moments à l'écoulement d'une quantité variable de pus.

Du traitement général.

Pendant que tous vos soins sont dirigés vers le lavage et le pansement de la cavité pleurale, vous ne devez pas négliger le traitement général, qui doit être tonique et réparateur. A

(1) Bucquoy a étudié la pleurésie gangréneuse, il n'admet pas la pleurésie gangréneuse aiguë primitive. Toujours la gangrène pulmonaire se produit d'une façon concomitante ou au début même de l'affection.

La gangrène du poumon compliquée de pleurésie est une gangrène superficielle et l'épanchement ne devient réellement fétide que lorsqu'il y a communication entre le foyer pulmonaire et la cavité pleurale.

Bucquoy propose contre un pareil état l'opération de l'empyème et l'emploi à l'intérieur de la teinture d'eucalyptus à la dose de 2 grammes par jour.

Millard a donné, à propos de ces pleurésies gangréneuses, la relation de la maladie qu'avait présentée Dolbeau et qui s'était terminée par la guérison (*a*).

(*a*) Bucquoy, *la Pleurésie dans la gangrène pulmonaire* (*Soc. méd. des hôp.*, *Union méd.*, 1875). — Millard, *Relation de la maladie du professeur D.* (*Soc. méd. des hôp.*, 1875, *Union méd.*, 1875).

l'intérieur, vous donnez des potions à l'extrait mou de quinquina, l'arsenic, et même le tannin selon la méthode de Duboué (1), puis vous demandez à l'hygiène les autres éléments de votre médication. Dès que cela est possible, vous ferez lever le patient, et avec le petit appareil en flûte de Pan, vous pourrez y arriver promptement, grâce à l'obturateur en caoutchouc qui recouvre la plaie et au clan qui ferme l'ouverture des tubes à drainage. L'alimentation doit être surveillée; lait, vins généreux, viande crue, doivent être ordonnés. Enfin vous devez, par une gymnastique respiratoire bien entendue et sagement prescrite, vous efforcer d'augmenter le volume du poumon malade; Schreiber a beaucoup vanté, dans ces cas, l'appareil de Waldenburg, qui distend mécaniquement le poumon et qui, par cela même, hâte l'oblitération de la cavité pleurale (2).

Wells (3) a aussi proposé, pour hâter la cicatrisation de la pleurésie suppurée, d'employer une ceinture abdominale qui empêche l'abaissement du diaphragme dans les mouvements respiratoires, et par cela même, tend à diminuer, dans une certaine mesure, l'étendue de la cavité suppurante; c'est

(1) La médication exclusive par le tannin donnerait, suivant Duboué (de Pau), d'excellents résultats, surtout dans les cas de pleurésie purulente avec évacuation spontanée du pus.

Duboué administre le tannin de la façon suivante :

Tannin............... 3 gr.
Conserve de roses...... q. s.

F. s. a. 20 pilules; de 5 à 8 pilules par jour.

Chez un enfant le tannin a été donné à la dose de 20 à 30 centigrammes par jour. Dans ce cas, le médicament a été administré en deux doses dans un peu de confiture ou de sirop de gomme (*a*).

(2) Kelemen a soutenu que, même dans le cas de pleurésie purulente non opérée, il y avait amélioration sous l'influence de bains d'air comprimé, et il cite un cas de guérison par ce moyen (*b*).

(3) Wells (de Minster) obtient le

(*a*) Duboué (de Pau), *Note sur l'emploi et les effets du tannin dans la pleurésie et notamment dans la pleurésie purulente* (*Gaz. heb. de méd. et de chir.*, t. LII, 1872).

(*b*) Kelemen, *Berlin. klin. Wochens.*, 1879, n° 17.

là un moyen qui rendra dans certains cas de bons services.

Tel est, Messieurs, le traitement de la pleurésie purulente, traitement qui seul peut sauver le malade et qui vous donnera, dans bien des cas, de beaux succès, surtout si vous suivez à la lettre les prescriptions que je viens de vous exposer.

Des épanchements de pus dans la plèvre.

Jusqu'ici, nous ne nous sommes occupés que des cas où l'épanchement purulent résulte du travail inflammatoire de la plèvre ; il est d'autres cas, comme je vous l'ai déjà dit, où la présence du pus résulte de l'ouverture d'un abcès. Votre rôle est ici le même, et malgré la gravité de ces cas vous pouvez espérer la guérison. Pour ma part, j'ai encore très présent à l'esprit le fait d'une jeune fille près de laquelle je fus appelé par le docteur Lecoin. Il s'agissait d'un abcès ossifluent ouvert dans la plèvre, la malade allait succomber, je fis faire l'empyème par mon interne le docteur Girou (d'Aurillac), et la malade est aujourd'hui guérie, ne gardant des graves circonstances qu'elle a traversées qu'une fistule persistante.

Lorsqu'il s'agit d'ouverture d'abcès du foie dans la cavité pleurale, et en particulier d'ouverture des kystes hydatiques suppurés, je ne saurais trop vous recommander de faire précéder votre incision d'une ponction aspiratrice et de vous servir pour guide de la canule du trocart. Souvent, en effet, il faut aller très profondément dans la cavité thoracique pour trouver ces collections purulentes, et le docteur Robert (de Pau) nous a donné le récit fort émouvant de sa

rapprochement des parois de la poche suppurante par l'application d'un bandage abdominal qui force les viscères contre le diaphragme et comprime aussi la cavité purulente. Ce bandage doit être porté continuellement ; puis, pour aider à son action, il sera utile d'engager le patient à faire souvent de profondes inspirations.

Bouchut a employé ce moyen avec succès chez un enfant qui conservait à la base du poumon une collection purulente persistante (*a*).

(*a*) Wells, *Cincinnati Lancet and Clinic*, 1882. — Bouchut, *Paris méd.*, 8 avril 1882, p. 160.

propre observation, où l'on voit Moutard-Martin aller chercher ainsi à une grande profondeur la collection purulente. N'oubliez pas, enfin, de donner à vos incisions une étendue suffisante, puisque, dans ces cas, elles doivent permettre l'issue des poches kystiques ou de leurs débris.

Mais dans la plèvre il ne se fait pas que des épanchements purulents; la sérosité, le sang, l'air, peuvent s'y épancher, et nous allons examiner brièvement, en terminant, la conduite que vous devez tenir en pareil cas.

De l'hydrothorax.

Pour les hydrothorax qui résultent soit des maladies du cœur, soit de l'albuminurie, la ponction aspiratrice n'est qu'une méthode palliative analogue à la paracentèse abdominale dans la cirrhose; cependant vous ne devez pas hésiter à la pratiquer, comme l'a conseillé Siredey, lorsque l'épanchement est considérable et lorsqu'il gêne la circulation et la respiration. On a vu, en effet, surtout dans les affections du cœur, des malades, prêts à succomber, renaître sous l'influence de ces ponctions, et le cœur, recouvrant une énergie nouvelle, permettre à ces individus de vivre pendant quelque temps. Vous devez même renouveler ces ponctions, mais n'espérant jamais d'en obtenir des guérisons définitives; je vous renvoie d'ailleurs, à cet égard, à ce que je vous ai dit à propos du traitement des hydropisies (1).

Des épanchements sanguins dans la plèvre.

Les épanchements sanguins dans la plèvre résultent de la rupture soit de vaisseaux importants, soit des capillaires de nouvelle formation que l'on rencontre dans les fausses membranes. Je ne vous parlerai pas du premier cas, qui appartient tout entier à la chirurgie, et qui résulte de plaies pénétrantes de poitrine. Sachez seulement qu'en règle générale on conseille de ne pas toucher aux épanchements de sang dans la plèvre, se fondant surtout sur les expériences de Bouley, qui ont montré, chez le cheval, la

(1) Voir, t. Ier, Traitement des maladies du cœur; leçons sur les *Hydropisies*.

rapide absorption du sang injecté dans la cavité pleurale.

Des pleurésies hémorrhagiques.

Quant aux pleurésies hémorrhagiques d'origine médicale (1), elles proviennent des vaisseaux qui renferment les néo-membranes ou résultent le plus souvent d'une dégénérescence

(1) Les épanchements de sang de la plèvre ne sont pas extrêmement rares et reconnaissent des causes diverses : ils peuvent résulter de traumatismes ; de la déchirure des vaisseaux des parois costales ou du poumon, à la suite de plaies de poitrine accidentelles ou chirurgicales (thoracentèse, empyème) ; de rupture d'anévrysme dans la plèvre et surtout de causes inflammatoires, constituant ainsi les pleurésies hémorrhagiques.

En laissant de côté les pleurésies aiguës franches, dans lesquelles le liquide est légèrement teinté de rose par les très nombreux globules rouges qu'il contient, pleurésies histologiquement hémorrhagiques de Dieulafoy, on peut décrire trois variétés de pleurésie hémorrhagique : 1° les pleurésies hémorrhagiques simples ; 2° les pleurésies hémorrhagiques tuberculeuses ; 3° les pleurésies hémorrhagiques cancéreuses.

Les pleurésies hémorrhagiques simples peuvent se diviser en *fibrineuses*, dans lesquelles l'hémorrhagie est due à l'exagération de l'inflammation, et en *néo-membraneuses* (pachypleurite hémorrhagique), hémorrhagies de la plèvre dans lesquelles, sous l'influence d'une poussée inflammatoire, une néo-membrane fibrineuse se transforme en tissu embryonnaire avec développement de nombreux vaisseaux qui se rompent et donnent lieu à l'hémorrhagie.

Dans cette dernière forme, la rupture peut se faire dès le début de la phlegmasie et le liquide est peu coloré, ou se faire plus tard et le sang est fourni par les néo-membranes plus vieilles, plus épaisses et plus nombreuses. Dans ce cas le liquide épanché est plus foncé et peut être très abondant, comme nous l'avons vu dans le cas suivant que nous avons observé en 1872 : Un malade âgé de quarante-cinq ans s'était présenté à Lariboisière se plaignant de faiblesse et d'essoufflements qu'il ressentait depuis au moins une année, disait-il. A l'examen pratiqué à la visite du soir, il fut facile de constater la présence d'un vaste épanchement pleural du côté gauche de la poitrine, avec refoulement du cœur. Le lendemain matin je pratiquai la ponction et, après avoir retiré par l'aspirateur Regnard deux litres d'un liquide hémorrhagique très foncé, j'arrêtai l'écoulement ; deux jours après, le malade n'ayant pas été soulagé, une nouvelle ponction est pratiquée et je ne m'arrêtai qu'après avoir retiré trois litres d'un liquide identique à celui de la première ponction. Le malade fut peu soulagé par cette nouvelle opération et quelques jours après il mourut subitement en revenant des cabinets d'aisances. A l'autopsie, on constate l'existence d'un liquide hémorrhagique tellement abondant, que le diaphragme refoulé était devenu convexe du côté de l'abdomen ; le cœur était refoulé à droite et le poumon aplati le long de la colonne vertébrale ; des fausses membranes peu épaisses, mais nombreuses, recouvraient le cœur, les poumons et la paroi thoracique ; quelques-unes nageaient dans le liquide. Il n'y avait pas de tubercules du pou-

cancéreuse de la plèvre; aussi, lorsque dans une ponction vous voyez apparaître du liquide rouge comme le sang (ce

mon ni de cancer, comme on l'avait cru pendant la vie.

Les pleurésies tuberculeuses hémorrhagiques s'observent non dans la forme chronique de la tuberculose, mais dans la forme aiguë; ce n'est, d'après R. Moutard-Martin, que dans la tuberculisation miliaire pulmonaire ou pleuro-pulmonaire que l'on rencontre un épanchement hémorrhagique. Dans cette pleurésie le liquide est peu abondant et nécessite rarement la ponction, et la dyspnée dont se plaignent les malades est due bien plus à la lésion pulmonaire qu'à l'épanchement lui-même.

Dans la pleurésie cancéreuse, que le cancer ait débuté par la plèvre ou par le poumon, le sang peut être fourni soit par les vaisseaux développés dans la tumeur, soit par les néomembranes qui se sont formées sous l'influence de la maladie et qui affectent souvent une disposition multiloculaire. Le liquide est ordinairement très abondant et d'une coloration foncée.

La pleurésie hémorrhagique simple, tuberculeuse ou cancéreuse, ne présente aucun signe particulier qui puisse permettre d'affirmer la nature hémorrhagique du liquide, et seule la ponction permet de reconnaître le caractère de l'épanchement.

Dans la pleurésie hémorrhagique simple, après la ponction le liquide ne se reproduit pas ou ne se reproduit que lentement; il n'en est pas de même dans la pleurésie tuberculeuse. Le liquide est peu abondant, il est vrai, mais il se reproduit avec rapidité après la ponction et les malades succombent très rapidement en présentant quelquefois des signes de phthisie aiguë à forme suffocante.

Dans la pleurésie cancéreuse, dont le début est parfois brusque, subit, les malades se plaignent souvent d'un point de côté qui a une durée et une intensité insolites et se reproduit parfois avec une grande vivacité entre les différentes ponctions.

Le liquide se développe assez rapidement et le côté malade présente souvent un œdème pouvant faire penser à la pleurésie purulente. Chez ces malades la ponction procure un soulagement marqué; mais après l'opération les signes locaux sont peu ou pas modifiés, la respiration ne s'entend pas et la matité persiste. Le liquide ne tarde pas à se reproduire et le malade succombe dans la cachexie, après avoir subi le plus souvent, sur sa demande, une série de thoracentèses (*a*).

(*a*) R. Moutard-Martin, *De la pleurésie hémorrhagique* (*Th. de Paris*, 1878). — Jaccoud, Traduction des *Cliniques de Graves* et *Pathol. interne*. — Dieulafoy, *Gaz. hebd.*, 1877. — Baron, *Th. de Paris*, 1841. — Laporte, *Th. de Paris*, 1865. — Arnault de la Menardière, *Th. de Paris*, 1874. — Darolles, *Th. de Paris*, 1877. — Peter, *France méd.*, 1878. — Behier, *Gaz des hôp.*, 1867. — Sidney Ringer et Walter Richards, *Med. Times*, 1870. — Moutard-Martin, *Soc. méd. des hôp.*, 1856 — Siredey, *Arch. de méd.*, 1864. — Empis, *De la granulie* (*Bull. de thér.*, 1852). — Begine, *Th. de Paris*, 1854. — Marguerite, *Th. de Paris*, 1862. — Morand, *Gaz. des hôp.*, 1864. — Tallon, *Th. de Paris*, 1856. — Castiaux, *Th. de Paris*, 1873. — Dubuc, *Th. de Paris*, 1877. — Potain, *Soc. anat.*, 1862. — Blumenthal, *Th. de Paris*, 1868. — Prévost, *Gaz. méd. de Paris*, 1877. — Hérard et Cornil, *De la phthisie pulmonaire* (*Mém. de la Soc. méd. des hôp.*, *Bull. de la Soc. anat.*).

qui est assez effrayant, car l'on craint dans ces cas, toujours, d'avoir lésé un vaisseau important), quand, dis-je, on voit s'écouler un liquide sanguin, on peut presque affirmer l'existence du cancer du poumon. Cependant il n'en est pas toujours ainsi, et Robert Moutard-Martin nous a bien montré les différentes origines de ces pleurésies hémorrhagiques. Quelle que soit, d'ailleurs, la cause de la pleurésie hémorrhagique, lorsque vous avez constaté la présence du sang dans le liquide pleural par la ponction aspiratrice, vous ne devez jamais retirer une grande quantité de liquide, car ces ponctions épuisent rapidement le malade et hâtent plutôt qu'elles ne retardent la terminaison fatale.

De l'hydropneumothorax.

Reste la question du pneumothorax, ou plutôt de l'hydropneumothorax (1). Doit-on intervenir soit par la ponction, soit par l'opération de l'empyème? C'est là une question fort délicate et qui n'est pas encore résolue. Autant l'accord était unanime lorsqu'il s'agissait de la pleurésie pu-

(1) L'*hydropneumothorax* est constitué par l'épanchement de gaz et de liquide dans la cavité pleurale ; il est ordinairement unilatéral et reconnaît des causes internes tenant aux poumons ou aux organes voisins, et des causes traumatiques.

Plusieurs cas peuvent se présenter : 1° l'épanchement liquide est consécutif à un pneumothorax ; 2° l'épanchement gazeux et l'épanchement liquide se font en même temps ; 3° le liquide existait avant le gaz, et celui-ci, sans qu'il y ait perforation de la plèvre, s'est développé par suite de la décomposition putride des liquides épanchés.

Le plus souvent les gaz ne se forment pas dans la plèvre, ils viennent du dehors à la suite de perforation, soit du feuillet pariétal, soit du feuillet viscéral de la plèvre.

Le feuillet pariétal peut être perforé de dedans en dehors (pleurésie purulente, abcès costaux, fistule pleuro-cutanée) ou de dehors en dedans (plaies de poitrine par instruments tranchants ou armes à feu, fractures de côtes avec ou sans plaie cutanée, thoracentèse, empyème). Pour le feuillet viscéral, la perforation peut aussi se faire du poumon vers la cavité (tubercules, gangrène, hémorrhagie, emphysème, abcès pneumoniques, etc.) ou de la cavité vers le poumon (kyste pleural, vomique, etc.). Dans certains traumatismes enfin, les deux plèvres peuvent être déchirées en même temps.

La phthisie est la plus fréquente des causes de l'hydropneumothorax; lorsque les tubercules se ramollissent ou qu'il y a une caverne, peu à peu les parois de celle-ci s'ulcèrent et, à moins d'adhérence, les gaz et les pro-

rulente, autant les opinions sont différentes lorsqu'il s'agit de l'hydropneumothorax. Cela se comprend d'ailleurs facilement, lorsqu'on songe au mécanisme même de cette affection, qui est, dans l'immense majorité des cas, une phase de la tuberculose ; qu'elle arrive au début de la granulie pleurale ou pulmonaire, ou bien qu'elle termine l'évolution tuberculeuse par l'ouverture d'une caverne dans la plèvre.

Les uns ont soutenu qu'il fallait, dans le pneumothorax, intervenir par la ponction, et ils prétendent que dans ce cas l'issue du gaz diminue la compression du poumon resté sain. Cette opinion a été soutenue surtout par Hamilton Roë (1),

duits tuberculeux s'épanchent dans la plèvre.

La déchirure des vésicules pulmonaires dans l'emphysème, la gangrène, les hémorrhagies, les abcès, le cancer du poumon, sont des causes rares. Il n'en est pas de même de la pleurésie purulente, dans laquelle, le pus se faisant jour au dehors, soit à travers les bronches (fistule pleuro-pulmonaire), soit à travers les parois costales (fistule pleuro-cutanée), soit des deux côtés à la fois, permet le passage de l'air extérieur. Les ganglions bronchiques purulents peuvent aussi se vider dans la plèvre et amener l'hydropneumothorax.

Lorsqu'il y a perforation de la portion thoracique de l'œsophage (cancer, cathétérisme malheureux), les liquides et les gaz pénètrent dans la plèvre lorsqu'on fait boire ou manger le malade.

Les cancers et ulcères de l'estomac, les cancers, abcès ou kystes du foie ou des reins peuvent, s'il n'y a pas d'adhérence avec la plèvre diaphragmatique, amener l'ulcération du poumon et provoquer un hydropneumothorax.

A côté de ces faits, nous pouvons placer le cas rapporté par Cossy, cas dans lequel, à la suite d'une perforation du cæcum, il se fit un épanchement purulent qui peu à peu amena l'ulcération du diaphragme et permit au liquide purulent et aux gaz de l'intestin de se glisser sous la plèvre et de constituer ainsi une variété de pneumothorax.

On pourra juger, d'ailleurs, de la fréquence relative des différentes causes de pneumothorax par la statistique suivante, due à Saussier :

Pneumothorax avec phthisie pulmonaire	81
Pneumothorax avec pleurésie	29
Pneumothorax avec gangrène pulmonaire	7
Pneumothorax avec emphysème pulmonaire	5
Pneumothorax avec hydatides du poumon	1
Pneumothorax avec apoplexie pulmonaire	3
Pneumothorax avec cancer ulcéré du poumon	1
Pneumothorax avec hémothorax	1
Pneumothorax avec abcès pneumonique	1
Pneumothorax avec fistule hépato-pneumo-pleurale	2

(1) Hamilton Roë prétend que le pneumothorax n'est pas aussi néces-

qui a avancé que la thoracentèse, dans les cas de pneumothorax, peut être utile dix fois sur dix-neuf cas.

Cette opinion n'a pas été admise par tous les auteurs; les uns ont nié qu'il y eût accumulation d'air dans la cavité pleurale, les autres ont soutenu que ce n'était là qu'un moyen palliatif qui ne pouvait avoir aucun effet durable, si ce n'est dans le cas de fistule pleuropulmonaire.

Quant à l'opération de l'empyème, certains médecins ont prétendu qu'elle ne peut donner dans le traitement du pneumothorax aucun résultat et que la perforation de la plèvre est tout à fait analogue à l'opération que l'on se propose de pratiquer. Certains soutiennent, au contraire, que l'ouverture de la plèvre par les parois costales place le malade dans des conditions plus favorables, cette ouverture permettant un écoulement plus facile du pus et des lavages antiseptiques; ces avantages seraient obtenus sans modifier de beaucoup la condition du malade, puisqu'au moment même de l'opération l'air pénètre déjà dans la cavité pleurale et a pu modifier d'une façon plus ou moins fâcheuse le pus qui y est contenu.

sairement fatal qu'on le suppose, et selon lui, la thoracentèse est le remède le plus efficace dans cette affection.

Le pneumothorax a pour cet auteur quatre origines : 1° l'air sécrété par la plèvre ; 2° les gaz résultant de la décomposition des liquides ; 3° la rupture des vésicules emphysémateuses ; 4° la déchirure du poumon.

Les trois premières variétés guérissent ; quant à la quatrième, elle n'est pas nécessairement mortelle. Le seul danger consiste dans l'accumulation de l'air dans la cavité pleurale, ce que l'on doit empêcher en pratiquant la thoracentèse, et cela avant que le poumon du côté malade soit carnifié et celui du côté sain congestionné.

Roë rapporte 19 cas de thoracentèse dans le pneumothorax dont 10 avec succès.

Quant à la question de savoir si l'on doit laisser ouverte ou fermée l'ouverture qui résulte de l'opération, il incline à ce dernier parti lorsque l'air s'épanche dans la plèvre à travers une ouverture du poumon, et au parti opposé quand il n'en est pas ainsi (*a*).

(*a*) Hamilton Roë, *Soc. méd. chir. de Londres* (*Lancet*, 4 avril 1869).

Je ne puis trancher le débat, n'ayant pas à mon actif assez d'observations personnelles, mais il faut reconnaître qu'une pareille discussion ne pourra s'établir que dans des cas exceptionnels, car, le plus souvent, la production du pneumothorax entraîne rapidement des accidents graves. Mon maître Béhier soutenait même que lorsque le pneumothorax n'amenait pas un épanchement pleural dans les quatre premiers jours de sa formation, on pouvait affirmer que le malade devait succomber, et les faits observés récemment par Hérard, qui montrent que l'hydropneumothorax retarde l'évolution tuberculeuse, sont tout à fait exceptionnels; le plus souvent le malade succombe dans un laps de temps plus ou moins court (1), mais qui ne permet pas de discuter l'intervention chirurgicale et ne nous laisse entre les mains qu'un traitement médical bien peu actif.

Ce traitement consiste à soutenir le malade par un régime tonique, à lui faire quelques injections de morphine pour calmer la douleur et la dyspnée qu'il éprouve, à évacuer par des positions plus ou moins variées le liquide accumulé dans la plèvre, enfin à employer la méthode des inhalations médicamenteuses pour modifier par ce

(1) Béhier, sur 52 cas de pneumothorax, a observé 46 décès ; les cas de guérison se montrent surtout lorsque le pneumothorax est dû à des ruptures de vésicules pulmonaires emphysémateuses, ou bien à des traumatismes du poumon ; cependant, même chez le tuberculeux, le pneumothorax peut guérir. Woillez, Biermer, Béhier en ont cité des exemples. Dans d'autres cas, la vie peut se prolonger longtemps chez un tuberculeux avec un hydropneumothorax. Barlow a cité des cas de pneumothorax dont la durée a été de trois ans et demi. Woillez a vu un de ces malades vivre pendant huit mois ; dans d'autres cas, au contraire, la mort est excessivement rapide et se produit dans les premiers jours de la production du pneumothorax, surtout lorsqu'il n'y a pas d'épanchement de liquide, et elle survient dans un espace de temps qui varie de huit heures à six jours (a).

(a) Béhier, *Conférences de clinique médicale*, p. 437. — Woillez, *Arch. de méd.*, 1853, t. II, 676. — Biermer, *Wurtzburger medizinische Zeitschrift*, t. Ier, 1861 (*Gaz. Méd.*, 1861, p. 789).

moyen la surface pleurale et atténuer les effets de la putridité de l'épanchement purulent.

Telles sont, messieurs, les indications thérapeutiques que je voulais vous présenter à propos des maladies de la plèvre. Elles nous montrent surtout la haute importance de deux opérations, l'une qui s'adresse aux épanchements séreux, l'autre aux épanchements purulents : la ponction aspiratrice et l'opération de l'empyème. Ce sont deux opérations qui ont fait grandement progresser la cure des épanchements pleuraux. C'est sur leurs indications et contre-indications de l'opération que je me suis étendu le plus longuement, pensant avec raison, je le crois, du moins, que c'était le point capital de pareilles leçons et sur lequel il fallait appeler d'une façon presque exclusive votre bienveillante attention.

Il nous reste maintenant, pour compléter notre sujet, à étudier une affection redoutable, malheureusement de plus en plus fréquente dans notre pays, qui frappe le larynx et le pharynx : je veux parler de la diphthérie.

TRAITEMENT

DES

MALADIES DU LARYNX ET DU PHARYNX

PREMIÈRE LEÇON

TRAITEMENT DE L'ANGINE COUENNEUSE.

SOMMAIRE : De la diphthérie. — Mortalité. — Des affections croupales. — De l'unité de la diphthérie. — Des angines couenneuses bénignes et malignes. — De la nature de la diphthérie. — Des fausses membranes. — De l'auto-infection. — Nécessité d'un traitement local. — Des moyens mécaniques. — Du jet de l'eau. — De la glace. — Des pulvérisations. — Des dissolvants des fausses membranes. — De l'eau de chaux et de l'acide lactique. — Des caustiques. — Leurs dangers. — Du nitrate d'argent. — Des modifications de la muqueuse. — Du perchlorure de fer. — Du tannin. — De l'iode. — Du brome. — Des médicaments parasiticides. — Du sulfate de soude. — De l'acide phénique. — Du benzoate de soude. — Du salicylate de soude.— Des médicaments qui, introduits à l'intérieur, modifient les sécrétions. — Du chlorate de potasse. — Du copahu et du cubèbe. — De la pilocarpine. — De la médication interne. — De l'acide phénique. — De la médication tonique. — Du traitement prophylactique. — De l'isolement du malade. — Résumé du traitement. — Des complications. — Albuminurie. — Paralysie diphthéritique.

Mortalité de la diphthérie.

C'est à la diphthérie, messieurs, que je désire consacrer les leçons qui vont suivre; cette affection redoutable fait depuis quelques années des ravages effrayants dans notre population et, pour juger du désastre, il suffit de jeter un coup d'œil sur les statistiques si bien établies de notre collègue Ernest Besnier, qui nous montrent que dans ces dix dernières années la mortalité s'est élevée au chiffre effrayant de 16.290 cas, dépassant ainsi de beaucoup la mortalité produite par la fièvre typhoïde (10 304 cas) et celle des trois fièvres éruptives réunies : la variole, la rougeole et la scarlatine (11 180 cas).

C'est donc un mal que vous serez journellement appelés à combattre et contre lequel, malheureusement, vos efforts thérapeutiques échoueront bien souvent; mais, avec de pareilles affections, s'il n'existe pas de médication curative, il existe, comme vous le verrez, des traitements dangereux et qu'il vous faut éviter. D'ailleurs, ici, la morbidité différente de la maladie modifie d'une façon profonde les résultats thérapeutiques obtenus et nous explique comment on a pu accumuler, contre la diphthérie, un nombre considérable de remèdes, remèdes qui ont donné, dans certains moments, de bons résultats et qui, soumis à une nouvelle expérimentation, ont toujours échoué.

Morbidité des constitutions médicales.

En effet, les constitutions médicales d'angine couenneuse sont plus ou moins malignes; les unes, comme celles qui règnent en ce moment à Paris, sont presque rebelles à toute médication, et nous voyons, par exemple, cette année, en 1881, dans nos hôpitaux, sur les 1 255 cas de diphthérie, 829 décès, c'est-à-dire une mortalité de 66 pour 100, tandis qu'au contraire, dans d'autres localités, la mortalité est à peu près nulle. Comment voulez-vous, en pareil cas, tirer de la statistique appliquée à la thérapeutique des conclusions sérieuses et durables? Nous voyons chaque jour des médecins exerçant dans des localités plus ou moins éloignées de Paris qui nous affirment avec la plus grande bonne foi que tel médicament administré dans les cas d'angine couenneuse lui a permis de sauver tous ses malades; puis, lorsque ce médicament est soumis à l'expérimentation dans nos services d'hôpitaux, nous n'avons que des insuccès. Ces faits, si disparates à première vue, s'expliquent facilement par la différence du génie morbide des épidémies d'angine couenneuse suivant les circonstances et les localités, et vous montrent encore une fois combien il faut être réservé dans l'application de la statistique aux résultats de la thérapeutique.

D'abord, qu'est-ce que l'angine couenneuse? L'angine couenneuse est une manifestation locale d'une maladie générale, contagieuse, épidémique, et si j'ai placé son traitement dans la thérapeutique des affections du larynx et du pharynx, c'est pour la commodité même de l'exposition de ces leçons de clinique thérapeutique, mais non pas par doctrine, car la logique voudrait que leur véritable place fût dans l'étude de la cure des maladies générales.

De l'angine couenneuse.

L'école allemande a bien jeté, dans ces derniers temps, un certain trouble sur cette idée aujourd'hui fort nette et toute française de l'unité de la diphthérie. Vous savez, en effet, que c'est à Bretonneau (1), et c'est là un de ses plus

De l'unité de la diphthérie.

(1) C'est à Bretonneau que l'on doit d'avoir, en 1826, appliqué le nom de *diphthérie* à l'ensemble des maladies pseudo-membraneuses. Il prit ce mot du grec διφθέρα; mais la connaissance de la diphthérie remonte à une époque beaucoup plus éloignée, et l'on peut dire que cette maladie a été connue dès la plus haute antiquité. Un médecin indien d'Hanvantare, qui était contemporain de Pythagore, a décrit d'une façon fort nette la diphthérie. Hippocrate et Galien parlent plutôt de l'angine gangréneuse que de l'angine diphthéritique. Cœlius Aurelianus signale des troubles de la phonation.

Dans le Talmud, on pense que la maladie décrite sous le nom d'*askara* se rapporte à une épidémie de diphthérie.

Jusqu'au seizième siècle, il n'est plus fait mention de la diphthérie. On la voit reparaître, en 1547, en Hollande, puis en Espagne, où on lui donne le nom de *garrotillo*, et les médecins espagnols et portugais décrivent longuement la maladie. De l'Espagne, la diphthérie atteint l'Italie (1618), et le siècle suivant, en 1700, elle frappa la France, surtout dans une épidémie qui a été décrite par Maloin et Chomel. A la même époque, elle fut observée par Starr.

En 1765, paraît l'ouvrage de Home, qui donne le premier le nom de *croup* à la diphthérie laryngée.

En 1807, Napoléon décréta un concours pour étudier le croup; sur les soixante-dix-neuf mémoires, ce fut celui de Jurine (de Genève) et d'Albers (de Bremen) qui fut couronné. Mais les mémoires ne rapprochaient pas le croup de la diphthérie.

Ce fut Bretonneau qui, reprenant les idées de Samuel Bard, de New-York, qui, en 1771, avait publié un mémoire qui établissait l'analogie entre l'angine couenneuse, les fausses membranes cutanées et le croup, montra l'unité de la diphthérie.

Depuis, en Angleterre et en Allemagne, on a appliqué le mot de *croup* à des phénomènes purement

beaux titres de gloire, que l'on doit d'avoir rattaché à une même origine toutes ces affections pseudo-membraneuses, telles que le croup, l'angine couenneuse, la diphthérie cutanée, etc., etc.; cette origine, il la plaçait dans une maladie générale, la diphthérie. Pour l'école allemande, au contraire, toute fausse membrane, quelle qu'en soit d'ailleurs l'origine, est une affection croupale; de telle sorte qu'ils ont établi deux espèces d'affections pseudo-membraneuses, les unes sans infection et locales, les autres, au contraire, dépendant d'un empoisonnement général de l'organisme.

Pour que vous jugiez bien de la confusion faite par l'école allemande, il vous suffira de savoir qu'ils ont donné, par exemple, le nom d'affection croupale à la fausse membrane que l'on peut déterminer par certains caustiques sur la muqueuse comme à celle que produit la diphthérie; ayant pour base de leur description, non pas les symptômes généraux, mais bien l'anatomie pathologique des fausses membranes. A ce point de vue de la constitution histologique (1) de la pseudo-mem-

inflammatoires et l'on a décrit des pneumonies croupales, des laryngites croupales, qui n'ont aucun point commun avec la diphthérie, et cette confusion de mots a jeté un certain trouble dans les descriptions (*a*).

(1) Hogg s'est efforcé de distinguer les fausses membranes diphthéritiques des autres membranes analogues. Il soutient que la fausse membrane diphthéritique se distingue très facilement de la fausse membrane du croup simple sans infection. La fausse membrane diphthéritique est constituée par les éléments mêmes de la muqueuse plus ou moins altérée; elle ne contient pas d'éléments épithéliaux, mais des globules blancs et des spores d'oïdium.

L'exsudat du croup simple non infectueux est constitué, au contraire, par des éléments épithéliaux presque normaux, munis de leurs cils vibratiles et englobés dans une sécrétion albumineuse avec quelques globules muqueux.

Schweninger a étudié au point de vue histologique les fausses membranes diphthéritiques croupales; il admet qu'il existe un croup primaire distinct

(*a*) On trouve des indications très complètes sur la bibliographie du croup dans l'article LARYNX, de Peter et Krishaber, du *Dictionnaire encyclopédique* et dans l'article CROUP, d'Archambault, ainsi que dans l'ouvrage de Gerhardt sur la maladie des enfants (Tübingen, 1877-1878), où l'on trouve un article de Jacobi, sur la diphthérie et un article de Rauchfuss sur le croup.

brane diphthéritique et de la fausse membrane due à des caustiques, les travaux sont des plus nombreux et nous montrent, en effet, combien il est difficile souvent de les distinguer entre elles.

Des angines couenneuses bénignes et malignes.

Mais ce qui a augmenté le plus la confusion dans cet ordre d'idées, ce sont à coup sûr les formes atténuées de la diphthérie et ce que l'on a décrit sous le nom d'angines couenneuses locales ou bénignes. L'empoisonnement diphthéritique peut présenter divers degrés; dans certains cas, les phénomènes généraux toxiques dominent et la fausse membrane ne joue qu'un rôle bien secondaire; dans d'autres, au contraire, c'est

de la diphthérie, quoique l'étude histologique des deux produits soit identique ; tandis que le croup serait une affection absolument locale, déterminée par l'inflammation naturelle ou artificielle, surtout celle faite par l'ammoniaque, la diphthérie serait une maladie générale.

Il y aurait un grand nombre de micrococcus dans les fausses membranes. Ces micrococcus n'auraient rien de spécial et leur inoculation ne détermine jamais la diphthérie.

Senator repousse l'origine parasitaire de la diphthérie et il admet quatre formes de diphthérie :

1° La forme *catarrhale*, qui serait une simple inflammation de la muqueuse pharyngée ou aérienne, survenant pendant les épidémies de diphthérie et chez les personnes qui sont en contact avec les diphthériques;

2° La forme *croupeuse*, caractérisée par la présence de fausses membranes composées de globules purulents à divers états de développement et enchâssés dans un réseau de fibrine plus ou moins considérable. Ces fausses membranes reposeraient sur la muqueuse bronchique hypérémiée ; elles ne se montreraient jamais sur la muqueuse pharyngée et n'atteindraient la muqueuse des voies aériennes qu'au-dessous des cordes vocales ;

3° La forme *pseudo-croupeuse*, qui s'observerait surtout dans le pharynx et serait caractérisée par une fausse membrane facile à enlever et constituée par des cellules épithéliales atrophiées, renfermant des organismes inférieurs, mais sans mélange de pus ;

4° La forme *diphthéritique* proprement, dite dans laquelle il existe surtout de l'inflammation des tissus, se terminant rapidement par la mortification. Cette forme peut ne pas s'accompagner de fausses membranes ; mais, quand elles existent, elles recouvrent une surface ulcérée saignant facilement (*a*).

(*a*) Hogg, *The Pathological Relations of Diphtheric Membrane and the Croupous Cas* (*Monthly Microsc. Journ.*, 1878, t. II, p. 78). — Schweninger, *Studien über Diphtheritis und Croup* (*Stuttgard Ent.*, 1878). — Senator, *Von Diphtherie* (*Archiv. für Pathol., Anat. und Physiologie*, t. LVI, n° 12, 1er mars 1872, p. 56-82).

l'inverse qui se produit, il y a peu ou pas de symptômes d'empoisonnement, mais des manifestations locales très accusées, et cette différence symptomatologique est tellement tranchée que l'on comprend la tendance que l'on a eue à séparer ces deux formes de la maladie et à les considérer comme deux affections distinctes. Mais ce qui nous permet de les réunir et d'en montrer toujours la même filiation, c'est l'épidémicité et la contagiosité, et de même que nous pouvons voir dans les épidémies de fièvres éruptives se manifester des formes ébauchées et frustes de ces fièvres, de même vous pourrez rencontrer dans une même maison, dans une même famille, toutes les formes de la diphthérie, depuis l'angine couenneuse la plus bénigne jusqu'à la diphthérie la plus grave.

Aujourd'hui donc, l'idée de Bretonneau, soutenue par Trousseau, paraît avoir triomphé de tous ses adversaires, et même en Angleterre, où la doctrine de la dualité avait été quelque temps soutenue, on est revenu, avec West (1), à l'origine unique de l'angine couenneuse et de la diphthérie.

Pardonnez-moi, messieurs, d'avoir aussi longuement insisté sur ce point particulier, qui appartient plutôt à la clinique proprement dite qu'à la clinique thérapeutique; mais il a une importance considérable et domine le débat dans lequel je vais rentrer.

S'il est aujourd'hui démontré que l'angine couenneuse est bien, en effet, la manifestation locale d'une maladie générale, on comprend que tous les moyens locaux que l'on a propo-

(1) En Angleterre, les médecins sont partagés sur l'existence d'un croup indépendant de la diphthérie. West et Jenner, qui avouent avoir été dualistes autrefois, croient aujourd'hui que toutes les laryngites pseudo-membraneuses sont diphthéritiques. Dickinson, au contraire, a soutenu qu'il existait un croup indépendant de la diphthérie (*a*).

(*a*) *On Diphtheria and its Relations to so-called Croup* (*The Lancet*, 13 novembre 1878, p. 700).

sés ne joueront, au point de vue thérapeutique, qu'un rôle secondaire et que, pour guérir l'angine couenneuse, il faudra non pas s'adresser à l'affection du pharynx, mais bien à la maladie générale dont elle est la manifestation.

De la nature de la diphthérie.

Nous ignorons, il faut bien le reconnaître, la nature même de la diphthérie; nous n'en sommes encore, à cet égard, qu'à quelques hypothèses; la plus probable est, à coup sûr, celle qui considère la diphthérie comme une maladie à microbes, et les idées de Pasteur (1) ont fait faire à toutes ces questions des maladies contagieuses un progrès considérable en nous signalant non seulement l'influence des organismes inférieurs sur la production des phénomènes morbides, mais encore en nous montrant comment

(1) Letzerich a étudié le champignon de la diphthérie. Ces champignons se présenteraient sous quatre formes d'activité :

1° Des masses de microspores composées d'une substance fondamentale striée et presque hyaline;

2° Des globules de plasma qui proviennent des microspores précédentes. Ces globules de plasma atteignent parfois des dimensions étonnantes, ont l'éclat de la cire et sont facilement confondus avec des gouttelettes de graisse. Du centre de ces globules et dans leur protoplasma brillant apparaissent des micrococcus;

3° Des vésicules de micrococcus qui proviennent des précédents, qui, par leur rupture, fournissent des gazons en masse plus ou moins considérable;

4° Un champignon dit *champignon de la gangrène*, que l'auteur qualifie de *telletia diphtheritica*, et qui croît sur le terrain favorable présenté par les micrococcus. Ce dernier ne paraît trait que dans l'exsudat laryngé.

Cohn a décrit un *micrococcus diphtheriticus* qui serait constitué par des cellules ovoïdes de 0,35 à 1,1 micromillimètre, isolées, accouplées ou réunies en chapelet par quatre ou six. Ces micrococcus se trouvent dans tous les cas de diphthérie des membranes muqueuses, des bronches et du larynx. Ces micrococcus, inoculés par Artel aux animaux, auraient toujours déterminé la diphthérie et la mort de l'animal au bout de quatre ou cinq jours. Ces microbes, d'après cet expérimentateur, pénétreraient les épithéliums, puis traverseraient les parois des vaisseaux lymphatiques et sanguins et donneraient lieu alors à des phénomènes de septicémie.

Eberth a soutenu qu'il n'y avait pas de diphthérie sans organismes inférieurs, et Giacchi a prétendu que la présence du parasite dans la diphthérie était aussi fréquente et aussi nécessaire que celle de l'oïdium vitis dans les maladies de la vigne.

Duchamp a recherché le parasite de la diphthérie que Letzerich a décrit sous le nom de *telletia diphtheritica* et n'a pu le rencontrer. Il a ob-

on peut dans certains cas, par des inoculations préventives, se mettre à l'abri de pareilles affections. Mais jusqu'ici nous ignorons encore quel est le vaccin atténué qui nous permettra d'éviter cette terrible maladie.

Ne pouvant atteindre la diphthérie elle-même, nous en sommes réduits à traiter ses manifestations, et c'est ce qui nous explique tout d'abord notre impuissance thérapeutique en pareil cas. Cependant il ne faudrait pas croire que les travaux de Pasteur n'aient pas modifié, dans une certaine mesure, le traitement général et prophylactique de la diphthérie, et vous verrez que les antiseptiques et en particulier les parasiticides y jouent un rôle considérable. Nous aurons ici à étudier, au point de vue de l'angine couenneuse, trois traitements : le traitement local, le traitement général et le traitement prophylactique.

Pour bien connaître les conditions que doit remplir un

servé que le transport des fausses membranes du croup sur le larynx et la trachée du lapin y développait un processus diphthéritique. Les bactéries et vibrions, recueillis dans le larynx de l'homme atteint de croup, ne peuvent reproduire ces fausses membranes ; seulement ils sont très nocifs.

Talamon a constaté, d'après les procédés de Pasteur, le microbe de la diphthérie ; il l'a inoculé à des lapins et cobayes, soit en le portant directement sous la muqueuse, soit en injections sous-cutanées. Ces inoculations ont déterminé chez les animaux des symptômes de diphthérie promptement mortels. Il a retrouvé le microbe dans les fausses membranes et dans les épanchements séreux qui s'étaient produits, mais jamais la culture du sang pris dans le cœur n'a donné l'organisme (a).

En résumé, il n'est pas douteux que dans les fausses membranes on ne trouve des organismes inférieurs ; mais ces organismes sont très nombreux (*zygodesmus fuscus* de Letzerich, *micrococcus diphtheriticus* de Cohn, *leptothrix buccalis* de Senator, etc.) et la question est de savoir s'ils résultent des altérations putrides des fausses membranes ou s'ils sont les causes productrices de ces dernières.

(a) Duchamp, *Des parasites de la diphthérie* (*Th. de Paris*, 1875, et *Bull. de thérap.*, t. XC, p. 333). — Letzerich, *Mikrochemische Reactionen des Diphtheriepilzes* (*Berlin. klin. Wochens.*, 1874, n° 6). — Talamon, *Du microbe de la diphthérie* (*Soc. anat.*, 1881). — De Lanessan, *les Schizomycètes et leur Rôle dans les maladies* (*Rev. intern. des sc.*, mars 1880, p. 247). — Giacchi, *Natura e terapia dell'angina diphtherica* (*lo Speriment.*, novembre 1872).

Des fausses membranes et de leur développement.

traitement local de l'angine couenneuse, il faut savoir comment se développent les manifestations locales de cet état général et à cet égard vous pouvez vous rapporter aux recherches de Laboulbène, Letzerich, Klebs, Tommais, Hueter, G. Homolle, Duchamp, Eberth, Cohn, Zahn, Talamon, etc., et à celles plus récentes encore de Leloir, de Thomas et du professeur Cornil. Constituées par des dépôts fibrineux (1) enfermant dans leurs mailles des leucocytes et des fragments épithéliaux, les fausses membranes présentent des épaisseurs et des consistances variables. Au-dessous d'elles l'épiderme est détruit et

(1) Pour Laboulbène, voici quelle serait la structure des fausses membranes diphthéritiques : 1° une matière amorphe formant une sorte de gangue parsemée de fines granulations moléculaires ; 2° de la fibrine offrant l'aspect de fibrilles grêles. Ces deux substances (matière amorphe et fibrine) enveloppent et emprisonnent les éléments suivants : des globules de pus (leucocytes) et des corps granuleux (leucocytes hypertrophiés). On trouve encore dans ces fausses membranes des matières grasses, des débris d'épithélium à divers degrés d'évolution, du sang plus ou moins altéré, des cristaux de différentes formes, des végétaux sous forme de spores ou de mycélium, enfin des vibrioniens des genres *bacterium* et *vibrio*.

Pour Zahn, au quatrième jour, la pseudo-membrane est constituée par des cellules épithéliales, du mucus, de la graisse libre, des cellules lymphatiques, des micrococcus et un détritus moléculaire.

Au cinquième jour les cellules épithéliales sont très modifiées et le micrococcus et le détritus moléculaire ont beaucoup augmenté. Les cellules lymphatiques isolées sont en dégénérescence graisseuse et leur protoplasma devient inattaquable aux réactifs chimiques. C'est ce qui a fait croire à une métamorphose fibrineuse.

Au sixième jour il y a encore une augmentation dans l'abondance des cellules lymphatiques des détritus organiques et des micro-organismes.

Au septième jour la fausse membrane présente l'aspect d'un réseau à mailles à peu près égales séparées par des travées perpendiculaires à la muqueuse. Ces mailles renferment des cellules épithéliales.

Les altérations de la muqueuse sous-jacente sont l'hypérémie l'infiltration inflammatoire des cellules lymphatiques, les hémorrhagies, mais il n'y a jamais de perte de substance.

Greenfield a démontré que dans ces fausses membranes il y avait de véritables exsudations fibrineuses.

Weigert insiste beaucoup sur la mortification de l'épithélium et du derme, il rattache ces altérations microbiotiques au groupe des *coagulations-necrosen* de Cohnheim.

Leloir a étudié aussi la structure et le développement des fausses membranes, et a insisté sur les altérations de l'épithélium ; au début, il se

le derme présente des altérations plus ou moins profondes; souvent il est frappé de sphacèle et l'on observe alors cette diphthérie à forme gangreneuse que vous verrez décrite par tous les auteurs. Dans d'autres cas il y a une tendance hémorrhagique des plus marquées et il suffit de soulever les fausses membranes pour déterminer un saignement plus ou moins actif du derme ainsi dénudé.

Ces fausses membranes tantôt restent stationnaires et se reproduisent lentement, tantôt, au contraire, elles ont une marche envahissante des plus rapides et on les voit se reproduire avec une extrême facilité. Mais il est un fait dominant au point de vue thérapeutique et que vous devez garder profondément dans votre esprit, c'est que ces fausses membranes tendent à envahir et à recouvrir toutes les parties des muqueuses et de la peau dépourvues de leur épithélium.

Mais avant de discuter les conditions que doit remplir un traitement local de la diphthérie, il nous faut d'abord établir l'utilité de ce traitement. Puisqu'il est bien reconnu que la fausse membrane n'est qu'une manifestation locale de la

forme dans les cellules épithéliales un espace clair autour du noyau; puis, avec dégénérescence de cet épithélium qui amène la dissociation de ces éléments constitutifs; et c'est à ce moment qu'apparaît la fausse membrane gris jaunâtre.

Pour Thomas, la fausse membrane est toujours identique à elle-même, et, quel que soit son siège, elle se composerait d'un réticulum fibrineux, dont les travées irrégulières englobent des micrococcus, des globules blancs et des globules rouges (*a*).

(*a*) Greenfield, *Histologie de la diphthérie*, note lue à la Société microscopique de Londres (*Brit. Med. Journ.*, 9 mai 1879, p. 613). — Laboulbène, *Recherches cliniques et anatomiques sur les affections pseudo-membraneuses*, p. 82, Paris, 1856. — Zahn, *Beitrage zur Pathologie der Diphtheritis* (Leipzig, Vogel, 1878, 4 pl.). — Cornil, *De l'inflammation chronique des amygdales* (*Arch. de phys.*, p. 372, 1880). — Weigert, *Ueber Croup und Diphtheritis* (*Arch. f. Pathol. Anat.*, t. LXII, 1878). — Leloir, *Contribution à l'étude de la structure et au développement des productions pseudo-membraneuses sur les muqueuses et sur la peau* (*Arch. de physiol.*, mai-juin 1880). — Thomas, *Contribution à l'étude anatomo-pathologique de la diphthérie du pharynx et des voies respiratoires* (Thèse de Paris, 1881).

diphthérie, on peut se demander pourquoi s'adresser à cette manifestation, puisque nous ne pouvons empêcher sa reproduction.

Pour répondre à cette première question, il faut, messieurs, aborder un des points les plus délicats de l'étude de la diphthérie : je veux parler de l'inoculation possible de la diphthérie par les fausses membranes ou de ce que l'on a décrit sous le nom d'*auto-infection*.. On a soutenu, en effet, que le principe contagieux de la diphthérie résidait dans la fausse membrane et qu'il suffisait d'en placer sur certains points de la peau ou des muqueuses pour voir se développer, lorsque le terrain s'y prêtait, de la diphthérie. On a même soutenu que la présence de ces fausses membranes était une source constante d'infection chez le même individu. De l'auto-infection.

Quoique l'accord unanime ne soit pas fait sur toutes ces questions, il n'en résulte pas moins, pour tous, qu'il y a un intérêt réel et dominant à faire disparaître les fausses membranes par un traitement local. Maintenant examinons quelles conditions doit remplir ce traitement local : il devra dissoudre les fausses membranes, d'une part, et s'opposer, d'autre part, autant que possible, à leur reproduction.

Le nombre des moyens imaginés pour atteindre ce résultat est considérable et pour mettre un peu d'ordre dans mon sujet, je vais les étudier en quatre groupes distincts. Les uns agissent d'une façon mécanique, les autres s'adressent directement à la fausse membrane et ont pour but de la dissoudre; les troisièmes portent plus particulièrement leur action sur le derme, qu'ils modifient plus ou moins profondément, ce sont les caustiques; les derniers enfin ont une action toute différente, ce sont des médicaments qui, administrés à l'intérieur, s'éliminent à la surface des muqueuses. Examinons maintenant chacun de ces groupes. Des traitements locaux de l'angine couenneuse.

Moyens mécaniques.

Les moyens mécaniques sont des plus nombreux, ils consistent en pinceaux très variés avec lesquels on s'efforce de détacher les fausses membranes. A propos de ces pinceaux, je recommande surtout d'employer, comme moyen mécanique, des petits bouts d'éponges attachés solidement à une baleine. L'élasticité de cette dernière empêche de provoquer un traumatisme trop violent du côté de l'arrière-bouche; de plus, l'éponge n'a pas l'inconvénient, comme les pinceaux ordinaires, de laisser dans l'arrière-bouche soit des brins de charpie, soit des poils qui irritent la gorge et provoquent la toux.

Il faut placer dans le même groupe l'eau, les irrigations et la glace, qui jouent un rôle très important dans le traitement de la diphthérie.

Irrigations.

Le jet d'eau comme moyen d'enlever les débris pseudo-membraneux est bien supérieur au pinceau; son action est aussi active sans être aussi brutale; toutes les fois donc que le malade le permettra, vous pourrez, avec une seringue, lancer dans l'arrière-gorge un jet d'eau avec une certaine force qui détachera les fausses membrane. Lorsque la seringue vous fera défaut, vous pourrez user d'un appareil des plus communs, du siphon d'eau de Seltz, et vous aurez, grâce à la pression de l'acide carbonique, un jet puissant qui viendra déblayer et nettoyer toute l'arrière-gorge.

Blache avait même proposé, pour faire ces irrigations, un abaisse-langue muni vers sa partie médiane d'une canule à laquelle il adaptait l'extrémité d'un irrigateur ou d'une seringue, ce qui lui permettait, chez les petits enfants, d'ouvrir la bouche, d'abaisser la langue et d'irriguer le pharynx.

Glace.

La glace est un des meilleurs moyens mécaniques pour débarrasser la gorge des fausses membranes et, sans admettre avec Grand-Boulogne, Baudon, Lebert, et surtout avec

Bleynie (1), que l'on puisse guérir d'une façon certaine et constante l'angine couenneuse par ce moyen, je reconnais, toutefois, qu'il rend de réels services. La glace calme l'irritation de la gorge, diminue la congestion de la muqueuse et débarrasse le pharynx des fausses membranes. Ajoutons que dans nos grandes villes on trouve constamment cette glace et qu'enfin les enfants les plus indociles acceptent très volontiers cette médication. Vous donnerez donc de petits morceaux de glace que l'on laissera fondre dans la cavité buccale.

A côté des injections d'eau, il faut placer les pulvérisations faites soit avec l'appareil de Richardson, soit surtout avec les pulvérisateurs à vapeur. Prosser James, Œrtel (2) et Mac- **Pulvérisations.**

(1) Grand-Boulogne a employé la glace en 1850 et 1853, dans une épidémie d'angine couenneuse observée à la Havane. Blanc a proposé les gargarismes d'eau froide renouvelés vingt à trente fois par heure. Voici comment Bleynie institue le traitement par la glace dans l'angine couenneuse :

1° Introduire dans la bouche du malade un petit morceau de glace, toutes les dix minutes, sans interruption, tant pendant la veille que pendant le sommeil. Les jeunes enfants reçoivent la glace sans s'éveiller. Le morceau de glace doit être avalé, autant que possible, lorsqu'il est à peu près fondu ;

2° Ne commencer à ralentir l'administration de la glace qu'après la disparition des fausses membranes, laquelle a lieu du deuxième au huitième jour. Un morceau de glace toutes les demi-heures le premier jour du ralentissement, toutes les deux heures les jours suivants ;

3° Surveiller assidûment la gorge pendant plusieurs jours encore ; et, à la moindre réapparition de la couenne, revenir à la glace comme au commencement ;

4° A défaut de glace, employer des gargarismes d'eau très froide toutes les deux ou trois minutes ;

5° Donner des aliments et du vin dès le début.

Ce traitement suivi rigoureusement amènerait toujours, d'après Bleynie, la guérison de l'angine couenneuse.

Meyer emploie la glace comme le conseille Grand-Boulogne ; il conseille surtout la glace produite artificiellement, qui est pour lui la plus pure. Il l'applique aussi à l'extérieur autour du cou (*a*).

(2) Œrtel a prétendu que la chaleur avait pour effet de transformer le travail inflammatoire en travail

(*a*) Grand-Boulogne, *Du traitement de l'angine couenneuse par la glace* (*Bull. de thér.*, 1860). — Baudon, *Du traitement des angines couenneuses par la glace* (*Journ. des conn. méd.-chir.*, 1er janvier 1863). — Lebert, *Du traitement de l'angine couenneuse par la glace*, Vendôme, 1875. — Bleynie, *Du traitement de l'angine couenneuse par la glace* (*Journ. des conn. méd-.chir.*, 1er novembre

kenzie nous ont montré tout le parti que l'on pouvait tirer de la vapeur d'eau dans le traitement de la diphthérie; on comprend donc les grands services que ces derniers pulvérisateurs peuvent rendre dans la cure de la diphthérie; ils permettent de faire vivre les malades et surtout les en-

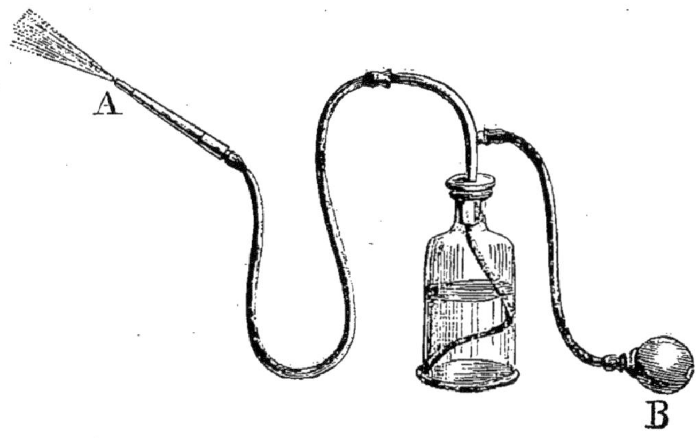

fants dans une atmosphère d'humidité permanente qui favorise le détachement des pseudo-membranes. On comprend, de plus, que l'on puisse, par ce moyen, porter plus ou

suppuratif et que cette transformation arrêtait la propagation des pseudo-membranes, et il recommandait, pour arriver à ce moyen, les inhalations de vapeur chaude.

Mackenzie a même construit une *tente croupale* qui permet de saturer de vapeur l'atmosphère respirée par les petits malades. Voici comment est construit cet appareil.

La tente croupale portative se compose de huit tiges métalliques, dont deux, représentant la longueur de la tente, ont une longueur de quatre pieds, et deux représentant la largeur ont deux pieds et six pouces de long. Les supports ont deux pieds et quatre pouces de hauteur. Les huit tiges se vissent entre elles et peuvent facilement se porter à la main, lorsqu'elles sont séparées. Une couverture spéciale complète l'appareil. La tente croupale est très utile non seulement dans les cas de diphthérie et de vrai croup, mais aussi dans la laryngite striduleuse, pour saturer l'atmosphère de vapeurs de nitre ou de stramonium.

1865). — *Lettre sur le traitement*, 5 mai 1881. — Meyer, *Traitement de la diphthérie par la glace* (*Deutsche Klinik*, n° 43, 1874). — Mackenzie, *Traité des maladies du larynx*, trad. de Moure et Bertier, p. 237. — OErtel, art. DIPHTHERIA (*Ziemssen's Encyclopedia*, vol. I, p. 675).

moins loin dans l'arrière-gorge des substances médicamenteuses.

Après le pulvérisateur à vapeur, l'instrument dont je me sers le plus ordinairement pour injecter les solutions médicamenteuses dans le pharynx est celui construit suivant mes indications par Waseige et que je vous présente ici. Cet instrument a le grand avantage, grâce au tube en caoutchouc qui porte la canule pulvérisatrice, de pouvoir être placé dans toutes les positions et de porter le liquide pulvérisé dans les points les plus reculés de l'arrière-gorge ou des narines.

Dissolvants des fausses membranes.

Les dissolvants des fausses membranes ont un autre but, celui de les dissoudre à mesure de leur production. Pour bien juger cette question de l'action dissolvante des diverses solutions sur les exsudats de la diphthérie, il faut se reporter aux expériences de Bricheteau et de Lebaigue (1).

(1) Bricheteau et Adrian ont étudié sur des fausses membranes rendues par un malade atteint de bronchite pseudo-membraneuse, l'action différente de diverses substances, et voici les résultats qu'ils ont obtenus.

Parmi les acides organiques, l'acide acétique transforme la fausse membrane en une membrane translucide, mais ne la fait pas disparaître, et il reste une partie insoluble qui est constituée par une trame fibrillaire serrée. L'acide citrique produit un effet absolument semblable. L'acide formique ne produit aucun changement, mais en revanche l'acide lactique, même à très faible dose, dissout complètement les pseudo-membranes. L'eau de chaux produit le même effet et amène la disparition complète, mais le lactate de chaux ne produit aucun effet.

Pour les alcalins, les solutions de potasse et de soude ne produisent pas la dissolution lorsqu'elles sont concentrées; elle se produit au contraire lorsque ces alcalis sont très étendus; l'eau bromée au millième désagrège la fausse membrane, mais ne la dissout pas; le bromure de potassium ne produit aucune action apparente. Le chlorale de potasse et le chlorate de soude ont une action manifeste, mais très lente.

En terminant, Bricheteau et Adrian proposent les pulvérisations et le gargarisme suivant :

Solution pour pulvérisation.

Acide lactique..........	5 gr.
Eau..................	100

Gargarisme.

Acide lactique....	5 gr.
Eau....................	100
Sirop d'orange..........	30

Thore (de Sceaux) a fait aussi des expériences analogues à celles de

Ces expériences nous montrent que par les acides énergiques on durcit plutôt qu'on ne dissout les fausses membranes; tandis qu'on obtient cette dissolution par des acides moins énergiques, en particulier par l'acide lactique, et, chose plus curieuse, l'action la plus dissolvante appartiendrait à une solution qui ne paraît pas jouir *à priori* de propriétés chimiques bien accusées, à l'eau de chaux, comme l'avaient déjà signalé auparavant Kuchenmeister et Bierner (de Berne).

Eau de chaux et acide lactique.

D'autres substances agissent en digérant les fausses membranes, c'est ce que Hale White a obtenu en employant la pepsine et Bouchut la papaïne (1).

Bricheteau et Adrian; une solution de potasse caustique (20 pour 100) désagrège la fausse membrane et la dissout au bout d'une heure; une solution de soude au même degré ne produit la dissolution qu'au bout de quinze heures.

La dissolution dans l'ammoniaque se fait au bout de trente heures. L'acide chlorhydrique ne désagrège la fausse membrane qu'au bout de seize heures et ne la fait disparaître qu'au bout de trente heures. L'acide nitrique la dissout en huit heures. Les solutions à 20 pour 100 d'azotate de potasse ou de soude, de chlorate, de bicarbonate, de formiate, d'iodate ou de bromate alcalins n'ont amené la dissolution qu'au bout d'un temps variant de dix à quinze jours.

Ludwig a fait dissoudre les fausses membranes par applications de solutions aqueuses de neurine à 3, 4 0/0; des résultats analogues auraient été obtenus avec l'oxyde hydraté de tétraméthylammonium et de tétraéthylammonium (*a*).

(1) Bouchut a expérimenté l'action de la papaïne sur les fausses membranes. La papaïne dissoudrait les fausses membranes; l'application de la papaïne doit être renouvelée à plusieurs reprises et toutes les deux heures environ, et l'on voit les fausses membranes s'amincir lentement, se désagréger et disparaître définitivement au bout de trois, quatre ou cinq jours.

Sur trente-deux cas de diphthérie traités par la papaïne, il n'y aurait eu que 4 morts.

Hale White a employé dans des cas de diphthérie grave de la gorge et du larynx des pulvérisations d'un mélange de glycérine et de pepsine (*b*).

(*a*) Bricheteau et Adrian, *Soc. de thér.*, 15 novembre 1867. — Thore, *Soc. de thér.*, 20 décembre 1867, et *Bull. de la Soc. de thér.*, 1re série, p. 72.—Ludwig, *Ueber des Neurins bei diphtherisches* (*Centralblatt f. med. Wissensch.*, n° 12, p. 208, 1877).

(*b*) Bouchut, *De la dissolution des fausses membranes de l'angine couenneuse par les applications locales de papaïne* (*Acad. des sc.*, séance du 25 juillet 1881, *Bull. de thér.*, t. CI, p. 128). — Hale White, *Lancet*, 1881.

On réunit le plus souvent les moyens mécaniques que je vous ai signalés plus haut et les dissolvants, c'est-à-dire que l'on fait, avec les pinceaux, des applications locales d'eau de chaux, ou de saccharate de chaux comme l'a conseillé Sanné (1), ou bien des injections pharyngées avec ces diverses solutions. On peut aussi employer de la même façon l'acide lactique ou l'acide citrique. Le jus de citron, en effet, a joui et jouit encore d'une certaine réputation, comme dissolvant des fausses membranes (2).

Les modificateurs de la muqueuse sont beaucoup plus

(1) C'est Kuchenmeister qui le premier a signalé l'influence dissolvante de l'eau de chaux sur les fausses membranes diphthéritiques et en 1864 Biermer (de Berne) vérifia cette action.

L'eau de chaux s'obtient en agitant de la chaux vive avec trente ou quarante fois son poids d'eau pour retirer la potasse que contient cette eau, puis on décante ce produit et on verse sur cet hydrate de chaux cent fois son poids d'eau de fontaine. Ce soluté contient par 1000 grammes environ 1gr,285 de chaux caustique. C'est ce que l'on désigne sous le nom d'*eau de chaux seconde*.

Sanné a conseillé le saccharate de chaux, cette préparation ayant l'avantage d'être stable et de renfermer une bien plus grande quantité de chaux que l'eau de chaux, puisque 10 grammes de saccharate de chaux contiennent 25 centigrammes de chaux. Sanné applique ce saccharate de chaux à l'aide d'un pinceau.

Bouffé a aussi employé le saccharate de chaux à l'intérieur et à l'extérieur et voici la formule de son traitement :

1° Frictions faites toutes les deux heures sur le cou, le devant et la poitrine avec une pommade camphrée (25 grammes de camphre pour 75 grammes d'axonge benzoïnée) ;

2° L'usage d'une mixture prise tiède par cuillerées à café ou par cuillerées à dessert toutes les deux heures:

Jus de citron..	300 grammes.
Chlorure de sodium........	10
Sulfate de soude	10
Miel...........	15
Saccharate de chaux........	2 à 4
Phénate de soude	XX à XXX gouttes.

La mixture sert pour les gargarismes. Le malade doit prendre beaucoup de lait et être tenu dans une atmosphère chaude (*a*).

(2) Le jus de citron est employé depuis très longtemps dans le traitement de l'angine couenneuse, mais c'est Révillioud qui insiste le plus sur ce traitement ; il recommande d'appliquer toutes les dix minutes du

(*a*) Kuchenmeister, *Kritische Bemerkungen über Behandlung der Diphtherie* (*Œsterr. Zeitschr. für prakt. Heilkunde*, 1863, *Berlin. klin. Wochens.*, 1869). — Sanné, *Traité de la diphthérie*, 1877, p. 429. — Bouffé, *Recherches cliniques sur la diphthérie et de son traitement en particulier*, Paris, 1879.

Modificateurs de la muqueuse.

nombreux. Les uns ont pour effet de la cautériser, les autres de modifier ses sécrétions; d'autres, enfin, s'adressent à l'élément parasitaire de la maladie.

Des caustiques

Commençons par les caustiques. Les cautérisations énergiques de l'arrière-gorge, dans l'angine couenneuse, ont joui pendant longtemps d'une très grande vogue, et l'on voit encore aujourd'hui des médecins affirmer que par ce moyen on arrête sur place le développement de la diphthérie. On a ainsi employé en applications locales les acides les plus violents, les solutions d'acide chlorhydrique, d'acide nitrique (1); on a même été jusqu'aux inhalations d'acide fluorhydrique; on a conseillé aussi les solutions alcalines concentrées de soude et de potasse; mais c'est surtout le nitrate d'argent (2),

Nitrate d'argent.

jus de citron dans le fond de la gorge et dépense ainsi jusqu'à quatre citrons par heure.

Chatard et Soulé (de Bordeaux) ont aussi employé le jus de citron avec succès (*a*).

(1) On a conseillé un grand nombre de préparations acides dans la cure de la diphthérie; l'acide chlorhydrique a été surtout employé par van Swieten, Marteau, de Grandvilliers, et plus récemment par Bretonneau, Trousseau et Guersant; on use soit de cet acide pur, comme le voulait Trousseau, ou bien avec un tiers de miel rosat (Guersant).

L'acide oxalique a surtout été préconisé par Proto-Guirles et Francesco (de Naples); ils employaient en badigeonnages la solution suivante :

Acide oxalique.........	1 gr.
Eau distillée...........	20

ou bien celle-ci :

Acide oxalique...... ..	15 gr.
Glycérine................	100

Cornilleau a conseillé aussi l'acide oxalique. Pris à l'intérieur, il emploie la formule suivante :

Acide oxalique..........	1g,50
Infusion de thé vert.....	120 ,00
Sirop d'écorces d'oranges amères..............	30 ,00

Une cuillerée à bouche de trois en trois heures. En même temps on fait prendre au malade la tisane suivante :

Feuilles fraîches d'oseille	150 gr.
Eau	1000

L'acide boracique a été employé par Hams, qui applique localement la solution suivante :

Acide boracique.........	7 gr.
Glycérine................	15
Eau.....................	15 (*b*)

(2) Dans ces dernières années, c'est

(*a*) Révillioud, *Bull. de l'Acad. de méd.*, 1865. — Chatard, *Union méd. de la Gironde*, septembre 1865.

(*b*) Cornilleau, *Du traitement de la diphthérie par l'acide oxalique* (*Abeille méd.*, n° 29, 21 juillet, 1879, p. 277). — Hams, *The Lancet*, 1881.

soit en crayons, soit en solutions, dont on s'est servi, et nous voyons encore aujourd'hui un grand nombre de médecins pratiquer ces cautérisations dès qu'ils voient apparaître des fausses membranes dans l'isthme du gosier.

Je ne saurais trop m'élever, messieurs, contre cette médication, qui est à la fois inutile, douloureuse et dangereuse; inutile, en ce que ces caustiques ne dissolvent nullement les fausses membranes et n'empêchent jamais leur reproduction; douloureuse, à ce point que les malades refusent, une fois cette cautérisation faite, l'examen de la gorge et que ces manœuvres amènent une telle inflammation du côté du pharynx que les patients, surtout les enfants, ne peuvent plus prendre aucun aliment; dangereuse, surtout en ce que ces cautérisations, en dépouillant la muqueuse de son épithélium, donnent un champ plus vaste à l'envahissement des fausses membranes. Dangers des cautérisations.

Il faut donc absolument repousser les cautérisations, car elles placent les malades dans les conditions les plus défavorables, puisqu'elles empêchent leur alimentation et qu'elles interdisent tout traitement ultérieur; d'ailleurs, elles n'ont sur l'affection générale aucun effet, mais en revanche elles ont cet effet déplorable de permettre aux fausses membranes de s'étendre de plus en plus.

surtout Guillon, en France, et Castrucci, en Italie, qui ont vanté le nitrate d'argent.

Evangelista Castrucci conseille le traitement suivant de la diphthérie épidémique:

1° Toucher deux fois par jour les fausses membranes accessibles avec une solution au vingtième de nitrate d'argent cristallisé;

2° Combattre l'infection diphthéritique par l'emploi quotidien de 0g,70 à 0g,30 de sulfure noir de mercure;

3° Soutenir les forces du malade avec du bouillon et du vin.

Sur 80 malades traités par cette méthode, il y aurait eu 78 guérisons et 2 morts.

Guillon emploie le nitrate d'argent en insufflation (*a*).

(*a*) Guillon, *Du traitement de l'angine et du croup membraneux par les insufflations de nitrate d'argent* (*Gaz. méd. de l'Algérie*, 20 mai 1877, p. 54). — Evangelista Castrucci, *Sulla cura della diphtherite epidemica* (*Lo Sperimentale*, août 1876, p. 8).

Des modificateurs de la muqueuse.

Examinons maintenant les modificateurs de la sécrétion des muqueuses. Parmi ceux qui ont eu une grande vogue dans le traitement de la diphthérie, il faut placer en première ligne le perchlorure de fer (1) et le tannin.

Du perchlorure de fer.

Le perchlorure de fer a donné de bons résultats; en solutions plus ou moins étendues, il modifie la surface de la muqueuse, agit comme antiseptique et enfin s'oppose à la tendance hémorrhagique que l'on observe en certains cas; je crois donc que l'on peut conserver l'emploi des solutions de perchlorure de fer, à condition toutefois qu'elles

(1) Vanté surtout par Aubrun en 1860 et par son fils en 1867, le perchlorure de fer a été considéré comme un antiseptique puissant de la diphthérie. Voici comment procédait Aubrun. On donne de 4 à 7 grammes de perchlorure de fer par jour, que l'on divise en fractions de vingt ou vingt-cinq gouttes dans un verre d'eau sucrée; toutes les cinq ou dix minutes, on donne une gorgée de cette solution; aussitôt après, on fait boire à l'enfant un peu de lait non sucré. On proscrit de l'alimentation le vin et les substances toniques.

Isnard (de Saint-Amand-les-Eaux), Courty (de Montpellier) ont employé la même préparation avec succès. Heslop et Houghton conseillent la solution suivante :

Teinture de sesquichlorure de fer	12 gr.
Acide chlorhydrique	8
Eau	240

à prendre en vingt-quatre heures.

Le docteur Clar unit le sesquichlorure de fer à la glycérine, et il ordonne la potion suivante :

Glycérine	60 gr.
Liqueur ferrée sesquichlorurée	XV à XX gouttes.

A prendre par cuillerées à café toutes les demi-heures.

Steiner emploie aussi la solution normale de sesquichlorure de fer à la dose de 1g,50 à 2 grammes dans 70 grammes d'eau distillée. On peut porter cette solution deux ou trois fois par jour avec un pinceau de charpie sur l'arrière-gorge.

Beaupoil ordonne le perchlorure de fer à l'intérieur et donne, par jour, de 3 à 10 grammes dans 100 grammes d'eau distillée; il administre en même temps un régime tonique, qu'il conseille de donner, en cas de refus, par la sonde œsophagienne (*a*).

(*a*) Aubrun père, *Sur une méthode du traitement de la diphthérie par le perchlorure de fer* (*Acad. des sc.*, 26 novembre 1860). — Aubrun fils, *Du perchlorure de fer, ses applications dans le traitement de la diphthérie* (*Th. de Paris*, 1867). — Isnard, *Union méd.*, 1859. — Courty, *Bull. de thér.*, 1862. — Houghton, *Dublin Med. Journ.*, 1859. — Clar, *Sitzungsberichten des Vereins der Aertzte in Steinmark*, Graz, 1879. — Steiner, *Compendium des maladies des enfants*, trad. par Kéraval, p. 680. — Beaupoil, *Du traitement de la diphthérie par le perchlorure de fer et le vin* (*Soc. méd. d'Indre-et-Loire*, 1876, p. 91).

soient très diluées. Lorsque, en effet, le perchlorure de fer est concentré, il a les mêmes inconvénients et les mêmes dangers que les caustiques.

Du tannin.

On avait fondé sur le tannin de grandes espérances et l'on a soutenu, il y a une vingtaine d'années, que par les insufflations de ce médicament on guérissait non seulement les angines couenneuses, mais encore le croup. Un médecin de Montmartre, le docteur Loiseau, avait donné à ce traitement un certain retentissement. Loiseau avait été l'objet d'une méprise singulière et qui résultait de la production artificielle des fausses membranes par le tannin. Cette substance coagule, en effet, l'albumine du mucus et lorsqu'on l'insufflait dans le larynx, et surtout dans le pharynx, les malades rendaient quelque temps après des lambeaux pseudo-membraneux qui n'étaient autres que les résultats de l'action coagulante dont je viens de vous parler. Aujourd'hui ce traitement, malgré les nouvelles tentatives de Hubert et de Coussot (1), est complètement abandonné.

De l'iode et du brome

A côté de ces substances il faut placer l'iode et le brome (1). Le premier a été autrefois employé contre la diphthérie; il est aujourd'hui à peu près abandonné. Le second a été con-

(1) Coussot conseille le mucilage suivant :

Tannin	10 gr.
Mucilage de gomme...	100
Alcool de menthe	2 à 10 gr.

Ce mucilage est injecté par la bouche ou par les narines. Dans 169 cas il aurait donné 162 guérisons (a).

(2) Ozanam a préconisé le premier l'emploi du brome contre les fausses membranes. Il emploie cette eau bromée à dose homœopathique. Voici la formule qu'il conseille :

Eau bromée au millième....	V à XX gouttes.
Eau distillée..	150 gr.
Sirop de sucre.	30

à prendre par cuillerées d'heure en heure.

Sanné a repris cette médication, mais il emploie des doses beaucoup plus considérables ; il fait des irrigations nasales et pharyngiennes avec de l'eau

(a) Coussot, *Bull. de l'Acad. de méd. belge*, 3e série, t. XV, nº 5, et *Journ. des sc. méd. de Louvain*, avril 1879.

seillé par Ozanam, Schütz, Sanné, Redenbacher et surtout par Peyraud (de Libourne), qui a signalé un des premiers l'action caustique et modificatrice du bromure de potassium en applications locales. Les résultats si avantageux que Peyraud (de Libourne) avait tirés de ce moyen, dans les épidémies de diphthérie qu'il avait été appelé à constater dans le pays où

bromée au cinq-centième et fait prendre, toutes les heures, une cuillerée à bouche de la potion suivante :

Eau distillée.........	125g,00
Brome pur...........	6 gouttes.
Bromure de potassium	0g,50
Sirop de sucre........	30 ,08

Le docteur Schütz a aussi préconisé le brome, ainsi que le docteur Clemens ; ce dernier unit le bromure de potassium à l'eau chlorée et voici comment il formule son traitement :

Bromure de potassium......	2 à 4 gr.
Sirop..........	20 à 30 gr.
Eau distillée...	80 à 100

Prendre une cuillerée toutes les heures de cette potion mélangée à une cuillerée à café d'eau chlorée.

Redenbacher s'est servi du bromure de potassium à l'intérieur. Voici la formule qu'il a adoptée :

Bromure de potassium...........	4g,00
Brome.............	0 ,30
Sirop simple.......	30 ,00
Décoction d'althéa.	120 ,00

Pour les enfants au-dessous d'un an, la quantité de brome doit être réduite à 0g,10, et, pour ceux d'un à quatre ans, à 0g,20.

On donne toutes les heures une cuillerée à bouche de cette potion.

Mais c'est à Peyraud (de Libourne) que l'on doit le travail le plus complet sur les applications locales de bromure au traitement de la diphthérie. Peyraud a montré l'action modificatrice locale et caustique du bromure de potassium, et il l'a utilisée dans le traitement de la diphthérie. Voici comment il procède.

Il saupoudre les fausses membranes avec du bromure finement pulvérisé ; puis, lorsque la fausse membrane est très amincie, il use de solutions de bromure de potassium dans l'eau ou la glycérine (5 à 10 gr. pour 120 gr. de véhicule).

Sur 29 cas de diphthérie, il aurait obtenu 27 guérisons.

Cadet de Gassicourt, qui a expérimenté cette médication à l'hôpital des Enfants malades, n'a pas obtenu le même succès et, dans 8 cas de diphthérie grave, la médication n'a pas empêché les enfants de succomber (*a*).

(*a*) Ozanam, *De l'emploi du brome dans les affections pseudo-membraneuses* (*Compt. rend. de l'Acad. des sc.*, 1856. — Sanné, *Traité de la diphthérie*, p. 398. — Schütz, *Deutsche Klin.*, 1872. — Clemens, *Deutsche Arch. für klin. Med.*, 1875). Peyraud, *Du traitement de la diphthérie par les applications locales de bromure de potassium pur* (*Bull. et Mém. de la Soc. de thér.*, 1879, p. 177). — Cadet de Gassicourt, *De l'emploi du bromure de potassium dans la diphthérie* (*Bull. de thér.*, t. XCIX, 1880, p. 161). — Redenbacher, *Traitement du croup laryngé par le brome* (*Aerztliches Intelligent blatt*, 7 janvier 1879)

il pratique, n'ont pas été confirmés par l'expérimentation faite par Cadet de Gassicourt à l'hôpital Sainte-Eugénie.

De l'alun et du borax.

A toutes ces substances il faudrait joindre l'alun et le borax qui agissent comme modificateurs locaux, mais qui sont aujourd'hui abandonnés; il n'en est pas de même des préparations parasiticides, qui jouissent, au contraire, d'une grande faveur.

Des applications locales de liquides antiseptiques.

Entraînés par les grandes découvertes de Pasteur, les médecins ont soutenu que l'élément le plus important à combattre dans la diphthérie était l'élément parasitaire, qui, développé localement dans la fausse membrane, pénétrait ensuite dans l'économie, aussi ont-ils conseillé les applications locales parasiticides, et tour à tour ont vanté en pulvérisations ou en injections pharyngiennes les solutions d'acide phénique, de chloral, d'acide thymique, de créosote, de coaltar (1), de camphre phéniqué (2), etc., etc.; moi-même j'ai employé la résorcine. Tous ces moyens modifient quelquefois heureusement la muqueuse pharyngée, mais on ne peut baser sur ce traitement aucune médication positive.

(1) Lemoine emploie surtout, dans le traitement local de la diphthérie, le coaltar, qui agirait mécaniquement comme anti-fermentescible et comme désinfectant. Voici d'ailleurs, d'après lui, le traitement employé par Bouchut dans son service :

1° Vomitif (émétique 0,025);

2° Potion avec :

Cognac..............	30 gr.
Salicylate de soude..	3

3° Injection continuelle de coaltar;

4° Excellente alimentation (*a*).

(2) Soulez (de Romorantin) emploie contre la diphthérie le camphre phéniqué, avec lequel il touche les exsudations diphthéritiques. Le camphre phéniqué s'obtient en dissolvant, dans une solution d'acide phénique de 9 grammes d'acide pour 9 grammes d'alcool, 25 grammes de camphre en poudre.

Pératé a aussi employé avec succès le camphre phéniqué dans le traitement de la diphthérie (*b*).

(*a*) Lemoine, *Traitement de la diphthérie par les injections de coaltar* (*Th. de Paris*, 4 août 1879, p. 369).

(*b*) Soulez, *De l'emploi du camphre phéniqué dans le traitement de la diphthérie* (*Bull. de thér.*, t. XCIV, p. 18). — Pératé, *Du traitement de la diphthérie dans le camphre phéniqué* (*Bull. de thér.*, t. XCVIII, p. 520, 1881).

Ces solutions sont tantôt appliquées directement avec un pinceau, tantôt, au contraire, elles sont pulvérisées. Ce dernier procédé est pour moi de beaucoup le meilleur et, pour ma part, quoique je ne croie pas à l'efficacité certaine de ces applications locales, je ne vois que des avantages à faire vivre les malades, surtout les enfants atteints de pareilles affections, dans une atmosphère antiseptique. Par ce moyen, non seulement on peut modifier le fond de l'arrière-gorge, mais encore on peut éviter, dans une certaine mesure, la contagion.

Du benzoate de soude.

Les réserves que j'ai faites à propos des solutions antiseptiques, je les fais aussi à propos du benzoate de soude (1), qui a été vanté dans ces derniers temps, surtout en Allemagne; j'ai employé bien souvent ce benzoate de soude dans mon service de crèche et je n'en ai pas obtenu de meilleurs résultats que par toute autre méthode.

Des médicaments qui s'éliminent par la muqueuse pharyngée.

J'en ai fini avec les modificateurs locaux de l'isthme du gosier et j'aborde maintenant mon quatrième groupe de médicaments, c'est-à-dire ceux qui modifient surtout la muqueuse par leur élimination élective à sa surface.

(1) Graham Brown a étudié l'action des liquides antiseptiques sur le virus diphthérique et il conclut de ses expériences, faites sur le lapin, que le chlorhydrate de quinine, le salicylate de soude et le benzoate de soude lorsqu'ils sont mélangés au virus diphthéritique, détruisent les propriétés virulentes de ce dernier. La plus active de ces substances serait le benzoate de soude ; même en injections hypodermiques, le benzoate de soude retarderait le développement de l'empoisonnement diphthéritique.

En se basant sur ses expériences, Letzerich a employé le benzoate de soude chez les enfants atteints de laryngite diphthéritique et sur 27 malades atteints d'angine couenneuse, il n'en aurait perdu qu'un seul. Voici comment il administre ce benzoate de soude. Au-dessus d'un an, il prescrit la potion suivante :

Benzoate de soude.......	5 gr.
Eau distillée............	40
Eau de menthe....... ...	40
Sirop d'écorces d'orange...	10

Une demi-cuillerée à bouche toutes les heures.

La dose de benzoate de soude augmente proportionnellement à l'âge : de un à trois ans, elle est de 7 à 8 grammes; de trois à sept ans, de 8 à 10 grammes ; à partir de sept ans, de 10 à 15 grammes, et chez les adultes, de 15 à 20 grammes. Jamais, même

Du chlorate de potasse.

Nous avons à étudier ici trois médicaments, le chlorate de potasse, le copahu et enfin la pilocarpine. Le chlorate de potasse a été et est encore un médicament très employé dans la cure de la diphthérie. Barthez, Isambert et bien d'autres ont considéré le chlorate de potasse comme un médicament véritablement héroïque dans la cure de la diphthérie, et dernièrement encore Seeligmuller (de Hale-sur-Sale) (1) a sou-

chez le nourrisson, il n'a vu survenir d'accident.

On pratique aussi sur les plaques de la gorge des insufflations avec le benzoate de soude.

Les résultats auxquels est arrivé Gnandiger à l'Hôpital des Enfants malades de Vienne ont donné des résultats bien différents de ceux de Letzerich ; sur dix-sept enfants atteints de diphthérie, où la médication a été employée suivant les règles de Letzerich, il y a eu huit morts. Gnandiger reconnaît toutefois que le benzoate de soude n'a donné lieu à aucun accident, mais il eût préféré la glace et le chlorate de potasse.

Le docteur Kien (de Strasbourg) a expérimenté la méthode Letzerich et aurait obtenu dans douze cas de diphthérie douze guérisons ; il l'emploie à l'intérieur et à l'extérieur. A l'extérieur, ce sont des attouchements faits avec le sel ou des insufflations toutes les deux ou trois heures. Pour les enfants qui savent se gargariser, on use d'un gargarisme contenant 10 grammes de benzoate pour 200 grammes d'eau.

Pour Kien, le benzoate de soude aurait à l'intérieur une action antiseptique et à l'extérieur une action dissolvante des plus manifestes (a).

(1) Seeligmuller (de Hale-sur-Sale) considère le chlorate de potasse comme un moyen infaillible de traitement de la diphthérie. Il emploie la solution suivante :

Chlorate de potasse..	8 gr.
Eau................	200

Donner chaque heure une cuillerée à soupe entière ou une demi-cuiller.

La médication locale serait absolument secondaire.

Pour lui, cette solution saturée de chlorate de potasse exercerait une action locale et générale sur la marche de la diphthérite : locale, comme caustique et en désagrégeant les fausses membranes de l'arrière-bouche ; générale, en suppléant à l'oxygène enlevé du sang par les bactéries et en détruisant celles-ci.

Seeligmuller signale en terminant l'action du chlorate de potasse sur le cœur et les dangers qui peuvent en résulter.

Cadet de Gassicourt a expérimenté dans son service le chlorate de po-

(a) Graham Brown, *The Therapeutics of Diphtheria, an Experimental Inquiry* (*Journ. of Anat. and Physiol.*, t. XII, octobre 1877). — Letzerich, *Ueber die Anwendung des Benzoësauren Natrons und dessen Wirthung bei der Diphtherie* (*Berlin. klin. Wochens.*, n° 7, p. 93, 17 février 1879). — Gnandiger, *Ueber die Wirksamkeit des Benzoësauren Natrons bei Diphtheritis* (*Wien. med. Blatt*, p. 25, 1879). — Hoffmann, *Berlin. Klin.*, 24 avril 1879. — Kien, *Gaz. méd. de Strasbourg*, n° 1, 1er janvier 1880, p. 1.

tenu qu'employé d'une façon méthodique, le chlorate de potasse guérissait à coup sûr tous les cas de diphthérie.

Sans nier que le chlorate de potasse ait une action des plus heureuses sur les muqueuses pharyngée et laryngée, sans nier l'action dissolvante de ce médicament et sa puissance modificatrice locale, il faut reconnaître cependant que le chlorate de potasse n'a pas une vertu spécifique dans le traitement de l'angine couenneuse. Toutefois, de tous les modificateurs locaux, c'est l'un des plus utiles, et je ne saurais trop vous le recommander soit en applications locales, soit à l'intérieur, car, s'éliminant par la muqueuse buccale et pharyngée, le chlorate de potasse peut être employé de ces deux façons.

Cependant je dois appeler votre attention sur deux points : d'abord sur le peu de solubilité du chlorate de potasse (à la température ordinaire, 100 parties d'eau ne dissolvent que 5 parties de chlorate de potasse), il faut donc, dans vos prescriptions, vous maintenir dans ces proportions pour avoir une solution sans dépôt. De plus, lorsque vous administrez ce médicament à l'intérieur, il faut vous rappeler son action toxique sur le cœur et ne pas dépasser certaines doses. Récemment encore Brouardel nous signalait des cas de mort par l'emploi à l'intérieur du chlorate de potasse.

tasse, le cubèbe et le salicylate de soude. Il a donné le chlorate de potasse à la dose de 6 grammes par jour et n'a jamais atteint les doses élevées conseillées par Seeligmuller. C'est le chlorate de potasse qui a donné le meilleur résultat; on peut en juger par la statistique suivante :

Médicaments.	Nombre de cas.	Guérisons.	Morts.
Chlorate de potasse......	15	15	»
Cubèbe ou copahu......	7	6	1
Salicylate de soude....	5	3	2 (*a*)

(*a*) Seeligmuller, *Du traitement de la diphthérie par les solutions de chlorate de potasse* (*Bull. de thér.*, 1877, t. XCII, p. 392). — Seeligmuller, *Kalichloricum in gesattigter Losung das specifische Heilmithe bei Diphtheris* (*Jahrbuch für Kinderheilkunde*, 2 et 3 Heft, t. XI, p. 273 et 287). — Cadet de Gassicourt, *Étude comparative du chlorate de potasse, du cubèbe et du salicylate de soude dans le traitement de la diphthérie* (*Bull. de thérap.*, t. XCII, p. 481).

Du copahu et du cubèbe.

Le copahu et le cubèbe ont été introduits dans la thérapeutique de la diphthérie par le docteur Trideau (d'Andouillé) (1). Pour ce médecin, ces médicaments avaient une

(1) Trideau a conseillé le traitement de la diphthérie par le copahu et le cubèbe, et cette médication a eu un certain retentissement. Voici comment il procède : il donne de deux en deux heures une cuillerée à soupe de sirop de copahu, alternant avec une même dose de sirop de cubèbe.

Ces deux sirops ont la formule suivante :

1° *Sirop de copahu.*

Copahu.............	80 gr.
Gomme pulvérisée ..	20
Essence de menthe..	XII gouttes.
Laudanum..........	II
Sirop de sucre......	400 gr.

F. S. A. 500 grammes de sirop.

2° *Sirop de cubèbe.*

Poivre cubèbe..........	12 gr.
Sirop simple...........	240

F. S. A. 250 grammes de sirop.

Delpech a substitué à ces préparations des saccharures de cubèbe et de copahu.

Sanné emploie la potion suivante :

Julep gommeux...	120g,00
Oléorésine de cubèbe................	0 ,50 à 2 gr.

à prendre par cuillerées à soupe toutes les deux heures, autant que possible au moment du repas.

Depuis la publication de ces premiers travaux, Trideau a modifié ainsi son traitement:

Il emploie le cubèbe, ou bien le cubèbe et le copahu, ou bien le copahu seul. Voici la formule qu'il conseille pour le cubèbe:

Poivre de cubèbe en poudre fine et fraîche.	12 à 15 gr.
Sirop simple........	100 gr.
Vin de Malaga......	20
Eau................	20

Prendre une, deux, trois potions semblables dans les vingt-quatre heures, selon l'âge du malade et la gravité de la maladie.

Quand le cubèbe ne suffit pas, il faut associer au traitement précédent celui par le copahu, et voici la formule que l'on emploie :

Copahu solidifié officinal (Mialhe)............	35 centigr.
Cubèbe pulvérisé......	15

pour une pilule ou dragée (20 à 30 par vingt-quatre heures pour les adultes).

Chez les enfants, on donnera par jour autant de dragées qu'ils ont d'années.

Si l'on donne le copahu seul, il faut augmenter le nombre des dragées d'un huitième, et même les doubler.

Expérimentée à son début dans les hôpitaux, cette méthode est aujourd'hui abandonnée, les résultats n'ayant pas répondu aux espérances que l'on fondait sur elle (*a*).

(*a*) Trideau, *Nouveau traitement de l'angine couenneuse, du croup et des autres localisations de la diphthérie*, 1866 (*Gaz. des hôp.*, 1870). *Traitement de la diphthérie par les balsamiques*, 1871. *Du traitement de la diphthérie par le cubèbe et le copahu* (*Gaz. hebd.*, 28 mars 1877, p. 186). — Sanné, *Traité de la diphthérie*, 1877, p. 399. — Cadet de Gassicourt, *Étude comparative du chlorate de potasse, du cubèbe, du salicylate de soude dans le traitement de la diphthérie* (*Bull. gén. de thér.*, t. XCII, 1877, p. 481).

valeur spécifique telle dans le traitement de la diphthérie, que par leur emploi méthodique l'on pouvait pour ainsi dire obtenir la guérison dans presque tous les cas. Les essais faits dans nos hôpitaux d'enfants, surtout par Cadet de Gassicourt et par Archambault, ont montré que malheureusement il n'en était pas ainsi et que si, dans quelques cas, on obtenait une amélioration, dans d'autres cette médication fatiguait l'estomac des malades et les mettait dans de mauvaises conditions pour supporter la médication tonique si nécessaire en pareil cas.

Le copahu et le cubèbe s'administrent à l'intérieur soit sous forme de sirop, soit sous forme de saccharolés, comme le fait Delpech, et leur action thérapeutique s'explique par l'élimination de ces substances balsamiques à la surface des muqueuses pulmonaire et pharyngée.

De la pilocarpine.

C'est la même action que l'on obtient par les injections sous-cutanées de pilocarpine si vantées par Guttmann (1), et avec

(1) Guttmann emploie la potion suivante pour les enfants :

Chlorhydrate de pilocarpine........	0g,02 à 0g,04
Pepsine...........	0 ,6 à 0 ,8
Acide chlorhydrique	II gouttes.
Eau distillée.......	80 gr.

Une cuillerée à café toutes les heures.

Pour les adultes :

Chlorhydrate de pilocarpine........	0g,03 à 0g,05
Pepsine...........	2 ,00
Acide chlorhydrique	II gouttes.
Eau distillée.......	80 gr.

Une cuillérée à café toutes les heures.

Sur 81 cas de diphthérie, il a eu 81 guérisons.

Demme croit que la pilocarpine ne peut agir que dans les cas de laryngite catarrhale ou d'angine catarrhale. Elle n'aurait aucune action sur la diphthérie. Pour lui, les doses à injecter sous la peau seraient les suivantes :

Pour un enfant au-dessous d'un an, 1 milligramme, et 5 milligrammes chez les enfants d'un à dix ans. Quand les doses de pilocarpine sont prolongées pendant très longtemps, elles peuvent, suivant Demme, affaiblir le muscle cardiaque.

La méthode de Guttmann a donné de bons résultats entre les mains de Lax, de Williams, de Lereboullet, de Lepidi Chioti, de Dehio. Mais ces résultats favorables ne sont pas toujours obtenus. Archambault n'en a tiré à l'Hôpital des enfants aucun avantage. Schmidt affirme que la méthode est plutôt nuisible qu'utile ; Neumeister est du même avis, du moins chez

lesquelles on avait obtenu, au début de l'expérimentation, des résultats véritablement merveilleux, comme ceux que nous a signalés Lereboullet. Malheureusement encore ici les espérances qu'avait fait naître ce médicament ne se sont pas réalisées, et si l'on se base même sur les résultats obtenus par Archambault, cette médication par la pilocarpine serait plus dangereuse qu'utile.

Des sulfureux et de l'eucalyptus

C'est dans le même groupe de médicaments qu'il faut placer le soufre et les sulfureux et les préparations d'eucalyptus; les premiers de ces médicaments ont été conseillés par Jadin, Barbosa (de Lisbonne), Ullersper, Alban Lütz et par Fergus, les seconds par Walker (1).

les enfants; Alfoldi n'a pas obtenu une seule guérison, etc.

En résumé, la pilocarpine, pas plus que les autres médicaments proposés contre la diphthérie, n'a une action curative certaine (*a*).

(1) Jadin emploie le soufre à l'extérieur et à l'intérieur : à l'extérieur, sous forme de pulvérisation; à l'intérieur, sous forme de mellite de soufre.

Barbosa (de Lisbonne) fait des insufflations de fleur de soufre non lavé de trois en trois heures.

Alban Lütz joint aux insufflations le gargarisme suivant :

Fleur de soufre........	250 gr.
Huile d'amandes douces.	290

Walter Fergus conseille d'employer contre les angines des solutions concentrées d'acide sulfureux; selon lui, l'inhalation des vapeurs du soufre serait parfaitement tolérée par les individus sains ou malades et préviendrait les accès d'asthme symptomatiques.

Le docteur Walker traite le croup par l'alcoolature d'eucalyptus globulus; il donne d'heure en heure une

(*a*) Guttmann, *Traitement de la diphthérie par la pilocarpine* (*Berlin. klin. Woch.*, n° 40, p. 569, 4 octobre 1880). — Demme, *Das Pilocarpine bei Scharlach und Diphtheritis* (*Jahrb. für Kind.*, Band. XVI, Heft 3 et 4, p. 337, 1881). — Lax, *Traitement de la diphthérie par la pilocarpine* (*Aertz. int. Blatt*, n° 43, 1880). — Williams, *On pilocarpine muriate in diphtheria* (*Proceedings of the Med. Soc. of the county of Kings*, août 1881). — Lereboullet, *Du traitement de la diphthérie par la pilocarpine* (*Bull. de thér.*, juillet 1881). — Lepidi Chioti, *Lo Pilocarpina nella diteria* (*Morgagni*, n° 9, 1881). — Dehio, *Ueber die Wirkungen des Pilocarpin bei Diphtheritis* (*Saint-Petersburger med. Woch.*, n°s 19 et 20, 1881). — Archambault, *Du traitement de la diphthérie par la pilocarpine* (*Soc. de thér.*, 1881). — Schmidt, *Zur Pilocarpinbehandlung der Diphtheritis* (*Wiener med. Presse*, n° 15, 1881). — Neumeister, *Pilocarpin und Diphtheritis* (*Deustch. med. Woch.*, n° 8, 1881). — Alfoldi, *Der Pilocarpinbehandlung der Diphtheritis* (*Wiener Med. Presse*, n° 13, 1881). — Paynardeau, *Traitement de la diphthérie par la pilocarpine* (th. de Paris, 1881). — Tayac, *De l'emploi de la pilocarpine contre la diphthérie* (th. de Paris, fév. 1882).

J'en ai fini avec cette longue énumération des agents médicamenteux locaux de la diphthérie, et vous voyez, messieurs, qu'en dehors de la glace, des injections buccales et pharyngées, des solutions de chlorate de potasse ou d'eau de chaux et des pulvérisations d'acide phénique, tous les autres moyens employés sont, les uns inefficaces, les autres dangereux.

Ce résultat ne doit pas vous étonner, car, la diphthérie étant une maladie générale, il est impossible qu'un traitement local, quelque puissance qu'on lui suppose, puisse guérir et empêcher ses manifestations. Ce traitement local n'a donc d'autre influence que de combattre l'auto-infection produite par les fausses membranes et de diminuer l'inflammation du pharynx, ce qui permet ainsi à l'alimentation de se maintenir dans le cours de la maladie. Ce rôle modeste, mais utile, est le seul que puisse jouer le traitement local. Examinons maintenant les traitements généraux proposés contre la diphthérie.

Traitement général.

Ignorant la nature même du mal, nous ne possédons pas une médication générale spécifique de cette affection, et les traitements généraux sont basés soit sur des idées hypothétiques, soit sur la nécessité de soutenir le malade dans la lutte qui s'établit entre son organisme et l'affection qui le frappe.

Parmi les hypothèses que l'on a faites à propos de la na-

cuillerée à café du sirop composé suivant :

Sirop simple........... 100 gr.
Alcoolature d'eucalyptus. 10

Dans ce même groupe on peut placer l'ail, qui contient du sulfure d'allyle qui s'élimine par les voies respiratoires; l'ail a été conseillé contre la diphthérie par Lauton en 1865 (a).

(a) Jadin, *De la nature et du traitement du croup et des angines couenneuses*, Paris, 1859. — Barbosa, *Gazetta medica de Lisbonne*, 1868. — Alban Lütz, *Die epidemische Diphterie. Würzbourg*, 1879, Stahl. — Walter Fergus, *Sulphur and sulphuric acid* (*The practitioner*, p. 341, mai 1877. — Walker, *Considérations sur le traitement de la laryngite pseudo-membraneuse et en particulier par l'emploi de la teinture d'eucalyptus globulus* (*Gaz. méd. de Strasbourg*, janvier et février 1877).

ture de la diphthérie, l'une des plus satisfaisantes est, à coup sûr, celle de l'origine parasitaire de cette affection, et nous allons retrouver ici la plupart des médicaments antiparasitaires que nous avons vu déjà employer localement contre l'angine couenneuse. Je n'appellerai votre attention que sur les sulfureux, les sulfites et les hyposulfites, et les acides phénique et salicylique.

Le sulfure de potasse (1) a été conseillé par Maunoir, Senf, Chaussier, Klaproth, Bienfait (de Reims) et plus récemment encore par Fontaine (de Bar-sur-Seine). Quant aux sulfites et hyposulfites, ils ont surtout été employés en Italie, où Polli a démontré leurs propriétés antiseptiques. Giacchi, qui a surtout généralisé ce procédé, se sert du sulfite de soude en lavements et du sulfite de magnésie à l'intérieur (2).

Antiseptiques

(1) Le sulfure de potasse a été employé par les médecins de Genève. Maunoir en donnait de 60 à 90 centigrammes par jour dans un looch blanc. Senf le donnait à une dose plus élevée, il en administrait de 10 à 20 centigrammes toutes les deux heures.

Rilliet, trouvant cette dose trop considérable, l'a abaissée de 5 à 10 centigrammes, de manière à donner de 50 centigrammes à 1 gramme dans les vingt-quatre heures.

On emploie surtout à Genève la formule suivante :

Sulfure de potasse...	0g,80
Sirop simple........	80 ,00

Une cuillerée à café toutes les deux heures.

Bienfait (de Reims) a vanté aussi ce remède. Fontaine (de Bar-sur-Seine) a substitué au sulfure de potassium le sulfure de calcium. Il administre 20 centigrammes à un enfant d'un an, 30 centigrammes à deux ans et 60 centigrammes aux adultes (*a*).

(2) Giacchi emploie le sulfite de magnésie à l'intérieur à la dose de 6 grammes par jour. Il emploie en même temps des lavements ainsi composés :

Sulfite de soude....	50 gr.
Sirop diacode	50
Eau	500

Schottin (de Dresde) a employé dans la diphthérie le sulfite neutre de magnésie proposé par le docteur Polli dans les maladies infectieuses ; il donne 5 grammes de sulfite dans 120 grammes d'eau. Prendre une cuillerée toutes les deux heures.

Les résultats de ce traitement seraient des plus remarquables et la guérison s'obtiendrait au bout de

(*a*) Frankel, *Bull. de la Faculté de méd. de Paris*, 1814, nº 5. — Bienfait, *Du sulfure de potasse dans la diphthérie* (*Gaz. hebd.*, 1859). — Fontaine, *Traitement de la diphthérie par le sulfure de calcium*, Paris, 1881.

Quant aux acides phénique et salicylique, c'est à Bernier de Bournonville (1) que l'on doit, en France, le plus grand nombre d'observations favorables à l'application du premier ; le second a été surtout expérimenté en Allemagne par Wagner et Karl Fontheim (2). Mais encore ici, lorsqu'on soumet ces méthodes thérapeutiques à la rigoureuse observation de nos hôpitaux, on voit là encore que leurs effets curatifs sont loin d'être démontrés et que les préparations antiseptiques

trois ou quatre jours. On peut toucher aussi les fausses membranes avec une solution de sulfite dans la glycérine (a).

(1) Bernier de Bournonville emploie l'acide phénique à l'intérieur en injections sous-cutanées, en potions, et à l'extérieur en lavages.

Les docteurs Taube (de Leipzig) et Edel emploient, dans le traitement de la diphthérie, les inhalations de térébenthine et les injections sous-muqueuses d'acide phénique. Ces injections se pratiquent deux ou trois fois par jour dans les amygdales et on injecte ainsi environ une demi-seringue de Pravaz ; on complète le traitement en donnant toutes les heures une ou deux cuillerées à bouche de vin de Porto, et on applique sur le cou des vessies de glace.

D'ailleurs cet acide phénique entre dans nombre de traitements plus ou moins complexes, et comme exemple de ces traitements complexes on peut citer celui de Lolli, qui est le suivant :

1° Ne pas cautériser, ne pas faire de soustractions sanguines, s'abstenir de purgatifs et de vomitifs, sauf les cas exceptionnels ;

2° Nourriture substantielle suivant l'appétit ;

3° Respecter, seconder et favoriser au besoin les fonctions de la peau ;

4° Badigeonner la gorge avec la mixture suivante :

Eau de chaux.......	125 à 500 gr.
Sesquichloruredefer.	1g,30 à 4
Acide phénique.....	0,60 à 1g,30
Miel rosat..........	125 gr.

Sur 60 cas, Lolli aurait eu une mortalité de 2 pour 100 (b).

(2) Karl Fontheim emploie l'acide salicylique de la manière suivante :

Acide salicylique........	2 gr.
Alcool..................	q. s.
Eau....................	200 gr.

Prendre deux fois par jour une cuillerée à thé de cette solution. Il fait en même temps des badigeonnages avec des solutions salicylées (c).

(a) Schottin, *Die Behandlung der mit neutraler Schwefeligsaurer Magnesia*, (*Arch. d. Heilk.*, 1874, 343). — Giacchi, *Un altra parola sulla difteriti, sulla cura sulfitica* (*Lo Sperimentale*, 1873, fasc. 7, p. 2).

(b) Bernier de Bournonville, *Méthode phénique dans le traitement du croup et de l'angine couenneuse* (*Soc. de thér.*, 1880). — Taube, *Bons effets du traitement de la diphthérie et du croup par l'huile de térébenthine et les injections sous-muqueuses d'acide phénique* (*Deutsche Zeitschrift für pract. Med.*, 1878, n° 35).—Lolli, *l'Angine difteritica* (*Lo Sperimentale*, 1873, fasc. 6, p. 681).

(c) Karl Fontheim, *Journal für praktische Chemie*, 1875, t. II, p. 57.

administrées à l'intérieur donnent des résultats tout aussi incertains que tout autre procédé.

Je ne vous parle pas des médications dangereuses, telles que celles qui sont basées sur les émissions sanguines et les altérants; on a, en effet, conseillé non seulement les saignées, mais encore les mercuriaux sous toutes leurs formes, ainsi que les alcalins à haute dose. Ce sont là des pratiques déplorables, puisque, tout en étant impuissantes à empêcher le développement du mal, elles affaiblissent le malade et le placent dans les conditions les plus défavorables pour la guérison (1).

Des médications dangereuses.

(1) Les antiphlogistiques ont été depuis longtemps abandonnés; cependant tout récemment Simorre (de Contre) a proposé le traitement de l'angine diphthéritique par la méthode des saignées coup sur coup.

Quant aux mercuriaux, le calomel a été surtout employé en Amérique par Thomas Road, Samuel Bard, Rush, Physick, Cheyne, Hamilton, et l'on a été jusqu'à administrer 2 grammes de calomel à des enfants âgés de moins d'un an; mais cette médication a produit des effets déplorables.

On a aussi conseillé les onctions mercurielles, et cette pratique a été surtout préconisée par Stepphun, Behrend, Bartels (de Kiel).

Les alcalins ont été recommandés particulièrement en France par Baron, en Angleterre par Wolquarts et en Allemagne par Küchenmeister. Voici ces deux traitements.

Potion de Wolquarts.

	Enfant de 1 an.	Enfant de 6 ans.	Adultes.
Nitrate de soude	1g,25	3g,00	8 à 12 gr.
Bicarbonate de soude	1 ,25	3 ,00	8 à 12
Gomme	4 ,00	8 ,00	15
Eau distillée	90 ,00	120 ,00	800

M. S. A. Une cuillerée à café (enfants), à soupe (adultes), toutes les heures.

Potion de Kuchenmeister.

Carbonate de potasse	3 gr.
Nitrate de potasse	3
Eau	120
Sirop	30

M. S. A. Une cuillerée à soupe toute les heures.

Il faut placer le traitement par l'émétique parmi cette médication altérante. C'est Bouchut qui dans ces derniers temps a surtout conseillé cette médication. Voici la formule qu'il a adoptée :

Julep gommeux	100 gr.
Sirop diacode	150
Tartre stibié	50 à 75 centigr.

M. S. A. Une cuillerée à bouche toutes les heures (*a*).

(*a*) Simorre (de Contre), *Acad. de méd.*, nov. 1881, et *Bull. de thér.*, t. C, p. 156. — Wolquarts, *Einige Wörter über die ausschwitzende Braüne de Altona*, 1862. — Bouchut, *Journ. de méd. pratique*, 1859.

De la médication tonique.

Nous n'avons plus que la médication tonique, qui, elle, ne s'adresse pas directement à la diphthérie, mais qui permet au malade de lutter contre l'affection générale dont il est atteint. Cette médication tonique a une telle importance, qu'elle doit primer tous les autres traitements, et tout moyen thérapeutique, quelque énergique qu'on le suppose, qui vient à troubler les fonctions digestives déjà si altérées en pareil cas, doit être impitoyablement repoussé.

Vous prescrirez donc à vos malades du lait, des bouillons concentrés, des vins généreux, des potions alcooliques; en un mot, la médication tonique sous toutes ses formes. Mais malheureusement vous vous heurterez souvent contre deux obstacles : d'une part l'anorexie qui accompagne fréquemment la diphthérie, de l'autre la difficulté qu'éprouvent les malades à faire des mouvements de déglutition; et vous devrez, surtout chez les jeunes enfants, exercer toute votre patience, toute votre volonté, toute votre énergie, pour leur faire absorber le vin; le bouillon et le lait que vous ordonnerez.

J'ai songé en pareil cas, et lorsque les malades refusent les potions toniques, à employer la voie hypodermique, et j'ai pratiqué chez mes malades, grands et petits, des injections d'éther et surtout des injections de benzoate double de caféine et de soude (1); ces dernières m'ont paru avoir une

(1) Tanret, après avoir démontré l'analogie qui existe entre l'acide chlorogénique ou cafétannique, qui se trouve à l'état naturel, comburé avec la caféine, dans le grain de café, avec les acides benzoïque, cinnamique et salicylique, a comburé la caféine avec ces acides et a obtenu des sels doubles.

Le cinnamate de soude dissout la caféine dans l'eau, équivalent pour équivalent, 170 de cinnamate pour 244 de caféine. Ce sel double contient ainsi 58,9 pour 100 de caféine.

Le benzoate de soude et de caféine contient pour 2 équivalents de benzoate de soude (288), 1 équivalent de caféine (244), soit 45,8 pour 100 de caféine.

L'acide salicylique permet d'obtenir le sel double le plus riche en

heureuse influence. Je dis *m'ont paru*, car il est bien difficile de juger une pareille médication, puisque nous la réservions exclusivement aux cas les plus graves. Sous leur influence nous avons vu le pouls se relever et la chaleur reparaître; de plus, elles n'ont localement aucun effet nuisible; c'est donc une méthode qu'il faut expérimenter à nouveau pour en juger définitivement la valeur.

La diphthérie est une des maladies les plus contagieuses. W. Ogle (1) nous a bien montré dans ces derniers temps Du traitement prophylactique

caféine; 1 équivalent de salicylate de soude (160) permet la dissolution d'un équivalent de caféine (244).

Ce qui donne 61 pour 100 pour la richesse en caféine de ce sel double.

La solubilité de ces sels doubles est telle, qu'on peut obtenir facilement avec le benzoate et le cinnamate de soude des solutions contenant, par centimètre cube, 20 centigrammes de caféine, et jusqu'à 30 centigrammes avec le salicylate.

Les acides organiques ne forment pas avec la caféine des sels définis.

Dujardin-Beaumetz a injecté sous la peau des solutions de benzoate de soude et de caféine, renfermant 50 centigrammes de sel par centimètre cube. Ces solutions n'ont jamais produit d'irritation locale (*a*).

(1) William Ogle a étudié la contagion de la diphthérie, et voici les points importants de son travail :

Ogle reconnaît tout d'abord que les formes les plus atténuées de l'angine couenneuse et qui ont les apparences les plus bénignes peuvent être, par contagion, le point de départ des diphthéries les plus graves chez d'autres sujets.

Pour lui, ceux des agents les plus puissants de dissémination de la diphthérie sont les écoles. Sur les sept épidémies qu'il étudie, l'école fut toujours le point de départ du foyer de contagion.

L'agent virulent de la diphthérie paraît se fixer dans les bâtiments d'habitation et y persister longtemps. On a vu, dans des maisons d'école où s'était déclarée une épidémie et qui avaient été évacuées pendant des mois, se déclarer de nouveaux cas de diphthérie lorsque les enfants retournaient dans les locaux qui avaient été contaminés.

Les églises et les chapelles seraient dans le même cas que les maisons d'école.

Ogle affirme que le contage diphthéritique adhère longtemps aux personnes qui en ont été infectées et persiste bien longtemps après leur guérison. Il signale des faits dans lesquels l'isolement de malades atteints de diphthérie pendant six semaines et dix semaines n'a pas empêché ces mêmes enfants d'être le

(*a*) Tanret, *Sur la caféine* (Société de thérapeutique, séance du 28 décembre 1881, p. 253).— Dujardin-Beaumetz, *Comptes rendus de la Société de thérapeutique*, 1881, p. 257.

le mécanisme de cette contagion ; aussi vous comprenez l'importance d'un traitement prophylactique, et le seul actif à cet égard, c'est l'isolement des malades. Dans les hôpitaux d'enfants, nous avons déjà pu opérer, dans ces dernières années, cet isolement des malades atteints de diphthérie ; malheureusement il n'en est pas ainsi dans tous nos services hospitaliers et vous voyez souvent, dans mon service de crèches, la diphthérie se déclarer par suite de la présence presque constante, dans ces salles, d'enfants atteints d'angine couenneuse ou de croup.

Cet isolement s'impose donc à vous d'une façon absolue, et lorsque dans une famille vous aurez constaté un cas d'angine couenneuse, votre premier devoir est d'éloigner les autres enfants et de ne garder près du malade que les personnes absolument nécessaires à le soigner ; ne vous basez

point de départ de nouveaux cas de diphthérie lorsqu'ils sont retournés à l'école.

Ogle étudie aussi l'incubation. Cette période, qui a été bien observée dans ces cas, a varié de 1 à 6 jours ; une seule fois l'auteur l'a vue de 11 jours.

Quant à l'immunité à de nouvelles atteintes de diphthérie lorsqu'on en a été atteint une première fois, Ogle la repousse entièrement, et l'auteur cite un grand nombre de faits où il a été observé chez le même individu plusieurs atteintes d'angine couenneuse.

L'âge où à la campagne on prendrait le plus fréquemment la diphthérie est celui de la troisième à la douzième année ; quant aux chances de contracter la maladie, elles sont fort variables : sur 468 personnes exposées à la contagion, Ogle a vu 182 fois la diphthérie survenir, soit 38,8 pour 100 ; mais si l'on tient compte de l'âge, on voit qu'au-dessous de vingt ans, les chances de contagion sont de 50 pour 100 ; au-dessus de vingt, de 14 pour 100. Les petites filles sont plus susceptibles que les garçons. Le chiffre des premières est de 48 pour 100 ; le chiffre des seconds est de 28 pour 100.

Quelques médecins ont même soutenu que longtemps après la mort le cadavre pouvait encore transmettre la diphthérie. Ainsi, d'après une enquête faite par la société médicale du comté de Suffolk, il résulterait qu'il y aurait danger d'assister à l'enterrement des individus atteints de diphthérie, cette maladie pouvant devenir contagieuse (*a*).

(*a*) William Ogle, *Observations on breaks of diphtheria in rural districts* (*Saint-Georges Hospital Rep.*, t. IX, p. 701, 1877, 1878). — *The dissemination of diphtheria at funerals* (*The Boston Med. and Surg. Journ.*, octobre 1876).

pas sur la bénignité relative de l'affection pour diminuer la rigueur de cet isolement, car la diphthérie la plus bénigne chez l'un peut être le point de départ d'une diphthérie des plus malignes chez d'autres.

N'oubliez pas aussi que la diphthérie frappe le médecin comme les autres personnes qui soignent le malade, et chaque année nous voyons sur ces tables de marbre (1), véritable livre d'or de la médecine, s'inscrire les noms de plus en plus nombreux de ces élèves des hôpitaux qui, victimes de leur dévouement professionnel, meurent frappés par le terrible fléau.

Il faut donc entourer les personnes qui soignent le malade de toutes les précautions nécessaires en pareil cas et qui consistent surtout dans l'usage des liquides antiseptiques. Lavages à l'acide phénique, au phénol, au thymol, aux vinaigres antiseptiques, de tous les objets qui ont été en contact avec le malade, destruction des fausses membranes contenues dans l'expectoration, aération fréquente de la chambre, atmosphère phéniquée, tous ces moyens doivent être mis en usage. N'oubliez pas aussi de surveiller avec grand soin, lors des périodes d'épidémie, les écoles, les chapelles, tous les lieux, en un mot, où peuvent se réunir les enfants, et qui sont malheureusement, le plus souvent, des foyers de contagion diphthéritique.

En terminant, permettez-moi de résumer en quelques mots le traitement de l'angine couenneuse. Il faut d'abord établir le diagnostic, et c'est là une chose qui n'est pas toujours facile. Je n'ai pas à vous rappeler ici les symptômes de la diphthérie (2); mais où la confusion est sou-

(1) L'administration de l'Assistance publique a fait placer dans les hôpitaux de Paris des tables de marbre où sont inscrits les noms des internes et externes attachés à ces hôpitaux qui ont succombé à une maladie contagieuse contractée dans l'exercice de leurs fonctions.

(2) L'angine couenneuse a souvent un début insidieux, et la gorge d'un

vent facile, c'est lorsqu'il s'agit de distinguer les angines qui s'accompagnent d'un simple dépôt pultacé, d'avec l'angine

malade est déjà tapissée de fausses membranes, avant qu'il y ait des symptômes appelant l'attention. Le plus ordinairement il y a au début du malaise, de la fièvre légère, des frissons, de la gêne de la déglutition et les signes d'une angine simple.

Si à ce moment on examine le fond de la gorge, on voit qu'elle est rouge, enflammée ; sur l'une ou sur l'autre amygdale, parfois sur les deux, à la face interne, il y a une petite plaque d'un blanc opalin, diffluente, ressemblant à du mucus et permettant d'apercevoir par transparence la couleur de la muqueuse sous-jacente ; peu après, cette plaque s'épaissit, devient d'un blanc mat, adhère plus ou moins aux parties sous-jacentes

Cette fausse membrane peut rester limitée, ne pas s'étendre, et la maladie guérit rapidement ; mais elle peut aussi s'étendre considérablement, tapisser toute la gorge, les piliers du voile du palais, le voile lui-même et la luette qui s'œdématie, gagner les fosses nasales (coryza couenneux) et donner naissance à des épistaxis qui épuisent le malade, ou s'enfoncer dans les trompes d'Eustache et recouvrir le pharynx auquel elle adhère fortement.

Les amygdales recouvertes par des plaques diphthéritiques sont gonflées, accolées l'une à l'autre et obstruent le fond de la gorge. Les ganglions sous-maxillaires sont tuméfiés et douloureux.

Dans l'angine couenneuse non compliquée de croup, la respiration n'est souvent que médiocrement gênée ; il n'y a pas de dyspnée ; l'auscultation ne révèle pas de bruit anormal. La voix est enrouée, parfois rauque ; la toux n'est pas croupale.

La température ne joue pas un rôle important dans les symptômes du croup, et l'ascension thermique n'est pas en raison directe de l'intensité du processus. Aussi Lorain et Lépine disent-ils que le processus diphthérique n'est pas pyrogène. Dans l'angine couenneuse la température oscille entre 38°,2 et 40°,4. Le pouls est fréquent et monte à 120 et 140 pulsations.

Si la maladie doit avoir une heureuse terminaison, les symptômes généraux et les symptômes locaux s'amendent peu à peu ; la fièvre, la lassitude cessent ; l'appétit renaît ; les fausses membranes ne reparaissent plus quand on les arrache, ou elles s'amincissent et disparaissent ; le malade guérit, mais il a une convalescence assez longue, pendant laquelle il reste exposé à des complications cardiaques (thrombose, endocardite) ou nerveuses (paralysies du voile du palais, paralysie généralisée, troubles de la vue, paralysie des sphincters, parésie cardiaque).

Si la maladie doit avoir une terminaison fatale, les symptômes s'aggravent, la fièvre est plus vive, le pouls devient fréquent, petit, dépressible ; la lassitude est extrême.

Le malade reste assis dans son lit, la bouche ouverte, laissant écouler la salive au dehors ; la face est pâle, anxieuse ; les lèvres sont bleuâtres, les yeux caves et cernés ; la perte d'appétit est complète, et le malade refuse, même avec obstination, toute espèce d'aliment, liquide ou solide.

Dans les derniers jours de la maladie, on voit survenir de la diarrhée fétide et on constate dans l'urine la présence de l'albumine. Le malade,

diphthéritique (1); vous savez, en effet, que l'amygdalite est parfois la cause d'un développement de points crémeux

conservant son intelligence jusqu'à la fin, succombe quelquefois subitement, le plus souvent lentement, soit à l'empoisonnement diphthéritique, soit à l'inanitiation, à la suppuration des ganglions sous-maxillaires, soit à des complications pulmonaires, soit encore à des attaques d'éclampsie.

(1) L'angine couenneuse, caractérisée par la présence de plaques blanches au fond de la gorge et d'un chapelet ganglionnaire sous-maxillaire, peut être confondue avec toutes les angines accompagnées de dépôts blancs ou de plaques à apparence couenneuse : amygdalite avec hypersécrétion de sébum, angine pultacée, angine du muguet, angine herpétique, angine ulcéro-membraneuse.

Dans l'angine tonsillaire, on remarque souvent, sur les amygdales, un dépôt de mucus qui, d'abord clair, incolore, devient blanchâtre ou blanc-jaunâtre et, restant appliqué sur les parties, peut faire croire à la présence de fausses membranes ; mais ce dépôt est plus saillant que celles-ci ; il est moins régulièrement étalé, n'adhère pas aux parties sous-jacentes et s'enlève facilement, soit avec le doigt, soit avec un pinceau.

Dans l'angine pultacée, le fond de la gorge est tapissé de petites plaques crémeuses, blanches, peu épaisses, contournées sur leurs bords, d'une consistance molle et se détachant très facilement de la muqueuse sous-jacente, qui est lisse, rouge, mais intacte. Ces plaques sont constituées par un amas de *cellules épithéliales*.

On ne confondra pas non plus la fausse membrane avec ces concrétions caséeuses qui se montrent sur l'amygdale, sous forme de points blancs, ronds, saillants, qu'on extrait assez facilement, qui s'écrasent sous le doigt et sont constitués par une hypersécrétion de sébum dans les lacunes amygdaliennes enflammées.

L'angine du muguet, qui est due à un mauvais état de l'organisme et à l'acidité des liquides baignant la membrane muqueuse enflammée, est caractérisée par la présence de petits points blanchâtres, de la grosseur d'un grain de riz, plus ou moins rapprochés les uns des autres, pouvant parfois former une couche uniforme et adhérant faiblement à la muqueuse. Ces points blancs, comme le montre le microscope, sont formés par un parasite, l'*oïdium albicans*. Ils ne restent pas limités aux amygdales, et on en trouve sur la langue et les autres parties de la bouche.

Les autres symptômes sont encore ici bien différents de ceux de l'angine pseudo-membraneuse, et la durée de la maladie est plus courte.

Dans l'angine herpétique, dite aussi quelquefois angine couenneuse commune, on voit se développer, sur les amygdales, des vésicules transparentes, opalines, qui se rompent bientôt et laissent à leur place une concrétion blanchâtre. On les différencie de la véritable membrane en ce qu'elles sont minces, petites, très adhérentes, circonscrites par une muqueuse rouge et boursouflée ; une fois arrachées, elles ne se reproduisent pas, et au-dessous d'elles le derme est dénudé. On constate souvent en même temps la présence d'autres vésicules d'herpès, à côté de ces plaques mêmes, sur l'amygdale ou sur d'autres parties du corps.

Dans cette angine, les symptômes

sur les amygdales et ce diagnostic, qui est quelquefois facile, présente souvent d'extrêmes difficultés; il vous faudra attendre, avant de vous prononcer définitivement sur la nature de l'affection, que la marche de la maladie vous en ait montré la nature.

Résumé du traitement.

Lorsque vous aurez affaire à une angine couenneuse, vous commencerez par isoler le malade, puis vous débarrasserez la gorge des fausses membranes, soit par la glace administrée à l'intérieur, soit par les irrigations d'eau de chaux ou d'acide lactique; vous toucherez le fond de la gorge avec des solutions de chlorate de potasse ou bien avec des solutions de perchlorure de fer très étendues; enfin, toujours au point de vue du traitement local, vous ferez vivre votre malade dans une atmosphère antiseptique, en pulvérisant soit des solutions phéniquées, soit des solutions chargées d'acide thymique. Vous administrerez à l'intérieur des potions au quinquina ou bien des potions alcooliques; vous donnerez du bouillon, du vin et surtout du lait. En un mot, vous emploierez tous les éléments de la médication tonique.

sont plus vifs, plus accentués; la marche de la maladie est plus rapide que dans l'angine pseudo-membraneuse. Cependant, à une certaine période, il n'est pas toujours facile d'établir le diagnostic, et les médecins les plus expérimentés y ont été trompés. Dans le doute, il faut toujours recourir à l'examen microscopique.

Dans l'angine ulcéro-membraneuse, on remarque des ulcérations circulaires, grises, à bords rouges, taillés à pic, recouvertes d'une matière grise, pulpeuse, sans cohérence; ces ulcérations ne siègent le plus souvent que sur une amygdale, ou que d'un seul côté de la joue, mais on les trouve aussi sur les gencives. Les malades ont une haleine fétide; la bouche est le siège de douleurs vives, il y a du ptyalisme et de l'engorgement des ganglions sous-maxillaires. La pellicule qui recouvre les ulcérations est formée de matière granuleuse, amorphe, de globules de pus, de globules de sang, de cellules épithéliales et de fibres élastiques réunies en faisceaux.

Dans ces deux angines, la muqueuse est altérée; dans l'angine diphthéritique, la muqueuse ne montre, après l'enlèvement des plaques couenneuses, aucune perte de substance.

On ne confondra pas l'angine couenneuse avec l'angine gangréneuse, dans laquelle les parties malades sont noirâtres, grisâtres, ramollies, exhalant une odeur putride, et sont le siège d'ulcérations plus ou moins étendues.

Tel est le traitement de la diphthérie et de l'angine couenneuse en particulier. Ce traitement pourra vous donner quelquefois des succès ; mais n'oubliez jamais que le génie morbide de la diphthérie joue, au point de vue des résultats thérapeutiques, un rôle prédominant et que, selon les lieux et les circonstances, vous aurez tantôt des succès remarquables, tantôt tous vos efforts, quels que soient le zèle, le dévouement et l'activité que vous mettrez à instituer une médication, échoueront le plus souvent.

De la diphthérie cutanée.

Je ne veux pas terminer cette longue leçon sans vous signaler quelques complications de la diphthérie. D'abord l'extension de la diphthérie à la peau lorsqu'elle est dénudée. C'est là un point qui présente un certain intérêt, pour faire repousser absolument de la diphthérie la médication révulsive. Il fut un temps où l'on appliquait des vésicatoires pour combattre certaines manifestations diphthéritiques et en particulier celles qui frappaient l'appareil pulmonaire. Aujourd'hui cette médication désastreuse est complètement abandonnée, puisque cette dénudation de la peau permet à la diphthérie d'étendre ses ravages.

Ces mêmes circonstances doivent vous faire examiner avec soin l'état de la peau chez vos malades et chez ceux qui les soignent. Dernièrement encore, vous avez vu dans mon service un exemple curieux de ce fait ; il s'agit d'un de mes externes, M. Gustin, où le premier symptôme de diphthérie contracté à l'hôpital a été l'apparition d'une fausse membrane sur une plaie qu'il s'était faite en pratiquant une autopsie ; puis la diphthérie atteignit le larynx d'une manière relativement bénigne, puisque notre élève est aujourd'hui complètement guéri.

De la paralysie diphthérique.

La seconde complication sur laquelle je désire appeler votre attention, c'est la paralysie diphthéritique, paralysie dont vous avez vu un bel exemple dans notre salle d'hommes. Il s'agit de ce cuisinier de l'hôpital Trousseau, hôpital d'enfants, comme vous le savez, qui avait contracté une angine couenneuse fort grave pour laquelle nous l'avons soigné avec succès. Cet homme était parti à l'asile de convalescence depuis un mois lorsqu'il nous est revenu avec une paralysie diphthéritique qui s'est bientôt généralisée et qui a frappé même le diaphragme et les muscles intercostaux.

Vous vous rappelez notre émoi en présence de cet homme qui asphyxiait sous nos yeux, et combien nous avons été frappés par ce spectacle véritablement effrayant et surtout par l'impossibilité où nous étions de le soulager. J'ai fait pratiquer chez lui la respiration artificielle par le procédé qui consiste à élever les bras au-dessus de la tête, puis j'ai employé l'électricité, et n'en obtenant pas les résultats que j'en espérais, j'ai pratiqué chez lui une injection d'une solution contenant 2 milligrammes de sulfate de strychnine. Cette injection a paru avoir ici un excellent effet et, au dire du malade, c'est à partir de ce moment seul qu'il a commencé à pouvoir respirer, et aujourd'hui la guérison est complète.

Son traitement.

Cette pratique, vous pouvez la mettre en usage dans des cas analogues et vous pourrez employer l'électricité, les frictions stimulantes, les préparations de strychnine, les bains stimulants, enfin tous les moyens dont nous pouvons disposer pour augmenter la contractilité musculaire.

Jusqu'ici, messieurs, j'ai supposé que la diphthérie n'atteignait que l'isthme du gosier et je ne me suis occupé que de l'angine couenneuse; malheureusement les fausses membranes envahissent d'autres points, et en particulier le larynx et les voies respiratoires, déterminant ainsi des accidents qui nécessitent une nouvelle thérapeutique, que je me propose de vous exposer dans la prochaine leçon en vous parlant du traitement du croup.

DEUXIÈME LEÇON

TRAITEMENT DU CROUP.

SOMMAIRE : Du croup. — Diagnostic du croup. — Du vrai et du faux croup. — Traitement des faux croups. — Traitement de la diphthérie laryngée. — Traitement médical. — Des vomitifs. — Des inhalations médicamenteuses. — Des pulvérisations. — Du tubage de la glotte. — Traitement chirurgical. — Histoire de la trachéotomie. — Des divers procédés de trachéotomie. — Procédés rapides. — Méthode de Bourdillat, de Chassaignac, de Saint-Germain. — Leurs avantages et leurs inconvénients. — Procédés lents. — Méthode de Bretonneau et de Trousseau. — Inconvénients et avantages. — Procédés mixtes. — Manuel opératoire. — Position de l'enfant et des aides. — Temps de l'opération. — Des canules de trachéotomie. — Accidents pendant l'opération. — Soins consécutifs. — Résultats de la trachéotomie. — Accidents tardifs. — Mortalité et statistique. — Indications et contre-indications de la trachéotomie. — Résumé. — Conclusions.

Dans la leçon précédente, messieurs, j'ai étudié l'angine diphthéritique, me réservant de traiter aujourd'hui les localisations de la diphthérie dans l'arbre respiratoire. Ici, quoique la cause primitive soit la même, la symptomatologie diffère et de nouvelles indications thérapeutiques surgissent. Comme, malheureusement, vous serez appelé bien souvent à intervenir dans ces cas graves, il m'a paru nécessaire de consacrer toute cette leçon au traitement du croup, et cela avec d'autant plus de raison que vous pouvez voir dans mon service de crèche les applications et les résultats des diverses méthodes thérapeutiques dont je vais vous entretenir.

Les développements dans lesquels je suis entré à propos de l'angine couenneuse me permettent de passer rapidement sur l'origine du croup. En France, nous admettons que le croup pseudo-membraneux est l'extension de la diphthérie au larynx, et nous repoussons absolument la possibilité d'un croup inflammatoire (1), idée qui a été soutenue en Allemagne. A côté de ce croup pseudo-membraneux diphthéritique, il existe des maladies du larynx qui offrent une certaine analogie symptomatique avec ce dernier, et qui ont été souvent confondues avec lui ; ce sont surtout la laryngite simple et la laryngite striduleuse.

Diagnostic du croup.

De la laryngite simple.

La laryngite simple, chez les jeunes enfants, est une affection grave qui peut entraîner la mort par suffocation et qui produit des symptômes tout à fait analogues à ceux du croup, sauf toutefois l'expectoration caractéristique des tubes pseudo-membraneux, et chez les enfants au-dessous de deux ans, où l'examen de la gorge est des plus difficiles, la confusion a été souvent faite entre les formes graves de la laryngite inflammatoire simple et la laryngite diphthéritique.

La confusion est d'autant plus facile qu'il existe un croup d'emblée ; c'est-à-dire que si, dans la majorité des cas, la

(1) Carl Weigert a étudié chez les animaux le croup artificiel : il irrite la surface de la trachée avec un liquide ammoniacal, et constate deux jours plus tard, après avoir tué l'animal, que la surface de la muqueuse trachéale est couverte d'une pseudo-membrane brillante, translucide, qui se détache facilement, et dont l'épaisseur varie suivant l'intensité de l'inflammation.

Weigert a étudié au point de vue histologique ces fausses membranes. Pour lui, l'exsudat croupal ne peut apparaître que lorsqu'une substance assez énergique a détruit l'épithélium dans toute son épaisseur. Puis il a montré que la propriété coagulante réside dans le tissu muqueux proprement dit, et arrive à cette autre conclusion que, pour que cette couche se forme, il faut laisser intacte la couche muqueuse contenant les vaisseaux et la perméabilité pour les globules blancs.

Lamb et Hilton Fagge ont examiné aussi cette question de la diphthérie et du croup dans 104 cas de laryngite pseudo-membraneuse ; ils soutiennent que le plus souvent le croup est une affection inflammatoire qui ne se rapporte pas à la diphthérie, tandis que l'angine couenneuse serait infectieuse et appartiendrait, au contraire, à l'empoisonnement diphthéritique (*a*).

(*a*) Carl Weigert, *Ueber Croup und Diphtheritis* (*Virchow's Arch.*, Band XX, p. 16, 1877). — Lamb et Hilton Fagge, *A collection of cases of diphtheria and croup* (*Guy's hosp. reports*, t. XXII, p. 345, 1877).

diphthérie frappe d'abord le pharynx, puis le larynx, elle peut suivre une marche opposée et atteindre d'emblée les voix respiratoires, pour envahir ensuite la muqueuse pharyngienne.

Pour vous guider dans le diagnostic du croup pseudo-membraneux et des formes graves de la laryngite simple (1), vous n'aurez, en dehors de la constatation des fausses membranes pharyngées, que deux symptômes importants à constater : dans la laryngite simple, il n'y a pas d'accès de suffocation aussi nets que dans le croup ; l'oppression est continue avec des redoublements peu marqués ; de plus, dans le croup, la marche est insidieuse et sournoise, au contraire ; dans la la-

(1) Etablir le diagnostic entre la laryngite aiguë et la laryngite pseudo-membraneuse, non compliquée d'angine couenneuse, n'est pas toujours chose facile. Dans les deux maladies, en effet, les débuts peuvent être les mêmes : malaise, frissons, céphalalgie, anorexie, gêne de la déglutition, engorgement des ganglions sous-maxillaires ; dans les deux cas il peut y avoir même altération de la voix, même modification de la toux comme timbre et comme son.

On dit bien que dans la laryngite aiguë franche les symptômes du début sont plus bruyants : le malaise, la courbature, la fièvre, la sensation d'ardeur dans le larynx, la gêne de la déglutition sont plus accentués, la rougeur du pharynx et du larynx est plus marquée et appréciable au laryngoscope. Ce ne sont là que des nuances, en plus ou en moins, qui peuvent dépendre de susceptibilités individuelles et ne permettent pas un diagnostic certain.

La marche de la maladie peut éclairer le médecin : dans la laryngite simple, les symptômes douloureux, la fièvre se calment vite et le malade guérit ; dans la laryngite pseudo-membraneuse, loin de s'atténuer, les phénomènes morbides vont progressant toujours jusqu'à la fin ; le malade pâlit, s'affaiblit, sa voix s'altère de plus en plus, la toux rauque, aboyante, croupale, le sifflement laryngé s'éteignent, la respiration s'embarrasse de plus en plus, le tirage devient plus intense, et les phénomènes asphyxiques se développent et entraînent la mort du malade.

Cependant, les mêmes symptômes peuvent se présenter parfois dans les laryngites aiguës graves, dans lesquelles on observe la voix éteinte, la toux quinteuse, la respiration gênée, sifflante, dyspnéique, et les accès de suffocation : on a même vu de ces laryngites tuer l'enfant par asphyxie.

En présence d'un malade atteint de laryngite, il faut trouver des signes de probabilité du croup ; il n'y en a qu'un seul qui permette d'affirmer le diagnostic de laryngite pseudo-membraneuse, c'est la présence de la fausse membrane, qu'on recherchera activement dans l'expectoration ou au fond de la gorge au moyen du laryngoscope.

ryngite grave, elle est brutale et violente; mais ce sont là, il faut bien le reconnaître, des nuances très difficiles à bien apprécier.

Aussi la confusion est-elle presque inévitable, chez les très jeunes sujets, entre la laryngite simple et le croup pseudo-membraneux; mais elle n'est pas préjudiciable au malade, puisque, comme nous le verrons, le même traitement est applicable à l'un et à l'autre cas. Seulement le pronostic diffère, et l'on comprend, *à priori*, que la trachéotomie donne, dans le premier cas, de meilleurs résultats que dans le second.

De la laryngite striduleuse.

Les difficultés de diagnostic entre la diphthérie laryngée et l'angine striduleuse ou faux croup sont beaucoup moins grandes, et le plus souvent on arrive très facilement à ce diagnostic, qui est aujourd'hui devenu classique. Vous connaissez tous le tableau symptomatique de la laryngite striduleuse (1), qui débute brusquement au milieu de la santé la plus parfaite, pendant la nuit, et qui amène cette toux retentissante et cette raucité toute particulière de la voix,

(1) Le diagnostic avec la laryngite striduleuse ou faux croup est souvent facile. Ici, la maladie débute par un accès de suffocation. Au milieu de la nuit, vers onze heures ou minuit, un enfant paraissant bien portant la veille, ne présentant d'autre signe morbide qu'un peu de rhume, est pris brusquement, pendant son sommeil, d'un accès de suffocation, avec inspirations fréquentes, saccadées, sifflement laryngé, toux rauque, sonore, éclatante, voix éteinte; l'enfant est dans une agitation extrême, son pouls est accéléré, son visage est vultueux, ses lèvres bleues, on croirait qu'il va étouffer; puis tout se calme.

Après cet accès, qui peut durer plus ou moins longtemps, l'enfant se rendort, il est redevenu calme, et sa respiration est libre; le lendemain et les jours suivants il n'y paraît plus et souvent on n'observe qu'un seul accès.

Dans le croup, il n'en est plus ainsi; l'accès a été précédé d'un ensemble de symptômes qui avait attiré l'attention : il y avait de l'altération de la voix, une toux spéciale, de la gêne de la respiration; après l'accès, l'enfant ne va pas mieux, sa respiration est rarement plus libre; même souvent, s'il y a eu expulsion de débris de fausses membranes, le tirage est aussi prononcé et la maladie continue sa marche lente, mais progressive.

Dans la laryngite aiguë, comme dans la laryngite striduleuse, on ne constate pas la présence de l'albumine dans les urines.

symptômes effrayants pour la famille qui entoure le petit malade; aussi s'empresse-t-on de réclamer immédiatement les soins du médecin. Ici, la thérapeutique triomphe facilement du mal, et ce faux croup disparaîtra rapidement sous l'influence de deux médicaments, le chloral et le bromure de potassium. Quand il s'agira de très jeunes sujets, au-dessous de deux ans, je vous conseille d'employer le bromure de sodium à la dose de 50 centigrammes, bromure que vous associerez à une cuillerée à dessert de sirop de chloral, et vous administrerez ce mélange dans une tasse de lait tiède et sucré, à laquelle vous ajouterez un jaune d'œuf. Pour les enfants plus âgés, vous pourrez user, dans le même véhicule, du bromure de potassium à la dose de 50 centigrammes à 1 gramme, et vous porterez la dose du sirop de chloral d'une cuillerée à dessert à une cuillerée à potage.

J'ai dû insister sur ce diagnostic, parce qu'il est nécessaire, avant que je vous expose les moyens de combattre la diphthérie laryngée, de bien s'assurer de la réalité de l'affection; une fois que vous aurez constaté chez votre malade les symptômes de la laryngite pseudo-membraneuse (1), symptômes

(1) La laryngite pseudo-membraneuse ou croup peut survenir d'emblée (croup d'emblée), ou être consécutive à une angine couenneuse, ou encore être précédée par la diphthérie des bronches ou de la trachée (croup ascendant); elle présente, dans sa marche, un ensemble de symptômes qui permettent de diviser la maladie en trois périodes : exsudative, dyspnéique et asphyxique.

Le croup débute souvent comme un simple rhume, par un peu de malaise, quelques frissons, un léger abattement, une diminution de l'appétit et un peu de fièvre; mais l'enfant continue à sortir et à se livrer au jeu. Bientôt il accuse des chatouillements à la gorge, une gêne de la déglutition, de la céphalalgie; la fièvre et l'anorexie augmentent, l'enfant pâlit et tousse, sa voix est enrouée, plus faible que d'habitude, rauque, éraillée, discordante et prend un caractère bitonal (Jaccoud), ou plutôt multitonal (Archambault).

Si on examine la gorge à ce moment, on ne constate souvent que de la rougeur par plaques et un gonflement des amygdales; quand le croup se complique d'angine, on voit se développer, et cela très rapidement, en quelques heures, des petites plaques blanches, laiteuses, opalines, qui recouvrent peu à peu les amygdales, le voile du palais et toute l'arrière-gorge, et gagnent souvent les fosses

que je n'ai pas à vous décrire et pour lesquels je vous renvoie à vos ouvrages de clinique et de pathologie, vous avez,

nasales, par lesquelles s'écoule un liquide séreux, jaunâtre. Les ganglions sous-maxillaires sont engorgés et douloureux à la pression.

La maladie continue, et il semble que ses progrès se fassent par bonds; il y a en effet des intervalles de calme relatif entre les poussées de douleur que ressent le malade.

La toux, d'abord rare, devient plus fréquente, quinteuse, enrouée, sourde, éteinte, aphone; elle est suivie d'un sifflement laryngo-trachéal et souvent accompagnée d'une expectoration purement muqueuse ou contenant des débris de fausses membranes, ne laissant plus aucun doute sur la nature de la maladie.

La voix baisse de plus en plus, s'éteint, et l'enfant ne parle plus que des lèvres; la respiration est moins libre et s'accompagne d'un léger sifflement, l'inspiration devient plus longue, plus lente, l'expiration n'est plus silencieuse, elle est plus prolongée qu'à l'état normal.

Bientôt, et cela d'autant plus rapidement que l'enfant est plus jeune, la gêne de la respiration augmente et le tirage apparaît. C'est vers le soir surtout que la gêne et la fréquence de la respiration s'accentuent, et c'est dans la nuit que les accès de suffocation sont les plus fréquents.

L'enfant s'est couché assez calme, bien que présentant une respiration plus bruyante; pendant son sommeil, il s'agite, change de place, puis se réveille, veut se lever, fait des efforts pour respirer; puis brusquement, sans cause ou après une émotion, il est pris de suffocation; son visage est pâle, anxieux; il se colore, puis devient, comme les lèvres, livide, violacé; l'agitation est extrême, les efforts d'inspiration violents; les ailes du nez se dilatent puissamment, et on entend un fort sifflement laryngé. Il semble que l'enfant va étouffer, puis tout se calme.

L'accès dure plus ou moins longtemps et se renouvelle plus ou moins souvent dans la journée et la nuit, devenant d'autant plus fréquent que la maladie marche plus vite. Il y a des enfants du reste qui ne présentent pas d'accès de suffocation et accusent seulement une gêne de la respiration, une dyspnée lente et progressive.

A la suite des accès et des quintes de toux, les malades rejettent souvent des fausses membranes qui peuvent suspendre momentanément la dyspnée; mais celle-ci reparaît bientôt, allant en croissant jusqu'à la fin. Le tirage s'accentue de plus en plus; il se produit une dépression dans le creux sus-sternal (tirage supérieur ou sus-sternal), et le creux épigastrique se déforme fortement (tirage inférieur ou abdominal).

Le malade s'affaiblit, devient aphone, la toux s'entend à peine, les quintes disparaissent, mais l'air arrive plus difficilement encore et l'asphyxie progresse. A ce moment l'enfant semble plus calme, il est assoupi, sa figure et ses lèvres sont violacées, il est couvert de sueur et devient insensible à tout contact, piqûre, pincement, etc.; le pouls est petit, irrégulier, et le malade succombe dans le coma ou dans une attaque convulsive.

Dans le cours de la maladie, l'état fébrile est assez marqué et varie suivant la période, la gravité du mal et

pour combattre cette grave affection, deux ordres de moyens : les moyens médicaux et les moyens chirurgicaux.

Traitement médical du croup.

Les moyens médicaux sont absolument identiques à ceux que je vous ai signalés pour l'angine couenneuse, et la différence dans la localisation de la diphthérie n'amène qu'une très faible modification dans ce traitement.

Ces modifications portent surtout sur les moyens d'application du remède. Autant il nous était facile de porter directement les substances médicamenteuses dans le pharynx, autant il est difficile de les faire pénétrer dans le larynx. J'ai déjà montré les difficultés de cette introduction à propos des maladies du poumon (*a*), et j'ai fait voir que les pulvérisations froides médicamenteuses ne pouvaient nous rendre, à cet égard, aucun service. Aussi a-t-on recommandé dans ces cas les insufflations directes dans le larynx ou bien l'introduction de petits pinceaux sur la muqueuse laryngée ; tous ces moyens, qui sont d'une très grande difficulté d'application, doivent être repoussés, et vous ne devrez user que des pulvérisations par la vapeur, qui humectent la partie supérieure du larynx et me paraissent seules applicables en pareil cas.

De la médication vomitive.

Une autre indication à remplir est celle qui consiste à faire expectorer les fausses membranes contenues dans l'arbre

les complications : la température oscille entre 38 degrés et 38°,5, peut aller jusqu'à 39 degrés et 39°,5, mais tombe à la fin de la période asphyxique ; le pouls est accéléré, parfois intermittent, et s'élève à 120, 140, 160 et plus.

On observe quelquefois sur le corps des éruptions, quelques hémorrhagies sous-cutanées ; dans quelques cas, on trouve de l'albumine dans les urines, ce qui est toujours un signe fâcheux, à moins de complications pulmonaires.

L'auscultation donne peu de résultats ; on constate un sifflement laryngo-trachéal et un affaiblissement du murmure vésiculaire plus ou moins sensible selon l'époque de la maladie ; l'auscultation du larynx peut parfois faire entendre un bruit de drapeau ou de soupape, indiquant la présence d'une fausse membrane flottant dans le conduit aérien.

(*a*) Voir Maladies du poumon, 1re leçon : *Du poumon au point de vue thérapeutique.*

aérien. On comprend l'utilité et la nécessité d'un pareil procédé; malheureusement, nous ne possédons comme expectorants que les vomitifs (1), qui n'agissent que d'une façon tout à fait indirecte sur l'expectoration; cependant, les efforts de vomissement favorisent l'expulsion des fausses membranes et il est utile d'y avoir recours. On a surtout employé dans ce cas trois médicaments : l'ipéca, le sulfate de cuivre et l'apomorphine.

De l'ipéca.

L'ipéca est de beaucoup l'expectorant dont on se sert le plus; c'est le vomitif le plus inoffensif; malheureusement, ce médicament ne détermine pas toujours des vomissements chez l'enfant, de là la nécessité d'employer quelquefois le sulfate de cuivre à la dose de 50 centigrammes dans un julep gommeux. L'action de ce sulfate de cuivre est un peu brutale, mais elle pourra vous rendre, dans ce cas, de grands services.

Du sulfate de cuivre.

De l'apomorphine.

A priori, l'apomorphine (2) serait le meilleur des vomitifs, puisqu'elle présente cette curieuse propriété de pouvoir être employée en injections sous-cutanées, ce qui est un grand avantage chez les jeunes enfants atteints d'angine, qui repoussent

(1) Fleischmann a étudié la valeur thérapeutique des vomitifs dans le croup. Traube avait prétendu que dans l'effort du vomissement l'ouverture glottique se dilatait, mais Lütticch a montré que c'était là une erreur et qu'au contraire l'occlusion de la glotte était un fait constant pendant la durée du vomissement. Ces mêmes vomissements favorisent la toux par action réflexe. La seule action des vomitifs d'après Fleischmann serait de produire la déplétion des vaisseaux périphériques. Employée seule, la médication par les vomitifs donnerait rarement de bons résultats, puisque de 1863 à 1873, sur 37 enfants traités par ce seul moyen, il n'y aurait eu que 3 guérisons (*a*).

(2) L'apomorphine est un polymère de la morphine, qui a pour formule $C^{17}H^{17}AzO^{2}$ et que l'on obtient, d'après Matthiessen, en chauffant entre 140 et 150 degrés, dans des tubes scellés, de la morphine avec un excès d'acide chlorhydrique.

L'apomorphine introduite sous la peau détermine des vomissements, à

(*a*) Fleischmann, *De l'action thérapeutique des vomitifs dans le croup* (*Rev. méd.-chir. all.*, juin 1875, p. 403).

souvent avec une extrême opiniâtreté tous les médicaments qu'on veut leur introduire par la bouche.

Cette apomorphine, à la dose de 10 milligrammes chez l'adulte, de 5 milligrammes chez les jeunes sujets de huit à dix ans, et de 2 milligrammes chez les enfants du premier âge, provoque, quelques minutes après son introduction sous la peau, des vomissements. Seulement, c'est un médicament très facilement altérable d'une part, et de l'autre son action paraît s'atténuer dans les cas où l'hématose se ralentit, comme dans l'asphyxie ; enfin, c'est une substance toxique, qui détermine, dans quelques cas, comme l'a montré récemment Pécholier et comme je l'ai fait moi-même, des symptômes d'une haute gravité. Ce sont ces deux circonstances qui ont fait que l'apomorphine est très peu employée dans le traitement de la laryngite pseudo-membraneuse.

Après les inhalations médicamenteuses, après les expectorants et les vomitifs, après le régime tonique, il reste peu de chose à faire au point de vue médical dans le traitement du croup. Ce sont là, comme vous le voyez, des armes bien peu puissantes pour combattre un mal aussi redoutable.

Des médications dangereuses.

Cependant, s'il n'y a pas de médications bien actives, il y a des médications dangereuses ; en premier lieu, je placerai les révulsifs et les émissions sanguines. Considérant la laryn-

la dose de 10 milligrammes chez l'homme. Quehl, qui a expérimenté l'apomorphine chez les animaux, a montré : que l'apomorphine ne modifie ni les nerfs moteurs, ni les sensitifs ; que l'effet vomitif cesse après la section des nerfs vagues ; que les nerfs vaso-moteurs ne sont pas intéressés par l'apomorphine.

Mossler a soutenu qu'au bout de cinq ou six jours la solution d'apomorphine devient toxique.

Chouppe a signalé des accidents du côté du cœur à la suite des injections d'apomorphine, Dujardin-Beaumetz a aussi observé les mêmes faits. Enfin, Pécholier (de Montpellier) a récemment vu des syncopes respiratoires se produire à la suite d'injections d'apomorphine (*a*).

(*a*) Chouppe, *Sur l'apomorphine* (*Gaz. hebd.*, décembre 1874). — Dujardin-Beaumetz, *Des dangers de l'apomorphine* (*Soc. de thér.*, 1874). — Pécholier, *Empoisonnement avec l'apomorphine* (*Bull. de thér.*, 15 mai 1882).

gite diphthéritique comme une véritable inflammation, quelques médecins ont prétendu la combattre par les moyens usités en pareil cas, et ils ont appliqué des vésicatoires ou bien des sangsues sur le larynx et sur la poitrine. C'est là une pratique des plus dangereuses; elle affaiblit le malade, et surtout permet, par la dénudation de l'épiderme, à la diphthérie cutanée de se produire. Vous devez donc toujours vous abstenir de pareils moyens.

Du tubage de la glotte.

Frappé de l'importance qu'il y a à maintenir béante l'ouverture laryngée, Bouchut avait pensé que l'on pouvait, par des tubes introduits dans la glotte, parer aux dangers qui résultent de la présence des fausses membranes. J'étais interne à l'hôpital Sainte-Eugénie lors des premières tentatives de tubage de la glotte faites par Bouchut; ces premiers essais ne me parurent pas très encourageants, et la méthode ne se généralisa pas. Quoique dans ces derniers temps on ait repris le procédé conseillé par Bouchut (1), je ne crois pas cette nouvelle tentative appelée à un meilleur succès.

Lorsque, par les progrès du mal et par l'impuissance des moyens médicaux, vous n'avez pu empêcher les périodes de suffocation de se rapprocher et de déterminer chez l'enfant une asphyxie graduelle et progressive, il vous faut alors intervenir chirurgicalement et pratiquer la trachéotomie.

Ce fut une grande et belle idée (2) que celle qui porta le

(1) Le docteur von Huttenbrenner a étudié le cathétérisme du larynx proposé par Loiseau et par Bouchut. Pour lui, ce cathétérisme du larynx ne devrait être pratiqué qu'une seule fois et comme opération d'urgence destinée à prolonger la vie du malade, mais non comme un moyen de traitement du croup. Le cathétérisme répété du larynx est nuisible et produit quelquefois des érosions du larynx, qui se couvrent de fausses membranes (a).

(2) Le premier chirurgien de l'antiquité dont on connaisse le manuel opératoire dans la trachéotomie est An-

(a) Von Huttenbrenner, *Ueber den Katheterismus des Larynx bei der croupösen, der diphtheritischen Erkrankung derelben* (*Jahrb. f. Kinderheilk.*, VIII Jahrg., 1 Heft, septembre 1874, p. 89, 98).

chirurgien à ouvrir hardiment la trachée pour permettre au malade de respirer, lorsque des obstacles viennent à obstruer plus ou moins complètement le larynx, et si cette opération a mis tant de temps à entrer dans le domaine de la pratique journalière, c'est qu'il ne suffisait pas, en pareil cas, de fendre la trachée pour pratiquer cette ouverture, mais qu'il fallait encore, par des procédés spéciaux, la maintenir suffisamment ouverte pour que la respiration pût se faire d'une manière convenable. Aussi la trachéotomie, pratiquée d'une façon exceptionnelle à toutes les périodes de l'art médical, n'a-t-elle pris droit de cité que depuis que Bretonneau et surtout Trousseau en ont fait, par le manuel opératoire,

Historique de la trachéotomie.

tellus, cité par Paul d'Egine. Il pratiquait l'incision de la trachée transversalement au-dessous du troisième ou quatrième anneau et recommandait de ne pas diviser le cartilage, mais la membrane qui les unit. Cependant cette opération était extrêmement rare, puisque Albucasis prétendait que personne ne la pratiquait à son époque.

Il était admis, surtout au point de vue de la doctrine juive, qu'une plaie de la trachée était toujours mortelle; Avenzoar, en pratiquant la trachéotomie chez une chèvre, démontra que l'on pouvait vivre avec de pareilles plaies.

Puis il faut atteindre le seizième siècle, en 1546, pour retrouver la trace de la trachéotomie;. à cette époque Antonio Musa Brassavalo, médecin du duc de Ferrare, la pratiqua avec succès pour une angine suffocante. En 1660, Casserio donne une description fort complète de la trachéotomie et du procédé opératoire; mais jusqu'en 1765, époque à laquelle Home décrivit le premier le croup, l'opération avait été pratiquée pour les angines suffocantes et pour toutes les affections donnant lieu à l'asphyxie, sans être particulièrement dirigée contre le croup. Home le premier la conseille dans cette affection.

En 1782, John André à Londres la pratique pour la première fois dans cette maladie. Toutefois, ces opérations étaient tellement exceptionnelles, que, lors du grand concours qui fut institué en 1808, tous les concurrents, sauf Caron, rejetèrent la trachéotomie comme traitement du croup.

En 1814 on publie une nouvelle observation de guérison du croup par la trachéotomie, par Thomas Chevalier. Puis arrive enfin Bretonneau, qui le premier démontre que si l'on veut obtenir des résultats favorables de la trachéotomie, il faut introduire par la plaie faite à la trachée des canules volumineuses; jusque-là, en effet, on se contentait de maintenir la béance de la plaie par de toutes petites canules.

Trousseau vient vulgariser la méthode du maître et désormais la trachéotomie entre dans la pratique médicale courante.

l'appareil instrumental et les pansements consécutifs, une opération méthodiquement et scrupuleusement réglée.

Je vais ici, sortant du domaine habituel de mes leçons, entrer dans quelques détails sur la trachéotomie; c'est là, comme pour l'empyème, une opération qui ressort autant, si ce n'est plus, à la médecine qu'à la chirurgie, et à coup sûr, à Paris, nous la voyons pratiquée tout aussi fréquemment par les médecins que par les chirurgiens. D'ailleurs, c'est là une opération d'urgence qui résulte d'une affection médicale, et par cela même que vous serez appelés à pratiquer plus d'une fois dans votre clientèle; et dussé-je ici faire double emploi avec vos traités de clinique chirurgicale, je désire néanmoins insister sur un pareil sujet.

La trachéotomie comprend trois parties : l'ouverture des voies aériennes, l'introduction d'une canule trachéale qui a pour but de maintenir béante l'ouverture des voies aériennes, et enfin les pansements consécutifs. Examinons chacune d'elles.

Des divers procédés opératoires.

Au point de vue de l'ouverture des voies aériennes, lorsqu'on embrasse d'un coup d'œil général les procédés de trachéotomie, on voit qu'ils se rangent en plusieurs classes distinctes. Cette division est basée sur la rapidité plus ou moins grande avec laquelle on pratique l'opération ou sur le point où l'on ouvre les voies respiratoires. En nous plaçant au premier point de vue, nous avons les procédés lents, rapides et mixtes; tandis qu'en nous plaçant au second, nous avons la laryngotomie, la trachéotomie et la crico-trachéotomie.

Des procédés rapides.

Les procédés rapides sont des plus séduisants; pénétrer d'un seul coup dans la trachée et placer ainsi en quelques secondes une canule dans les voies respiratoires paraît être la méthode la plus applicable en pareil cas, puisqu'elle enlève avec une extrême rapidité les obstacles qui s'opposent à la respiration, et évite ainsi cette période si pénible et si difficile d'immobilité exigée par les autres procédés.

Il y a trois procédés de trachéotomie rapide : l'un est dû à mon regretté maître Chassaignac, l'autre à Bourdillat, le troisième à mon collègue et ami de Saint-Germain (1).

Chassaignac saisissait le cartilage cricoïde avec un ténaculum muni d'une rainure servant à conduire un bistouri avec lequel il coupait d'un seul coup les trois premiers anneaux de la trachée ; puis ce même ténaculum, d'après le perfectionnement d'Isambert, pouvait s'ouvrir et servir alors de dilatateur pour introduire la canule trachéale.

Bourdillat, lui, pénètre dans la trachée en deux temps : un premier temps comprend l'incision des tissus jusqu'à la trachée, et le second temps l'incision de cette dernière.

De Saint-Germain procède d'une façon un peu différente, et mon ancien interne Dubar a donné une description rigoureuse de son procédé, qu'il a mis en pratique dans mon service. Ici, l'ouverture de la trachée se fait comme celle d'un

(1) Voici d'après Dubar la description de la méthode de Saint-Germain :

Dans ce procédé, on ouvre la trachée d'un seul coup. On cherche avec le doigt indicateur le cartilage cricoïde ; puis, en faisant ressortir la trachée comme si l'on voulait l'énucléer, on pénètre d'un seul coup dans la trachée. Le bistouri doit être tenu de la main droite comme une plume à écrire, fortement serré, le médius appliqué sur la face de la lame opposée à l'opérateur, limitant à partir de la pointe un espace de 1 centimètre et quart ; on enfonce alors le bistouri perpendiculairement jusqu'à ce qu'une sensation de résistance vaincue vous annonce que vous avez pénétré dans le larynx. On perçoit souvent à ce moment un sifflement caractéristique. On imprime au bistouri un mouvement de scie vertical jusqu'à ce que l'incision atteigne 1 centimètre et demi ; on termine en abaissant le bistouri, c'est-à-dire en rapprochant son talon de la peau de manière que l'incision cutanée, un peu plus étendue que l'incision trachéale, permette aux liquides de s'écouler facilement. Le dilatateur est introduit et la canule mise en place.

Dubar a même construit un bistouri cannelé et muni, vers son extrémité, de trois crans superposés, ce qui permet de limiter la profondeur à laquelle doit pénétrer l'instrument (*a*).

(*a*) Dubar, *De la trachéotomie dite en un seul temps* (*Bull. de thér.*, t. XCVI, p. 447, 498, 548, 1879).

abcès : la main gauche appliquée sur le cou fait ressortir la trachée, et d'un seul coup on pénètre dans les voies aériennes. Un bistouri spécialement construit permet de limiter la profondeur de l'incision d'une part, et, d'autre part, permet aussi d'entendre le bruit de l'air qui s'échappe de la trachée au moment de l'incision ; puis, une fois l'incision faite, avec un dilatateur vous placez la canule dans la trachée.

Je ne sais quel avenir est réservé à ces procédés rapides, qui m'ont paru, il faut le reconnaître, des plus simples. Cependant, habitué à l'ancienne méthode des procédés lents, je préfère encore ces derniers, tout en reconnaissant les immenses avantages des procédés rapides ; mais je me demande, lorsqu'on les emploie, et que le temps si difficile de l'introduction de la canule ne réussit pas, comment on peut y arriver par une incision qui a sectionné dans la même étendue la peau, les tissus sous-jacents et la trachée. Il doit y avoir souvent de sérieuses difficultés ; mais je laisse au temps le soin de juger de pareils procédés, et je passe maintenant à la description des procédés lents.

Des procédés lents.

Dans les procédés lents, c'est couche par couche que l'on procède à l'opération, et la lenteur même que l'on met à pratiquer ces incisions exige deux conditions importantes : l'immobilité de l'enfant d'une part, un éclairage suffisant de l'autre. Les aides jouent ici un rôle des plus importants, et lorsque vous vous trouverez à la campagne, seuls ou presque seuls pour pratiquer la trachéotomie, il vous faudra avec grand soin rechercher les aides suffisants pour maintenir les petits malades sur la table à opération. Je dis le mot *table* avec intention, car c'est le meuble le plus utile en pareil cas ; vous la choisissez solide et résistante et vous y étendez l'enfant, en ayant soin de placer sous son cou un coussin peu volumineux et dur, qui fasse saillir le cou en avant. Un des aides doit tenir la tête bien immobile ; un autre, appliquant ses mains

De la position des aides.

sur les deux épaules de l'enfant, le fixe sur la table et empêche les mouvements des membres supérieurs; un troisième saisit le bassin et les membres inférieurs et s'oppose à tous mouvements du patient; enfin, en face de vous et à gauche de la table, vous placez soit le collègue qui vous assiste, soit l'aide que vous jugez le plus apte à vous rendre d'utiles services en pareil cas ; c'est cet aide qui doit éponger la plaie, la maintenir distendue par des écarteurs, et qui doit enfin vous éclairer.

Trousseau insistait beaucoup sur cet éclairage et recommandait surtout de ne prendre que des chandelles et de laisser les bougies, qui ne donnent pas une lumière suffisante. En effet, l'opération pour le croup se fait souvent la nuit, et il faut que l'opérateur voie bien les tissus qu'il coupe successivement.

De l'éclairage.

Tous ces préparatifs ont une très grande importance, et vous ne devez jamais, messieurs, commencer une opération de trachéotomie sans avoir distribué leur rôle à tous vos aides; j'ai vu souvent en ville des opérations non terminées ou mal terminées parce que toutes ces prescriptions n'avaient pas été remplies avec une scrupuleuse exactitude.

Comme appareil instrumental, vous avez préparé deux bistouris, dont l'un est boutonné, des pinces hémostatiques, du fil, deux écarteurs, puis des dilatateurs et des canules.

Il est bien entendu qu'on n'endort pas les malades pour la trachéotomie. Cependant en Allemagne on pratique encore l'anesthésie ; en France, on n'emploie jamais ce moyen, pour bien des raisons; d'ailleurs, dans un grand nombre de cas, l'enfant est suffisamment anesthésié par l'asphyxie dont il éprouve les effets plus ou moins intenses, pour supporter sans trop de douleur l'opération de la trachéotomie.

Puis vous saisissez votre bistouri et vous faites sur la partie médiane du cou, juste au milieu de la trachée, une incision

Du premier temps de l'opération.

qui comprend la peau et le tissu cellulaire. Pour la hauteur à laquelle on doit pratiquer cette incision, il existe divers procédés qui sont, comme nous l'avons vu, au nombre de trois : un procédé sus-cricoïdien, un procédé inter-cricoïdien, et un procédé sous-cricoïdien. Dans le premier procédé, l'incision est faite sur la membrane crico-thyroïdienne; dans le second, sur le cartilage; enfin, dans le troisième, qui est le procédé de Trousseau et de Bretonneau, on incise les premiers anneaux de la trachée. Autant que possible, il faut éviter de faire l'incision de la peau et des tissus trop près de la base du cou; plus on s'en rapproche, en effet, plus on trouve de vaisseaux importants, et plus, par cela même, les craintes d'hémorrhagie sont grandes (1).

(1) On pratique l'ouverture de l'arbre aérien au niveau du larynx (laryngotomie), au niveau de la trachée (trachéotomie), entre les deux cartilages (laryngo-trachéotomie, crico-trachéotomie). Nous aurons donc successivement à étudier l'anatomie chirurgicale de la région du larynx et celle de la trachée, qui généralement sont réunies sous le nom unique de *région sous-hyoïdienne*. Avant d'étudier les rapports de ces organes, il est intéressant, croyons-nous, de considérer quelques points de la structure du larynx qui ont directement trait à la chirurgie.

Il y a trois solutions de continuité anatomiques à la partie supérieure de l'arbre respiratoire, toutes trois comblées par une membrane fibreuse, compacte, ligamenteuse; la première, entre l'hyoïde et le cartilage cricoïde; la seconde, à l'union du cricoïde et du thyroïde; la troisième, à l'union de la trachée-artère et du cartilage cricoïde. Le dernier espace est nul ou à peu près; on sait, en effet, que, le bord inférieur du cricoïde étant d'un diamètre plus grand que le premier anneau de la trachée, celui-ci tend à entrer dans l'intérieur du cricoïde, ce qui arrive d'ailleurs pendant la flexion de la tête sur le cou. Un seul procédé opératoire intéresse cette région, c'est la laryngo-trachéotomie, dans laquelle, au lieu de commencer l'incision au premier anneau de la trachée, on comprend le cricoïde dans cette incision.

Le deuxième espace, en allant de bas en haut, est l'espace crico-thyroïdien, comblé par le ligament crico-thyroïdien moyen. Ce ligament a 5 à 6 millimètres de hauteur. C'est dans cet espace, en incisant cette membrane, que Krishaber a proposé de faire la laryngotomie inter-crico-thyroïdienne.

Enfin le troisième espace est l'espace thyro-hyoïdien, où l'on trouve la membrane thyro-hyoïdienne et que l'on devait inciser dans la laryngotomie sus-cricoïdienne qu'ont proposée Malgaigne et Vidal. Cette membrane, d'après Richet, mesure de 30 à 35 millimètres, et, d'après Tillaux,

D'ailleurs, je ne saurais trop vous recommander, messieurs, de bien avoir présente à l'esprit l'anatomie chirurgicale de la

de 3 à 4 centimètres. Ainsi que le fait remarquer Richet, une incision qui intéresserait cette membrane à sa partie moyenne et transversale passerait au-dessus de l'épiglotte, ce serait donc une pharyngotomie et non une laryngotomie.

Quels sont, au point de vue qui intéresse la trachéotomie, les rapports de la trachée et du larynx? quelles sont les couches que l'on aura à inciser pour arriver jusqu'au tube aérien ? Le bistouri trouvera d'abord la peau, fine, jamais recouverte de poils, très mobile ; aussi faut-il la tendre pour l'inciser ; et aussi voit-on pour la même cause le parallélisme disparaître entre les plaies cutanée et cartilagineuse.

Au-dessous de la peau, une couche sous-cutanée lamelleuse, qui, simple en avant, se dédouble au niveau des parties latérales pour comprendre dans ce dédoublement le peaucier.

Au-dessous de cette couche, on a sous le scalpel une lame aponévrotique, nacrée, qui tantôt est mince, presque celluleuse, tantôt est très épaisse, très résistante : elle se continue en haut avec l'aponévrose de la région hyoïdienne, et en bas va s'insérer à la partie supérieure du sternum et à la partie interne de la clavicule. Cette aponévrose porte le nom d'*aponévrose cervicale superficielle.* Comme la couche sous-cutanée, elle est simple en avant ; comme elle, elle se dédouble sur les côtés pour contenir un muscle très important, le sterno-mastoïdien. Ce muscle ne nous intéresse ici qu'à un seul point de vue. Il est très rapproché à son extrémité inférieure (où il s'insère surtout au sternum) de son congénère du côté opposé; mais, à sa partie supérieure, il s'éloigne de lui pour s'insérer à la ligne courbe de l'occipital et à l'apophyse mastoïde. L'éloignement des bords antérieurs des deux muscles sterno-mastoïdiens détermine le diamètre le plus grand de la gorge.

Si nous enlevons l'aponévrose superficielle, nous nous trouvons en présence de la trachée et du larynx.

La trachée est recouverte d'un muscle de chaque côté, le muscle sterno-thyroïdien ; ces muscles vont, contigus qu'ils sont à leur partie supérieure, en s'écartant à mesure qu'ils s'approchent de la garde du sternum. Les sterno-thyroïdiens limitent donc un triangle à base inférieure, dans lequel on trouve de haut en bas la membrane thyro-hyoïdienne, la face antérieure du cartilage thyroïde, la membrane crico-thyroïdienne, le cricoïde, une portion plus ou moins grande de la trachée. Ajoutons que les deux sterno-thyroïdiens sont unis sur la partie médiane par un raphé aponévrotique. Au-dessous des sterno-thyroïdiens se trouvent les thyro-hyoïdiens, dont le nom indique les insertions, et qui, affectant une direction inverse à celle des sterno-thyroïdiens, limitent un triangle à base supérieure. A sa partie supérieure, la trachée est recouverte de plus par l'isthme du corps thyroïde, et de cet isthme on voit monter sur les côtés du larynx un prolongement glandulaire, la pyramide de Lalouette.

Un des rapports les plus importants, au point de vue chirurgical, du tube laryngo-trachéal est certainement celui qu'il affecte avec les vaisseaux,

région où vous allez opérer. Vous donnez à l'incision, que vous faites aussi rectiligne que possible, une dimension en

l'hémorrhagie étant un des dangers les plus sérieux tant de la trachéotomie que de la laryngotomie. Signalons d'abord le rapport de la trachée avec le corps thyroïde, qui est, suivant l'expression de Tillaux, un des organes les plus vasculaires de l'économie, et qui, blessé, peut donner lieu aux hémorrhagies les plus dangereuses.

Deux vaisseaux artériels, de chaque côté, se rendent au corps thyroïde ; l'un supérieur (*thyroïdienne supérieure*) vient de la carotide externe, affecte un trajet descendant et se rend sur la face externe du corps de la glande thyroïde et sur sa face interne, c'est-à-dire entre cette glande et les parties latérales de la trachée ; le second, qui naît de l'artère sous-clavière, affecte un trajet ascendant, chemine sur les côtés de la trachée et se termine, par rapport au corps thyroïde, d'une façon analogue au précédent. Ces artères peuvent être disposées anormalement, et l'on peut voir, dans l'ouvrage de Tillaux, une disposition toute particulière de la thyroïdienne inférieure. Dans ce cas, emprunté à Tiedemann, la thyroïdienne inférieure monte directement au-devant de la trachée et, au niveau du corps thyroïde, donne des branches à droite et à gauche à cette glande. Il est inutile de faire remarquer la lésion presque inévitable de cette artère volumineuse, puisqu'elle résumait les deux thyroïdiennes inférieures, se trouvant au-devant de la trachée, région où, *si ce n'est très bas*, il n'y a pas d'artère.

Outre les artérioles et les thyroïdiennes supplémentaires qui peuvent provenir, soit du tronc brachio-céphalique, soit de la carotide primitive, et qui peuvent, montant verticalement au-devant de la trachée ou passant transversalement au-devant d'elle, constituer un obstacle d'autant plus dangereux qu'il est inattendu, la trachée et le larynx présentent des connexions plus ou moins étroites avec les artères suivantes.

D'abord, à la partie inférieure, transversalement avec l'aorte. Pour la blesser, il faut descendre plus bas que le sternum et par conséquent négliger toutes les règles de l'opération. Outre l'aorte, nous avons ses branches supérieures, tronc brachiocéphalique, qui se trouve à droite et en bas, et qui devient, un peu plus haut, artère carotide primitive à gauche. Ces artères, à l'état normal, sont situées de chaque côté de la trachée, dont elles sont séparées par une certaine quantité de tissu cellulaire ; on ne les blessera donc pas si on suit l'indication opératoire qui est de se tenir sur la ligne médiane.

Il existe toujours au-devant de la trachée un plexus veineux très riche et très congestionné dans les maladies où il y a asphyxie et où par conséquent la trachéotomie est nécessaire, plexus qu'il est impossible de ne pas intéresser plus ou moins, surtout chez l'adulte. Deux troncs fournissent ce plexus : 1° là ou les jugulaires antérieures superficielles, qui, situées sur la partie médiane en avant des muscles sous-hyoïdiens, vont se jeter dans la sous-clavière ; 2° le tronc commun des veines thyroïdiennes ou jugulaires antérieures profondes, qui se rend

rapport avec celle du cou de l'enfant. Puis, successivement et en vous maintenant le plus possible sur la ligne médiane, vous incisez couche par couche les aponévroses et les interstices musculaires et vous arrivez ainsi jusqu'à la trachée. Une fois que vous apercevez bien d'une façon nette ces anneaux, plaçant votre doigt sur la trachée pour l'immobiliser un instant, vous l'ouvrez en ayant grand soin de ne pas enfoncer trop profondément votre bistouri, pour éviter de la perforer de part en part, et vous coupez, soit avec ce même bistouri, soit avec le bistouri boutonné, les trois premiers anneaux de la trachée; puis, sans ôter l'indicateur de la main gauche, vous vous guidez sur lui pour introduire, dans la plaie que vous venez de pratiquer, le dilatateur. L'air s'échappe alors avec force et bouillonnement par l'ouverture que vous venez de pratiquer, l'enfant respire avec avidité, vous épongez avec soin la plaie, vous asseyez votre petit malade et vous attendez quelque temps avant de passer au dernier temps, c'est-à-dire à l'introduction de la canule.

Des hémorrhagies.

Dans le premier temps de l'opération, il peut survenir deux ordres d'accidents : des hémorrhagies, d'une part, et de l'autre des symptômes asphyxiques. Les hémorrhagies sont d'autant plus fréquentes que le système veineux est plus tur-

dans le tronc veineux céphalique gauche; répétons que ce lacis veineux est beaucoup plus volumineux chez l'adulte que chez l'enfant. La veine jugulaire interne offre avec la trachée des rapports analogues à ceux de la carotide, en dehors de laquelle elle est située, et le tronc brachio-céphalique veineux qui, à l'état normal, est caché derrière le sternum, peut dans certains cas le dépasser notablement.

Les nerfs qui innervent le tube respiratoire sont les suivants : les récurrents, qui viennent en apparence du pneumo-gastrique, mais qui en réalité sont des fibres du spinal, sont situés, le droit au niveau du bord droit de l'œsophage, le gauche en avant de l'œsophage.

Restent les rapports du tube respiratoire en arrière, c'est-à-dire avec l'œsophage, qui le déborde légèrement à gauche. Le tube laryngo-trachéal adhère à l'œsophage par un tissu cellulaire lâche, qui permet le glissement d'un des organes sur l'autre.

gescent; mais par des pinces hémostatiques vous pouvez arrêter suffisamment ces hémorrhagies veineuses, et même celles qui sont produites par la section des artères thyroïdiennes; d'ailleurs, ces hémorrhagies disparaissent promptement lorsque la respiration est rétablie.

On a proposé, pour éviter les hémorrhagies, de faire la trachéotomie avec le thermo-cautère (1), et Krishaber s'est montré un des partisans les plus déterminés de cette méthode. Si le thermo-cautère présente des avantages, puisqu'il permet de faire l'opération pour ainsi dire à sec, il offre aussi de sérieux inconvénients; c'est celui de porter son action destructive au-delà des limites tracées par l'opération, de telle sorte qu'après la trachéotomie il se fait une élimination des parties cautérisées, qui agrandit outre mesure les plaies que l'on vient de pratiquer; je crois donc que, sauf chez les adultes et dans des cas exceptionnels, la trachéotomie par le thermo-cautère doit être absolument repoussée.

(1) C'est Amussat qui, l'un des premiers, en 1870, s'est servi du galvano-cautère pour pratiquer la trachéotomie, et cette pratique a été depuis employée par un grand nombre de médecins. Mais elle était peu applicable à l'opération du croup; car le galvano-cautère exige des appareil spéciaux qu'il est difficile de réunir pour une opération d'urgence. Aussi fut-elle promptement abandonnée. De Ranse et Muron ont conseillé d'employer des bistouris chauffés au rouge et Saint-Germain a aussi employé un procédé analogue.

Depuis la découverte du thermo-cautère, par Paquelin, cet appareil a été exclusivement employé pour pratiquer la trachéotomie et la Société de chirurgie a discuté son application à la trachéotomie.

Le thermo-cautère présenterait de grands avantages pour pratiquer la trachéotomie. On éviterait ainsi les hémorrhagies. De Saint-Germain et Pauly ont montré que les eschares produites par la cautérisation ont une profondeur quelquefois tellement considérable que la plaie prend de grandes proportions; aussi Krishaber réserve-t-il le thermo-cautère pour les malades adultes (*a*).

(*a*) Amussat, *Bull. de thér.*, 1872, p. 472. — Bourdon, *De la trachéotomie par le thermo-cautère* (*Arch. gén. de méd.*, 1873). — Héral, *De la trachéotomie thermique*, thèse de Paris, 1874. — De Ranse et Muron, *Gaz. méd.*, 1874. — *Soc. de chir.*, juin 1877 et octobre 1878. — Saleh Chouk, *De la trachéotomie et de la laryngotomie inter-crico-thyroïdienne au moyen des instruments incandescents* (Th. de Paris, n° 258, 1878).

A propos des hémorrhagies, vous devez éviter les échappées, c'est-à-dire les déviations involontaires qui portent le bistouri trop à droite ou trop à gauche de la trachée. Il existe là des vaisseaux très importants; on a vu, dans des cas malheureux, l'opérateur inciser la carotide et même les troncs brachio-céphaliques veineux ou artériels.

Des accidents asphyxiques.

Quant aux accidents asphyxiques mortels qui se produisent pendant l'opération, ils sont fréquents; cette complication résulte de la gêne apportée à la circulation déjà si profondément troublée par la position de l'enfant, et surtout de l'immobilisation de la trachée, immobilisation absolument nécessaire au moment où on incise les parois trachéales; dans ces cas, il faut terminer l'opération à la hâte et, par des insufflations faites par la plaie, s'efforcer de rappeler les enfants à la vie. Enfin, il est une autre cause d'asphyxie, c'est la pénétration du sang dans la trachée; vous combattez cette complication en aspirant le liquide épanché avec une sonde de femme introduite dans les voie aériennes. On a opéré d'ailleurs des enfants dans un tel état asphyxique, que l'on pouvait les considérer comme de véritables cadavres, et Trousseau se plaisait à rappeler à ce propos l'histoire de son ressuscité.

De l'introduction de la canule.

L'introduction de la canule constitue la seconde période de l'opération, et c'est, il faut bien le dire, un des temps les plus difficiles de la trachéotomie. Cette difficulté résulte de bien des causes; d'abord de l'émotion de l'opérateur, qui a déjà passé par toutes les phases de la première partie de la trachéotomie; puis du crachotement incessant de l'enfant, qui lance par l'ouverture trachéale du sang et des débris pseudo-membraneux; enfin, surtout de la plaie trachéale elle-même, qui, lorsqu'elle n'est pas pratiquée rigoureusement sur la ligne médiane, se prête difficilement à l'introduction de la canule. Aussi arrive-t-il souvent que l'on place la canule dans le tissu cellulaire péritrachéal ; on l'a même placée dans l'œsophage.

Pour éviter ces inconvénients, on a multiplié les dilatateurs, et Laborde, Meunier, Lüer, etc., etc., ont inventé des instruments plus ou moins perfectionnés, qui ont tous cet inconvénient, qu'il est impossible, d'ailleurs, d'éviter, que leurs branches introduites dans la trachée diminuent l'ouverture par laquelle on doit faire passer la canule. Dans certains cas, on a même proposé de se passer de dilatateurs et d'introduire directement la canule dans la trachée, ou bien de faire précéder cette introduction d'une sonde en caoutchouc qui permette de la guider. Je ne puis vous dire quel est le dilatateur que vous devez préférer, car, à mon sens, le meilleur instrument est celui dont on se sert habituellement.

Les modèles de canules trachéales (1) sont des plus nombreux ; les perfectionnements qu'on y a apportés ont contribué pour une très grande part au succès de la trachéotomie, et l'invention de la canule double a rendu les pansements relativement faciles et commodes.

(1) Au début de l'opération de la trachéotomie on laissait en place la canule du trocart, avec laquelle on ponctionnait la trachée ; Santorio pratiquait ainsi la trachéotomie.

Bretonneau a d'abord employé une canule droite, puis une courbe.

Trousseau, suivant les conseils d'un officier d'artillerie, dont il avait opéré la fille, employa la double canule, qui permettait de nettoyer facilement l'instrument.

Lüer apporta enfin une dernière modification à cette canule, en la coupant en biseau à son extrémité, suivant les conseils de Barthez, et en rendant mobiles les ailes de la canule.

Bourdillat a construit une canule formée de deux valves qui se ferment comme un spéculum et qui s'ouvrent lorsqu'elles sont introduites dans la trachée.

Lüer a établi une échelle des canules, qui est la suivante :

Le n° 00,	canule interne de	7 mill.	de diamètre pour	enfant jusqu'à	3 ans.
— 0	—	8	—	—	3 à 5 ans.
— 1	—	9	—	—	5 à 10 ans.
— 2	—	10	—	—	10 à 20 ans.

Pour ce qui concerne les adultes, on peut employer une canule dont le diamètre mesurerait de 12 à 15 millimètres (*a*).

(*a*) Sanné, *Traité de la diphthérie*.

Ces canules, que vous proportionnez, bien entendu, à l'âge de l'enfant, sont fixées autour du cou ; puis vous avez soin, soit avec du taffetas gommé, soit avec du collodion, comme le veut Sanné, de protéger le pourtour de la plaie et la partie inférieure du cou des mucosités qui s'échappent à chaque instant par l'orifice de la canule.

Enfin, vous entourez tout le cou de l'enfant d'un peu de gaze ou de tarlatane qui permet de tamiser l'air qui pénètre par l'orifice trachéal. L'enfant est alors porté dans son lit, réchauffé par des boules d'eau chaude, et la troisième période de la trachéotomie commence, je veux parler des pansements.

Des pansements.

Si la trachéotomie a permis de rappeler à la vie l'enfant atteint de diphthérie laryngée, les pansements consécutifs seuls peuvent le sauver lorsque la chose est possible ; ils jouent donc un rôle considérable dans les résultats que vous pouvez attendre de cette opération. Ces soins sont des plus minutieux et demandent une grande habitude, un grand dévouement et une attention presque exceptionnelle. Ils consistent dans l'enlèvement de la canule intérieure, dans les changements de la canule trachéale complète, enfin, dans les pulvérisations médicamenteuses.

Toutes les fois qu'il se produit une obstruction de la canule, ce que l'on apprécie d'ailleurs facilement par le bruit que fait à ce moment la respiration, on doit retirer la canule mobile, la nettoyer ou bien faire pénétrer dans son intérieur une pince courbe qui vous permet d'amener au dehors les mucosités et les débris pseudo-membraneux qui sont dans la trachée. Vous pouvez aussi, par de petits écouvillons, nettoyer sur place cette canule.

Du changement de canule.

Le changement de la canule entière doit être fait de bonne heure, c'est là un point capital de l'opération. Dès le second jour, il faut procéder à son changement ; et ici l'introduction, qui était si difficile lors de l'opération, devient très commode par suite du chemin qu'a tracé la canule par son séjour.

Le lendemain, vous renouvelez le changement et vous en profitez pour boucher l'ouverture trachéale et pour constater la perméabilité du larynx. Vous recommencez tous les jours l'opération, en ayant soin d'augmenter chaque fois le temps pendant lequel vous laissez le malade sans canule, de manière que, de cinq à sept jours après l'opération, l'enfant puisse respirer sans avoir recours à ce moyen.

Des pulvérisations médicamenteuses.

Les pulvérisations médicamenteuses (1) au moyen des appareils à vapeur nous rendent ici de grands services. N'ayant plus l'orifice laryngé à traverser, les vapeurs pénètrent profondément dans l'arbre trachéal et modifient l'état de la muqueuse. Vous devez donc user de ces pulvérisations et en particulier de celles par le chlorate de potasse. Enfin, une alimentation la plus tonique possible et des potions alcooliques sont administrées à l'enfant. Telle est cette opération de la trachéotomie; voyons maintenant ce que vous pouvez en attendre.

La trachéotomie ne s'adresse, comme vous le voyez, qu'à un

(1) En Allemagne, on se sert beaucoup des pulvérisations de liquides, après la trachéotomie. Ces pulvérisations auraient l'avantage de maintenir la canule toujours humide et de rendre le changement de cette dernière moins fréquent. On emploie soit de l'eau, soit un liquide contenant des substances variables. Barthels use d'une solution de sel de cuisine au centième; Fitzau, d'une solution d'acide salicylique à un demi pour 100. Enfin, Pauly, Eidam, Bensen pulvérisent l'eau de chaux, comme étant le meilleur dissolvant des fausses membranes (*a*).

(*a*) Pauly, *Beitræge zur Tracheotomie. Inhalation durch die Canuele nach Tracheotomie bei Croup und Diphtheritis* (*Berliner klinische Wochenschrift*, n° 8, p. 104, 25 février 1878).—Eidam, *Ueber Inhalationen bei Diphtheritis und Croup nach der Tracheotomie* (*Berliner klinische Woch.*, n° 34, p. 508, 26 août 1878). —Warner, *Zur Behandlung der Diphtheritis vor und nach der Tracheotomie* (*Berlin. klin. Woch.*), n° 44, p. 651, et n° 45, p. 669, 4 et 11 novembre 1878). —Fitzau *Einiges über Tracheotomie bei Croup* (*Berl. klin. Woch.*, n° 16, p. 223, 21 avril 1879). — Bensen, *Zur Behandlung der Laryngitis crouposa mit Inhalationen von Kalkwasser* (*Berl. klin. Woch.*, n° 17, p. 243, 28 avril 1879).

symptôme, c'est-à-dire à l'asphyxie résultant de la présence des fausses membranes dans le larynx, elle n'a, bien entendu, aucune influence sur la marche de la diphthérie; elle fait seulement vivre le malade, permettant ainsi à l'affection générale de diminuer et de disparaître. Ce premier point nous montre que les résultats heureux que l'on peut tirer de la trachéotomie sont en rapport direct avec le plus ou moins de degré de malignité de la diphthérie. Quand la diphthérie sera bénigne, vous sauverez beaucoup de malades; quand la diphthérie sera grave, vous n'en sauverez qu'exceptionnellement, et ce que je vous dis en ce moment trouve sa confirmation évidente dans ce qui s'est passé dans ces trente dernières années.

Des résultats de la trachéotomie

Trousseau prétendait que l'on perdait un malade sur deux; quand j'étais interne à l'hôpital Sainte-Eugénie, en 1860, nous sauvions un malade sur quatre ou cinq; aujourd'hui, la proportion est encore moindre, et c'est à peine si l'on sauve un malade sur six ou sept. Il y a même des périodes désastreuses, comme celle de l'année dernière, où l'on voit, soit à l'hôpital des Enfants de la rue de Sèvres, soit à l'hôpital Sainte-Eugénie, presque tous les trachéotomisés mourir (1). Ces résultats n'im-

(1) Les résultats statistiques de la trachéotomie en France ne peuvent être comptés qu'à partir de 1839; à cette époque, dans une discussion qui eut lieu à l'Académie, on comptait 138 trachéotomies et 29 guérisons, soit 1 sur 4,75. — En 1844, on comptait 212 opérations, 40 guérisons, soit 1 sur 5,3. — De 1849 à 1858, à l'hôpital des Enfants, il y eut 466 trachéotomies et 120 guérisons, un quart environ; à Sainte-Eugénie, 198 trachéotomies et 38 guérisons, c'est-à-dire un cinquième.

Dans la grande discussion qui s'éleva en 1858 sur le tubage et la trachéotomie, Trousseau montra que, sur 186 opérations, il y eut 73 guérisons, c'est-à-dire 1 sur 2,54.

La statistique publiée par Sanné à l'hôpital Sainte-Eugénie et à l'hôpital des Enfants malades montre qu'en moyenne, de 1864 à 1875, il y a eu 2 312 opérations à l'hôpital Sainte-Eugénie, qui ont amené 509 guérisons, ce qui donnerait 1 sur 4,54, et à l'hôpital des Enfants malades, de 1851 à 1875, on a opéré 2 351 croups, 614 ont guéri, ce qui fait 1 sur 3,82. Notons cependant que, depuis ces dernières années, et en particulier depuis 1873, la mortalité dans la trachéotomie semble augmenter, de sorte qu'en 1875 les guérisons ne sont

pliquent pas que le traitement soit moins bien dirigé aujourd'hui qu'il y a trente ans, bien au contraire; seulement ils indiquent une mortalité plus grande de la diphthérie; cela

plus que de 1 sur 6,48 à Sainte-Eugénie et 1 sur 4,76 à l'hôpital des Enfants malades.

De son côté, Archambault a fait une statistique dans ces deux hôpitaux, comprise entre 1866 et 1879, et qui accuse les résultats suivants : à l'hôpital des Enfants malades, il y aurait eu 1 513 trachéotomies et 335 guérisons, 1 sur 4,5; et à l'hôpital Sainte-Eugénie, 2 154 opérés et 454 guérisons, 1 sur 4,6.

A l'étranger, en consultant les résultats fournis par Sanné, voici ce que l'on constate :

En Portugal, la trachéotomie donnerait 21 guérisons sur 59 trachéotomies, c'est-à-dire 1 sur 2,80.

En Espagne, la trachéotomie n'est pratiquée qu'exceptionnellement.

En Belgique, d'après une statistique de Warlomont, faite à l'hôpital Saint-Pierre de Bruxelles de 1870 à 1875, il y aurait eu 35 cas de trachéotomie et 8 guérisons, c'est-à-dire 1 sur 3,50.

En Suisse, les résultats de la trachéotomie seraient des meilleurs; ainsi, d'après les statistiques des docteurs Billroth, Revilliod, d'Espine, Picot, Rapin, sur 148 trachéotomies on aurait eu 57 guérisons, c'est-à-dire 1 sur 2,59.

En Allemagne, d'après la statistique de Bartels, faite au grand hôpital de Béthanie de 1861 à 1872, sur 335 trachéotomies il y aurait eu 105 guérisons, 1 sur 3,25, et, d'après la statistique totale donnée par Sanné, on a 812 trachéotomies et 297 guérisons, ce qui nous donne un rapport de 1 sur 2,97.

En Angleterre, l'opération donnerait dans les hôpitaux, sur 20 trachéotomies, 4 guérisons, un cinquième. Le résultat serait meilleur avec la pratique de la ville des médecins anglais; elle donnerait 60 guérisons sur 185 trachéotomies, c'est-à-dire 1 sur 3,86.

En Amérique, d'après les chiffres signalés par Sanné et empruntés au mémoire de Solis Cohen (de Philadelphie), sur 325 cas de trachéotomies pratiquées en Amérique, 84 guérisons, c'est-à-dire 1 sur 4,86.

Plus récemment, Krœnlein a fait paraître une statistique de la trachéotomie où il rend compte des résultats du traitement chirurgical de la diphthérie, de 1870 à 1876, à la clinique chirurgicale de Langenbeck. Voici les résultats de cette statistique :

Les enfants d'un an et au-dessous présenteraient une proportion de 84 pour 100 de décès; à huit ans, la mortalité serait réduite à 44,4 pour 100, et chez l'adulte, à 25 pour 100. La mortalité totale, à la suite de la trachéotomie, serait de 78 pour 100. Sur 85 trachéotomies dans les deux premières années de la vie, 11 furent suivies de succès. Le plus jeune enfant qui guérit était âgé de six mois. Lorsque l'opération est pratiquée trop tardivement, la mortalité s'élève rapidement à 99,9 pour 100. Dans le plus grand nombre des cas, la canule put être enlevée le cinquième ou le septième jour; plusieurs malades néanmoins moururent après cette époque.

Toutes les opérations de trachéotomie ont été pratiquées avec le bis-

vous montre encore une fois ce que je ne saurais trop vous répéter, que la statistique, appliquée à une méthode thérapeutique, ne peut en faire juger, seule, la valeur. D'ailleurs, consultez les nombreuses statistiques publiées dans l'important ouvrage de Sanné, et vous verrez que toutes arrivent à un résultat qui est qu'en moyenne on peut obtenir une guérison sur cinq ou six trachéotomies.

L'autre influence prépondérante sur les résultats de la diphthérie, c'est l'âge des malades (1). On peut affirmer

Influence de l'âge.

touri. L'incision a toujours été pratiquée à la partie supérieure de la trachée. Le chloroforme a été employé chaque fois que l'asphyxie n'était pas imminente (*a*).

(1) On a fourni un grand nombre de statistiques à propos des chances de guérison après la trachéotomie suivant les âges.

Jacobi (de New-York), sur 66 trachéotomies, a obtenu 13 guérisons qui se répartissent ainsi :

Age.	Trachéotomie.	Guérisons.	Proportion.
2 à 3	5	1	20 0/0
3 à 4	16	3	16 0/0
4 à 5	23	7	30 0/0
5 à 6	7	2	28 0/0

A Berlin, dans le service de Wilms, voici quel serait le nombre de guérisons observées suivant les âges :

Age.	Trachéotomie.	Guérisons.	Proportion.
Au-dessus de 2 ans	6	»	»
— 2 à 3	56	15	26 0/0
— 3 à 4	69	22	31
— 4 à 5	74	18	24
— 5 à 6	57	20	35
— 6 à 7	33	15	45
— 7 à 8	21	5	23
— 8 à 14	19	8	49

A Paris, la statistique de l'hôpital des Enfants serait la suivante :

Age.	Trachéotomie.	Guérisons.	Proportion.
De 1 à 2	10	1	10 0/0
De 3 à 5	359	68	18 0/0
De 6 à 10	122	68	55 0/0
De 11 à 15	3	»	»

(*a*) Sanné, *Traité de la diphthérie*. — Krœnlein, *Diptheritis und Tracheotomy* (*Arch. für klin. Chirurg.*, vol. XXI, fasc. 2, p. 253, 1877).

qu'au-dessous de deux ans la guérison est exceptionnelle; voici six ans que je suis médecin de l'hôpital Saint-Antoine, voici six ans que je dirige le service de la crèche où nous ne recevons, comme vous le savez, que des enfants au-dessous de deux ans, voici six ans que je fais opérer par mes internes une vingtaine de cas de croup par an en moyenne; eh bien, nous en sommes encore à observer un cas de guérison. Cela ne veut pas dire que l'on ne puisse pas guérir des enfants au-dessous de deux ans; et plusieurs auteurs, en particulier Revilliod (de Genève), en ont cité plusieurs exemples; Scoutteten aurait même opéré, avec succès, sa propre fille, âgée de six semaines; mais ce sont des faits extraordinaires. On est d'accord pour admettre que la trachéotomie a d'autant plus de chances de succès que l'enfant est plus âgé; je dis l'enfant, parce que chez l'adulte les chances de guérison diminuent, au contraire.

Des indications et contre-indications de la trachéotomie.

Pour rendre les résultats de la trachéotomie plus favorables, on s'est efforcé de tracer avec un soin extrême les indications et contre-indications de cette opération (1); vous

A Sainte-Eugénie, suivant Sanné, les proportions seraient les suivantes :

Age.	Trachéotomie.	Guérisons.	Proportion.
De 1 à 2 ans	658	88	13,02
De 3 à 5	1298	285	21,95
De 5 à 10	335	127	37,88
De 11 à 15	26	9	32,30

Le plus grand nombre de guérisons concorderait donc avec l'âge de six à dix ans (a).

(1) Au point de vue des indications de la trachéotomie, le croup peut être divisé en trois périodes : la première, où les phénomènes asphyxiques n'existent pas; la seconde, où ils sont intermittents; la troisième, où ils sont permanents.

Trousseau soutenait que les chances de guérison étaient d'autant plus grandes, que l'on opérait à la seconde période. Millard adopte la même manière de voir. Archambault, au contraire, a soutenu qu'il fallait attendre la troisième période, car, comme l'a montré Barthez, le croup peut guérir spontanément et Sanné a montré que, sur 2 809 cas de croup, 204, c'est-

(a) Jacobi, *Am. Journ. Obst.*, mai 1868. — Barthels, *Jahrb. für Kinderheilkunde*, 1872. — Sanné, *Traité de la diphthérie*, 1877, p. 484.

verrez, messieurs, que, malgré les nombreuses tentatives qui ont été faites à cet égard, nous n'avons aucune donnée positive pour repousser la trachéotomie. Toutes les fois que la laryngite pseudo-membraneuse amènera des phénomènes asphyxiques, la trachéotomie sera indiquée. Quant aux contre-indications, elles n'existent réellement pas, car les cas les plus graves, ceux où elles se trouvaient pour ainsi dire toutes rassemblées, ont pu guérir.

On a dit, en effet, que, lorsque la diphthérie tend à envahir les fosses nasales et surtout les bronches, c'était là une des contre-indications à la trachéotomie. Il n'en est rien ; j'ai vu pour ma part des enfants guérir après l'opération et qui étaient cependant atteints soit de diphthérie nasale, soit de diphthérie bronchique, et cela à un tel point qu'ils ont rendu par leur plaie trachéale des fausses membranes reproduisant la conformation de l'arbre aérien.

On a dit de plus qu'aux périodes ultimes de la maladie, et

à-dire 1 sur 13, avaient guéri sans opération. Cependant, comme l'a signalé Duhomme, plus la période asphyxique a été longue, plus le retour à la vie est difficile à se produire. L'opinion de Sanné, c'est qu'il est trop tôt d'opérer à la seconde période et souvent trop tard d'opérer à la troisième; il conseille avec Barthez d'intervenir à la fin de la seconde période.

Quant aux contre-indications, on a invoqué d'abord les complications du côté du poumon. Millard affirme qu'il n'existe pas un exemple de croup avec pneumonie qui ait guéri par la trachéotomie, cependant Sanné en cite un cas.

Trousseau n'opérait pas les croups secondaires qui accompagnent la rougeole et la scarlatine. Millard a cité cependant trois cas de guérison par la trachéotomie du croup consécutif à la rougeole et Sanné quatre cas de guérison de croup scarlatineux.

Quant à la bronchite pseudo-membraneuse, il existe un très grand nombre d'observations où on a guéri par la trachéotomie des malades atteints de cette affection. En 1867, dans la discussion qui s'est élevée à la Société des hôpitaux sur les indications et contre-indications de la trachéotomie, l'avis de la Société fut qu'il n'existait pas de véritables contre-indications à cette opération (*a*).

(*a*) Millard, *Du croup et de la trachéotomie*, thèse de Paris, 1858. — Duhomme, *Quelques considérations sur la trachéotomie*, thèse de Paris, 1859. — Sanné, *Traité de la diphthérie*, p. 489. — *Comptes rendus de la Société médicale des hôpitaux*, 1867.

lorsque l'enfant est près de succomber, on ne devait pas opérer; c'est là encore une affirmation qui est combattue par les faits, car les annales du croup sont pleines d'observations où la trachéotomie a produit une véritable résurrection.

On a dit aussi que, lorsqu'il s'agissait de diphthérie maligne, il fallait repousser l'opération; mais, dans les cas d'empoisonnement général de l'organisme, l'individu meurt avant que les fausses membranes aient eu le temps de gagner le larynx, et s'il y a des phénomènes asphyxiques, ils sont dus à des tuméfactions ganglionnaires et à l'état dyscrasique du sang; l'indication de la trachéotomie fait donc défaut.

Du moment où l'on doit pratiquer l'opération.

Comme vous le voyez, il n'y a pas de contre-indication, à proprement parler, de la trachéotomie; on peut dire seulement que les chances sont plus ou moins grandes selon l'âge de l'enfant, selon la propagation plus ou moins grande des fausses membranes, selon le génie morbide de l'épidémie, et enfin selon la période de la maladie dans laquelle on intervient.

Le moment où l'on pratique la trachéotomie joue en effet un rôle important dans le pronostic que vous pouvez tirer de cette opération et s'il ne faut pas attendre les périodes ultimes de la maladie pour opérer, il ne faut pas non plus procéder trop promptement à l'opération, car spontanément le croup peut guérir. Voici donc quelle conduite vous devez tenir à cet égard :

Lorsque vous êtes en présence d'un malade atteint de croup, vous commencez par établir la médication vomitive ainsi que les pulvérisations avec des solutions de chlorate de potasse ou des liquides antiseptiques. Vous surveillez attentivement la température et la respiration de l'enfant; l'une et l'autre vous fournissent des renseignements importants sur l'état de la circulation, et vous avez soin de maintenir un régime aussi tonique que possible; puis, si vous observez que, malgré cette médication, les accès de dyspnée se rapprochent, que la température s'élève, que le tirage augmente, que l'enfant prend cette teinte pâle et blafarde de l'asphyxie lente, votre devoir est d'intervenir.

Ces règles sont applicables à tous les cas dont vous avez pu suivre l'évolution depuis le début jusqu'au moment de votre intervention. Mais, lorsque vous êtes appelés aux périodes asphyxiques du croup, vous devez dire à la famille, qui vous entoure et qui attend anxieusement le résultat de votre examen, que la trachéotomie seule peut permettre de guérir le malade; vous avez soin, toutefois, d'ajouter que les chances sont plus ou moins grandes, et si l'on vous autorise à pratiquer cette opération, vous en tirerez toujours au moins pendant un jour ou deux un soulagement et une amélioration réels.

Des complications de la trachéotomie.

Je viens de vous montrer, messieurs, la conduite que vous devez tenir à propos de la trachéotomie; je dois, en terminant, vous signaler les complications qui peuvent survenir après l'opération. Ces complications sont de plusieurs ordres; les unes résultent de la plaie que vous avez faite à la peau et à la trachée, les autres de la propagation des phénomènes inflammatoires ou diphthéritiques vers le poumon.

Pour les premières, vous pouvez observer des phlegmons, des érysipèles, des ulcérations de la peau et des ulcérations de la trachée, toutes complications plus ou moins graves et qui réclament de vous des soins minutieux et une grande attention. Pour les secondes, on a soutenu que la trachéotomie prédisposait à la broncho-pneumonie; c'est là, je crois, une affirmation qui manque de preuves, car, lorsqu'on pratique cette opération dans le cas où il n'existe pas de diphthérie, il est rare de voir survenir la phlegmasie du poumon. C'est donc à la diphthérie elle-même que l'on doit attribuer dans la plupart des cas ces broncho-pneumonies secondaires que nous voyons se produire si fréquemment aux périodes ultimes de la maladie.

Des complications tardives du croup.

Après avoir opéré l'enfant par la trachéotomie; après avoir, par un traitement minutieux et des soins incessants, guéri le malade de la diphthérie laryngée, ne croyez pas, messieurs, que tout soit terminé : il peut survenir une série d'accidents qui mettent de nouveau les jours du malade en danger. Ces complications tardives du croup sont de différentes sortes; je vous ai déjà parlé des paralysies si graves qui peuvent accompagner la diphthérie (1); j'ajouterai l'albuminurie et toutes les conséquences qu'elle entraîne; enfin, je vous signalerai tout particulièrement le bourgeonnement qui peut se faire sur la cicatrice trachéale et qui amène dans certains cas, comme Peter et Krishaber nous en ont montré des exemples (2), l'asphyxie et la mort subite.

Conclusions.

Voilà, messieurs, les considérations que je voulais vous présenter à propos du croup et de son traitement. Pour la pleurésie et les épanchements pleuraux, où j'ai insisté longuement sur la thoracentèse et l'opération de l'empyème, de même j'ai cru devoir ici consacrer la plus grande partie de cette leçon à la trachéotomie. En agissant ainsi, j'ai pensé faire œuvre utile

(1) La paralysie diphthéritique et, en particulier, celle qui porte sur le pharynx, est une complication grave chez les enfants trachéotomisés; non seulement elle empêche l'alimentation, mais encore on a vu, dans certains cas, les aliments et les boissons passer par la plaie trachéale. On a proposé plusieurs moyens pour obvier à cet inconvénient : Perrin a conseillé de placer le malade sur le ventre et de faire avaler à l'enfant sa nourriture la face tournée vers le sol. Dans de pareils cas, le seul moyen efficace d'alimenter l'enfant, c'est d'user du tube de Faucher.

(2) Korte a étudié les accidents qui se produisent après la trachéotomie, accidents qui amènent de nouveaux accès de suffocation. Ces accidents sont de deux sortes : les granulations dans la trachée, les rétrécissements des voies aériennes. Les granulations ont déjà été étudiées par Pauly, Kuster, Wolker.

Koch a rassemblé vingt-six observations où, après la trachéotomie, il s'est produit dans les voies aériennes des granulations assez volumineuses pour produire de nouveau l'asphyxie par accès de suffocation.

Les granulations se développent

et nécessaire; je sais trop, pour les avoir éprouvées moi-même, les inquiétudes et les hésitations du jeune praticien lorsqu'il se trouve en face de pareilles éventualités. Il faut donc qu'il soit guidé, encouragé dans la conduite qu'il doit tenir, et c'est ce que j'ai voulu faire en vous décrivant aussi minutieusement que possible cette opération de la trachéotomie. Mais qu'il sache bien, et c'est par ces mots que je désire terminer, que, quelle que soit l'habileté qu'il ait mise à pratiquer cette opération, quels que soient l'assiduité et le dévouement qu'il ait montrés dans l'application des soins consécutifs, le succès ne sera pas en rapport direct avec ses efforts, car il dépend tout entier du génie morbide de l'épidémie qui sévit au moment où il pratique son opération.

Je termine ici les considérations thérapeutiques que je désirais vous présenter sur la diphthérie du larynx et du pharynx. Dans une autre série de leçons, qui terminera l'œuvre que j'ai commencée, je me propose de vous exposer, et toujours avec la même méthode, le traitement des affections du système nerveux et celui des maladies générales et des fièvres. J'espère que votre bienveillante attention, qui ne m'a jamais fait défaut et qui a été pour moi un si précieux encouragement, me suivra jusqu'à la fin de ces leçons de clinique thérapeutique.

presque toujours par les pertes de substance, faites à la muqueuse trachéale, soit par l'opération, soit par la présence de la canule. Comme traitement, l'auteur préconise l'ablation des masses granuleuses par curage au moyen de la curette tranchante.

Quant au rétrécissement des voies aériennes, il peut aussi se produire après la trachéotomie et s'est déclaré, dans le cas de Korte, au-dessus de la plaie trachéale. Dans ces cas, Korte a employé la dilatation au moyen d'un dilatateur cylindrique olivaire perforé (*a*).

(*a*) Koch, *Ueber Geschwülste und Granulationsbildungen der Luftrohre* (*Arch. f. klin. Chirurg.*, vol. XX, fasc. 3, p. 540, 1876). — Korte, *Ueber einige seltenere Nachkrankheiten nach der Tracheotomie wegen Diphtheritis* (*Arch. f. klin. Chir.*, vol. XXIV, 2e fasc., p. 238, 1879).

TABLE DES MATIÈRES

DU DEUXIÈME VOLUME

A

B

M

N

O

P

S

T

U

V

X

Z

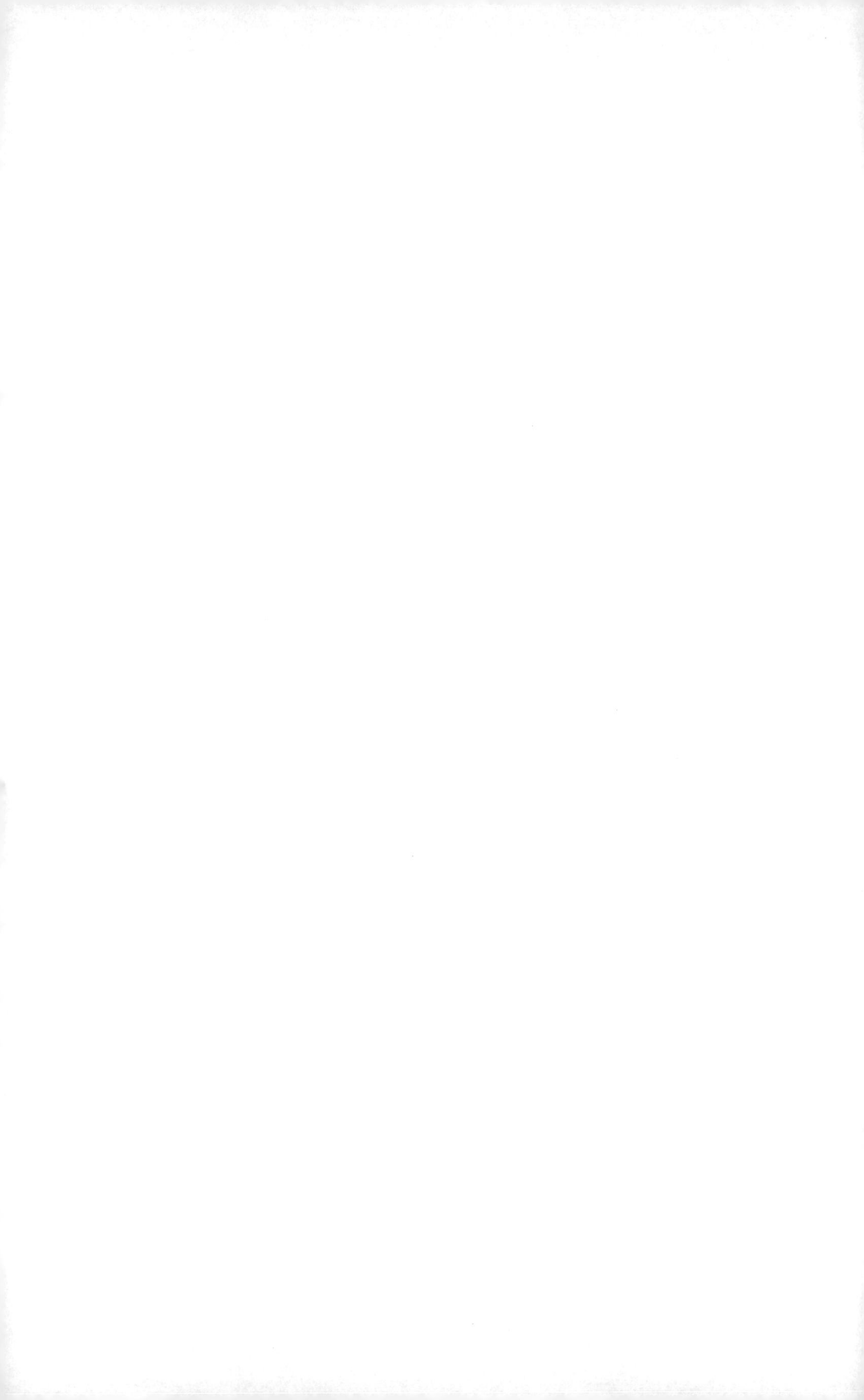

www.ingramcontent.com/pod-product-compliance
Ingram Content Group UK Ltd.
Pitfield, Milton Keynes, MK11 3LW, UK
UKHW021837190726
13855UKWH00001B/23

9 782012 996397